“十三五”卫生高等职业教育校院合作“双元”规划教材

供临床医学类及相关专业用

病理学与病理生理学

第2版

主　编　魏　昕　唐忠辉　宋印利

副主编　程相朝　李慧平　萧　赪　张可丽

编　委（按姓名汉语拼音排序）

陈雅静（漳州卫生职业学院）
程相朝（洛阳职业技术学院）
丁　楠（淄博职业学院）
段旭艳（菏泽医学专科学校）
韩　菲（乌兰察布医学高等专科学校）
胡　婷（广州卫生职业技术学院）
李慧平（菏泽医学专科学校）
牟东云（遵义医药高等专科学校）
宋印利（哈尔滨医科大学大庆校区）
唐小二（邵阳学院）
唐忠辉（漳州卫生职业学院）
王　慧（菏泽医学专科学校）
魏　昕（遵义医药高等专科学校）
萧　赪（湖南环境生物职业技术学院）
张海燕（南阳医学高等专科学校）
张可丽（江西医学高等专科学校）
张婷婷（遵义医药高等专科学校）（兼编写秘书）
张朝霞（山西医科大学汾阳学院）
赵宝山（哈尔滨医科大学大庆校区）

北京大学医学出版社

BINGLIXUE YU BINGLI SHENGLIXUE

图书在版编目（CIP）数据

病理学与病理生理学 / 魏昕，唐忠辉，宋印利主编．
—2版．—北京：北京大学医学出版社，2019.10（2024.11 重印）
ISBN 978-7-5659-2088-2

Ⅰ．①病…　Ⅱ．①魏…　②唐…　③宋…　Ⅲ．①病理学 - 高等职业教育 - 教材 ②病理生理学 - 高等职业教育 - 教材　Ⅳ．① R36

中国版本图书馆CIP数据核字（2019）第240828号

病理学与病理生理学（第 2 版）

主　　编： 魏　昕　唐忠辉　宋印利
出版发行： 北京大学医学出版社
地　　址：（100191）北京市海淀区学院路 38 号　北京大学医学部院内
电　　话： 发行部 010-82802230；图书邮购 010-82802495
网　　址： http: //www.pumpress.com.cn
E-mail： booksale@bjmu.edu.cn
印　　刷： 北京信彩瑞禾印刷厂
经　　销： 新华书店
责任编辑： 杨　杰　　**责任校对：** 靳新强　　**责任印制：** 李　啸
开　　本： 850 mm × 1168 mm　1/16　　**印张：** 29　　**字数：** 832 千字
版　　次： 2019 年 10 月第 2 版　2024 年 11 月第 6 次印刷
书　　号： ISBN 978-7-5659-2088-2
定　　价： 85.00 元

修订说明

《国务院办公厅关于深化医教协同进一步推进医学教育改革与发展的意见》要求加快构建标准化、规范化医学人才培养体系，全面提升人才培养质量。《国家职业教育改革实施方案》指出要促进产教融合育人，建设一大批校企“双元”合作开发的国家规划教材。新时期的卫生职业教育面临前所未有的发展机遇和挑战。

本套教材历经 4 轮建设，不断更新完善、与时俱进，为全国高职临床医学类人才培养做出了贡献。第 3 轮教材入选教育部普通高等教育“十一五”国家级规划教材 15 种，第 4 轮教材入选“十二五”职业教育国家规划教材 17 种。

高质量的教材是实施教育改革、提升人才培养质量的重要支撑。为深入贯彻《国家职业教育改革实施方案》，服务于新时期高职临床医学类人才培养改革发展需求，北京大学医学出版社经过前期广泛调研、系统规划，启动了第 5 轮“双元”数字融合高职临床医学教材建设。指导思想是：坚持“三基、五性”，符合最新的国家高职临床医学类专业教学标准，结合高职教学诊改和专业评估精神，突出职业教育特色和专业特色，重视人文关怀，与执业助理医师资格考试大纲要求、岗位需求对接。强化技能训练，既满足多数院校教学实际，又适度引领教学。实践产教融合、校院合作，打造深度数字融合的精品教材。

教材的主要特点如下：

1. 全国专家荟萃

遴选各地高职院校具有丰富教学经验的骨干教师参与建设，力求使教材的内容和深浅度具有全国普适性。

2. 产教融合共建

吸纳附属医院或教学医院的临床双师型教师参与教材编写、审稿，学校教师与行业专家“双元”共建，使教材内容符合行业发展、符合多数医院实际和人才培养需求。

3. 知名专家审定

聘请知名临床专家审定教材内容，保证教材的科学性、先进性。

4. 教材体系优化

针对各地院校课程设置的差异，部分教材实行“双轨制”。如既有《人体解剖学与组织胚胎学》，又有《人体解剖学》《组织学与胚胎学》，便于各地院校灵活选用。按照专业教学标准调整规范教材名称，如《医护心理学》更名为《医学心理学》，《诊断学基础》更名为《诊断学》。

5. 职教特色鲜明

结合最新的执业助理医师资格考试大纲，教材内容体现“必需、够用，针对性、适用性”。以职业技能和岗位胜任力培养为根本，以学生为中心，贴近高职学生认知，夯实基础知识，培养实践技能。

6. 纸质数字融合

利用二维码技术打造融媒体教材，提供拓展阅读资料、音视频学习资料等，给予学生自主学习和探索的空间及资源。

本套教材的组织、编写得到了多方面大力支持。很多院校教学管理部门提出了很好的建议，职教专家对编写过程精心指导、把关，行业医院的临床专家热心审稿，为锤炼精品教材、服务教学改革、提高人才培养质量而无私奉献。在此一并致以衷心的感谢！

本套教材出版后，出版社及时收集使用教材院校师生的质量反馈，响应《关于推动现代职业教育高质量发展的意见》，按职业教育“岗课赛证”融通教材建设理念及时更新教材内容；对照《高等学校课程思政建设指导纲要》《职业教育教材管理办法》等精神要求，自查自纠、深入贯彻课程思政教学要求，更新数字教学资源；力争打造培根铸魂、启智增慧，适应新时代要求的精品卫生职业教育教材。

希望广大师生多提宝贵意见，反馈使用信息，以臻完善教材内容，为新时期我国高职临床医学教育发展和人才培养做出贡献！

“十三五”卫生高等职业教育校院合作“双元”规划教材审定委员会

前言

为积极贯彻《国家职业教育改革实施方案》《关于加强和改进新形势下高校思想政治工作的意见》等重要文件精神，切实落实关于“加快发展现代职业教育，加强高等职业教育教材建设，保证教学资源基本质量”的要求，开发和编写反映新知识、新技术、新方法，具有卫生职业教育特色的课程和教材，以适应农村医疗卫生服务需求，深化面向基层的全科医生人才培养模式改革，培养大批农村基层实用型全科医生，北京大学医学出版社精心策划组织了多所医学院校编写了“十三五”全国卫生高等职业教育校院合作“双元”规划教材。本教材是该系列教材之一，可供临床医学类及相关专业学生使用。

本教材分为上、下两篇，上篇为病理学，下篇为病理生理学。病理学部分共 11 章，其中第 1 章至第 4 章为总论，重点阐述基本病理变化，突出基本理论、基本知识、基本技能；第 5 章至第 11 章为各论，主要阐述各个系统常见病、多发病的病理变化和病理临床联系。病理生理学部分共 13 章，第 12 章为疾病概论，第 13 章至第 19 章为基本病理过程，第 20 章至第 23 章为重要器官功能不全，第 24 章为细胞凋亡与疾病。本教材注重基本概念和基本知识的阐述，强调病理与临床的联系，使全书在结构上体现了“桥梁课”的特点。

在教材内容方面，以基层执业临床助理医师“必需”“够用”和“适于发展”为度，符合卫生高等职业教育生源的特点和就业的需求，注重与职业教育考试相结合，具有实用性。在教材的编写上，以纵向和横向延伸为原则，淡化学科界限，对教学内容采取精简、融合、重组、增设等方式进行优化。每章内容前均列出“学习目标”，使教、学目标明确；各章中均有“知识链接”，有利于拓展学生的知识面。全书最后列出“中英文专业词汇索引”，有利于学生查找和掌握常用的医学英语专业名词。

本教材在版面设计与结构安排上，以方便学习为目的，力求在助学和导学方面有所突破。版面设计力求新颖、活跃。

本教材在编写过程中，得到了参编单位领导、专家的大力支持；得到了北京大学医学出版社的大力支持，在此一并感谢！

由于编写水平有限，本书难免存在欠缺和不当之处，敬请广大师生批评、指正。

主　编

目 录

下 篇

绪　论

学习目标

通过本章内容的学习，学生应能够：

识记：

1. 说出病理学与病理生理学的发展简史。
2. 列出病理学与病理生理学的任务与内容。

理解：

1. 解释病理学与病理生理学在医学中的地位。
2. 描述病理学与病理生理学的研究方法及其学习方法。

运用：

初步分析病理学诊断在临床诊断中为何是“金标准”。培养实事求是、把握规律的科学精神。

思政之光

一、病理学与病理生理学的任务与内容

病理学与病理生理学（pathology and pathophysiology）是一门研究人体疾病发生（病因、发病机制）、发展规律（疾病过程中发生的形态、功能和代谢的改变与结局）的医学基础课程。任何疾病的发生都是一个极其复杂的过程，在一定病因作用下，机体的细胞、组织和器官发生形态结构、功能和代谢等方面的改变。病理学与病理生理学的根本任务就是运用各种研究方法揭示疾病的本质，阐明疾病的发生、发展和转化规律，为防治疾病提供科学的理论基础和实验依据。

本门课程内容包括病理学和病理生理学两部分，前者侧重从形态结构方面研究疾病的发生、发展规律，后者则侧重从功能和代谢方面研究疾病的发生、发展规律。但需要提及的是，任何疾病过程中都会表现出不同程度的形态结构、功能和代谢等各方面的改变。尽管两者对疾病研究的角度和方法不同，但它们之间却存在着有机联系，不能截然分开。随着医学的发展，病理学与病理生理学的研究范围不断扩大，层次不断加深，不仅从器官、组织、细胞水平研究疾病，而且深入到亚细胞及分子水平，更有利于深入地阐明疾病的本质。

二、病理学与病理生理学在医学中的地位

病理学与病理生理学是一门重要的基础医学课程，也是介于基础医学和临床医学之间的重要桥梁课程，起着承前启后的作用。它与前期的基础课程（如解剖学、生理学、生物化学、医学寄生虫学、微生物学等）均有密切的联系，同时又是以后学习临床医学各门课程的重要基础。病理学与临床实践有着密切联系，在临床医疗工作中，经常要运用病理学的研究方法，如通过活体组织检查、脱落细胞学检查及尸体解剖检查等，对疾病进行诊断或观察研究。在疾病

诊断过程中，虽然有各种辅助诊断手段，但最具有权威性也最能为临床提供准确诊断依据的则是病理诊断，因为它更具有直观性和客观性，临床工作中的医疗纠纷及法律纠纷案例也常通过病理诊断才能得出较为正确的结论，所以病理诊断也往往是最终的定性诊断。同时，在各科的临床实践中，往往都有或者都会不断出现迫切需要解决的病理生理学问题，如疾病原因和发病条件的探索，发病机制的阐明，诊疗和预防措施的改进，以及水、电解质紊乱，缺氧，休克，器官功能不全的纠正等问题。因此，病理学与病理生理学在临床医学中占有十分重要的地位，理论性与实践性都很强，是医学生的必修课程。

三、病理学与病理生理学的研究方法

1. 尸体解剖检查（autopsy） 对死亡者的遗体进行病理解剖和后续的病理学观察，简称尸检，是病理学的基本研究方法之一。其主要方法是通过肉眼观察和显微镜观察，系统地检查全身各脏器、组织的病理变化，结合临床病史，做出全面的疾病诊断和死因分析。其目的在于：①确定诊断，查明死因，协助临床医师总结在诊断和治疗过程中的经验和教训，以提高医疗质量和诊治水平；②及时发现和确诊某些传染病、地方病、流行病和新发生的疾病，为疾病预防控制部门采取相关防治措施提供依据；③进行并完成医疗事故鉴定，明确责任；④积累各种疾病的人体病理资料，以便进行科学研究，进一步探讨疾病的本质，同时也为病理学教学收集各种病理标本。

因此，尸检在临床、司法鉴定、科研及教学工作中具有重要意义。目前，我国的尸检率还不高，有进一步下降的趋势，十分不利于我国病理学和医学科学的发展，亟待立法和社会大力宣传尸检的意义。

2. 活体组织检查（biopsy） 根据临床需要，用钳取、穿刺、局部切除、摘除等手术方法从患者病变部位取下组织进行病理学检查，确立诊断，称为活体组织检查，简称“活检”。这是临床上最常用的一种检查方法，对疾病的及时确诊、指导治疗、判断疗效和预后起着重要作用，特别是对良、恶性肿瘤的鉴别以及某些疑难病例的确诊具有十分重要的意义。另外，进行活体组织检查还有利于采用一些新的研究方法（如免疫组织化学、电镜观察、组织和细胞培养等）对疾病进行更深入的研究。必要时还可做术中冰冻切片分析用以快速诊断，协助临床医生选择最佳的手术治疗方案。

3. 细胞学检查（cytology） 是通过采集可疑病变部位的细胞，涂片染色后进行诊断的研究方法。此方法具有设备简单、操作简便、患者痛苦小等优点，主要用于肿瘤诊断、健康普查、激素水平测定（阴道脱落细胞涂片）及为细胞培养提供标本等。临床常用的细胞学检查方法有：①脱落细胞学检查，如液基薄层细胞学检查、痰涂片、尿液涂片等；②印片法细胞学检查，如体表溃疡、手术切除新鲜组织等直接用玻片接触病变部位的细胞；③刷片、刮片法细胞学检查，如对于与外界相通的内脏器官（如食管、膀胱、肺等）借助内镜进行涂片；④细针穿刺针吸细胞学检查，如乳腺、淋巴结、肝等检查。

4. 组织和细胞培养（tissue and cell culture） 是指将某种组织或单细胞用适宜的培养基在体外进行培养，研究在各种条件作用下观察组织、细胞病变的发生和发展。采用这种方法，既可建立组织细胞病理模型，也可观察某些干预因素对细胞分化、增殖及功能、代谢的影响，因而可在细胞水平上揭示某些疾病的发生、发展规律，如肿瘤的生长、细胞的癌变、肿瘤的诱导分化等。这种研究方法的优点是针对性强、实验条件容易控制、周期短、见效快、节省开支，故已广泛应用于病理学的研究领域；缺点是孤立的体外环境与复杂的体内环境毕竟存在很大差别，故不能将体外研究结果与体内病变或药物作用的结果直接、简单地等同看待。近年来通过体外培养建立了不少人体和动物肿瘤细胞系或细胞株，这对研究肿瘤细胞的生物学特征和进行分子水平的研究起到重要作用。

5. 动物实验（animal experiment） 是指运用动物实验方法，在动物身上复制人类某些疾病的模型，进行观察研究，了解疾病的病因、发病机制、病理改变及疾病的转归和治疗疾病的药物疗效等。其优点在于不仅可以认识疾病的全貌，而且可以根据需要，人工控制条件，多次重复，反复验证研究的结果，以弥补人体观察的局限和不足，并可与人体疾病进行对照研究。因此，动物实验已成为病理学，尤其是病理生理学的主要研究方法。当然，动物和人体之间毕竟存在物种上的差异，不能把动物实验结果不加分析盲目地应用于人类。只有把动物实验结果与临床资料相互比较，进行综合分析后，才能被临床医学借鉴和参考。

6. 分子生物学实验 近年来，病理生理学研究方法正在发生重大变革，人们已经采用分子生物学技术来研究细胞受体、离子通道、细胞信号转导以及细胞增殖、分化和凋亡调控等在疾病的发生和发展中的作用。现代医学研究表明，很多人类疾病都与基因改变有关，采用分子生物学技术识别与克隆疾病相关基因、检测基因结构及其表达、调控异常等将成为 21 世纪医学研究的主题。

7. 病理学与病理生理学常用观察方法

（1）大体观察：主要利用肉眼辅以简单的器具，观察疾病时器官或组织的形态改变，主要涉及病变部位的大小、形状、色泽、重量、硬度、表面及切面性状、病灶特征等。有经验的病理医生及临床医生往往能够通过大体观察初步判断病变性质，为选择进一步的诊断方法提供方向。因此，大体观察的能力往往是病理医生必须具备的基本功。

（2）组织学观察：将病变组织制成厚度仅数微米的切片，经不同方法染色后，在显微镜下进行观察。通常使用的染色方法为苏木精 - 伊红染色（HE 染色）。传统的组织学观察方法仍然是病理学诊断和研究最基本的方法。

（3）细胞学观察：采集病变部位脱落的细胞，或抽取体腔积液经过离心沉淀后制成细胞学涂片，染色后用显微镜观察，了解其病变性质，做出细胞学诊断。

（4）超微结构观察：运用透射或扫描电子显微镜对组织、细胞内部和表面的超微结构进行更细微的观察，即从亚细胞（细胞器）和分子水平了解细胞的病变。但由于电子显微镜较光学显微镜的分辨能力高千倍以上，放大倍率太高，所观察到的病变只是局部而不见全貌，故常需结合肉眼及光学显微镜检查，才能充分发挥作用。此方法是目前最细致的形态学观察方法，在超微结构水平将形态结构的改变与功能代谢的变化联系起来，非常有利于加深对疾病及病变的认识。

（5）组织和细胞化学检查：某些化学试剂，能与组织、细胞内的化学成分特异性结合，进行特殊染色，从而辨别病变组织、细胞内的各种蛋白质、脂类、糖类等化学成分。对某些病变进一步诊断具有一定的参考价值，如通过苏丹Ⅲ或苏丹Ⅳ等特殊染色法可将细胞内的脂肪与其他成分区别开来。这种方法不仅可以揭示普通形态学方法所不能观察到的组织、细胞的化学成分的变化，而且往往在出现形态结构改变之前，就能查出其化学成分的变化，将形态的改变和功能的改变直接联系起来，以协助疾病的诊断。

（6）免疫组织化学：是利用抗原 - 抗体特异性结合的原理建立起来的一种组织化学技术。其优点是可以在原位观察抗原物质是否存在及其存在部位、含量等，把形态变化与分子水平的功能、代谢结合起来，在显微镜下直接观察。该方法目前已广泛运用于病理研究、肿瘤的病理诊断与鉴别诊断。

总之，病理学与病理生理学的研究方法涵盖整体水平、器官系统水平、组织细胞水平以及分子水平的研究，包括对形态结构、功能、代谢的研究。虽然病理学与病理生理学研究的侧重点有所不同，但两者相辅相成，不能截然分开。

知识链接

近数十年来陆续出现放射自显影技术、显微分光光度技术、图像分析技术、流式细胞术、聚合酶链反应以及分子原位杂交等一系列分子生物学技术。运用这些新的研究手段和方法，使人们对疾病发生、发展的规律逐渐获得更为深入的了解，使病理学的发展进入一个新的时代。

四、病理学与病理生理学的学习方法

病理学与病理生理学是一门理论性和实践性都很强的学科，学习时要以辩证唯物主义的世界观和方法论作为指导思想，用对立统一的法则去认识疾病，辨别疾病过程中的各种矛盾关系。用运动、发展的观点看待疾病，具体病变具体分析，以掌握疾病发生、发展和转归的基本规律。为此，在学习过程中应注意以下几点：

1. 用“动”的观点认识疾病　任何疾病都是一个动态的演变过程，既要认识疾病各阶段的变化，又要掌握它们连续的动态过程。在观察病变时，既要看到它的现状，也要想到它的过去和未来，从而较全面地认识疾病。

2. 正确认识总论与各论的关系　病理学总论与各论之间有着密切的内在联系。学好总论是学习各论的必要基础，学习各论也必须联系和运用总论知识，同时加深对总论的理解，两者互相联系，密切相关，学习时不可偏废。

3. 正确认识局部与整体的关系　人体是一个完整的有机整体。局部病变可累及全身，但又受整体所制约，两者相互影响、互为因果。因此，在认识和处理疾病时，既要注意局部，又要重视整体。

4. 正确认识形态结构、功能和代谢的关系　疾病过程中，机体形态结构、功能与代谢变化互相联系，互相影响，互为因果。代谢改变是功能与形态结构改变的基础，功能改变往往又可导致形态结构改变，形态结构改变必然影响功能和代谢。在学习时，通过形态结构的改变去理解功能、代谢的变化，再由功能、代谢的变化去联想形态结构的改变，全面认识病变的实质。但是，某些情况下往往仅有功能改变而没有形态结构的变化，如某些心理障碍、精神病等。有些有形态改变，机体通过调节而没有出现功能的变化，如肝、肾等器官组织部分切除后，其功能仍然表现正常。

5. 重视病理与临床的联系　学习的目的在于应用，掌握疾病的本质是为了更好地理解疾病的复杂表现和指导防治。因此，要学会运用病理学知识解释疾病现象，联系有关防治的问题，培养防治疾病的分析能力，提高学习效果。

五、病理学与病理生理学的发展简史

病理学是在人类探索和认识自身疾病的过程中应运而生的。古希腊医生希波克拉底（Hippocrates，公元前 460—前 370 年）首创体液病理学说。该学说认为人体疾病的发生是由人体内 4 种体液（血液、黏液、黄胆汁和黑胆汁）失调所致。经过 2000 多年的发展，直到 18 世纪中叶，意大利医学家莫尔加尼（Morgagni，1682—1771 年）根据积累的尸检资料创立了器官病理学（organ pathology），标志着病理形态研究的开端。随着显微镜的发明和使用，19 世纪中叶，德国病理学家魏尔啸（Virchow，1821—1902 年）在利用光学显微镜的条件下，创立了细胞病理学（celluar pathology），认为细胞的形态及功能改变是一切疾病的基础，不仅对病理学，而且对整个医学的发展做出了具有历史意义的、划时代的贡献。他的学说至今还持续影响着现代医学的理论和实践。此后经过近一个半世纪的探索，逐渐形成并完善了如今的病理学学科体系。

我国秦汉时期的《黄帝内经》中就有关于疾病的发生和死后解剖的记载；隋唐时代巢元方所著的《诸病源侯论》对疾病的原因和表现有较详细的记载。南宋时期著名法医学家宋慈所著的《洗冤集录》，对尸体解剖、外伤病变、中毒的鉴定和烧伤等都有比较详细的记载，是世界上最早的一部法医学著作，对病理学的发展做出了很大的贡献。

半个多世纪以来，由于电子显微镜技术，特别是近 20 年来一系列有关新方法、新技术的相继发明，以及细胞生物学、分子生物学、环境医学、及现代免疫学和现代遗传学等新兴学科及其分支的迅速兴起和发展，对医学科学包括病理学的发展产生了深远的影响。近年来，超微病理学（ultra-structural pathology）包括分子病理学（molecular pathology）、分子免疫学（molecular immunology）、分子遗传学（molecular genetics）等新的边缘学科和学科分支的建立，使得病理学研究已不仅局限于细胞和亚细胞水平，而且深入到分子水平，甚至从人类遗传基因突变和染色体畸变层面等认识有关疾病，研究疾病的起因和发病机制。现代遗传病理学认为，人类疾病中虽然只有一小部分具有明显的遗传特征，但原则上几乎所有疾病都受遗传因素的影响。现代免疫病理学的研究则逐步阐明了许多长期以来未被认识的疾病的病因、发病机制及其本质，发现许多疾病的发生、发展均与机体的免疫状态密切相关。这些进展和发现，显著加深了人们对疾病本质的认识，同时也为许多疾病的防治开辟了新的前景。随着人类基因组计划的完成和后基因组计划的开展，病理学这门传统学科将会得到更快的发展。

相对而言，病理生理学是一门比较新兴的学科。19 世纪中叶，法国生理学家克劳德 · 伯纳德（Claude Bernard，1813—1878 年）首先倡导以活体为主要研究对象的实验病理学，开始在动物身上复制人类疾病的模型，用实验方法来研究疾病发生的原因和条件，以及疾病过程中功能、代谢的动态变化，这就是病理生理学的前身，即实验病理学。

1879 年，俄国喀山大学最早成立病理生理学教研室，病理生理学作为一门独立课程正式开设。此后在法国、苏联、东欧及西方一些国家都先后设立了病理生理学教研室或陆续开始讲授病理生理学课程。我国自 1954 年起，在全国各高等医学院校陆续设立病理生理学教研室，并开设了病理生理学课程。经过几代病理生理学工作者的努力，我国病理生理学不断发展，在教学和科研方面取得了可喜的成绩。

主编

上　　篇

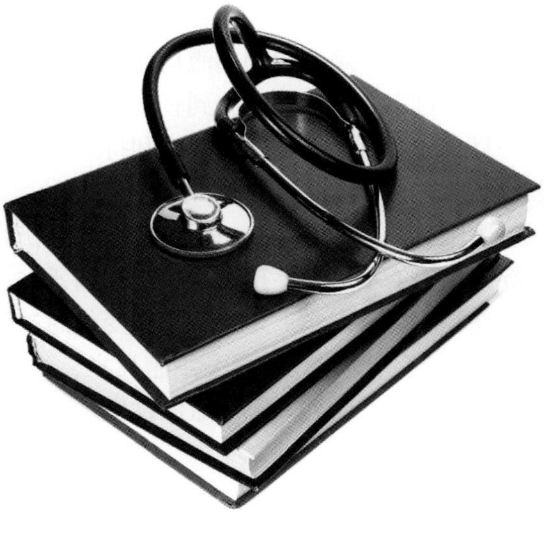

第一章
数字资源

第一章

细胞和组织的适应、损伤与修复

思政之光

学习目标

通过本章内容的学习，学生应能够：

识记：

1. 说出萎缩、肥大、增生、化生、变性、坏死、坏疽、机化、溃疡、空洞、再生和肉芽组织的概念。
2. 说出各种变性和坏死的病变特点。
3. 描述肉芽组织的结构和功能。

理解：

1. 列举萎缩的类型与原因。
2. 分析坏死的结局。
3. 分析不同疾病发生的化生类型。

运用：

1. 分析骨折愈合过程及其影响因素。
2. 分析脊髓灰质炎病毒引起萎缩的机制，了解脊髓灰质炎疫苗普及，不忘初心，践行为人民服务的宗旨。

机体细胞和组织对各种内、外环境变化的刺激均能做出及时的反应，表现为代谢、功能和形态结构的改变。在生理负荷过多或过少，或收到轻度持续的病理性刺激时，细胞、组织和器官可发生适应性变化。一旦病理性刺激的性质、强度和持续时间等超过细胞、组织和器官的耐受与适应能力，即可发生代谢、功能和形态结构的损伤性变化。细胞轻度损伤多数是可逆的，消除刺激因子后，受损的细胞一般可恢复正常，但如果引起损伤的刺激很强或持续存在，超过细胞的耐受程度，则可导致细胞的不可逆性损伤，引起细胞死亡。正常细胞、适应细胞、可逆性损伤细胞和不可逆性损伤细胞在形态学上是一个连续变化的过程，在一定程度上可以相互转化。刺激因子引起的是适应、可逆性损伤，还是细胞死亡，不仅由刺激因子的强度和性质决定，还与受累细胞的种类、易感性、营养状态、血液供应及既往状态等有关。

案例 1-1

患者，男性，65 岁，既往有糖尿病史，自述行走一段距离后下肢乏力、劳累及麻木，同时下肢皮肤有小水疱。检查发现患者皮下组织呈暗红色，有轻度软组织糜烂。

思考题：

1. 该患者可诊断为什么疾病？
2. 诊断依据是什么？需要与哪些疾病相鉴别？

第一节　细胞和组织的适应

适应（adaptation）是细胞、组织和器官对内、外环境中持续性刺激因素和各种有害因子做出的非损伤性应答反应，在形态学上表现为萎缩、肥大、增生和化生。适应是介于正常和损伤之间的一种状态。适应性反应是细胞生成和分化受到调整的结果，可引起细胞的体积、数量和类型发生变化。细胞通过一系列适应性反应，改变自身的代谢、功能和形态结构，在内、外环境变化中达到新的平衡。一般而言，消除刺激因素后，大多数适应细胞可逐步恢复正常状态。

一、萎缩

萎缩（atrophy）是指已发育正常的细胞、组织或器官的体积缩小。萎缩的细胞代谢、功能降低，能量需求降低，从而适应降低了的营养和血液供应、神经 - 内分泌刺激和工作负荷。组织或器官发生萎缩时，除实质细胞体积缩小外，还常伴有细胞数量的减少。组织器官未发育或发育不良不属于萎缩的范畴。

（一）萎缩的分类

萎缩可分为生理性和病理性两类。

1. 生理性萎缩　是生命过程的正常现象，如青春期胸腺的萎缩、更年期妇女子宫和卵巢的萎缩、老年期各器官的萎缩（尤以脑、心、肝、皮肤、骨骼等变化为明显）等，常与年龄有关。通常，生理性萎缩时，细胞数量的减少是细胞凋亡的结果。

2. 病理性萎缩　根据病因可分为以下几种类型：

（1）营养不良性萎缩：因蛋白质过度消耗、摄入不足和血液供应不足引起，可分为全身性和局部性两种。前者多见于结核病、糖尿病、恶性肿瘤晚期或饥饿、长期不能进食等情况。因营养物质消耗过度或摄入不足引起的全身营养不良性萎缩，称为恶病质。后者常因局部血液供应不足引起，如脑动脉粥样硬化时动脉管腔狭窄，导致脑组织慢性缺血，引起脑萎缩；冠状动脉粥样硬化引起心肌萎缩。

（2）失用性萎缩：由于组织和器官长期工作负荷减少、功能减退、代谢降低而引起萎缩，如骨折后肢体长期固定，可出现患肢肌肉萎缩和骨质疏松。随着肢体重新正常活动，相应骨骼肌细胞会恢复正常大小和功能。失用性萎缩是由于活动减少伴分解代谢降低，从而对合成代谢产生负反馈调节，使细胞体积缩小。

（3）压迫性萎缩：由于组织和器官长期受压，导致受压组织细胞缺血、缺氧而引起萎缩，如尿路梗阻时肾盂积水，压迫周围肾组织，使肾皮质、髓质萎缩（图 1-1）；脑室积水时，压迫周围组织而导致脑萎缩。

（4）去神经性萎缩：常见于运动神经元或轴突损伤引起效应器，使营养调节功能障碍，代谢降低而发生萎缩。例如，脊髓灰质炎患者的脊髓前角运动神经元变性、坏死，神经对肌肉运动调节丧失，加之活动减少和骨骼肌分解代谢加速，使患侧肢体肌肉出现麻痹、萎缩、骨质疏松。

（5）内分泌性萎缩：是由于内分泌器官功能低下，激素分泌减少而引起的相应靶器官萎缩。例如，腺垂体功能降低时，可引起甲状腺、肾上腺、性腺等器官发生萎缩。

临床上，某些萎缩可由多种因素综合作用所致，如骨折后肌肉的萎缩，就可能是失用性、去神经性（神经干损伤）、压迫性（石膏固定过紧时）等因素综合作用的结果；而老年人心、脑等器官的萎缩，则可能既有生理性萎缩，也有病理性萎缩。

（二）病理变化

萎缩的细胞、组织或器官体积缩小，重量减轻，色泽变深，如大脑萎缩时，脑回变窄，脑沟变深，皮质变薄，体积缩小，重量减轻。镜下可见：实质细胞体积变小，细胞器数量减少，

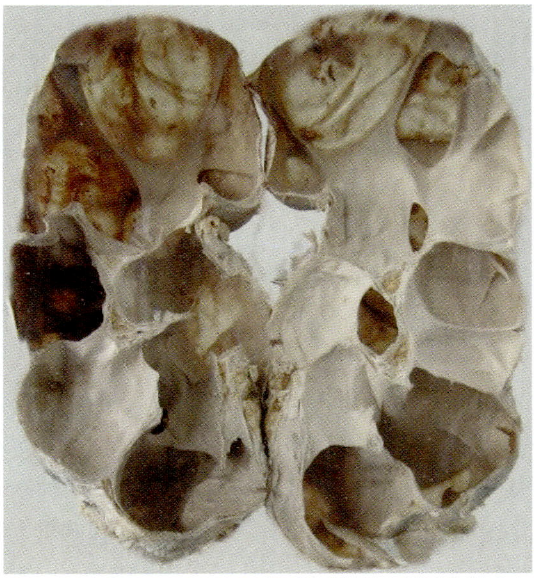

图 1-1 肾压迫性萎缩

肾盂积水、扩张，肾实质受压萎缩

有时可伴细胞数量减少。胞质和胞核染色较正常深，有的间质可出现不同程度的纤维组织增生。在心肌细胞、肝细胞等萎缩细胞的胞质内可出现脂褐素颗粒，脂褐素是细胞内未被彻底消化的富含磷脂的膜包被细胞器残体。脂褐素颗粒可使器官呈棕褐色，如心脏褐色萎缩。

萎缩是一种可逆性的变化。当去除刺激因素后，轻度萎缩的细胞组织可恢复正常；如病变持续加重，则萎缩的细胞最终会死亡。

➢ **考点：**萎缩的概念及病理性萎缩的类型。

二、肥大和增生

（一）肥大

肥大（hypertrophy）是指因合成代谢旺盛，功能增强，使细胞、组织和（或）器官体积增大，可伴有细胞数目的增多。

1. 分类 肥大分为生理性肥大和病理性肥大两种，每一种又可分为代偿性和内分泌性（激素性）两类。因组织和器官的功能负荷过重引起的肥大，称为代偿性肥大；因内分泌激素过多作用于靶器官引起的肥大，称为内分泌性（激素性）肥大。

（1）生理性肥大：体力工作者、运动员等因代谢旺盛，负荷增加引起四肢肌肉发达，为代偿性肥大。妊娠期子宫平滑肌肥大，哺乳期乳腺细胞肥大是因激素作用所致，为内分泌性（激素性）肥大。

（2）病理性肥大：①代偿性肥大，高血压患者心脏后负荷增加，或左心室心肌细胞部分坏死可引起左心室心肌肥大（图 1-2）；一侧肾摘除或一侧肾动脉闭塞，引起对侧肾肥大，以实现代偿。②内分泌性（激素性）肥大，甲状腺滤泡上皮肥大、肢端肥大症、前列腺肥大为内分泌性（激素性）肥大。

2. 病理变化 肥大的细胞体积增大，细胞核肥大、染色深（图 1-3），肥大组织与器官体积增大。例如，心肌过度肥大，心肌细胞的血液供应相对缺乏；心肌细胞中产生的正常收缩蛋白质，也会因胚胎性基因的激活，转变为收缩能力较差的幼稚收缩蛋白质；部分心肌细胞发生

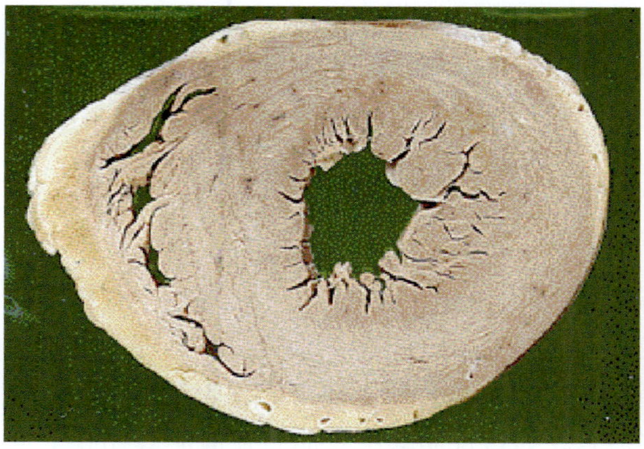

图 1-2 心脏向心性肥大

左心室壁增厚，乳头肌、肉柱显著增粗，左心腔相对变小

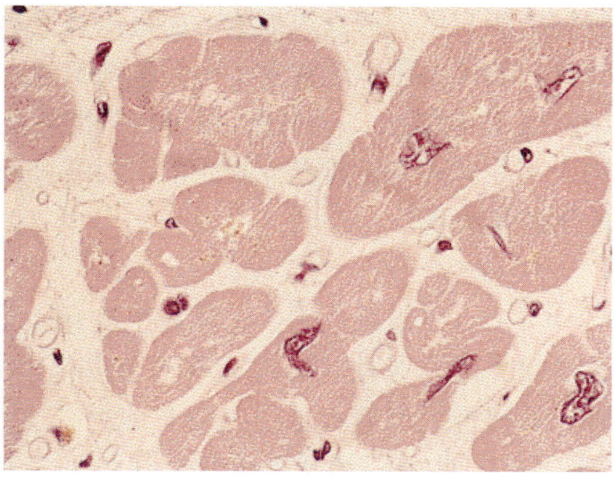

图 1-3 心脏肥大

心肌细胞变粗，细胞核不规则，深色染，呈代偿性肥大

可逆性损伤；最终导致心肌整体负荷过重，引发心力衰竭。

适度的细胞肥大可提高功能水平，具有代偿适应意义，但肥大产生的功能性代偿作用是有限的，超过其代偿能力就可发生失代偿。若及时去除病因，肥大可恢复正常。

（二）增生

增生（hyperplasia）是指组织或器官内实质细胞数量增加，常伴有组织或器官体积增大。实质细胞数量增多通常受到增殖基因、凋亡基因、激素和各种肽类生长因子及其受体的精细调控，使其受多种激素刺激，且生长因子与受体过度表达，细胞有丝分裂活跃，同时也与细胞凋亡受阻相关。

1. 分类

（1）生理性增生：是为了适应生理需要所发生的增生。如血细胞和口腔黏膜细胞等的经常更新，久居高原地区，氧分压过低，外周血红细胞数量显著增多，为代偿性增生；女性青春期和哺乳期乳腺上皮增生、月经周期子宫内膜增生，属于内分泌性（激素性）增生。

（2）病理性增生：内分泌性（激素性）增生常为激素或生长因子过多引起，如子宫内膜增生、乳腺增生症、前列腺增生症等；代偿性增生是组织损伤后，组织细胞、成纤维细胞和毛细血管内皮细胞受损处受到生长因子刺激而发生的增生，如病毒性肝炎时肝细胞结节状再生、慢性溃疡灶周围黏膜上皮和腺体增生。此外，碘缺乏引起甲状腺肿、低钙血症引起的甲状旁腺增生也属于代偿性增生。

2. 病理变化　细胞数量增多，细胞核形态正常或稍增大。细胞增生通常为弥漫性，可导致相应组织器官弥漫性均匀增大。

增生具有更新、代偿、防御和修复等功能，一旦刺激因素解除，则增生即停止。但增生过度则会对机体产生危害，甚至有可能演变为肿瘤性增生。如甲状腺增生可压迫气管等。

3. 增生与肥大的关系　肥大和增生是两个不同的病理过程，肥大以细胞体积增大为主，增生以细胞数量增多为主，两者可相伴发生。当某种刺激因素作用于细胞时，是引起单纯肥大还是伴有增生，取决于细胞分裂增殖能力的强弱。有分裂增殖能力的器官（肝、子宫、前列腺等），其体积增大是肥大和增生共同作用的结果；而没有分裂增殖能力的器官（心肌、骨骼肌等），其体积增大仅由肥大所致。

三、化生

化生（metaplasia）是指正常细胞中的储备细胞转化为另一种分化成熟的细胞类型的过程。化生通常只出现在分裂增殖能力较活跃的细胞类型中。这种转化过程并非直接由已分化成熟的细胞转变为另一种成熟细胞，而是由该处具有分裂能力的幼稚未分化细胞和储备细胞通过增生转变的结果。化生通常发生在同源细胞间，如柱状上皮细胞可转变为鳞状上皮细胞而不能变为结缔组织的细胞，一种间叶组织也只能转化为另一种间叶组织。化生的本质是环境因素引起细胞内某些基因活化或受抑制而重新程序化表达的产物，是组织、细胞成分分化和生长调节改变的形态学表现。

1. 分类

（1）上皮组织化生：①鳞状上皮化生（简称鳞化），被覆上皮组织化生以鳞状上皮化生最为常见，通常为柱状上皮或移行上皮化生为复层鳞状上皮。此型化生常见于气管或支气管黏膜，如慢性支气管炎或支气管扩张时，支气管的假复层纤毛柱状上皮可转化为复层鳞状上皮（图 1-4）。此外，鳞状上皮化生还可见于其他器官，如慢性胆囊炎及胆石症时胆囊黏膜上皮的鳞状上皮化生；肾盂膀胱结石时移行上皮发生的鳞状上皮化生。②肠上皮化生，常见于慢性萎缩性胃炎，部分胃黏膜上皮转变为含有潘氏细胞或杯状细胞的肠型黏膜上皮，简称肠化（图 1-5）；若胃窦、胃体部腺体被幽门腺所取代，则称为假幽门腺化生。

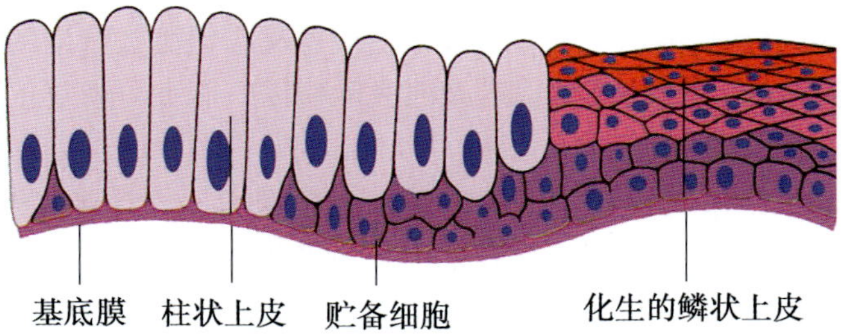

图 1-4 柱状上皮发生的鳞状上皮化生示意图

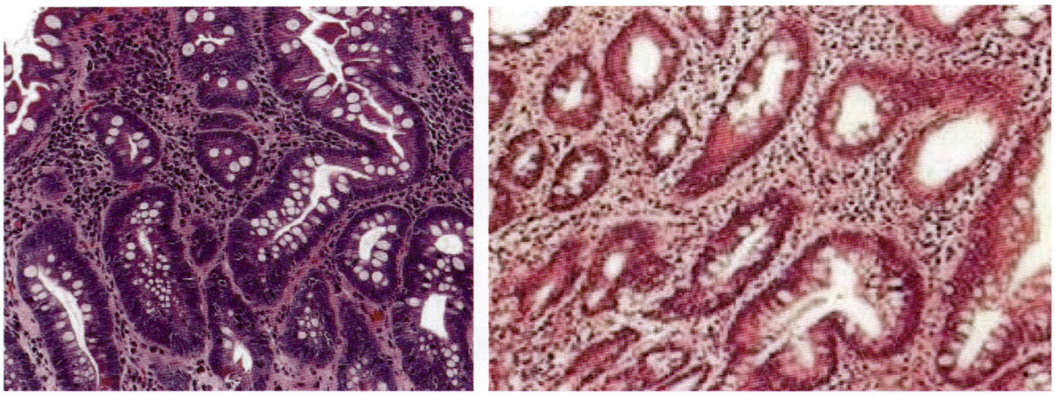

图 1-5 肠上皮化生

（2）间叶组织化生：间叶组织可化生为骨、软骨、脂肪等组织。结缔组织或肌肉损伤后，幼稚的成纤维细胞可转变分化为成骨细胞或成软骨细胞，称为骨化生或软骨化生，如骨化性肌炎等。

2. 临床意义 化生虽然是机体对不利环境和有害刺激的适应性反应，具有一定保护作用，但同时丧失了原有组织的形态结构和功能，如呼吸道黏膜上皮发生鳞状上皮化生后，细胞层次增多而变厚，对慢性刺激有较强的抵抗力，但改变了原有柱状上皮的纤毛结构，削弱了呼吸道的自净防御功能。此外，化生是一种异常增生，若病因持续存在，则可发生癌变，如支气管黏膜鳞状上皮化生可发展为鳞状细胞癌，胃黏膜肠上皮化生可进展为胃癌。上皮组织化生，在病因去除后可恢复，但骨或软骨化生则不可逆。

➢ **考点**：化生的概念及类型。

第二节　细胞和组织的损伤

损伤（injury）是指当机体内、外环境的变化超过细胞和组织的适应范围时，引起细胞和细胞间质发生物质代谢障碍、功能和形态结构异常改变。损伤对机体的影响，不仅取决于引起损伤因素的性质、持续的时间和强度，还取决于受损伤细胞的种类、所处状态、适应性和遗传性等。

一、损伤的原因

凡能引起疾病发生的原因，基本上都是引起细胞组织损伤的原因。常见以下几类原因：

1. 缺氧　缺氧或低氧是导致细胞组织损伤最常见和最重要的因素之一。可因心、肺功能不全使血氧合不足，或由于血管疾病、血栓导致血流缓慢和静脉回流障碍而引起血供减少或丧失，也可由于血液携氧能力下降或丧失，引起细胞和组织结构破坏及功能丧失。

2. 生物因素　包括细菌、病毒、真菌、立克次体、衣原体、支原体、螺旋体及寄生虫等，是引起细胞组织损伤最常见的因素，对机体的损伤不仅取决于病原体的类型、毒力和数量，还取决于机体的免疫状态。生物因素可通过产生各种毒素、代谢产物、机械作用、干扰细胞代谢或变态反应等途径导致细胞损伤。

3. 物理因素　包括机械因素、高温、低温、电离辐射、激光、微波、气压变化和噪声等，可直接或间接引起细胞和组织损伤，如机械性损伤可即刻导致组织断裂或细胞破裂；高温可引起中暑；低温可造成冻伤；强电流冲击可造成电击伤。

4. 化学因素　包括外源性和内源性化学性致病因素。前者是指某些化学性毒物，如强酸、强碱、有机磷、四氯化碳、药物（如抗癌药）等；后者是指体内的某些代谢产物，如尿素、自由基等。

5. 免疫因素　免疫反应具有防御病原微生物侵袭的功能，但也可造成细胞损伤。免疫反应过度强烈可引起变态反应，如过敏性休克、支气管哮喘；自身免疫性疾病（如类风湿性关节炎、肾小球肾炎）可直接导致细胞损伤；免疫功能低下或缺陷时，易发生感染。

6. 遗传因素　是由于遗传物质的改变（染色体畸变或基因突变）而引起细胞结构、功能、代谢等异常，如血友病、唐氏综合征等。遗传物质缺陷，也可表现为遗传易感性，如糖尿病、高血压、地中海贫血和乳腺癌等。

7. 其他因素　如营养、年龄、心理、社会等因素在损伤的发生过程中有一定的作用。

二、损伤的形态学变化

细胞和组织损伤后，会产生一系列形态变化和功能改变。细胞发生轻度损伤是可逆的，即变性；细胞发生重度损伤则是不可逆的，即细胞死亡（坏死、凋亡）。

（一）可逆性损伤——变性

变性（degeneration）是指由于细胞物质代谢障碍，在细胞或细胞间质内出现异常物质或原有正常物质含量显著增多的一类形态学改变。变性的细胞组织功能降低，严重的细胞变性则可发展为坏死。变性的种类繁多，常以原有正常物质含量显著增多或出现的异常沉积物来命名。

1. 细胞水肿（cellular swelling）　又称水样变性（hydropic degeneration），是细胞损伤中最常见的、程度较轻的变性，主要见于代谢活跃、线粒体含量丰富的器官（如心、肝、肾等）的实质细胞。

（1）病因与发病机制：各种缺氧、感染、中毒、高热等因素作用于机体时，引起线粒体损伤，ATP 生成不足，细胞膜钠 - 钾泵功能障碍，或因细胞膜直接被损伤，通透性增高，导致细胞内钠离子和水积聚。

（2）病理变化：肉眼观，病变器官体积增大，重量增加，包膜紧张，切面隆起，边缘外翻，颜色苍白而无光泽。镜下观，细胞体积增大，胞质疏松、淡染（图 1-6），胞质内出现许多细小的红染颗粒（电镜证实为肿胀的线粒体和内质网）。若细胞水肿进一步发展，则可使细胞肿胀更明显，胞质透亮、淡染，严重者细胞膨大如气球，称为气球样变性，常见于病毒性肝炎。

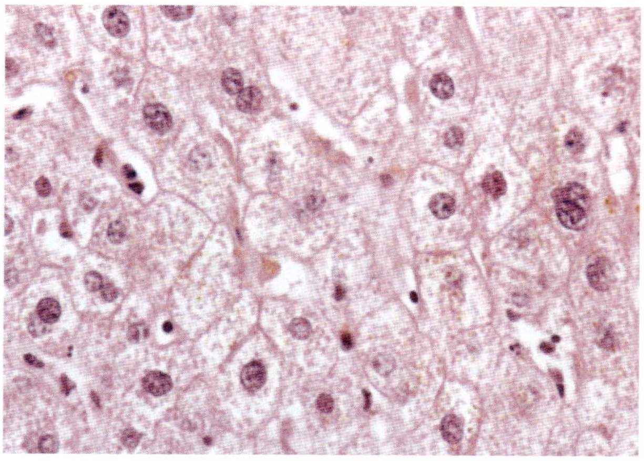

图 1-6　肝细胞水肿

（3）临床意义：细胞水肿是一种轻度的可复性损伤，病因消除后，细胞的功能、结构可逐渐恢复正常。但较严重的细胞水肿可使细胞的功能减退，如心肌细胞水肿时心肌收缩性减弱。若病因持续存在，则病变可进一步发展，形成脂肪变性，甚至导致细胞溶解、死亡。

2. 脂肪变性（fatty degeneration） 是指除脂肪细胞外的细胞中出现脂滴或脂滴明显增多，主要见于代谢活跃、耗氧多的组织细胞，如肝细胞、心肌细胞、肾小管上皮细胞和骨骼肌细胞等。

（1）病因与发病机制：常见的原因有严重感染、缺氧、中毒、酗酒、糖尿病及肥胖等。其发生机制（以肝为例）主要有：①合成脂蛋白的原料缺乏，如磷脂或组成磷脂的胆碱等物质缺乏，或由于肝毒性物质（如酒精、四氯化碳、真菌毒素等），破坏内质网结构或抑制某些酶的活性，使脂蛋白及组成脂蛋白的磷脂、蛋白质等的合成发生障碍，导致三酰甘油蓄积在肝细胞内。②肝细胞内脂肪酸过多，由于高脂饮食、饥饿或某些疾病（消化道疾病）造成饥饿状态，或糖尿病患者对糖的利用出现障碍时，机体从脂肪库动员出大量脂肪，其中大部分以脂肪酸的形式进入肝，使肝合成脂肪增多，超过肝氧化利用和输送脂蛋白的能力，导致脂肪在肝内蓄积。③脂肪酸的氧化利用障碍，细胞对脂肪的利用下降，如白喉外毒素等能干扰脂肪酸的氧化过程，而缺氧既影响脂蛋白的合成，又影响脂肪酸的氧化。总之，肝细胞的脂肪变性是上述某一因素或几种因素综合作用的结果。

（2）病理变化：①肝脂肪变性，肉眼观，脂肪变性的器官体积变大，包膜紧张，质较软，呈淡黄色，切面触之有油腻感。镜下观，脂肪变性的细胞体积增大，胞质内出现大小不等的脂滴，大多可充满整个细胞而将细胞核挤至一侧（图 1-7）。脂滴主要是中性脂肪，在石蜡切片中被有机溶剂溶解而呈空泡状。用脂溶性染料苏丹Ⅲ可将脂滴染成橘红色，用锇酸可染成黑色。肝细胞是脂肪代谢的重要场所，最常发生脂肪变性，但轻度肝脂肪变性一般不引起肝发生明显形态学变化和功能障碍。脂肪变性在肝小叶中的分布与其病因有一定的关系，如肝淤血时，小叶中央区缺氧较重，故脂肪变性首先在此处发生。但长期淤血后，小叶中央区的肝细胞大多萎缩、变性或消失，于是小叶周边区肝细胞也因缺氧而发生脂肪变性。磷中毒时，肝细胞脂肪变性则主要发生于小叶周边区，这可能是由于此区肝细胞对磷中毒更为敏感的缘故。严重中毒和传染病时，脂肪变性常可累及全部肝细胞。显著弥漫性肝脂肪变性，称为脂肪肝，重度肝脂肪变性可进展为肝坏死和肝硬化。②心肌脂肪变性，多发生在左心室的心内膜下和乳头肌部位，常因慢性酒精中毒和缺氧引起。肉眼观，心内膜下，尤其是乳头肌处出现黄色横行条纹与正常的红色心肌相间排列，貌似虎皮的斑纹，俗称“虎斑心”；镜下观，胞质内脂滴呈串珠状，可影响心肌收缩性。有时心外膜增生的脂肪组织可沿间质伸入心肌细胞间，称为心肌脂肪浸润。与心肌脂肪变性不同，严重的心肌脂肪浸润可使心肌受压萎缩，可造成心脏破裂而致猝死。

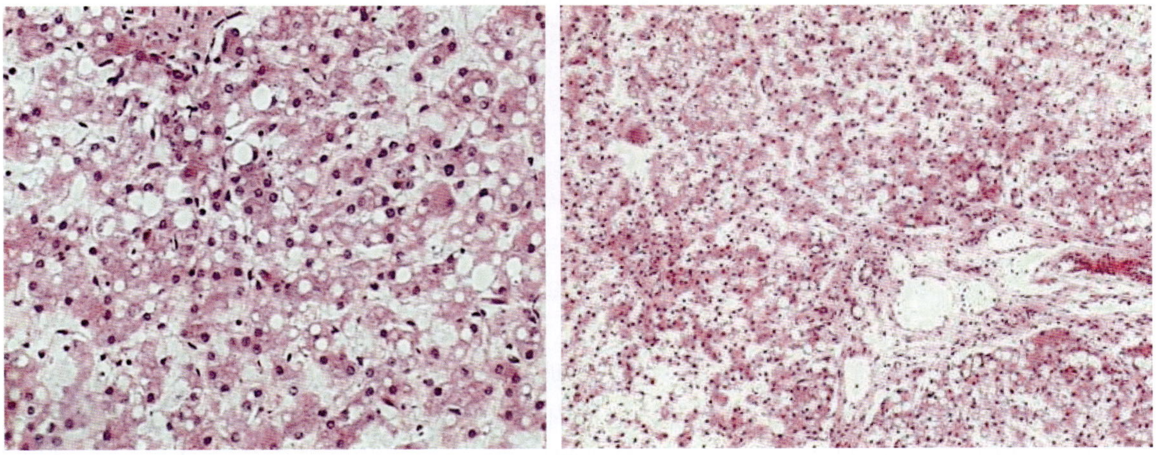

图 1-7　肝脂肪变性

肝细胞质内出现大小不等的脂滴空泡，部分肝细胞核偏向一侧

➢ **考点：**脂肪变性的好发器官及病理变化。

3. 玻璃样变性（hyaline degeneration）　也称为透明变性，是指细胞内或间质中出现半透明状的蛋白质蓄积，HE 染色呈红染、均质状，是一种较常见的变性，常见于血管壁、结缔组织或细胞内。

（1）血管壁玻璃样变性：常见于原发性高血压和糖尿病患者的肾、脑、脾及视网膜等细小动脉。因细小动脉持续痉挛、动脉内膜通透性增加，血浆蛋白渗入内膜，还可有基底膜代谢产物沉积，使细动脉管壁增厚变硬，管腔狭窄，又称细动脉硬化。镜下观，病变部位呈均质、红染、半透明状（图 1-8）。细动脉硬化可致外周血管阻力显著增加，血压持续升高；血管壁弹性减弱，脆性增加，可致细动脉破裂出血；有的可继发形成微小动脉瘤，更易发生破裂出血。

（2）结缔组织玻璃样变性：常见于瘢痕组织、动脉粥样硬化纤维斑块的机化处等。肉眼观，病变部位呈灰白色，半透明，质韧，缺乏弹性。镜下观，病变区纤维细胞明显减少，胶原纤维增粗融合，形成均匀红染的梁状、条索状或片状结构。其结果是导致纤维组织弹性降低。玻璃样变性的发生机制尚不明确，有人认为在纤维瘢痕老化过程中，原胶原蛋白分子的交联增多，胶原原纤维也互相融合，其间有较多的糖蛋白积聚，形成所谓玻璃样物质；也有人认为可能是由于缺氧、炎症等原因，造成局部 pH 升高或温度升高，致使原胶原蛋白分子变性成明胶并互相融合所致。

（3）细胞内玻璃样变性：是指细胞质内出现均质、红染的圆形或类圆形小体。常见于肾小球肾炎或其他疾病伴有明显蛋白尿时，近曲小管上皮细胞过度重吸收管腔内的蛋白质，使胞质内出现大小不等、均质、红染的圆形小体，这是血浆蛋白经肾小球滤过而又被肾小管上皮细胞吞饮的结果，并在胞质内融合成玻璃样小滴，之后可被溶酶体所消化。酒精中毒时，肝细胞核内可出现红染的玻璃样物质，亦称为细胞内玻璃样小滴变性。这种情况也常见于肾小球肾炎时，此时肾近曲小管上皮细胞胞质内可出现许多大小不等的圆形红染小滴。此外，在酒精中毒

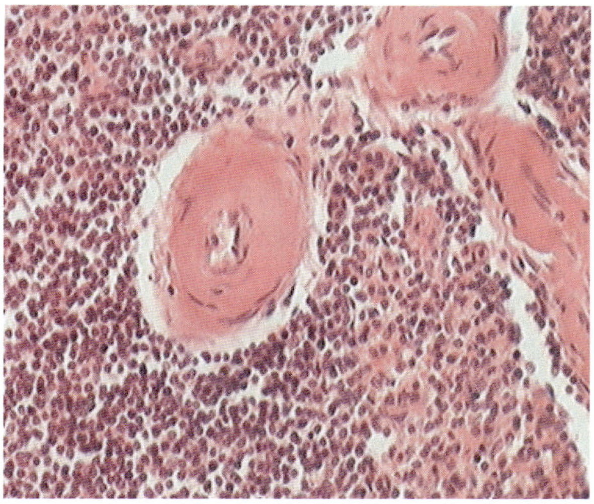

图 1-8　脾细动脉壁玻璃样变性

脾中央小动脉壁增厚，管腔狭窄，动脉壁内间可见红染、均质的玻璃样物质

时，肝细胞核周胞质内亦可出现不甚规则的红染玻璃样物质，为细胞骨架中含角蛋白的成分改变的结果，称为 Mallory 小体。浆细胞胞质粗面内质网中免疫球蛋白蓄积，形成 Rusell 小体。

4. 黏液样变（mucoid degeneration） 是指间质内黏多糖（如透明质酸）和蛋白质的异常蓄积，常见于动脉粥样硬化斑块、风湿病病灶和间叶组织肿瘤等。镜下观，病变处间质疏松，充满淡蓝色胶状物，其间散布有多个突起的星芒状纤维细胞。甲状腺功能低下时，透明质酸酶活性受抑制，含有透明质酸的黏液样物质及水分在皮肤及皮下蓄积，形成特征性的黏液性水肿。

5. 病理性色素（pathologic pigmentation） 是指在病理情况下，某些色素增多并积聚于细胞内、外，包括外源性和内源性两类。炭尘、煤尘及文身色素等为外源性色素；沉着的色素多为内源性色素，病理性色素主要有以下几种：

（1）含铁血黄素：为血红蛋白分解后析出的铁蛋白微粒聚集而形成的金黄色或棕褐色颗粒，可被普鲁士蓝染成蓝色。生理情况下，肝、脾、淋巴结和骨髓内可有少量含铁血黄素。病理情况下，常见于陈旧性出血和溶血性疾病时，巨噬细胞和组织中可出现含铁血黄素；左心衰竭引起慢性肺淤血时，肺泡腔内漏出的红细胞被巨噬细胞吞噬后，含铁血黄素积聚在巨噬细胞胞质中，称为心力衰竭细胞（heart failure cell），简称心衰细胞（图 1-9）。

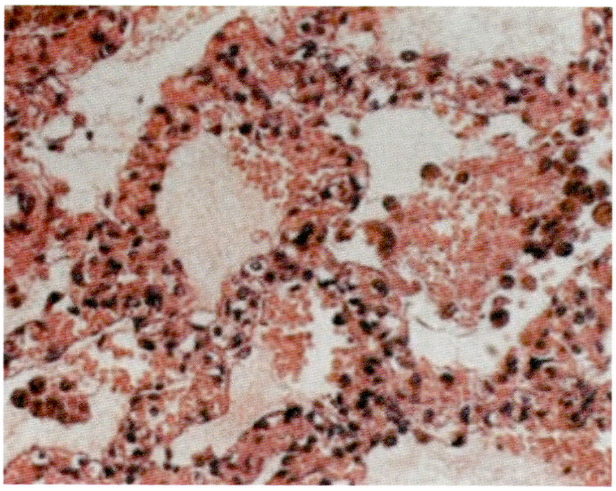

图 1-9　含铁血黄素

肺内含铁血黄素沉积

（2）胆红素：为血红蛋白的分解产物，不含铁，是呈棕黄色或黄绿色的颗粒。胆红素可在肝内经代谢形成胆汁的有色成分。血浆胆红素过多时，可将全身组织染成黄色，称为黄疸；高胆红素血症时，因新生儿血–脑屏障不健全，大量胆红素进入脑组织内致神经细胞变性，引发神经症状，可见多个神经核明显黄染，称为核黄疸。

（3）脂褐素：为细胞自噬溶酶体内未被消化的细胞器碎片残体，呈黄褐色微细颗粒状。脂褐素主要见于老年人和慢性消耗性疾病患者的心肌细胞及肝细胞胞核周围，故又称消耗性色素。

（4）黑色素：为黑色素细胞胞质内的黑褐色颗粒。另外，黑色素还可聚集于皮肤和黏膜基底部细胞及真皮的巨噬细胞内。肾上腺皮质功能低下（Addison 病）患者，黑色素可沉积在口唇、牙龈黏膜和全身皮肤。局部性黑色素增多见于色素痣和黑色素瘤。

6. 病理性钙化（pathologic calcification） 是指在骨和牙以外的组织内有固体钙盐沉积，可见于细胞内或细胞外。其主要成分是磷酸钙和碳酸钙。肉眼观，病变部位为灰白色石灰样坚硬的颗粒和团块，有砂砾感。镜下观，病变部位呈蓝色颗粒或团块状。病理性钙化根据其病因与发病机制可分为以下两种类型：

（1）营养不良性钙化：是指钙盐主要沉积在坏死或即将坏死的组织或异物中，此时机体的钙、磷代谢正常。营养不良性钙化见于结核病、脂肪组织坏死、血栓、动脉粥样硬化斑块、心脏瓣膜病、瘢痕组织等，可能与局部碱性磷酸酶增多有关。

（2）转移性钙化：由于全身钙、磷代谢失调，导致血钙和或血磷升高，钙盐沉积于正常组织内。转移性钙化主要见于甲状旁腺功能亢进症、慢性肾衰竭、维生素 D 摄入过多及某些骨肿瘤等情况。钙盐沉积在血管壁、肾小管、肺泡和胃黏膜等。

钙化对机体的影响因具体情况而异。转移性钙化可使钙化的组织、细胞丧失；血管壁钙化使血管失去弹性而变脆，容易破裂出血；结核病灶的钙化则有可能使其中的结核分枝杆菌逐渐失去活力，使复发的危险性降低，然而结核分枝杆菌在钙化灶中往往可以继续存活很长时间。一旦机体抵抗力下降，即仍有可能导致复发。

（二）不可逆性损伤——细胞死亡

细胞死亡（cell death）是指各种致病因素造成组织细胞严重损伤时，呈现代谢停止、功能丧失和结构破坏等不可逆性损伤。细胞死亡表现为坏死和凋亡两种类型。凋亡主要见于细胞的生理性死亡，但也可见于某些病理过程，坏死则为细胞病理性死亡的主要方式。两种死亡类型的发生机制、形态学变化和生化特点各有不同。细胞经何种方式死亡，一方面有赖于外来刺激的种类、强度、持续时间及受累细胞 ATP 缺失的程度，另一方面也受到细胞内基因程序性表达情况等影响。

1. 坏死（necrosis） 是指活体内局部组织细胞的病理性死亡。坏死可由致病因素（如高温、强酸等）直接作用引起，但绝大多数是由可逆性损伤发展而来的，其基本表现是细胞肿胀、细胞器崩解和蛋白质变性。坏死细胞自身溶酶体引起“自溶”，同时周围渗出的中性粒细胞释放溶酶体酶引起“异溶”，加速坏死的发生。坏死细胞不仅结构破坏、代谢停止、功能丧失，还可引发急性炎症反应。

（1）病理变化：坏死组织细胞发生形态学变化是由于坏死细胞内蛋白质变性或被自身溶酶体消化，这些改变在细胞死亡几小时后才能在光学显微镜下见到。

1）细胞核的变化：细胞核的变化是判断细胞坏死的主要形态学标志。①核固缩（pyknosis）：由于核内水分脱失，使染色质浓缩，核体积缩小，染色变深，提示 DNA 的转录合成停止；②核碎裂（karyorrhexis）：核膜破裂，核染色质崩解为小碎片，分散于胞质中；③核溶解（karyolysis）：染色质中的 DNA 在 DNA 酶作用下分解，核失去对碱性染料的亲和力，染色变淡，只能见到核的轮廓，甚至核完全消失（图 1-10）。

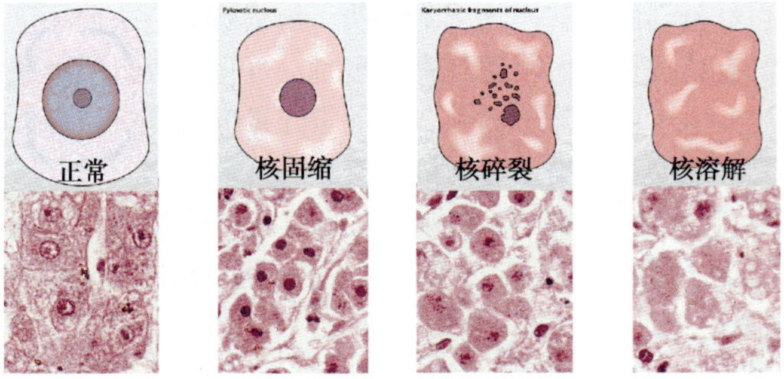

图 1-10　坏死时细胞核的形态变化模式图

细胞坏死时，核的变化过程可因损伤因子作用的强弱和发展过程的快慢而有所不同。损伤因子作用较弱、病变经过缓慢时（如缺血性梗死），核的改变可按顺序发生，即先出现核浓缩，然后是核碎裂，最后核溶解；但如果损伤因子作用强烈，病变过程急剧进展（如中毒时），则往往先发生染色质边集，继而即发生核碎裂，甚至可由正常细胞核迅速发生核溶解。

2）细胞质的变化：随着胞质中 RNA 丧失及蛋白质变性，与酸性染料伊红的亲和力增高，胞质逐渐红染。最后细胞膜破裂，整个细胞迅速溶解、被吸收而消失。

3）间质的变化：间质细胞对于损伤的耐受性大于实质细胞，因此间质细胞出现损伤的时间较实质细胞晚。在各种水解酶的作用下，基质崩解，胶原纤维肿胀、崩解或液化，最后是坏死的胞核、胞质及崩解的间质融合成一片模糊的颗粒状、无结构的红染物质。

由于坏死细胞出现形态学改变需要一段时间，所以早期的组织坏死通过肉眼观察常不易辨识。组织坏死后失去原有光泽，颜色苍白、混浊，失去弹性，摸不到血管搏动，切割后无鲜血流出，温度较低，失去痛觉、触觉及运动功能（如肠蠕动）等，临床上称为失活组织，在治疗过程中应及时予以清除。

➢ **考点：** 细胞坏死时细胞核的变化。

（2）分类：根据酶的分解和蛋白质变性作用及坏死形态，可将坏死分为以下四种类型。

1）凝固性坏死（coagulation necrosis）：是指组织、细胞坏死后，以蛋白质变性、凝固占优势，形成灰白色或黄白色、干燥、质实的状态（图 1-11）。凝固性坏死常见于心、肾、脾等器官的缺血性坏死，也可见于细菌毒素和化学腐蚀剂引起的坏死。肉眼观，坏死灶干燥，呈灰黄色或灰白色，与正常组织之间有一明显的暗红色出血带。其病变特点是坏死灶内的细胞结构消失，但仍可见组织轮廓和细胞外形，坏死区周围可见充血、出血和炎症反应带，坏死灶与健康组织分界清楚。

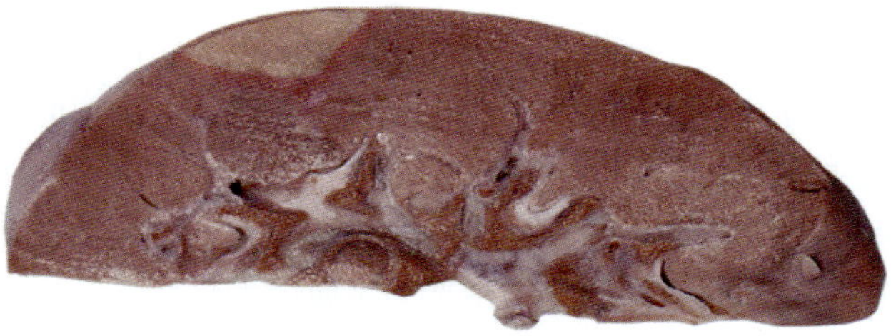

图 1-11　肾凝固性坏死

肾梗死：坏死灶为楔形，呈灰黄色，边界清楚，周围有充血、出血带

干酪样坏死（caseous necrosis）是一种特殊类型的凝固性坏死，常见于结核病，坏死组织崩解更为彻底。肉眼观，由于坏死组织中含脂质较多，色微黄，质地松软，细腻如奶酪，故称为干

酪样坏死。镜下观，坏死组织为一片红染、无结构的颗粒状物质，看不见组织轮廓（图 1-12）。

2）液化性坏死（liquefactive necrosis）：是指组织坏死后，因酶的水解占优势而变成液状，主要发生于脂质含量和蛋白酶含量多（如胰腺）而蛋白质含量少（如脑）的组织。脑组织坏死属于液化性坏死，常形成筛状软化灶，又称脑软化（图 1-13）。外伤引起的皮下脂肪坏死、化脓性炎症所致脓肿、急性胰腺炎的酶解性脂肪坏死等均属于液化性坏死。

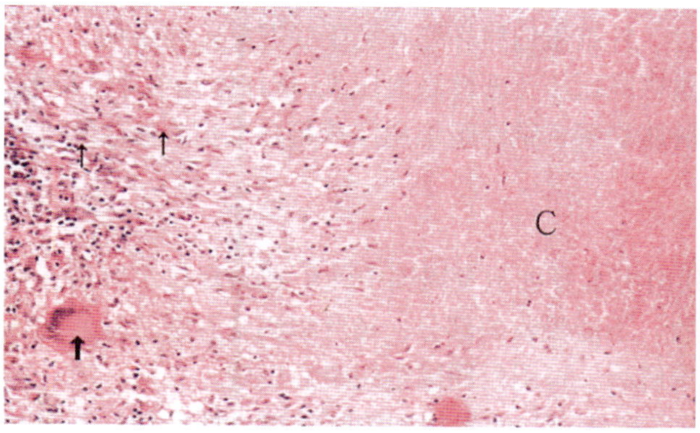

图 1-12　干酪样坏死

坏死组织为红染、颗粒状、无结构的物质

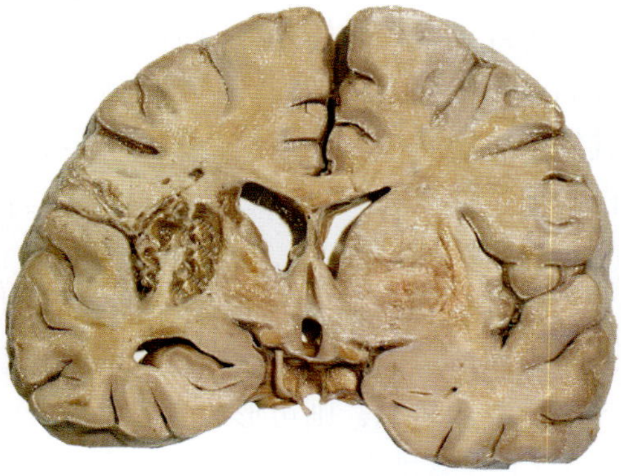

图 1-13　脑软化

液化的坏死组织流失后遗留一空腔

脂肪坏死为液化性坏死的一种特殊类型，主要有酶解性脂肪坏死和外伤性脂肪坏死两种。前者常见于急性胰腺炎时，胰腺组织受损，胰酶外逸并被激活，从而引起胰腺自身消化和胰周及腹腔器官的脂肪组织被胰脂酶所分解，其中的脂肪酸与组织中的钙离子结合形成钙皂，表现为不透明的灰白色的斑点或斑块。镜下观，坏死的脂肪细胞仅留下模糊混浊的轮廓。外伤性脂肪坏死则大多见于乳房，此时由于脂肪组织受伤而致脂肪细胞破裂，脂肪外逸，并常在乳房内形成肿块，镜下可见其中含有大量吞噬脂滴的巨噬细胞（泡沫细胞）和多核异物巨细胞。

3）坏疽（gangrene）：是指较大范围的组织坏死继发腐败菌感染。坏死组织被腐败菌分解，生成硫化氢，产生恶臭气味；与血红蛋白分解的铁离子结合，形成黑色的硫化铁，使坏死组织呈黑褐色。坏疽分为干性坏疽、湿性坏疽和气性坏疽三种类型。①干性坏疽：好发于四肢末端，多见于动脉粥样硬化、血栓、闭塞性脉管炎和冻伤等疾病患者，造成动脉受阻而静脉回流仍通畅，故坏死组织含水分少，加之在空气中蒸发，所以病变部位干燥、皱缩，呈黑褐色，与周围健康组织边界清楚（图 1-14）。同时，由于坏死组织比较干燥，故既可防止细菌的入侵，也可阻抑坏死组织的自溶分解，因而干性坏疽的腐败菌感染程度一般较轻。②湿性坏疽：多发生于与外界相通的内脏，如子宫、肺、肠、阑尾等，也可见于动脉闭塞及静脉回流受阻并伴有淤血、水肿的四肢。此时由于坏死组织含水分较多，适合腐败菌生长繁殖，故腐败菌感染程度严重，局部组织肿胀明显，呈深蓝色、暗绿色或污黑色。腐败菌分解蛋白质，产生恶臭。坏死组织与健康组织的界线不明显，而且组织坏死腐败所产生的毒性物质及细菌毒素被吸收后，可引起严重的全身中毒症状。③气性坏疽：为湿性坏疽的一种特殊类型，主要见于严重的深达肌肉的开放性创伤合并产气荚膜梭菌及腐败弧菌等厌氧菌感染，细菌分解坏死组织时产生大量气体，使坏死组织内含气泡，呈蜂窝

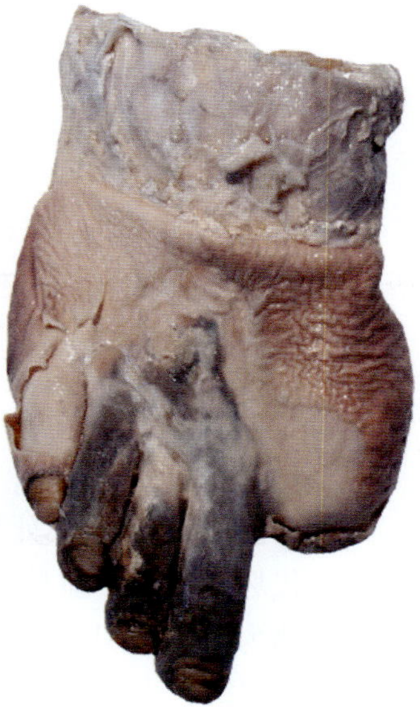

图 1-14　足部干性坏疽

坏死范围大，边界清楚，呈黑褐色，干燥

状，按之有捻发感。气性坏疽进展迅速，毒素吸收多，后果严重，需紧急处理。

➢ **考点：**凝固性坏死与干酪样坏死的区别。

4）纤维蛋白样坏死（fibrinoid necrosis）：常发生在结缔组织及小血管壁的一种坏死，病变局部结构消失，为嗜酸性的颗粒状、小片状或细丝状物质，由于与纤维蛋白染色性质相似，故称为纤维蛋白样坏死，旧称纤维蛋白样变性。纤维蛋白样坏死常见于变态反应性疾病，如风湿病、系统性红斑狼疮、结节性动脉炎和急进性高血压（恶性高血压）、新月体肾小球肾炎等。其发生可能与抗原抗体复合物引发胶原纤维肿胀崩解、结缔组织免疫球蛋白沉积或血浆纤维蛋白渗出变性有关。

（3）结局

1）溶解吸收：较小的坏死灶可通过坏死组织本身细胞及周围中性粒细胞释放水解酶，将坏死组织溶解液化，然后被血管、淋巴管吸收。不能吸收的部分，被巨噬细胞吞噬清除。如坏死液化范围较大，则可形成囊腔。坏死细胞溶解后，可引发周围组织炎症反应。

2）分离排出：坏死灶较大时，尤其是发生在体表与外界相通的器官较大坏死灶，不易被完全吸收。其周边可发生炎症反应，渗出的中性粒细胞释放水解酶，将坏死组织边缘溶解，使坏死组织与健康组织分离、排出，形成缺损。皮肤、黏膜的浅表性缺损，称为糜烂（erosion）。较深的坏死组织缺损，称为溃疡（ulcer）。组织坏死后向体表或自然管道穿破，形成只有一个开口的深在性盲管，称为窦道（sinus）。组织坏死后形成能连接两个内脏器官或从内脏器官通向体表的通道样缺损，称为瘘管（fistula）。如肛门周围脓肿，可向皮肤穿破形成窦道（图1-15）；也可一端向皮肤穿破，另一端向肛管穿破，形成瘘管（图1-15）。肺、肾等内脏器官的坏死组织液化后，可经支气管、输尿管等自然管道排出，残留的空腔，称为空洞（cavity）。溃疡与空洞可由组织再生修复。

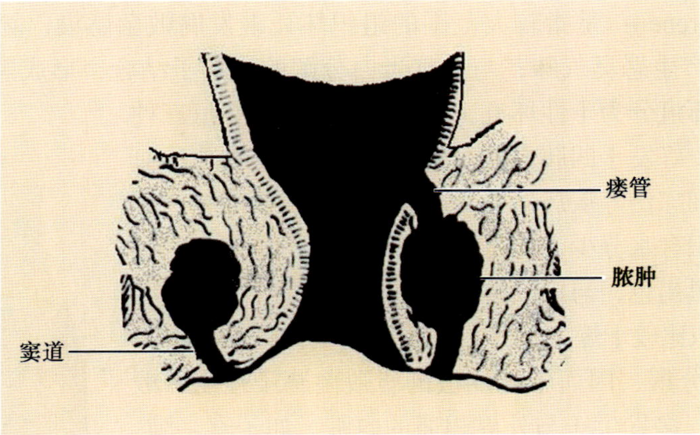

图1-15 窦道和瘘管形成示意图

3）机化与包裹：坏死组织不能完全溶解吸收或分离排出时，新生肉芽组织长入坏死区域，逐步取代坏死组织、血栓、炎性渗出物以及其他异物的过程，称为机化（organization）。最后逐渐成熟为瘢痕组织。若坏死灶太大，难以溶解吸收或完全机化时，则由周围肉芽组织增生，将坏死灶包绕，逐渐形成纤维组织包绕，称为包裹（encapsulation）。

4）钙化：坏死组织后期可有钙盐沉积而发生营养不良性钙化。

2. 凋亡（apoptosis，APO） 是活体内由基因控制的主动而有序的细胞死亡，又称程序性细胞死亡，通常表现为单个细胞坏死或小灶状坏死。凋亡细胞质膜（细胞膜和细胞器膜）不破裂、不导致死亡细胞自溶，也不引起炎症反应，故凋亡有别于坏死（表 1-1）。凋亡的形态学特点是细胞皱缩，胞质致密，染色质凝聚于核膜下，进而细胞核裂解，胞膜下陷，包裹核碎片和细胞器，形成凋亡小体。凋亡可以是生理性的，也可以是病理性的，是各种更替性组织中细胞衰亡更新的表现，也可见于照射及应用细胞抑制药之后，尤其是在肿瘤的发生、发展过程中具有重要的作用。

表 1-1　细胞凋亡与坏死的区别

		凋亡	坏死
机制		基因调控的程序化死亡，是细胞主动自杀	意外事故性死亡，是细胞被动的死亡
原因		生理性或轻微病理性刺激因子，如生长因子缺乏	病理性刺激因子，如感染、缺氧、中毒等
死亡范围		散在的单个细胞	多为大片细胞
形态特征	细胞核	核凝集、裂解，染色体边缘化	核固缩、碎裂、溶解
	细胞质	浓缩，成为胞质小泡，形成凋亡小体，细胞器结构保留	显著肿胀，无凋亡小体，细胞器破坏
	细胞膜	完整	破裂
组织反应		不引起炎症反应和修复与再生，凋亡小体可被巨噬细胞吞噬	引起周围组织炎症反应，诱发组织修复与再生

细胞凋亡是机体维持自身稳定的一种基本机制，可以清除多余、受损、突变和衰老的细胞，以确保机体正常的生长发育，维持内环境稳定。如果细胞凋亡不足，就会导致肿瘤、自身免疫性疾病等；若细胞凋亡过度，则可出现退行性病变、某些心血管疾病及病毒感染等。目前认为，细胞凋亡失调是很多疾病重要的发病机制。

➤ **考点：**细胞凋亡的概念

第三节　损伤的修复

修复（repair）是指损伤造成机体部分细胞、组织丧失后，由邻近健康细胞对所形成的缺损进行修补恢复的过程。修复是通过细胞的再生或由纤维结缔组织增生即纤维性修复两种方式来完成的。如能完全恢复原有细胞、组织结构和功能，则属于完全性再生。如缺损不能通过原有组织的再生修复，而是通过纤维结缔组织增生，即由肉芽组织增生、填补，最后形成瘢痕组织来修复，则称为纤维性修复，又称瘢痕修复。如果缺损后不能恢复原有组织的结构和功能，则属于不完全性再生。多数情况下，由于多种组织受损，两种修复形式常同时存在。

案例 1-2

患者，女性，26 岁，已婚，腹痛、腹泻、发热、呕吐 15 小时。体格检查：T 38.7 ℃，心率 120 次 / 分，全腹压痛，以右下腹麦氏点周围明显，无明显肌紧张，肠鸣音 10 ~ 15 次 / 分。初步诊断为急性阑尾炎（化脓性）。行手术切除治疗。

思考题：

1. 该患者的修复为何种类型？
2. 判断依据是什么？

一、再生

再生（regeneration）是指细胞、组织损伤后，由缺损周围同种细胞通过分裂增殖进行修复的过程。再生可分为生理性再生和病理性再生两种类型。生理性再生是指在生理过程中，机体有些细胞、组织不断老化、凋亡，由新生的同种细胞不断补充，以维持细胞、组织原有的结构和功能的再生。如子宫内膜周期性脱落，又由基底细胞增生加以修复；表皮角质层经常脱落，由表皮基底细胞增生、分化来补充等。病理性再生是指病理状态下细胞、组织损伤后发生的再生，如腺上皮损伤后，基底膜未被破坏，可由残留正常腺上皮细胞分裂增殖、分化，以恢复原有的结构与功能。

（一）各种细胞的再生潜能

正常细胞的增殖是通过细胞周期完成的。细胞周期由间期和分裂期构成。间期又可分为 G_1 期（DNA 合成前期）、S 期（DNA 合成期）和 G_2 期（分裂前期）。不同种类的细胞，其细胞周期的时程长短不同、在单位时间内可进入细胞周期进行增殖的细胞数也不相同。因此，机体各种细胞及其构成的组织具有不同的再生潜能。一般来说，低等动物比高等动物的细胞、组织再生能力强。就个体而言，幼稚细胞比成熟细胞再生能力强，平时易受损伤或生理状态下经常更新的细胞再生能力强。根据细胞再生能力的强弱，可将机体细胞分为三类。

1. 不稳定细胞（labile cell） 这类细胞总在不断地增殖，以代替衰亡或破坏的细胞，又称持续分裂细胞。例如，表皮细胞、呼吸道和消化道黏膜被覆细胞，男性及女性生殖器官管腔的被覆细胞、淋巴及造血细胞、间皮细胞等。这些细胞的再生能力相当强。

2. 稳定细胞（stable cell） 在生理情况下，这类细胞增殖现象不明显，似乎在细胞增殖周期中处于静止期（G_0），因此又称静止细胞。但是，当受到组织损伤的刺激时，这类细胞即进入 DNA 合成前期（G_1），表现出较强的再生能力。这类细胞包括各种腺体或腺样器官的实质细胞，如肝、胰、涎腺、内分泌腺、汗腺、皮脂腺和肾小管的上皮细胞等，还包括原始间叶细胞及其分化出来的各种细胞。此类组织中的内分泌腺和上皮无干细胞存在。目前认为，器官的再生能力是由其复制潜能决定的，而不取决于处于分裂期的细胞数量，例如肝脏，处于分裂期的细胞数量低于 1/15 000，但在切除 70% 后，仍可快速再生。

3. 永久性细胞（permanent cell） 属于这类细胞的有神经细胞、骨骼肌细胞及心肌细胞，又称非分裂细胞。中枢神经细胞及周围神经的神经节细胞，在出生后都不能分裂增生，一旦遭受破坏，即造成永久性缺失。但这不包括神经纤维，在神经细胞存活的前提下，受损的神经纤维有着活跃的再生能力。

➤ **考点：**再生的概念及各种细胞的再生能力。

（二）各种组织的再生过程

1. 被覆上皮的再生 鳞状上皮缺损时，由损伤边缘的基底层细胞分裂增生，先形成单层上皮覆盖创面，再增生分化为鳞状上皮。胃肠道黏膜被覆的柱状上皮缺损后，由邻近健康的腺颈部上皮细胞分裂增殖，沿基底膜逐渐覆盖缺损部位，增生的上皮先由扁平上皮变为立方上皮，随后又进一步变为单层柱状上皮。

2. 腺上皮的再生 再生过程与腺体基底膜的损伤状况相关。若基底膜未破坏，可由残存细胞通过分裂、增生补充，完全恢复原来腺体的结构和功能；如腺体的基底膜被完全破坏，则难以完全再生，而形成纤维性修复。肝细胞的再生能力很强，其再生包括三种情况：①肝细胞坏死时，如肝小叶网状支架完整，则肝小叶周边区再生的肝细胞沿支架延伸，使肝恢复原有的正常结构；②肝细胞坏死严重时，肝小叶网状支架塌陷，则再生的肝细胞排列紊乱，难以恢复原有的肝小叶结构，逐渐发展成肝硬化；③肝在部分切除后，通过肝细胞分裂、增殖，短期内就能恢复原来的大小。

3. 纤维组织的再生　在损伤因素刺激下，受损的成纤维细胞进行分裂、增殖。成纤维细胞可由局部静止状态的纤维细胞转变而来，也可由未分化的间叶细胞分化而来。成纤维细胞体积较大、呈椭圆形或因胞体有突起而呈星芒状。当成纤维细胞停止分裂后，在细胞周围的间质中形成胶原纤维，随着细胞成熟，胶原纤维逐渐增多，成纤维细胞又转变为长梭形的纤维细胞（图 1-16）。

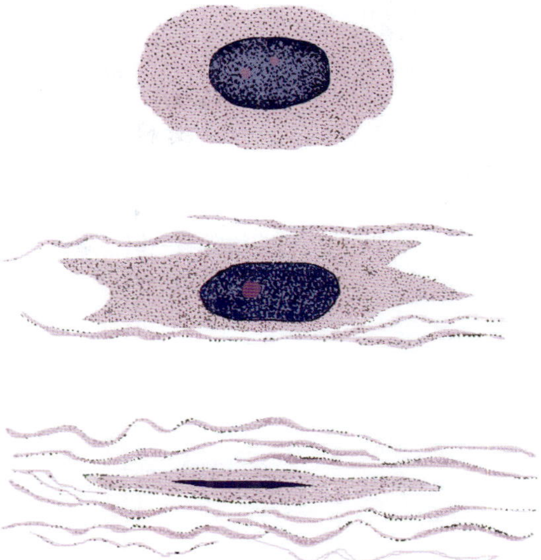

图 1-16　成纤维细胞转变为纤维细胞模式图

成纤维细胞产生胶原纤维并转变为纤维细胞

4. 血管的再生　毛细血管的再生是以出芽的方式来完成的。首先在蛋白分解酶作用下基底膜分解，毛细血管损伤处的内皮细胞通过分裂、增殖形成突起的幼芽。随后，内皮细胞向前移动形成实心细胞条索，由于血流的冲击，数小时后便可出现管腔，形成新生毛细血管，继而互相吻合构成毛细血管网（图 1-17）。新生的毛细血管基底膜不完整，内皮细胞间空隙较多、较大，故通透性较高。为适应功能需要，新生毛细血管还会不断重构，形成小动脉或小静脉。但大血管断裂后则需要通过手术吻合，内皮细胞再生覆盖断裂处，断裂处肌层不能再生，通过结缔组织再生以连接，即瘢痕修复。

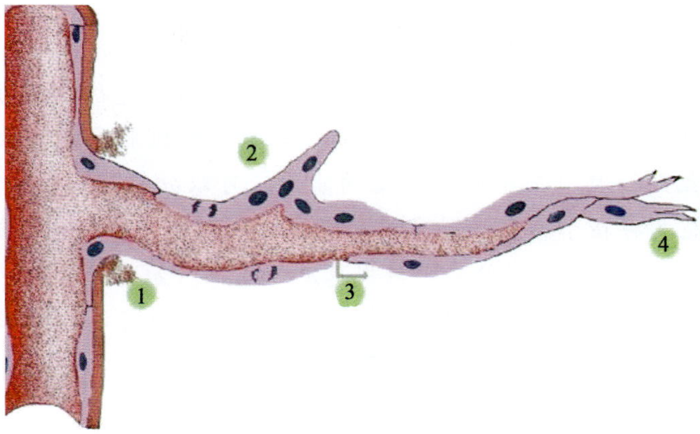

图 1-17　毛细血管再生模式图

1. 基底膜溶解；2. 细胞增殖；3. 细胞间通透性增高；4. 细胞移动和趋化

5. 神经组织的再生　脑和脊髓的神经细胞坏死后不能再生，由神经胶质细胞增生修复，形成胶质瘢痕。但是，外周神经纤维断离后，若与其相连的神经细胞还存活，则可完全再生。首先，整个远端和近端的部分髓鞘及轴突崩解、吸收，然后由两端的神经鞘细胞增生，将断端连接。近端轴突逐渐向远端延伸，最后达到末梢，同时，鞘细胞产生髓磷脂将轴索包绕，形成髓鞘（图 1-18）。此过程常需数月或更长时间才能完成。若断离两端之间超过 2.5 cm，或两端之间有软组织嵌入，或因截肢而失去远端，再生轴突均不能到达远端，则与增生的纤维组织混杂卷曲成团，成为创伤性神经瘤，受刺激时可发生顽固性疼痛。为防止上述情况发生，临床常施行神经吻合术或对截肢神经断端进行适当处理。

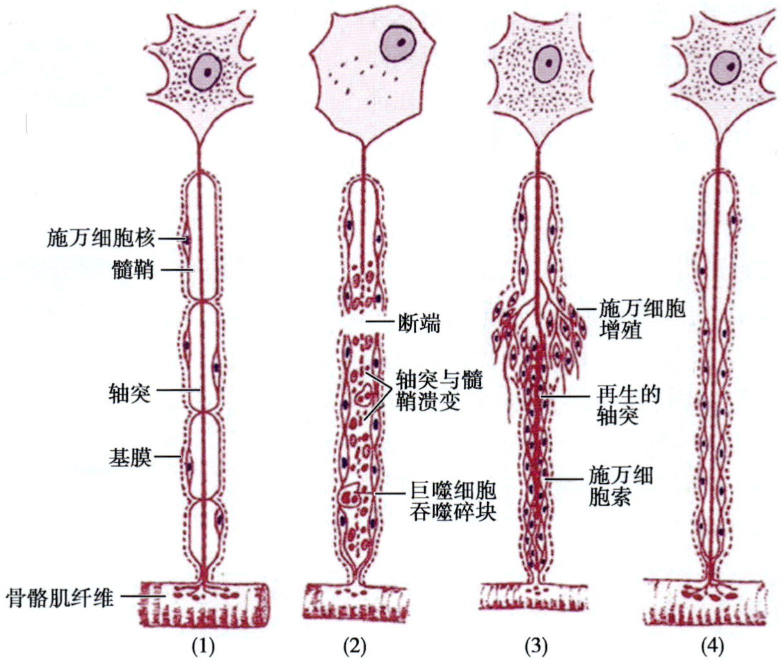

图 1-18 神经纤维再生模式图

（1）正常神经纤维；（2）神经纤维断离，远端及近端的一部分髓鞘、轴突崩解；（3）神经鞘细胞增生，轴突自近端向远端生长；（4）神经轴突达末梢，多余神经鞘细胞消失

知识链接

干细胞在细胞再生中的作用

干细胞也属于不稳定细胞，是具有无限或较长时间自我更新和多向分化能力的一类细胞。根据干细胞所处的发育阶段，可将其分为胚胎性干细胞和成体性干细胞。胚胎性干细胞是全能干细胞，具有三个胚层分化的能力，可以分化为成体所有类型的成熟细胞。成体性干细胞是存在于各组织器官中具有自我更新和一定分化潜能的不成熟细胞，为干细胞生物工程在临床治疗中的广泛应用奠定了基础。如造血干细胞的应用使白血病患者彻底康复变成现实，神经干细胞为神经损伤后再生提供可能。干细胞及其衍生组织器官的临床应用，为人类提供了全新的医疗理念和手段。

二、纤维性修复

纤维性修复（fibrous repair）是在细胞、组织损伤范围较大，常伴有组织坏死，由同类细胞再生不能完全修复时，机体通过纤维组织增生对缺损组织进行修补与恢复的过程。通过肉芽组织增生，溶解并吸收损伤局部的坏死组织及其他异物，并填补组织缺损，之后肉芽组织转化成以胶原纤维为主的瘢痕组织，即完成纤维性修复。

（一）肉芽组织

肉芽组织（granulation tissue）是由新生薄壁的毛细血管和增生的成纤维细胞构成的一种幼稚纤维结缔组织。

1. 肉芽组织的形态结构　肉眼观，肉芽组织呈鲜红色、颗粒状，柔软、湿润，形似鲜嫩的肉芽，触之易出血，但无痛觉。镜下观，可见大量由内皮细胞增生形成的实性细胞索及扩张、充血的毛细血管，大多垂直于创面生长，并在近创缘表面处互相吻合形成弓状突起。在新生的毛细血管间有大量新生的成纤维细胞。此外，在肉芽组织中还伴有大量渗出液和数量不等的炎症细胞（图 1-19）。浸润的炎症细胞常以巨噬细胞为主，也有数量不等的中性粒细胞、淋巴细胞和浆细胞等。肉芽组织早期无神经纤维，故不引起痛觉。

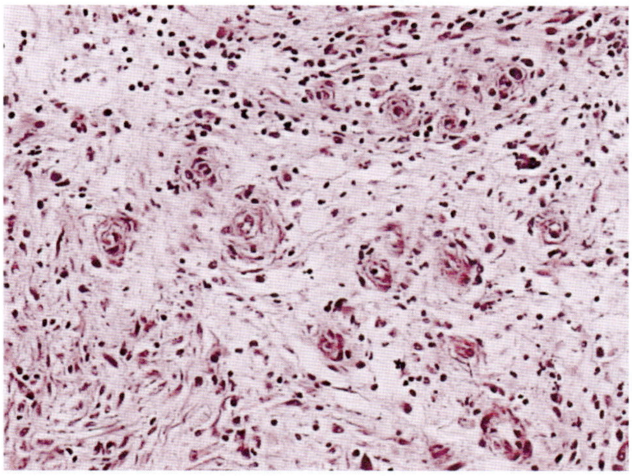

图 1-19　肉芽组织

2. 肉芽组织的功能　肉芽组织在组织损伤修复过程中发挥重要作用：①抗感染及保护创面；②填补创口及其他组织缺损；③机化或包裹坏死组织、血栓、炎性渗出物及其他异物。

3. 肉芽组织的结局　肉芽组织在组织损伤后 2 ～ 3 天内即可出现，从创伤面的边缘及底部长出，并逐渐填补组织缺损或机化异物。成纤维细胞逐渐向纤维细胞转化，从第 5 ～ 6 天起，成纤维细胞开始产生胶原纤维，其后 1 周内胶原纤维形成最活跃。随着时间的推移（第 1 ～ 2 周），肉芽组织按其生长的先后顺序，逐渐成熟。其主要形态标志为：间质的水分逐渐吸收减少；炎症细胞减少并逐渐消失；部分毛细血管管腔闭塞，数量逐渐减少；成纤维细胞变为纤维细胞。肉芽组织逐渐演变为血管稀少、含有大量胶原纤维的瘢痕组织。

➤ **考点：**肉芽组织的结构和功能。

（二）瘢痕组织

瘢痕组织（scar tissue）是指肉芽组织经改建形成成熟的纤维结缔组织。

1. 瘢痕组织的形态结构　肉眼观，瘢痕组织外观苍白或呈灰白色，半透明，质硬、坚韧，缺乏弹性，呈收缩状态。镜下观，瘢痕组织为大量平行或交错分布的胶原纤维束，常发生玻璃样变性，均质、红染，纤维细胞少，血管减少甚至消失。

2. 瘢痕组织对机体的影响

（1）有利的方面：①能填补缺损的创口并连接组织，保持组织器官相对完整；②瘢痕组织含有大量胶原纤维，抗拉力比肉芽组织强得多，使组织器官保持坚固性。

（2）不利的方面：①瘢痕收缩，特别是发生在关节附近时，可引起关节挛缩或活动受限，妨碍肢体的活动；若发生在胃肠道、泌尿道等管腔脏器，则可导致管腔狭窄。②瘢痕性粘连，特别是在各器官之间或器官与体腔壁之间时，可不同程度地影响器官功能。③瘢痕组织增生过度，又称肥大性瘢痕，如果突出于皮肤表面并向周围不规则地延伸，则称为瘢痕疙瘩（临床上曾称为蟹足肿）。其发生机制不明确，通常认为与瘢痕体质有关，身体任何部位的轻微创伤后都会发生明显的病理性瘢痕的体质称为瘢痕体质。瘢痕疙瘩中的血管周围常见一些肥大细胞，故有人认为，瘢痕组织中缺血、缺氧，可促进肥大细胞分泌多种生长因子，使肉芽组织过度增生。

纤维性修复及瘢痕形成过程中，组织内合成的胶原纤维及其他基质成分，在组织内多种胶原酶的作用下，还在进行结构重建。胶原纤维可以逐渐分解，瘢痕因而缩小、变软。各种胶原酶主要来自纤维细胞、中性粒细胞和巨噬细胞等细胞。因此，要解决瘢痕收缩和器官硬化，就要注意调控肉芽组织中胶原的合成和分泌，以及加速瘢痕组织中胶原的分解与吸收。

三、创伤愈合

创伤愈合（healing of wound）是指机体在遭受外力作用的情况下，组织出现离断或缺损后的修复过程。创伤愈合是一个涉及不同组织间协调作用的复杂过程，包括各种组织的再生、肉芽组织的增生和瘢痕形成的复杂组合。

（一）皮肤创伤愈合

1. 创伤愈合的基本过程　最轻度的创伤仅局限于皮肤表层，可通过上皮再生愈合；稍重者有皮肤和组织断裂，出现伤口；严重的创伤可见肌肉、肌腱、神经的断裂及骨折。以皮肤手术切口为例，其愈合的基本过程如下：

（1）伤口早期变化：伤口局部有不同程度的组织坏死和小血管断裂出血，数小时内出现炎症反应，发生充血、浆液渗出及白细胞游出，局部表现为红肿。早期白细胞浸润以中性粒细胞为主，3 天后转为以巨噬细胞为主。伤口处的血液和渗出的纤维蛋白凝固、结痂，有保护伤口的作用。

（2）伤口收缩：2 ~ 3 天后，伤口边缘的整层皮肤及皮下组织向中心移动，伤口迅速缩小，直到第 14 天左右停止。伤口收缩的程度与受伤部位、伤口大小及形状有关。伤口收缩是由伤口边缘新生的肌成纤维细胞牵拉作用引起的，与胶原无关，因为伤口收缩的时间正好是肌纤维母细胞增生的时间。

（3）肉芽组织增生及瘢痕形成：第 3 天左右开始，自伤口底部和边缘长出肉芽组织，逐渐填平伤口。第 5 ~ 6 天起，成纤维细胞开始产生胶原纤维，其后 1 周胶原纤维形成活跃，然后逐渐减缓。在伤后 1 个月左右，肉芽组织完全转变成瘢痕组织。可能由于局部张力的作用，瘢痕组织中的胶原纤维最终与皮肤表面平行。

（4）表皮及其他组织再生：创伤发生 24 小时内，伤口边缘的基底细胞开始增生，在痂下向创面中心迁移，形成单层上皮，覆盖于肉芽组织的表面，完全覆盖肉芽组织时停止增生，并进一步分化为鳞状上皮。肌组织、毛囊等皮肤附属器等若被完全破坏，则无法完全再生，多需要纤维性修复。若伤口过大（通常为直径超过 20 cm 时），则再生表皮很难将伤口完全覆盖，往往需要植皮。

2. 创伤愈合的类型　根据创伤程度及有无感染，可将创伤愈合分为以下三种类型：

（1）一期愈合（primary healing）：见于组织缺损少、创缘整齐、无感染、经黏合或缝合后创面对合严密的伤口。皮肤无菌手术的切口愈合，是典型的一期愈合。这种伤口只有少量的血凝块，炎症反应轻微，表皮再生在 24 ~ 48 小时内可将伤口覆盖，肉芽组织在第 3 天从伤口边缘长出，并很快填满伤口，第 5 ~ 7 天出现胶原纤维连接，达到临床愈合标准，可以拆除手术缝线。2 ~ 3 周即可完全愈合，留下一条线状瘢痕。一期愈合的时间短，瘢痕形成少，几乎不影响功能。

（2）二期愈合（secondary healing）：见于组织缺损较大、创缘不整齐、哆开、无法整齐对合，或伴有感染的伤口。与一期愈合有不同，二期愈合的特点是（图 1-20）：①由于坏死组织多，或由于感染，继而引起局部组织变性、坏死，炎症反应明显。只有等到感染被控制，坏死组织被清除以后，再生才能开始。②伤口大，伤口收缩明显，从伤口底部及边缘长出较多肉芽组织将伤口填平。③愈合的时间较长，形成的瘢痕较大。

（3）痂下愈合：多见于浅表皮肤擦伤，伤口表面的血液、渗出液及坏死组织干燥后，形成黑褐色硬痂，上皮再生完成后，痂皮即脱落，称为痂下愈合。痂有保护创面及抗感染作用。

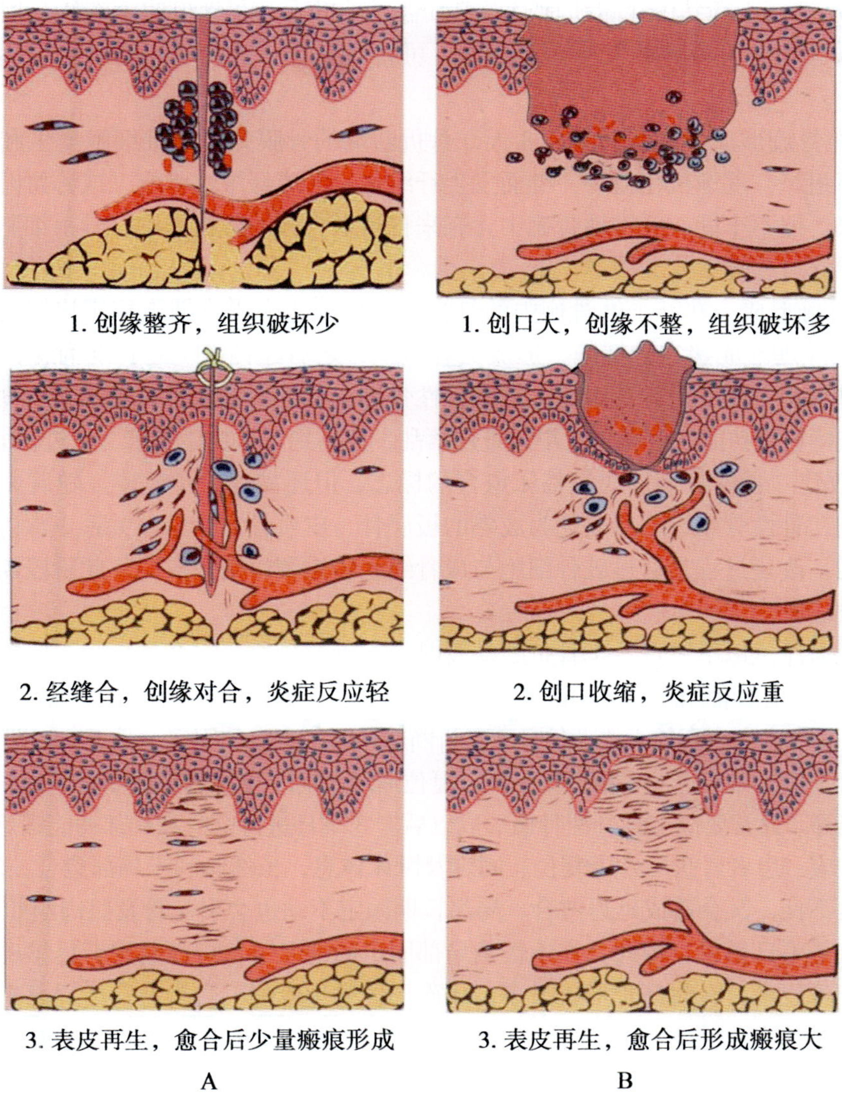

图 1-20　创伤愈合示意图

（二）骨折愈合

骨折（bone fracture）通常分为外伤性骨折和病理性骨折两大类。骨的再生能力很强。单纯性外伤性骨折，经过良好的复位，固定，以及后期适当的功能锻炼，几个月内即可恢复其结构和功能。骨折愈合大致可分为以下 4 个阶段（图 1-21）。

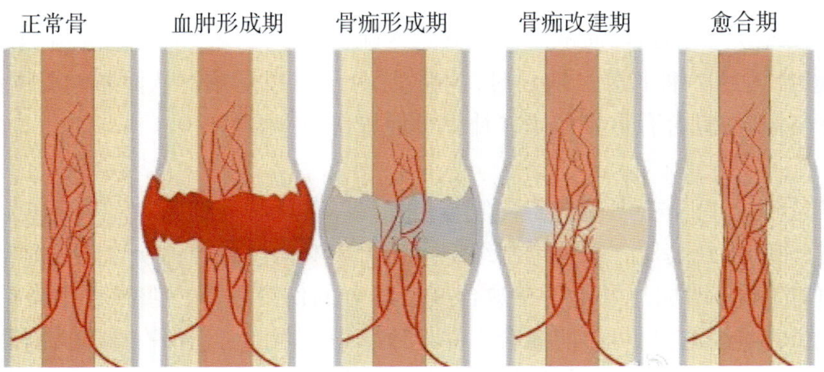

图 1-21　骨折愈合过程示意图

1. 血肿形成　骨组织和骨髓都有丰富的血管。骨折后，在骨折的断端及其周围可有大量出血形成血肿。数小时后血肿发生血液凝固，可暂时黏合骨折断端。同时，局部出现炎症反应，外观红肿。

2. 纤维性骨痂形成　骨折后 2 ~ 3 天，骨折断端的骨膜处由纤维细胞增生和毛细胞血管再生形成肉芽组织，逐渐机化血肿，继而发生纤维化，形成纤维性骨痂，或称暂时性骨痂，使断端连接起来，但不牢固。纤维性骨痂中含有来自断端骨膜的骨祖细胞，骨祖细胞由间充质细胞分化而来。此过程需 2 ~ 3 周。

3. 骨性骨痂形成　在纤维性骨痂中的骨祖细胞可分化为成骨细胞和成软骨细胞。成骨细胞分泌骨基质并逐渐成熟为骨细胞，形成类骨组织，之后经钙盐沉着转变为骨性骨痂。成软骨细胞也经过骨化过程变成骨性组织，形成骨性骨痂。骨性骨痂使骨折断端较牢固地连接在一起，并具有支持负重功能。但新生骨小梁排列紊乱，达不到正常功能要求。此过程需 4 ~ 8 周。

4. 骨痂改建　骨性骨痂形成是临床愈合的标志，但还需进一步改建。随着站立和负重所受应力的影响，骨性骨痂进一步改建为成熟的板层骨、皮质骨和骨髓腔关系正常以及骨小梁正常的排列结构。改建过程是通过破骨细胞与成骨细胞的协调作用完成的。此阶段需几个月甚至 1 ~ 2 年才能完成。

骨折愈合需注意以下三点。①骨折断端及时、正确的复位：完全骨折由于肌肉收缩，骨折断端常发生错位或有其他组织、异物嵌塞在断端之间，引起骨折愈合延迟或不愈合。因此，及时、正确的复位是骨折完全愈合的必要条件。②骨折断端及时、牢靠的固定：骨折断端即使已经复位，也会由于肌肉活动等因素再发生错位。因此，复位后应及时、牢靠地加以固定，如石膏、小夹板或髓内针固定等。通常要固定到骨性骨痂形成以后。③早日进行全身和局部功能锻炼，保持局部良好的血液供应：患者骨折后常需复位、固定及卧床休息，虽然有利于局部愈合，但长期卧床，既会导致血运不良，又会造成延迟愈合。局部长期固定不动也会引起骨及肌肉组织的失用性萎缩、关节强直等不良后果。因此，在不影响局部固定的情况下，应鼓励患者尽早离床活动。

骨折愈合障碍者，有时新骨形成过多，从而形成赘生骨痂，骨折愈合后局部有明显的骨变形，影响功能的恢复。有时纤维性骨痂不能变成骨性骨痂，并出现裂隙，骨折两断端仍能活动，形成假关节等。

（三）影响创伤愈合的因素

修复的方式、愈合时间长短及瘢痕的大小，取决于损伤程度、组织的再生能力、伤口是否有坏死组织和异物、是否伴有感染等多种因素。因此，创伤治疗原则应是缩小创面（如对合伤口）、防止再损伤、感染及促进组织再生。影响再生与修复的因素包括全身因素及局部因素两方面。

1. 全身因素

（1）年龄因素：儿童或青少年的细胞、组织再生能力强，愈合快；老年人则相反，细胞、组织再生能力弱，愈合慢，可能与老年人血管硬化、血液供应减少有关。

（2）营养因素：严重的蛋白质缺乏，尤其是含硫蛋氨基酸缺乏时，肉芽组织和胶原纤维形成不良，伤口愈合延迟。维生素 C 缺乏时，前胶原分子难以形成，从而影响胶原纤维的形成；微量元素磷、锌对创伤愈合有重要作用，补锌可促进伤口愈合。

2. 局部因素

（1）感染与异物：感染会严重妨碍再生与修复。许多化脓性细菌可产生毒素和酶，引起组织坏死、溶解胶原纤维及基质，加重局部组织损伤，影响伤口愈合；伤口感染时，炎性渗出物过多，局部伤口的张力增加，可使正在愈合或已缝合的伤口裂开，或导致感染扩散并加重损伤；坏死组织及其他异物，也可影响愈合，并导致感染。因此，伤口有感染或有较多坏死组织及异物时，应施行清创术，以清除坏死组织、细菌和异物，在确保无感染后缝合创口，有可能使原本是二期愈合的伤口，达到一期愈合。

（2）局部血液循环：局部血液循环良好既可保证组织再生所需的氧和营养供应，又对坏死组织的吸收及感染的控制起重要作用。如伤口包扎过紧、动脉粥样硬化、静脉曲张等情况，造成局部血液供应不足或静脉回流障碍，则该处伤口愈合延迟。

（3）神经支配：正常的神经支配对组织再生有一定的作用。神经受损时可引起局部神经性营养不良，从而影响组织再生，如麻风病引起的皮肤溃疡不易愈合。因此，临床行清创术时应注意避免伤及神经。对有神经损伤的伤口，要及时予以缝合，促进神经纤维再生。自主神经损伤时，血管的舒缩调节失衡，使局部血供减少，对组织再生的影响更明显。

（4）电离辐射：可破坏细胞、损伤小血管，抑制组织再生，从而影响创伤愈合。

（陈雅静）

自测题

一、选择题

1. 尿路梗阻时，因肾盂积水，肾实质长期受压引起的萎缩称为
   A. 营养不良性萎缩　　B. 压迫性萎缩
   C. 失用性萎缩　　D. 神经性萎缩
   E. 内分泌性萎缩
2. 骨折后，久卧不动的肢体肌肉发生的萎缩属于
   A. 生理性萎缩　　B. 压迫性萎缩
   C. 失用性萎缩　　D. 神经性萎缩
   E. 营养不良性萎缩
3. 妊娠期子宫肥大属于
   A. 生理性肥大　　B. 病理性肥大
   C. 代偿性肥大　　D. 替代性肥大
   E. 内分泌障碍性肥大
4. 子宫内膜增生是
   A. 生理性增生　　B. 内分泌性增生
   C. 代偿性增生　　D. 不典型增生
   E. 肿瘤性增生
5. 下列改变**不属于**化生的是
   A. 柱状上皮变为鳞状上皮　　B. 纤维组织变为骨组织
   C. 胃黏膜中出现肠上皮　　D. 肉芽组织变为瘢痕组织
   E. 瘢痕组织中出现骨组织
6. 严重的细胞水肿可导致的改变是
   A. 纤维蛋白样坏死　　B. 凝固性坏死
   C. 溶解性坏死　　D. 凋亡
   E. 干酪样坏死
7. 脂肪肝的肉眼观，下列**错误**的是
   A. 体积增大　　B. 包膜紧张
   C. 颜色变黄　　D. 触之有油腻感
   E. 质地变硬

8. 细动脉玻璃样变性最常见于
   A. 心、脾、肺、视网膜等处的细动脉
   B. 肾、脑、脾、视网膜等处的细动脉
   C. 心、肝、肾、脑等处的细动脉
   D. 肺、胰腺、脾、肠等处的细动脉
   E. 肺、脑、脾、视网膜等处的细动脉
9. 最能代表细胞坏死的三种改变是
   A. 核膜破裂、核碎裂和胞质浓缩
   B. 核溶解、胞质少和胞膜破裂
   C. 核溶解、胞质浓缩和胞膜破裂
   D. 核固缩、核质固缩和细胞膜皱缩
   E. 核固缩、核碎裂和核溶解
10. 干酪样坏死的本质是
   A. 纤维蛋白样坏死
   B. 脂肪坏死
   C. 液化性坏死
   D. 彻底的凝固性坏死
   E. 干性坏疽
11. 湿性坏疽多见于与外界相通的哪些脏器
   A. 食管、胃、肠
   B. 胆囊、肝、胰
   C. 肾、输尿管、膀胱
   D. 输卵管、子宫、阴道
   E. 小肠、阑尾、结肠
12. 发生在肾和肺的坏死组织，液化后可经输尿管或支气管排出，留下的空腔称为
   A. 窦道
   B. 瘘管
   C. 溃疡
   D. 空洞
   E. 糜烂
13. 肉芽组织生长修复伤口的过程均称为
   A. 一期愈合
   B. 二期愈合
   C. 伤口愈合
   D. 再生
   E. 纤维性修复
14. 瘢痕组织逐渐缩小、软化的主要原因是
   A. 胶原酶的作用
   B. 肌成纤维细胞的作用
   C. 水分被吸收
   D. 毛细血管逐渐减少
   E. 机体抵抗力增强
15. 创伤愈合过程中，2 ~ 3 天后伤口收缩的主要原因是
   A. 纤维细胞的作用
   B. 水分的被吸收
   C. 胶原纤维的作用
   D. 肌成纤维细胞的作用
   E. 胶原纤维发生玻璃样变性

16. 患者，男性，65 岁，1 年前因胃腺癌行胃癌根治术及术后化疗。患者近期出现极度消瘦，眼窝深陷，皮肤干燥松弛，肋骨凸显。符合该患者表现的是
   A. 去神经性萎缩
   B. 老化性萎缩
   C. 失用性萎缩
   D. 营养不良性萎缩
   E. 压迫性萎缩
17. 最易发生脂肪变性的器官是
   A. 肾
   B. 肺
   C. 脑
   D. 脾
   E. 肝

18. 支气管假复层纤毛柱状上皮变为鳞状上皮的过程是
A. 变性　　B. 机化
C. 增生　　D. 再生
E. 化生

二、名词解释

1. 化生　2. 变性　3. 窦道　4. 再生　5. 肉芽组织

三、问答题

1. 试述肉芽组织的结构特点及其功能。
2. 比较干酪样坏死与凝固性坏死的区别。
3. 试述创伤愈合的形式及其特点。

第二章
数字资源

第二章

局部血液循环障碍

思政之光

学习目标

通过本章的学习，学生应能够：

识记：

1. 说出充血、淤血、血栓形成、栓塞和梗死的概念。
2. 列举淤血的结局及其对机体的影响；肺淤血、肝淤血的病理学特点；血栓形成的条件和结局。

理解：

1. 描述栓子的运行途径。
2. 归纳栓塞、梗死的类型及其对机体的影响。

运用：

1. 解释在临床工作中对患者进行静脉注射时为什么要排空空气。加强责任心的培养，爱岗敬业，认真做好本职工作。
2. 分析股动脉穿刺术后长期卧床患者，突然下床活动防止肺动脉栓塞的病理学基础。

案例 2-1

患者，女性，65 岁，患高血压 14 年，其间血压一直控制不稳定，间断下肢水肿。近 1 年患者站立劳动后出现“胸痛”，休息或含服硝酸甘油后可缓解。近 3 天患者无明显诱因又出现胸痛，伴左肩左侧前臂痛。1 天前患者出现呕吐，食欲差。患者服用硝酸甘油，效果不佳。入院前 1 天患者又出现胸痛、呼吸困难、胸闷、咯粉红色泡沫痰。体格检查：BP 170/90 mmHg，T 36.6℃，P 90 次 / 分，R 30 次 / 分。患者神志清楚，端坐呼吸，面色苍白，大汗淋漓，两肺布满湿啰音及少许哮鸣音。心率 90 次 / 分，心尖部可闻及收缩期杂音。入院急查心电图：Ⅱ、Ⅲ、aVF 导联 AT 段弓背向上抬高，T 波倒置。实验室检查心肌酶谱增高。

思考题：

1. 患者诊断为什么疾病？
2. 患者出现上述症状的病理学基础是什么？

正常的血液循环是维持机体新陈代谢、保证机体内环境稳定和功能活动的必要条件。若血液循环障碍，则可引起有关组织或器官代谢紊乱、功能失调和形态结构改变，甚至危及生命。

血液循环障碍可分为全身性和局部性血液循环障碍两大类。全身性血液循环障碍多由心力衰竭引起。局部血液循环障碍及其所引起的病变常是疾病的基本病理变化，主要表现为：①局部组织血管内血液含量异常，即充血、淤血、缺血；②血管内成分逸出血管外，即水肿、出血；③血液内出现异常物质，如血栓形成、栓塞和梗死等。

第一节 充血和淤血

充血和淤血是指机体局部组织或器官血管内的血液含量多于正常，但发生的部位、原因、病理变化及其对机体的影响不同。

一、充血

充血（hyperaemia）是指动脉输入血量增多，导致局部组织或器官动脉内血液含量多于正常，也称为动脉性充血。充血是一个主动过程，表现为局部组织或器官小动脉和毛细血管扩张，血液输入量增加。

1. 病因与分类　多种原因可通过神经 - 体液调节系统，使血管舒张神经兴奋性增高或血管收缩神经兴奋性降低，引起细动脉扩张，血流加快，使微循环动脉血液灌注量增多。临床常见的充血类型有：①生理性充血，是指器官或组织在正常生理情况下，为适应生理需要和代谢增强而发生的充血。例如，妊娠子宫充血、运动时的骨骼肌充血和情绪激动时面红耳赤等。②病理性充血，是指各种病理状态下局部组织或器官发生的充血。常见病理性充血的病因与分类包括：

（1）炎症性充血：较为常见。在炎症早期，由于致炎因子的作用引起神经轴突反射，使血管舒张神经兴奋，以及血管活性胺类介质释放，使局部细小动脉扩张、充血，局部组织变红和肿胀。如发生在体表的炎症，早期局部表现的发红、发热和肿胀均与局部炎症性充血有关。

（2）减压后充血：是指局部组织或器官长期受外力压迫，受压组织或器官内的小血管张力降低，一旦压力突然解除，受压的细小动脉即发生反射性的扩张、充血。例如，绷带包扎过紧后突然松开、腹腔穿刺一次迅速抽出大量腹腔积液，或腹腔内巨大肿瘤摘除后，局部细小动脉发生反射性扩张，致使过多的血液流入受压组织内的细动脉，使之发生反射性扩张，可引起血压下降、脑供血不足等严重后果。

知识链接

肝硬化腹腔积液是肝功能失代偿期的病理变化，主要是由门静脉高压和白蛋白合成减少引起的。其中大多数是肝硬化的晚期表现。肝硬化腹腔积液采用腹腔穿刺抽出腹腔积液是常用的一种治疗方法。一般来说，抽取腹腔积液每次都有特定的量，一次不能抽取过多超出患者的耐受，通常腹腔积液一次不能超过 1000 ml。如果一次抽取太快或抽取太多，有可能导致患者出现低血压休克的症状。

（3）侧支性充血：局部组织缺血、缺氧时，由于局部代谢产物堆积，刺激血管运动神经并使之兴奋，导致缺血组织周围的侧支血管扩张、充血，可不同程度地改善缺血组织的血液供应。

2. 病理变化　肉眼观，组织或器官体积轻度增大、重量增加。充血发生在体表时，因局部微循环内氧合血红蛋白增多，局部组织颜色鲜红，因代谢增强、产热增加，使局部皮肤温度增高，局部抗病能力增强。镜下观，局部组织或器官内小动脉及毛细血管扩张，含血量增多，血流加快。

3. 结局　动脉性充血属于暂时性的血管反应，致病原因消除后，可恢复正常，通常对机体无不良影响。充血可使局部组织、细胞的氧和营养物质供应增多，使局部抗病能力增强。因此，临床上常利用按摩、热敷、拔火罐等方法，使局部充血，以治疗某些疾病。但是，若在患有高血压或动脉粥样硬化等疾病基础上，由于某些诱因（如情绪激动等）的作用，则可造成脑血管（如大脑中动脉）充血、破裂，严重时引起出血性脑卒中。

二、淤血

淤血（congestion）是指静脉回流受阻，导致局部组织或器官的静脉和毛细血管内，血量多于正常，也称为静脉性充血。淤血是一个被动过程，可发生于局部或全身。

（一）病因

1. 静脉受压（管壁外因素） 多种原因可压迫静脉，引起静脉血管管腔狭窄或闭塞，血液回流障碍，导致局部组织或器官淤血。常见的有肿瘤、炎症包块或肿大的脏器等压迫邻近组织内静脉，引起相应组织淤血。例如，肿瘤压迫局部静脉，引起相应组织淤血；妊娠时增大的子宫压迫髂总静脉，引起下肢淤血；肠疝嵌顿、肠套叠、肠扭转压迫肠系膜静脉，引起肠管淤血；肝硬化时，假小叶的形成常压迫肝窦和小叶下静脉，使门静脉压升高，导致胃肠道和脾淤血。

2. 静脉管腔阻塞（管壁内因素） 多见于静脉血栓形成或侵入静脉内的肿瘤细胞形成的瘤细胞栓，使静脉血液回流障碍，导致局部组织或器官出现淤血。例如，下肢深静脉血栓形成后，患者会出现患肢淤血、水肿、疼痛等。由于组织内静脉有较多分支，又有丰富的吻合支，故不易出现静脉淤血，只有在较大的静脉干阻塞并且侧支循环不能有效建立的情况下，静脉管腔的阻塞才会导致淤血。

3. 心力衰竭 心力衰竭时，心脏不能排出正常容量的血液进入动脉，心腔内血液滞留、压力增高，阻碍静脉回流，造成淤血。例如，心肌梗死、高血压、二尖瓣或主动脉瓣狭窄和关闭不全等引起左心衰竭时，由于肺静脉回流受阻，肺静脉压增高，造成肺淤血。各种慢性阻塞性肺疾病（如肺源性心脏病）导致右心衰竭时，上、下腔静脉回流受阻，造成体循环淤血，常表现为肝淤血，严重时脾、肾、胃肠道及下肢也出现淤血。

➢ **考点：**淤血的概念及原因。

（二）病理变化

肉眼观，局部组织和器官常有体积增大、肿胀，重量增加，颜色暗红，包膜紧张。淤血发生在体表时，血液内去氧血红蛋白增多，局部呈紫红色，如在皮肤、口唇黏膜或肢体末端，局部组织颜色呈紫蓝色，称为发绀。由于局部血流速度缓慢，毛细血管扩张，使散热增加，局部皮肤温度降低，局部抗病能力下降。镜下观，局部组织或器官内小静脉及毛细血管扩张，血液含量增多，血流变慢。

（三）结局

淤血的后果取决于淤血的部位、程度和时间长短，以及侧支循环建立情况等。

1. 淤血性水肿 毛细血管淤血导致血管内流体静压升高和缺氧，血管通透性增高，水、电解质和少量蛋白质可漏出，漏出液滞留在组织内引起淤血性水肿（congestive edema）。漏出液积聚在浆膜腔时称为积液，如胸腔积液（胸腔积液）、腹腔积液（腹腔积液）和心包腔积液等。

2. 淤血性出血 严重淤血时，毛细血管通透性进一步增高或破裂，引起红细胞漏出，形成小灶性出血。毛细血管通透性明显增高，红细胞漏出，称为淤血性出血（congestive hemorrhage）。出血灶中的红细胞碎片被吞噬细胞吞噬，血红蛋白被溶酶体酶分解，析出含铁血黄素（hemosiderin）并堆积在吞噬细胞胞质内，这种细胞称为含铁血黄素吞噬细胞。

3. 实质细胞萎缩、变性、坏死 长期淤血导致局部组织缺氧、营养物质供应不足和代谢中间产物堆积及刺激，引起实质细胞萎缩、变性甚至死亡。

4. 淤血性硬化　长时间淤血又称慢性淤血（chronic congestion），间质纤维组织增生，组织内网状纤维胶原化，器官逐渐变硬，出现淤血性硬化（congestive sclerosis）。

➢ **考点：**淤血引起的后果。

（四）重要器官淤血

临床上常见的重要器官淤血为肺淤血和肝淤血。

1. 慢性肺淤血　由左心衰竭引起，左心腔内压力增高，肺静脉血液回流受阻发生肺淤血。肉眼观，淤血时肺体积增大，包膜紧张，重量增加，颜色暗红，质地变实（图 2-1）。切面可有泡沫状淡红色血性液体流出。

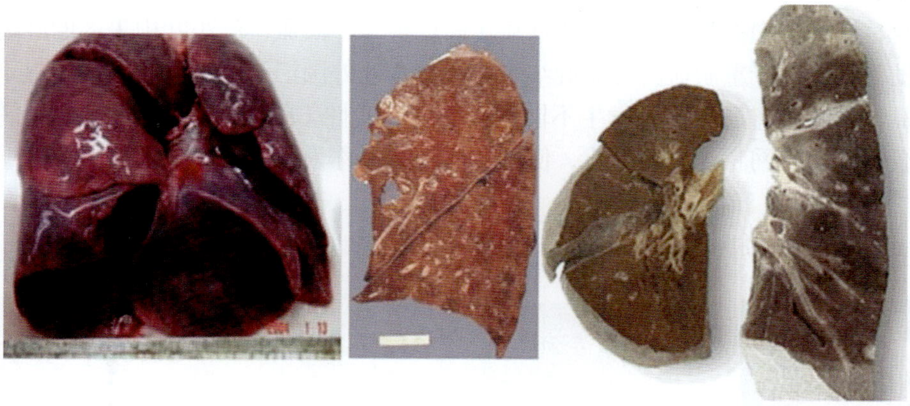

图 2-1　慢性肺淤血（肉眼观）

镜下观，肺泡壁毛细血管和细、小静脉广泛高度扩张、充血，肺泡壁增厚，可伴肺泡间隔水肿，部分肺泡腔内见有多少不等的漏出液和漏出的红细胞（图 2-2A）。慢性肺淤血时，肺泡腔内的红细胞被巨噬细胞吞噬后，血红蛋白转变成含铁血黄素，这种含有含铁血黄素的巨噬细胞称为心力衰竭细胞（图 2-2B）。长期严重的慢性肺淤血，肺间质纤维组织增生及网状纤维胶原化，大量含铁血黄素沉积，肺质地变硬，肉眼观察呈棕褐色，称为肺褐色硬化（brown induration）。临床上，由于肺淤血时影响了肺的气体交换，患者可出现呼吸困难和发绀的症

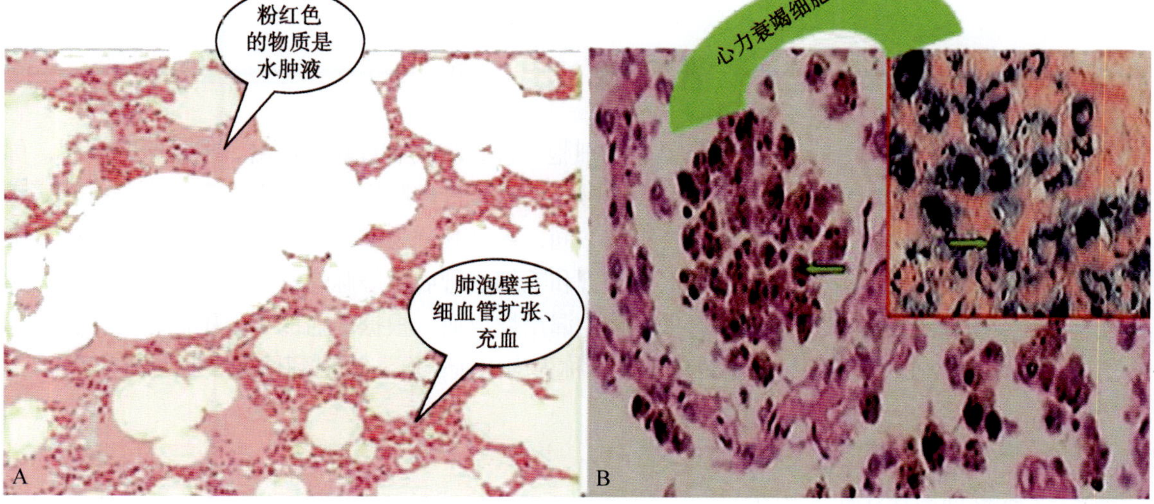

图 2-2　慢性肺淤血（镜下观）

状。由于血浆和红细胞漏出到肺泡腔内，患者出现咳浆液性粉红色泡沫痰的症状，若含铁血黄素随痰液咳出，则痰液呈棕褐色。

> 考点：肺淤血的病理改变特点。

2. 慢性肝淤血　常见于右心衰竭时，肝静脉血液回流至右心受阻，血液淤积在肝小叶循环的静脉端，致使肝小叶中央静脉及肝窦扩张、淤血。

肉眼观，肝体积增大，包膜紧张，重量增加，颜色呈暗红色。长期慢性肝淤血时，肝小叶中央区严重淤血呈暗红色，两个或多个肝小叶中央淤血区可相连，而肝小叶周边区因脂肪变性而呈黄色，致使在肝的切面上出现红（淤血区）黄（肝脂肪变性区）相间的状似槟榔切面的条纹，称为槟榔肝（图 2-3A）。

镜下观，肝小叶中央静脉和周围的肝血窦高度扩张、淤血，肝小叶中央区的肝细胞因缺氧和受压而发生萎缩，严重淤血时可见肝细胞坏死，小叶外围汇管区附近的肝细胞由于靠近肝小动脉，缺氧程度较轻，肝细胞则发生不同程度的脂肪变性（图 2-3B）。长期慢性肝淤血可引起肝内纤维组织增生及网状纤维胶原化，使肝质地变硬，称为淤血性肝硬化。

> 考点：肝淤血的病理改变特点。

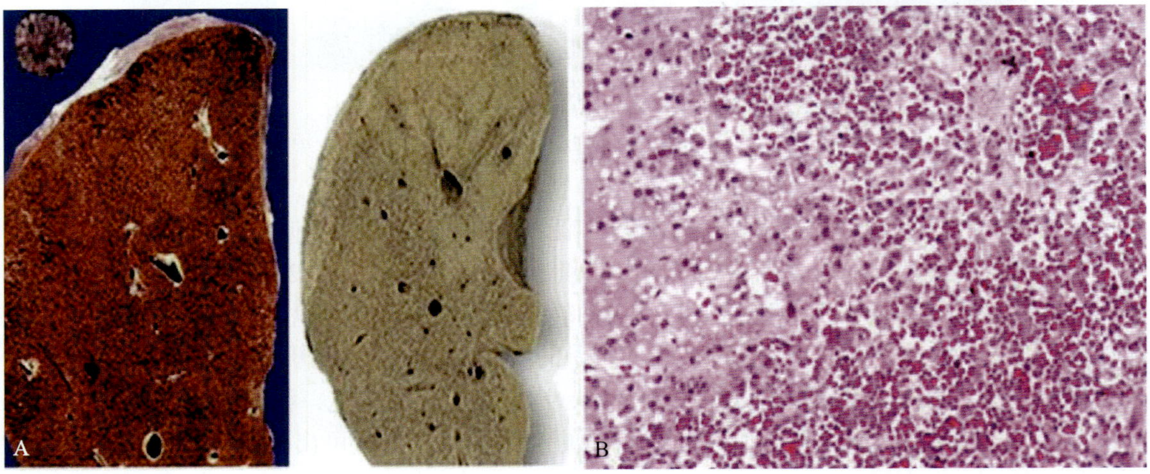

图 2-3　慢性肝淤血

第二节　出　血

出血（hemorrhage）是指血液（主要为红细胞）自心脏或血管腔内逸出。根据原因不同，可将其分为生理性出血和病理性出血。前者如正常月经时子宫内膜出血；后者多由创伤、血管病变及凝血机制障碍等引起。根据血液逸出的机制不同，可将其分为破裂性出血和漏出性出血。心脏或血管壁破裂出血，称为破裂性出血；毛细血管和毛细血管后微静脉通透性增加，血液从扩大的内皮细胞间隙和受损的基底膜漏出血管外，称为漏出性出血。根据出血的部位不同，可将其分为内出血和外出血。血液流入组织间隙或体腔内，称为内出血；血液流出到体外，称为外出血。

一、病因与分类

（一）根据血液逸出机制分类

根据血液逸出的机制不同，可分为破裂性出血和漏出性出血。

1. 破裂性出血

（1）心脏、血管机械性损伤：如割伤、刺伤等。

（2）心脏、血管壁病变：如心肌梗死后心脏破裂，主动脉瘤和动脉粥样硬化所致动脉破裂等。

（3）血管壁被侵蚀：如消化性溃疡底部血管出血，恶性肿瘤侵蚀周围血管等。

（4）静脉曲张破裂：如肝硬化患者食管下段静脉曲张破裂，痔疮患者直肠静脉丛曲张破裂等。

2. 漏出性出血

（1）血管壁损伤：是最常见的出血原因。常见于淤血缺氧时，局部毛细血管流体静压升高，加之毛细血管壁损伤；各种严重传染病（如流行性出血热、鼠疫等）引起的败血症；某些化学物质（如蛇毒、有机磷等）损伤血管壁，致血管通透性增高；超敏反应性血管炎和维生素C缺乏等均可引起血管壁受损，血管通透性增高，使血液漏出。

（2）血小板减少或功能障碍：血小板的数量和质量正常是维持血液稳定状态的重要因素，当再生障碍性贫血、白血病、原发性或继发性血小板减少性紫癜和弥散性血管内凝血（disseminated intravascular coagulation，DIC）等导致血小板数量减少或功能异常时，均可引起凝血障碍或出血倾向。

（3）凝血因子缺乏：如血友病患者凝血因子缺乏，或肝功能损伤时（如肝炎、肝硬化、肝癌等），凝血因子合成不足，弥散性血管内凝血时凝血因子消耗过多等引起凝血因子减少，均可引起凝血障碍和出血倾向。

（二）根据出血部位分类

根据出血的部位不同，可将出血分为内出血和外出血。

1. 内出血　是指血液流入组织间隙或体腔内。例如，胸腔积血、腹腔积血、心包积血和关节腔积血。

2. 外出血　是指血液流出到体外。例如，鼻出血、咯血等。

二、病理变化

内出血可发生在体内任何部位。组织内局限性大量出血称为血肿，如脑硬膜下血肿、皮下血肿。微小的出血进入皮肤、黏膜、浆膜面，形成较小（直径为1 ~ 2 mm）的出血点，称为瘀点（petechiae）；面积稍微大（直径为3 ~ 5 mm）的出血使皮肤、黏膜出现暗紫色斑块，称为紫癜（purpura）；直径超过2 cm的皮下出血灶称为瘀斑（ecchymosis）。少量出血时仅在显微镜下看到组织中有数量不等的红细胞或含铁血黄素。

外出血发生在体表伤口处可见血液流出或血凝块；鼻黏膜出血排出体外者称为鼻出血，呼吸道出血经口排出体外者称为咯血；消化道出血经口排出体外者称为呕血；消化道出血经肛门排出体外者称为便血；泌尿道出血随尿液排出体外者称为血尿。

三、结局

出血对机体的影响取决于出血量、出血速度和出血部位。缓慢少量出血，多可自行停止。少量进入体腔或组织间隙的血液，可逐渐被吸收；较大的血肿若吸收不完全，则可机化或形成纤维包裹。

破裂性出血若出血过程迅速，短时间出血量超过循环血量的20% ~ 25%，可导致失血性休克。广泛的漏出性出血（如肝硬化引起的胃肠道黏膜广泛出血等），亦可导致出血性休克。发生在重要器官的出血，即使出血量不多，也可引起严重后果，如脑出血（图2-4）尤其是脑干出血，可因呼吸、循环中枢受压而致死。心脏破裂时，血液流入心包，由于心包压塞，可导致急性心功能不全。

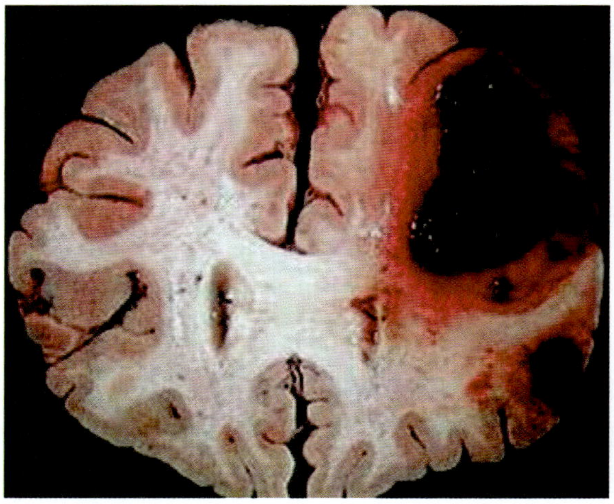

图 2-4 脑出血

知识链接

呕血一般为上消化道出血，出血颜色常与血液在胃内停留的时间长短有关。时间较长的出血，颜色呈暗红色或咖啡色；时间较短的出血，一般为鲜红色。便血颜色可呈鲜红色、暗红色或黑色。鲜红色便血一般为结肠、直肠或肛门周围出血，黑便一般出血部位来自上消化道，外观黑亮，形似柏油，故又称为柏油样便。幽门以上部位出血者，通常既有呕血，又有黑便，而幽门以下部位出血者一般无呕血。因此，黑便患者不一定有呕血，而呕血患者多数伴有黑便。

第三节 血栓形成

血栓形成（thrombosis）是指在活体的心脏或血管内，血液发生凝固或血液中的某些有形成分凝集形成固体质块的过程。所形成的固体质块，称为血栓（thrombus）。

一、血栓形成的条件和机制

正常情况下，机体的凝血系统和和抗凝血系统（纤维蛋白溶解系统）保持动态平衡状态。生理状态下，血液中的凝血因子不断被适量激活而产生凝血酶，形成微量纤维蛋白附着于心血管内膜上，同时又不断地被激活的纤维蛋白溶解系统溶解。激活的凝血因子也不断地被单核-巨噬细胞系统吞噬。这样，既保证了血液潜在的可凝固性，也保证了血液的流动性。当某些因素打破这种平衡时，血液即可在心血管内凝固或凝集，形成血栓。凝血过程可通过两条途径被激活：内皮下胶原纤维暴露激活Ⅻ因子，激活内源性凝血系统；组织损伤，内皮细胞释放组织因子，激活外源性凝血系统。两条途径均产生凝血酶，使纤维蛋白原转变为纤维蛋白。目前公认的血栓形成条件有：

1. 心血管内皮细胞损伤　心血管内皮细胞具有凝血和抗凝血两种特性。生理情况下，以抗凝血作用为主，使血液保持流动状态。内皮细胞的抗凝血作用依赖于内皮细胞的完整性，任何原因引起内皮细胞损伤，都会引起局部血液凝固。心血管内皮细胞损伤是血栓形成最常见和最重要的原因。尤其在心脏和动脉系统血栓形成中更为重要。如风湿性和细菌性心内膜炎，心肌梗死，动脉粥样硬化，创伤性或炎症性动、静脉损伤，以及弥散性血管内凝血等造成心脏、血管内皮细胞损伤。内皮细胞损伤后，暴露出内皮下胶原纤维，激活血小板和凝血因子Ⅻ，启动内源性凝血过程。损伤的内皮细胞释放组织因子，激活凝血因子Ⅶ，启动外源性凝血过程，引起血栓形成。其中，血小板的活化是触发凝血过程的重要环节。主要表现为以下三种连续的反应：①黏附反应，血小板在 vWF 的介导下黏附于内皮损伤处的胶原纤维；②释放反应，黏附后，血小板被激活并释放含有纤维蛋白原、纤维连接蛋白、vWF 和Ⅴ因子、血小板第 4 因子、血小板源性生长因子（platelet derived growth factor，PDGF）和转化生长因子（transforming growth factor，TGF）等的 α 颗粒和含腺苷二磷酸（adenosine diphosphate，ADP）、血栓素 A_2（thromboxane A_2，TXA_2）、5- 羟色胺（5-hydroxytryptamine，5-HT）和钙离子等的 δ 颗粒及内容物；③黏集反应，血流中的血小板不断地黏集，同时又不断地释放 ADP 和血栓素 A_2，使更多的血小板彼此黏集成血小板黏集堆。

血小板黏集堆在形成初始阶段是可逆的，随着外源性凝血过程的激活，凝血酶产生并与血小板表面的受体结合，使血小板黏集堆进一步增大、收缩，变为不可逆性血小板融合团块。凝血酶将纤维蛋白原转变为纤维蛋白，将血小板紧紧地交织在一起，成为血栓形成的起始点。

2. 血流状态改变　主要是指血流速度减慢和血流涡流形成等改变。正常情况下，红细胞和白细胞在血管中轴内流动形成轴流，其外是血小板，最外一层是血浆形成边流。血浆将血小板与血管内膜隔开。当血流缓慢或有涡流形成时，轴流被破坏，血小板进入边流而靠近血管壁，使其与内膜的接触机会和黏附内膜的可能性增加；在血流减慢和产生涡流时，被激活的凝血因子和凝血酶在局部易达到凝血所需的浓度，而且容易损伤内皮细胞，从而可能促发外源性和内源性凝血系统。临床上静脉血栓形成的发生率比动脉血栓形成高 4 倍，下肢静脉血栓形成的发生率比上肢静脉高 3 倍，多发生于心力衰竭、久病卧床患者和静脉曲张患者的静脉内。静脉容易发生血栓形成的原因有：①静脉血流缓慢，有时可出现短暂的停滞；②静脉壁薄，容易受压；③静脉内有静脉瓣，血流速度缓慢，而且容易出现涡流，因而静脉血栓形成常以瓣膜囊为起始点；④静脉内血流黏性有所增加等。心脏和动脉内的血流快，不易形成血栓，但在二尖瓣狭窄时的左心房、动脉瘤内和血管分支处，局部血流缓慢且有涡流形成，则易形成血栓。

3. 血液凝固性增强　是指血液中的血小板和凝血因子增多或纤维蛋白溶解系统活性降低而导致血液处于高凝状态。大面积烧伤、严重创伤、手术后或产后大失血患者，血液浓缩，血液中纤维蛋白原、凝血酶原及其他凝血因子增多，且血液中补充大量幼稚的血小板，使血小板黏性增加，有利于血栓形成。肾病综合征、糖尿病、妊娠高血压、高脂血症、吸烟、冠状动脉粥样硬化等可引起血小板增多或黏性增高。口服避孕药和妊娠时高凝状态可能与雌激素增多引起的肝凝血因子合成增加和抗凝血酶Ⅲ合成减少有关。系统性红斑狼疮等自身免疫性疾病患者可产生抗磷脂抗体，引起血液呈高凝状态。另外，某些肿瘤患者由于癌细胞释放促凝因子（如组织因子等），激活外源性凝血系统。在遗传性高凝状态的患者中，常见第Ⅴ因子基因突变，致使凝血酶原升高，易于形成血栓。

上述血栓形成的三个条件是独立的，但往往同时存在且共同作用，并常以某一条件为主，其中心血管内皮细胞损伤是最重要和最常见的原因，但在不同条件下血流状态改变或血液凝固性增强也可能是主要因素。

> **考点：**血栓形成的概念及条件。

二、血栓形成的过程与分类

（一）血栓的形成过程

血栓形成过程中，首先是血小板黏附于心脏、血管内膜损伤后暴露出的胶原纤维表面，黏附后血小板被激活并释放活性物质（如 ADP、TXA_2、5-HT 等），促使血流中的血小板不断地在局部黏附、激活，形成可逆性血小板黏集堆，这种黏附并不牢固，易被血流冲散。随着内源性和外源性凝血途径被激活，形成凝血酶，将纤维蛋白原转变为纤维蛋白，使黏附的血小板堆牢固地凝集于受损的血管内膜表面，构成延续性血栓的头部。由于血小板血栓的阻碍，其下游的血流变慢并出现涡流，导致另一个新的血小板黏集堆的形成。这一过程反复交替进行，形成不规则梁状或珊瑚状血小板小梁，小梁表面黏附着许多中性粒细胞。由于小梁之间血流缓慢，被激活的凝血因子在局部达到很高的浓度，在血小板小梁之间形成纤维蛋白网，网罗大量红细胞，即发展形成延续性血栓的体部。最后，血栓体积不断增大并延长，致使血管腔阻塞，局部血流停滞而使血液凝固，最终构成延续性血栓的尾部（图 2-5）。

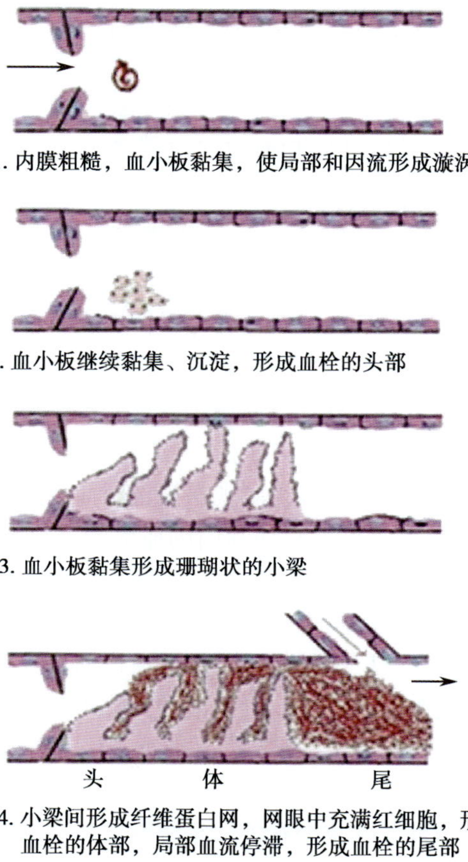

图 2-5 血栓形成示意图

在血栓形成过程中，血小板黏集堆的形成是血栓形成的第一步，之后血栓形成的过程以及血栓的组成、形态和大小取决于血栓发生的部位和局部血流速度等。

（二）血栓的分类

血栓可分为以下四种类型：

1. 白色血栓（pale thrombus） 常见于血流速度较快的心瓣膜、心腔内和动脉内。如急性风湿性心内膜炎时，二尖瓣闭锁缘上形成白色血栓。在静脉性血栓中，白色血栓位于延续性血栓的起始部，即血栓的头部。①肉眼观，白色血栓呈灰白色小结节或赘生物状，表面粗糙、质地坚实，与心脏、血管内膜黏附紧密，不易脱落（图 2-6A）。②镜下观，白色血栓主要由血小板和少量纤维蛋白构成，其表面有许多中性粒细胞黏附（图 2-6B），又称血小板血栓或析出性血栓。

2. 混合血栓（mixed thrombus） 多发生在血流缓慢、出现涡流的静脉内，构成延续性血

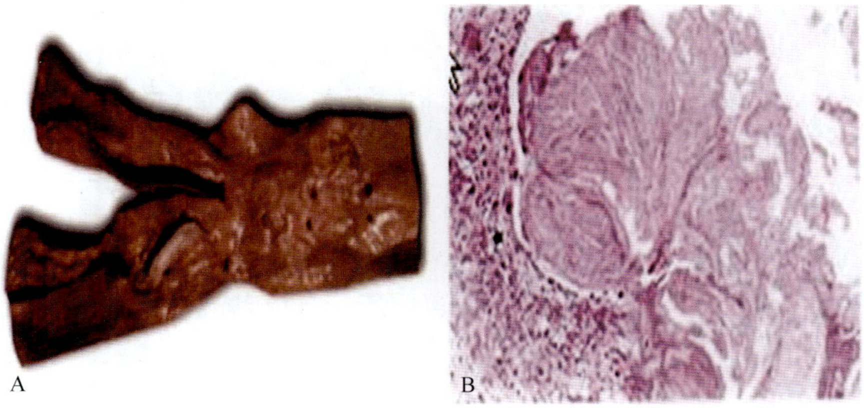

图 2-6 白色血栓

栓的体部。静脉血栓在形成血栓头部后，其下游的血流变慢并出现漩涡，反复形成小梁状的血小板凝集堆，在血小板小梁之间的血液发生凝固，纤维蛋白形成网状结构，网内充满大量红细胞，即形成混合血栓。①肉眼观，混合血栓呈灰白色和红褐色层状结构，又称层状血栓（图 2-7A）。静脉内延续性血栓的体部为混合血栓，粗糙、干燥，呈圆柱状，与血管壁粘连。发生于心腔内壁或血管内面的混合血栓可称为附壁血栓（mural thrombus）。②镜下观，混合血栓由淡红色无结构、呈分支状或珊瑚状的血小板小梁（肉眼观呈灰白色）和小梁之间的纤维蛋白网及其中的红细胞（肉眼观呈红色）所构成，血小板小梁边缘有大量中性粒细胞附着，这是由于纤维蛋白崩解对白细胞有趋化作用所致（图 2-7B）。

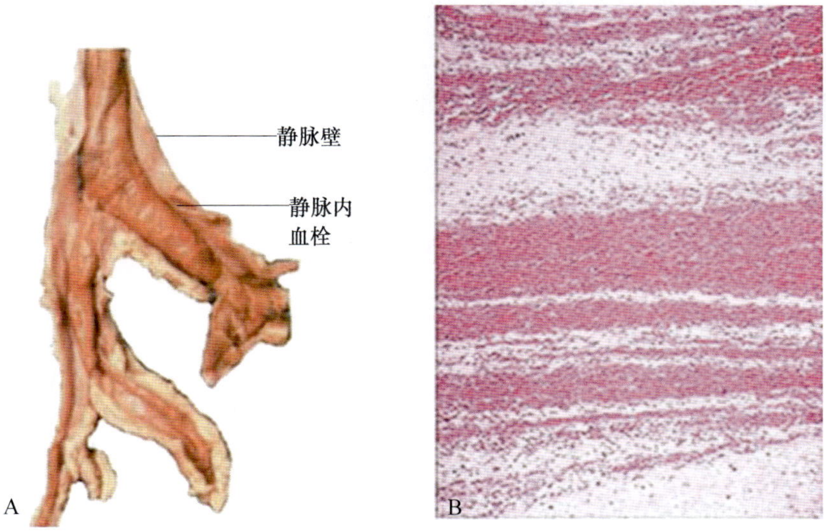

图 2-7 混合血栓

3. 红色血栓（red thrombus） 主要见于静脉内，构成延续性血栓的尾部。当混合血栓逐渐增大并阻塞血管腔时，血栓下游局部血流停止，血液凝固形成红色血栓。红色血栓形成的过程与血管外凝血过程相同。肉眼观，新鲜时红色血栓表面光滑、湿润，呈暗红色，有一定的弹性，与血管壁无粘连（图 2-8A）。陈旧的静脉血栓因水分被吸收，变得干燥、易碎、无弹性，易于脱落而造成栓塞。镜下观，纤维蛋白网眼内充满红细胞和白细胞。

4. 透明血栓（hyaline thrombus） 主要见于微循环小血管内，多发生在毛细血管。透明血栓只能在显微镜下观察到，故又称其为微血栓。镜下观，透明血栓由嗜酸性均质透明的纤维蛋白构成（图 2-8B），又称为纤维蛋白性血栓，最常见于 DIC。

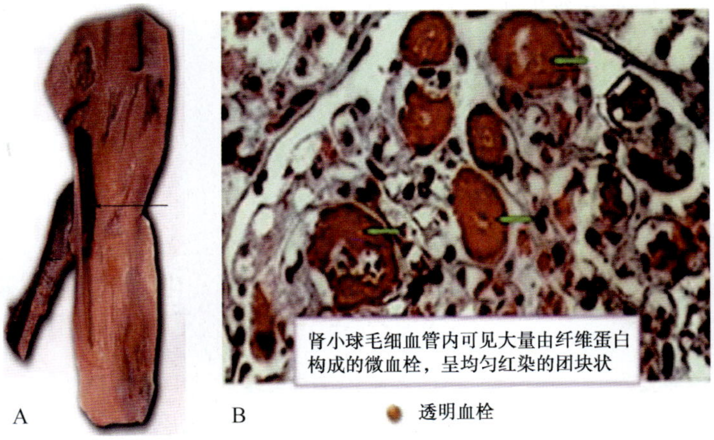

图 2-8　红色血栓及透明血栓

除上述血栓类型外，根据血栓是否阻塞血管腔，还可将血栓分为阻塞性血栓、附壁血栓和赘生物。发生于静脉和中、小动脉，能引起管腔完全阻塞的血栓称为阻塞性血栓；发生于心腔或者大动脉内的血栓牢固地附着在心房（室）壁或动脉壁上，未完全阻塞管腔，称为附壁血栓；细菌性、风湿性心内膜炎时，在心瓣膜表面附着的血栓称为赘生物（图 2-9）。

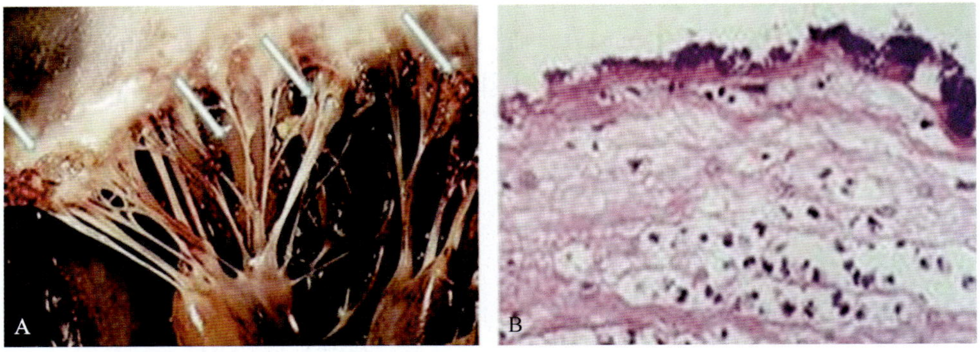

图 2-9　赘生物

➤ **考点：**血栓形成的过程。

三、血栓的结局

1. 溶解、吸收　血栓形成后，可被血栓内激活的纤维蛋白溶酶和白细胞崩解释放的蛋白溶解酶逐渐软化并溶解。血栓的溶解快慢取决于血栓的大小和新旧程度。小的血栓可被完全溶解吸收。

2. 软化、脱落　较大的血栓部分软化溶解后，易在血流冲击下脱落成为血栓栓子，其随血流运行并停留到远处的组织器官血管内，引起栓塞。陈旧性血栓因含较多的纤维蛋白多聚体，不易被溶解吸收，故临床上使用纤维蛋白溶解剂治疗时仅对新鲜血栓有较好疗效。

3. 机化与再通

（1）机化：如果纤维蛋白溶酶系统活性不足，血栓存在时间较长，则可发生机化。机化发生在血栓形成后的 1 ~ 2 天，由血管壁向血栓内长入新生的肉芽组织并取代血栓的过程，称为血栓机化。较大的血栓约 2 周便可完全机化，机化后的血栓与血管壁紧密粘连，不易脱落。

（2）再通：在血栓机化的过程中，由于水分逐渐被吸收，血栓干燥收缩或部分溶解，使血栓与血管壁之间或血栓内部出现裂隙，周围新生的血管内皮细胞长入并覆盖于裂隙表面形成新的血管腔，并相互吻合沟通，使被阻塞的血管部分重建血流，这一过程称为再通（recanalization）（图 2-10A）。

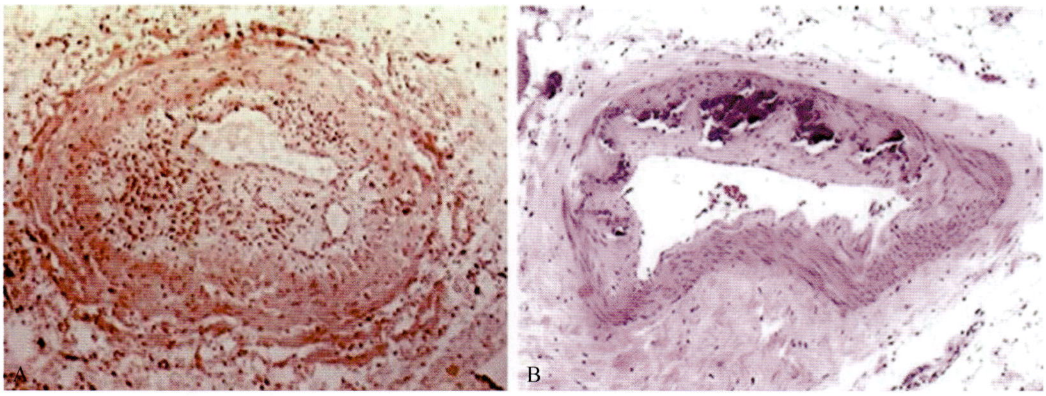

图 2-10　血栓机化与再通、钙化

4. 钙化　若血栓长时间未能被软化或溶解吸收，又未被完全机化，则可发生钙盐沉积，称为血栓钙化（图 2-10B）。静脉内血栓的钙化称为静脉石。

➢ **考点：**血栓机化和再通的意义。

四、血栓对机体的影响

血栓形成对机体的影响包括有利的方面和不利的方面。但在大多数情况下，血栓形成会对机体造成不利的影响。

1. 有利的方面　血栓形成对破裂的血管起止血作用，这是对机体有利的方面。如慢性胃溃疡、十二指肠溃疡底部和肺结核性空洞的血管，在病变侵蚀前已形成血栓，可避免大出血的可能性。炎症病灶周围小血管内的血栓形成，可防止病原微生物扩散。

2. 不利的方面　血栓形成对机体的主要危害是引起局部甚至全身性血液循环障碍，这取决于血栓的部位、大小、类型和血管腔阻塞的程度，以及有无侧支循环的建立等情况。

（1）阻塞血管：动脉血栓形成，若未完全阻塞血管，则可引起局部组织或器官缺血、缺氧，使实质细胞萎缩；若完全阻塞血管，又无有效侧支循环，则可引起局部组织或器官缺血性坏死，如脑动脉血栓形成可引起脑梗死，冠状动脉血栓形成可引起心肌梗死。静脉血栓形成，若吻合支丰富，则可无明显症状；若未能建立有效的侧支循环，则可引起局部淤血、水肿、出血等，严重者发生坏死。

（2）栓塞：当血栓与血管壁黏着不牢固时，或在血栓软化过程中，血栓部分或全部脱落成为栓子，随血流运行可引起栓塞，如下肢静脉的血栓脱落可引起肺栓塞。若栓子内含有细菌，则可引起栓塞组织或器官发生脓毒性梗死或脓肿形成。

（3）心瓣膜变形：风湿性心内膜炎和感染性心内膜炎时，心瓣膜表面反复形成白色血栓，机化后使瓣膜增厚、变硬、粘连，腱索增粗、缩短等，造成瓣膜口狭窄或关闭不全，导致心脏瓣膜病。

（4）广泛出血和休克：弥散性血管内凝血时，微循环内广泛微血栓形成，可消耗大量血小板和凝血因子，并继发纤维蛋白溶解系统亢进，导致血液处于低凝状态，引起患者广泛出血，甚至发生休克。

第四节 栓 塞

栓塞（embolism）是指在循环血液中出现不溶于血液的异常物质，随血流运行并阻塞血管腔的现象。阻塞血管的异常物质，称为栓子（embolus）。栓子可以是固体、液体或气体。栓子的种类很多，最常见的是血栓栓子，其他如脂肪栓子、羊水栓子、空气栓子和肿瘤组胞栓子等。

➢ **考点：**栓塞的概念

一、栓子的运行途径

栓子的运行途径通常与血流方向一致（图 2-11），最终阻塞在口径与其直径相当的血管内并阻断血流。栓子的来源不同，其随血流运行的途径也不同。

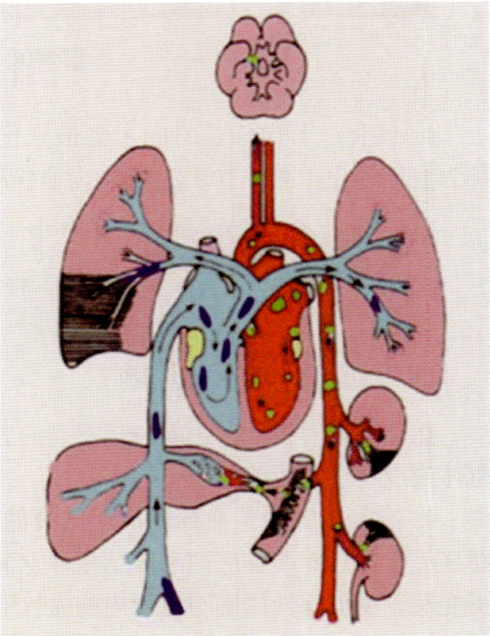

图 2-11 栓子运行途径与栓塞示意图

注：血管内的小体表示栓子，箭头表示栓子运行方向

1. 体循环静脉系统和右心的栓子　栓子随血流运行进入肺动脉主干及其分支，引起肺栓塞。某些体积小而又富有弹性的栓子（如脂肪栓子、空气栓子等）可通过肺泡毛细血管回流入左心，进入体循环动脉系统，阻塞于动脉小分支。

2. 主动脉系统和左心的栓子　栓子随动脉血流运行，阻塞于不同器官的小动脉内，常见于脑、脾、肾和四肢的指、趾部等的动脉。

3. 门静脉系统的栓子　门静脉系统的栓子（如肠系膜静脉的栓子）随血流运行入肝门静脉，阻塞于肝内门静脉分支。

4. 交叉性栓塞　见于房间隔、室间隔缺损或动静脉瘘患者，右（左）心腔或腔静脉系统的栓子可通过先天性房（室）间隔缺损到达左（右）心，再进入体循环系统引起栓塞，即左、右心或动、静脉栓子交叉运行。

5. 逆行性栓塞　极罕见。下腔静脉内的栓子，在胸膜腔内压或腹内压突然升高时，使血栓一时性逆流至肝、肾、髂静脉分支并引起栓塞，胸、腰部和盆腔静脉的栓子可经椎静脉到达椎骨或脑。

➢ **考点：**栓子的运行途径及病理临床联系。

二、栓塞的类型及其对机体的影响

（一）血栓栓塞

血栓栓塞（thromboembolism）是指由血栓脱落引起的栓塞，是最常见的栓塞类型，占所有栓塞的 99% 以上。因血栓栓子的来源、大小、数量和栓塞部位不同，对机体的影响也不同。

1. 肺动脉栓塞 引起肺动脉栓塞的栓子 95% 以上来自下肢深静脉，尤其是股静脉和髂静脉，其次来自盆腔静脉或右心的附壁血栓。根据栓子的大小和数量，其引起栓塞的后果不同。

（1）中、小肺动脉栓塞（图 2-12A）：单一的小血栓栓塞肺动脉小分支，因为肺组织有肺动脉和支气管动脉双重血液循环，故一般不引起严重后果。但若栓塞前肺组织已有严重淤血，肺循环内压力升高影响支气管动脉的代偿供血，则可引起肺出血性梗死。栓子较小或数量较多时，可广泛栓塞在肺动脉分支，引起肺动脉压力升高，可导致急性右心衰竭而猝死。

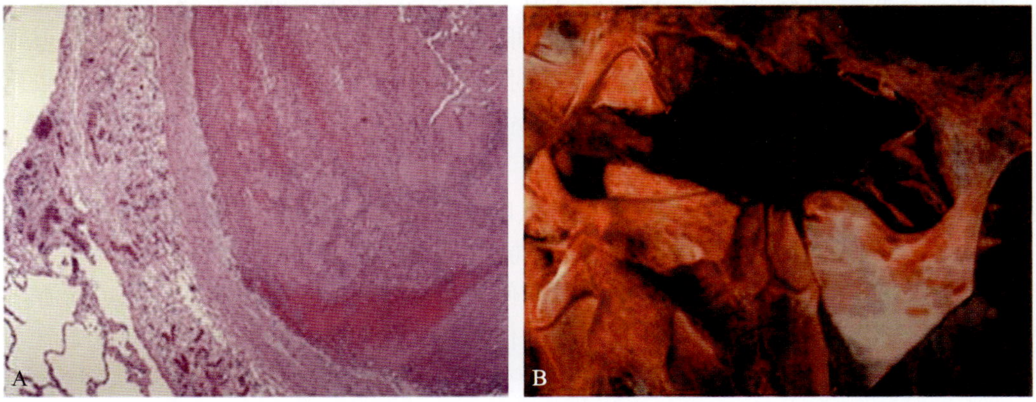

图 2-12 肺动脉血栓栓塞

A. 肺动脉小分支血栓栓塞；B. 肺动脉主干血栓栓塞

（2）较大肺动脉栓塞（图 2-12B）：大的血栓栓子可阻塞肺动脉主干或其大分支，常造成严重后果。临床上患者可突然出现呼吸困难、发绀、休克等症状。严重者可因急性呼吸和循环衰竭而猝死。

2. 体循环动脉栓塞 引起体循环动脉栓塞的血栓栓子 80% 来自左心，如心肌梗死区心内膜上的附壁血栓、二尖瓣狭窄时左心房的附壁血栓、亚急性细菌性心内膜炎时心瓣膜的赘生物；其次为动脉粥样斑块表面的血栓。引起栓塞的部位主要为脑、下肢、肾和脾等的动脉，栓塞的后果取决于栓塞的部位和栓子的大小，以及局部侧支循环建立情况。当栓塞的动脉缺乏有效的侧支循环时，可引起局部组织梗死。发生在脑、脾、肾等的栓塞容易导致梗死，上肢动脉吻合支丰富，肝有肝动脉和门静脉双重供血，故很少发生梗死，脑梗死可造成严重后果，而脾、肾梗死则很少危及生命。

（二）气体栓塞

气体栓塞（gas embolism）是指大量空气迅速进入血液循环或由于原来溶解于血液内的气体迅速游离形成气泡，阻塞心血管而引起的栓塞。前者为空气栓塞（air embolism），后者是在高气压环境急速转到低气压环境的减压过程中发生的气体栓塞，称为减压病（decompression sickness）。

1. 空气栓塞 多发生于头颈、胸壁或肺手术和肺创伤损伤静脉时，由于静脉腔内呈负压，空气可由破裂口吸入静脉，引起空气栓塞；也可见于人工气胸、人工气腹或加压静脉输血、输液时；还可见于分娩或流产时，由于子宫强烈收缩，将空气挤入破裂的子宫壁静脉窦内，引起空气栓塞。

空气栓塞对机体的影响取决于进入气体的速度和量。少量空气入血后可溶解于血液，不会发生空气栓塞。若大量气体（多于 100 ml）迅速进入静脉，随血液回流到达右心，由于心脏搏动，将空气和心内血液搅拌形成大量泡沫状血液，泡沫状血液具有压缩性和膨胀性，可阻碍静脉血的回流和向肺动脉的输出，从而造成严重循环障碍。临床上患者可出现呼吸困难、发绀，重者猝死；进入右心的部分气泡可直接进入肺动脉，引起肺小动脉分支空气栓塞；

小气泡也可通过肺动脉小分支和毛细血管到左心，进入体循环系统而引起脑、心脏等部位栓塞。

2. 氮气栓塞　由于血液中溶解的空气量与大气压有关，压力越高，溶解度越大，当机体从高气压环境迅速转到常压或低气压环境时，原本溶解于血液、组织液和脂肪组织内的气体（包括氧气、二氧化碳和氮气）迅速游离形成气泡，氧气和二氧化碳可很快再溶于血液中，而氮气在体液内溶解迟缓，导致在血液和组织内形成很多微气泡或融合成大气泡，从而引起气体栓塞，所以，又将其称为减压病、沉箱病或潜水减压病。栓塞的部位不同，其临床表现也不同。氮气栓塞于股骨头、胫骨和髂骨等血管内可引起骨无菌性坏死，栓塞于四肢、肠道等血管可引起痉挛性疼痛，大量氮气栓塞于冠状动脉时可引发严重血液循环障碍，甚至迅速致死。该病主要见于飞行员由地面快速升入高空或潜水员从深海迅速潜出水面。

（三）脂肪栓塞

脂肪栓塞（fat embolism）是指脂肪滴进入血液并阻塞小血管的现象。长骨骨折、脂肪组织严重挫伤等，导致脂肪细胞破裂并释放出脂肪滴，脂肪滴进入血液循环而引起脂肪栓塞。血脂过高或受强烈的精神刺激、过度紧张等情况使呈悬浮状态的血脂不能保持稳定而游离出来并相互融合成脂肪滴，也可引起脂肪栓塞。创伤性脂肪栓塞时，脂肪栓子随静脉血流入右心到肺，直径 $> 20\ \mu m$ 的脂肪栓子可引起肺动脉分支、小动脉或毛细血管栓塞；直径 $< 20\ \mu m$ 的脂肪栓子可经肺静脉至左心达体循环分支，引起全身多器官栓塞，最常引起脑栓塞，也可导致肾栓塞（图 2-13A）。脂肪栓塞的后果取决于栓塞部位及脂肪滴数量的多少。少量的脂肪滴入血，可被巨噬细胞吞噬，或被血液中的酯酶分解清除，无不良后果。若大量脂肪滴（9 ~ 20 g）短期内进入肺循环，使 75% 左右的肺循环面积受阻，则可引起窒息并导致急性右心衰竭而死亡。

（四）羊水栓塞

羊水栓塞（amniotic fluid embolism）是指羊水经破裂的子宫血管进入母体血液循环而引起的栓塞，是分娩过程中一种罕见但严重的并发症。羊水栓塞常见于分娩过程中，胎膜早破或胎盘早剥，又逢胎儿阻塞产道时，由于子宫强烈收缩，宫腔内压增高将羊水挤压入破裂的子宫静脉窦内。羊水经血液循环进入肺动脉分支、小动脉及毛细血管内，从而引起羊水栓塞，少量羊水可通过肺毛细血管到达左心，进入体循环动脉系统而引起体循环栓塞。羊水栓塞的证据是在显微镜下观察到肺小动脉和毛细血管内有羊水的成分，如角化的鳞状上皮、胎脂、胎毛、胎粪和黏液等（图 2-13B）。本病发病急，后果严重，患者常在分娩过程中或分娩后突然出现呼吸困难、发绀、抽搐、休克甚至死亡。羊水栓塞造成猝死的机制为：①羊水中的胎儿代谢产物入

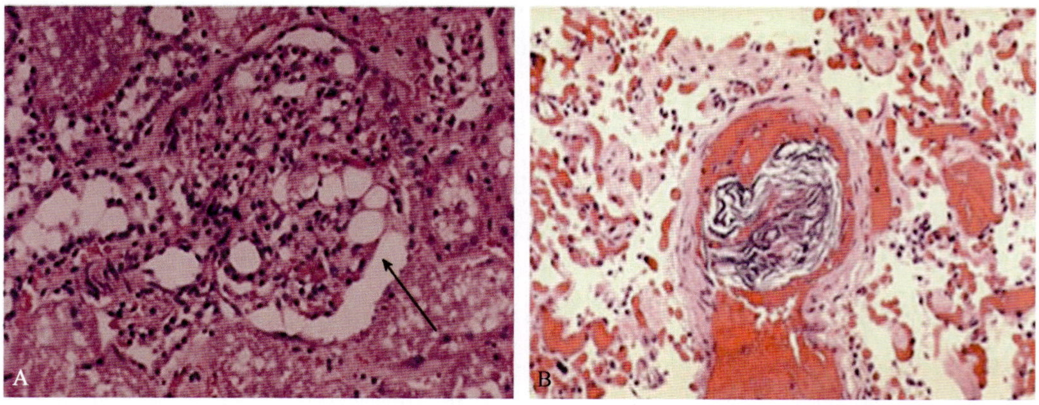

图 2-13　栓塞

A. 肾脂肪栓塞；B. 肺羊水栓塞

血，引起过敏性休克；②羊水栓子阻塞肺动脉及羊水内含有的血管活性物质引起反射性血管痉挛；③羊水具有凝血酶原激活物的作用，可导致 DIC。

（五）其他栓塞

凡是不溶于血液的异常物质，随血流运行均可能引起栓塞。如肿瘤细胞侵入血管内并随血流运行而引起栓塞，可导致肿瘤转移至栓塞部位组织器官；寄生在门静脉内的血吸虫或虫卵栓塞于肝门静脉分支；大量细菌进入血液循环，随血流运行引起栓塞；动脉粥样硬化斑块破裂，胆固醇结晶脱落引起栓塞等。

第五节　梗　死

梗死（infarct）是指由于血管阻塞导致局部组织或器官缺氧而引起的坏死。梗死多由动脉阻塞引起，但静脉阻塞，局部血流停滞也可引起梗死。

一、梗死的原因和条件

1. 梗死的原因　任何引起血管阻塞，导致局部组织血液循环中断的原因均可引起梗死。

（1）血栓形成：是引起梗死最常见的原因，主要见于冠状动脉、脑动脉粥样硬化并发血栓形成引起心肌梗死和脑梗死。足背动脉闭塞性脉管炎可引起趾、指梗死。静脉血栓形成一般只引起淤血、水肿，不导致梗死，但肠系膜静脉血栓形成可引起所属静脉引流肠段的梗死。

（2）动脉栓塞：多见于血栓栓塞，也可以是气体、脂肪或羊水栓塞，常引起肾、脾、脑和肺的梗死。

（3）血管受压闭塞：动脉受压使血管闭塞，可引起相应部位梗死。如血管外的肿瘤压迫血管，肠扭转、肠套叠和嵌顿疝时压迫肠系膜动、静脉，以及卵巢囊肿蒂扭转、睾丸扭转等引起局部梗死。

（4）动脉痉挛：很少见。例如，冠状动脉粥样硬化合并血管持续性痉挛，可引起心肌梗死。

2. 梗死的条件　血管阻塞是否造成梗死，与下列因素有关：

（1）侧支循环情况：有双重血液供应的器官，一条动脉阻塞时，因有另一条动脉可维持供血，通常不易发生梗死。如肝由肝固有动脉和肝门静脉供血，肺由肺动脉和支气管动脉供血，前臂和手部有平行走向的桡动脉和尺动脉双重血液供应，这些器官一般不易发生梗死。而肾、脾和脑等器官，吻合支少，由于不能建立有效的侧支循环，常易发生梗死。

（2）局部组织对缺血和缺氧的耐受性：不同组织对缺氧的耐受性不同。大脑的少突胶质细胞和神经细胞对缺血、缺氧最为敏感，缺血 3 ~ 4 分钟即可引起梗死。心肌细胞对缺血也很敏感，缺血 20 ~ 30 分钟就会发生心肌梗死。结缔组织和骨骼肌对缺氧耐受性较强，故不易发生梗死。

二、梗死的病理变化与分类

1. 梗死的病理变化

（1）梗死灶的形状：取决于梗死器官的血管分布方式。①脾、肾、肺等多数器官的血管呈锥形分布，故梗死灶也呈锥形，切面呈扇形或三角形，其尖端位于血管阻塞处，常指向脾门、肾门、肺门，底部为器官的表面。②冠状动脉分支不规则，故心肌梗死灶的形状呈不规则形或地图状。③肠系膜血管呈扇形分支并支配某一段肠管，故梗死灶呈节段性。

（2）梗死灶的质地：取决于坏死的类型。多数实质性器官（如心、脾、肾）的梗死为凝固性坏死，梗死灶干燥、质硬，表面下陷。脑梗死为液化性坏死，新鲜时质软、疏松，陈旧性梗死者则逐渐液化成囊腔状。

（3）梗死灶的颜色：取决于梗死灶内的含血量。含血量少时颜色灰白，称为贫血性梗死；含血量多时，颜色暗红，称为出血性梗死。

2. 梗死的分类　根据梗死灶内含血量的多少以及是否合并细菌感染，可将梗死分为贫血性梗死（anemic infarct）、出血性梗死（hemorrhagic infarct）和脓毒性梗死（septic infarct）三种类型。

（1）贫血性梗死

1）条件：组织结构致密，侧支循环不丰富的实质器官。

2）好发器官：脾、肾、脑和心等。当动脉分支阻塞时，局部不能建立有效的侧支循环，引起局部组织缺血、坏死。由于组织致密、静脉回流通畅，梗死灶内含血量少，缺血呈灰白色，故称为贫血性梗死（又称白色梗死）。脾和肾等多数器官的梗死灶呈锥形，切面呈扇形或三角形（图 2-14A）；心肌梗死区呈不规则形（图 2-14B）。梗死早期，梗死灶与正常组织交界处因炎症反应常见一充血出血带，与周围组织分界清楚，数日后因红细胞被巨噬细胞吞噬转变为含铁血黄素而变成黄褐色。晚期病变部位表面下陷，质地变坚实，黄褐色出血带消失，梗死灶发生机化，最初由肉芽组织取代，以后形成瘢痕组织。脾、肾、心等梗死为凝固性坏死，质硬、干燥；脑梗死为液化性坏死，质软，较长时间后逐渐液化呈囊状。镜下观：早期，梗死灶内可见核固缩、核碎裂及核溶解等坏死改变，梗死区内为一片均匀红染、无结构的颗粒状物质；随后肉芽组织长入，最终被瘢痕组织代替。

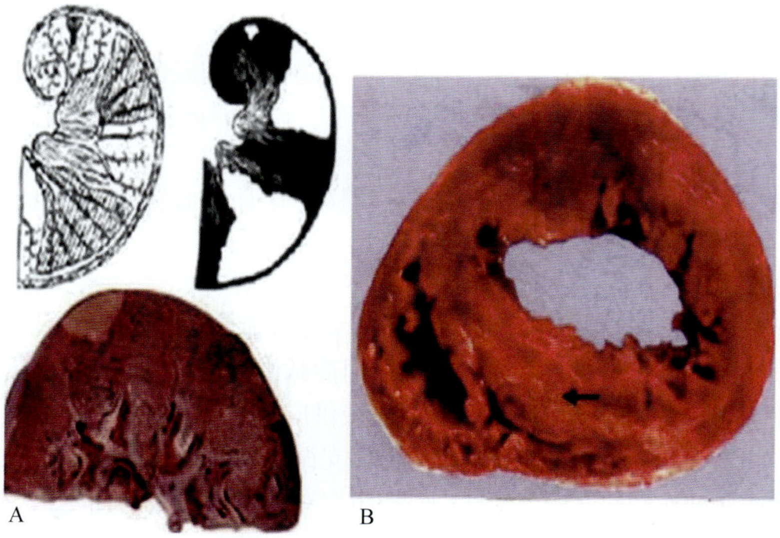
A　　B

图 2-14　贫血性梗死

（2）出血性梗死

1）条件：组织严重淤血，结构疏松，有双重血液循环或侧支循环丰富的器官。

2）好发器官：肺和肠。这些器官有丰富的吻合支，它们本身不易发生梗死，但当其有严重淤血时，局部微循环内压力明显升高。当动脉发生阻塞，而侧支循环无法克服微循环内压力来代偿供血时，就会发生梗死。由于组织疏松，梗死初期组织间隙可容纳大量漏出的血液，当组织坏死吸收水分而膨胀时，也无法把漏出的血液挤出梗死灶外，因而梗死灶内含有大量血液，呈暗红色，故称为出血性梗死（又称红色梗死）。①肺出血性梗死：肺梗死常发生在肺淤血的基础上，多位于肺下叶，尤其好发于肋膈缘。肺出血性梗死灶大小不等，呈锥形，尖端朝向肺门，底部靠近胸膜表面，梗死灶质地坚实，因弥漫性出血而使组织呈暗红色（图 2-15A）。镜下观，呈凝固性坏死，肺泡轮廓可见，肺泡腔、小支气管腔和肺间质内充满红细胞，梗死灶周边肺组织充血、水肿及炎症细胞渗出。临床上患者可出现咳嗽、咯血、胸痛和发热等症状。②肠出血性梗死：常发生于肠套叠、肠扭转或嵌顿疝等情况下，肠系膜动脉、静脉同时阻塞，引起肠出血性梗死，多发生于小肠。肠梗死灶呈节段性，肉眼观，梗死的肠壁因弥漫性出血而呈暗红色，肠壁因淤血、水肿和出血而明显增厚、肿胀，缺乏光泽，质脆，易发生肠穿孔（图 2-15B），肠腔充满暗红色浑浊液体。镜下观，病变部位肠壁各层组织坏死和弥漫性出血。肠梗死容易导致肠穿孔，引起弥漫性腹膜炎。

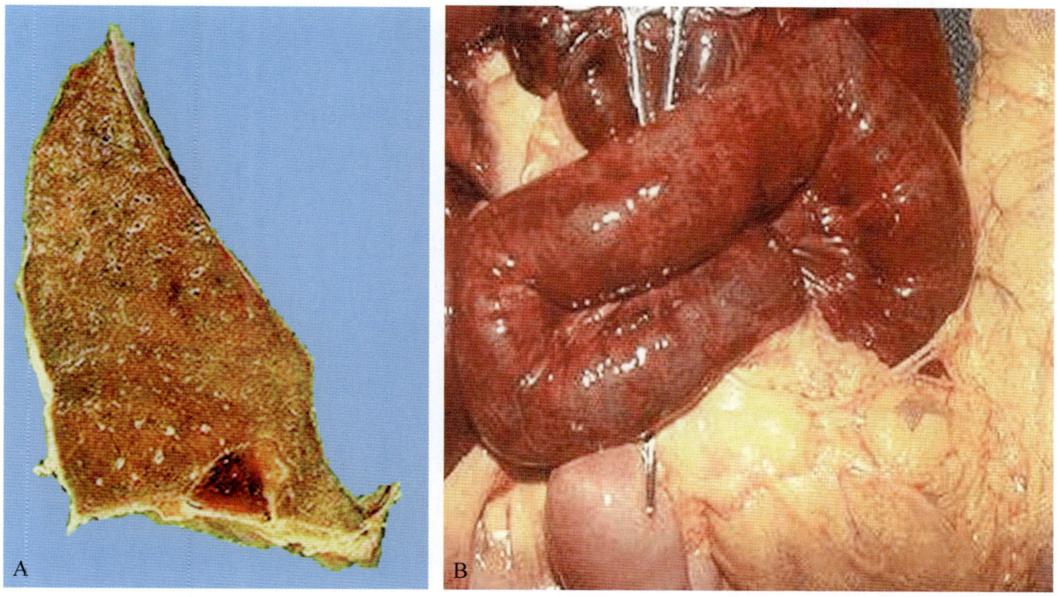

图 2-15　出血性梗死

A. 肺出血性梗死；B. 肠出血性梗死

（3）脓毒性梗死：是指由含有细菌的栓子阻塞血管而引起的梗死，常见于急性感染性心内膜炎，含细菌的栓子从心内膜脱落，随血流运行而引起相应组织器官动脉栓塞。梗死灶内可见细菌团和大量炎症细胞浸润。若有化脓性细菌感染，则可形成栓塞性脓肿。

三、梗死对机体的影响和结局

1. 对机体的影响　主要取决于梗死的器官、梗死灶的大小和有无感染。若发生于心脏，轻者影响心肌收缩功能，重者可导致心力衰竭；若发生于脑，轻者可出现神经功能障碍，重者则导致昏迷甚至死亡；若发生在肾、脾，则对机体影响较小，主要引起局部症状。如肾梗死可导致腰痛和血尿，肺梗死可导致胸痛、咳嗽和咯血。肠梗死患者常出现剧烈腹痛、呕吐、便血、麻痹性肠梗阻和腹膜炎症状。肺、肠、四肢的梗死，若继发腐败菌感染，则可引起坏疽，后果严重。脓毒性梗死局部可出现脓肿。

2. 结局　梗死发生 24 ~ 48 小时后，肉芽组织逐渐从梗死灶周围长入梗死灶内，较小的梗死灶可被肉芽组织完全取代，最后变成瘢痕组织；较大的梗死灶不能完全机化，形成纤维包裹并钙化。较大的脑梗死灶则逐渐液化成囊腔，其周围由增生的胶质瘢痕所包裹。

（韩　菲）

自测题

一、选择题

1. 心力衰竭细胞见于
A. 左心衰竭时的肺泡腔内
B. 右心衰竭时的肺泡腔内
C. 肺水肿时的肺泡腔内
D. 肝淤血时的肝内
E. 脾淤血时的脾内

2. 右心衰竭引起淤血的器官有
A. 肺、肝及胃肠道
B. 肺、脑及胃肠道
C. 肝、脾及胃肠道
D. 肺、肾及胃肠道
E. 肺、脾及胃肠道

3. 肺淤血时痰液中出现胞质内含有棕黄色色素颗粒的巨噬细胞称为
A. 支气管黏膜上皮细胞
B. 肺泡上皮细胞
C. 异物巨细胞
D. 单核细胞
E. 心力衰竭细胞

4、延续性血栓的形成顺序正确的是
A. 白色血栓、混合血栓、红色血栓
B. 混合血栓、红色血栓、白色血栓
C. 红色血栓、白色血栓、混合血栓
D. 混合血栓、白色血栓、红色血栓
E. 红色血栓、混合血栓、白色血栓

5. 左心室附壁血栓可引起
A. 心力衰竭
B. 肺淤血
C. 肺动脉栓塞
D. 心壁穿孔
E. 脑动脉栓塞

6. 最常见的栓子是
A. 血栓
B. 脂肪
C. 空气
D. 羊水
E. 寄生虫

7. 潜水员过快地从海底升到水面时容易发生
A. 肺不张
B. 肺气肿
C. 血栓栓塞
D. 二氧化碳栓塞
E. 氮气栓塞

8. 容易发生出血性梗死的器官是
A. 心
B. 肾
C. 脑
D. 肠
E. 脾

9. 梗死灶的形状取决于
A. 该器官的血管分布
B. 坏死灶的形状
C. 梗死灶内的含血量
D. 坏死的类型
E. 侧支循环的建立

10. 门静脉回流受阻，可引起淤血的脏器是
A. 脑 B. 肝
C. 肾 D. 肺
E. 脾

11. 弥散性血管内凝血可见
A. 混合血栓 B. 透明血栓
C. 白色血栓 D. 疣状血栓
E. 红色血栓

12. 肺动脉血栓栓塞的栓子来源于
A. 下肢静脉 B. 门静脉
C. 上腔静脉 D. 头静脉
E. 胸壁静脉

13. 在活体的血管内血液发生凝固，形成的固体质块是
A. 栓子 B. 阻塞
C. 血栓 D. 凝血
E. 淤血

14. 诊断羊水栓塞的主要病理依据是
A. 肺泡腔内透明膜形成 B. 肺血管内有角化上皮
C. 肺泡腔内有胎粪小体 D. 微循环内透明血栓
E. 肺泡腔内广泛出血

15. 不属于血栓结局的是
A. 机化 B. 硬化
C. 溶解 D. 软化
E. 钙化

二、名词解释

1. 心力衰竭细胞 2. 槟榔肝 3. 血栓形成 4. 血栓机化

三、问答题

1. 列出血栓形成的条件，简述血栓的类型及其构成。
2. 血栓的结局有哪些？血栓形成对机体有什么影响？
3. 简述慢性肺淤血的镜下病理变化特点。
4. 为什么静脉血栓比动脉血栓更易形成？

第三章
数字资源

第三章

炎　症

思政之光

学习目标

通过本章内容的学习，学生应能够：

识记：

1. 说出炎症、炎症介质的概念；炎症局部的基本病理变化；急性炎症的病理学类型；炎症介质的作用，一般慢性炎症的病理变化特点；肉芽肿性炎的概念、分类及病理变化。
2. 列举渗出液和漏出液的区别；各种炎症细胞的功能及临床意义；炎症发生的原因、局部表现、全身反应和结局。

理解：

1. 解释炎症的血流动力学改变、血管通透性增高的机制。
2. 分析白细胞渗出和吞噬过程。

运用：

1. 结合病理学知识解释炎症的临床表现和相关实验室检查结果。
2. 识别各种炎症细胞，并初步判断炎症的类型，在抗炎治疗中合理用药，避免滥用抗生素。

炎症（inflammation）是人类疾病中十分常见而又重要的一种基本病理过程。众所周知，肺炎、肝炎、胃炎、肾炎等疾病都属于炎症性疾病。另外，还有一些炎症性疾病的名称中没有“炎”字，如风湿病、结核病、细菌性痢疾、痤疮等疾病。当机体受到内、外源性损伤因子作用，造成组织细胞损伤时，机体局部和全身可发生一系列复杂的炎症反应，以局限和消灭损伤因子，清除和吸收坏死组织细胞，并修复损伤等。炎症的基本病理变化为局部组织发生变质、渗出和增生，临床上局部表现为红、肿、热、痛和功能障碍；全身常伴有发热、白细胞增多、单核巨噬细胞增生等反应。

案例 3-1

患者，女性，20 岁，转移性右下腹疼痛 24 小时。体格检查：体温 38.5℃，脉搏 90 次 / 分，呼吸 25 次 / 分，右下腹壁紧张，麦氏点压痛、反跳痛明显。急诊行阑尾切除术，活检镜下显示：阑尾壁各层显著充血、水肿，大量中性粒细胞弥漫浸润，黏膜部分坏死脱落，腔内有大量脓细胞，浆膜面覆盖大量纤维蛋白及中性粒细胞。

思考题：

1. 该患者可能的病理诊断是什么？
2. 该患者可能感染了什么细菌？
3. 该患者外周血白细胞的变化如何？

第一节 概 述

一、炎症的概念

炎症是指具有血管系统的活体组织，在致炎因子引起的损伤下，发生的以防御反应为主的基本病理过程。在炎症过程中发生的一系列血管反应，有利于消灭致炎因子、稀释毒素、吞噬异物等，促进局部组织再生和修复，防止炎症蔓延。没有炎症，机体就不能控制感染和修复损伤，因此，一方面，炎症对人体是有利的，是机体的防御反应。但是在一定的条件下，炎症也会给机体带来危害，如大叶性肺炎患者肺泡腔内渗出的纤维素不能被及时清除，则会发生机化，导致肺肉质变，严重影响肺功能；急性弥漫增生性肾小球肾炎时，肾小球内增生的大量内皮细胞和系膜细胞使肾小球滤过膜面积减小，导致肾小球滤过率下降等。了解炎症的两面性对正确认识其本质具有重要的意义。

二、炎症的原因

凡是能引起组织和细胞损伤的因素都可引起炎症，这些因素称为致炎因子，主要包括以下几大类：

1. 生物性因子　是最常见、最重要的致炎因素，如细菌、病毒、立克次体、支原体、真菌、螺旋体和寄生虫等。由生物病原体引起的炎症又称感染。部分病原体经一定传染途径，在相应人群中引起同类炎症疾病，称为传染病。它们在人体内可以繁殖，并产生和释放毒素，直接导致细胞和组织损伤，而且还可诱发免疫应答，导致炎症。生物性因子的致病作用，与病原体的数量、毒力及机体反应有关。

2. 物理性因子　如高温、低温、机械性创伤、放射线和紫外线等。这些因素均可影响细胞代谢，导致组织损伤，引起炎症反应。

3. 化学性因子　包括外源性化学物质和内源性毒性物质。外源性化学物质包括强酸、强碱、强氧化剂等；内源性毒性物质包括坏死组织的分解产物及堆积于体内的代谢产物，如尿素、尿酸等。

4. 变态反应　多种异常免疫反应所造成的组织损伤可以引起炎症反应，如过敏性鼻炎、荨麻疹、肾小球肾炎等。

5. 组织坏死　各种原因引起的坏死组织均可诱发炎症反应。新鲜梗死灶边缘所出现的充血出血带和炎症细胞的浸润都是炎症的表现。

6. 异物　手术过程中残留在体内的缝线、物质碎片或通过其他途径进入人体的异物等也可引起炎症反应。

致炎因子作用于机体后是否引起炎症反应，以及炎症反应的强弱，不仅与致炎因子的性质和损伤的强度有关，而且还与机体对致炎因子的敏感性有关，如幼儿和老年人免疫功能低下，易患肺炎，病情也较严重；接种过疫苗（菌苗）的儿童，对相应病原体常表现为不感受性等。因此，炎症反应的发生和发展取决于致炎因子和机体反应两方面的综合作用。

三、炎症的基本病理变化

炎症局部的基本病理变化包括变质、渗出和增生。不同炎症或炎症的不同阶段，三者的程度不同，通常急性炎症或炎症早期以变质或渗出为主，而慢性炎症及炎症晚期以增生为主。但变质、渗出和增生并不是一成不变的，在一定条件下可相互转化。通常，变质是损伤过程，但是也有抗损伤作用；而渗出和增生则是抗损伤和修复过程，但是对机体也有不利方面。

（一）变质

变质（alteration）是指炎症局部组织所发生的变性和坏死。变质主要是致炎因子的直接损伤作用，或由于局部血液循环障碍及炎症反应物等共同作用引起。变质既可发生在实质细胞，也可见于间质细胞。

1. 形态变化　实质细胞常发生细胞水肿、脂肪变性、凝固性坏死及液化性坏死等。间质细胞可发生黏液样变、纤维蛋白样坏死等。

2. 代谢变化

（1）局部分解代谢增强：糖、脂肪、蛋白质分解代谢增强，由于局部酶系统受损和血液循环障碍，各种物质氧化不全，导致大量乳酸、酮体、氨基酸等堆积，引起局部酸中毒。

（2）局部渗透压增高：炎症病灶分解代谢增强和坏死组织崩解，以及电解质解离过程增强和氢离子、钾离子、硫酸根、磷酸根等电解质离子浓度增高，使炎症病灶的胶体和晶体渗透压均升高，为炎症渗出提供了重要的物质条件。

（二）渗出

渗出（exudation）是指炎症局部组织血管内的成分（包括液体成分和细胞成分）通过血管壁进入组织、体腔、体表和黏膜表面的过程。以血管反应为中心的渗出性病变，是炎症（尤其是急性炎症）最具有特征性的变化，在局部发挥着重要的防御作用。血管中渗出的细胞和液体成分，称为渗出液。渗出液聚积于组织间隙，称为炎性水肿；聚集于体腔或关节腔，称为炎性积液。渗出液与非炎症引起的漏出液不同（表 3-1），在临床工作中需要加以鉴别。

表 3-1　渗出液与漏出液的区别

项目	渗出液	漏出液
原因	炎症	非炎症
外观	混浊	澄清
蛋白质含量	30 g/L 以上	25 g/L 以下
比重	>1.018	<1.018
有核细胞数	$>1000\times10^6$/L	$<300\times10^6$/L
黏蛋白试验	阳性	阴性
凝固性	能自凝	不能自凝

渗出液具有重要的防御作用：①稀释毒素及有害物质，以减轻对局部组织的损伤；②为炎症局部带来营养物质，运走代谢产物；③渗出物中含有抗体、补体，有利于消灭病原体；④渗出物中的纤维蛋白交织成网，不仅可限制病原体扩散，而且还有利于白细胞发挥表面吞噬作用，炎症后期的纤维蛋白网架可成为修复的支架，并有利于成纤维细胞产生胶原纤维；⑤渗出物内的病原微生物和毒素随淋巴液被运至局部淋巴结，可刺激机体产生体液免疫和细胞免疫；⑥渗出液中的白细胞可吞噬和杀灭病原生物，清除坏死组织。

但是，渗出液也会对机体产生不利的影响：①渗出液过多可引起压迫和阻塞，如严重的喉头水肿可引起窒息，大量心包积液可压迫心脏。②渗出的纤维蛋白过多时，若不能被完全吸收，则可发生机化、粘连，对机体造成不利的影响，如导致肺肉质变、胸膜粘连和肠管粘连等。

（三）增生

增生（hyperplasia）是指在致炎因子、组织崩解产物等刺激下，炎症区域组织的实质和间质细胞增殖。实质细胞和间质细胞的增生与相应的生长因子作用有关。实质细胞增生，如慢性肝炎中的肝细胞增生，慢性宫颈炎时宫颈黏膜上皮和腺体的增生。间质细胞主要有成纤维细胞、血管内皮细胞及巨噬细胞等。增生反应通常在急性炎症的后期和慢性炎症时较明显，但少数疾病在炎症初期即可见明显增生，如伤寒初期有大量巨噬细胞增生，急性肾小球肾炎时可见肾小球毛细血管内皮细胞及系膜细胞增生。炎性增生也是一种重要的防御反应，其增生的肉芽组织成分有利于炎症局限化和损伤组织的修复；巨噬细胞增生可使其吞噬病原体和清除异物的功能增强。但过度增生，也会造成原有组织的破坏，影响器官的功能。

综上所述，炎症过程中的三种基本病变，各有其表现特点，但它们之间也有密切联系，相互依存，相互制约，共同组成复杂的炎症反应过程。

➢ **考点：**炎症的基本病理变化。

四、炎症的局部表现和全身反应

（一）炎症的局部表现

1. 红　炎症早期由于动脉性充血，局部血液内氧合血红蛋白增多，局部呈鲜红色。炎症后期由于淤血，局部血液内去氧血红蛋白增多，局部组织呈暗红色。

2. 肿　急性炎症由于局部充血、液体和细胞渗出，导致局部组织明显肿胀。慢性炎症主要由于组织增生而引起肿胀。

3. 热　是由于动脉性充血，局部血流量增多，组织分解代谢增强、产热增多所致。

4. 痛　由于炎症局部分解代谢增强，钾离子、氢离子积聚，刺激神经末梢而引起疼痛；炎性渗出引起组织肿胀，使组织张力升高，压迫或牵拉神经末梢而引起疼痛；炎症介质（如前列腺素、缓激肽等）刺激神经末梢而引起疼痛。

5. 功能障碍　由于实质细胞变性、坏死，以及炎症时渗出物的压迫、阻塞及局部疼痛等作用，导致局部脏器出现功能障碍。例如，肝炎时肝细胞变性、坏死而引起肝功能障碍，关节炎时出现疼痛可限制关节活动，大叶性肺炎和间质性肺炎时液体和细胞的渗出都可影响换气功能，纤维蛋白渗出多，影响器官功能等。

（二）炎症的全身反应

炎症病变主要发生在局部，但局部病变不是孤立的，既受整体的影响，同时又影响整体，两者是相互联系、相互制约的。如果炎症局部的病变较严重，特别是当病原微生物在体内蔓延、扩散时，常可出现明显的全身反应。常见的全身反应有：

1. 发热　各种致炎因子均可引起发热，但以病原微生物多见。一定程度的发热，能使机体代谢增强，促进抗体生成，增强吞噬细胞的吞噬功能和肝的解毒功能，从而提高机体抵抗力。但高热和长期发热，则可影响机体的代谢过程，引起各系统特别是中枢神经系统的损害和功能紊乱，给机体带来危害。如果炎症病变严重，体温反而不升高，说明机体反应性差，抵抗力低下，提示预后不良。

2. 血液中白细胞的变化　末梢血白细胞计数和分类检查有助于炎症的诊断和鉴别诊断。急性炎症期，尤其是化脓性炎症时，末梢血白细胞计数明显升高，可达（15 ~ 20）$\times 10^9$/L 以上，若高达（40 ~ 100）$\times 10^9$/L，则称为类白血病反应。大多数细菌感染尤其是化脓性炎症时，以中性粒细胞升高为主，严重感染时，末梢血液中常出现幼稚的杆状核中性粒细胞比例增高（>5%）的现象，即临床上所称的“核左移”，这反映了患者对感染的抵抗力较强和感染程度较重。慢性炎症和一些病毒感染是，以淋巴细胞增多为主；寄生虫感染或某些变态反应性疾病时，以嗜酸性粒细胞增多为主；肉芽肿性炎症时则以单核细胞增多为主。但也有一些疾病（如伤寒、流感）发生时，血液中白细胞数量反而降低。

3. 单核巨噬细胞系统增生　炎症过程中，单核巨噬细胞系统增生也是机体防御反应的一种表现，尤其是病原微生物引起的炎症过程中，单核巨噬细胞系统细胞常有不同程度的增生，常表现为局部淋巴结肿大和肝脾大。骨髓、肝、脾、淋巴结中的巨噬细胞增生后，其吞噬能力增强。

另外，严重的感染，特别是脓毒症，可引起全身血管扩张、血浆外渗、有效循环血量减少和心功能下降而导致休克，甚至引起弥散性血管内凝血（DIC）。

知识链接

全身炎症反应综合征

全身炎症反应综合征（systemic inflammatory response syndrome，SIRS）是由各种严重损伤而引起全身炎症反应的一种临床过程，是由感染与非感染因素（如创伤、烧伤、急性胰腺炎以及缺血、缺氧等）引起的难以控制的全身性“瀑布”效应或过度炎症反应，表现为肺、肝、肠道等器官微血管内的多形核白细胞贴壁、黏附，巨噬细胞活化、充血、渗出等。

五、炎症的分类

炎症的分类方法较多，目前一般根据炎症持续的时间、基本病变性质、病变的程度和病变部位等进行分类。

1. 按炎症病程的长短和发病急缓进行分类　分为超急性炎症、急性炎症、亚急性炎症和慢性炎症。

（1）超急性炎症（hyperacute inflammation）：是指炎症呈暴发性经过，病程为数小时到数天，炎症反应剧烈，短时间内组织器官严重损伤，甚至导致死亡。本类型多属于变态反应性炎症，如器官移植超急性排斥反应。

（2）急性炎症（acute inflammation）：起病急，症状明显，病程一般仅数天，通常不超过1个月，局部病变以变质和渗出为主，病灶内常有大量中性粒细胞浸润，而增生相对较轻。

（3）亚急性炎症（subacute inflammation）：病程为1个月至数月，病变介于急性与慢性炎症之间，常由急性炎症迁延所致。

（4）慢性炎症（chronic inflammation）：起病缓慢，病程一般为数月或数年。病变多以增生为主，而变质和渗出相对较轻。局部浸润的炎症细胞主要是淋巴细胞和单核细胞。慢性炎症多为急性炎症迁延而致。其中，炎症的主要类型是急性炎症和慢性炎症。

2. 按炎症的基本病变性质进行分类　分为变质性炎、渗出性炎和增生性炎。炎症的基本病变是变质、渗出和增生。一般以一种病变为主，以变质为主者称为变质性炎，以渗出为主者称为渗出性炎，以增生为主者称为增生性炎。

3. 按炎症病变的程度进行分类　分为轻度、中度和重度炎症。

4. 根据炎症累及器官的肉眼观或镜下观病变部位和病因等分类　①根据受累器官肉眼观病变部位分类，如脑膜炎、肺炎、心肌炎、肝炎等。②根据受累器官镜下观病变部位分类，如肾小球肾炎、萎缩性胃炎等。③根据病因及受累病变部位分类，如病毒性心肌炎、病毒性肝炎等。

第二节　急性炎症

急性炎症是致炎因子作用于机体引起的快速反应，可及时将白细胞和血浆蛋白（补体、抗体、纤维蛋白）运送到炎症病灶，清除致炎因子。在急性炎症过程中，机体主要发生血管反应和白细胞反应，此外，还需要大量炎症介质的参与。

一、急性炎症过程中的血管反应

（一）血流动力学改变

1. 细动脉痉挛　炎症过程中，组织发生损伤后，通过神经反射及炎症介质的作用，立即出现细、小动脉短暂痉挛性收缩，仅持续几秒钟。

2. 炎性充血　经过短暂性痉挛后，局部细动脉和毛细血管扩张（图 3-1），血流加速，血流量增加，形成动脉性充血（即炎性充血），此时炎症区域组织代谢也增强，引起局部组织发红和发热，持续时间为数分钟至数小时。随着炎症的发展，炎症介质发挥作用以及氢离子、钾离子的堆积，使细、小静脉扩张，血流由快变慢，形成静脉性充血（淤血），炎症区域呈暗红色。此时血管壁通透性增高，血浆渗出，血管内红细胞聚集，血液黏度增高，血流速度减慢甚至发生血流停滞，为白细胞的黏附、游出创造了有利条件。

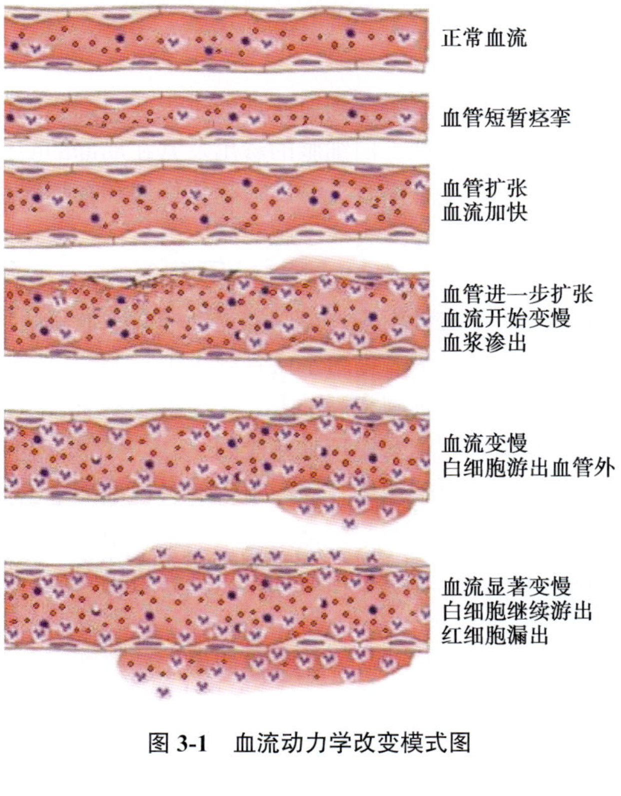

图 3-1　血流动力学改变模式图

（二）血管壁通透性增高

血管壁通透性增高是炎症局部体液和蛋白质渗出血管的重要原因。血管壁通透性的高低取决于血管内皮细胞的完整性。炎症时，血管壁通透性增高可见于：

1. 内皮细胞收缩　导致内皮细胞间隙增加，与组胺、缓激肽等许多炎症介质有关。

2. 内皮细胞损伤　如严重烧伤、化脓菌感染等刺激可直接造成内皮细胞损伤，引起内皮细胞坏死和脱落，导致血管壁通透性迅速增高，可持续数小时到数天，直到血管损伤处形成血栓或内皮细胞再生修复为止。由中度热、某些细菌毒素、紫外线等引起的血管壁通透性增高发生较晚，常在 2 ~ 12 小时之后发生，并持续较长时间，累及毛细血管和细静脉。

3. 内皮细胞穿胞作用增强　穿胞作用是通过内皮细胞胞质内存在的囊泡性细胞器相互连接形成的穿胞通道而形成的。血管内皮细胞生长因子可以增加这种细胞器的数量和大小，从而引起血管壁通透性增高。另外，组胺和大多数炎症介质也可通过此途径使血管壁通透性增高。白细胞黏附于内皮细胞并被激活，释放具有毒性的氧代谢产物和蛋白水解酶，也可造成内皮细胞损伤和脱落，从而使血管通透性增高。

4. 新生毛细血管的高通透性　在组织修复时，出芽形成新生毛细血管，其内皮细胞连接不健全，因此这种新生的毛细血管通透性较高（图 3-2）。

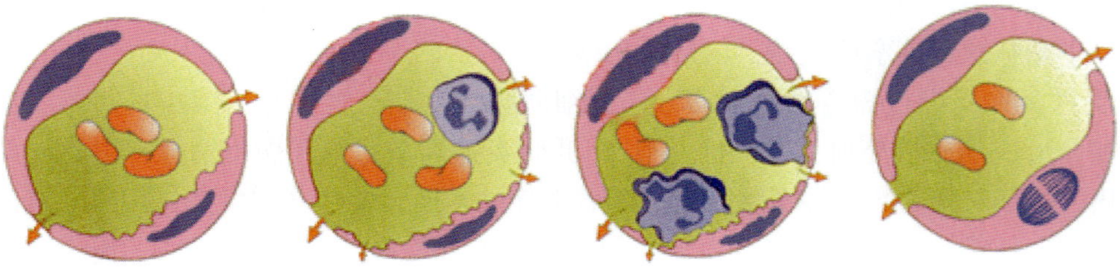

图 3-2　血管通透性增高机制模式图

（三）白细胞渗出过程和吞噬作用

白细胞渗出是指白细胞通过血管壁游出到血管外的过程。白细胞渗出是构成炎症反应的主要防御环节，是炎症反应最重要的特征。白细胞的渗出及其在局部的防御作用是极为复杂的连续过程，主要包括白细胞边集和附壁、黏着、游出、趋化作用和吞噬作用。渗出的白细胞又称炎症细胞，炎症细胞进入组织间隙内称为炎症细胞浸润。

1. 白细胞的渗出过程

（1）白细胞边集和附壁：由于血管扩张、血管通透性增高和血流缓慢，白细胞由轴流进入边流，靠近血管壁，并沿内皮滚动，最后黏附于血管内皮细胞上。

（2）白细胞黏着：白细胞和内皮细胞牢固黏着，是白细胞从血管中游出的前提。该过程是通过细胞表面的黏附分子相互识别、相互作用来完成的。

（3）白细胞游出：白细胞通过血管壁进入周围组织的过程称为游出。黏附于内皮细胞表面的白细胞沿内皮表面缓慢移动，在内皮细胞连接处伸出伪足，整个白细胞逐渐以阿米巴样运动方式从内皮细胞缝隙移出血管外。白细胞游出血管后，沿着组织间隙，以阿米巴样运动的方式向炎症病灶集中（图 3-3）。

（4）趋化作用：白细胞游出后主动向某些化学物质做定向移动，称为趋化作用。能够吸引白细胞定向移动的物质，称为趋化因子。趋化因子可以是内源性的（如补体成分等），也可以是外源性的（如细菌产物等）。趋化因子的作用是有特异性的，即不同的趋化因子只对某一种或几种炎症细胞有趋化作用，如化脓菌产物对中性粒细胞有趋化作用。此外，不同细胞对趋化因子的反应性也不同，中性粒细胞和单核细胞对趋化因子的反应较强，而淋巴细胞对趋化因子的反应则较弱。

2. 白细胞的吞噬作用

（1）吞噬作用：是指白细胞游出到达炎症区域，吞噬和消灭病原体及组织崩解产物的过程。吞噬作用是炎症防御反应最重要的环节。具有吞噬功能的细胞主要是中性粒细胞和巨噬细胞。中性粒细胞又称小吞噬细胞，吞噬能力较强，其胞质颗粒中的酸性水解酶、碱性磷酸酶、

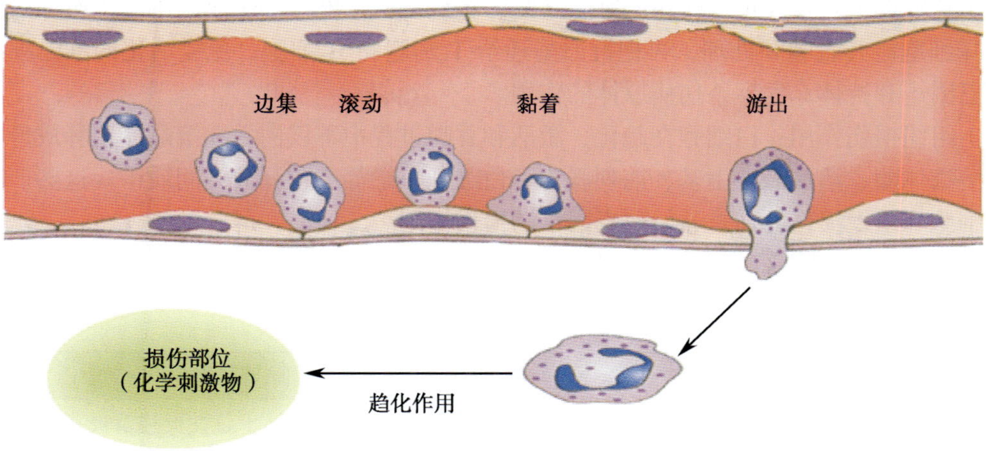

图 3-3 白细胞游出及趋化作用模式图

溶酶体酶、髓过氧化物酶等在杀伤、降解微生物的过程中起重要作用。如果中性粒细胞显著减少或出现严重功能障碍，则患者易发生感染。炎症灶中的巨噬细胞又称大吞噬细胞，来自血液的单核细胞和局部的组织细胞，其溶酶体中含有酸性磷酸酶和过氧化物酶。巨噬细胞受到外界刺激后被激活，表现为细胞体积增大，细胞表面皱襞增多，线粒体和溶酶体增多，功能也相应增强。其吞噬过程包括对颗粒的识别和黏着、吞入和杀灭与降解三个步骤（图 3-4）。

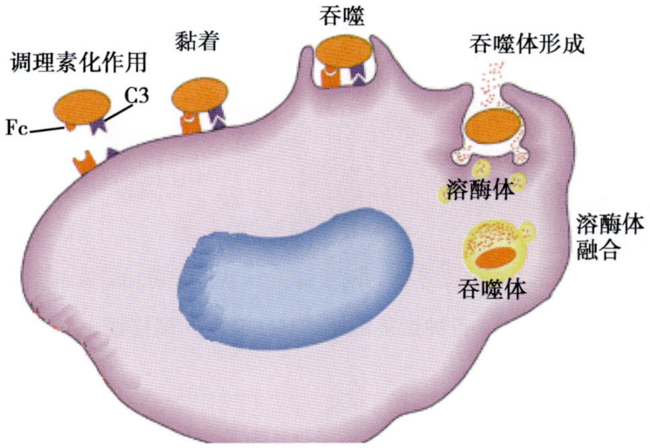

图 3-4 白细胞吞噬过程模式图

1）识别和附着：在血清中存在一些能增强吞噬细胞吞噬功能的蛋白质，称为调理素（opsonin），主要是 IgG 和 C3b。调理素可以被白细胞的特异性免疫球蛋白受体识别并附着。此外，吞噬细胞也可以通过细胞表面非特异性受体吞噬病原体和坏死细胞，称为非调理素化吞噬。

2）吞入：吞噬细胞附着于调理素化的颗粒状物体后便伸出伪足。随着伪足的延伸和相互融合，形成由吞噬细胞胞膜包围吞噬物的泡状小体，称为吞噬体（phagosome）。吞噬体与初级溶酶体融合，形成吞噬溶酶体（phagolysosome）。

3）杀灭与降解：进入吞噬溶酶体的细菌可被依赖或非依赖氧的途径杀伤和降解，如过氧化氢（H_2O_2）、次氯酸（HClO）等。

通过吞噬细胞的上述杀伤作用，大多数病原微生物被杀伤。但有些细菌（如结核分枝杆菌）在白细胞内处于静止状态，仍具有生命力和繁殖力，一旦机体抵抗力下降，这些病原体又能繁殖，并可随吞噬细胞的游走而在体内播散。生活在吞噬细胞内的细菌难以受到抗生素和机体防御机制的影响，故很难在机体内被消灭。

（2）免疫作用：发挥免疫作用的细胞主要为单核细胞、淋巴细胞和浆细胞。抗原进入机体后，巨噬细胞将其吞噬和处理，再把抗原呈递给 T 细胞和 B 细胞，免疫活化的淋巴细胞分别产生淋巴因子和抗体，发挥杀伤病原体的作用。

（3）组织损伤作用：白细胞在趋化、激活和吞噬过程中不仅向吞噬溶酶体内释放产物，而且还将溶酶体酶、活性氧自由基、前列腺素和白细胞三烯等产物释放到间质中。这些产物可引起内皮细胞和组织损伤，加重原始致炎因子的损伤作用。

3. 常见炎症细胞的种类、功能及临床意义　见图 3-5 和表 3-2。

表 3-2　常见炎症细胞的功能及临床意义

类别	主要功能	临床意义
中性粒细胞	运动活跃，吞噬能力强，能吞噬各种细菌、坏死组织小碎片和抗原 - 抗体复合物，释放致热原及炎症介质	见于急性炎症及炎症早期，特别是化脓性炎症
单核细胞、巨噬细胞	运动及吞噬能力很强，能吞噬各种细菌、较大的坏死组织碎片和抗原 - 抗体复合物，释放致热原及炎症介质；参与免疫反应	主要见于急性炎症后期、慢性炎症和各种非化脓性炎症
嗜酸性粒细胞	运动能力弱，有一定吞噬能力，能吞噬抗原 - 抗体复合物及组胺	常见于寄生虫感染及超敏反应性炎症
淋巴细胞、浆细胞	运动能力弱，无吞噬能力；T 细胞参与细胞免疫；B 细胞参与体液免疫	主要见于慢性炎症和病毒、立克次体感染
嗜碱性粒细胞	能释放组胺、5- 羟色胺	主要见于变态反应性炎症

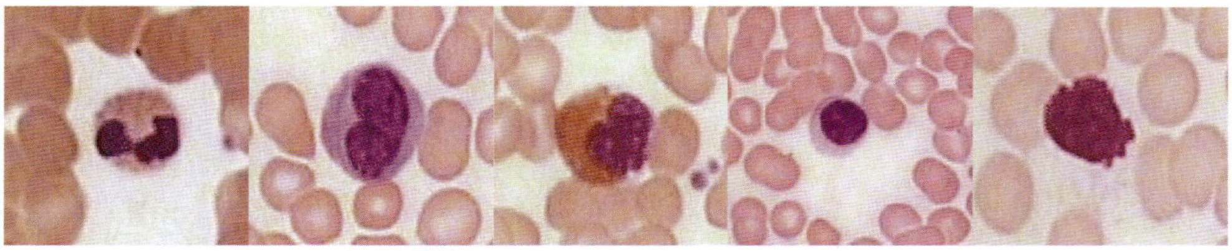

图 3-5　各种炎症细胞（HE 染色，高倍镜）

➢ **考点：**炎症细胞的功能、种类及临床意义。

二、炎症介质在炎症过程中的作用

在致炎因子的作用下，由局部组织或血浆产生和释放，参与或诱导炎症反应的化学活性物质，称为炎症介质。炎症介质在整个炎症过程中起到非常重要的作用，尤其是在急性炎症中，主要发挥促进局部血管扩张、血管壁通透性增高及白细胞趋化和渗出的作用。炎症介质有细胞和血浆两个来源。

（一）细胞源性炎症介质

1. 血管活性胺　在急性炎症反应时最早释放，包括组胺、5- 羟色胺（5-HT）。组胺主要存在于肥大细胞和嗜碱性粒细胞的颗粒中，也存在于血小板内。组胺可使细动脉扩张、细静脉内皮细胞收缩，导致血管通透性增高。5-HT 由血小板释放，抗原 - 抗体复合物可刺激血小板发生释放反应，其作用与组胺相似。

2. 花生四烯酸的代谢产物　包括前列腺素（prostaglandin，PG）、白细胞三烯（leukotriene，LT）。其主要作用是：导致发热、疼痛、血管扩张、通透性增高及白细胞渗出等。某些抗炎药

（如阿司匹林、吲哚美辛）和类固醇激素能抑制花生四烯酸代谢，减轻炎症反应。

3. 白细胞产物 被致炎因子激活后，中性粒细胞和单核细胞可释放氧自由基和溶酶体酶，成为炎症介质，促进炎症反应和损伤组织。

4. 细胞因子 细胞因子主要由被激活的淋巴细胞和巨噬细胞产生，在细胞免疫反应和介导炎症反应中亦有重要功能。白细胞介素-1（interleukin 1，IL-1）、肿瘤坏死因子（tumor necrosis factor，TNF）是介导炎症反应的两种非常重要的细胞因子，可促进中性粒细胞的释放，并可引起急性炎症时的发热。

5. 血小板活化因子（platelet activating factor，PAF） 是一种磷脂起源的炎症介质，由IgE致敏的嗜碱性粒细胞在结合抗原后产生。除可激活血小板外，PAF还可使血管壁通透性增高，促进白细胞聚集、黏着和趋化作用。

（二）血浆源性炎症介质

1. 补体系统 由20种蛋白质组成，是抵抗病原微生物的天然和过继免疫的重要因子。补体通过三种途径被激活后，产生炎症介质C3a、C5a，具有使血管通透性增高、促进趋化作用和杀灭细菌的作用。

2. 激肽系统 激肽系统的激活最终产生缓激肽，可引起细动脉扩张、内皮细胞收缩、细静脉通透性增高以及血管以外的平滑肌收缩，并且具有明显的致痛作用。

3. 凝血系统 凝血酶在使纤维蛋白原转变成纤维蛋白的过程中释放纤维蛋白多肽，可使血管壁通透性增高，同时又是白细胞的趋化因子。

关于炎症介质的作用，需要注意：①不同介质系统相互之间有着密切的联系。②几乎所有介质均处于灵敏的调控和平衡体系中。一方面在细胞内处于严密隔离状态的介质，或在血浆和组织内处于前体状态的介质，都必须经过很多步骤才能被激活。在其转化过程中，限速机制控制着产生介质的生化反应的速度。另一方面，介质一旦被激活并被释放，将迅速被灭活或破坏。机体就是通过这种调控体系使体内介质处于动态平衡。常见的炎症介质及其作用见表3-3。

表3-3 常见的炎症介质及其作用

作用	炎症介质
扩张血管	组胺、5-HT、缓激肽、前列腺素（PGI_2、PGE_2、PGD_2、PGF_2）、NO
增加血管壁通透性	组胺、5-HT、缓激肽、C3a、C5a、白细胞三烯（LTC_4、LTD_4、LTE_4）、PAF、纤维蛋白降解产物（FDP）、活性氧化代谢产物、P物质
趋化作用	LTB_4、C5a、阳离子蛋白、细胞因子（IL-8和TNF）、细菌产物、IL-1、FDP
引起发热	细胞因子（IL-1、IL-6和TNF-α等），PGE_2
导致疼痛	PGE_2、缓激肽
损伤组织	氧自由基、溶酶体酶、NO

➤ **考点：**炎症介质的概念和主要作用。

三、急性炎症的病理学分类

急性炎症以渗出、变质性炎症为主，如急性病毒性肝炎；少数也可表现为增生性炎症，如急性肾小球肾炎。本节主要介绍以渗出病变为主的急性炎症的病理学分类和结局。急性炎症根据渗出物成分不同又可分为以下几种类型。

1. 浆液性炎症（serous inflammation） 以大量浆液渗出为主，主要为血清和少量细胞、纤维蛋白等，好发于皮肤、浆膜（如胸膜、腹膜和心包膜等）、黏膜、滑膜和疏松结缔组织等处。

皮肤轻度烧伤或烫伤、昆虫叮咬、毒蛇咬伤以及某些炎症的早期，常引起浆液性炎症。如皮肤Ⅱ度烫伤，渗出的浆液聚积于皮肤的表皮内形成水疱；浆膜的浆液性炎症（如渗出性结核性胸膜炎），可引起胸膜腔积液；黏膜的浆液性炎症又称浆液性卡他性炎，如感冒初期的鼻炎，患者流清涕，鼻黏膜排出大量浆液性分泌物。卡他（catarrh）一词来自希腊语，是向下滴流的意思，一般用于黏膜的渗出性炎症，形容渗出液较多，沿黏膜表面向外排出。发生在滑膜的浆液性炎症（如风湿性关节炎）可引起关节腔积液。

浆液性炎症的病变一般较轻，病因消除后易于消退。但有时浆液渗出过多可导致较严重的后果，如心包腔大量炎性积液时，可压迫心脏、肺而影响其功能。喉头浆液性炎症时，可导致喉头水肿，引起窒息。

2. 纤维蛋白性炎症（fibrinous inflammation） 是以渗出物中含有大量纤维蛋白原为特征的渗出性炎症，常发生于黏膜（咽、喉、气管、肠等部位）、浆膜（胸膜、腹膜和心包膜）和肺，是由于各种细菌毒素（白喉棒状杆菌、痢疾杆菌和肺炎球菌的毒素）和各种内、外源性毒物（尿毒症的尿素等）导致毛细血管和小静脉损伤较重，血管通透性明显增高，大量纤维蛋白原渗出到血管外，转化为纤维蛋白。黏膜的纤维蛋白性炎症（如白喉、细菌性痢疾等），在黏膜表面常覆盖由纤维蛋白、中性粒细胞、坏死脱落的黏膜上皮细胞及病原体等混合组成的灰白色膜状物，即假膜（图 3-6），故又称为假膜性炎。白喉发生在气管时，形成的假膜容易脱落，常造成支气管堵塞而引起窒息。心包的纤维蛋白性炎症，由于心脏不断搏动，使渗出在心外膜表面的纤维蛋白形成绒毛状物，称为“绒毛心”（图 3-7），听诊时可闻及心包摩擦音。当纤维蛋白性炎症累计累及胸膜时，可导致纤维蛋白性胸膜炎，可闻及胸膜摩擦音。大叶性肺炎时，肺泡腔内有大量渗出的纤维蛋白及中性粒细胞等，可导致肺实变。渗出的少量纤维蛋白可被中性粒细胞所释放的蛋白溶酶溶解吸收，渗出过多时，不能被完全吸收，可发生机化粘连，例如大叶性肺炎可以引起肺肉质变，影响器官功能。

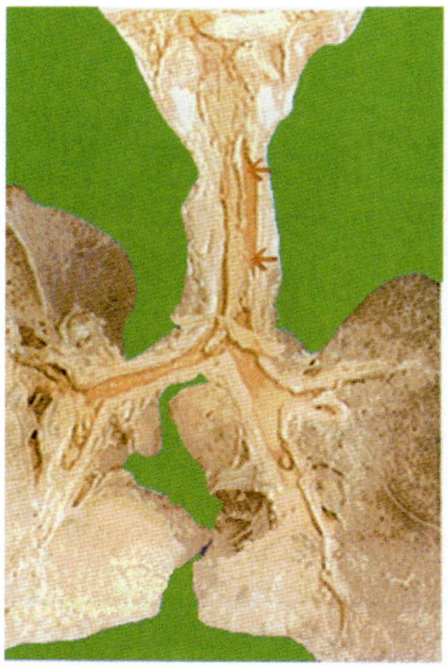

图 3-6 白喉
气管黏膜表面可见灰白色膜状物

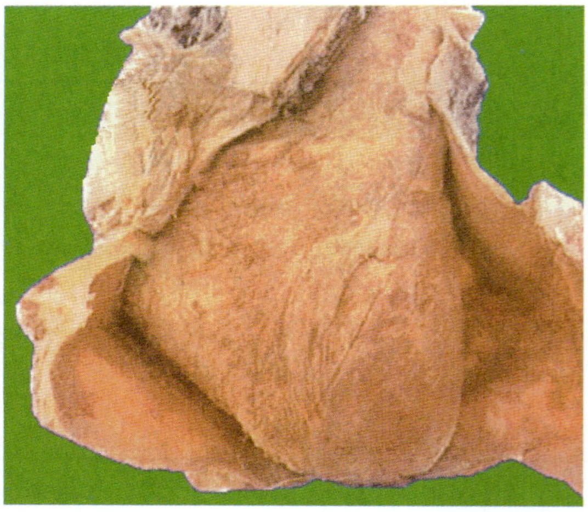

图 3-7 绒毛心
心包脏层可见灰白色绒毛样物质

纤维蛋白渗出不多，一般可被溶解吸收或排出；纤维蛋白如果渗出较多，中性粒细胞（含蛋白水解酶）渗出较少，而组织内 α_1- 抗胰蛋白酶的量相对较多，则纤维蛋白难以完全溶解吸收而发生机化，可致器官发生粘连，如大叶性肺炎时的肺肉质变。

3. 化脓性炎症（suppurative inflammation，purulent inflammation） 是以大量中性粒细胞渗出为主，并伴有不同程度的组织坏死和脓液生成为特征的炎症类型。化脓性炎症常由葡萄球菌、链球菌、脑膜炎球菌、大肠埃希菌等化脓性细菌感染引起，也可由坏死组织继发感染所致。渗出的中性粒细胞变性、坏死后释放出蛋白溶酶将坏死组织溶解液化的过程，称为化脓。所形成的灰黄色或黄绿色混浊的凝乳状液体，称为脓液。脓液中含有大量变性、坏死的中性粒细胞，称为脓细胞。此外，脓液中还含有许多细菌、被溶解的坏死组织碎屑和少量浆液。葡萄球菌感染时，脓液黏稠呈黄色；链球菌感染时，脓液较稀薄。

化脓性炎症根据病因和发生部位的不同，可分为以下几种类型：

（1）表面化脓和积脓：表面化脓其特点是脓液主要向黏膜或浆膜表面渗出，而深部组织没有明显的中性粒细胞浸润。例如，化脓性尿道炎，在尿道黏膜渗出的脓液可沿尿道排出体外。当脓液蓄积于体腔或浆膜腔内时，称为积脓。如胆囊积脓、输卵管积脓等。

（2）蜂窝织炎（cellulitis）：是指疏松结缔组织的弥漫性化脓性炎症，常见于皮下组织、肌肉和阑尾。溶血性链球菌为其主要致病菌，该菌能产生透明质酸酶，分解结缔组织基质中的透明质酸，还能分泌链激酶，溶解纤维蛋白，使细菌容易在组织内蔓延、扩散（图 3-8、图 3-9），使炎症区域组织高度水肿和中性粒细胞弥漫性浸润，与周围组织无明显分界。单纯的蜂窝织炎一般不导致组织坏死和溶解，修复后一般不留痕迹。

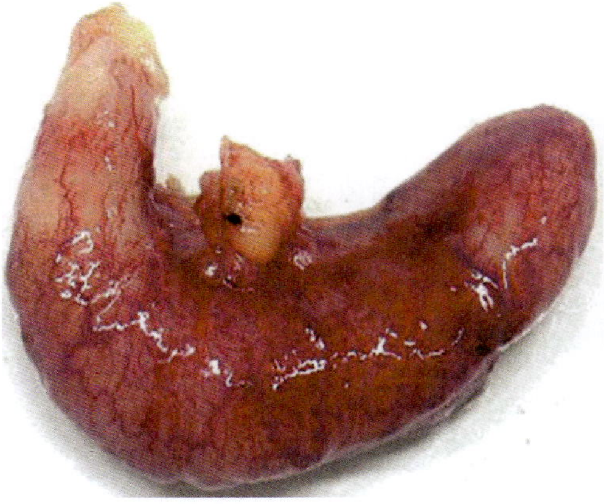

图 3-8 蜂窝织炎

阑尾肿胀，可见血管扩张、充血

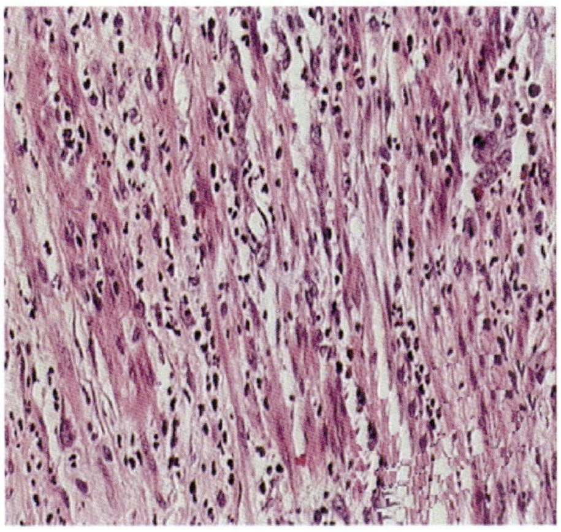

图 3-9 阑尾蜂窝织炎

肌层有大量中性粒细胞浸润

（3）脓肿（abscess）：是指器官或组织内局限性化脓性炎症，常因组织发生坏死、溶解而形成充满脓液的脓腔（图 4-10）。脓肿主要由金黄色葡萄球菌感染引起，该菌产生的血浆凝固酶可使渗出的纤维蛋白原转变为纤维蛋白，限制炎症的扩散，因而病变较局限。脓肿早期，被病原菌侵袭的局部组织发生坏死和大量中性粒细胞浸润，随后发生化脓，并形成脓腔（图 3-10）。经过一段时间后，脓肿周围可出现肉芽组织增生，包围脓肿形成脓肿膜。脓肿膜具有吸收脓液、限制炎症扩散的作用。脓肿可发生于皮下和肝、肺、肾等脏器。小的脓肿，如病原菌被消灭，脓液可逐渐吸收、消散，由肉芽组织修复愈合；大的脓肿，由于脓液很多，吸收困难，需要切开排脓或穿刺抽脓，然后由肉芽组织修复。发生在皮肤和黏膜的脓肿，可向表面破溃形成溃疡。深部脓肿如向体表或自然管道穿破，则可形成窦道或瘘管。窦道是只有一个开口的病理性盲管。瘘管是指深部脓肿或坏死向体表和有腔器官破溃形成有 2 个或 2 个以上开口并沟通两端开口的病理性管道。例如，肛门周围组织的脓肿，可向皮肤穿破，形成脓性窦道；也可表现为既向皮肤穿破，又向肛管穿破，形成脓性瘘管。

疖（furuncle）和痈（carbuncle）：是临床常见的皮肤脓肿。疖是单个毛囊、所属皮脂腺及其周围组织的脓肿。疖中心部分液化，脓液可在毛囊处穿破出来（图 4-11）。痈是多个相邻毛囊及毛囊周围炎症相互融合而形成的皮肤深层感染。在皮下及肌组织中可形成许多相互沟通的脓肿，必须及时切开引流排脓。

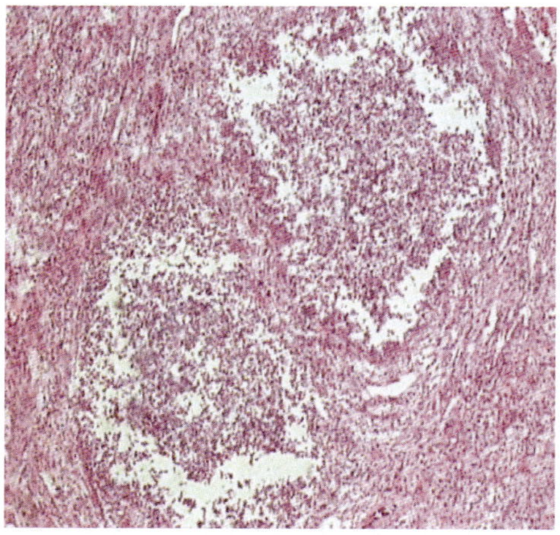

图 3-10 脓肿

组织溶解液化，形成充满脓液的腔

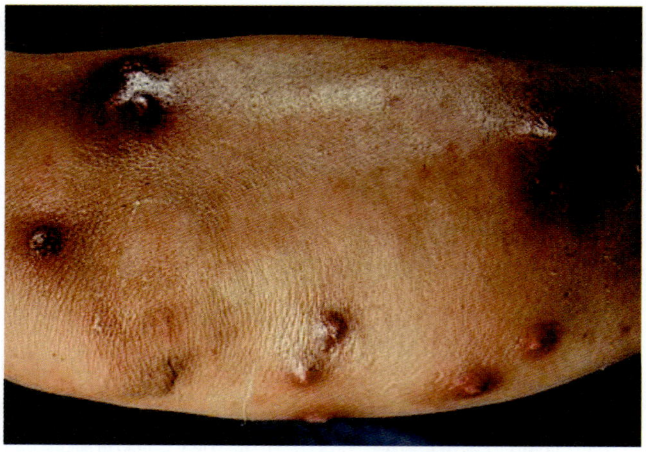

图 3-11 疖

手臂见多个散在分布的小脓肿，中心有白色的脓液

各种化脓性炎症的比较见表 3-4。

表 3-4 各种化脓性炎症的比较

项目	蜂窝织炎	脓肿	皮肤表面化脓或积脓
致病菌	溶血性链球菌	金黄色葡萄球菌	大肠埃希菌、变形杆菌、脑膜炎奈瑟菌、淋病奈瑟球菌
好发部位	皮下、肌肉、筋膜下、腹膜后、盆腔、阑尾	皮肤、内脏器官（如肺、肝、肾、脑等）	自然管道（泌尿道、胆道、输卵管）、体腔或蛛网膜下腔
病变特点	中性粒细胞弥漫浸润； 范围广，发展快； 局部无明显分界	中性粒细胞浸润； 病灶局限，境界清楚； 形成脓腔	中性粒细胞表面浸润； 表面破坏程度较轻
临床举例	蜂窝织炎性阑尾炎，皮下蜂窝织炎	疖、痈； 肝、脑、肺、肾等内脏脓肿	表面化脓：化脓性尿道炎、化脓性输卵管炎； 积脓：胆囊积脓、流行性脑脊髓膜炎、脓胸
转归	病情较重，全身中毒症状明显	局部症状明显，可切开排脓；慢性者可形成溃疡、窦道和瘘管	需要排脓治疗

4. 出血性炎症（hemorrhagic inflammation） 是指炎症部位毛细血管壁损伤严重，血管通透性增高，渗出物中含有大量红细胞，常见于流行性出血热、钩端螺旋体病和鼠疫。

上述各种类型的炎症可单独发生，在有些炎症过程中两种不同类型的炎症也可以并存，如浆液纤维蛋白性炎症或纤维蛋白化脓性炎症等。此外，在炎症发展过程中，一种类型的炎症可转变为另一种类型，如从浆液性炎症开始，可进一步发展成为纤维蛋白性炎症或化脓性炎症。

➢ **考点：**化脓性炎症的类型及特点。

四、急性炎症的结局

急性炎症的结局主要取决于致炎因子的强弱、机体的免疫防御功能和治疗情况等因素，包括以下几种结局。

1. 痊愈 大多数急性炎症都能够痊愈。在炎症过程中，若组织损伤小，机体抵抗力较强、治疗及时，病因被清除，组织崩解产物及炎性渗出物溶解吸收或排出，通过周围健康细胞的再生修复，最终可完全恢复原来的结构和功能，即完全痊愈。若组织损伤重、范围大，坏死组织及渗出物溶解和吸收不良，则由肉芽组织进行修复形成瘢痕，即不完全痊愈。

2. 迁延不愈 若机体抵抗力较低或治疗不彻底，致炎因子不能在短时间内被清除而在体内持续存在，则可使急性炎症迁延反复，转为慢性炎症。如慢性病毒性肝炎、慢性胆囊炎等。

3. 蔓延扩散 若机体抵抗力低下，或感染的病原微生物数量多、毒力强，则病原微生物可不断繁殖，并沿组织间隙或脉管系统向周围和全身器官扩散。

（1）局部蔓延：病原微生物可沿组织间隙和自然管道向邻近组织器官蔓延扩散，使感染范围扩大。如小儿急性支气管炎发展为支气管肺炎。

（2）淋巴道蔓延：病原微生物及毒素侵入淋巴管，随淋巴液扩散，引起淋巴管炎及所属淋巴结炎。临床表现为局部淋巴结肿大、压痛。如足部感染时，炎症可沿下肢的淋巴管逐渐蔓延扩散至腹股沟淋巴结，引起腹股沟淋巴结疼痛性肿大，并在下肢足部病灶和肿大的腹股沟淋巴结之间出现红线，即为淋巴管炎。

（3）血行蔓延：病原微生物或其产生的毒素可直接或通过淋巴途径间接侵入血液，分别引起菌血症、毒血症、败血症和脓毒败血症。①菌血症（bacteremia）：是指炎症局部病灶内的细菌经血道或淋巴管侵入血液，在血液中可查到细菌，但患者无全身中毒症状的表现。②毒血症（toxemia）：是指细菌毒素及其代谢产物被吸收入血。临床上出现高热、寒战等全身中毒症状，同时可伴有心、肝、肾等实质器官的变性和坏死等，但血培养呈阴性，严重时患者可出现中毒性休克。③败血症（septicemia）：是指炎症局部病灶内的细菌侵入血液后，大量繁殖并产生毒素。临床表现除有高热、寒战等全身中毒症状外，还有皮肤、黏膜多发性出血点、脾大和全身淋巴结肿大等，血液中可培养出病原菌。④脓毒败血症（pyemia）：由化脓菌引起的败血症可进一步发展为脓毒败血症。患者除有败血症的表现外，全身一些器官（如肝、肾、脑、肺等）还可出现多发性细菌栓塞性脓肿或称转移性脓肿。

➢ **考点：**急性炎症的结局。

知识链接

脓毒症

脓毒症是严重创伤（烧伤、战伤）、休克、感染、外科大手术患者常见的并发症，进一步发展可导致脓毒性休克、多器官功能障碍综合征，是临床危重患者的最主要死亡原因之一。2016 年 2 月在第 45 届危重病医学年会上，美国重症医学会（Society of Critical Care Medicine，SCCM）和欧洲重症监护医学会（The European Society of Intensive Care Medicine，ESICM）联合发布了脓毒症最新的定义和诊断标准。最新版的脓毒症定义为：机体由于对感染的反应失调而导致危及生命的器官功能障碍。这个定义超越了感染本身的潜在危险性，更关注机体应对感染时所发生的复杂病理生理反应。

第三节　慢性炎症

慢性炎症的持续时间是数月甚至数年，炎症反应、组织损伤和修复不断地发生。慢性炎症大多由急性炎症迁延不愈转化而来，也可以发生隐匿并不表现出急性炎症的过程。慢性炎症发生的主要原因是：①病原微生物很难彻底被清除，常持续存在，并可激发免疫反应，特别是迟发性免疫反应，有时表现出特异性肉芽肿性炎症。例如，结核分枝杆菌、梅毒螺旋体、某些真菌感染等。②长期暴露于内源性或外源性炎症介质作用下，如长期吸入二氧化硅而引发的硅沉着病。③对自身组织产生免疫反应，如类风湿性关节炎和系统性红斑狼疮等。

在慢性炎症病变中，局部组织细胞以增生性改变为主，而变质和渗出性病变相对比较轻微。根据细胞增生的成分及病变特点，可将其分为以下两种：一般慢性炎症和肉芽肿性炎症。

一、一般慢性炎症

一般增生性炎症属于非特异性炎症，其病变特点是常有明显的纤维结缔组织、血管以及上皮细胞、腺体和实质细胞的增生，并有淋巴细胞、浆细胞和单核细胞浸润。慢性炎症时，由于肉芽组织增生常伴有瘢痕形成，无特殊的形态表现。慢性扁桃体炎、慢性淋巴结炎时，扁桃体和淋巴结肿大；慢性胆囊炎时，胆囊壁增厚；慢性输卵管炎时，输卵管腔狭窄，可导致不孕症等。

有的一般慢性炎症可形成局部肿块，表现为炎性息肉或炎性假瘤。

1. 炎性息肉（inflammatory polyp） 是指致炎因子长期刺激，导致局部黏膜上皮 / 腺体和肉芽组织增生而形成向黏膜表面突出的带蒂肿块。例如，宫颈息肉（图 3-12）、鼻息肉、结肠息肉等。

2. 炎性假瘤（inflammatory pseudotumor） 是指局部组织因炎性增生而形成的一个境界清楚的肿瘤样肿块。如眼眶、肺的炎性假瘤，其本质是炎性增生，由肉芽组织、炎症细胞、增生的实质细胞和纤维结缔组织构成，临床上应注意与肿瘤区别。

二、肉芽肿性炎

肉芽肿性炎（granulomatous inflammation）是由巨噬细胞及其演化细胞（如上皮样细胞和多核巨细胞）构成的局灶性炎症，呈局限性浸润、增生，形成境界清楚的结节性病灶，病灶较小，直径一般为 0.5 ~ 2 mm。肉芽肿性炎以肉芽肿形成为基本特征，是一种特殊的增生性炎症。慢性肉芽肿性炎的常见原因有：①病原体感染，如结核分枝杆菌、麻风分枝杆菌、梅毒螺旋体、血吸虫等引起的感染；②外源性或内源性异物，如手术缝线、石棉、滑石粉和尿酸盐以及脂类物质等；③原因不明，如结节病。慢性肉芽肿性炎的常见类型，根据致病因子不同可分为感染性肉芽肿和异物肉芽肿。

1. 感染性肉芽肿　由病原微生物（如结核分枝杆菌、伤寒沙门菌、麻风分枝杆菌、梅毒螺旋体、真菌和寄生虫等）引起，形成具有特殊结构的巨噬细胞结节。例如，结核性肉芽肿（结核结节）中央为干酪样坏死，周围为放射状排列的上皮样细胞，朗汉斯巨细胞（Langhans giant cell）掺杂于其中，外围可见淋巴细胞和成纤维细胞（图 3-13）。伤寒肉芽肿（伤寒小结）由以巨噬细胞演化成的伤寒细胞组成；风湿性肉芽肿中心为纤维蛋白样坏死，周围可见大量风湿细胞，外围由少量纤维细胞、淋巴细胞构成。

2. 异物肉芽肿　常由外科手术缝线、粉尘、滑石粉、石棉等异物引起。异物周围有数量不等的巨噬细胞、异物巨细胞、成纤维细胞和淋巴细胞等形成的结节状病灶（图 3-14）。

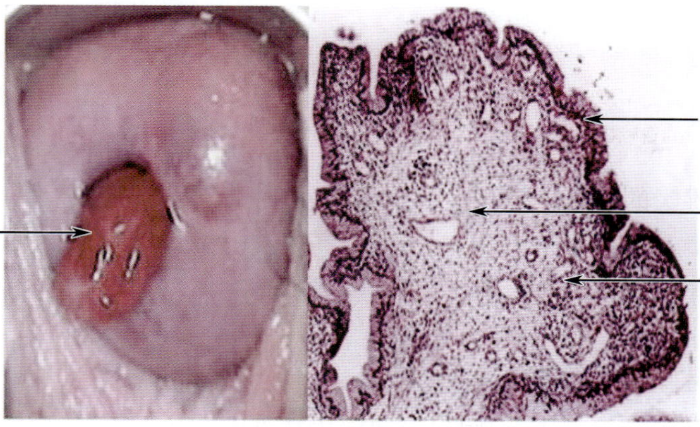

图 3-12 宫颈息肉

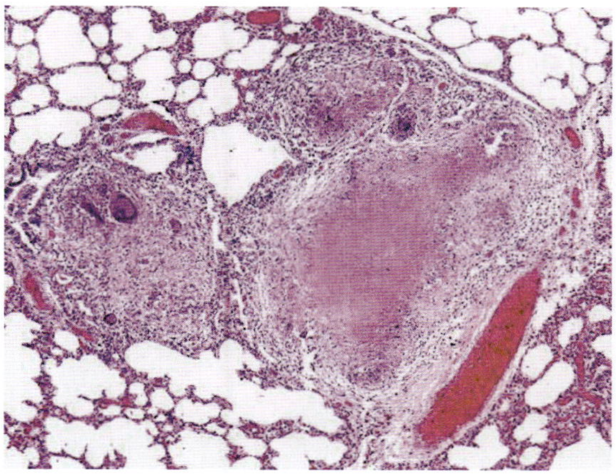

图 3-13 结核结节

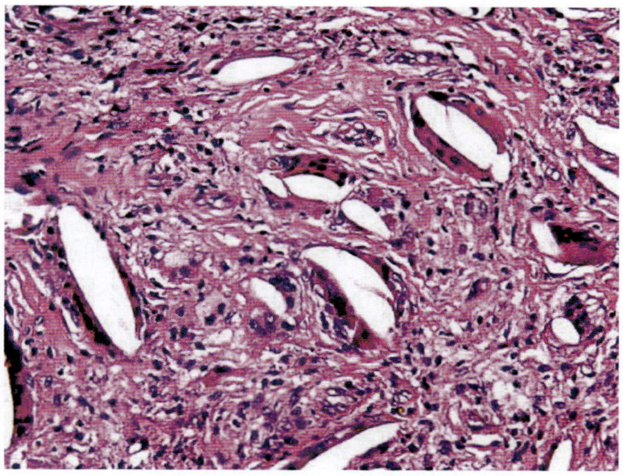

图 3-14 异物肉芽肿

不同致病因子引起的肉芽肿形态往往不同，病理学常根据肉芽肿的显微镜下形态特点（增生的细胞形态及其排列方式等）作出病因诊断，如典型结核肉芽肿可诊断为结核病，伤寒肉芽肿可诊断为伤寒等。若肉芽肿形态不典型，确定病因还需要辅以特殊检查，如抗酸染色、细菌培养、血清学检查和聚合酶链反应（polymerase chain reaction，PCR）等。

➢ **考点**：慢性肉芽肿性炎的病变特点。

（萧 桢）

自测题

一、选择题

1. 骨结核坏死组织排出形成的病理变化是

A. 溃疡　　B. 空洞

C. 窦道　　D. 糜烂

E. 瘘管

2. 不会出现肉芽肿性病变的疾病是

A. 结核病　B. 伤寒
C. 细菌性痢疾　D. 血吸虫病
E. 结节病

3. 不引起肉芽肿性炎的病原体是

A. 麻风杆菌　B. 伤寒沙门菌
C. 结核分枝杆菌　D. 梅毒螺旋体
E. 痢疾杆菌

4. 可释放组胺引起哮喘等超敏反应的白细胞是

A. 嗜碱性粒细胞　B. 单核细胞
C. 淋巴细胞　D. 中性粒细胞
E. 嗜酸性粒细胞

5. 不属于肉芽肿性炎的疾病是

A. 伤寒　B. 淋病
C. 血吸虫病　D. 结核病
E. 梅毒

6. 患者，男性，24 岁，发热、腹痛、腹泻 1 天，排黏液脓血便。体格检查：T 38.4℃，BP 110/62mmHg，脐周及左下腹有轻压痛。实验室检查：血 WBC 15.8×10^9/L，N 0.88，L 0.12。粪便镜检：WBC 40 个 /HP，RBC 20 个 /HP。肠道最可能的病理变化是

A. 肠黏膜弥漫性纤维蛋白渗出性炎症
B. 肠黏膜出血
C. 肠黏膜隐窝小脓肿
D. 乙状结肠、直肠多发溃疡
E. 全结肠轻度充血、水肿

7. 炎症反应的中心环节是

A. 细胞渗出　B. 免疫反应
C. 血管反应　D. 吞噬作用
E. 组织增生

8. 疏松结缔组织的弥漫性化脓性炎症是

A. 蜂窝织炎　B. 纤维蛋白性炎
C. 浆液性炎　D. 卡他性炎
E. 脓肿

二、名词解释

1. 炎症　2. 炎症介质　3. 脓肿　4. 肉芽肿性炎

三、问答题

1. 简述炎症时纤维蛋白渗出的利与弊。
2. 简述急性炎症与慢性炎症的主要不同点。

第四章

肿　瘤

第四章
数字资源

思政之光

学习目标

识记：

1. 说出肿瘤、肿瘤的异型性、癌前病变、上皮内瘤变、原位癌的概念。
2. 说出肿瘤的形态特点、好发部位、生物学特性及常见肿瘤的病理变化。

理解：

1. 列举肿瘤的生长与扩散方式，肿瘤的命名原则，肿瘤的分级。
2. 解释常见肿瘤的临床表现。

运用：

1. 区分典型的良、恶性肿瘤，癌与肉瘤，分析典型良、恶性肿瘤的病变特点及生物学行为。
2. 初步分析肿瘤的防治原则，了解大病医保，联系祖国医学“治未病”理论，增强文化自信。

肿瘤（tumor）是一种常见病、多发病，严重危害人类身心健康。WHO 公布的数据显示，2018 年全球恶性肿瘤的新发病例数约为 1808 万人，死于恶性肿瘤的人数约为 956 万人。2015 年我国恶性肿瘤新发病例为 392.91 万人，发病率为 285.83/10 万，死亡率为 170.05/10 万。居男性恶性肿瘤发病率前五位的依次是肺癌、胃癌、肝癌、结直肠癌和食管癌；居女性恶性肿瘤发病率前五位的依次是乳腺癌、肺癌、结直肠癌、甲状腺癌和胃癌。根据形态特点及生物学特性，可将肿瘤分为良性肿瘤和恶性肿瘤两大类。

第一节　肿瘤的概念

肿瘤是机体在各种致瘤因素作用下，局部组织的细胞在基因水平上失去对其正常生长的调控，导致克隆性异常增生而形成的新生物。肿瘤常表现为局部肿块。

肿瘤细胞由正常细胞转化而来。当其转化为肿瘤细胞后，即表现出新的生物学特征：①丧失了分化成熟的能力，即细胞分化不成熟或分化障碍；②相对无限制地生长，即失控性增生或异常增生；③恶性肿瘤细胞具有侵袭性和转移的特性。

非肿瘤性增生见于正常细胞的更新、损伤后修复、适应性增生及炎症性增生等。肿瘤性增生与非肿瘤性增生的区别见表 4-1。

表 4-1　肿瘤性增生与非肿瘤性增生的区别

	肿瘤性增生	非肿瘤性增生
诱发因素	致瘤因素	生理性更新、炎症、组织修复
肿瘤的克隆性	单克隆性	多克隆性
异型性	不同程度地丧失分化成熟的能力	分化成熟（保持原有细胞形态、代谢和功能）
增生性	不受机体调控，失去接触抑制，生长旺盛，原因消除后仍持续生长	受机体调控，有接触抑制，生长有一定的限度，原因消除后增生停止
对机体的影响	与机体不协调，对机体有害无益	与机体相协调，符合机体需要，对机体有利

案例 4-1

患者，男性，56 岁，腹泻、腹痛 6 年余，经肠镜检查诊断为结肠多发性息肉。患者近 1 年来出现便秘、粪便形状变细，并带血，食欲减退，消瘦明显。患者近 3 天出现间歇性腹剧痛，伴呕吐，今日呕吐频繁，呕吐物为隔日胃内容物及胆汁等。

入院体检：体温 38℃，腹部膨隆，有肌紧张及压痛。腹部 X 线检查显示回盲部有一肿块阴影，约 5 cm×8 cm 大小，肿块上段升结肠扩张，内有液平面，诊断为肠梗阻。遂行急诊手术，切除肿块及部分肠段。

病理检查：肉眼观，肿块阻塞肠腔，呈菜花状，切面呈灰白色、质地较硬，有出血、坏死，浸润达浆膜层，结肠黏膜面有黄豆至花生米大的多发性息肉数十个。镜下观，细胞呈柱状、大小不一，排列成腺管状；腺体大小不一，细胞层次增多，失去极性；肿瘤细胞核大、染色深，可见病理性核分裂象多个。

思考题：

1. 请对此患者进行诊断（三个），并说明诊断依据。
2. 讨论患者的肿瘤是如何发生、发展的，有何临床依据？
3. 应当如何预防本病的发生？

第二节　肿瘤的形态

在临床肿瘤病理诊断过程中，肿瘤的形态特征包括肿瘤的大体形态和组织切片的显微镜下观察。观察肿瘤的形态特征非常重要，有助于判断肿瘤的良、恶性和组织来源，对病理诊断起决定性作用。

一、肿瘤的大体形态

肿瘤的大体形态多种多样，观察其形状、数目、大小、颜色、质地、包膜等，可粗略判断肿瘤的性质。

1. 数目　不同肿瘤的数目是不同的，通常为一个，称为单发瘤；也可以同时或先后发生多个原发肿瘤，称为多发性原发瘤，即患者可同时或先后发生一个以上的原发肿瘤，如多发性子宫平滑肌瘤、家族性结肠息肉病和神经纤维瘤病等，其数目可多达数十个甚至数百个。

2. 大小　肿瘤大小差别很大。肿瘤的大小与其生长时间、发生部位和肿瘤的良、恶性等有关。体积小者肉眼不易发现，只有在显微镜下才能发现，如甲状腺微小癌等；体积大者肿瘤直径可达数十厘米，如卵巢囊腺瘤等。生长于体表或体腔（腹腔）内的肿瘤，有时可长得很大；生长于狭小、密闭腔道（颅脑、椎管）内的肿瘤则一般较小。良性肿瘤若生长时间较长，则往往长得很大；恶性肿瘤生长迅速，多数在短期内即可发生转移并导致患者死亡，故体积一般比较小。临床上，肿瘤的大小是判断恶性肿瘤分期的一项重要指标。

3. 形状　肿瘤的形状多种多样，与肿瘤发生的部位、组织来源、生长方式及肿瘤的良、恶性有关（图 4-1）。发生于深部组织和器官内的良性肿瘤多呈结节状、分叶状、哑铃状或囊状；发生于体表和空腔器官内的肿瘤常突出于皮肤、黏膜表面，呈息肉状、蕈伞状、乳头状或菜花状；恶性肿瘤则大多呈浸润包块状、弥漫肥厚状或因坏死脱落而呈溃疡状。

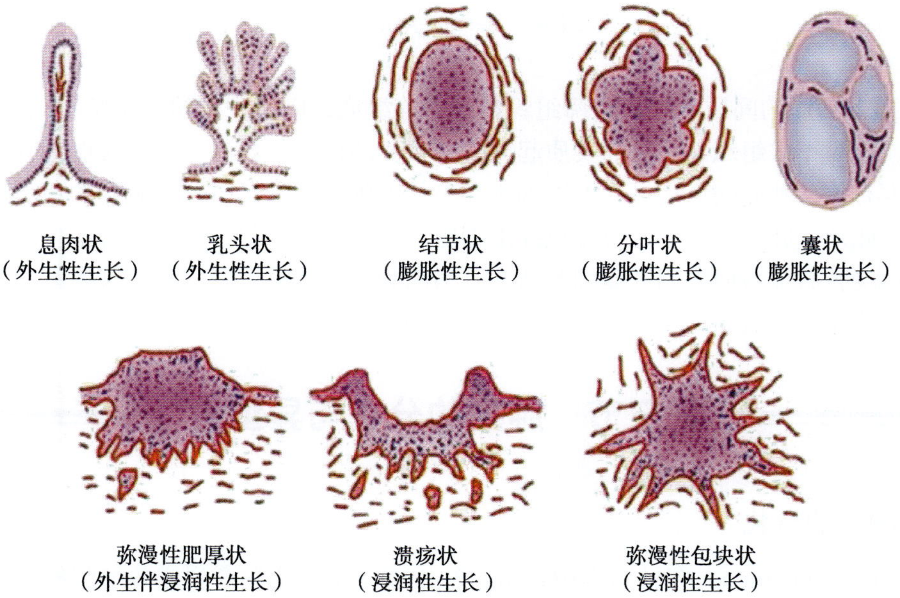

图 4-1　肿瘤的外形与生长方式模式图

4. 颜色　良性肿瘤颜色通常近似于起源组织的颜色，如纤维瘤呈灰白色、血管瘤呈红色、脂肪瘤呈黄色等。恶性肿瘤的切面一般呈灰白色，间叶组织肉瘤多呈鱼肉状，但可因肿瘤继发变性、坏死、出血或发生钙化、骨化等，使肿瘤原来的颜色发生变化，呈现斑驳色彩。

5. 质地　肿瘤的质地主要与组织类型、实质和间质的比例以及有无变性、坏死等有关。如脂肪瘤质地较软，纤维瘤质地较坚韧，骨瘤则质地较硬。当肿瘤发生坏死、液化、囊性变时，其质地则变软。

6. 包膜　良性肿瘤常有完整包膜，与周围组织分界清楚，容易被完整摘除；而恶性肿瘤呈树根样浸润性生长，大多无包膜，与周围组织分界不清，不易被完整摘除。

➢ **考点：**常见良、恶性肿瘤的大体形态。

二、肿瘤的组织结构

肿瘤的组织结构是肿瘤病理诊断的基本依据，可分为实质和间质两部分（图 4-2）。

1. 实质　肿瘤的实质，即肿瘤细胞。不同组织来源的肿瘤，其实质也各不相同。大多数肿瘤只有一种实质成分，如鳞状细胞癌、甲状腺癌等，少数肿瘤可含有两种或两种以上的实质成分，如乳腺纤维腺瘤、癌肉瘤、畸胎瘤等。根据肿瘤细胞的形态、排列结构或其产物，可判断肿瘤的生物学特性及组织来源；根据肿瘤细胞的分化成熟程度和异型性，可判断肿瘤的良、恶性。

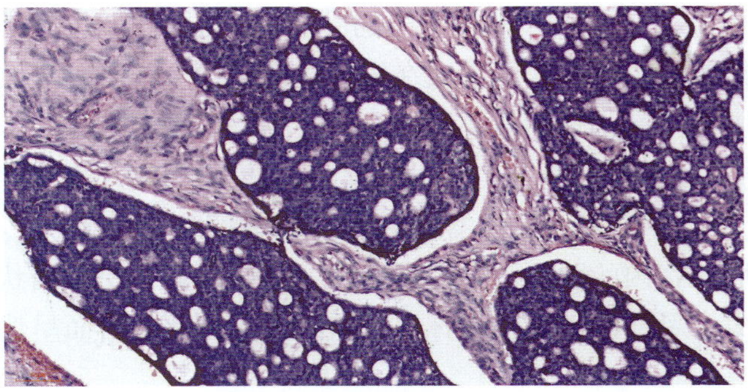

图 4-2 肿瘤的实质和间质

2. 间质 肿瘤的间质主要由结缔组织和血管等组成，因此肿瘤的间质基本相同，没有良、恶性之分，均为正常组织，对肿瘤实质起支持和营养的作用。目前认为间质血管的多少与肿瘤的生长速度有关。肿瘤间质中可有淋巴细胞和单核细胞浸润，是机体对肿瘤的免疫反应，具有积极意义。此外，肿瘤间质中还可见成纤维细胞和肌成纤维细胞，可能通过增生、收缩和形成胶原纤维包绕肿瘤细胞而限制肿瘤细胞活动，遏制肿瘤细胞沿血管、淋巴管播散。少数肿瘤元间质，如原位癌、白血病等。

第三节 肿瘤的分化与异型性

一、肿瘤的分化

分化（differentiation）在胚胎学中是指由幼稚或原始细胞发育到成熟细胞的过程。肿瘤的分化是指肿瘤细胞与其起源的正常细胞相比，在组织形态、功能、细胞生长和增殖等生物学行为上的相似程度。两者相似程度高，则肿瘤的分化程度高（分化好或分化较成熟）；反之，两者相似程度低，则肿瘤的分化程度低（分化差或分化不成熟）；两者缺乏相似之处，则称为无分化（undifferentiation）肿瘤。

间变性肿瘤（anaplastic tumor）是指有些恶性肿瘤由未分化细胞构成。间变性肿瘤的细胞有明显的多形性，肿瘤细胞的大小和形状变异很大，很难判断其组织起源，多为高度恶性肿瘤。

➢ **考点：**良、恶性肿瘤的分化程度。

二、肿瘤的异型性

异型性是指肿瘤组织无论在细胞形态还是组织结构方面都与其起源的正常组织有不同程度的差异。肿瘤的异型性反映了肿瘤组织的成熟程度（分化程度）。两者的组织形态（细胞形态和组织结构）差异越大，即与其起源的正常组织相似度越低，异型性越大，分化程度越低，恶性程度也就越高（图 4-3）；反之亦然。识别这种异型性大小是病理学判断肿瘤的分化程度，区别肿瘤性增生与非肿瘤性增生，诊断肿瘤的良、恶性，以及判断恶性肿瘤恶性程度的重要形态学依据。

1. 肿瘤细胞的异型性 良性肿瘤细胞的异型性小，一般与其起源的正常组织相似。恶性肿瘤细胞具有高度异型性，表现为以下特点（图 4-4A、4-4B）。

（1）细胞的多形性：恶性肿瘤细胞形态各异、大小不一，较正常细胞大，可出现瘤巨细胞。但少数分化差的肿瘤细胞可较正常细胞小，呈圆形，大小比较一致，如肺小细胞癌。

（2）细胞核的多形性：恶性肿瘤细胞核体积较正常细胞明显增大（核肥大），细胞核与细

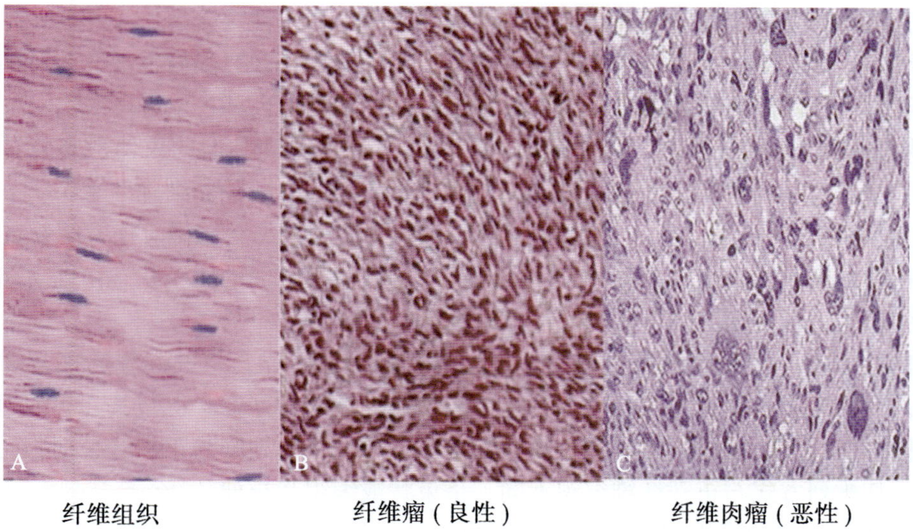

图 4-3 正常纤维组织、纤维瘤和纤维肉瘤

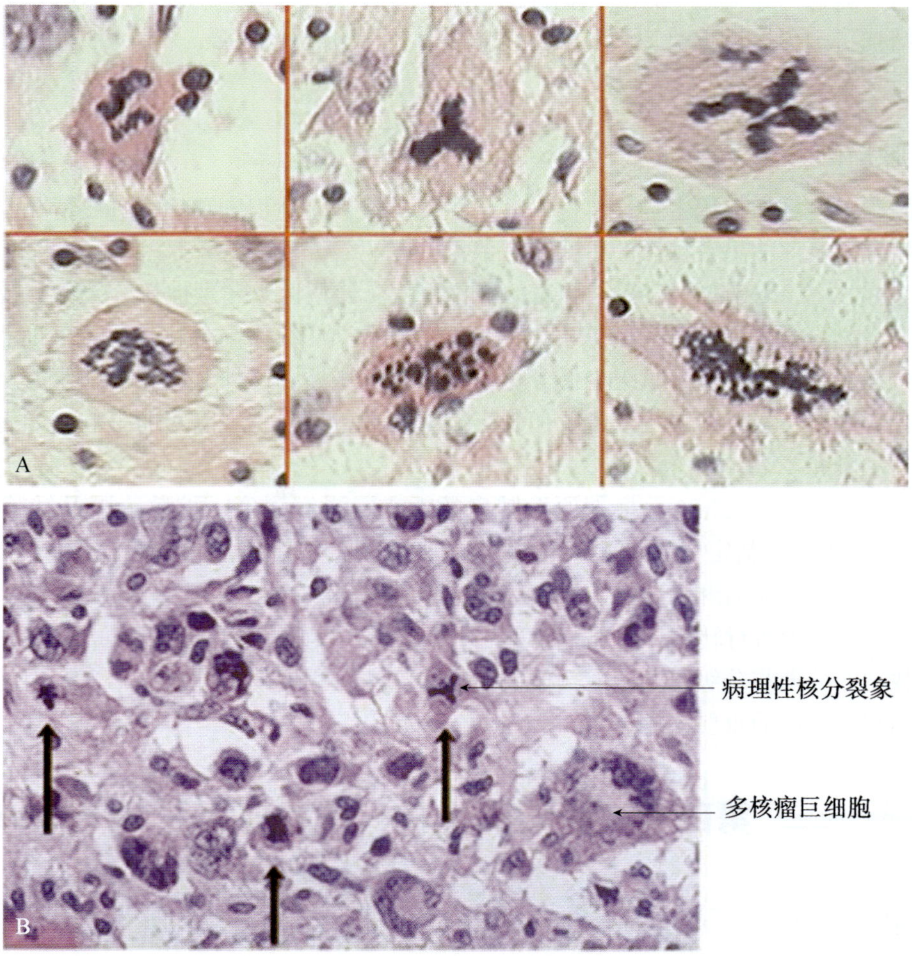

图 4-4 恶性肿瘤细胞与病理性核分裂象

胞质比例较正常增大（正常为 1 ∶ 4 ~ 6）。核的大小、形态和染色不一致，可见双核、多核、分叶核、巨核、异形核等，呈明显的多形性。细胞核内染色加深（核内 DAN 增多），染色质粗大，分布不均，常堆积在核膜下，使核膜增厚。核仁肥大，数目增多，可达 3 ~ 5 个。病理性核分裂象增多，可见不对称性、三极或多极、顿挫型等病理性核分裂象。病理性核分裂象对

诊断恶性肿瘤具有重要意义。但并非所有恶性肿瘤均出现病理性核分裂象。

（3）细胞质的改变：恶性肿瘤细胞质内由于核蛋白体增多，呈嗜碱性。有些肿瘤细胞可产生异常分泌物或代谢产物，如激素、黏液、糖原、脂质、角蛋白和色素等。

上述肿瘤细胞的形态变化，特别是细胞核的多形性是恶性肿瘤的重要形态特征，对区别良、恶性肿瘤具有重要意义。细胞质内的特异性产物有助于判断肿瘤细胞的来源。

2. 肿瘤组织结构的异型性　是指肿瘤组织在空间排列方式上与相应正常组织的差异。主要表现为在肿瘤细胞的极向、排列的结构、与间质的关系等方面的无序状态，即“结构紊乱”。良、恶性肿瘤均可出现组织结构的异型性。

（1）良性肿瘤：肿瘤细胞分化较成熟，一般异型性不明显，与其起源的正常细胞形态相似。因此，良性肿瘤的异型性主要表现为在组织结构的空间排列方式上与其起源的组织有一定差异，结构排列紊乱，可失去原有的组织排列结构，如纤维瘤细胞与正常纤维细胞的形态非常相似，只是其排列方式与正常纤维组织不同，呈束状或编织状排列。

（2）恶性肿瘤：肿瘤组织结构异型性明显，肿瘤细胞的排列更为紊乱，失去正常的排列结构或层次。如腺癌，其腺体大小及形态极不一致，数目异常增多，腺体拥挤，可呈“背靠背”“共壁”“筛状”等结构；肿瘤细胞排列紧密、重叠或层次增多，常失去极向。腺癌低分化时，腺样结构可消失，因此难以辨认其组织来源。对于未分化肿瘤，若不借助免疫组化标记，则难于判断其组织来源。

三、肿瘤的分级与分期

肿瘤的分级与分期仅用于描述恶性肿瘤，主要反映其恶性程度和病程进展情况，是临床确立肿瘤治疗方案及评估患者预后的重要参考依据。

1. 肿瘤的分级（grading）　根据肿瘤的分化程度、异型性及病理性核分裂象的数目来确定恶性程度的级别。常采用简单、易掌握的三级分级法，即Ⅰ级为高分化，属于低度恶性；Ⅱ级为中等分化，属于中度恶性；Ⅲ级为低分化，属于高度恶性。这种分级法对临床治疗和判断预后有一定参考价值，虽然简单、易行，但缺乏定量标准，易受主观因素的影响，如何准确分级有待于进一步研究。

2. 肿瘤的分期（staging）　根据原发肿瘤的大小、浸润深度、扩散范围及转移情况进行分期。国际抗癌协会制定了 TNM 分期法。T 指原发瘤，随肿瘤的增大依次用 T_1 ~ T_4 来表示，T 代表原位癌；N 指淋巴结转移，无淋巴结转移用 N_0 表示，淋巴结转移的程度和范围用 N_1 ~ N_3 表示；M 指血行转移，无血行转移用 M_0 表示，有血行转移者用 M_1、M_2 表示。

恶性肿瘤的分期与分级是两个有关联的表示疾病严重程度的不同概念，二者均是临床确定治疗方案和判断预后的重要依据。

第四节　肿瘤的生长、扩散与复发

一、肿瘤的生长

肿瘤的性质不同，其生长速度和生长方式也不同，这是初步判断肿瘤的良、恶性的重要依据之一。

1. 肿瘤的生长速度　取决于肿瘤细胞的分化程度。良性肿瘤分化好、异型性小、生长缓慢，可达数年甚至数十年。如果近期肿瘤体积迅速增大，则有恶变的可能。恶性肿瘤分化差、异型性大、生长较快，短期内即可形成明显的肿块，由于血管形成及营养供应相对不足，易产生坏死、出血等继发性改变。生长速度快是恶性肿瘤的生物学特性之一。影响肿瘤生长速度的因素有以下几个方面：

（1）生长分数（growth fraction）：指肿瘤细胞群体中处于增殖阶段（S 期 + G_2 期）的细胞的比例。生长分数越高，肿瘤生长越迅速。

（2）肿瘤细胞生成与死亡的比例：大多数恶性肿瘤的细胞生成数目始终大于其死亡数目，两者的平衡状态直接影响肿瘤的生长速度。

（3）肿瘤血管生成（tumor angiogenesis）：肿瘤的初始阶段为无血管期，其营养主要依靠弥散方式获得。当肿瘤生长到直径达 1 ~ 2 mm 或一定厚度（约 10^7 个细胞）时，就伴有血管的新生（有血管期），否则肿瘤细胞会因缺血和营养不足而生长缓慢或停止生长。肿瘤细胞还可诱导形成多种抗血管生成因子，抑制肿瘤的血管形成。可见，肿瘤生长是通过血管生成因子和抗血管生成因子共同调控的。抑制血管生成因子的形成，促进抗血管生成因子产生，从而抑制肿瘤新生血管的形成，对遏制肿瘤生长和转移，具有重要意义。

2. 肿瘤的生长方式　与其生长部位和肿瘤的良、恶性有关，主要有膨胀性生长、浸润性生长、外生性生长三种方式。

（1）膨胀性生长（expansive growth）：是大多数良性肿瘤的主要生长方式，主要发生于实质性的器官，肿瘤常呈结节状、球形，有完整的包膜，与周围组织分界清楚（图 4-5）。触诊时肿瘤可以推动，手术可完全摘除，不易复发。膨胀性生长的肿瘤对周围组织、器官有压迫和阻塞作用。

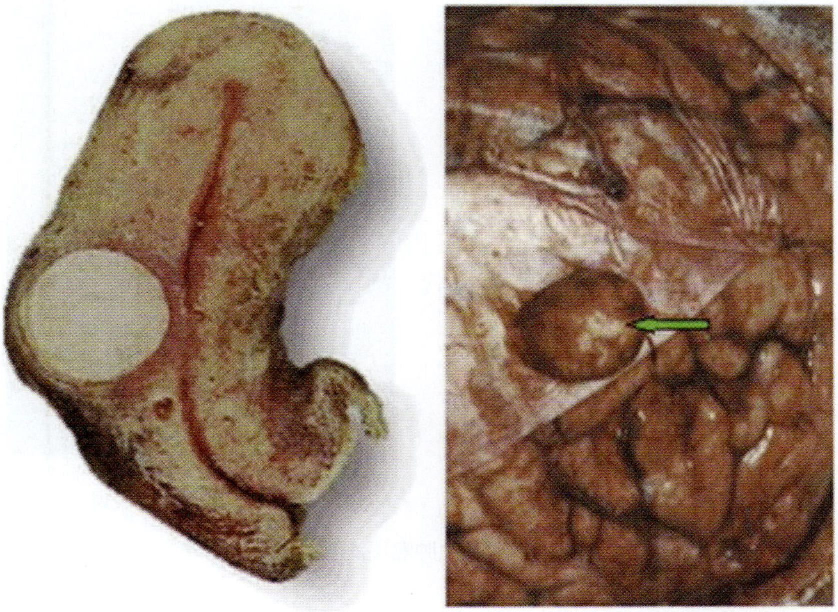

子宫平滑肌瘤　　脑膜瘤

图 4-5　良性肿瘤膨胀性生长

（2）浸润性生长（invasive growth）：是大多数恶性肿瘤的典型生长方式。肿瘤细胞分裂增殖，侵入周围组织间隙、淋巴管和血管内，像树根长入土壤一样，可形成食管气管瘘（图 4-6）。

知识链接

肿瘤的演进与异质性

肿瘤的演进（progression）是指恶性肿瘤在生长过程中变得越来越富有侵袭性的现

象，可表现为生长速度加快、浸润周围组织并发生远处转移。肿瘤的演进与其获得越来越大的异质性有关。异质性（heterogeneity）是指恶性肿瘤虽然是从一个发生恶性转化的细胞通过单克隆性增殖而来，但在生长过程中，经过多次分裂、繁殖产生的子代细胞，可出现不同的基因改变或其他大分子改变，其生长速度、侵袭能力、对生长信号的反应、对抗癌药物的敏感性等方面都有差异。产生这种现象的原因是在肿瘤的生长过程中，可能有附加的基因突变作用于不同的肿瘤细胞，使得肿瘤细胞的亚克隆获得不同的特性。例如，需要较多生长因子的亚克隆可因生长因子缺乏而不能生长，而有些需要较少生长因子的亚克隆在此时即可生长；机体的抗肿瘤反应可杀死那些具有较高抗原性的亚克隆，而抗原性低的亚克隆则可以躲过机体的免疫监视。由于这些选择，肿瘤在生长过程中能保留那些适应存活、生长、浸润与转移的亚克隆。

近年来对白血病、乳腺癌、胶质瘤等肿瘤的研究显示，一个肿瘤虽然是由大量肿瘤细胞组成的，但其中具有启动和维持肿瘤生长、保持自我更新能力的细胞占少数，这些细胞称为肿瘤干细胞或肿瘤启动细胞。对肿瘤干细胞的进一步研究，将有助于深入认识肿瘤的发生、生长及其对治疗的反应，以及新的治疗手段的探索。

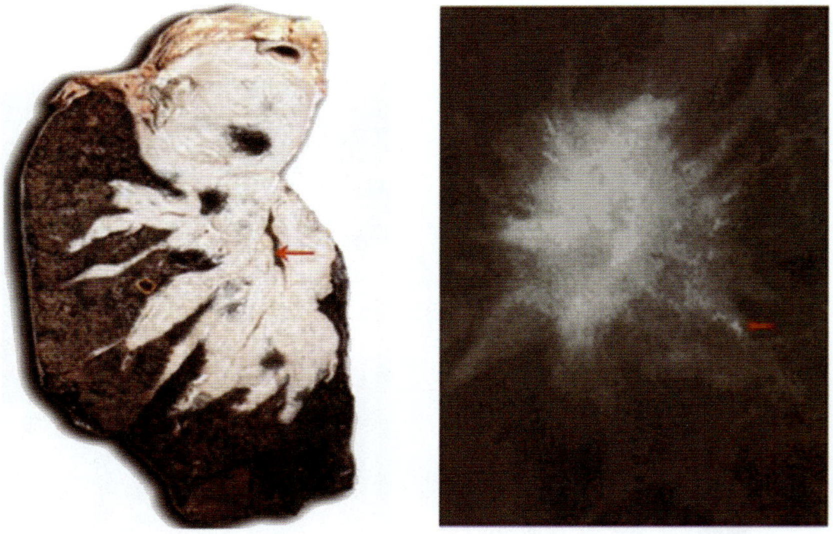

肺　癌　　　　乳腺癌的X线表现

图 4-6　恶性肿瘤浸润性生长

（3）外生性生长（exophytic growth）：发生在体表、体腔或管道器官（如消化道、泌尿生殖道）腔面的良性和恶性肿瘤，常向表面生长，形成乳头状、息肉状、蕈伞状、菜花状肿物。但恶性肿瘤在向表面生长的同时，也向基底部呈浸润性生长。其外生性生长部分，由于生长迅速，血液供应不足，易发生坏死、脱落而形成边缘隆起的恶性溃疡。管道器官的外生性肿瘤，除恶性肿瘤的浸润破坏外，突出症状是阻塞，如食管癌患者表现为吞咽困难，结肠癌患者表现为肠梗阻。

二、肿瘤的扩散

恶性肿瘤不仅在原发部位呈浸润性方式生长，还向周围组织直接局部浸润，并通过多种途径扩散到身体其他部位进行转移。肿瘤的扩散是恶性肿瘤重要的生物学特征之一，也是其引起严重损害和死亡的重要原因。其方式有局部浸润和转移两种。

1. 直接蔓延（direct spread） 是指恶性肿瘤细胞沿着组织间隙、血管、淋巴管或神经束衣浸润生长，破坏邻近的正常器官或组织，呈局部浸润生长。例如，晚期宫颈癌局部浸润到直肠、膀胱、宫旁组织或骨盆壁。恶性肿瘤细胞由原发部位像藤蔓一样连续不断地向周围组织伸延，使肿块扩大、蔓延，造成癌性粘连，使手术切除的难度增加，并为转移创造了条件。

2. 转移（metastasis） 是指恶性肿瘤细胞从原发部位侵入血管、淋巴管或体腔，被带到其他部位继续生长，形成与原发肿瘤同样类型的肿瘤的过程。所形成的肿瘤，称为转移瘤或继发瘤。转移是恶性肿瘤最重要的生物学特性之一。常见的转移途径有以下三种。

（1）淋巴道转移（lymphatic metastasis）：是癌最常见的转移途径。肿瘤细胞首先侵入毛细淋巴管，大多按淋巴液引流方向到达局部淋巴结，在淋巴结内转移。肿瘤细胞达到局部淋巴结后，先聚集于边缘窦，继续生长增殖并累及整个淋巴结，使受累的淋巴结增大、变硬、粘连成团，表现为无痛性肿大，质硬，切面呈灰白色。严重时，肿瘤细胞侵破淋巴结被膜而使多个淋巴结互相融合成团块。局部淋巴结发生转移后，肿瘤细胞可再经输出淋巴管到达另一组淋巴结形成转移瘤，依次累及远隔淋巴结，最后可经胸导管进入血流，然后继发血行转移（图 4-7）。如胃癌常先转移至附近的胃小弯淋巴结，进一步转移到较远处的主动脉旁及肝门淋巴结，晚期经胸导管转移到更远的锁骨上淋巴结。临床上需要注意，局部淋巴结肿大并非都是癌转移，也可能是机体局部免疫反应或炎症反应的结果。

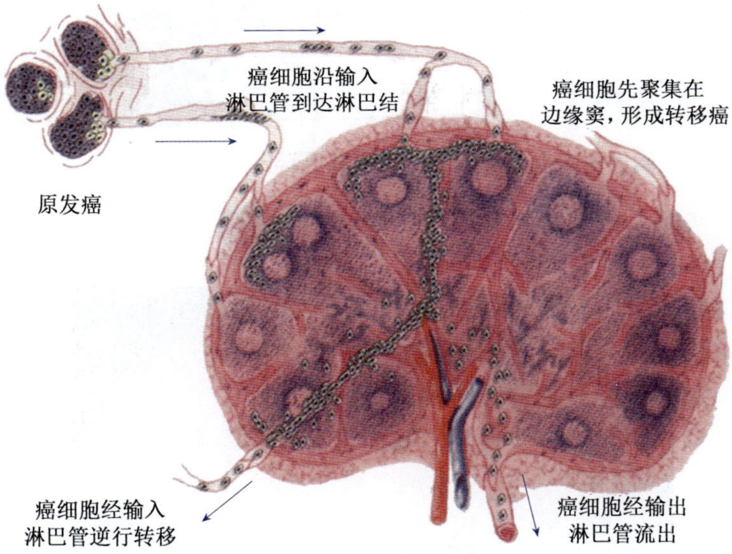

图 4-7 癌的淋巴道转移模式图

（2）血行转移（hematogenous metastasis）：是肉瘤最常见的转移途径。但是，间质富含薄壁血管的癌（如肝癌、肺癌、绒毛膜上皮癌等），也易较早发生血行转移。各种恶性肿瘤晚期均可发生血行转移。肿瘤细胞从原发部位侵入毛细血管与小静脉后直接入血，亦可经淋巴管-胸导管或经淋巴-静脉通道入血。这些肿瘤细胞若能逃避机体免疫系统的监控，则可与纤维蛋白、血小板黏聚成团，称为瘤栓（tumor embolus），可阻留于靶器官的小血管内。肿瘤细胞穿过血管壁，侵入组织中继续生长，形成转移瘤（图 4-8）。转移瘤多位于器官表面，呈多发性、散在分布，边界清楚的球结节（图 4-9）。有的由于球结节中央出血、坏死而下陷，可形成“癌脐”。

血行转移的途径常与栓子运行途径相同：①侵入体循环静脉的肿瘤细胞可转移到肺，如肝癌可发生肺转移。②侵入肺静脉的肿瘤细胞可转移至全身各器官，以肾、脑、骨等处多见。③侵入门静脉系统的肿瘤细胞可转移到肝，如胃癌、肠癌可发生肝转移。④侵入胸部、腰部、骨盆静脉的肿瘤细胞，可以经吻合支到达椎静脉丛，如前列腺癌可经此途径转移至脊柱，进而转移到脑。

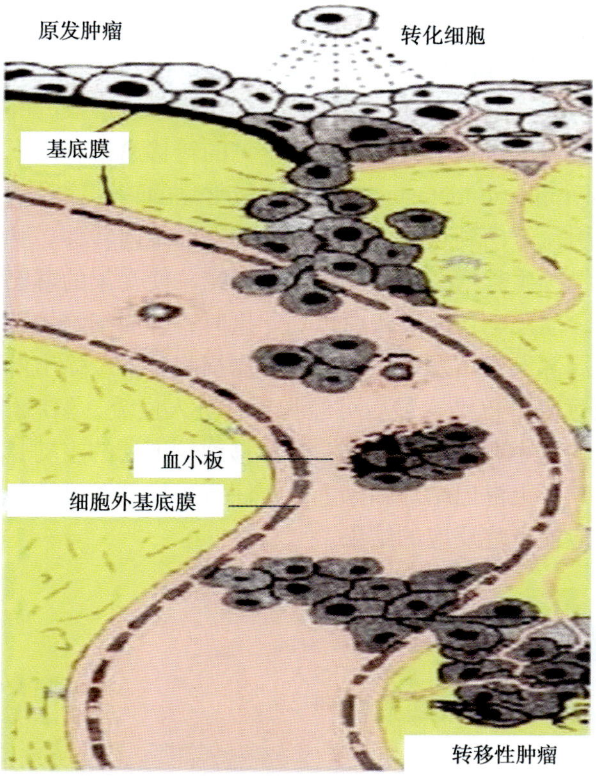

图 4-8 恶性肿瘤浸润和血行转移机制示意图

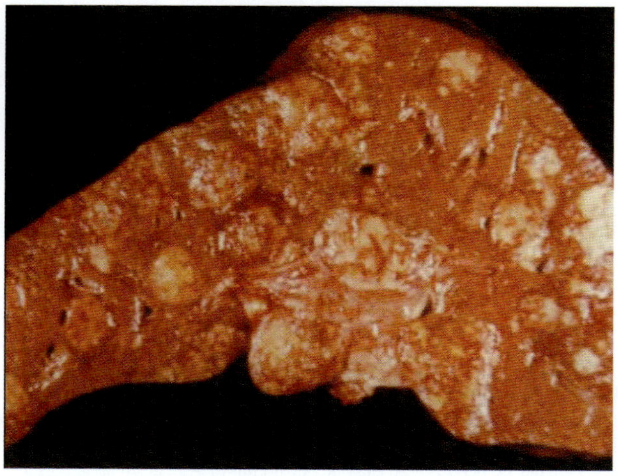

图 4-9 肝转移瘤

一般说来，血行转移最常见的转移部位是肺，其次是肝和骨。因此在临床上，对恶性肿瘤患者必须做肺和肝的影像学检查，判断有无血行转移，以确定临床分期和治疗方案。

（3）种植性转移（implantation metastasis）：体腔内器官的恶性肿瘤蔓延至器官表面时，肿瘤细胞脱落像播种一样种植在体腔其他器官的表面，形成转移瘤，称为种植性转移。如胃癌浸润浆膜后，可种植到大网膜、腹膜、肠浆膜面以及卵巢表面（4-10）等处。若胃肠道黏液癌转

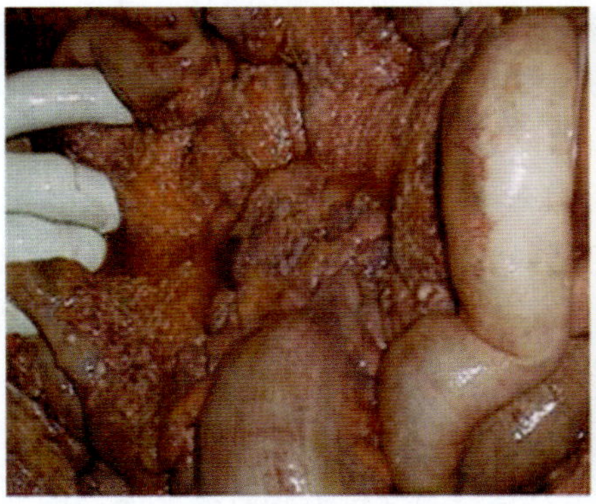

腹膜种植性转移

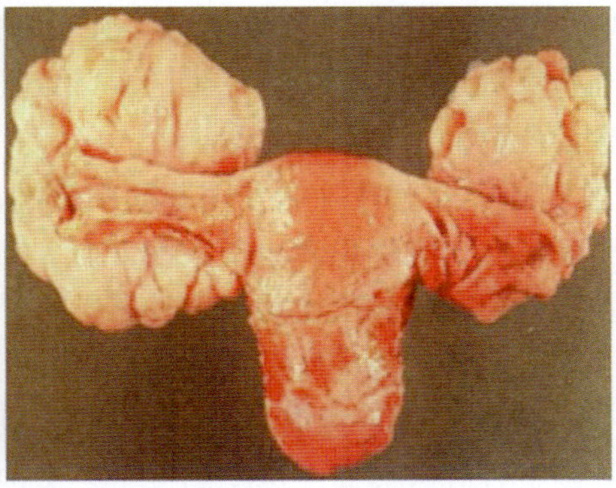

库肯勃（Krukenberg）瘤

图 4-10 种植性转移

移至卵巢，常表现为双侧卵巢结节状增大并伴腹腔积液形成，称为 Krukenberg 瘤（图 4-10）。此外，手术操作不慎可导致种植性转移，故医护人员在进行肿瘤患者的手术和检查过程中要注意规范操作，防止医源性种植性转移。种植性转移可致体腔积液，一般呈血性，可含有肿瘤细胞，穿刺抽取积液做细胞学检查有助于诊断。

三、肿瘤的复发

肿瘤的复发（relapse）是指恶性肿瘤经过正规治疗，获得一段消退或缓解期，之后又重新出现相同的肿瘤。例如，胃癌手术后吻合口复发，白血病化疗后缓解又复发等。引起复发的因素是多方面的，主要与手术切除不彻底、切口种植和隐性转移灶的存在等有关。

第五节 肿瘤对机体的影响

肿瘤因其性质、大小及发生部位不同，对机体的影响也不同。

一、良性肿瘤对机体的影响

良性肿瘤分化较好，生长缓慢，不浸润，不转移，对机体的影响一般较小。但若病变部位特殊或有继发性改变，也可致严重后果。

1. 体表良性肿瘤 除少数患者可出现局部症状外，一般对机体无严重影响。

2. 腔道器官的良性肿瘤 如消化道良性肿瘤，可引起肠腔狭窄、梗阻、肠套叠。

3. 重要器官的良性肿瘤 如颅内的脑膜瘤、星形胶质细胞瘤，可压迫脑组织、阻塞脑脊液循环而引起颅内压增高等相应的神经系统症状。

4. 继发性改变 当肿瘤生长较快或供血不足时，可发生各种继发性改变，如黏液变、囊性变及出血、坏死等，如子宫黏膜下肌瘤伴继发性改变，可引起出血和感染。

5. 内分泌激素 具有产生激素功能的内分泌肿瘤或产生激素类物质的非内分泌良性肿瘤，患者常因某种激素或激素类物质分泌过多而出现相应的临床表现。如垂体嗜酸性腺瘤患者可分泌促生长激素，引起巨人症、肢端肥大症；胰岛细胞瘤患者分泌过多的胰岛素，可引起低血糖综合征等。

二、恶性肿瘤对机体的影响

恶性肿瘤由于分化差，生长迅速，呈浸润性生长，常发生转移，除出现良性肿瘤的危害以外，还可有以下影响。因此，恶性肿瘤对机体的危害更为严重。

1. 破坏组织、器官的结构和功能　肿瘤可侵袭周围正常组织，破坏其结构，引起功能障碍，如肝细胞癌可致肝功能障碍、骨肉瘤可致病理性骨折。恶性肿瘤常发生转移，如发生脑转移后可致患者死亡。

2. 出血和感染　恶性肿瘤常因肿瘤细胞的侵袭破坏作用或缺血性坏死而发生出血。如鼻咽癌患者出现鼻血、肺癌患者出现痰中带血、结直肠癌患者出现血便、膀胱癌患者出现无痛性血尿等。肿瘤组织坏死、出血后可继发感染，患者常排出恶臭分泌物，如晚期宫颈癌、阴茎癌等。发生于消化道者更易并发溃疡、出血，甚至穿孔，引起急性腹膜炎。

3. 疼痛　肿瘤早期，患者通常没有疼痛。肿瘤晚期，可因浸润和压迫神经而引起顽固性疼痛，如肝癌患者肝区疼痛、鼻咽癌侵犯三叉神经引起头痛等，给患者造成极大的痛苦。

知识链接

疼痛的分级

疼痛在临床上的分类方法很多，最简单的方法就是根据疼痛对睡眠的影响进行分类，如疼痛完全不影响睡眠，称为轻度疼痛；如果疼痛非常剧烈，患者无法入睡，称为重度疼痛；如果疼痛影响患者的睡眠，但能正常休息片刻，称为中度疼痛。

世界卫生组织将疼痛分为 5 个级别，0 度为不疼痛，1 度，属于轻度疼痛，为间歇痛，可以不用药；2 度，属于中度疼痛，为持续性疼痛，影响患者休息，需要用止痛药，3 度，属于重度疼痛，为持续性疼痛，不用药物治疗则不能缓解疼痛；4 度是较为严重的疼痛，疼痛持续且剧烈。

按照数字分级法从 1 到 10 代表不同程度的疼痛，0 代表没有疼痛，而 10 代表疼痛剧烈。出现疼痛症状时一定要及时到正规医院检查就诊，配合医生治疗，遵医嘱治疗。在治疗期间一定要注意休息，避免过度劳累，饮食上应清淡一些，不要吃辛辣刺激性的食物。

4. 发热　肿瘤代谢产物、坏死分解产物或继发感染等毒性产物被吸收可引起发热，常表现为不规则热型。

5. 恶病质（cachexia）　是指恶性肿瘤晚期，患者出现食欲缺乏、极度消瘦、严重贫血等进行性全身衰竭的状态。发生机制可能与许多因素有关，如患者食欲缺乏、进食少，以及消化、吸收障碍；并发出血、感染、发热；肿瘤组织坏死的毒性产物可引起机体代谢紊乱；恶性肿瘤生长迅速，消耗机体大量营养物质，以及精神压力和疼痛而影响睡眠等。

6. 副肿瘤综合征　少数肿瘤（主要为癌，如小细胞肺癌、肝细胞癌、肾癌、卵巢癌等）患者，可因肿瘤产生“异位激素”和其他生物活性物质，或受不明原因的毒性及免疫性因素作用，使机体出现内分泌症状和神经、肌肉、骨关节、皮肤及肾等损害，并伴有血液、代谢和免疫功能异常等一系列复杂的临床表现，称为副肿瘤综合征（paraneoplastic syndromes），又称肿瘤相关综合征或肿瘤伴随综合征。这些症状不能用肿瘤的扩散或以肿瘤起源组织所产生的激素来解释，但可随肿瘤的缓解而减轻，也可因肿瘤复发而加剧。副肿瘤综合征的症状常出现在肿瘤本身所致症状之前，因此有助于肿瘤的早发现、早诊治，具有重要的临床意义。

恶性肿瘤患者的主要死亡原因有：①感染，约占 45%，以肺炎、败血症和腹膜炎最为常见；②器官损害及衰竭，约占 25%，由于肿瘤广泛浸润和转移，导致肺、肾、肝和脑等重要器官损害而发生功能衰竭；③梗死，约 10% 的患者死于血栓形成所致的梗死，以肺和心肌梗死最为常见；④出血，约占 10%，好发于胃肠道和脑，也可见于肺和腹腔；⑤其他，约 10% 的患者死于肿瘤所导致的恶病质、电解质代谢紊乱和酸碱平衡失调等。

第六节　良性肿瘤与恶性肿瘤的区别

区别肿瘤的良、恶性具有很重要的临床意义，这是合理选择肿瘤治疗方案的重要依据。良、恶性肿瘤的区别见表 4-2。

表 4-2　良性肿瘤与恶性肿瘤的区别

项目	良性肿瘤	恶性肿瘤
分化程度	分化好，异型性小，与原有组织的形态相似	分化差，异型性大，与原有组织的形态差别大
核分裂象	无或少，不见病理性核分裂象	多见，并可见病理性核分裂象
生长速度	缓慢	较快
生长方式	膨胀性和外生性生长，常有包膜形成，与周围组织一般分界清楚，通常可推动	浸润性和外生性生长，无包膜，一般与周围组织分界不清楚，通常不能推动
继发性改变	少见	常发生出血、坏死、溃疡形成等
转移	不转移	可有转移
复发	不复发或很少复发	易复发
对机体影响	较小，主要为局部压迫或阻塞	较大，除压迫、阻塞外，还可破坏原发部位和转移处的组织，引起坏死、出血、合并感染，甚至恶病质

需要指出的是，良性肿瘤与恶性肿瘤的区别是相对的，并无截然的分界。如血管瘤虽为良性肿瘤，但呈侵袭性生长，无包膜；发生在颅内等重要部位的良性肿瘤也可危及患者的生命。在恶性肿瘤中，因分化程度不同，其恶性程度也各不相同。分化较好者，恶性程度相对较低，如甲状腺滤泡癌。肿瘤类型不同，其转移情况也不尽相同，如皮肤基底细胞癌几乎不转移，鼻咽癌早期即有转移，子宫内膜癌则转移较晚。有的良性肿瘤如不及时治疗，可发生恶变，如结肠息肉状腺瘤可恶变为腺癌；而恶性黑色素瘤可因机体免疫力增强等原因而停止生长，甚至自行消退。有些肿瘤的组织形态和生物学特性介于良性与恶性肿瘤之间，称为交界性肿瘤（borderline tumor），具有潜在恶性表现，应采取相应的治疗措施，以防止恶变或复发，临床常见的有膀胱乳头状瘤、卵巢浆液性交界性囊腺瘤和黏液性交界性囊腺瘤等。

➢ **考点：**良、恶性肿瘤的鉴别。

第七节　肿瘤的命名与分类

机体的任何组织几乎都可能发生肿瘤，其组织学类型繁多，生物学行为和临床表现各不相同，必须进行科学的命名和分类，才能进行正确的诊断和治疗。

一、肿瘤的命名

（一）良性肿瘤的命名

良性肿瘤的命名原则一般是在其起源组织名称之后加“瘤”字，如起源于纤维组织的良性肿瘤，称为纤维瘤；起源于腺上皮的良性肿瘤，称为腺瘤；起源于脂肪组织的良性肿瘤，称为脂肪瘤；起源于平滑肌的良性肿瘤，称为平滑肌瘤。有时结合肿瘤的形态特点命名，如乳头状瘤、囊腺瘤、息肉状腺瘤等。

（二）恶性肿瘤的命名

恶性肿瘤通常分为癌和肉瘤两大类。

1. 癌（carcinoma） 是指起源于上皮组织的恶性肿瘤。其命名是在起源组织名称后加“癌”字，如鳞状上皮细胞癌（简称鳞癌）、腺癌、移行细胞癌等。部分癌还结合其形态特点来命名，如乳头状癌、囊腺癌等。

2. 肉瘤（sarcoma） 是指起源于间叶组织的恶性肿瘤。其命名是在起源组织名称后加“肉瘤”二字，如起源于脂肪组织的恶性肿瘤称为脂肪肉瘤，起源于纤维组织的恶性肿瘤称为纤维肉瘤，起源于平滑肌组织的恶性肿瘤称为平滑肌肉瘤等。未分化肉瘤（undifferentiated sarcoma）是指形态或免疫表型可以确定为肉瘤，但缺乏特定间叶组织分化特征的肉瘤。

如果恶性肿瘤实质既有癌的成分，又有肉瘤的成分，则称癌肉瘤（carcinosarcoma）。一般所说的“癌症”（cancer），习惯上常泛指所有的恶性肿瘤。癌和肉瘤两者的生物学特性、临床表现及病理变化均不相同。区别癌与肉瘤（表 4-3），对临床诊断和治疗有着重要的作用。

表 4-3　癌与肉瘤的区别

	癌	肉瘤
组织来源	上皮组织	间叶组织
发病率、年龄	较常见，约为肉瘤的 9 倍，多发生于 40 岁以上的中、老年人	较少见，多发生于青少年
大体形态特点	切面质地较脆，呈灰白色，干燥，呈粗颗粒状，常伴坏死	切面质地较软，呈灰红色，湿润，细腻似鱼肉，常伴出血
组织学特点	癌细胞呈实性条索、团块状结构（癌巢），实质与间质分界清楚，纤维组织常有增生	肉瘤细胞弥漫分布，实质与间质分界不清，间质中有丰富的血管，纤维组织较少
网状纤维	癌巢被网状纤维包绕，癌细胞间无网状纤维	肉瘤细胞间有网状纤维
免疫组化	上皮组织标志物角蛋白、上皮细胞膜抗原等呈阳性	间叶组织标志物波形蛋白、结蛋白呈阳性
转移方式	多经淋巴道转移	多经血行转移

➢ **考点：**如何鉴别癌与肉瘤？主要依据是什么？

（三）特殊命名

有少数肿瘤不按上述原则命名，有一些特殊的命名或俗称。

1. 以“母细胞瘤”命名　起源于幼稚组织及神经组织的肿瘤称为“母细胞瘤”，多数为恶性，如神经母细胞瘤、髓母细胞瘤、肾母细胞瘤等；少数为良性，如骨母细胞瘤、脂肪母细胞等。

2. 名称冠以“恶性”二字的肿瘤　有些恶性肿瘤成分复杂或由于习惯沿袭，称为“恶性××瘤”，如恶性淋巴瘤、恶性脑膜瘤、恶性畸胎瘤等。

3. 以“瘤”或“病”命名的恶性肿瘤　如黑色素瘤、精原细胞瘤、无性细胞瘤、多发性骨髓瘤、白血病、蕈样霉菌病等。

4. 以“人名”来命名的恶性肿瘤　如尤因（Ewing）肉瘤、霍奇金（Hodgkin）淋巴瘤。

5. 以“瘤病”为后缀命名的肿瘤　表示肿瘤的多发性，如神经纤维瘤病、脂肪瘤病、血管瘤病等。

6. 按肿瘤细胞形态命名的肿瘤　如肺燕麦细胞癌、印戒细胞癌、透明细胞肉瘤。

7. 具有多项分化潜能的生殖细胞发生肿瘤，往往含有三个胚层的多种组织成分，如牙齿、毛发、油脂、幼稚的血管、神经等，其排列结构混乱，称为畸胎瘤。

（四）转移瘤的命名

转移瘤的命名通常是在转移部位后加“转移性”再加原发瘤的命名，例如，肺转移性绒毛膜癌等。也可以在原发肿瘤命名后再加上转移到的器官名称，如乳腺癌腋窝淋巴结转移，胃腺癌肝转移、食管鳞状细胞癌肺转移等。

➢ **考点：** 常见以瘤或病，或以“人名”或以母细胞命名的恶性肿瘤有哪些？含两个胚层的肿瘤称为什么？含三个胚层的肿瘤称为什么？

二、肿瘤的分类

目前，肿瘤的分类仍以形态学为基础，通常根据组织来源将肿瘤分为五大类，每类又根据其分化程度和生物学行为，分为良性肿瘤与恶性肿瘤两大类。现将各种组织来源的常见肿瘤归纳至表 4-4。

表 4-4 肿瘤分类举例

组织来源	良性肿瘤	恶性肿瘤	好发部位
（一）上皮组织			
基底细胞		基底细胞癌	头面部皮肤
鳞状上皮	乳头状瘤	鳞状细胞癌	乳头状瘤见于皮肤、鼻、喉等；鳞状细胞癌见于皮肤、宫颈、食管、肺、鼻窦和阴茎等
腺上皮	腺瘤	腺癌	腺瘤多见于乳腺、甲状腺、胃、肠；腺癌见于胃、肠、乳腺、甲状腺等
	囊腺瘤	囊腺癌	卵巢
	多形性腺瘤	恶性多形性腺瘤	涎腺
移行上皮	乳头状瘤	移行细胞癌	膀胱、肾盂
（二）间叶组织			
纤维组织	纤维瘤	纤维肉瘤	四肢
纤维组织细胞	纤维组织细胞瘤	恶性纤维组织细胞瘤	四肢
脂肪组织	脂肪瘤	脂肪肉瘤	前者多见于背部、肩部、颈部等皮下组织；后者多见于下肢和腹膜后深部软组织
平滑肌组织	平滑肌瘤	平滑肌肉瘤	子宫、胃肠道
横纹肌组织	横纹肌瘤	横纹肌肉瘤	肉瘤多见于头颈部、生殖泌尿道及四肢
血管组织	血管瘤	血管肉瘤	皮肤和皮下组织
淋巴管组织	淋巴管瘤	淋巴管肉瘤	舌、唇等
骨组织	骨瘤	骨肉瘤	骨瘤多见于颅骨、长骨；骨肉瘤多见于长骨上下端，以膝关节上下尤为多见
软骨组织	软骨瘤	软骨肉瘤	软骨瘤多见于手、足部短骨；软骨肉瘤多见于骨盆、肋骨、股骨、肱骨及肩胛骨等
滑膜组织	滑膜瘤	滑膜肉瘤	膝、踝、腕、肩和肘等关节附近
间皮	间皮瘤	恶性间皮瘤	胸膜、腹膜
（三）淋巴、造血组织			
造血组织		白血病	淋巴、造血组织
淋巴组织		淋巴瘤	颈部、纵隔、肠系膜和腹膜后淋巴结
（四）神经组织			
神经鞘膜组织	神经纤维瘤	神经纤维肉瘤	全身皮肤、四肢、腹膜后神经
神经鞘组织	神经鞘瘤	恶性神经鞘瘤	头、颈、四肢等处神经
胶质细胞	胶质细胞瘤	恶性胶质细胞瘤	大脑
原始神经细胞		髓母细胞瘤	小脑
脑膜组织	脑膜瘤	恶性脑膜瘤	脑膜
交感神经节	节细胞神经瘤	神经母细胞瘤	前者多见于纵隔和腹膜后；后者多见于肾上腺髓质

续表

组织来源	良性肿瘤	恶性肿瘤	好发部位
（五）其他肿瘤			
黑色素细胞		黑色素瘤	皮肤
胎盘组织	葡萄胎	绒毛膜上皮癌、恶性葡萄胎	子宫
性索	支持细胞、间质细胞瘤	恶性支持细胞、间质细胞瘤	卵巢、睾丸
生殖细胞		无性细胞瘤	卵巢
		精原细胞瘤	睾丸
		胚胎性癌	卵巢、睾丸
三个胚层组织	畸胎瘤	恶性畸胎瘤	卵巢、睾丸、纵隔和骶尾部

➢ **考点：**常见良、恶性肿瘤的来源。

第八节　癌前病变、不典型增生、上皮内瘤变和原位癌

早期识别癌前病变、不典型增生、上皮内瘤变和原位癌是防止肿瘤发生、发展及早期诊断和治疗肿瘤的重要环节，具有十分有重要的临床意义。

一、癌前病变

癌前病变（precancerous lesion）是指具有恶变潜在危险的某些病变，若长期存在，则患者发生相关恶性肿瘤的风险较大。从癌前病变发展为恶性肿瘤是一个逐渐演进的过程。上皮组织的癌前病变，可先出现不典型增生，再进展为原位癌，然后发展为浸润癌。但应注意，癌前病变并不一定会发展为恶性肿瘤。早期发现、及时治疗癌前疾病，对降低恶性肿瘤的发病率有着重要的意义。常见的癌前病变包括：

1. 慢性萎缩性胃炎及胃溃疡　慢性萎缩性胃炎可致胃黏膜腺体肠上皮化生，慢性胃溃疡时溃疡边缘黏膜因受刺激而不断增生。若经久不愈，则这两种疾病均可癌变。

2. 黏膜白斑　常发生在口腔、外阴、宫颈、食管处的黏膜。主要病变为黏膜鳞状上皮过度增生和角化，伴一定程度的异型性。肉眼观，病变部位呈白色斑块，故称白斑。若长期不愈，黏膜白斑可转变为鳞状细胞癌。

3. 纤维囊性乳腺病（乳腺囊性增生病）　常见于 40 岁左右妇女，由内分泌失调所致。主要病变为乳腺小叶导管和腺泡上皮细胞增生，大汗腺化生及导管囊性扩张，间质纤维组织也有增生。伴有导管内乳头状增生者，较易发生癌变。

4. 结肠绒毛状腺瘤、结肠及直肠腺瘤性息肉、家族性多发性结肠息肉病　可以单发或多发，均可发生癌变。病变多发者常有家族史，为常染色体显性遗传，癌变率更高。

5. 乳头状瘤　外耳道、膀胱、阴茎及喉部的乳头状瘤，易发生癌变。

6. 肝硬化　由慢性乙型、丙型病毒性肝炎所致的肝硬化，有一部分可进展为肝细胞性肝癌。

7. 慢性溃疡性结肠炎　在反复溃疡伴黏膜上皮增生的基础上可发生癌变。

8. 皮肤慢性溃疡　经久不愈的皮肤溃疡或瘘管，尤其是小腿皮肤的慢性溃疡，因长期慢性炎症刺激，表皮鳞状细胞增生，有的可发生癌变。

9. 其他　如结肠慢性血吸虫病、隐睾、日光角化病及交界痣等，均可发生癌变。

➢ **考点：**举例说明常见的癌前病变。

二、不典型增生

不典型增生（atypical hyperplasia）是指上皮细胞过度增生，并具一定程度的异型性，又称异型增生（dysplasia）。病理表现为增生的细胞大小不一、形态多样、层次增多；细胞排列紊乱，极向丧失；核大而染色深，核质比例增大，核分裂象增多，但多属正常，尚不具备癌的诊断标准。

不典型增生常发生于鳞状上皮或黏膜表面被覆的腺上皮。根据异型性的程度和累及范围，可分为轻、中、重度三级。轻度不典型增生只累及上皮层下部的 1/3 以内；中度不典型增生累及上皮层下部的 1/3 以上，但不超过 2/3。当病因消除后，轻、中度不典型增生可恢复正常。不典型增生超过 2/3，但尚未达上皮全层时，称为重度不典型增生。

三、上皮内瘤变

上皮内瘤变（intraepithelial neoplasia，IN）的概念近年来在临床上较多用于描述上皮从不典型增生到原位癌这一连续的过程，将轻度和中度不典型增生分别称为上皮内瘤变Ⅰ级和上皮内瘤变Ⅱ级，将重度不典型增生和原位癌称为上皮内瘤变Ⅲ级（图 4-11）。例如，宫颈上皮内瘤变Ⅰ级、Ⅱ级和Ⅲ级。

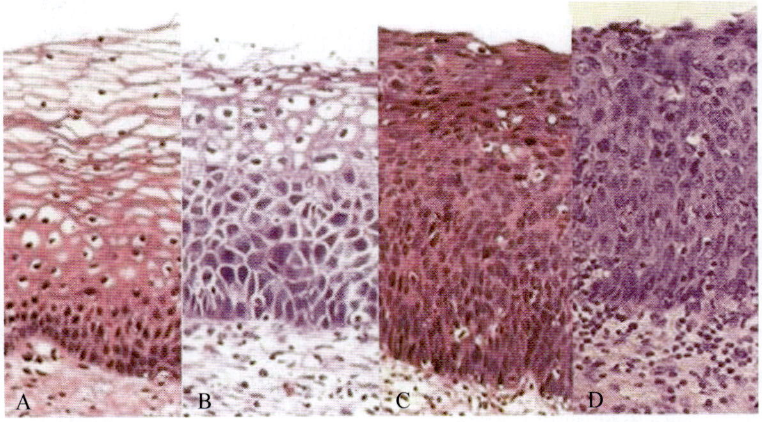

上皮内瘤变Ⅰ级　上皮内瘤变Ⅱ级　上皮内瘤变Ⅲ级　原位癌

图 4-11　上皮内瘤变及原位癌

四、原位癌

原位癌（carcinoma in situ）是指癌细胞仅局限于上皮全层，尚未突破基底膜的癌，又称为非浸润癌（图 4-11），如食管、宫颈和乳腺小叶原位癌。原位癌可长期保持不变，也可自行消退，或发展为浸润癌。因上皮或表皮内无血管和淋巴管，故原位癌不发生转移。原位癌是早期癌，早期发现和积极治疗，可防止其发展为浸润癌，从而提高治愈率。

第九节　常见肿瘤举例

一、常见上皮组织肿瘤

上皮组织肿瘤是由上皮组织（包括被覆上皮与腺上皮）发生的肿瘤，最为常见。

（一）良性上皮组织肿瘤

1. 乳头状瘤（papilloma） 是由被覆上皮发生的肿瘤，常见于皮肤、喉、外耳道、阴茎、膀胱等处。肉眼观，肿瘤呈外生性生长，形成手指样或乳头状突起，并可呈菜花状或绒毛状外观，肿瘤的根部常有细蒂与正常组织相连（图 4-12A）。镜下观，每一乳头表面均覆盖增生的上皮细胞，分化良好，乳头的轴心由血管和结缔组织间质构成（图 4-12B）。乳头状瘤切除后一般不复发，但发生于外耳道、膀胱及阴茎者易复发或发生癌变。

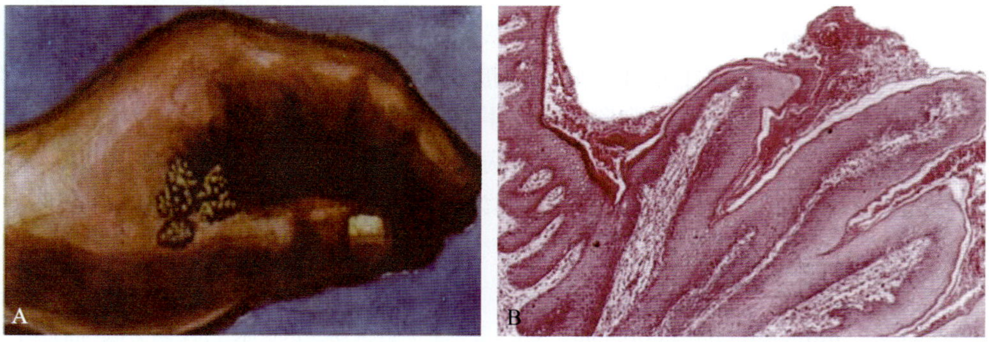

图 4-12 皮肤乳头状瘤

2. 腺瘤（adenoma） 是起源于腺上皮的良性肿瘤，常见于甲状腺、乳腺、胃肠道、卵巢、涎腺等处。腺瘤的腺体与其起源的腺体在结构上相似，也具有一定的分泌功能，细胞分化良好。肉眼观，腺体器官的腺瘤呈结节状，常有完整包膜，黏膜腺的腺瘤多呈息肉状。镜下观，肿瘤细胞分化良好，肿瘤细胞构成的腺体与其起源腺体的不同之处在于腺体大小不一，形态不规则，排列疏密不一致。根据腺瘤的成分和形态特点，又可将其分为如下几类。

（1）息肉状腺瘤（polypous adenoma）：多发生于胃肠道黏膜，呈息肉状，有蒂与黏膜相连，可单发或多发。其中，结肠绒毛状腺瘤和家族多发性结肠息肉病易发生癌变。

（2）纤维腺瘤（fibroadenoma）：腺上皮细胞和结缔组织同时增生构成肿瘤的实质。常见于女性乳腺，多为单个结节状或分叶状。

（3）多形性腺瘤（pleomorphic adenoma）：瘤体由腺组织、鳞状上皮、黏液样和软骨样组织构成（图 4-13），好发于涎腺，尤其多见于腮腺，可能是闰管上皮和肌上皮发生的腺瘤。该肿瘤切除后易复发，为交界性肿瘤。

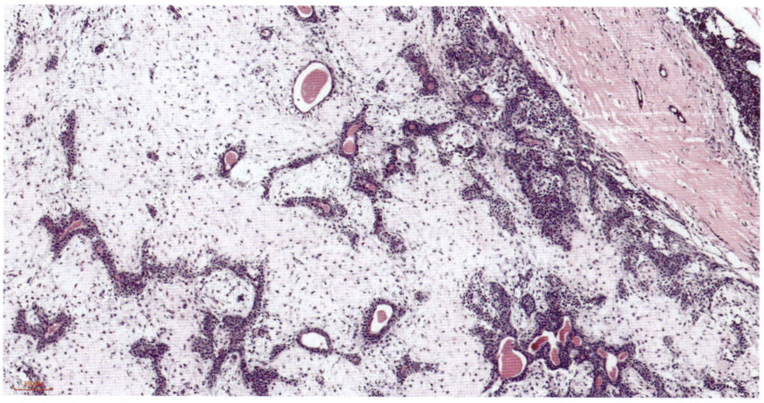

图 4-13 多形性腺瘤

（4）囊腺瘤（cystadenoma）：常见于卵巢、胰腺和甲状腺。肿瘤细胞分泌大量黏液或浆液并淤积，使腺腔扩大呈囊腔。浆液性囊腺瘤伴乳头增生时，易发生癌变。

（二）恶性上皮组织肿瘤

由上皮组织发生的恶性肿瘤称为癌，多见于中老年人，是临床上最常见的一类恶性肿瘤。癌的常见类型有以下几种。

1. 鳞状细胞癌（squamous cell carcinoma） 简称鳞癌，来源于鳞状上皮或鳞状上皮化生的组织，如皮肤、口腔、食管、唇、子宫颈、阴道、阴茎或支气管鳞状上皮化生部位等。肉眼观，肿瘤呈菜花状或溃疡状。镜下观，异型性明显的上皮样癌细胞聚集成不规则的条索、片块状癌巢，与间质分界清楚。癌组织突破基膜向深层组织浸润生长、破坏组织。根据分化程度可将其分为三级。鳞癌Ⅰ级：癌巢清楚（癌巢即癌细胞呈团块状或条索排列的结构）。癌细胞间可见细胞间桥，中央常出现同心圆状的角化珠（癌珠）（图 4-14A）。鳞癌Ⅲ级：癌细胞异型性明显，无角化珠，甚至无细胞间桥（图 4-14B）。鳞癌Ⅱ级：形态改变介于Ⅰ级和Ⅲ级之间。

2. 基底细胞癌（basal cell carcinoma） 来源于基底细胞，多见于中老年人面部，如眼睑、颊和鼻翼等处。镜下观，癌巢主要由深染的呈多角形或梭形的基底细胞样癌细胞构成（图 4-15）。肿瘤生长缓慢，常向表面破坏形成不规则性溃疡，并向深部组织浸润生长，但很少发生转移。临床上肿瘤呈低度恶性经过，对放射线治疗敏感，预后较好。

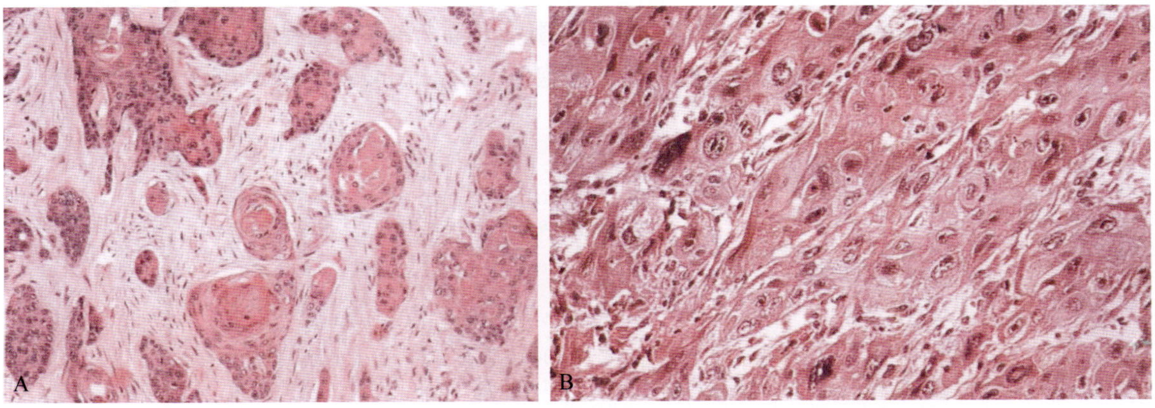

图 4-14 鳞状细胞癌

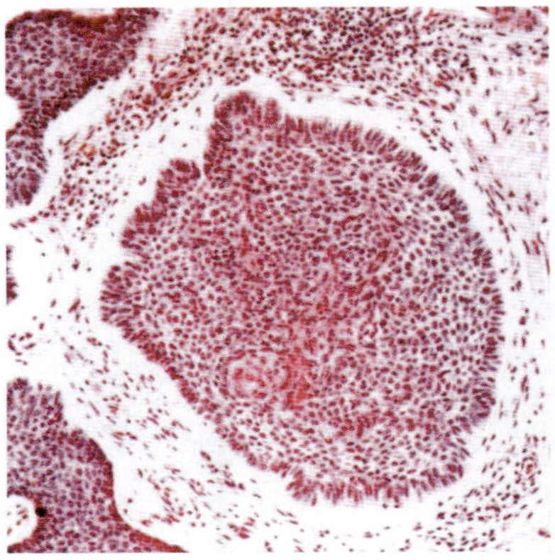

图 4-15 基底细胞癌

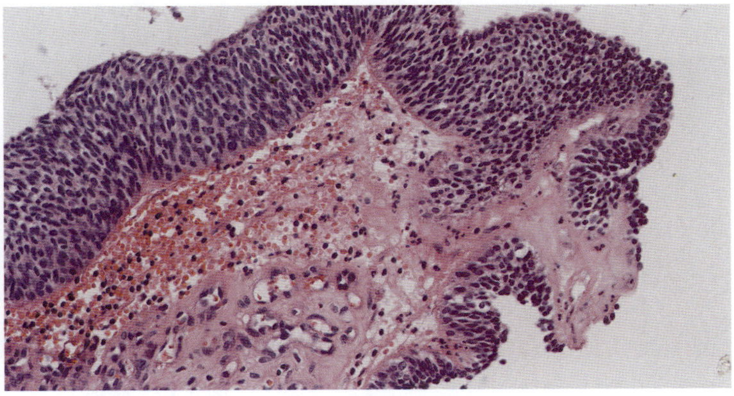

图 4-16 低级别移行细胞癌

3. 移行细胞癌（transitional cell carcinoma） 来源于膀胱、输尿管、肾盂的移行上皮，常呈多发性乳头状，乳头纤细而质脆，可形成溃疡或广泛浸润膀胱壁。镜下观，癌细胞呈多层排列，分化好者似移行上皮（图 4-16），分化差者异型性明显。临床表现为无痛性血尿，易广泛侵袭和早期转移。

4. 腺癌（adenocarcinoma） 是指来源腺上皮的恶性肿瘤，多发生在胃肠道、乳腺、子宫体、甲状腺等处。肉眼观，肿瘤呈息肉状、结节状或溃疡状。镜下观，高分化腺癌细胞形成大小不等、形态不规则的腺样结构。腺样结构拥挤，可呈“背靠背”“共壁”“筛状”等结构形态、肿瘤细胞排列紧密、发生重叠或层次增多，常失去极向，异型性明显。根据癌细胞分化程度和组织形态，可将腺癌分为以下几类：

（1）管状或乳头状腺癌（papillary adenocarcinoma）：多见于胃肠道、甲状腺、胆囊、子宫体和卵巢等处。癌组织分化较好，癌细胞构成大小不等、形状不一的腺体样结构，癌细胞呈多层排列、极性紊乱。当腺癌形成较多乳头状结构时，称为乳头状腺癌（图 4-17A）；腺腔高度扩张呈囊状时，称为囊腺癌。伴乳头状生长的囊腺癌，称为乳头状囊腺癌。

（2）实性癌：为低分化腺癌，癌细胞不构成腺体结构，而形成实体性团块状或条索状癌巢，异型性明显。若癌巢小而少、纤维结缔组织占优势，癌组织质地硬，则称为硬癌（scirrhous carcinoma）（图 4-17B）。若大片癌巢占优势，间质少，癌组织质地软如脑髓者，则称为髓样癌（medullary carcinoma）（图 4-17C）。当癌巢与间质两者相当时，则称为单纯癌（carcinoma simplex）。

（3）黏液癌（mucinous carcinoma）：为低分化腺癌。肉眼观，癌组织呈灰白色半透明胶冻状，故又称胶样癌。镜下观，癌细胞分泌大量黏液聚积在癌细胞内，将核挤向一侧，使该细胞呈戒指状，称为印戒细胞（signet ring cell）。印戒细胞分泌黏液并逐渐聚积在腺腔内，形成黏液池。当印戒细胞为主要成分呈广泛性浸润时，称为印戒细胞癌（signet ring cell carcinoma）（图 4-17D）。

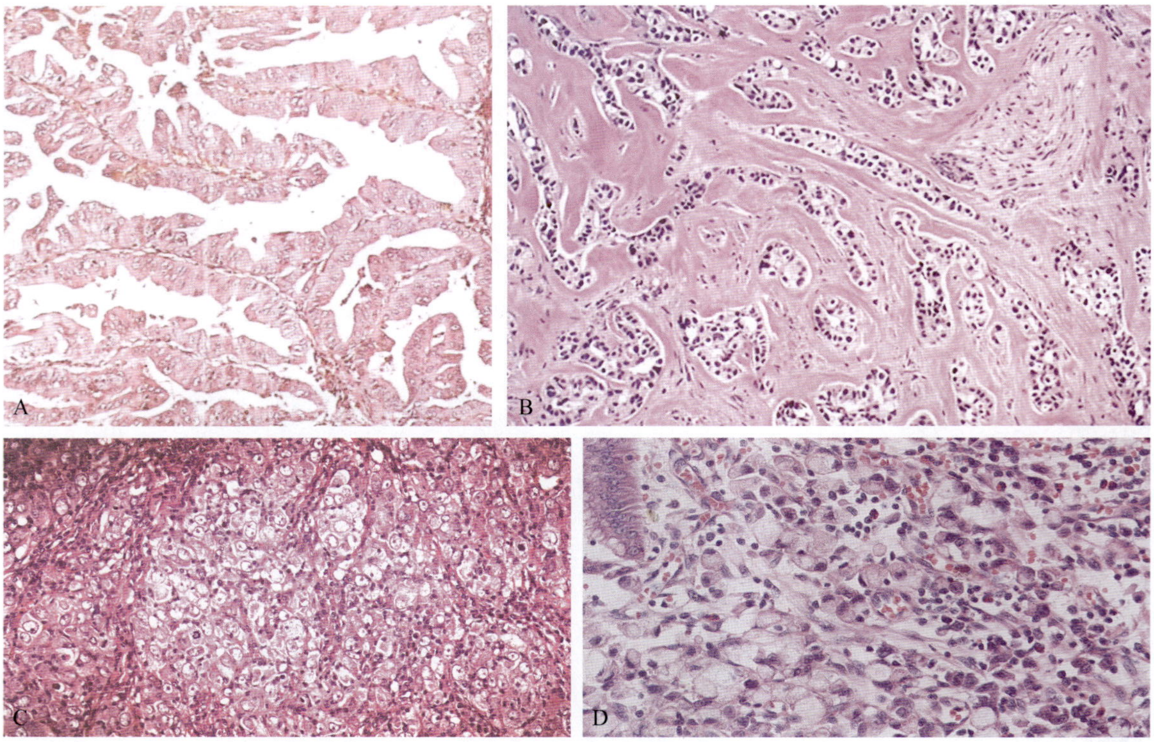

图 4-17 腺癌

A. 乳头状腺癌；B. 硬癌；C. 髓样癌；D. 印戒细胞癌

二、常见间叶组织肿瘤

（一）良性间叶组织肿瘤

1. 脂肪瘤（lipoma） 来源于脂肪组织，是最常见的一种良性肿瘤，常发生在颈部、肩部、背部和四肢的皮下组织。肉眼观，肿瘤多为单发，呈分叶状或结节状，有包膜，切面呈淡黄色，质地柔软，似正常脂肪组织（图4-18A）。镜下观，肿瘤由分化成熟的脂肪细胞构成，与正常脂肪组织的区别是常有不均等的纤维组织和血管构成的间隔（图4-18B）。脂肪瘤除局部压迫外，常无明显症状，极少发生恶变，切除后亦不复发。

2. 纤维瘤（fibroma） 来源于纤维组织，常发生于四肢及躯干的皮下。肉眼观，肿瘤呈结节状，有包膜，切面呈灰白色，并可见纵横交错的编织状条纹，质地坚韧（图4-19A）。镜下观，肿瘤由分化好的成纤维细胞、纤维细胞和胶原纤维构成，胶原纤维呈束状，互相编织排列；间质由血管及疏松结缔组织（图4-19B）构成。肿瘤生长缓慢，切除后一般不复发。

3. 平滑肌瘤（leiomyoma） 来源于平滑肌组织，多见于子宫（图4-20A）、胃肠道等处。肉眼观，肿瘤呈结节状，可单发，亦可多发，边界清楚，有或无包膜，切面呈灰白色，编织状。镜下观，肿瘤由形态较一致的梭形平滑肌样肿瘤细胞构成，排列呈束状或栅栏状；细胞核

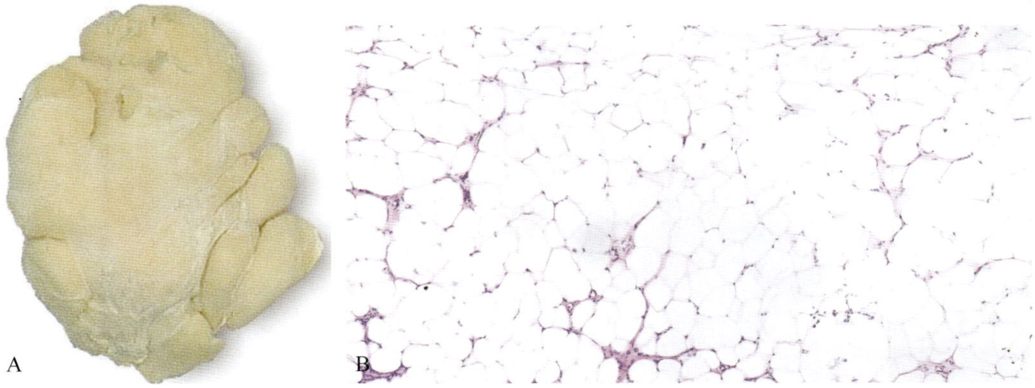

图4-18 脂肪瘤

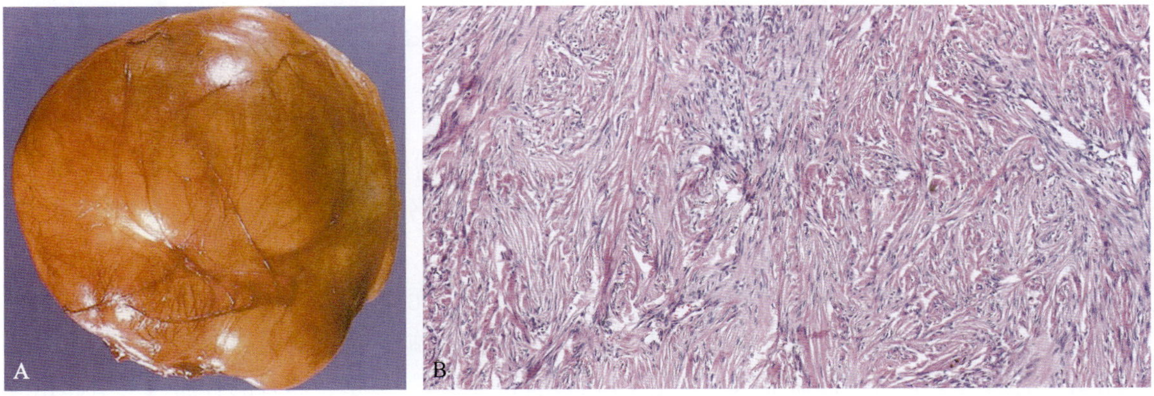

图4-19 纤维瘤

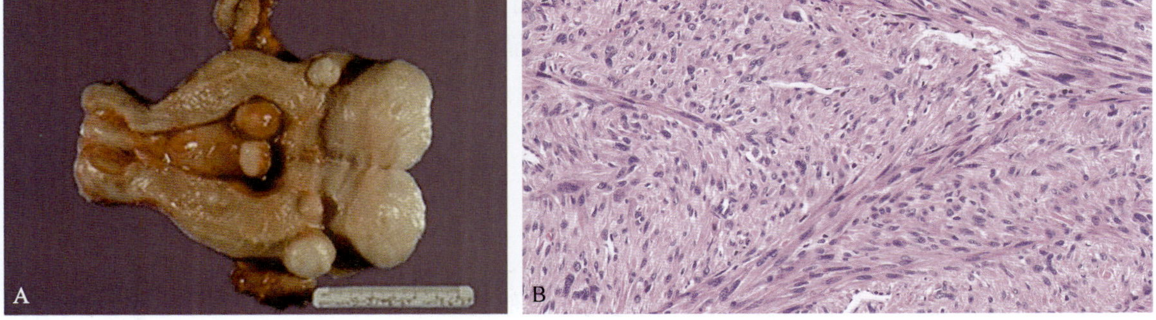

图4-20 子宫多发性平滑肌瘤

为长杆状，两端圆钝，状如腊肠，可作为与纤维瘤相鉴别的依据（图 4-20B）。

4. 脉管瘤 可分为血管瘤（hemangioma）及淋巴管瘤（lymphangioma）两类，其中以血管瘤最常见。血管瘤好发于皮肤、皮下、肌肉和肝、脾等处。肉眼观，血管瘤无包膜，边界不清，呈浸润性生长，呈鲜红色或紫红色。皮肤或黏膜血管瘤呈斑块状，内脏血管瘤多呈结节状。镜下观，包括毛细血管瘤（图 4-21A）、海绵状血管瘤（图 4-21B）及混合性血管瘤（图 4-21C）三种类型。

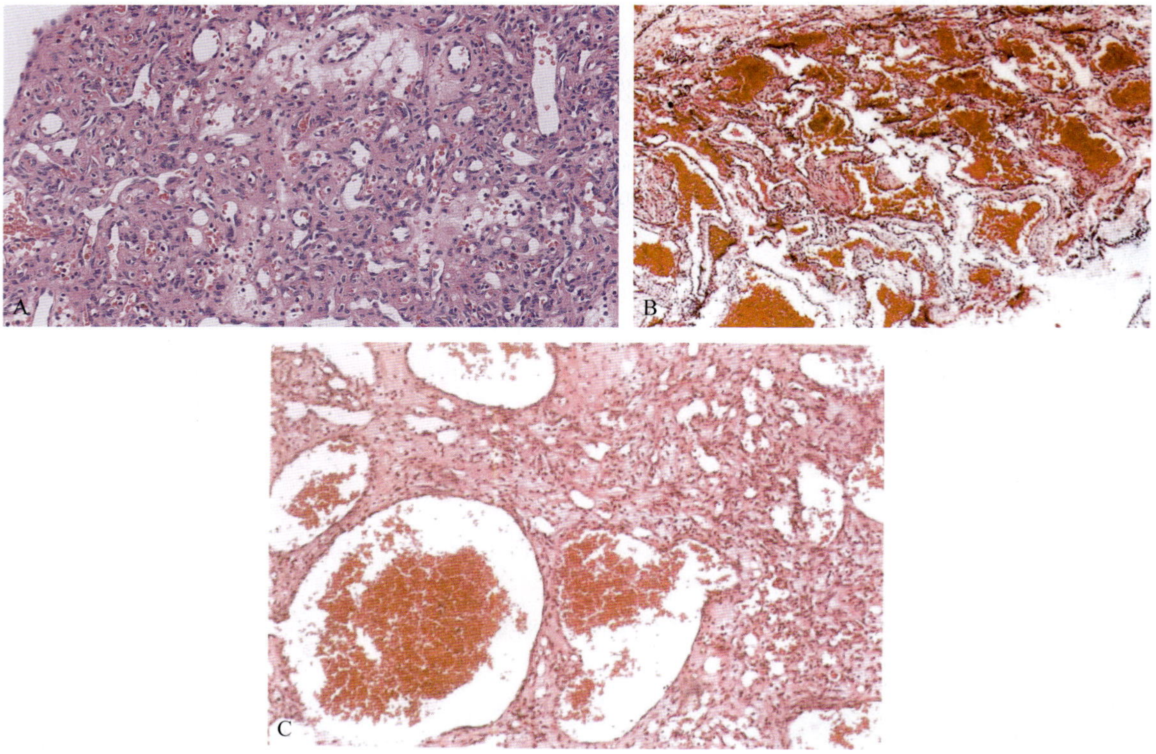

图 4-21 血管瘤

淋巴管瘤由增生的淋巴管构成，内含淋巴液。淋巴管瘤好发于唇、舌、颊、口底、腋窝、腹腔等处，边界清楚或不清楚，呈蜂窝状或囊状。淋巴管瘤分为毛细淋巴管瘤、海绵状淋巴管瘤和囊性淋巴管瘤三种类型。

5. 骨瘤（osteoma） 好发于颅面骨，常为单发，形成无痛性局部隆起，生长缓慢，境界清楚。肿瘤主要由成熟的板层骨构成，但骨小梁排列紊乱，缺乏正常的哈弗斯系统，间质为纤维组织，有时可见脂肪及造血细胞。发生于颅骨内板、眼眶、鼻窦、颌骨的骨瘤，可引起相应部位的压迫症状。

6. 软骨瘤（chondroma） 主要成分为透明软骨，自软骨膜发生向外生长者，称为外生软骨瘤或骨膜软骨瘤；发生于骨髓腔内者称为内生软骨瘤，可使骨膨胀，其外有薄层骨壳。肉眼观，软骨瘤切面呈银白色或淡蓝色。镜下观，软骨瘤由分化成熟的软骨细胞和软骨基质构成，呈不规则分叶状。发生在手、足部短骨者多为良性；发生在胸骨、肋骨、骨盆、椎骨及四肢长骨者易发生恶变。

（二）恶性间叶组织肿瘤

1. 纤维肉瘤（fibrosarcoma） 起源于纤维组织，是肉瘤中最常见的一种，好发于四肢和躯干的深部组织。发生在婴儿的纤维肉瘤，预后较成人纤维肉瘤好。肉眼观，瘤体呈结节状或不规则形，可有假包膜，切面呈粉红色，质地均匀，似鱼肉样外观（图 4-22A）。镜下观，分化好者异型性小，由梭形肿瘤细胞和胶原纤维组成，呈束状或交织排列，似正常纤维组织。分

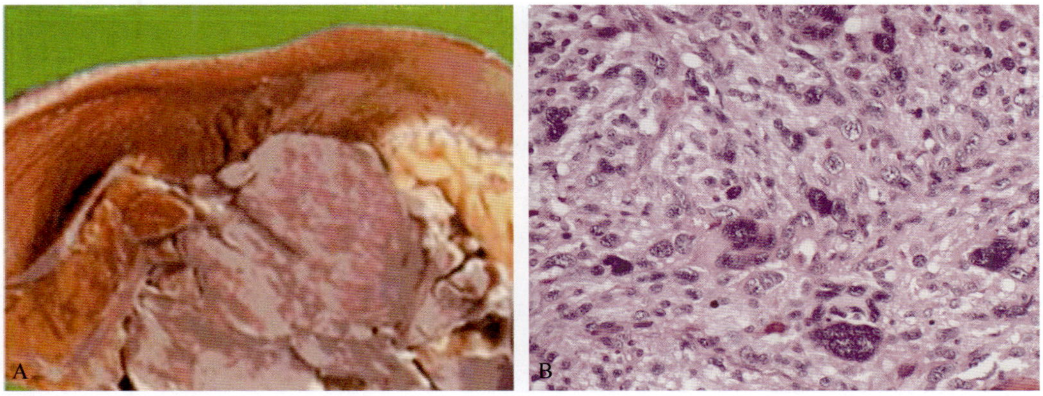

图 4-22 纤维肉瘤

A. 肿瘤呈浸润性生长，质地细腻似鱼肉；B. 肿瘤细胞排列密集，异型性明显，可见病理性核分裂象

化差者肿瘤细胞含量丰富，异型性明显，胶原纤维、网状纤维少见（图 4-22B），肿瘤生长快，易发生复发和转移。

2. 脂肪肉瘤（liposarcoma） 来源于原始间叶组织，极少由皮下脂肪层发生或由脂肪瘤恶变而来，好发于成人大腿、腹膜后的深部软组织，是肉瘤中的常见类型。肉眼观，瘤体呈结节状或分叶状，直径多为 5 ～ 10 cm，有假包膜；分化好者呈黄色，分化差者呈胶冻状或鱼肉状（图 4-23A）。镜下观，肿瘤细胞形态多样，可见分化差的星形、梭形、小圆形或多形性脂肪母细胞，胞质内有数量不等的脂肪滴，也可见分化成熟的脂肪细胞。脂肪肉瘤可分为分化成熟型脂肪肉瘤、黏液型脂肪肉瘤、圆形细胞型脂肪肉瘤和多形性脂肪肉瘤（图 4-23B）。

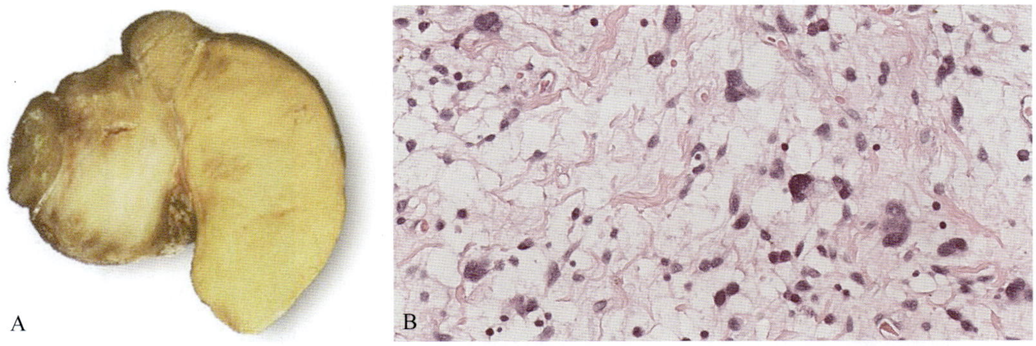

图 4-23 脂肪肉瘤

3. 横纹肌肉瘤（rhabdomyosarcoma） 较常见，恶性程度较高，生长迅速，易早期经血行转移，预后极差。横纹肌肉瘤多见于 10 岁以下儿童和婴幼儿，好发于头部、颈部、泌尿生殖道及腹膜后，偶可见于四肢。根据细胞的分化程度、排列结构和大体特点可将其分为胚胎性横纹肌肉瘤、腺泡状横纹肌肉瘤和多形性横纹肌肉瘤三型。

4. 平滑肌肉瘤（leiomyosarcoma） 好发于子宫及胃肠道，偶见于腹膜后、肠系膜、大网膜及皮下软组织，多见于中老年人。肉眼观，瘤体呈不规则结节状，可有假包膜。镜下观，分化较好者肿瘤细胞呈梭形，异型性不明显，相互交织排列；分化差者呈显著异型性，排列紊乱，易见核分裂象（图 4-24）。核分裂象的多少对平滑肌肉瘤的诊断及其恶性程度的判断有重要意义。

5. 血管肉瘤（angiosarcoma） 来源于血管内皮细胞，恶性程度较高，可见于各器官和软组织，好发于中老年人，以男性多见。肉眼观，瘤体大小不等，边界不清，呈紫红色结节状，常伴坏死、出血或溃疡；切面呈灰褐色或棕红色，质软，呈细海绵状。镜下观，肿瘤主要由不

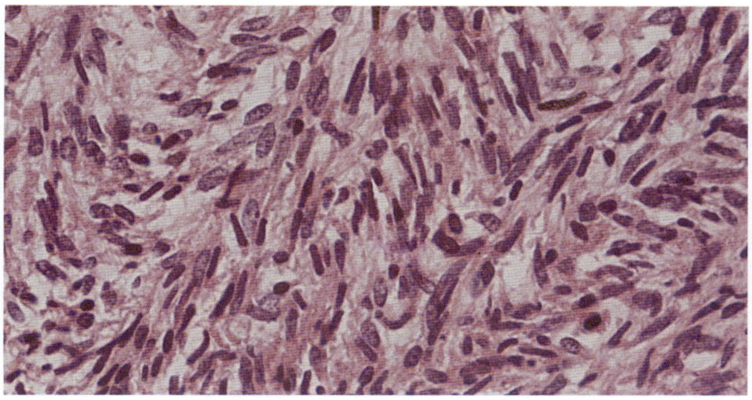

图 4-24　平滑肌肉瘤

同程度异型性的肿瘤性内皮细胞构成，血管腔形成明显。被覆血管内皮多有异型性。分化差者肿瘤细胞呈实性巢状或弥漫分布，血管腔形成不明显。血管肉瘤的复发率和转移率都较高，预后很差。

6. 骨肉瘤（osteosarcoma） 起源于成骨细胞，是最常见的骨恶性肿瘤，多见于青少年男性，好发于四肢长骨，尤其以股骨下端和胫骨上端最多见。肉眼观，肿瘤呈梭形肿块，切面呈灰白色或灰红色，为鱼肉状（图 4-25A）。瘤体常出血、坏死，侵犯、破坏骨皮质，并可侵犯周围组织。镜下观，肿瘤细胞呈圆形、梭形或多角形，异型性明显。肿瘤细胞可形成肿瘤性骨样组织或骨组织，是诊断骨肉瘤最重要的组织学依据（图 4-25B）。肿瘤组织常侵犯并破坏骨皮质，将骨膜掀起，在肿瘤上、下端和掀起的骨膜之间形成三角形隆起，X 线上称为 Codman 三角（图 4-25C）。由于骨膜被掀起，在骨膜和骨皮质之间可形成与骨长轴垂直的放射状反应性增生的骨组织，X 线上显示日光放射状阴影，上述 X 线表现显示的特征，对骨肉瘤的诊断具有重要意义。骨肉瘤生长快，侵袭破坏能力强，常经血行转移到肺，预后差。

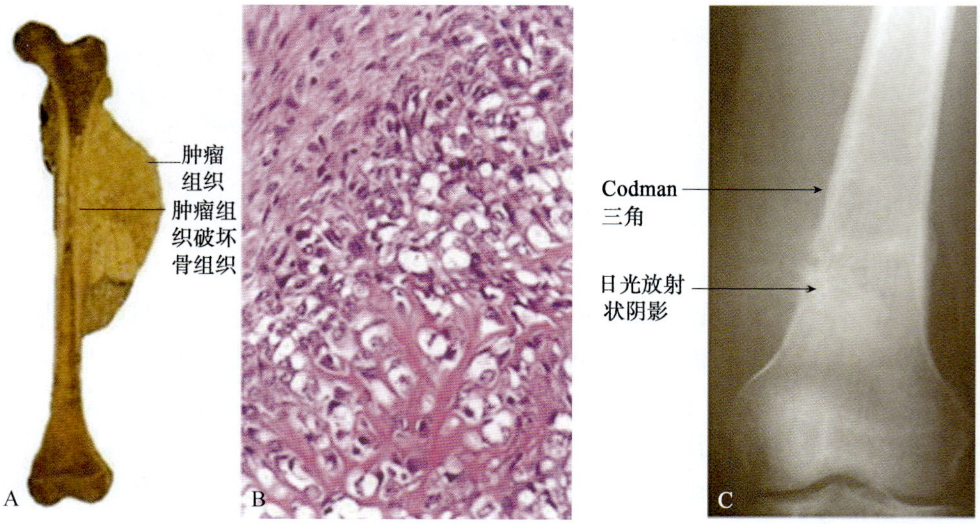

图 4-25　骨肉瘤

三、其他组织肿瘤

（一）恶性淋巴瘤

恶性淋巴瘤（malignant lymphoma）是来源于淋巴结和淋巴结以外淋巴组织的恶性肿瘤，是青少年最常见的恶性肿瘤之一。临床主要表现为淋巴结无痛性肿大，随着病变发展可出现发热、全身虚弱、消瘦、贫血和局部压迫症状，可伴有肝脾大。根据病理组织学检查，可将其分为以下几种类型。

1. 霍奇金淋巴瘤

（1）霍奇金淋巴瘤（Hodgkin's lymphoma，HL）的特点：①从一个或一组淋巴结开始，逐渐由原发部位向远处淋巴结扩散（图 4-26A）。②肿瘤细胞形态多样，其中有一独特类型称为 Reed-sternberg 细胞（R-S 细胞）。R-S 细胞体积较大，胞质丰富，呈嗜酸性或嗜碱性，核呈圆形或椭圆形，为双核或多核，核膜厚，中央有一红染较大的核仁。双核的 R-S 细胞，形如镜中之影，故称镜影细胞（mirror image cell）（图 4-26B），具有诊断意义。③肿瘤组织内还伴有数量不等的淋巴细胞、浆细胞、中性粒细胞、嗜酸性粒细胞、组织细胞浸润及纤维组织增生。

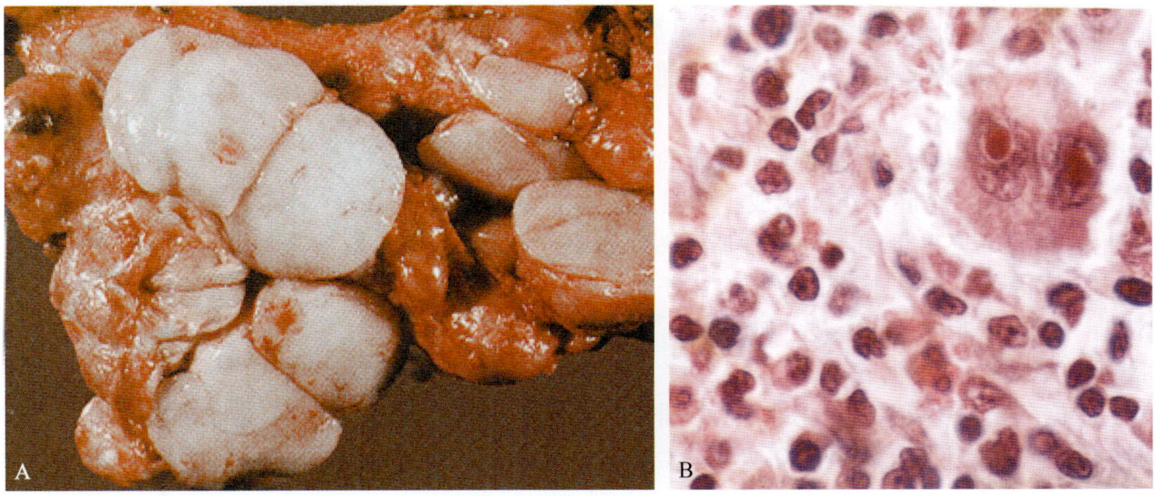

图 4-26 霍奇金淋巴瘤

（2）霍奇金淋巴瘤的组织学类型：①淋巴细胞为主型：淋巴结内的淋巴细胞和组织细胞大量增生，呈弥漫性浸润或结节状分布，典型的 R-S 细胞较少。此型预后最好。②淋巴细胞消减型：淋巴细胞显著减少，R-S 细胞相对较多。此型预后较好。③混合细胞型：由淋巴细胞、组织细胞及较多的 R-S 细胞混合组成。此型预后较前两型差。④结节硬化型：淋巴结内纤维组织增生，将淋巴结分隔成许多大小不等、分界清楚的结节，结节内有少量典型的 R-S 细胞和较多的陷窝细胞（变异的 R-S 细胞）。此型预后最差。

2. 非霍奇金淋巴瘤（non-Hodgkin's lymphoma，NHL） 非霍奇金淋巴瘤的肿瘤细胞形态单一，以一种细胞类型为主。根据其来源可分为 B 细胞、T 细胞和组织细胞型三大类及不同亚型。

（二）白血病

白血病（leukemia）是骨髓造血干细胞发生的恶性肿瘤。其特征为骨髓内异常增生的白细胞取代了正常骨髓组织。这种增生的异常白细胞侵入血液，浸润到肝、脾、淋巴结和其他器官。临床上患者常有贫血，出血，肝、脾、淋巴结肿大。外周血检查白细胞总数增多，幼稚的白细胞增多。骨髓涂片检查显示原始和幼稚白细胞增多。根据病情缓急、白细胞成熟程度可将其分为急性白血病与慢性白血病；根据起源组织可将其分为粒细胞白血病和淋巴细胞白血病。

（三）色素痣和黑色素瘤

1. 色素痣（pigmented nevus） 来源于表皮基底层的黑色素细胞，是良性增生性病变，有先天性与后天性之分。根据痣细胞的所在部位，可将其分为皮内痣、交界痣和混合痣，后两者更易恶变为黑色素瘤。①皮内痣：痣细胞位于真皮层内，多见于成人，好发于面部、颈部、躯干及四肢，呈半球状或乳头状隆起，表面光滑，可有少数毛发。②交界痣：痣细胞位于表皮与真皮交界处，基底膜完整（图 4-27），多见于儿童，好发于掌跖及外阴部，表面光滑，境界清楚，无毛发。③混合痣：即同时存在皮内痣和交界痣，其特征与皮内痣相似。

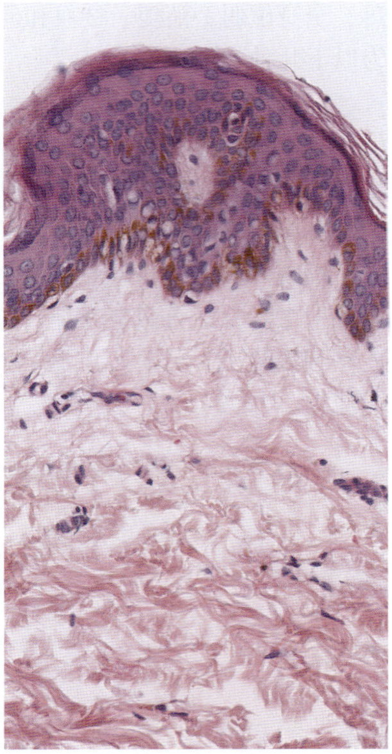

图 4-27　交界痣

2. 黑色素瘤（melanoma）是黑色素细胞发生的恶性肿瘤，可以为原发，也可以由色素痣转变而来。黑痣可迅速增大，颜色加深，出血、溃疡常是其恶变征象。镜下观，肿瘤细胞呈多边形或梭形，胞质内可见黑色素颗粒，核大，核仁红染。瘤细胞呈巢状、条索状或腺泡状排列。

（四）畸胎瘤

畸胎瘤（teratoma）是由多向潜能的生殖细胞发生的肿瘤，由两个或三个胚层组织构成。肉眼观，肿瘤呈实性或囊性，囊内可见多量的毛发及油脂（图 4-28A）。镜下观，肿瘤实质内可见鳞状上皮、皮脂腺、汗腺、骨、软骨、平滑肌、支气管上皮、肠上皮、脑组织，甚至可见牙齿、甲状腺组织（图 4-28B）。

根据分化程度可将其分为成熟性和非成熟性畸胎瘤。畸胎瘤最常发生在卵巢和睾丸，也可发生在纵隔、腹膜后、骶尾部等处。

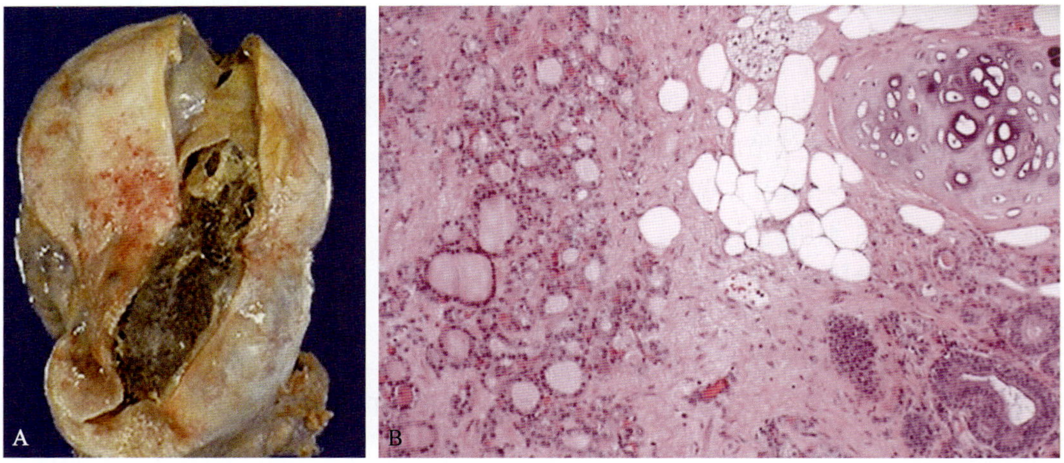

图 4-28　卵巢成熟畸胎瘤

第十节　肿瘤的病因与发病机制

一、肿瘤发生的分子生物学基础

正常细胞存在着原癌基因和抑癌基因，它们对细胞的增殖和分化起着相应的正向和负向调控作用。如果基因发生改变，就可能引起肿瘤的发生。

（一）原癌基因激活

在各种致癌因素的作用下，原癌基因（protooncogene）可被激活为有致癌活性的癌基因（oncogene），如 *ras*、*myc* 等，后者可促进肿瘤的发生，使正常细胞转变为恶性细胞。根据其来源不同可分为病毒癌基因（viral oncogene，v-onc）和细胞癌基因（cellular oncogene，c-onc）。细胞癌基因是在正常细胞内 DNA 中发现的与病毒癌基因几乎完全相同的 DNA 序列，对细胞的增殖、分化起正向调控作用，在正常情况下以非激活形式存在，故又称为原癌基因。原癌基因在多种因素的作用下被激活转变为癌基因。原癌基因的活化可通过结构改变（基因突变），也可以通过基因表达调控的改变（原癌基因过度表达），从而产生癌蛋白调节其靶细胞的代谢，促使正常细胞逐步转化为肿瘤细胞。因此，原癌基因的激活是肿瘤发生过程中的一个关键环节。

➢ **考点**：常见的原癌基因。

（二）抑癌基因失活

抑癌基因（antioncogene）又称肿瘤抑制基因（tumor suppressor gene），是指存在于细胞基因组内的一类能够抑制肿瘤发生的核苷酸序列，也称抗癌基因。抑癌基因的产物能抑制细胞的增殖和生长。若抑癌基因失活，则正常细胞可转变为肿瘤细胞。

常见的抑癌基因有 *APC*，*Rb*，*p53*，*WT-1*，*p16*，*NF-1*，*BRCA-1* 和 *BRCA-2* 等。

➢ **考点**：常见的抑癌基因。

（三）凋亡调节基因和 DNA 修复调节基因改变

肿瘤的发生不仅与原癌基因激活和抑癌基因失活有关，而且与凋亡调节基因和 DNA 修复调节基因的改变也有关。

肿瘤的发生是一个非常复杂的多步骤过程，是由多种癌基因和抑癌基因等参与的事件。肿瘤的发生由致癌物（致癌物是可以引起恶性肿瘤发生的物质）发挥启动作用，引起癌症发生过程中的始发变化，促癌物（本身无致癌性，但可增强致癌物的致癌作用的物质）起促进作用。细胞的完全恶性转化，一般需要多个基因的改变，如数个癌基因的激活和（或）抑癌基因的失活，以及调节基因等变化。

目前对于结肠癌的发生过程研究得比较清楚，其发生过程为：从肠上皮增生到癌的演进过程中，发生多步骤的癌基因突变和抑癌基因失活。这些分子事件与形态学改变有密切的关联（图 4-29）。一个细胞要积累这些基因改变，通常都需要较长的时间。因此，癌症通常在年龄较大的人群中发生率较高。

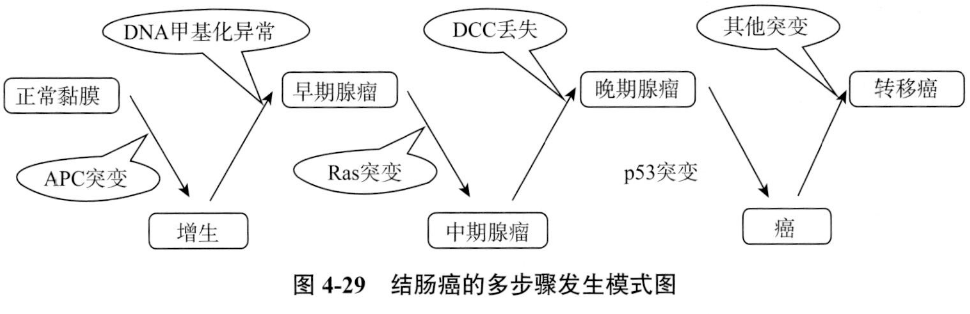

图 4-29　结肠癌的多步骤发生模式图

综上所述，目前认为肿瘤发生的基本模式为：致癌因素引起基因损伤，激活原癌基因和（或）灭活抑癌基因，可能还累及凋亡调节基因和（或）DNA 修复调节基因，使细胞呈多克隆性增生。在促进因子作用下，基因进一步损伤，发展为单克隆性增生，通过演进和异化，形成具有不同生物学特性的亚克隆，获得无限生长的能力，并可呈浸润性生长和发生转移。这是目前研究水平下肿瘤发生的基本模式（图 4-30）。

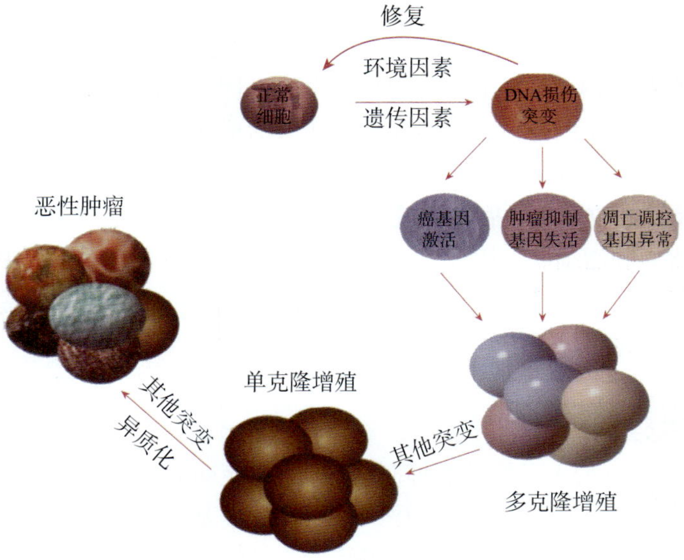

图 4-30　恶性肿瘤发生的基本模式

二、肿瘤发生的环境因素

1. 化学性致癌因素　现已确认的化学致癌物达 1000 多种，其中有些可能与人类肿瘤形成有关。随着现代化工业的发展和乡镇企业的崛起，将会产生更多新的化学致癌物。

（1）多环芳烃类化合物：如苯并（a）芘、苯并蒽、甲基胆蒽等。这类物质存在于煤焦油、工厂排出的煤烟、汽车尾气、卷烟点燃的烟雾中，与肺癌等肿瘤的发生有关，吸烟与大气污染是公认的危险因素。熏烤的鱼、肉等食品中也含有多环芳烃类化合物，与胃癌的发生有关。

（2）亚硝胺类化合物：亚硝胺类物质在自然界中不多见，但合成亚硝胺的前体亚硝酸盐，则普遍存在于动物食品的保存剂、着色剂和腐败的蔬菜中，其在胃内酸性环境中可合成亚硝胺。亚硝胺与消化系统恶性肿瘤、鼻咽癌、肺癌有密切关系。

（3）真菌毒素：目前有数十种，其中，黄曲霉毒素有致癌性，其在霉变的花生、玉米、豆类和谷类及其制品中含量很高。黄曲霉素 B_1 的致癌作用最强，比亚硝胺强 70 倍，主要可诱发肝癌。

（4）其他化学致癌物：例如，氨基偶氮染料与肝癌的发生有关；芳香胺类化合物与膀胱癌的发生有关；微量元素中的砷可引起皮肤癌、肝癌，铬可引起肺癌。

➢ **考点：**哪些肿瘤的发生与亚硝胺关系密切？

2. 物理性致癌因素　物理性致癌因素主要是通过损伤细胞的染色体，使细胞癌基因激活和抑癌基因失活，从而导致肿瘤发生。

（1）电离辐射及紫外线照射：已被证实与恶性肿瘤的发生有关。长期接触 X 射线及镭、钴、铀、氡等放射性核素者，其白血病和皮肤癌的发病率明显升高。过量的紫外线照射易引起皮肤癌。日本广岛、长崎在第二次世界大战时因原子弹爆炸受到辐射的幸存居民，慢性粒细胞白血病、甲状腺癌、乳腺癌等肿瘤发生率明显增高。

（2）慢性刺激与损伤：慢性机械性和炎症非特异性刺激，可导致细胞增生，在此基础上可发生癌变，如慢性皮肤溃疡、慢性胃溃疡、慢性胆囊炎、慢性宫颈炎等可由异型增生发展为癌。临床上，骨肉瘤、睾丸肿瘤和脑肿瘤等患者常有局部外伤史。

（3）异物：长期接触大量石棉或石棉制品可导致胸膜间皮瘤的发生。此外，动物实验证明，植入体内的塑料、金属、玻璃纤维等可诱发各种肉瘤。

3. 生物性致癌因素

（1）病毒：能引起人或动物发生肿瘤或体外能使细胞发生恶性转化的病毒称为肿瘤病毒。目前已知能引起细胞癌变的病毒有上百种，其中2/3为RNA病毒，1/3为DNA病毒。它们通过转导或插入突变机制，整合到宿主细胞DNA中，导致原癌基因（如*c-ras*/*c-myc*等）激活和异常表达，使细胞发生恶性转化而形成肿瘤，与人类关系密切的病毒：HPV与宫颈癌有关，HBV、HCV与肝癌有关，EBV与鼻咽癌和Burkitt淋巴瘤有关，人类T细胞白血病/淋巴瘤病毒-1与T细胞白血病/淋巴瘤的发生相关。

（2）幽门螺杆菌：幽门螺杆菌（Helicobacter pylori，Hp）引起的慢性胃炎与胃黏膜相关淋巴瘤（B细胞淋巴瘤）的发生有关。

（3）寄生虫：例如，日本血吸虫病与结肠癌的发生有关，华支睾吸虫病与胆管细胞性肝癌的发生有关，埃及血吸虫病与膀胱癌的发生有关。

三、肿瘤发生的内在因素

1. 遗传因素　大量流行病学调查和临床资料显示，5% ~ 10%的人体肿瘤的发生与遗传因素有关。但绝大多数是由于易感性和倾向性，如乳腺癌、肺癌、肝癌、胃癌、前列腺癌等，患者一级亲属发病率明显高于其他人群。与直接遗传有关的只有少数不常见的肿瘤，如视网膜母细胞瘤、神经母细胞瘤等，呈常染色体显性遗传。

2. 免疫因素　肿瘤细胞的特点是，只出现某些在同类正常细胞中看不到的新的抗原标志。肿瘤抗原包括两种，即肿瘤特异性抗原和肿瘤相关抗原。肿瘤特异性抗原为肿瘤细胞所独有；肿瘤相关抗原为胚胎组织和肿瘤组织所共有，胚胎时产生，出生后逐渐消失，癌变时又重新产生，如肝癌患者的甲胎蛋白。肿瘤相关抗原的含义是高表达于肿瘤细胞而低表达于正常细胞。

因为肿瘤抗原的存在，肿瘤细胞必然被免疫系统识别并产生免疫反应，恶性肿瘤细胞可以破坏机体免疫系统，从而阻止机体免疫系统对肿瘤细胞的识别和攻击，导致肿瘤发生。艾滋病患者免疫力低下，其恶性肿瘤发病率也明显升高。

3. 种族和地理因素　某些肿瘤的发生存在种族和地域差异，如广东、广西、福建、四川及台湾等地人群易患鼻咽癌；欧美国家乳腺癌的年死亡率高，约为日本的5倍；而日本胃癌的年死亡率比美国高7倍；非洲人易患皮肤癌、阴茎癌、宫颈癌和肝癌。

4. 性别和年龄因素　除少数肿瘤（如乳腺癌、胆囊癌、甲状腺癌、膀胱癌等）女性发生率高于男性外，肺癌、食管癌、胃癌、肝癌、结肠癌、鼻咽癌等则以男性多见。性别上的差异，可能是由于男性和女性染色体不同，也可能与某一性别人群较多地接受某些致癌因子作用有关。年龄对肿瘤的发生也有一定影响。如神经母细胞瘤、肾母细胞瘤、髓母细胞瘤等好发于儿童；骨肉瘤、横纹肌肉瘤好发于年轻人；而大部分癌则多见于老年人。

5. 内分泌因素　内分泌因素与肿瘤的发生、发展关系密切。由于激素调节不平衡，使某些激素持续作用于敏感组织，可能导致细胞的增殖与癌变。如乳腺癌的发生与雌激素持续增高有明显依赖关系。

6. 心理、社会因素　心理、社会因素可以通过神经-内分泌-免疫系统功能紊乱而影响组织的代谢、生长过程，并（或）削弱机体的抗肿瘤免疫防御功能。

➢ **考点：**肿瘤相关抗原的含义。

（李慧平）

自测题

一、选择题

1. 关于高分化肿瘤的叙述，正确的是

A. 肿瘤细胞极性消失
B. 肿瘤细胞呈巢状生长
C. 肿瘤细胞异型性大
D. 肿瘤细胞呈结节性生长
E. 肿瘤细胞与起源的细胞相似

2. 诊断恶性肿瘤的主要依据是

A. 肿瘤的肉眼形态
B. 肿瘤对机体的影响
C. 肿瘤的大小
D. 肿瘤细胞的异型性
E. 肿瘤的继发性改变

3. 判定恶性肿瘤最重要的依据是

A. 核分裂象多见
B. 瘤巨细胞形成
C. 膨胀性生长
D. 常发生坏死
E. 转移

4. 含有 3 个胚层的肿瘤是

A. 神经纤维瘤
B. 软骨母细胞瘤
C. 骨母细胞瘤
D. 成熟性畸胎瘤
E. 髓母细胞瘤

5. 不属于癌前病变的是

A. 黏膜白斑
B. 溃疡性结肠炎
C. 十二指肠溃疡
D. 乳腺导管上皮乳头状瘤样增生
E. 家族腺瘤性肠息肉病

6. 区别癌与肉瘤的主要依据是

A. 浸润性生长，无包膜
B. 异型性明显，有核分裂象
C. 通过血行转移
D. 组织来源
E. 肿瘤体积巨大

7. 属于上皮组织发生的肿瘤是

A. 淋巴管瘤
B. 血管瘤
C. 乳头状瘤
D. 平滑肌瘤
E. 脂肪瘤

8. 肿瘤的发生与亚硝胺类化合物关系不密切的肿瘤是

A. 食管癌
B. 胃癌
C. 胆囊癌
D. 结肠癌
E. 肝癌

9. 属于抑癌基因的是

A. *Rb*
B. *ras*
C. *myc*
D. *c-erbB-2*
E. *sis*

10. 肿瘤相关抗原的含义是
    A. 表达于肿瘤细胞而不表达正常细胞
    B. 肿瘤细胞和正常细胞无差异性表达
    C. 表达于正常细胞而不表达于肿瘤细胞
    D. 高表达于肿瘤细胞而低表达于正常细胞
    E. 高表达于正常细胞而低表达于肿瘤细胞
11. 下列癌症中，最常引起血行转移的是
    A. 甲状腺乳头状癌
    B. 子宫绒毛膜癌
    C. 乳腺浸润性导管癌
    D. 肺鳞状细胞癌
    E. 直肠未分化癌
12. 判定恶性肿瘤最重要的依据是
    A. 核分裂象多见
    B. 瘤巨细胞形成
    C. 膨胀性生长
    D. 常发生坏死
    E. 发生转移

二、名词解释

1. 肿瘤 2. 异型性 3. 癌前病变 4. 上皮内瘤变

三、问答题

1. 简述恶性肿瘤的异型性。
2. 常见的肿瘤扩散方式有哪几种？

第五章
数字资源

第五章
心血管系统疾病

思政之光

学习目标

识记：

1. 说出高血压患者细动脉、小动脉、心脏、肾、脑的病变，高血压脑出血的部位。
2. 列举动脉粥样硬化的病理变化及其继发性改变。
3. 说出心肌梗死的病因、形态特点、合并症和结局。
4. 说出慢性心脏瓣膜病的血流动力学、心脏和全身器官的改变。

理解：

1. 解释原发性高血压、动脉粥样硬化、风湿病的发病机制。
2. 分析心肌梗死的并发症。

运用：

1. 根据所学病理知识对常见心血管疾病的临床表现进行解释。
2. 对常见心血管疾病的一般防治进行宣传。学会控制情绪，减轻精神压力，保持心理平衡，促进精神卫生健康。

案例 5-1

患者，男性，58 岁，入院前 7 年常感心前区疼痛，伴压迫感，多于劳累、餐后发作，每次持续 3 ～ 5 分钟，休息后可缓解。入院前 10 小时，患者于睡眠中突感心前区剧痛，并向左肩、左臂放射，伴大汗、呼吸困难，咳少量粉红色泡沫痰，遂急诊入院。体格检查：体温 37.8℃，心率 130 次 / 分，血压 80/40 mmHg。患者呼吸急促，口唇及指甲发绀，不断咳嗽，咳粉红色泡沫痰，皮肤湿冷，颈静脉稍充盈，双肺底部可闻及湿啰音，心界向左扩大，心音弱。入院后次日患者死亡。

尸检：主动脉、腹主动脉、脑底动脉有散在灰黄色斑块隆起；左冠状动脉Ⅱ～Ⅲ度狭窄；右冠状动脉Ⅲ～Ⅳ度狭窄；室间隔大部分，左心室前壁、侧壁，心尖部的心肌变软、变薄，失去光泽。

思考题：

1. 患者死前患有哪些疾病？患者死亡的原因是什么？
2. 患者的临床症状及体征的病理改变基础是什么？

心血管系统由心脏、动脉、毛细血管和静脉组成，为一封闭的动力管道系统，是维持血液循环、血液和组织间物质交换及传递体液信息的结构基础，是保证机体新陈代谢正常进行和内环境稳态的重要条件。心血管系统疾病是对人类健康与生命构成威胁最大的一类疾病。据统计，世界各国各类疾病的发病率和死亡率中，心血管系统疾病占第一位。我国每年约有 240 万例患者死于心血管疾病。目前，心血管系统疾病的研究在基础医学、介入技术和循证医学等方面取得了明显的成就。本章主要介绍最常见的心脏与动脉性疾病。

第一节　动脉粥样硬化

动脉粥样硬化（atherosclerosis，AS）是一种与脂类物质代谢障碍有关，导致内膜下脂质沉积、灶状纤维化、粥样斑块形成，最终动脉管壁增厚、变硬，管腔狭窄，并引起一系列继发性病变的心血管系统常见疾病。病变主要累及主动脉、冠状动脉、脑底动脉、肾动脉和四肢动脉等大、中动脉。病变特征是冠状动脉性心脏病（简称冠心病）、脑卒中、肾衰竭等。动脉粥样硬化多见于 40 岁以上的中、老年人，但近年来呈现发病率上升、患病年龄下降的趋势。

一、病因与发病机制

动脉粥样硬化的发生目前认为是由于多种危险因素通过不同环节作用于易感个体所引起的。

1. 高脂血症　是指血浆中总胆固醇和三酰甘油的含量异常升高。高胆固醇和高三酰甘油血症是动脉粥样硬最主要的危险因素。

（1）血脂升高的原因：外源性摄入过多和内源性合成过多，是引起血脂升高的两大主要因素。实验研究证明，高脂饮食可诱发动物实验性动脉粥样硬化斑块形成。病理观察动脉粥样硬化患者内膜下沉积的是脂质。流行病学调查发现，大多数动脉粥样硬化患者血浆胆固醇水平比正常人高，其动脉粥样硬化的严重程度随血浆胆固醇水平的升高而加重，这些均证明动脉粥样硬化的发生与高脂血症有关。引起高脂血症的原因有摄入量增多（进食过多动物性脂肪和高胆固醇食物）；体内合成量增加（见于体力活动量较少的人群等）；某些能引起继发性高脂血症的疾病，如糖尿病、甲状腺功能减退、肾病综合征、雌激素减少等。因此，减少对高脂、高胆固醇物质的摄入，积极治疗可引起继发性血脂升高的原发病，有利于预防动脉粥样硬化的发生。

（2）脂蛋白的分类及其作用：血脂是以脂蛋白的形式存在的。脂蛋白是胆固醇、三酰甘油和蛋白质、磷脂的结合物，其水溶性高，便于在血浆中运行。因此，高脂血症实际上是高脂蛋白血症。按血浆脂蛋白密度的不同，可将其分为四类：乳糜微粒（chylomicron，CM）、低密度脂蛋白（low density lipoprotein，LDL）、极低密度脂蛋白（very low density lipoprotein，VLDL）和高密度脂蛋白（high density lipoprotein，HDL）。LDL 是动脉粥样硬化的主要致病因素，VLDL 和 CM 也与动脉粥样硬化的发生有密切关系，而 HDL 具有抑制动脉粥样硬化发生的作用。

（3）发病机制：研究发现，LDL 被动脉内皮细胞、单核巨噬细胞等氧化。氧化型 LDL（ox-LDL）具有促进粥样斑块形成的作用，是最重要的致动脉粥样硬化因子。ox-LDL 的作用机制：①损伤血管内皮细胞，使血管通透性增高，有利于脂蛋白进入内膜；②对血液中的单核细胞有较强的趋化作用，促进巨噬细胞形成泡沫细胞（foam cell，FC），并导致泡沫细胞坏死；③促进血管中膜平滑肌细胞增生、迁入内膜并形成平滑肌源性脂质泡沫细胞，共同形成斑块等（图 5-1）。与之相反，HDL 可通过胆固醇逆向转运机制清除动脉壁的胆固醇，使 LDL 进入内膜减少。另外，HDL 还有抗氧化作用，可防止 ox-LDL 形成，保护内皮细胞，通过竞争性抑制 LDL 与内皮细胞受体结合，进而抑制内皮细胞对 LDL 的摄取，具有抗动脉粥样硬化的作用。LDL、VLDL 是判断动脉粥样硬化和冠心病的最佳指标。

2. 高血压　研究发现，高血压患者与同年龄、同性别的无高血压者相比，其动脉粥样硬化的发病较早、病变较重。其发病机制是：①血流冲击并损伤动脉内膜，尤其是大动脉分支处、分叉处、弯曲处等部位，导致血浆脂蛋白漏入内膜下；②血流冲击并损伤动脉内膜，导致内膜下胶原纤维暴露，继而激活凝血系统，促使血小板黏集形成附壁血栓，不利于动脉壁清除

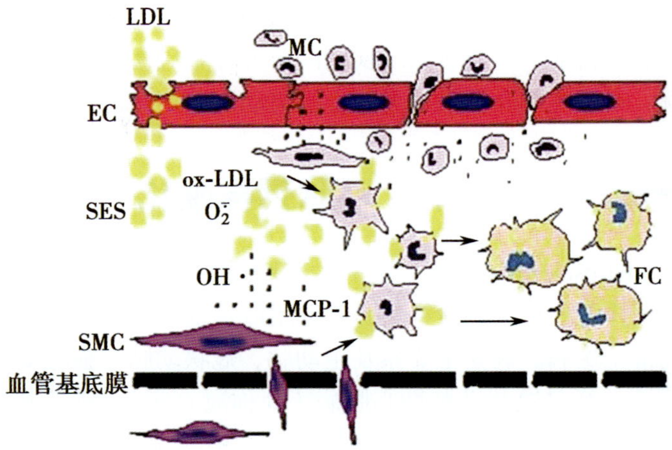

图 5-1 单核细胞与平滑肌细胞迁入内膜下形成泡沫细胞模式图

低密度脂蛋白（LDL）漏入内皮下间隙间隙（SES），被氧自由基（oxyradical）修饰，单核细胞趋化蛋白 1（monocyte chemotactic protein 1，MCP-1）释放；单核细胞（mononuclear cell，MC）迁入内膜下，氧化 LDL（ox-LDL）与巨噬细胞表面的清道夫受体结合并被摄取，形成泡沫细胞（FC）。FC 来自单核细胞和平滑肌细胞（smooth muscle cell，SMC）

沉积的脂质，进而加速粥样硬化病变的发展；③血小板可释放出生长因子，刺激动脉中膜平滑肌细胞（SMC）增生、迁入内膜，吞噬脂蛋白，并形成平滑肌源性泡沫细胞等，进而促进动脉粥样硬化的发生、发展。

3. 吸烟 吸烟是动脉粥样硬化的危险因素之一，是心肌梗死主要、独立的危险因素。大量吸烟能使血浆 CO 浓度升高，导致血管内皮细胞损伤；大量吸烟还能使 LDL 易于氧化并形成 ox-LDL，进而促进血液中单核细胞、动脉中膜平滑肌细胞迁入内膜下并转变为泡沫细胞，促进动脉粥样硬化的发生、发展。此外，烟草中的一种糖蛋白，能激活凝血因子Ⅶ及某种致突变物质，刺激内皮细胞释放生长因子，诱导血管壁平滑肌细胞增生，进而促使附壁血栓形成，在动脉内膜上形成机化的斑块。

4. 与继发性高脂血症有关的疾病 ①糖尿病：糖尿病患者较无糖尿病者动脉粥样硬化的发病率高 2 倍。糖尿病患者血液中三酰甘油和 VLDL 水平明显升高，HDL 水平降低；血糖升高可促进 LDL 氧化，进而促进血液中的单核细胞移入血管内膜并吞噬脂质转变为泡沫细胞。②高胰岛素血症：血液中胰岛素水平越高，HDL 含量越低，可使动脉平滑肌细胞增生，促进动脉粥样硬化的发生。③甲状腺功能减退：可影响脂质代谢，引起高脂血症。④肾病综合征：可引起大量蛋白尿，导致低蛋白血症和高脂血症。

5. 其他因素 动脉粥样硬化的发生还与遗传、年龄、性别和肥胖等因素相关。①遗传因素：调查发现，动脉粥样硬化的发病具有家族聚集倾向。现已证实，参与脂质的摄取、代谢和排泄的多种基因缺失、突变等可引起原发性高脂血症，进而导致动脉粥样硬化的发生。②年龄：动脉粥样硬化的检出率和病变程度的严重性也随年龄的增长而增高。③性别：绝经期前，女性动脉粥样硬化发病率显著低于男性，绝经期后，两性间的发病率差异消失。④肥胖：超重或肥胖可间接促进动脉粥样硬化的发生。

二、病理变化

动脉粥样硬化主要发生于大、中动脉，最好发于腹主动脉，其次为冠状动脉、降主动脉、颈动脉和脑底 Willis 环。这些动脉的分叉处、分支开口、血管弯曲凸面为好发部位。典型病变的发生、发展通常经过 4 个阶段。

1. 脂纹（fatty streak） 是早期病变。脂纹最早可出现于儿童期，但并非都发展为纤维斑块，是一种可逆性病变。肉眼观，内膜面出现扁平或略隆起的淡黄色、帽针头大小的斑点，宽0.1 ~ 0.2 cm、长1 ~ 5 cm，与血管长轴平行的条纹，常见于主动脉后壁及其分支开口处（图5-2）。镜下观，病灶处的内膜下有大量泡沫细胞聚集和细胞外脂质沉积。泡沫细胞体积大，呈圆形或椭圆形，胞质内含有大量小空泡（脂质）（图5-2）。泡沫细胞来源于巨噬细胞和平滑肌细胞。此外，可见较多基质、淋巴细胞和少量中性粒细胞。

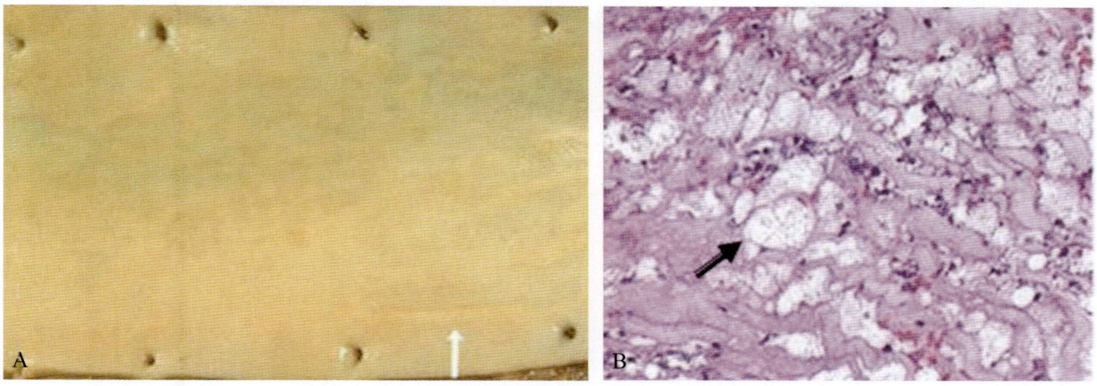

图 5-2 动脉粥样硬化脂纹（肉眼观和镜下观）

A. 肉眼观，箭头所示为脂纹；B. 镜下观，箭头所示为泡沫细胞

此期病变的特点是，细胞成分多，纤维成分少，病变呈双向性。通过治疗适当，病变可中止或恢复正常；否则。病变可向纤维斑块转变。

2. 纤维斑块（fibrous plaque） 由脂纹进一步发展而来。肉眼观，内膜面散在不规则隆起的斑块，起初为淡黄色或灰黄色，逐渐变为瓷白色，呈蜡滴状，直径为0.3 ~ 1.5 cm，并可融合。切面可见黄色脂质埋藏于斑块深层。镜下观，病灶表层为由大量胶原纤维、平滑肌细胞、少量弹性纤维和蛋白聚糖形成厚薄不一的纤维帽，其中胶原纤维可发生玻璃样变性。纤维帽下方可见数量不等的泡沫细胞、平滑肌细胞、细胞外基质和炎症细胞（图5-3）。

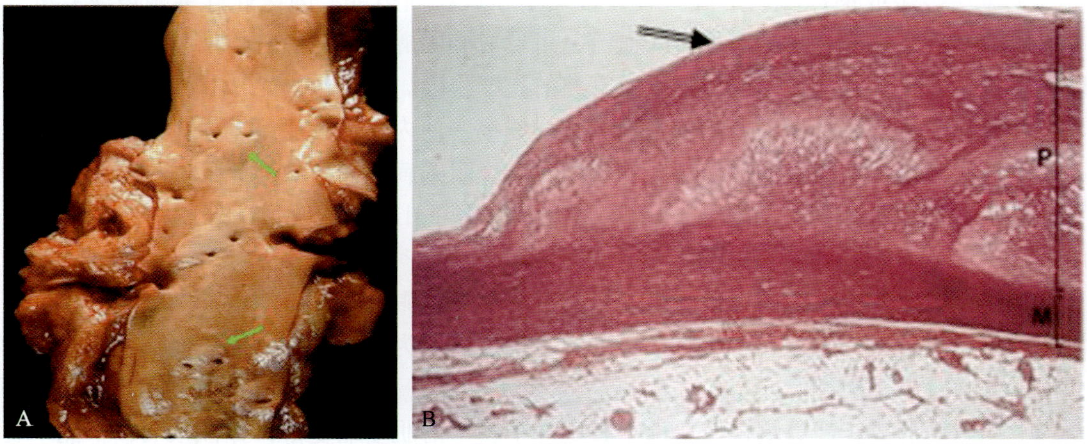

图 5-3 动脉粥样硬化纤维斑块（肉眼观和镜下观）

A. 肉眼观，箭头所指为隆起的灰黄色、瓷白色的斑块；B. 镜下观，箭头所指为增生的纤维组织

3. 粥样斑块（atheromatous plaque） 是由纤维斑块深层细胞坏死发展而来的，亦称粥样斑（atheroma）。肉眼观，内膜面可见明显隆起的灰黄色斑块，切面可见斑块表层为白色质硬组织，深层为黄色粥样物质，向深部压迫中膜。镜下观，斑块表层为纤维帽（透明变性的纤

维结缔组织)，深层可见大量无定形的坏死崩解产物、胆固醇结晶（HE 染色片中为针状空隙）和钙盐沉积，斑块底部和边缘可见增生的肉芽组织和泡沫细胞（图 5-4)。动脉中膜受压变薄（平滑肌细胞萎缩、弹性纤维破坏)。

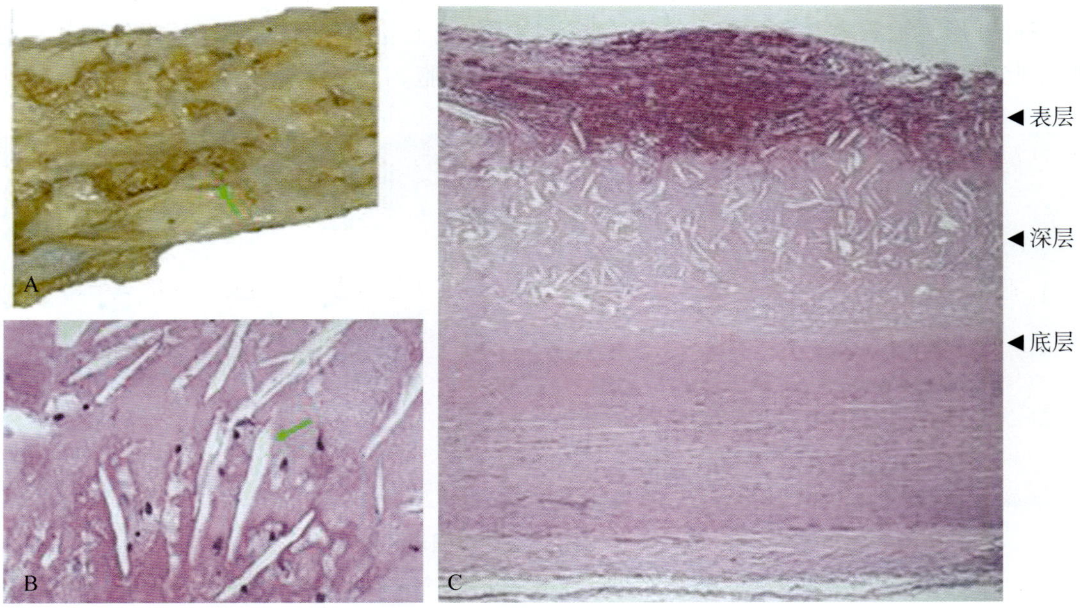

图 5-4 动脉粥样硬化粥样斑块（肉眼观和镜下观）

A. 肉眼观，灰黄隆起斑块，深层黄色粥样物；B. 镜下观，胆固醇结晶（高倍镜）；C. 镜下观，表层为硬化纤维，深层为胆固醇结晶。底层为肉芽组织、少量泡沫细胞及淋巴细胞等

4. 继发性病变 粥样斑块形成后可出现以下继发性病变：

（1）斑块内出血：斑块内新生的毛细血管破裂出血，也可因斑块纤维帽破裂而致血液流入斑块，形成斑块血肿，使斑块迅速增大并突入管腔，甚至使管径较小的动脉完全闭塞，导致急性供血中断，致使该动脉供血器官发生梗死。如冠状动脉粥样硬化伴斑块内出血，可致心肌梗死。

（2）斑块破裂或粥样溃疡形成：破裂常发生在斑块周边部，因该处纤维帽最薄，抗张力差。斑块破裂后，粥样物自裂口处排入血流，可形成胆固醇栓子，引起栓塞。而病灶处可遗留粥瘤性溃疡，并可导致血栓形成，加重血管腔的狭窄程度。

（3）血栓形成：病灶处内皮细胞受损和粥样溃疡，使内膜下胶原纤维暴露，引起血小板黏附、聚集形成血栓，从而加重病变动脉的狭窄，甚至阻塞管腔而导致梗死形成，如心和脑的梗死。如果血栓脱落，则可导致栓塞。晚期血栓机化，可引起动脉壁弹性降低，促使动脉瘤的形成。

（4）钙化：多发生在陈旧性病灶内。钙盐沉着在纤维帽及粥样斑块内。肉眼观，粥样斑块为灰白色斑点或斑块，触之有砂粒感。镜下观，粥样斑块为蓝色颗粒或团块。钙化可导致动脉壁变硬、变脆，易于破裂。

（5）动脉瘤形成：严重粥样斑块由于其底部中膜平滑肌萎缩变薄，弹性减弱，不能承受血流压力而向外局限性扩张，形成动脉肿瘤。另外，血流亦可从粥样斑块溃疡处侵入主动脉中膜，或中膜内血管破裂出血，均可造成中膜撕裂，形成夹层动脉瘤。动脉瘤若破裂，则可致大出血引起严重后果。

➤ **考点：**动脉粥样硬化的病变特点及其继发性病变。

三、主要动脉的粥样硬化

1. 主动脉粥样硬化　病变多发生于主动脉后壁及其分支开口处，以腹主动脉最多见，其次为胸主动脉、主动脉弓和升主动脉。由于主动脉管径大、血流急，不易继发血栓形成或引起血流障碍。病变严重者，病变部位中膜萎缩，弹性纤维层破裂，局部管壁变薄，在血压的作用下局部管壁向外膨出而形成主动脉瘤。动脉瘤一旦破裂，常引发致命性大出血。有时病变重而广泛，中膜萎缩和变性，中膜营养血管破裂出血，使变性的中膜撕裂而形成夹层动脉瘤。有时主动脉根部内膜病变严重，可累及主动脉瓣，使瓣膜增厚、变硬甚至钙化，造成主动脉瓣疾病。

2. 冠状动脉粥样硬化　详见本章第三节。

3. 脑动脉粥样硬化　发病年龄较晚，一般在 45 岁以后出现。病变以 Willis 环和大脑中动脉最显著。内膜呈不规则增厚，管壁变硬，管腔狭窄甚至闭塞，血管伸长、弯曲，导致脑动脉粥样硬化。本病可引起的脑部病变包括：①脑萎缩，主要因为脑动脉病变较广泛，管腔狭窄，脑组织长期供血不足，导致脑实质细胞萎缩。肉眼观，大脑皮质变薄，脑回变窄，脑沟变宽、加深，脑重量减轻。患者表现为智力减退。②脑软化，是脑动脉粥样硬化的继发性病变，可因急性缺血而发生脑梗死（属于液化性坏死）。不同部位的脑软化后果不同，严重的脑软化可引起患者失语、偏瘫甚至死亡。发生在延髓的脑软化，可引起呼吸、心搏骤停，后果严重。③脑小动脉瘤形成，脑动脉粥样硬化，黏膜破裂，弹性下降，可继发小动脉瘤形成，患者可因血压突然升高等引起小动脉瘤破裂而发生脑出血（脑卒中）。

4. 肾动脉粥样硬化　病变好发于肾动脉开口处、叶间动脉和弓形动脉，由于病变部位动脉管腔狭窄，使肾实质因缺血而发生萎缩，间质纤维组织增生；也可因血管阻塞而发生相应区域的肾梗死。梗死灶机化可形成凹陷性瘢痕，梗死可发生于一侧肾或双侧肾。病变弥漫时，可导致肾体积缩小、质地变硬、表面凹凸不平，称为动脉粥样硬化性固缩肾。

5. 四肢动脉粥样硬化　常发生于下肢髂骨、股骨及胫骨等部位的动脉。由于下肢供血不足，患者行走时可出现疼痛，休息后可缓解，表现为间歇性跛行。高度狭窄或并发血栓形成时，供血区可发生梗死，甚至发生坏疽。

第二节　冠状动脉粥样硬化性心脏病

冠状动脉粥样硬化性心脏病（coronary atherosclerotic heart disease，CHD）是因冠状动脉狭窄所致的心肌缺血性病变，又称缺血性心脏病，简称冠心病。冠状动脉粥样硬化占冠状动脉性心脏病的绝大多数（95% ~ 99%）。因此，临床上习惯把冠状动脉粥样硬化性心脏病视为冠状动脉性心脏病的同义词。冠状动脉粥样硬化是动脉粥样硬化中对人类构成威胁最大的疾病，一般较主动脉硬化症晚发病 10 年。本病的发病有明显性别差异，20 ~ 50 岁男性发病率显著高于女性，60 岁之后，男女发病率无明显差异。

冠状动脉粥样硬化的好发部位以左冠状动脉前降支最多见，其余依次为右主干、左主干或左旋支、后降支。病变常呈节段性，多发生于血管的心壁侧，斑块多呈新月形，管腔呈偏心性不同程度的狭窄。按管腔狭窄程度可将其分为 4 级：Ⅰ级，狭窄程度≤ 25%；Ⅱ级，狭窄程度为 26% ~ 50%；Ⅲ级，狭窄程度为 51% ~ 75%；Ⅳ级，狭窄程度＞75%（图 5-5）。冠心病的发病原因：①冠状动脉粥样硬化、继发性复合性病变和冠状动脉痉挛，导致冠状动脉血流量减少，是冠心病的最常见的原因；②心肌耗氧量剧增，各种原因导致心脏负荷增加，如血压骤升、情绪激动、体力劳累、心动过速等，使冠状动脉相对供血不足；③低血压、心动过速等可导致冠状动脉供血不足。

根据临床表现不同，可将冠心病分为心绞痛、心肌梗死、慢性缺血性心脏病和冠状动脉性猝死。

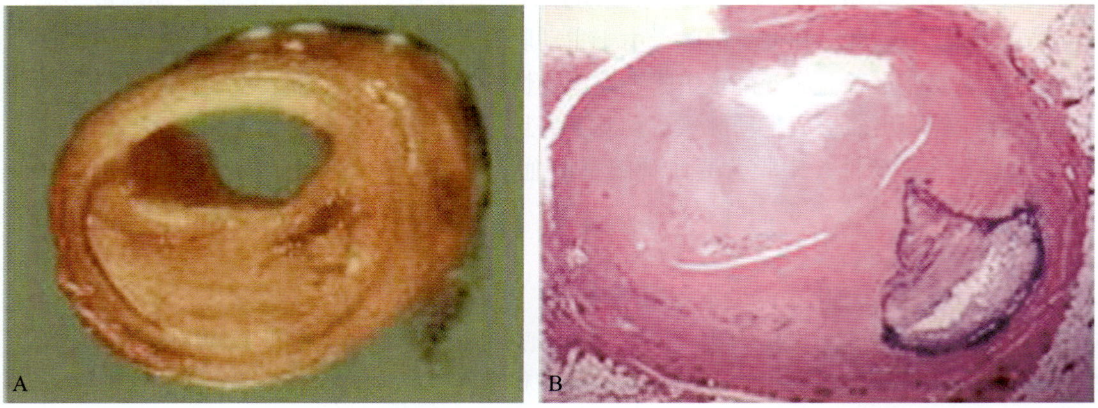

图 5-5 冠状动脉粥样硬化

A. 肉眼观，管腔Ⅲ级狭窄；B. 镜下观，管腔Ⅳ级狭窄

内膜不规则增厚，粥样斑块形成，管腔狭窄程度为Ⅲ ~ Ⅳ级

一、心绞痛

心绞痛（angina pectoris，AP）是由于冠状动脉供血不足和（或）心肌耗氧量骤增致使心肌急性、暂时性缺血、缺氧所引起的临床综合征。临床表现为胸骨后部位压榨性或紧缩性疼痛感，常放射至左肩和左臂。每次发作 3 ~ 5 min，可数日发作 1 次，也可每天发作数次。症状可因休息或服用硝酸酯类制剂而缓解消失，亦可因体力活动、暴饮暴食、情绪激动、寒冷、饱食等而诱发。其发生机制是：心肌缺血、缺氧而造成代谢性酸性产物或多肽类物质的堆积，刺激心脏局部神经末梢，信息传入相应的脊神经节后至大脑，便产生痛觉。

临床上可将心绞痛分为：①稳定型心绞痛（stable angina pectoris），又称轻型心绞痛，一般不发作，仅在体力活动（增加心肌耗氧量）时发作；②不稳定型心绞痛（unstable angina pectoris），患者病情不稳定，在体力活动、休息时均可发作，并且发作强度和频率逐渐增加。患者至少有一支冠状动脉高度狭窄；③变异型心绞痛（variant angina pectoris），多无明显诱因，常在休息或梦醒时发作，由于冠状动脉明显狭窄、痉挛而引起。

二、心肌梗死

心肌梗死（myocardial infarction，MI）是指急性、持续性缺血、缺氧所引起的心肌坏死。临床上患者多有剧烈而持久的胸骨后疼痛，可达数小时至数天，休息及服用硝酸酯类药物不能完全缓解，可伴白细胞增高、发热、红细胞沉降率加快，血清心肌酶活性增高及进行性心电图变化，可并发心律失常、休克或心力衰竭。

1. 病因　心肌梗死大多数由冠状动脉粥样硬化引起。在此基础上可并发血栓形成、斑块内出血或持续性痉挛，使冠状动脉血流进一步减少或中断。过度劳累可使心脏负荷加重，导致心肌缺血。

2. 部位和范围　心肌梗死的好发部位与冠状动脉供血区域一致。心肌梗死多发在左心室，其中 40% ~ 50% 的心肌梗死发生于左心室前壁、心尖部及室间隔前 2/3，这些部位是左冠状动脉前降支供血区；30% ~ 40% 发生于左心后壁、室间隔后 1/3 及右心室大部，相当于右冠状动脉供血区；15% ~ 20% 见于左冠状动脉旋支供血的左心室侧壁。心肌梗死极少累及心房。

3. 分类　①心内膜下心肌梗死：主要累及心室壁内侧 1/3 的心肌，并波及肉柱和乳头肌，常为多发性、小灶性坏死，严重时病灶累及整个心内膜下心肌（环状梗死）。②透壁性心肌梗死：是典型的类型，梗死厚度累及心室壁全层或心室壁全层的 2/3，称为厚壁心肌梗死。

4. 病理变化　心肌梗死属于贫血性梗死。其形态学变化是一个动态演变的过程，具有明显的时间和区域变化规律，一般在梗死 6 小时后通过肉眼观察才能辨认，呈苍白色；8 ~ 9 小时后呈土黄色，梗死灶呈不规则形（地图样）；第 4 天外周出现充血出血带，边缘区出现肉芽组织；3 周后肉芽组织开始机化，5 周后逐渐形成瘢痕组织。镜下观，病变早期心肌细胞发生核碎裂、核溶解，间质水肿，少量中性粒细胞浸润。

5. 生化改变　心肌细胞受损后，肌红蛋白、酶类从心肌细胞内逸出入血，血液和尿液中肌红蛋白升高。心肌细胞坏死后，细胞内的谷草转氨酶（glutamic-oxaloacetic transaminase，GOT）、谷丙转氨酶（glutamic-pyruvic transaminase，GPT）、肌酸激酶（creatine kinase，CK）和乳酸脱氢酶（lactate dehydrogenase，LDH）释放入血，引起相应酶在血液中的浓度升高。心肌梗死 24 小时后，血清心肌酶浓度达最高值。其中，CK 值的测定对心肌梗死具有临床诊断意义。心肌梗死的心电图特征性变化是出现宽而深的 Q 波，ST 段抬高呈弓背向上型，T 波倒置。

6. 合并症　心肌梗死起病急，进展快，若未能及时抢救，患者可很快死亡。其常见并发症有：

（1）心力衰竭：梗死后心肌收缩性丧失，可致左心、右心或全心衰竭，是患者最常见的死亡原因，占心肌梗死的 60%。

（2）心脏破裂：是急性透壁性心肌梗死的严重合并症，由于梗死灶弹性消失，坏死的心肌细胞、中性粒细胞、单核细胞释放的大量蛋白水解酶将梗死灶溶解所致。心脏破裂约占心肌梗死病例的 3% ~ 13%，常发生于梗死后 2 周内，好发部位是左心室下 1/3 处、室间隔和左心室乳头肌。发生于左心室前壁者，破裂后血液涌入心包腔，发生急性心包压塞，患者可迅速死亡。室间隔处梗死灶破裂，左心室血液流入右心室，发生急性右心室功能不全。

（3）室壁瘤：占心肌梗死病例的 10% ~ 30%，常见于愈合期。梗死的心肌或形成的瘢痕组织在心室内压力作用下局限性向外膨隆，引起心功能不全或继发血栓形成。

（4）附壁血栓形成：多因心内膜受损或室壁瘤形成处的血液形成涡流等引起。

（5）心源性休克：占心肌梗死病例的 10% ~ 20%。梗死面积 >40% 时，心肌收缩性极度减弱，心排血量显著下降而引起休克。

（6）急性心包炎：占心肌梗死病例的 15% ~ 30%，多发生在心肌梗死后 2 ~ 4 天，由于坏死组织累及心外膜而引起纤维蛋白性心包炎。

（7）心律失常：占心肌梗死病例的 75% ~ 95%，由于心肌梗死累及传导系统所致，严重者可导致心搏骤停、猝死。

三、慢性缺血性心脏病

慢性缺血性心脏病（chronic ischemic heart disease）是由于中、重度冠状动脉粥样硬化性狭窄引起的心肌纤维持续性和（或）反复加重的缺血、缺氧所产生的心肌纤维化，是逐渐发展为心力衰竭的慢性缺血性心脏病。肉眼观，心脏体积增大，重量增加，所有心腔均扩张，以左心室明显，心室壁厚度一般可正常，伴有大量纤维瘢痕（心肌纤维化），心内膜增厚，失去光泽。镜下观，病变处呈广泛性、多灶性心肌纤维化，伴邻近心肌纤维萎缩。临床上可表现为心律失常或心力衰竭。

四、冠状动脉性猝死

冠状动脉性猝死（sudden coronary death）是指冠心病引起的出乎意料的突发性死亡，是心源性猝死中最常见的一种，通常是由于冠状动脉粥样硬化基础上的继发性病变引起心肌急性缺血所致。本病多见于 39 ～ 49 岁成年人，男性比女性发病率高 3.9 倍。冠状动脉性猝死的常见诱因包括饮酒、劳累等，患者突然晕倒，四肢抽搐，尿失禁，或发生呼吸困难，口吐白沫，迅速昏迷。患者可立即死亡或在一至数小时内死亡，有的则在夜间睡眠中死亡。

第三节 高 血 压

高血压（hypertension）是指以体循环动脉血压持续升高 [收缩压≥ 140 mmHg（18.4 kPa）和（或）舒张压≥ 90 mmHg（12.0 kPa）] 为主要表现的疾病（表 5-1），是人类最常见的心血管疾病之一，可分为原发性和继发性高血压。前者是一种原因尚未明确的以体循环动脉压升高为主要表现的独立性全身性疾病，也称为特发性高血压，统称为原发性高血压。继发性高血压是某些疾病（如慢性肾小球肾炎、肾动脉狭窄等）的一种症状，又称症状性高血压，仅占高血压病例的 5% ～ 10%，其特点为病因明确，原发病治愈后血压可恢复正常。

原发性高血压（高血压病）是我国最常见的心血管疾病之一，是以细、小动脉硬化为基本病变的全身性疾病。本病多见于中、老年人，病程较长，症状轻重不一，患者不易坚持治疗。晚期患者左心室肥大，两侧肾呈弥漫性颗粒性萎缩，脑出血等严重并发症。目前，我国高血压发病率呈上升趋势。性别患病率差异不大。

➤ **考点：**高血压的病变特点。

表 5-1 《中国高血压防治指南 2018 年修订版》高血压分级

分类	收缩压（mmHg）	舒张压（mmHg）
正常血压	＜ 120	＜ 80
正常高值	120 ～ 139 和（或）	80 ～ 89
高血压	≥ 140 和（或）	≥ 90
1 级高血压	140 ～ 159 和（或）	90 ～ 99
2 级高血压	160 ～ 179 和（或）	100 ～ 109
3 级高血压	≥ 180 和（或）	≥ 110
单纯收缩期高血压	≥ 140 和	＜ 90

注：当收缩压和舒张压分属于不同级别时，以较高的分级为准

一、病因与发病机制

1. 病因

（1）遗传因素：调查显示，遗传因素是高血压的重要易患因素。约 75% 的患者具有遗传素质，且有明显的家族发病倾向。双亲有高血压病史者的高血压患病率比无高血压家族史者高 2 ～ 3 倍，单亲有高血压病史者则患病率高 1.5 倍。

（2）精神心理因素：长期精神紧张、忧虑、压抑、恐惧等心理因素可使大脑皮质的抑制和兴奋过程发生紊乱，皮质功能失调，失去对皮质下中枢的控制和调节，导致皮质下血管舒缩中枢（自主神经中枢）功能紊乱。当血管舒张中枢长期产生缩血管冲动占优势时，即可引起全身细、小动脉痉挛，使外周阻力增加，从而导致血压升高。持久的细小动脉痉挛，可发展为细、小动脉硬化，表现为持续的不可复性高血压。

（3）神经内分泌因素：长期过度的精神因素可使内分泌功能失调，肾上腺皮质和髓质激素

分泌增多、前列腺素等舒血管激素分泌减少，导致缩血管作用增强，肾血流量减少，肾小球旁细胞分泌肾素增加，导致肾素 - 血管紧张素 - 醛固酮系统作用增强，引起细、小动脉收缩，外周血管阻力升高及钠、水潴留，使血压升高。

（4）饮食因素：高钠饮食通过增加血容量、提高血管壁对缩血管激素的敏感性而导致血压升高。据统计，与日均盐摄入量低的人群相比，日均盐摄入量高的人群患高血压的比例明显升高，盐摄入量与血压呈正相关。WHO 建议：每人每天盐摄入量应控制在 6 g 以下，可预防原发性高血压。钾摄入量与血压呈负相关，钾摄入量减少，可促进高血压的发生。适当降低钠盐、增加钾和钙的摄入，可降低高血压的发病率。

（5）其他因素：肥胖、吸烟、年龄增长和缺乏体力活动等，也是血压升高的重要因素。

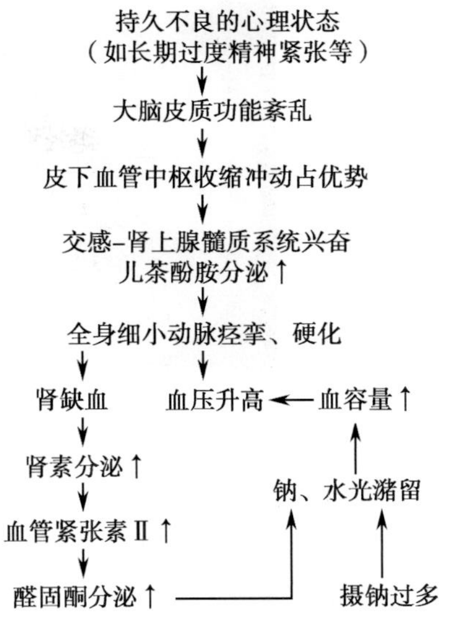

图 5-6　原发性高血压的发病机制示意图

2. 发病机制　在内、外因素作用下，中枢神经系统发生功能紊乱，通过自主神经作用致血压升高。之后因肾缺血，肾素 - 血管紧张素系统兴奋，参与使血压越趋升高；最后由于细、小动脉硬化，使血压持续在较高水平。高血压又可进一步导致中枢神经系统功能紊乱，形成恶性循环（图 5-6）。

二、分类与病理变化

根据起病的缓急和病情进展，可将原发性高血压分为良性高血压（缓进型高血压）和恶性高血压（急进型高血压）。

（一）良性高血压

良性高血压（benign hypertension），又称缓进型高血压，约占原发性高血压的 95%，多发生于中、老年人，起病隐匿，进展缓慢，病程较长，可达 10 ~ 20 年以上。按病变的发展可分为 3 期。

1. 功能紊乱期（一期）　属于早期阶段，是可复期。此期血管调节功能紊乱。基本病变为全身细、小动脉间歇性痉挛，无血管、心、脑、肾等器质性病变。血压呈波动性，时而升高时而正常。临床上可伴有头晕、头痛。此期是治疗的关键，经过适当休息和治疗，血压可恢复正常。但患者常因工作繁忙等而贻误治疗时机。

2. 动脉系统病变期（二期）　基本病变为全身各器官细、小动脉硬化，这是高血压的主要病变特征。细动脉由于反复痉挛，内皮细胞和基底膜受损，血浆蛋白注入内皮下间隙，导致细动脉管壁发生玻璃样变性。镜下观，细动脉管壁呈均质红染，管壁增厚，管腔变小；小动脉由于长期处于高压状态，使血浆蛋白渗入内膜，内膜及中膜胶原纤维及弹性纤维增生，中膜平滑肌细胞增生、肥大，导致血管壁增厚，管腔狭窄。心电图显示左心室轻度肥大。患者常有眩晕、头痛、疲乏、失眠、记忆力减退等症状。血压进一步升高并持续在较高水平，失去波动性，休息后已不能降至正常。

3. 内脏病变期（三期）　此期除全身细、小动脉硬化外，心、脑、肾及视网膜等重要器官也出现明显器质性病变。患者舒张压可达 120 mmHg，并可引起重要器官功能障碍。

（1）心脏的病变：心脏的病变主要为左心室肥大。由于外周阻力增加，血压持续升高，左心室因压力性负荷增加而发生代偿性肥大。心脏肥大，重量增加，可达 400 g（正常为 250 ~ 350 g）以上。肉眼观，左心室壁增厚，可达 1.5 ~ 2.5 cm（正常为 0.8 ~ 1.2 cm），乳头肌和肉柱增粗、变圆，但心腔不扩张，甚至略缩小，称为向心性肥大（图 5-7）。镜下观，

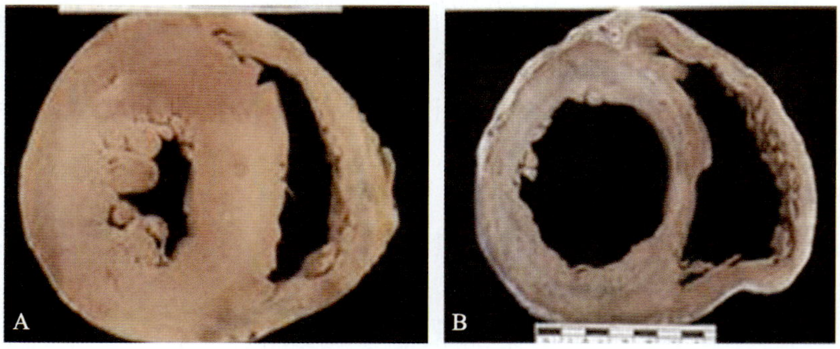

图 5-7　良性高血压左心室肥大

A. 向心性心肌肥大；B. 离心性心肌肥大

心肌细胞变粗、变长，核大而深染。病变继续发展，肥大的心肌细胞不能获得相应增多的血液供应，供需不相适应，导致肥大的心肌细胞逐渐出现供血不足，心肌收缩性减弱，左心室失代偿，心腔扩张，称为离心性肥大（图 5-7）。此时左心收缩力下降，最终可导致左心衰竭。这种由高血压引起的心脏病称为高血压性心脏病，患者血压常在 180 mmHg（24 kPa）/120 mmHg（16 kPa）以上，临床上表现为左心界扩大，患者可有心悸，心电图示左心室肥大及劳损，严重者有左心衰竭的症状和体征。

（2）肾的病变：良性高血压晚期，肾可以表现为原发性颗粒性固缩肾或细动脉性肾硬化。肉眼观，双侧肾对称性体积缩小，质地变硬，质量减轻，单侧肾重量一般小于 100 g（正常约 150 g）；肾表面凹凸不平，呈均匀弥漫的细小颗粒状；切面观，肾皮质变薄（≤ 0.2 cm，正常厚度为 0.3 ～ 0.6 cm），皮质与髓质分界不清；肾盂周围脂肪组织增多，称为原发性颗粒性固缩肾。镜下观，肾入球小动脉发生玻璃样变性及肌型小动脉硬化，病变严重区域的肾小球因缺血而发生萎缩、纤维化和玻璃样变性，所属肾小管因缺血及功能失用而萎缩、消失；间质有结缔组织增生及淋巴细胞浸润。该处由于肾实质萎缩和结缔组织收缩而形成凹陷的固缩病灶；周围相对健存的肾小球发生代偿性肥大，所属肾小管扩张，使局部肾组织向表面隆起，故肉眼所见肾表面凹凸不平，呈细小颗粒状（图 5-8）。

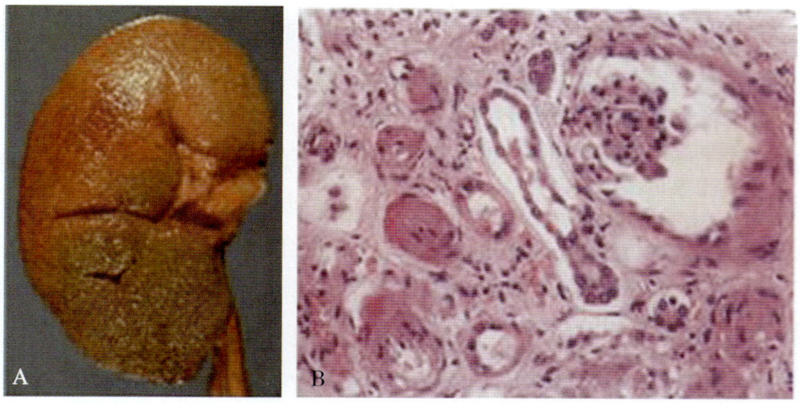

图 5-8　原发性颗粒性固缩肾

A. 肉眼观：肾固缩，表面布满细颗粒；B. 镜下观：动脉玻璃样变性，部分肾单位纤维化、萎缩，部分肾单位代偿性肥大、扩张

患者可有轻度至中度蛋白尿、管型尿。病变严重时，血液中非蛋白氮、肌酐、尿素氮升高，甚至出现尿毒症。由于高血压时心、脑病变较肾病变出现早且严重，因此多数患者常在此前已死于心、脑并发症。

（3）脑的病变：高血压时，由于脑的细、小动脉痉挛和硬化，患者可出现一系列脑部变化。①脑水肿：由于脑内细、小动脉痉挛、硬化、缺血，引起毛细血管通透性增高，导致脑水肿，患者可出现头痛、头晕、眼花等。②高血压脑病：是由于脑细、小血管病变及痉挛致血压骤升，毛细血管通透性增高，引起急性脑水肿和颅内压增高，造成以中枢神经功能障碍为主要表现的综合征。其临床表现为患者血压显著升高，剧烈头痛、呕吐、抽搐，甚至昏迷。③脑软化：由于脑的细、小动脉硬化、痉挛，导致其供血区域的脑组织缺血性梗死。④脑出血：是高血压最严重且致命性的并发症，俗称中风。出血常发生在基底节、内囊，其次为大脑白质、脑桥和小脑。出血多见于基底节区域（尤其以豆状核区最多见），是因为供应该区域的豆纹动脉从大脑中动脉呈直角分出，直接承受压力较高的血流冲击，所以已有病变的豆纹动脉容易破裂出血（图 5-9）。引起脑出血的原因为脑血管壁病变致使其弹性下降，当失去血管壁外组织支撑时，可形成微小动脉瘤。如同时血压突然升高，则可致微小动脉瘤破裂出血；脑血管的细、小动脉硬化使血管壁变脆，血压升高时即可破裂出血。

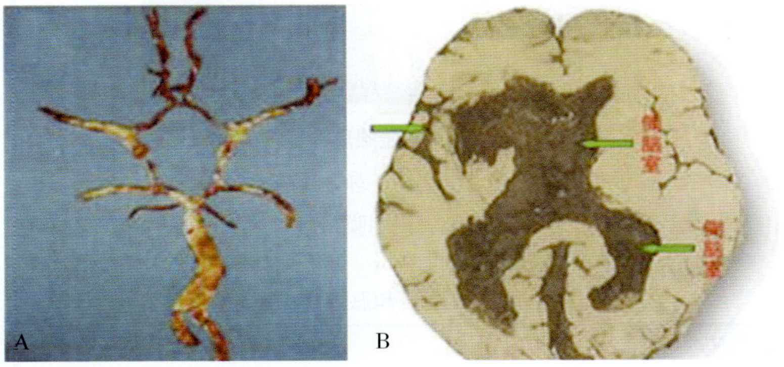

图 5-9　基底动脉环及脑出血

A. 基底动脉环硬化；B. 脑出血：左侧内多可见明显出血，血液浸润脑组织形成大片出血灶，并破入侧脑室

临床表现常因出血部位的不同、出血量多少而异。患者常表现为呼吸加深、脉搏加快。肢体弛缓、腱反射消失、大小便失禁，甚至突然昏迷等。内囊出血者可引起对侧肢体偏瘫及感觉丧失。出血破入脑室时，患者可发生昏迷，常导致死亡。脑桥出血可引起同侧面神经麻痹及对侧上、下肢瘫痪。左侧脑出血常引起失语。此外，脑出血还可引起颅内高压，并引起脑疝。小的血肿可被吸收，被胶质瘢痕修复。中等量的出血灶可被胶质瘢痕包裹，形成血肿或液化呈囊腔。

（4）视网膜的病变：视网膜中央动脉亦常发生细动脉硬化。眼底血管是人体唯一能被窥视的小动脉。高血压眼底改变包括血管和视网膜病变，临床上通过眼底镜检查可了解高血压的进展和预后。眼底病变可分为 4 级：Ⅰ级为视网膜小动脉轻度狭窄和硬化，动脉变细；Ⅱ级为小动脉中度硬化和狭窄，出现动、静脉交叉压迫现象，动脉反光增强呈银丝状；Ⅲ级为视网膜水肿、渗出和出血；Ⅳ级为视神经盘水肿（图 5-10）。因视神经盘水肿，视网膜渗出和出血，患者视物模糊。

➤ **考点：** 高血压脑出血的好发部位。

（二）恶性高血压

恶性高血压（malignant hypertension）又称急进型高血压，较少见，常为原发性，也可继发于缓进型高血压，多发生于青壮年。患者起病急，进展快，血压显著升高，常超过 230/130 mmHg。恶性高血压的特征性病理变化是增生性小动脉硬化和坏死性细动脉炎。肾小叶间动脉和弓形动脉表现为动脉内膜显著增厚，伴有平滑肌细胞增生，胶原纤维增多，导致血管壁如洋葱皮样，管壁发生纤维蛋白样坏死，周围有单核细胞及中性粒细胞浸润。病情进展迅速，若不及时治疗，患者常在 1 年内迅速发展为尿毒症而死亡，也可因脑出血或心力衰竭而致死。良性高血压和恶性高血压的区别见表 5-2。

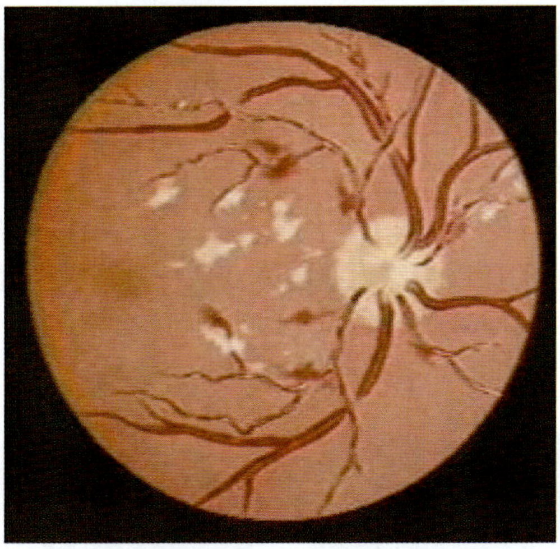

图 5-10 高血压眼底血管变化

中央动脉硬化，出现动、静脉压迹，视神经盘水肿，视网膜出血

表 5-2 良性高血压和恶性高血压的区别

项目	良性高血压	恶性高血压
发病率	较常见	较少见
年龄	主要见于中、老年人	多见于青少年
病程	起病隐匿，病程长，达 10 ~ 20 年	起病急，病程短，患者多数在 1 年内死亡
病变特征	细动脉玻璃样变性，小动脉硬化	细动脉纤维蛋白样坏死，小动脉硬化
受累器官	全身细、小动脉，主要是心、肾、脑、视网膜	全身细、小动脉，主要是肾、脑
结局	患者常死于脑出血、心力衰竭等	患者大多数死于尿毒症、脑出血或心力衰竭

第四节 风湿病

风湿病（rheumatism）是一种与 A 组乙型溶血性链球菌感染有关的累及全身结缔组织的变态反应性疾病。病理变化主要为胶原纤维变性和坏死，以形成风湿小体为其病理特征。最常累及心脏、关节，其次是皮下、浆膜、血管和脑，尤以心脏病变引起的后果最为严重。病情常反复发作，急性期称为风湿热，为风湿活动期。临床上，患者除有心脏和关节症状外，还常伴有发热、皮疹、皮下结节、风湿性舞蹈症等症状和体征。血液检查可见抗链球菌溶血素“O”抗体（简称抗“O”抗体）滴度增高、红细胞沉降率加快等。

风湿病可发生于任何年龄，但多发生于 5 ~ 15 岁儿童，发病高峰年龄为 6 ~ 9 岁。男性和女性发病率大致相等。本病常反复发作，急性期后可遗留慢性心脏损害，形成风湿性心脏瓣膜病。我国风湿病的发病率约为 20.05/10 万，现有风湿性心脏病患者约 250 万人。风湿病多以秋、冬、春季多发，寒冷和病毒感染可能参与诱发本病。我国东北、西北和华北地区人群发病率较高，其中以西部四川发病率最高，南方地区人群发病率最低。

➢ **考点：**风湿病的病变特点。

一、病因与发病机制

1. 病因　风湿病的发生与A组乙型溶血性链球菌感染有关。主要依据是：大部分患者发病前常有咽峡炎、扁桃体炎等上呼吸道链球菌感染史；发病时，多数患者血液中抗“O”抗体滴度增高，目前临床仍以此项检查作为诊断标准；本病多发生于链球菌感染盛行的冬春季节及寒冷、潮湿的地区；应用抗生素后，可降低风湿病的发生和复发。但是，风湿病是在感染细菌2 ~ 3周后发病的，时间不符合；在风湿病患者的典型病灶中，从未培养出相关细菌；A组乙型溶血性链球菌直接感染可引起蜂窝织炎（化脓性炎症），而风湿病属于变态反应性炎等，可见风湿病并非由乙型链球菌感染直接引起，而是由A组乙型溶血性链球菌感染所引起的变态反应性疾病。

2. 发病机制　普遍认为风湿病是由于抗原抗体交叉反应引起的。链球菌感染后，细菌在局部释放菌体蛋白（M抗原）、糖蛋白（C抗原）、溶血素“O”抗原等大分子物质并进入血液，刺激体液免疫细胞产生抗M、抗C、抗“O”等多种抗体。M抗体与心血管平滑肌产生交叉反应，C抗体与心脏、血管、皮下结缔组织产生交叉反应，抗原-抗体复合物激活补体，产生活性物质，引发组织损伤。也有学者认为，风湿病是在内、外因素的共同作用下所诱发的自身免疫性疾病。

二、基本病理变化

风湿病的病理变化过程大致可分为三期。

1. 变质渗出期　属于早期，是风湿病的活动期。具体表现为心脏、浆膜、关节、皮肤结缔组织基质发生黏液样变性、胶原纤维发生纤维蛋白样坏死，同时有少量淋巴细胞、浆细胞、单核细胞、嗜酸性粒细胞浸润以及浆液、纤维蛋白渗出。此期约持续1个月。

2. 增生期　又称肉芽肿期，是风湿病的相对静止期。此期可形成特征性肉芽肿，即风湿小体或阿绍夫小体（Aschoff body）。典型的风湿小体是诊断风湿病的重要依据。风湿小体多位于心肌间质小血管旁，呈圆形、椭圆形或梭形，其中心部位可见纤维蛋白样坏死，周围有较多的风湿细胞和成纤维细胞，外周有少量淋巴细胞和单核细胞。风湿细胞又称阿绍夫细胞（Aschoff cell），其特点是：体积大，呈圆形、多边形，边界清楚而不规整。胞质丰富，为单核或多核，核膜清晰，染色质常聚集于核中央，纵切面呈毛虫样，横切面呈枭眼状（图5-11）。此期可持续2 ~ 3个月。

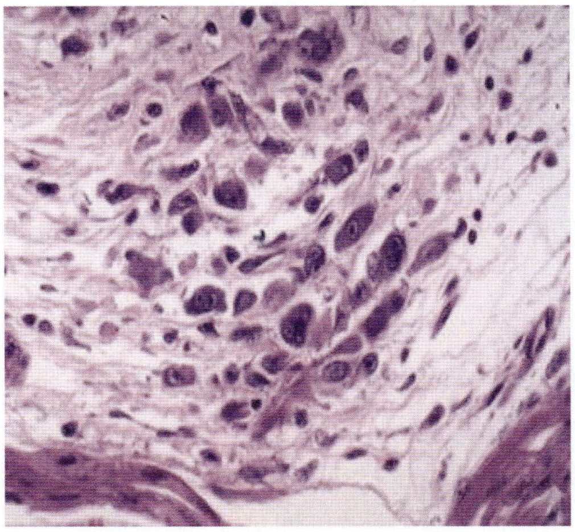

图5-11　风湿性心肌炎

心肌间质内见梭形风湿小体

3. 瘢痕期或愈合期　是风湿病的静止期。风湿小体中央的纤维蛋白样坏死物被溶解、吸收，细胞成分逐渐减少，病变趋于愈合；风湿细胞变为长梭形成纤维细胞，细胞间出现胶原纤维，风湿小体逐渐纤维化，最后形成梭形瘢痕。此期可持续 2 ～ 3 个月。

上述整个病程持续 4 ～ 6 个月。由于风湿病常有反复急性发作，因此受累器官中可有新旧病变并存。病变持续反复发展，可导致较严重的纤维化和瘢痕形成，引发器官功能障碍。

三、风湿病的各器官病变

1. 风湿性心脏病　风湿病患者 50% ～ 70% 有心脏损害，其病变可表现为风湿性内膜炎、风湿性心肌炎和风湿性心外膜炎。若病变累及心脏全层，则称风湿性全心炎。

（1）风湿性心内膜炎：病变主要侵犯心脏瓣膜，其中二尖瓣最常受累，其次为二尖瓣和主动脉瓣同时受累，其余瓣膜极少受累。初期瓣膜肿胀，瓣膜出现黏液样变性和纤维蛋白样坏死，有浆液渗出和炎症细胞浸润。病变瓣膜表面，尤其是闭锁缘上形成串珠状单行排列、直径为 1 ～ 2 mm 的疣状赘生物。这些赘生物约粟粒大小，呈灰白色半透明，附着牢固，不易脱落。镜下观，瓣膜内出现黏液样变性和纤维蛋白样坏死；赘生物是由血小板和纤维蛋白构成的白色血栓，基底部有少量炎症细胞浸润，周围可出现少量风湿细胞、成纤维细胞，典型的风湿小体少见（图 5-12）。

疾病后期，病变反复发作，赘生物被机化，纤维组织增生，导致瓣膜增厚、变硬、卷曲、短缩，瓣膜之间互相粘连，腱索增粗、短缩，最后形成慢性心脏瓣膜病。

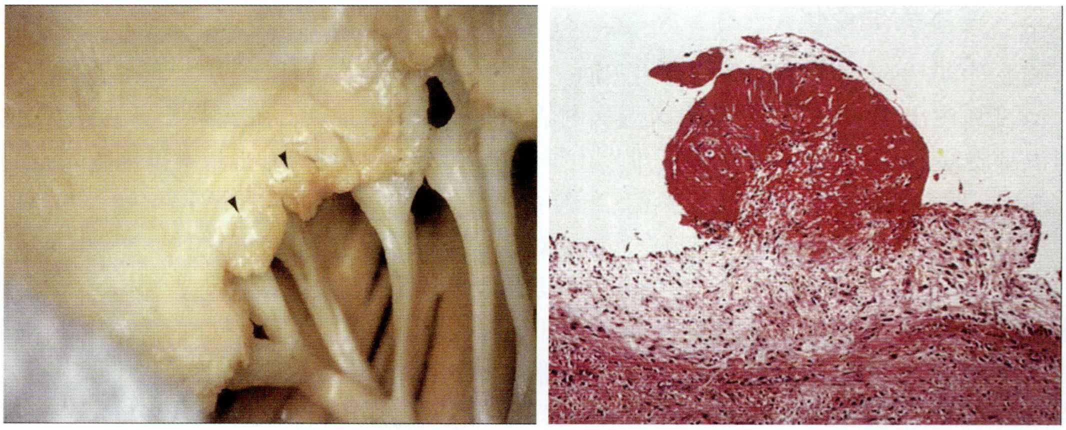

图 5-12　风湿性心内膜炎

（2）风湿性心肌炎：病变主要累及心肌间质结缔组织，常表现为心肌间质水肿，在血管（特别是小动脉）附近可见风湿小体及少量淋巴细胞浸润。风湿小体大小不一，多呈灶状分布，病变常见于左心室、室间隔、左心房及左心耳等处。

疾病后期，风湿小体纤维化，形成瘢痕、心肌细胞水肿及脂肪变性，心肌硬化。患者心肌顺应性和收缩力降低，严重时可发生心力衰竭。临床表现为心率加快，第一心音低钝，累及传导系统时可出现传导阻滞。

（3）风湿性心外膜炎：病变主要累及心外膜脏层，呈浆液性或纤维蛋白性炎症。当有大量浆液渗出时，可形成心包积液。当渗出以纤维蛋白为主时，覆盖于心外膜表面的纤维蛋白可因心脏的不停搏动和牵拉而形成绒毛状，称为绒毛心。渗出的大量纤维蛋白如不能被溶解、吸收，则发生机化，使心外膜脏层和壁层互相粘连，形成缩窄性心包炎，影响心脏搏动。

2. 风湿性关节炎　风湿病患者约 75% 早期可出现风湿性关节炎，病变最常侵犯膝、踝、肩、腕、肘等大关节，呈游走性、反复发作。关节局部出现红、肿、热、痛和功能障碍。关节

瓣膜也可被感染。此型心内膜炎常见于二尖瓣和主动脉瓣，并可累及其他部位心内膜，三尖瓣和肺动脉瓣少见。

2. 病理变化　肉眼观，常在原有病变的瓣膜上形成赘生物。病变瓣膜增厚、变形，并发生溃疡，甚至出现穿孔和腱索断裂。其表面赘生物大小不一，为单个或多个，形态不规则，呈息肉状或鸡冠状，颜色呈灰黄色或灰绿色，干燥、质脆，易破碎和脱落成为栓子，引起栓塞（图 5-15）。

镜下观，赘生物由血小板、纤维蛋白、坏死组织、炎症细胞和细菌菌落构成。细菌菌落被包裹在赘生物内部（图 5-16）。溃疡底部可见少量肉芽组织及淋巴细胞、单核细胞浸润。有时可见原有风湿性心内膜炎的病变。

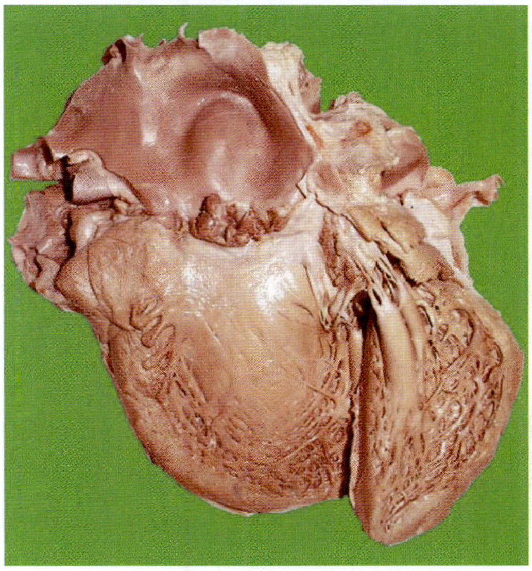

图 5-15　亚急性感染性心内膜炎（肉眼观）

主动脉瓣处呈鸡冠状赘生物

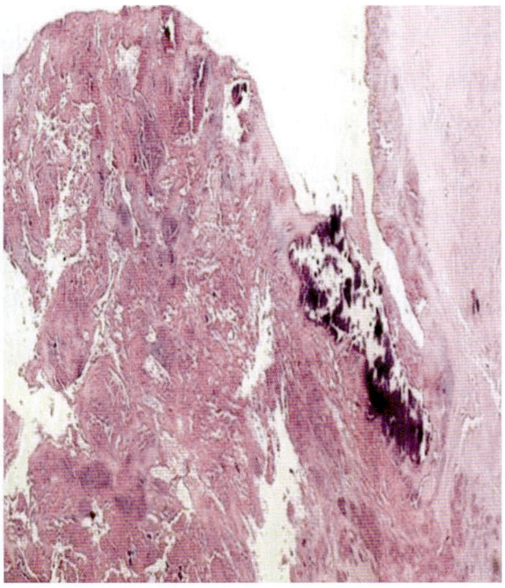

图 5-16　亚急性感染性心内膜炎（镜下观）

白色血栓内可见蓝染的菌团和钙化

3. 病理临床联系

（1）瓣膜损害：病变瓣膜僵硬，部分机化形成瘢痕，极易造成严重的瓣膜变形、增厚和腱索增粗、缩短，导致瓣膜口狭窄和（或）关闭不全。体检时可听到相应部位杂音，但杂音的性质和强弱常发生变化，这与赘生物体积发生变化（破碎或脱落）有关。严重者，患者可出现心力衰竭。

（2）动脉性栓塞：瓣膜上的赘生物脱落，进入血流后可引起各器官栓塞。动脉性栓塞最多见于脑动脉，其次是肾动脉、脾动脉和心脏。由于栓子来自赘生物的最外层，不含细菌或细菌毒力弱，在局部不易存活，因此一般不引起感染性梗死和栓塞性小脓肿形成。于指、趾末节腹面，足底或大、小鱼际处，出现红紫色、微隆起、有压痛的小结节，称为 Osler 结节，是由皮下小动脉炎所致。

（3）肾的病变：由于病原菌长期释放抗原入血，可导致免疫复合物形成，大多数可引起局灶性肾小球肾炎，少数病例可发生弥漫性肾小球肾炎。

（4）败血症：由于赘生物中的细菌和毒素不断侵入血流，所以患者有长期发热。皮肤、黏膜和眼底部有出血，这是由于血管壁损伤，血管通透性增高所致。脾大、白细胞增多则表现为单核巨噬细胞增生，脾窦扩张、充血。由于脾功能亢进和草绿色链球菌的轻度溶血作用，因此，患者可出现贫血。血培养阳性是诊断本病的重要依据。

➢ **考点：**急性感染性心内膜炎与亚急性感染性心内膜炎的区别。

二、病毒性心肌炎

病毒性心肌炎（viral myocarditis）是由病毒感染引起的原发性心肌炎症，常累及心包。本病可为流行性发病，在病毒流行感染期，约有 5% 的患者发生心肌炎。本病又称特发性心肌炎或淋巴细胞性心肌炎，多见于婴幼儿和青壮年。

1. 病因与发病机制　引起心肌炎的病毒种类很多，其中最常见的是柯萨奇病毒、埃可病毒、风疹病毒、流行性感冒病毒、腮腺炎病毒等。由于在妊娠最初 3 个月内感染柯萨奇病毒和风疹病毒时可引起胎儿先天性心脏畸形，因此，这两种病毒占有特别重要的地位。人类的心肌炎以柯萨奇病毒 B 组感染最为常见。一般而言，病毒可直接破坏心肌细胞，但也可通过 T 细胞介导的免疫反应间接破坏心肌细胞。由于此类病毒衣壳的糖蛋白分子结构与心肌细胞膜的糖蛋白相似，故在感染后，机体所产生的抗体（激活补体的抗体及中和病毒的抗体）既针对病毒，又针对心肌细胞。因此，当细胞毒性 T 细胞被致敏后，即可破坏被病毒感染的心肌细胞。某些诱因（如细菌感染、营养不良、过度劳累等）可使机体易感染病毒而发病。

2. 病理变化　病毒可直接导致心肌细胞损伤，也可通过 T 细胞介导的免疫反应间接破坏心肌细胞。肉眼观：心脏略增大或无明显变化。镜下观：早期可见心肌细胞变性、坏死，间质内中性粒细胞浸润及水肿。晚期，可见到淋巴细胞、巨噬细胞、浆细胞浸润及肉芽组织形成，并将心肌分割成条索状，可见较广泛的心肌变性、坏死，有的心肌断裂，并伴有明显的心肌间质纤维化、代偿性心肌肥大及心腔扩张等。

3. 病理临床联系　临床表现轻重不一，病情严重者，如炎症累及传导系统，则可表现为不同程度的心律失常；累及心外膜者，可致心包炎。成年人病情一般较轻，或仅有心悸、乏力、食欲减退等，多数预后良好；病情严重者或婴幼儿可并发各种严重心律失常、心力衰竭，甚至猝死。

三、感染性心包炎

感染性心包炎（infective pericarditis）是由病原微生物感染引起的心包渗出性炎症，又称感染性心外膜炎。可分为以下几种：

1. 病毒性心包炎（viral pericarditis）　是欧洲国家最常见的心包炎病因，可为病毒直接侵犯或免疫反应的结果。心包积液和（或）心包活组织检查是确诊病毒性心包炎的必要条件。由病毒感染引起的浆液纤维蛋白性心包炎，常呈急性发病，病情可反复发作。引起心包炎的常见病毒包括柯萨奇病毒、埃可病毒等。病毒性心包炎多见于年轻人，起病急。患者常有发热，发病前数日至数周常有上呼吸道感染的前驱症状。心包脏层和壁层有炎症反应，伴随小血管周围多核粒细胞及淋巴细胞浸润。心包腔内则有纤维蛋白沉积。心包液有时呈血性。主要临床表现为胸痛、心界扩大、心音低弱。约 1/4 的患者可合并胸膜炎，出现呼吸困难。

2. 结核性心包炎（tuberculous pericarditis）　多见于青年男性，约占所有心包炎的 7%。患者发病隐匿，有低热、红细胞沉降率加快而无白细胞增多。结核性心包炎大多经血行感染，或由肺门淋巴结结核蔓延而来，经淋巴道感染者少见。此型心包炎多形成浆液性、出血性心包积液，由于慢性炎症使心包组织疏松，积液有时可达 1 L 以上。有的病例可有多量纤维蛋白渗出，心包表面充血、混浊，擦去纤维蛋白后，可见大小不等的结核结节。镜下观，心外膜及心包壁层均可检出结核结节。心肌大多早期受累。积液可全部或部分被吸收，心包两层互相粘连，可完全愈合。自采用抗结核化疗以来，心包钙化已极少见，而在过去则是典型的变化。

3. 化脓性心包炎（purulent pericarditis）　由于对细菌感染性疾病早期用抗生素治疗，故化脓性心包炎的发病率已明显降低，仅约占所有心包炎的 0.5%，大多见于败血症或脓毒血症。

此型心包炎多由化脓菌（如链球菌、葡萄球菌及肺炎链球菌）引起，但有时真菌亦可引起本病。这些细菌可经多种途径侵入心包，如通过邻近组织病变直接蔓延，或通过血行、淋巴道播散，或经心脏手术直接感染。此型心包炎多为纤维蛋白性化脓性炎症，常导致心包积脓，可波及心肌。肉眼观，可见整个心外膜表面被一层厚的纤维蛋白性脓性渗出物覆盖。镜下观，心外膜表面血管扩张、充血，大量中性粒细胞浸润。渗出物内可见大量变性、坏死的中性粒细胞及无结构的粉染物质。炎症累及周围心肌细胞，称为纵隔心包炎。渗出物若吸收不完全，则可发生机化，导致缩窄性心包炎。临床表现为胸闷不适或心前区疼痛等。

第六节　心脏瓣膜病

心脏瓣膜病即瓣膜性心脏病（valvular heart disease），是指心瓣膜受损后或由于先天性发育异常引起的器质性病变，表现为瓣膜口狭窄和（或）关闭不全，是最常见的慢性心脏病之一，常导致心功能不全，引起全身血液循环障碍。引起慢性心脏瓣膜病的疾病较多，绝大多数为风湿性心内膜炎与感染性心内膜炎的结局，动脉粥样硬化和梅毒性主动脉炎亦可累及主动脉瓣而导致瓣膜病；还有少数病例是由瓣膜退行性变、钙化及先天发育异常等所致。

肉眼观，瓣膜增厚、变硬、卷曲、短缩，相邻的瓣叶粘连；也可出现瓣膜破损、穿孔，腱索融合、缩短等。这些变化中如以瓣叶粘连为主，则可引起瓣膜狭窄；如以瓣膜卷曲、短缩或破裂、穿孔为主，则可引起瓣膜关闭不全。瓣膜狭窄和瓣膜关闭不全可单独存在，但大多数为二者同时并存。病变累及两个以上瓣膜或先后受累者，称为联合瓣膜病。

瓣膜狭窄（valvular stenosis）是指相邻瓣膜互相粘连、瓣膜增厚，瓣膜开放时不能完全张开，瓣膜口缩小，导致血流通过障碍。瓣膜关闭不全（valvular incompetence）是由于瓣膜增厚、变硬、卷曲、缩短或瓣膜破裂、穿孔，使瓣膜关闭时不能完全闭合，导致部分血液发生反流。在代偿期，患者可不出现明显的血液循环障碍症状。当病变加重进入失代偿期，则患者可出现肺循环和（或）体循环障碍的症状和体征。

1. 二尖瓣狭窄（mitral stenosis） 是指二尖瓣瓣膜增厚，瓣膜口缩小，瓣膜口不能充分开放，导致血流通过障碍。二尖瓣狭窄大多数由风湿性心内膜炎反复发作引起，少数病例可由亚急性感染性心内膜炎引起，偶见于先天性发育异常。

正常成人二尖瓣口开放时面积约为 5 cm^2，可通过两个手指。瓣膜口狭窄时，可缩小到 1 ~ 2 cm^2，甚至 0.5 cm^2，或仅能通过医用探针。二尖瓣狭窄的程度可分 3 种类型：①隔膜型，病变最轻，瓣膜轻度增厚，仍有弹性，瓣叶轻度粘连，瓣膜轻度狭窄；②增厚型，病变较重，瓣膜增厚显著，弹性明显减弱，瓣叶间显著粘连，瓣膜口狭窄明显；③漏斗型，病变最严重，瓣膜极度增厚、变硬，瓣叶间形成严重的纤维性粘连，瓣膜失去活动性，瓣膜口缩小且固定，呈鱼口状（图 5-17）。

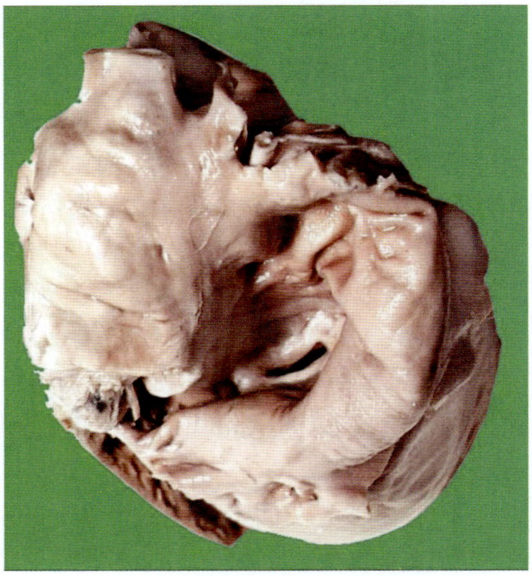

图 5-17　二尖瓣狭窄及关闭不全

（1）血流动力学变化：早期，左心房处于代偿时，由于二尖瓣狭窄，左心室舒张期，左心房血液进入左心室受阻，致使舒张末期仍有部分血液滞留于左心房内，加之肺静脉来的血液，使左心房血液量比正常增多。此时，心肌纤维拉长以加强收缩力，心腔扩大以容纳更多血液，导致左心房代偿性扩张。因左心房负荷加重，心肌代谢增强，心肌纤维增粗，从而导致左心房代偿性肥大，以维持相对正常的血液循环。后期，随时间延长或病变加重，超过代偿极限，左心房收缩力减弱而呈高度扩张（肌源性扩张），导致左心房失代偿。此时，左心房血液在舒张期不能充分被排入左心室，引起左心房严重淤血，左心房压力增高使肺静脉血液进入左心房受阻，从而导致肺静脉压升高，随即引起肺淤血。

长期肺淤血、肺动脉压升高致使右心室代偿性扩张、肥大，右心室发生肌源性劳损，出现肌源性扩张，继而出现右心室淤血。右心室高度扩张时，右心室瓣环随之扩大，出现三尖瓣相对关闭不全。收缩期，右心室部分血液反流入右心房，使右心房负担加重，可致右心功能不全，引起体循环淤血。

（2）病理临床联系：二尖瓣狭窄时，听诊在心尖区可闻及舒张期隆隆样杂音。这主要是由于舒张期左心房的血液通过狭窄的二尖瓣口造成涡流所致。X 线检查显示左心房增大，左心室无变化或轻度缩小，心脏呈梨形。由于左心房高度扩张，可引起心房颤动。左心房血液出现涡流，易继发附壁血栓，常发生于左心房后壁及左心耳。血栓脱落可引起栓塞。慢性肺淤血可致肺间质水肿和含铁血黄素沉着。患者出现带血的泡沫痰、呼吸困难、发绀及面颊潮红（二尖瓣面容）。右心衰竭时，体循环淤血，患者出现颈静脉怒张，肝淤血、肿大而致淤血性肝硬化。此外，还有下肢水肿及浆膜腔积液等临床表现。

2. 二尖瓣关闭不全（mitral incompetence） 是指二尖瓣瓣膜增厚，变硬、弹性减弱或消失，瓣膜卷曲、缩短，腱索增粗、缩短，有时瓣膜穿孔、破裂或钙化，引起二尖瓣环扩张而致二尖瓣口关闭不全（图 5-17）。二尖瓣关闭不全大多数是风湿性心内膜炎的后果，其次是由于亚急性感染性心内膜炎、急性感染性心内膜炎感染所引起。二尖瓣关闭不全常与二尖瓣狭窄同时出现。

（1）血流动力学变化：二尖瓣关闭不全时，在左心室收缩期，左心室部分血液通过未关闭的瓣膜口反流到左心房，加之肺静脉输入的血液，使左心房血容量较正常增多、压力升高，久而久之，引起左心房代偿性扩张、肥大。左心室舒张期，左心房内大量血液涌入左心室，左心室血容量增多、压力升高、负荷增加，导致左心室代偿性扩张、肥大。之后，左心室、左心房均可发生代偿失调（左心衰竭），从而依次发生肺淤血、肺动脉高压、右心室代偿肥大继而失代偿，以及右心衰竭和体循环淤血。

（2）病理临床联系：由于二尖瓣关闭不全，在左心室收缩期，左心室的部分血液通过未关闭的瓣膜口反流到左心房。此时，听诊在心尖区可闻及收缩期吹风样杂音。X 线检查显示左心室肥大，心脏呈球形。其他血液循环变化与二尖瓣狭窄相同。

3. 主动脉瓣狭窄（aortic stenosis） 主要是慢性风湿性主动脉瓣膜炎的后果，常与风湿性二尖瓣病变合并发生，少数由先天性发育异常或主动脉粥样硬化引起瓣膜钙化所致。

（1）血流动力学变化：由于主动脉狭窄，左心室收缩期血液排出受阻。左心室为维持正常的心排血量而发生向心性肥大，左心室壁增厚，但心腔不扩张。后期，左心室失代偿而出现肌源性扩张。因左心室高度扩张，故使房室瓣环扩张而出现二尖瓣相对关闭不全，部分血液反流入左心房。患者依次出现左心衰竭、肺淤血、肺动脉高压及右心衰竭和体循环淤血的表现。

（2）病理临床联系：主动脉瓣狭窄时，左心室血液排出受阻。主动脉瓣口极度狭窄时，心排血量降低，冠状动脉供血不足，导致心肌缺血，患者可出现心绞痛，严重时可引起猝死。患者也可因脑缺血而发生头晕和晕厥。由于心排血量降低，患者血压下降，脉压减小。主动脉瓣狭窄时，主要病变是左心室肥大，在主动脉瓣区听诊可闻及收缩期吹风样杂音。X 线检查显示心脏呈靴形。

4. 主动脉瓣关闭不全（aortic incompetence） 主要由主动脉瓣疾病引起，可以是风湿性主动脉瓣膜炎，也可以是感染性心内膜炎及主动脉粥样硬化和梅毒性主动脉炎累及主动脉瓣。病变致使瓣膜增厚、变硬、缩短，弹性减弱或消失，引起瓣环扩张，致使主动脉瓣关闭不全。此外，主动脉瓣关闭不全也可由强直性脊柱炎、类风湿性关节炎及马方综合征所致。

（1）血流动力学变化：由于主动脉瓣关闭不全，左心室舒张期，主动脉内血液反流到左心室，加之来自左心房的血液，使左心室内血容量增加，左心室压力升高，负荷加重而出现代偿性肥大。之后，左心室发生肌源性扩张，导致二尖瓣相对关闭不全，加重左心房的负荷。患者依次出现左心衰竭、肺淤血、肺动脉高压、右心肥大、右心衰竭和体循环淤血的表现。

（2）病理临床联系：主动脉瓣关闭不全时，听诊在主动脉瓣区可闻及舒张期叹气样杂音。由于左心室血容量增多，心排血量也增多，患者收缩压升高，但舒张期由于部分血液迅速反流入左心室，致使舒张压急剧下降，故患者脉压增大。患者可出现水冲脉、血管枪击音及毛细血管搏动现象。

➤ **考点：**慢性心瓣膜病的血流动力学和心脏改变。

（胡 婷）

自测题

一、选择题

1. 与动脉粥样硬化发病关系最为密切的血脂是
   A. HDL　B. TG
   C. LDL　D. HDL-C
   E. VLDL
2. 动脉粥样硬化最危险的并发症是
   A. 斑块破裂　B. 斑块内出血
   C. 粥瘤性溃疡　D. 钙化
   E. 动脉瘤形成
3. 冠状动脉粥样硬化病变最常见累及的部位是
   A. 左冠状动脉前降支　B. 左冠状动脉旋支
   C. 右冠状动脉主干　D. 左冠状动脉主干
   E. 右冠状动脉旋支
4. 心肌梗死最常发生的部位是
   A. 左心室侧壁　B. 左心室前壁
   C. 左心室后壁　D. 右心室前壁
   E. 室间隔后 1/3
5. 冠状动脉粥样硬化性心脏病时，下列病变不会出现的是
   A. 心肌纤维变性、坏死　B. 心肌纤维化
   C. 心肌糖原沉积　D. 心肌代偿性肥大
   E. 中性粒细胞浸润
6. 原发性高血压最常受损的血管是
   A. 全身中、小动脉　B. 全身大、中动脉

C. 全身细、小静脉
D. 全身细、小动脉
E. 全身中、小静脉

7. 原发性良性高血压的特征性病理变化是
A. 细、小动脉痉挛
B. 细、小动脉形成粥样斑块
C. 细、小动脉硬化
D. 细、小动脉发生纤维蛋白样坏死
E. 大、中动脉硬化

8. 原发性高血压脑出血，血管破裂常发生于
A. 大脑上动脉
B. 脑基底动脉
C. 大脑下动脉
D. 大脑中动脉
E. 豆纹动脉

9. 原发性高血压脑出血最常见的部位是
A. 大脑皮质
B. 侧脑室
C. 蛛网膜下腔
D. 内囊和基底核
E. 豆状核和丘脑

10. 动脉瘤是指
A. 发生于动脉的良性肿瘤
B. 血管壁的局限性异常扩张
C. 动脉发生的恶性肿瘤
D. 动脉内血栓形成并机化
E. 动脉血管破裂形成的血肿

11. 不属于动脉粥样硬化脂纹期特征的是
A. 属于动脉粥样硬化的早期病变
B. 镜下观主要为胆固醇结晶
C. 与高脂血症关系密切
D. 肉眼观呈黄色帽针头大的斑点或条纹
E. 病变可进一步演变为纤维斑块

12. 风湿病的病变最严重的部位是
A. 关节
B. 血管
C. 皮肤
D. 小脑
E. 心脏

13. 风湿病在病理诊断上最有意义的病理变化是
A. 心包脏层纤维蛋白性渗出
B. 心肌纤维变性、坏死
C. 结缔组织内阿绍夫小体形成
D. 炎症细胞浸润
E. 结缔组织基质黏液样变性

14. 风湿性心内膜炎最常累及的是
A. 二尖瓣 + 主动脉瓣
B. 三尖瓣 + 肺动脉瓣
C. 主动脉瓣
D. 二尖瓣
E. 三尖瓣

15. 风湿性心内膜炎患者心内膜赘生物的实质是
A. 增生的肉芽组织
B. 风湿性肉芽肿
C. 混合血栓
D. 机化的瘢痕
E. 白色血栓

16. 亚急性感染性心内膜炎患者的赘生物有以下特点，除外
A. 多发生于原有病变的瓣膜上
B. 赘生物为单个或多个，呈息肉状或菜花状
C. 外观污秽，呈灰黄色，质地松脆，易脱落
D. 镜下观，其表面有细菌团

E. 赘生物脱落可引起动脉栓塞和血管炎

17. 慢性风湿性心脏瓣膜病最常见的联合瓣膜病变是
A. 主动脉瓣和肺动脉瓣　B. 二尖瓣和三尖瓣
C. 三尖瓣和肺动脉瓣　D. 二尖瓣和主动脉瓣
E. 三尖瓣和主动脉瓣

18. 最常见的心脏瓣膜病是
A. 二尖瓣狭窄与关闭不全　B. 三尖瓣狭窄与关闭不全
C. 主动脉瓣狭窄　D. 主动脉瓣狭窄与关闭不全
E. 肺动脉瓣狭窄与关闭不全

19. 以下**不引起**左心室肥大的是
A. 二尖瓣关闭不全　B. 主动脉瓣关闭不全
C. 二尖瓣狭窄　D. 三期梅毒
E. 原发性高血压

20. 以下疾病最易并发心房颤动的是
A. 二尖瓣关闭不全　B. 二尖瓣狭窄
C. 三尖瓣关闭不全　D. 主动脉瓣关闭不全
E. 主动脉瓣狭窄

21. 风湿性心内膜炎常累及的心瓣膜是
A. 三尖瓣　B. 肺动脉瓣
C. 二尖瓣　D. 二尖瓣和肺动脉瓣
E. 主动脉瓣

22. 原发性高血压时细动脉发生的可逆性病理改变是
A. 血管壁平滑肌萎缩　B. 血管纤维化
C. 血管痉挛　D. 内膜下蛋白性物质沉积
E. 血管腔狭窄

二、名词解释

1. 冠心病　2. 心绞痛　3. 心肌梗死

三、问答题

1. 分析风湿性心内膜炎的病变特点及其对机体的影响。
2. 简述急性、亚急性感染性心内膜炎的异同。
3. 分析区域性心肌梗死的结局、合并症，及其对机体的影响。
4. 晚期良性高血压可使肾发生何种病理变化？其形态变化如何？对机体的主要影响是什么？
5. 可能有哪些病理原因会造成患者左心室肥大？是如何造成的？

第六章
数字资源

第六章

呼吸系统疾病

思政之光

学习目标

识记：

1. 说出慢性支气管炎、肺气肿、肺源性心脏病及早期肺癌的概念。
2. 阐述慢性支气管炎、肺气肿、肺源性心脏病的病理变化。
3. 列举肺癌的类型及其扩散方式。

理解：

解释典型大叶性肺炎和小叶性肺炎的区别。

运用：

1. 根据慢性支气管炎、支气管扩张症、肺气肿、肺炎的病变特点解释其临床表现。
2. 根据呼吸系统疾病的常见原因与发病机制开展疾病预防工作。自觉戒烟、保护环境，人与自然和谐共生，推动社会“共建共享”。

呼吸系统由鼻、咽、喉、气管、支气管和肺构成，主要生理功能是摄取 O_2 和排出 CO_2。呼吸系统疾病是我国人群中最常见的疾病，严重威胁人们的身体健康。

常见的呼吸系统疾病有：①感染性疾病，如鼻炎、鼻窦炎、咽炎、支气管炎、肺炎、肺结核和流行性感冒等。②阻塞性肺病，如慢性阻塞性肺疾病（chronic obstructive pulmonary disease，COPD），包括慢性支气管炎、肺气肿、支气管哮喘及支气管扩张症。③限制性肺病，如呼吸窘迫综合征、肺尘埃沉着病和弥漫性肺间质纤维化等。④肿瘤，如鼻咽癌、喉癌和肺癌等。

案例 6-1

患者，男性，65 岁，因咳嗽、咳痰、气促 1 个月，加重 1 周入院，痰量较多，为白色黏液痰。该患者被初步诊断为“慢性阻塞性肺疾病”被收入院。入院后，患者郁郁寡欢，经常唉声叹气，不说话，饮食、睡眠不佳。患者家属很着急，寻求医生帮助。

思考题：

1. 该患者属于慢性阻塞性肺疾病的哪种类型？为什么？
2. 患者咳痰的原因是什么？
3. 对于患者入院后的状态，作为医生的你应当如何处理？

第一节 慢性支气管炎

慢性支气管炎（chronic bronchitis）是指支气管黏膜及其周围组织的慢性非特异性炎症。临床表现为反复咳嗽、咳痰或伴有喘息，上述症状每年发作持续 3 个月以上，连续 2 年以上者，即可诊断为慢性支气管炎。发病的主要人群为中老年男性，易在寒冷季节发病，晚期可并发肺气肿和慢性肺源性心脏病。

一、病因与发病机制

慢性支气管炎往往是多种因素长期综合作用的结果。

1. 呼吸道反复感染　病毒和细菌反复感染是导致慢性支气管炎发生和发展的重要因素。常见病毒有流感病毒、副流感病毒、鼻病毒、腺病毒和呼吸道合胞病毒等，常见致病菌有肺炎球菌、肺炎克雷伯菌、流感嗜血杆菌、奈瑟球菌等。

2. 吸烟　是慢性支气管炎的重要致病因素。吸烟者患病率较不吸烟者高 2 ~ 10 倍，吸烟时间越长、吸烟量越多，患病率越高。烟雾中含有焦油、尼古丁和镉等有害物质，能损伤呼吸道黏膜，降低其抵抗力，还能引起小气道痉挛，使气道阻力增加。

3. 空气污染　工业烟雾、粉尘、汽车尾气等多种因素混合形成雾霾。雾霾含有二氧化硫、氮氧化物以及可吸入性颗粒物等有害物质，过量吸入可使呼吸道腺体分泌增加、肺泡巨噬细胞功能降低，引起呼吸道防御功能下降，导致慢性支气管炎的发生。

4. 过敏因素　部分患者发病与机体对花粉、烟草、粉尘等物质过敏有关。尤其是喘息型患者往往有过敏史，以脱敏为主的综合治疗效果较好，说明过敏与慢性支气管炎发病有关。

5. 其他因素　机体抵抗力降低、呼吸系统防御功能受损及神经 - 内分泌功能失调与本病的发生、发展也密切相关。

二、病理变化

早期，病变常起始于较大的支气管。随着病情进展，病变可累及较小的支气管和细支气管，受累的细支气管越多，气道阻力增高和肺组织受损的程度也越严重。主要病变为（图 6-1A、B）：

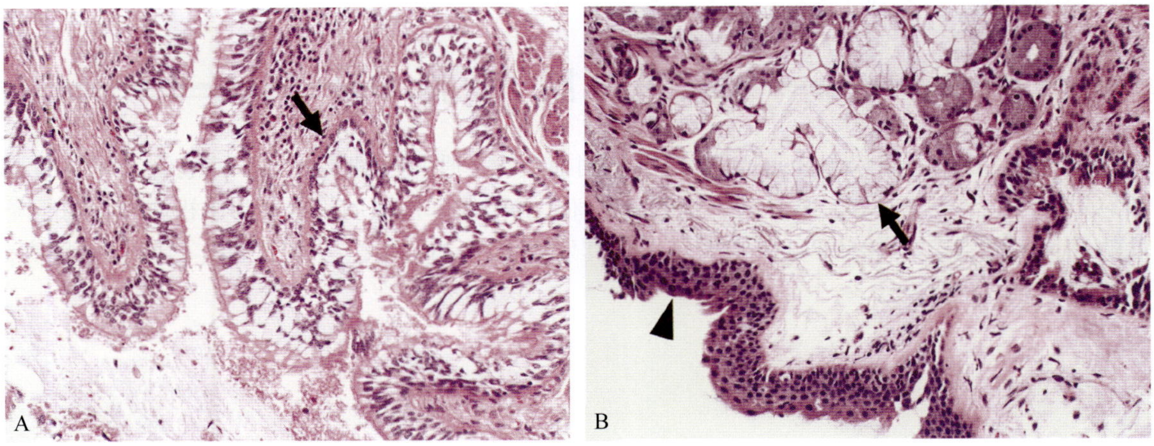

图 6-1　慢性支气管炎的病理表现

A. 组支气管壁，管腔内积聚黏液，杯状细胞增生，基底膜增厚（箭头所示），黏膜下散在分布淋巴细胞和浆细胞；B. 支气管壁，上皮鳞状化生（箭头所示），上皮下黏液腺增生（箭头所示）

1. 黏膜上皮损伤　炎性渗出和黏液分泌增多，使支气管黏膜上皮纤毛粘连、倒伏，甚至脱失，上皮细胞变性、坏死、脱落，从而导致纤毛 - 黏液排送系统受损。上皮进行修复时，杯状细胞增多，并可发生鳞状上皮化生。

2. 腺体病变　气管和支气管黏膜下腺体增生、肥大，浆液腺发生黏液腺化生，分泌的黏液过多，这是慢性支气管炎患者出现咳嗽、咳痰的病理学基础。若黏液过多不易咳出，潴留在支气管腔内，则易形成黏液栓，造成气道阻塞。晚期分泌亢进的腺体逐渐萎缩消失，黏液分泌减少或无黏液。

➢ **考点：**慢性支气管炎患者出现咳嗽、咳痰的病理学基础。

3. 支气管壁病变　早期支气管壁充血、水肿，淋巴细胞、浆细胞浸润；晚期支气管壁平滑肌束、弹性纤维及软骨可变性、萎缩、破坏，甚至发生纤维化、钙化或骨化，使管壁弹性下降，功能减退。

➢ **考点：**慢性支气管炎的典型病理变化。

慢性支气管炎反复发作，所累及的细支气管也不断增多。炎症不仅可引起管壁增厚、管腔狭窄甚至纤维性闭锁，而且炎症易向管壁周围组织及肺泡扩展，形成细支气管及其周围炎，这是引起慢性阻塞性肺气肿的病理学基础。

➢ **考点：**慢性支气管炎患者发生阻塞性通气功能障碍的病理学基础。

三、病理临床联系

慢性支气管炎的主要临床表现为咳嗽、咳痰，由支气管黏膜受炎症刺激及黏液分泌增多所致。痰液一般为白色黏液泡沫状，若继发感染，则可出现黄色黏液脓性痰。支气管痉挛或狭窄及黏液分泌物阻塞管腔常导致喘息，可闻及哮鸣音和肺部干、湿啰音。病变晚期，因支气管黏膜和腺体萎缩（慢性萎缩性气管炎），分泌物减少，患者可痰量减少或无痰，出现干咳。小气道狭窄和阻塞可使呼气阻力增加，可并发支气管扩张、肺气肿。

第二节　肺 气 肿

肺气肿（pulmonary emphysema）是指末梢肺组织（呼吸性细支气管、肺泡管、肺泡囊和肺泡）因含残余气量过多，并伴有肺泡间隔破坏，肺组织弹性减弱，导致肺体积增大、功能降低的一种病理状态。本病常见于中老年人，其发病率在 45 岁以上人群中随年龄增长而增高，男性发病多于女性。

➢ **考点：**肺气肿的定义。

一、病因与发病机制

肺气肿常继发于其他阻塞性肺疾病，其中最常见的是慢性支气管炎。此外，吸烟、空气污染和肺尘埃沉着病等也是常见的发病原因。其发病机制主要与下列因素有关。

1. 细支气管阻塞性通气功能障碍　慢性支气管炎使细小支气管管壁结构遭到破坏，纤维化增生引起管壁增厚、管腔狭窄。同时，炎性渗出物及黏液栓导致管腔不完全阻塞，形成“活瓣”。吸气时，细支气管扩张，气道狭窄减轻，气体进入肺泡；呼气时，细支气管壁弹性回缩，合并黏液栓的阻塞，使气道狭窄加重，气体不能充分排出，久而久之即导致末梢肺组织内残余气量过多而过度充气、膨胀，弹性减退甚至破裂。

2. 呼吸性细支气管管壁和肺泡壁弹性降低　正常时细支气管管壁和肺泡壁上的弹性纤维具有支撑作用，并可通过回缩力排出末梢肺组织内的残余气体。炎症细胞释放弹性蛋白酶破坏可大量弹性纤维，使细支气管和肺泡的弹性回缩力减弱；肺组织 α_1- 抗胰蛋白酶（α_1-antitrypsin，α_1-AT）对弹性蛋白酶等有抑制作用，先天性 α_1- 抗胰蛋白酶缺乏，可使弹性蛋白酶失去抑制而相对增多，破坏肺组织的结构，使肺泡弹性回缩力减弱，残气量增多，导致肺气肿发生。研究表明，遗传性 α_1-AT 缺乏者，肺气肿的发病率较正常人高 15 倍。

3. 吸烟　吸烟可导致肺组织内巨噬细胞和中性粒细胞渗出，这两种细胞释放弹性蛋白酶等破坏肺内弹力组织而导致肺气肿。

➢ **考点**：引起肺气肿的原因。

二、类型

通常根据肺气肿的病变部位、范围和性质的不同，将肺气肿分为肺泡性肺气肿和间质性肺气肿。

1. 肺泡性肺气肿（alveolar emphysema）　病变发生在肺小叶内，因其常合并有小气道阻塞性通气功能障碍，故也称阻塞性肺气肿（obstructive emphysema）。根据发生部位和范围，又将其分为：

（1）腺泡中央型肺气肿（centriacinar emphysema）：又称小叶中央型肺气肿，位于小叶中央的呼吸性细支气管呈囊状扩张，而肺泡管和肺泡囊扩张不明显。病变以肺上叶常见，与吸烟密切相关。

（2）腺泡周围型肺气肿（periacinar emphysema）：又称小叶周围型肺气肿，小叶周边部肺泡管和肺泡囊扩张，近侧端呼吸性细支气管基本正常。此型常发生于胸膜下肺组织，可发展为肺大疱。

（3）全腺泡型肺气肿（panacinar emphysema）：又称全小叶型肺气肿，病变累及小叶全部。其发生可能与先天性 α_1-AT 缺乏有关。

2. 间质性肺气肿（interstitial pulmonary emphysema）　由于肋骨骨折、胸壁穿透伤或剧烈咳嗽等致肺内压急剧升高，肺泡壁或细支气管管壁破裂，空气进入肺间质。气体在肺膜下、肺小叶间隔内形成串珠状小气泡，气泡也可沿细支气管和血管周围的组织间隙扩展至肺门、纵隔，甚至可在颈部和上胸部皮下形成皮下气肿，触诊有捻发音。

三、病理变化

肉眼观，病变肺显著膨大，呈灰白色，边缘钝圆。肺组织柔软而弹性差，指压后压痕不易消退（图 6-2）。肺组织切面呈蜂窝状，触之有捻发音。镜下观，肺泡扩张，肺泡间隔变窄、断裂，相邻肺泡融合成较大的囊腔。肺泡间隔内毛细血管床数量减少，肺小动脉内膜呈纤维性增厚，管腔狭窄。

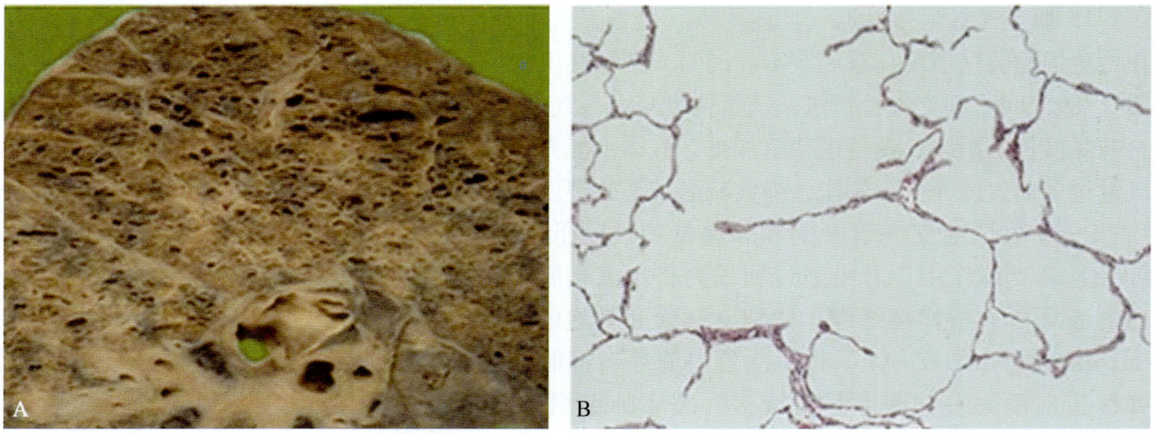

图 6-2 肺气肿

四、病理临床联系

本病病程进展缓慢，患者早期无明显症状和体征，常在咳嗽、咳痰等慢性支气管炎症状的基础上，出现逐渐加重的呼气性呼吸困难，有气促、胸闷、发绀等缺氧症状。由于肺残气量增多，肺过度膨胀，肋骨上抬，肋间隙增宽，横膈下降，胸廓前后径增大，形成“桶状胸”，叩诊呈过清音，触诊语音震颤减弱，听诊呼吸音减弱，X 线检查两肺透明度增加。

五、并发症

1. 慢性肺源性心脏病　长期严重肺气肿由于肺泡间隔毛细血管床受压及数量减少，可使肺循环阻力增加，肺动脉压升高，最终导致慢性肺源性心脏病及右心衰竭。

2. 自发性气胸和皮下气肿　位于肺胸膜下的肺大疱破裂可引起自发性气胸，扩展至位于肺门、纵隔者，可在上胸部和颈部皮下形成皮下气肿。

➢ **考点：**慢性阻塞性肺气肿最主要的并发症。

第三节　肺　炎

肺炎（pneumonia）是指肺的急性渗出性炎症，是呼吸系统的多发病和常见病。常见的肺炎分类有三种：根据肺部炎症发生的部位和累及范围，可将肺炎分为大叶性肺炎、小叶性肺炎和间质性肺炎；根据病因不同，可将肺炎分为感染性肺炎（如细菌性肺炎、病毒性肺炎、支原体肺炎、真菌性肺炎和寄生虫性肺炎等）、理化性肺炎（如吸入性肺炎、放射性肺炎）和超敏反应性肺炎（如过敏性肺炎）；根据病变的性质，又可将其分为浆液性、纤维蛋白性、化脓性、出血性、干酪性及肉芽肿性肺炎等。

一、大叶性肺炎

大叶性肺炎（lobar pneumonia）是指以肺泡内纤维蛋白渗出为主要特征的急性炎症。病变始于局部肺泡，并迅速扩展至一个肺段甚至整个肺大叶。本病多见于 20 ~ 50 岁青壮年，患者发病前常有疲劳或受凉等诱因。临床起病急骤，主要症状为寒战、高热、胸痛、咳嗽、咳铁锈色痰和呼吸困难，并有肺实变体征及白细胞增高等。经 5 ~ 10 天，体温下降，症状和体征逐渐消退。

➢ **考点：**大叶性肺炎的炎症性质。

（一）病因与发病机制

大叶性肺炎 90% 以上是由肺炎链球菌引起的，少数病例由肺炎杆菌、金黄色葡萄球菌、流感嗜血杆菌和溶血性链球菌引起。

肺炎链球菌存在于正常人的鼻咽部，当受寒、醉酒、疲劳时，呼吸道的防御功能减弱，机体抵抗力降低，细菌进入肺泡内迅速生长、繁殖，并引发超敏反应，导致肺泡间隔毛细血管扩张、通透性增高，浆液和纤维蛋白大量渗出。细菌在富含蛋白质的渗出物中迅速生长、繁殖，并通过肺泡间孔或呼吸性细支气管向邻近肺组织蔓延，波及一个肺段或整个肺大叶。带菌渗出液可经叶支气管播散至其他肺大叶。

（二）病理变化与病理临床联系

未经抗生素治疗的典型病变发展过程大致可分为四期（图 6-3）。

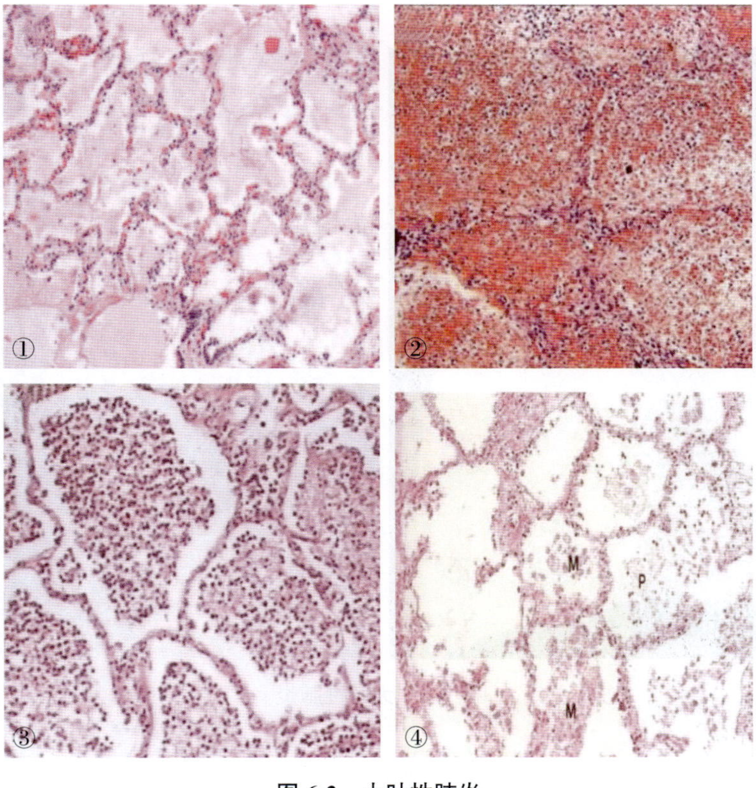

图 6-3　大叶性肺炎

1. 充血水肿期　是发病后第 1 ～ 2 天的变化。肉眼观，早期可无明显变化。随着病变发展，肺叶肿大，重量增加，呈暗红色。镜下观，肺泡壁毛细血管扩张、充血，肺泡腔内大量浆液渗出，其中有少量红细胞、中性粒细胞和巨噬细胞。

病理临床联系：患者表现为寒战、高热、外周血白细胞计数增高；因肺泡腔有浆液渗出，患者表现为咳嗽、咳痰，痰中能检测出大量致病菌。肺部听诊可闻及湿啰音，肺部 X 线检查可见片状模糊阴影。

2. 红色肝样变期　是发病后第 3 ～ 4 天的变化。肉眼观，病变肺叶肿大，呈暗红色，质地变实，切面呈灰红色，似肝，故称为红色肝样变。镜下观，肺泡壁毛细血管仍扩张、充血，肺泡腔内充满大量红细胞、纤维蛋白，以及少量中性粒细胞和巨噬细胞。纤维蛋白通过肺泡间孔与相邻肺泡中的纤维蛋白连接成网，这种纤维蛋白网既有利于限制细菌的扩散，又有利于巨噬细胞吞噬病原菌。本期渗出物中仍能检出大量肺炎球菌。

病理临床联系：患者全身中毒症状及呼吸道症状仍可持续。如果病变范围较广，肺泡内渗出物过多，肺泡通气不足，而肺泡壁毛细血管扩张又使血流量增加，则可导致通气 / 血流比值下降，动脉血氧饱和度降低，故患者出现呼吸困难和发绀。肺泡腔内的红细胞被巨噬细胞吞噬，崩解后形成含铁血黄素混入痰液中，可使痰液呈铁锈色。痰液中仍能检测出大量致病菌。病变累及胸膜时，引起纤维蛋白性胸膜炎，患者常感到胸痛，并随呼吸或咳嗽而加重。肺泡腔内渗出物较多，病变区发生肺实变。体格检查时病变部呈典型实变体征：视诊患侧呼吸运动减弱，触诊语颤增强，叩诊为浊音，听诊呼吸音减弱，可听到异常支气管呼吸音等。肺部 X 线检查可见大片致密阴影。

3. 灰色肝样变期　发病后第 5 ~ 6 天进入此期。肉眼观，病变肺叶仍肿大，但充血消退，故由红色逐渐变为灰白色，质实如肝，故称为灰色肝样变（图 6-4A）。

镜下观，肺泡腔内纤维蛋白性渗出物增多，纤维蛋白网中有大量中性粒细胞，肺泡壁毛细血管受压（图 6-4B）。相邻肺泡纤维蛋白丝经肺泡间孔相互连接。

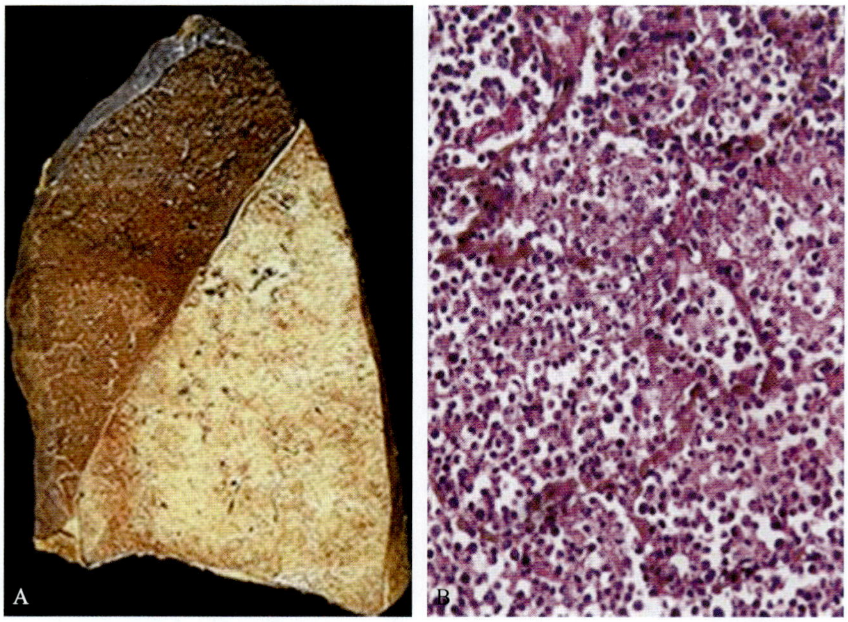

图 6-4　大叶性肺炎

病理临床联系：此期肺泡虽仍不能充气，但因肺泡壁毛细血管受压而使血流量显著减少，故患者缺氧症状有所缓解。随着中性粒细胞渗出增多，患者的痰液从铁锈色转变为黏液脓性痰，渗出物中的致病菌被中性粒细胞吞噬，故痰液中不易查到致病菌。由于此期患者体内针对病原体的抗体已形成，故患者临床症状开始减轻。但肺实变体征和 X 线检查与红色肝样变期基本相同。

4. 溶解消散期　发病后 1 周左右，病变肺组织质地变软，实变病灶逐渐消失，肺泡重新充气。镜下观，肺泡腔内中性粒细胞变性、坏死，释放出大量蛋白溶解酶，使渗出物中的纤维蛋白被溶解，并经气道咳出或经淋巴管吸收。临床表现为患者体温逐渐正常，毒血症和肺实变体征逐渐消失。 X 线检查显示病变区阴影逐渐变淡或消失。一般情况下，由于肺泡壁结构无破坏，故肺组织结构和功能可完全恢复正常。

➢ **考点：**大叶性肺炎的病理变化。

大叶性肺炎上述各期病变的发展演变是一个连续过程（表 6-1），相互间并无绝对界限，同一肺叶的不同部位可呈现不同阶段的病变。只有在未经及时治疗的病例才能观察到其典型病变过程。目前由于临床上常在肺炎早期应用抗生素，使大叶性肺炎的病程缩短，故上述四期病变不多见，往往表现为节段性肺炎。

表 6-1　大叶性肺炎四期病变过程的特点

分期	充血水肿期	红色肝样变期	灰色肝样变期	溶解消散期
发生时间	发病后 1 ~ 2 天	发病后 2 ~ 3 天	发病后 4 ~ 6 天	发病 7 天后
肉眼观	病变肺叶肿胀，呈暗红色	病变肺叶肿大，呈暗红色、质实	病变肺叶肿大，呈灰白色、质实	病变肺叶质软，颜色转为正常
镜下观	肺泡壁毛细血管扩张、充血，肺泡腔内有大量浆液	肺泡壁毛细血管扩张、充血，肺泡腔内有大量红细胞和纤维蛋白	肺泡壁毛细血管受压狭窄，肺泡腔内有大量中性粒细胞和纤维蛋白	肺泡壁毛细血管恢复正常，中性粒细胞变性、坏死，纤维蛋白溶解
临床表现	高热、寒战，白细胞增多	发热、咳铁锈色痰、发绀	咳黏液脓性痰，缺氧症状减轻	体温恢复正常，症状消失
痰液细菌	阳性	阳性	阴性	阴性
X 线检查	片状模糊阴影	大片致密阴影	大片致密阴影	阴影逐渐变淡或消失

（三）并发症

绝大多数患者经及时治疗，可以痊愈，只有少数患者因机体抵抗力弱或细菌毒力强，可出现以下并发症：

1. 肺肉质变（pulmonary carnification）　肺泡腔内渗出的中性粒细胞过少，释放的蛋白溶解酶不足，肺泡内的纤维蛋白等渗出物不能完全溶解，而被肉芽组织机化取代，使病变肺组织呈褐色肉质样改变，故称为肺肉质变。X 线检查显示病变肺组织遗留永久性片状阴影。

2. 肺脓肿、脓胸　多见于金黄色葡萄球菌感染引起的肺炎。病变肺组织内中性粒细胞浸润明显，并发生坏死、液化而形成脓肿。肺脓肿累及胸膜时，脓液破入胸膜腔而形成脓胸。

3. 败血症或脓毒症　严重感染时，大量细菌入血并繁殖产生毒素，可导致败血症或脓毒症。

4. 感染性休克　由肺炎链球菌或金黄色葡萄球菌严重感染引起的中毒症状，患者出现微循环衰竭时可发生休克，是大叶性肺炎的严重并发症。

5. 胸膜肥厚和粘连　大叶性肺炎时病变可累及胸膜，导致纤维蛋白性胸膜炎。若纤维蛋白不能被完全溶解吸收而发生机化，则可致胸膜肥厚或粘连。

二、小叶性肺炎

小叶性肺炎（lobular pneumonia）是指以细支气管为中心的肺小叶的急性化脓性炎症，又称支气管肺炎（bronchopneumonia），主要发生于小儿、老人、体弱多病或久病卧床者。小叶性肺炎多为继发性肺炎，只有少数婴幼儿病例为原发性肺炎，多发生于冬春季节。临床表现为发热、咳嗽、咳痰等。小叶性肺炎的患者病死率较高。

➤ **考点：**小叶性肺炎的炎症性质。

（一）病因与发病机制

小叶性肺炎常由多种细菌混合感染引起。常见的致病菌有葡萄球菌、肺炎链球菌、流感嗜血杆菌、肺炎克雷伯菌、铜绿假单胞菌及大肠埃希菌等细菌中致病力较弱的菌群。它们通常是口腔或上呼吸道内的常驻菌群。当急性传染病、营养不良、受寒等使机体抵抗力下降时，呼吸道防御功能受损，致病菌乘虚而入，侵入细支气管及末梢肺组织而引起小叶性肺炎；恶性肿瘤晚期、心力衰竭和大手术后长期卧床的患者，由于肺淤血、水肿，使侵入的细菌易于繁殖，可导致小叶性肺炎的发生（称为坠积性肺炎）；全身麻醉、昏迷、醉酒、溺水等情况下，误将分泌物、呕吐物等吸入肺内，也可引起小叶性肺炎的发生（称为吸入性肺炎）。

（二）病理变化

1. 肉眼观　两侧肺表面和切面散在分布灰黄色实变病灶，以两肺下叶和背侧多见。病灶大小不等，直径多为 0.5 ~ 1 cm（相当于肺小叶范围），形状不规则，病灶中央可见细支气管断面（图 6-5A）。严重病例，病灶可互相融合甚至累及整个大叶，形成融合性支气管肺炎，一般不累及胸膜。

2. 镜下观　病变以细支气管为中心，呈灶状分布。细支气管黏膜充血、水肿，中性粒细胞弥漫浸润，黏膜上皮变性、坏死、脱落。管腔内充满中性粒细胞、少量红细胞及坏死崩解的黏膜上皮和浆液。其周围所属肺组织充血、水肿，肺泡腔内充满中性粒细胞、少量红细胞，以及脱落的肺泡上皮和浆液。病灶周围的肺组织有不同程度的代偿性肺气肿（图 6-5B）。

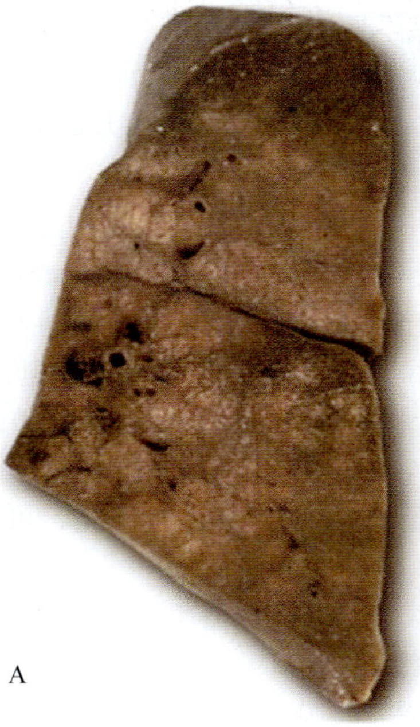
A

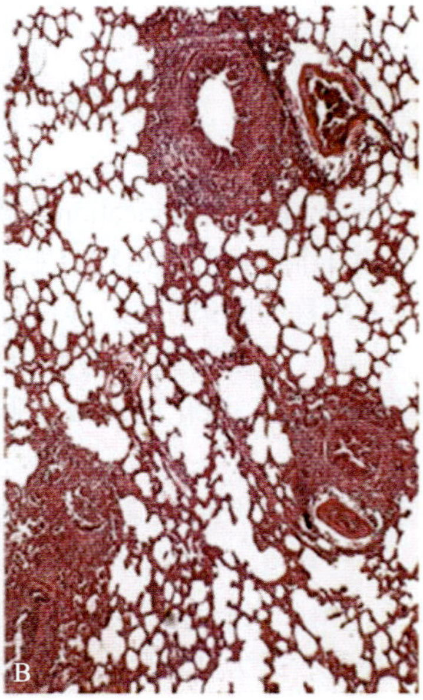
B

图 6-5　小叶性肺炎

➢ **考点：**小叶性肺炎的病变特点。

（三）病理临床联系

发热、咳嗽和咳痰是小叶性肺炎患者常见的临床症状。支气管黏膜受炎症及渗出物的刺激可引起咳嗽，痰液往往为黏液脓性痰。因病变常呈小灶性分布，故除融合性支气管肺炎外，肺实变体征不明显。X 线检查则可见肺内散在不规则小片状或斑点状模糊阴影。由于病变部位细支气管和肺泡腔内含有渗出物，听诊可闻及湿啰音。

（四）结局及并发症

小叶性肺炎患者经及时、有效的治疗，多数可痊愈。但小儿、老人或继发于其他疾病的小叶性肺炎患者并发症多见，预后较差。患者可出现以下并发症：

1. 呼吸衰竭　若病变较广泛，通气和换气功能受到影响，则可引起患者出现呼吸困难及发绀，甚至呼吸衰竭。

2. 心力衰竭　缺氧使肺小动脉痉挛、肺循环阻力增加，同时毒血症引起心肌细胞变性，可导致心力衰竭。

3. 肺脓肿或脓胸　多见于金黄色葡萄球菌感染引起的肺炎。病变肺组织内中性粒细胞浸润明显，并发生坏死、液化而形成脓肿。肺脓肿累及胸膜时可引起脓胸。

4. 支气管扩张　严重的小叶性肺炎，病程长，支气管结构损伤较重，可导致支气管扩张。

三、病毒性肺炎

病毒性肺炎（viral pneumonia）是由病毒引起的以肺间质炎性病变为特点的肺炎，常由病毒感染上呼吸道向下蔓延发展所致。患者临床症状轻重不等，除有发热和全身中毒症状外，还表现为频繁难治的咳嗽、气促，甚至发绀等。有时病毒性肺炎可合并细菌感染，使病变特征和临床表现复杂化。

（一）病因与发病机制

引起肺炎常见的病毒主要有流感病毒、副流感病毒、呼吸道合胞病毒、腺病毒、麻疹病毒、单纯疱疹病毒及巨细胞病毒、鼻病毒等。除流感病毒、副流感病毒外，其余病毒所致肺炎多见于儿童。病毒通常经飞沫传播，一般为散发，偶可暴发流行。

（二）病理变化

病毒性肺炎主要表现为间质性肺炎。肉眼观，病变常不明显，病变肺组织因充血、水肿而体积轻度增大。镜下观，炎症由支气管、细支气管开始，沿肺间质发展，支气管、细支气管管壁及其周围肺组织和小叶间隔等肺间质血管扩张、充血，间质水肿及淋巴细胞、巨噬细胞浸润。肺泡间隔明显增宽，肺泡腔内一般无渗出物或仅有少量浆液。病变较重者，除上述间质的炎症外，支气管、细支气管上皮的灶性坏死也较常见；肺泡腔内亦可出现由浆液、少量纤维蛋白、红细胞及巨噬细胞组成的炎性渗出物。除上述病变外，病毒性肺炎患者还常有以下特征性病理变化：

1. 透明膜形成　有些病毒性肺炎（如流感病毒肺炎、麻疹病毒肺炎和腺病毒肺炎等）患者肺泡腔内渗出变化较明显，浆液性渗出物浓缩贴附于肺泡内表面，形成薄层均匀红染的膜状物，即透明膜（图 6-6）。

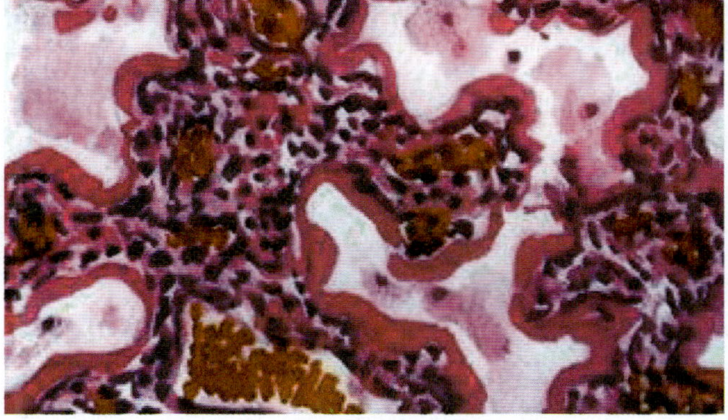

图 6-6　病毒性肺炎

2. 多核巨细胞形成　麻疹肺炎时，支气管上皮和肺泡上皮也可增生，甚至形成多核巨细胞，故有巨细胞性肺炎之称。

3. 病毒包涵体（viral inclusion body）　病毒包涵体呈圆形或椭圆形，约红细胞大小，呈嗜酸性红染，其周围常有一清晰的透明晕。

（三）病理临床联系

患者因病毒感染可出现发热等全身中毒症状。由于肺泡腔内渗出物较少，故患者主要表现为剧烈干咳。肺部 X 线检查可见肺纹理增多和小片状阴影。当透明膜形成影响换气功能时，患者可出现呼吸困难和发绀的临床表现。混合性病毒感染或继发细菌感染可造成心、肺功能不全。如无并发症，则预后较好。

四、支原体肺炎

支原体肺炎（mycoplasmal pneumonia）是由肺炎支原体引起的一种间质性肺炎，秋、冬季节发病较多，儿童和青年发病率较高，通常为散发性，偶尔暴发流行。

（一）病因与发病机制

寄生于人体的支原体仅有肺炎支原体对人体致病。肺炎支原体常存在于带菌者的鼻咽部，主要经飞沫传播，首先引起上呼吸道感染，然后沿气管、支气管分支下行，引起肺间质炎症。

（二）病理变化

肺炎支原体感染可波及整个呼吸道和肺。肺部病变常累及单侧一叶肺组织，以下叶多见，偶可波及双侧肺。病变主要发生于肺间质，常呈节段性分布。肉眼观，病变肺呈暗红色，无明显实变，切面可有少量红色泡沫状液体溢出。气管或支气管腔内可有黏液性渗出物，胸膜一般不受累。镜下观，可见病变区小支气管和细支气管管壁及其周围间质充血、水肿及淋巴细胞、巨噬细胞浸润。肺泡间隔明显增宽，血管扩张、充血，间质水肿伴大量淋巴细胞、巨噬细胞和少量浆细胞浸润。肺泡腔内无渗出物或仅有少量混有巨噬细胞的浆液性渗出液。严重病例，支气管上皮和肺组织可明显出血、坏死。

（三）病理临床联系

患者起病较急，临床上以剧烈干咳为特征性表现，可伴有发热、头痛、咽痛、胸痛及气促。胸部 X 线检查显示节段性分布的斑片状均匀阴影。白细胞计数轻度升高，淋巴细胞和单核细胞增多。患者痰液、鼻分泌物及咽拭子培养出肺炎支原体即可确诊。大多数支原体肺炎预后良好，自然病程约为 2 周，患者可完全痊愈。

各型肺炎的比较见表 6-2。

表 6-2　各型肺炎的比较

	大叶性肺炎	小叶性肺炎	间质性肺炎
病因	肺炎链球菌	多种细菌混合感染，多为其他疾病并发症	病毒或肺炎支原体
病变性质	肺泡纤维蛋白性炎为主	以细支气管为中心化脓性炎	肺间质慢性炎症细胞浸润
好发人群	青壮年	幼儿、老人、久病体弱者	儿童、青年
大体形态	左肺下叶多见，肺实变、肺大叶暗红或灰白	双肺下叶或背侧多见，灰黄色散在病灶	病变常位于一侧肺，主要为支气管壁病变
镜下形态	肺泡腔内大量纤维蛋白渗出	以细支气管为中心的中性粒细胞渗出	肺泡壁充血、水肿，慢性炎症细胞浸润
临床特点	突然寒战、高热、胸痛、咳铁锈色痰	发热、咳嗽、黏液脓性痰	发热、乏力、刺激性干咳

续表

	大叶性肺炎	小叶性肺炎	间质性肺炎
X 线检查	肺下叶大片密度均匀的阴影	散在的不规则小片状和斑点状阴影	肺纹理增粗
结局和并发症	大多痊愈，少数并发肺肉质变和感染性休克	多数痊愈，少数并发心力衰竭和呼吸衰竭而死亡	支原体性肺炎预后好，病毒性肺炎易并发心力衰竭、呼吸衰竭和呼吸窘迫综合征

第四节　硅沉着病

硅沉着病（silicosis）是因长期吸入大量含游离二氧化硅（SiO_2）的粉尘微粒，沉着于肺部所引起的一种常见职业病，简称硅肺（曾称为“矽肺”）。长期从事开矿、采石、坑道作业，以及在石英粉厂、玻璃厂、耐火材料厂、陶瓷厂等生产作业的工人易患本病。其病变以硅结节形成和广泛肺纤维化为特征。病程进展缓慢，即使在患者脱离接触硅尘的工作后，肺部病变仍继续发展。患者多在接触硅尘 10 ～ 15 年后才发病。重症或晚期病例常因呼吸功能严重受损而出现呼吸衰竭和并发肺源性心脏病、肺结核或肺气肿。硅肺是肺尘埃沉着病中最常见、危害最严重的一种。

一、病因与发病机制

1. 病因　吸入空气中游离二氧化硅粉尘是硅肺发病的主要原因。是否发病与吸入二氧化硅的数量、颗粒大小及其形状密切相关。当吸入硅尘数量超出正常肺的清除能力或肺清除能力受呼吸道疾病的影响而降低时，均可使硅尘沉积于肺内。有研究表明，虽然不同形状的二氧化硅结晶都可致病，但以四面体的石英结晶致纤维化的作用最强。硅尘颗粒的大小是致病的又一决定因素，一般认为硅尘颗粒 >5 μm 者经过上呼吸道时易附着于黏膜表面，大多被黏液 - 纤毛排送系统清除出体外；而 <5 μm 者则可被吸入肺内直达肺泡，并被聚集于肺泡间隔或支气管周围的巨噬细胞吞噬，形成早期硅肺的细胞性结节。硅尘颗粒越小，致病力越强，其中以 1 ～ 2 μm 者致病性最强。间质内部分吞噬了硅尘的巨噬细胞也可穿过淋巴管壁，随淋巴回流至肺门淋巴结，引起淋巴结的相同病变。

2. 发病机制　硅尘颗粒引起硅肺的发病机制尚未明确。一般认为，硅尘对巨噬细胞的毒性效应是导致硅肺发生的重要环节。当硅尘被巨噬细胞吞噬后，SiO_2 与水聚合形成硅酸，可破坏巨噬细胞的溶酶体膜。被激活的巨噬细胞形成的氧自由基也可以直接损伤细胞质膜，从而导致巨噬细胞崩解死亡，释放出硅尘。游离的硅尘又可被其他巨噬细胞再吞噬，如此反复。另外，被激活的巨噬细胞可释放多种细胞因子和炎症介质，如 TNF、IL、巨噬细胞生长因子、纤维连接蛋白（FN）等，引起肺组织的炎症反应，促进成纤维细胞增生和胶原形成，最终导致肺纤维化。反复吸入并沉积在肺内的硅尘，以及因巨噬细胞破裂而再被释放的硅尘，均使肺部病变不断进展加重。即使患者在脱离硅尘作业环境后，肺部病变仍会继续发展。

免疫因素在硅肺的发病过程中也可能发挥作用。有证据表明，玻璃样变性的硅结节内含较多的免疫球蛋白，患者血清中也出现 IgG、IgM 及抗核抗体等的异常，但确切机制尚未明确。

二、病理变化

硅肺的基本病变是硅结节形成和肺组织弥漫性纤维化。

1. 硅结节形成　肉眼观，结节为境界清楚的圆形或椭圆形结节，直径为 3 ～ 5 mm，呈灰白色，触之有砂砾感。相邻的硅结节可以融合形成大的结节状病灶，其中央常因缺血、缺氧而发生坏死和液化，形成硅肺性空洞。镜下观，硅结节形成的早期阶段是由吞噬硅尘的巨噬细胞聚集形成的细胞性结节，随着病程进展，结节发生纤维化，遂形成纤维性结节，其内胶原纤维呈同心圆状或旋涡状排列，部分结节中的胶原纤维发生玻璃样变性，最终形成玻璃样结节（图 6-7）。结节中央常可见到管壁增厚、管腔狭窄的小血管。肺门淋巴结内也可见硅结节形成，致淋巴结肿大变硬。

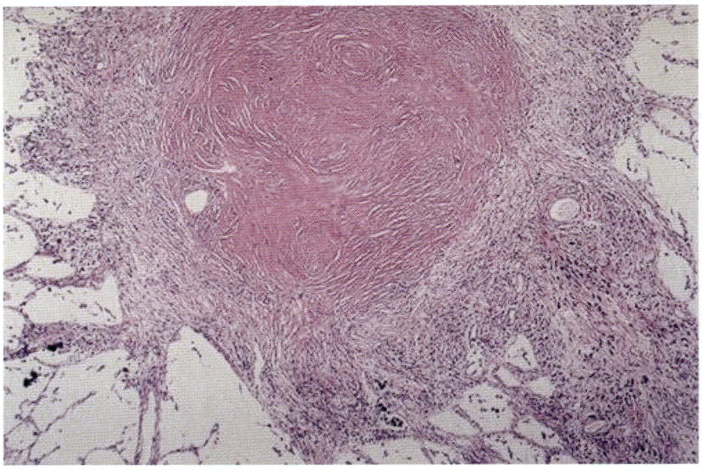

图 6-7 硅肺

2. 肺组织弥漫性纤维化　病变肺组织内还可见不同程度的间质弥漫性纤维化，在血管、支气管周围及肺泡间隔有纤维组织增生，为致密的玻璃样变性的胶原纤维。晚期纤维化的肺组织可达全肺的 2/3 以上。胸膜也可因纤维组织增生而增厚，厚度可达 1 ～ 2 cm。

三、分期

根据肺内硅结节的数量、直径大小、分布范围和肺纤维化的程度，可将硅肺分为三期：

1. Ⅰ期硅肺　硅结节主要局限在肺的淋巴系统。肺门淋巴结肿大，有硅结节和纤维化改变，肺组织中硅结节数量较少，主要分布在两肺中、下叶近肺门处，直径为 1 ～ 3 mm。X 线检查，肺野内可见一定数量的类圆形或不规则形小阴影，其分布范围不少于 2 个肺区。此时，肺的重量、体积和硬度无明显改变。胸膜上可有硅结节形成，但胸膜无明显增厚。

2. Ⅱ期硅肺　硅结节数量增多、体积增大，伴有较明显的肺纤维化。结节性病变可散布于全肺，但仍以集中在中、下肺叶近肺门处为特征，总的病变范围不超过全肺的 1/3。X 线表现为肺野内有较多量直径不超过 1 cm 的小阴影，分布范围不少于 4 个肺区。此时，肺的重量、体积和硬度均有增加，胸膜也有所增厚。

3. Ⅲ期硅肺（重症硅肺）　硅结节密度增大并与肺纤维化融合成团块，大团块病灶的中央可见硅肺性空洞。病灶周围肺组织常有肺气肿或肺不张。X 线检查肺内可出现直径超过 2 cm 的大阴影。肺门淋巴结肿大，密度高，可见蛋壳样钙化。肺的重量、硬度和体积均明显增加，胸膜也明显增厚。新鲜肺组织标本可竖立，沉浮试验显示全肺入水可下沉。切开时肺阻力大，有砂砾感。

四、并发症

1. 肺结核　硅肺患者常伴有肺结核，称为硅肺结核，是晚期重症硅肺。肺结核的并发症发生率愈高，Ⅲ期硅肺患者并发症发生率可达 60% ～ 70%。发病原因可能是由于病变肺组织对结核分枝杆菌的防御能力降低。硅肺结核时，硅肺病变和结核病变可分开存在，也可混合存在。硅肺结核的病变比单纯硅肺和单纯肺结核病变发展更快，累及范围更广，更易形成空洞。当较大的血管被侵蚀时，可导致患者因大量咯血而死亡。

2. 肺感染　由于硅肺患者抵抗力低，又有慢性阻塞性肺疾病，小气道引流不畅，故易继发细菌或病毒感染而致死。

3. 慢性肺源性心脏病　晚期硅肺患者有 60% ~ 75% 并发慢性肺源性心脏病。肺组织弥漫性纤维化使肺毛细血管床减少，肺小动脉炎导致管腔狭窄甚至闭塞，缺氧引起的肺小动脉痉挛，这些均可导致肺循环阻力增大，肺动脉压升高，右心室肥厚，最终发展为慢性肺源性心脏病。患者可因呼吸衰竭和右心衰竭而死亡。

4. 肺气肿和自发性气胸　晚期硅肺患者常合并不同程度的阻塞性肺气肿，在胸膜下可出现肺大疱。若因剧烈咳嗽等导致肺大疱破裂，则可引起自发性气胸。

第五节　慢性肺源性心脏病

案例 6-2

患者，男性，70 岁，有吸烟史 40 年，反复咳嗽、咳痰 20 余年。8 年前，患者胸闷、气喘加重，曾于当地市立医院行肺功能检查，被明确诊断为“慢性阻塞性肺疾病”。2 ~ 3 年来，患者胸闷、气促症状加重，并出现心悸、呼吸困难，夜间睡眠时不能平卧。2 周前患者感冒后发现双下肢水肿，活动 1 天后明显，休息后有所减轻。体格检查：患者反应差，呈端坐呼吸，口唇发绀，颈静脉怒张。桶状胸，两肺散在干、湿啰音。心尖搏动位于剑突下，心率 106 次 / 分，心律齐。肝肋下 3 cm，剑突下 6 cm。双下肢凹陷性水肿。实验室检查：血常规 WBC 13.2×10^9/L，中性粒细胞 0.83。

思考题：

1. 该患者可能有哪些疾病，诊断依据是什么？

2. 患者出现这些症状和体征的原因是什么？

慢性肺源性心脏病（chronic cor pulmonale）是因慢性肺疾病、肺血管及胸廓的病变引起肺循环阻力增加，肺动脉压升高而导致以右心室壁肥厚、心腔扩大甚至右心衰竭为主要表现的心脏病，简称肺心病。本病在我国北方地区比较常见，且多在寒冷季节发病。患者年龄多在 40 岁以上，随年龄增长，患病率增高。

一、病因与发病机制

1. 肺疾病　肺疾病是引起肺心病的主要原因，其中以慢性支气管炎并发阻塞性肺气肿最为多见，占 80% ~ 90%，其次为支气管哮喘、支气管扩张症、硅肺、慢性纤维空洞性肺结核、弥漫性肺间质纤维化等引起阻塞性通气功能障碍和肺毛细血管床减少，动脉血氧分压降低，引起肺小动脉痉挛，肺循环阻力增加。

2. 胸廓运动障碍性疾病　较少见。严重的脊柱弯曲、类风湿关节炎、胸膜广泛粘连及其他严重的胸廓畸形可使胸廓活动受限而引起限制性通气功能障碍、肺血管受压或扭曲，使肺循环阻力增加。

3. 肺血管疾病　很少见，是由原发性肺动脉高压、广泛或反复发作的多发性肺小动脉栓塞及肺小动脉炎等直接引起肺动脉高压，从而导致右心肥大、扩张。

二、病理变化

慢性肺源性心脏病的病理变化除原发性疾病引起肺的病变外，还主要表现为：

1. 肺部病变　肺泡壁毛细血管数量显著减少，肺小动脉中膜平滑肌增生，使血管壁增厚、管腔狭窄，可见动脉内血栓形成和机化。

2. 心脏病变　肉眼观，心脏体积增大，重量增加，可达 850 g。肺动脉圆锥显著膨隆，心尖部钝圆。右心室壁增厚、心腔扩大，右心室内乳头肌、肉柱、室上嵴显著增厚（图 6-8）。通常以肺动脉瓣下 2 cm 处右心室壁厚度超过 5 mm（正常为 3 ~ 4 mm）作为诊断肺源性心脏病的标准。镜下观，心肌细胞肥大，核增大、深染，部分心肌纤维萎缩、横纹消失，间质水肿和胶原纤维增生。

➢ **考点**：慢性肺源性心脏病的病变特点。

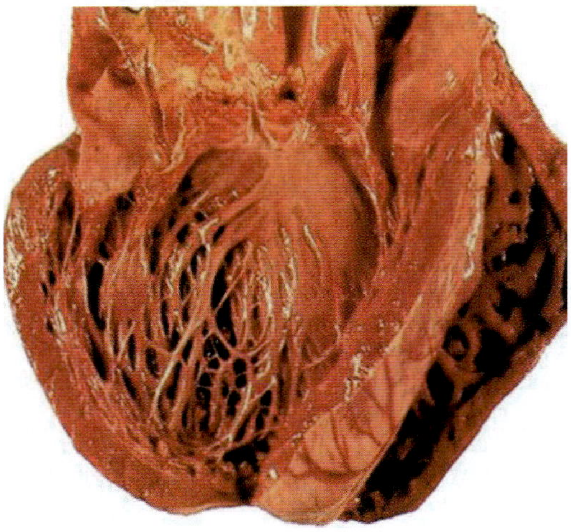

图 6-8　慢性肺源性心脏病

三、病理临床联系

本病发展缓慢，患者除原有肺疾病的临床表现外，逐渐出现的呼吸功能不全（呼吸困难、气促、发绀）和右心衰竭（心悸、心率增快、全身淤血、肝脾大、下肢水肿）是其主要临床表现。病情严重者，缺氧和二氧化碳潴留、呼吸性酸中毒等可导致脑水肿而并发肺性脑病，使患者出现头痛、烦躁不安、抽搐、嗜睡甚至昏迷等症状。肺性脑病是肺源性心脏病患者死亡的首要原因。

知识链接

肺源性心脏病防治的病理生理学基础

不同于其他原因引起的心力衰竭，当感染急性发作时，肺源性心脏病患者心脏失代偿，从而引起急性心力衰竭。因此，治疗不应以传统意义上的“强心”“利尿”为主。长期应用利尿药会增加体液丢失，使有效循环血容量不足，容易引发电解质紊乱、肺性脑病，并使痰液更加黏稠不易咳出。心力衰竭严重、水肿明显的情况下，可适当给予利尿药，同时严密监测出入量及电解质变化。控制感染、改善通气应当是治疗肺源性心脏病的关键。因此，要积极防治慢性支气管炎、急性呼吸道感染，尤其是预防感冒，进行体育锻炼。

第六节　呼吸系统常见恶性肿瘤

一、肺癌

肺癌（lung carcinoma）是起源于支气管及肺泡上皮细胞、腺上皮细胞或神经内分泌细胞的恶性肿瘤。近年来，肺癌占恶性肿瘤发病率及死亡率的第 1 位，是最常见的恶性肿瘤。90% 以上的患者见于 40 岁以上人群，患者男性多于女性。

（一）病因

1. 吸烟　是肺癌重要的危险因素。吸烟者肺癌的发病率比不吸烟者高 20 ~ 25 倍，发病率与吸烟持续时间的长短和吸烟的量呈正相关。戒烟 5 年以上，肺癌发生的危险性显著下降，停止吸烟 20 年以上者肺癌发生率与不吸烟者接近。烟雾中含有多种化学致癌物质，如尼古丁、苯并芘、煤焦油、镍、砷等，与癌的发生有关。

2. 空气污染　目前环境污染日益严重，其污染物分主要来源包括工业废气、汽车尾气的排放以及燃料的燃烧。国际癌症研究机构指出，人类罹患癌症风险的增加与室外污染环境的暴露有关。长期暴露于高 PM2.5 浓度的环境中可能会增加肺癌的发生率。

3. 职业因素　肺癌的发生与某些职业有关。如放射性矿石的开采，长期吸入或接触一些有害粉尘（如石棉），以及铀、镍等化学致癌物和放射性物质者肺癌的发生率较高。

4. 呼吸系统疾病　一些研究认为，COPD 是肺癌的独立危险因素，这可能与氧化应激引起 DNA 损伤以及长期暴露于促炎症细胞因子作用下，抑制 DNA 修复机制和促进细胞增殖有关。

5. 遗传因素　多种癌基因发生突变或抑癌基因失活与肺癌的发生、发展密切相关，如在小细胞肺癌患者 *C-myc* 活化，肺腺癌患者 *K-ras* 突变，以及两种类型肺癌患者都存在的抑癌基因 *p53* 失活等。

（二）病理变化

1. 大体类型　根据肿瘤的发生部位，可将肺癌分为中央型、周围型和弥漫型三种类型。

（1）中央型（肺门型）肺癌：最常见，占肺癌的 60% ~ 70%。肿瘤发生于主支气管或叶支气管，在肺门部形成肿块（图 6-9A）。早期，病变管壁可弥漫增厚或形成息肉状或乳头状肿物突向管腔，使管腔狭窄或闭塞。随病情进展，肿瘤破坏管壁并向周围肺组织浸润、扩展，在肺门部形成包绕支气管的巨大肿块。

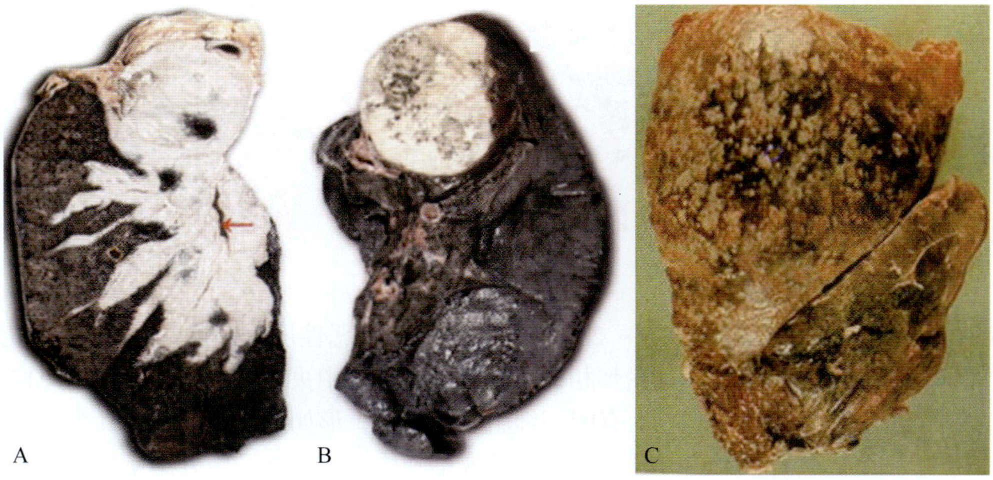

图 6-9　肺癌

（2）周围型肺癌：起源于肺段或其远端支气管的肺癌，占肺癌的 30% ~ 40%。肿块呈结节状或球形，接近肺膜，无包膜，直径为 2 ~ 8 cm（图 6-9B），但可侵犯胸膜。

（3）弥漫型肺癌：较少见，占肺癌的 2% ~ 5%。癌组织沿肺泡管及肺泡弥漫性 浸润生长，形成多数粟粒大小的结节布满肺大叶的一部分或全肺叶；也可形成大小不等的多发性结节散布于多个肺叶内，需与肺转移癌相鉴别（图 6-9C）。

➢ **考点：**肺癌最常见的肉眼类型。

早期肺癌：中央型早期肺癌是指癌组织仅局限于支气管管壁内生长，包括管内型、管壁浸润型，后者未侵犯支气管以外的肺组织，且无淋巴结转移。周围型早期肺癌是指肺组织内结节状肿块直径小于 2 cm，且无淋巴结转移。

隐性肺癌：是指影像学检查呈阴性而痰液细胞学检查癌细胞呈阳性，手术切除标本经病理学检查证实为支气管黏膜原位癌或早期浸润癌而无淋巴结转移者。

2. 组织学类型 按 WHO 提出的肺癌分类，将肺癌分为鳞状细胞癌、腺癌、腺鳞癌、小细胞癌、大细胞癌和肉瘤样癌等类型，下面主要介绍常见的四种类型。

➢ **考点：**肺癌最常见的组织学分型。

（1）鳞状细胞癌（鳞癌）：是肺癌中最常见的类型，多为中央型。患者绝大多数为中老年男性，且 90% 以上有吸烟史。癌组织生长缓慢，转移较晚。组织学上分为高分化、中分化和低分化三型。高分化鳞癌的癌巢中角化珠明显，有清楚的细胞间桥。

（2）腺癌：肺腺癌的发生率仅次于鳞癌，多为周围型，女性患者多见。肺腺癌又可分为高分化、中分化、低分化三种。高分化腺癌的癌巢呈腺腔状结构，可伴有黏液分泌，也可增生呈乳头状结构（图 6-10）。肺腺癌临床治疗效果及预后比鳞癌差。

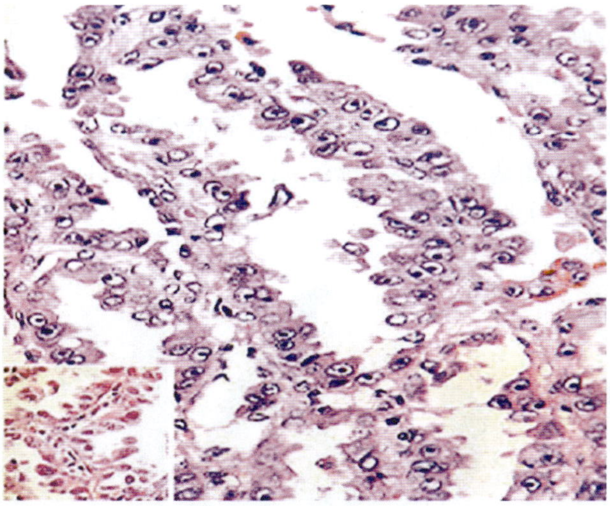

图 6-10 肺腺癌

（3）小细胞癌：占肺癌的 10% ~ 20%，是分化最低、恶性度最高的一型。患者多为中老年人，80% 以上为男性，且与吸烟密切相关。小细胞癌多为中央型，癌细胞小，呈短梭形或小圆形，核深染，胞质稀少形似裸核。有的癌细胞一端稍尖，形如燕麦，故又称其为燕麦细胞癌（图 6-11）。小细胞癌具有神经内分泌功能，电镜观察胞质内可见神经内分泌颗粒，因此小细胞癌属于肺神经内分泌癌。本型肺癌生长迅速，转移早，手术切除效果差，但对化疗及放疗敏感。

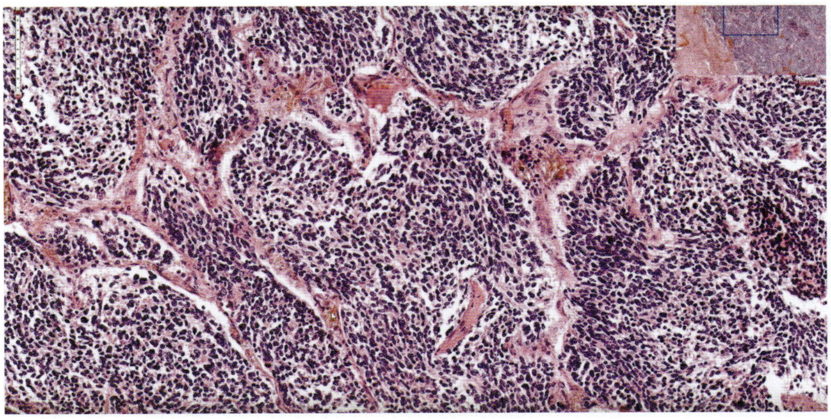

图 6-11　小细胞癌

（4）大细胞癌：又称大细胞未分化癌。其主要特点是肿瘤细胞体积大，常为多边形，胞质丰富，癌细胞呈高度异型性，核深染，也可出现多核瘤巨细胞。此型恶性度高，生长快，容易侵入血管发生远处转移。

（三）扩散途径

1. 直接蔓延　中央型肺癌常直接侵犯纵隔、心包及周围血管，或沿支气管向同侧甚至对侧肺组织蔓延。周围型肺癌可直接侵犯胸膜并侵入胸壁。

2. 转移　肺癌淋巴道转移常发生较早，癌组织首先转移到支气管旁、肺门淋巴结，进而转移到纵隔、锁骨上、腋窝及颈部淋巴结。周围型肺癌的癌细胞可进入胸膜下淋巴管丛，形成胸膜下转移灶并引起胸腔血性积液。血行转移常见于脑、肾上腺、骨、肝、胰腺、甲状腺等处。

（四）病理临床联系

肺癌早期症状常不明显，易被忽视。患者可有咳嗽、痰中带血、气促或胸痛、咯血等症状。癌组织阻塞或压迫支气管时，可引起局限性肺萎陷或肺气肿；癌组织侵及胸膜时可引起癌性胸腔血性积液；癌组织侵犯纵隔内、气管旁淋巴结，压迫上腔静脉时，可引起上腔静脉综合征，表现为面部水肿及颈、胸部静脉曲张；位于肺尖部的肺癌易侵犯交感神经，引起病侧上睑下垂、瞳孔缩小和胸壁皮肤无汗等交感神经麻痹综合征（Horner 综合征）；癌组织侵犯臂丛神经时，可出现上肢疼痛及手部肌肉萎缩。小细胞肺癌可因 5- 羟色胺分泌过多而引起类癌综合征，表现为哮喘样支气管痉挛、阵发性心动过速、水样腹泻和皮肤潮红等。

二、鼻咽癌

鼻咽癌（nasopharyngeal carcinoma）是起源于鼻咽部黏膜上皮的恶性肿瘤。本病可见于世界各地，但以中国人发病率最高，我国广东、广西、福建、香港特别行政区等地多见。本病男性患者多于女性，发病年龄多为 40 ~ 50 岁。临床上，患者常有涕中带血、鼻塞、鼻出血、耳鸣、听力减退、复视、偏头痛和颈部淋巴结肿大等。

（一）病因

1. EB 病毒　EB 病毒（Epstein-Barr virus，EBV）与鼻咽癌的关系密切，对鼻咽癌的发生起重要作用。其主要证据为所有肿瘤细胞均表达 EBV-DNA 和 RNA。90% 以上患者血清中有 EB 病毒核抗原、膜抗原和壳抗原等多种成分的相应抗体，尤其是 EB 病毒壳抗原的 IgA 抗体（VCA-IgA）阳性率可高达 97%，具有一定的诊断意义。

2. 遗传因素　流行病学调查已表明，鼻咽癌的发病不仅有明显的地域性，部分病例亦有明显的家族性。高发区居民移居国外或外地后，其后裔的发病率仍远远高于当地人群，提示本病可能与遗传因素有关。

3. 化学致癌物质　某些致癌的化学物质（如亚硝胺类、多环芳烃类及微量元素镍等）与鼻咽癌的发病也有一定关系。

（二）病理变化

鼻咽癌最常发生于鼻咽顶部，其次是外侧壁和咽隐窝，前壁最少见，也可同时发生于两个部位，如顶部和侧壁。

1. 大体类型　鼻咽癌早期，肉眼观病变不明显，常表现为病变黏膜粗糙，或形成隆起黏膜面的小结节，随后可发展成结节型、菜花型、黏膜下浸润型和溃疡型四种形态。以结节型最多见，其次为菜花型。其中，黏膜下浸润型鼻咽患者病变部位黏膜光滑或仅轻度隆起，而癌组织已在黏膜下广泛浸润并发生颈部淋巴结转移。因此，无痛性颈部淋巴结肿大是此型患者最常见的特征。

2. 组织学类型　鼻咽癌绝大多数起源于鼻咽黏膜柱状上皮的储备细胞，少数来源于鳞状上皮的基底细胞。根据组织学来源一般将其分为鳞癌、腺癌和未分化癌三型。低分化鳞癌最常见，低分化鳞癌与 EB 病毒感染关系密切。未分化癌恶性程度较高。

（三）扩散途径

1. 直接蔓延　癌细胞向上蔓延可破坏颅底骨，并可经破裂孔侵入颅内，使第Ⅱ ~ Ⅵ对脑神经受损；向外侧扩展，可侵犯咽鼓管而进入中耳，引起耳部症状；向前可蔓延至鼻腔和眼眶；此外，癌组织还可向后侵犯颈椎和脊髓。

2. 淋巴道转移　鼻咽部黏膜固有膜内淋巴组织丰富，富含淋巴管网，故早期常发生淋巴道转移。癌细胞经咽后壁淋巴结转移至颈上深淋巴结，患者胸锁乳头肌后缘上 1/3 和 2/3 交界处皮下常出现无痛性结节，并有一半以上的患者以此作为首发症状而就诊。此时，原发病灶尚小，患者相关症状缺如或不明显。颈淋巴结转移一般发生在同侧，对侧极少发生。后期可双侧都受累。若相邻淋巴结同时受累，则可融合成巨大肿块。颈部肿大的淋巴结还可压迫第Ⅳ ~ Ⅺ对脑神经和颈交感神经，引起相应症状。

3. 血行转移　较常见，常可转移至肝、肺、骨、肾、肾上腺和胰等器官。

（四）病理临床联系

鼻咽癌早期症状不明显，易被忽略，约半数以上患者以无痛性颈部淋巴结肿大而就诊。近 50% 患者可出现鼻塞、流涕，特别是血性鼻涕。癌组织阻塞咽鼓管时出现耳鸣、耳聋也较常见。脑神经受累时可出现头痛、复视、斜视、面部麻痹、吞咽困难等症状。本病恶性度高，对放疗敏感，尤其是非角化性癌，放疗后病情可明显好转，但易局部复发。

（王　慧）

自测题

一、选择题

1. 慢性支气管炎的典型病变中**没有**出现的是

A. 黏膜上皮鳞状上皮化生

B. 支气管腺体和杯状细胞增生

C. 支气管内有多量泡沫细胞

D. 支气管壁有大量慢性炎症细胞浸润
E. 支气管软骨变性、萎缩

2. 慢性支气管炎患者发生阻塞性通气功能障碍的病理学基础是
A. 支气管上皮细胞变性、坏死
B. 支气管平滑肌萎缩
C. 支气管软骨萎缩、纤维化
D. 细支气管炎及支气管周围炎
E. 支气管腺体增生、肥大

3. 慢性支气管炎患者咳痰的病理学基础是
A. 黏膜上皮细胞变性、坏死、脱落
B. 管壁充血、水肿
C. 黏膜上皮纤毛倒伏、脱失
D. 细支气管周围炎
E. 黏液腺肥大、增生，分泌亢进，浆液腺黏液化

4. 慢性阻塞性肺疾病的慢性气道炎症最主要的效应细胞是
A. 巨噬细胞
B. 中性粒细胞
C. 树突状细胞
D. 嗜酸性细胞
E. 淋巴细胞

5. 引起肺气肿的原因除阻塞性通气功能障碍及细支气管支撑组织破坏外，还有
A. 黏液腺肥大、增大
B. 肺组织纤维蛋白性炎
C. 中、小型支气管软骨变性、萎缩
D. α-抗胰蛋白酶缺乏
E. 肺组织微循环障碍

6. 慢性阻塞性肺气肿最主要的并发症是
A. 肺源性心脏病
B. 肺肉质变
C. 肺脓肿
D. 纤维蛋白性肺炎
E. 肺萎缩

7. 肺气肿是指肺泡扩张并有肺泡间隔
A. 纤维化
B. 炎症
C. 瘢痕
D. 破坏
E. 萎缩

8. 肺源性心脏病时，下列病变最**不可能**见到的是
A. 心脏呈横位
B. 心尖钝圆、肥厚，主要由于右心室增大，形成横位心
C. 左心室向心性肥大
D. 肺动脉圆锥膨隆
E. 肺纤维化

9. 大叶性肺炎是
A. 以淋巴细胞渗出为主的炎症
B. 以纤维蛋白渗出为主的炎症
C. 以浆液渗出为主的炎症
D. 以单核巨噬细胞渗出为主的炎症
E. 以中性粒细胞渗出为主的炎症

10. 肺炎链球菌常引起
A. 支气管肺炎
B. 肺脓肿
C. 大叶性肺炎（即典型肺炎）
D. 支气管哮喘
E. 胸膜炎
11. 肺肉质变常见于
A. 大叶性肺炎
B. 小叶性肺炎
C. 急性肺淤血
D. 慢性肺淤血
E. 慢性左心衰竭
12. 肺部疾病痊愈时，容易完全恢复组织正常的结构和功能的疾病是
A. 慢性支气管炎
B. 大叶性肺炎
C. 小叶性肺炎
D. 病毒性肺炎
E. 慢性肺气肿
13. 最能反映小叶性肺炎病变特征的是
A. 病变累及肺小叶范围
B. 病灶多位于背侧和下叶
C. 病灶相互融合或累及全叶
D. 支气管化脓性炎
E. 细支气管及周围肺泡化脓性炎
14. 肺组织切片检查，光镜下见细支气管上皮脱落，腔内有脓性渗出物，周围的肺泡腔内亦有多少不等的脓性渗出物，应诊断为
A. 慢性肺淤血
B. 大叶性肺炎灰色肝样变期
C. 小叶性肺炎
D. 大叶性肺炎溶解消散期
E. 肺结核变质渗出期
15. 小叶性肺炎是
A. 卡他性炎症
B. 纤维蛋白性炎症
C. 浆液性炎症
D. 出血性炎症
E. 化脓性炎症
16. 小叶性肺炎是
A. 以淋巴细胞渗出为主的炎症
B. 以纤维蛋白渗出为主的炎症
C. 以浆液渗出为主的炎症
D. 以单核巨噬细胞渗出为主的炎症
E. 以中性粒细胞渗出为主的炎症
17. 周围型肺癌最常见的病理类型是
A. 小细胞肺癌
B. 鳞癌
C. 腺癌
D. 大细胞肺癌
E. 类癌
18. 早期出现肺门及纵隔多发淋巴结转移的肺癌类型是
A. 鳞癌
B. 大细胞肺癌
C. 小细胞肺癌
D. 类癌
E. 腺癌
19. 中央型肺癌最常见的病理类型是
A. 类癌
B. 腺癌
C. 鳞癌
D. 大细胞癌
E. 小细胞癌

20. 对肺鳞癌的生物学特征的描述正确的是
　A. 多为中央型肺癌　B. 较早发生胸膜转移
　C. 较早经血行转移　D. 多为周围型肺癌
　E. 较早经淋巴转移

二、名词解释

1. 慢性支气管炎　2. 肺气肿　3. 肺肉质变　4. 小叶性肺炎　5. 慢性肺源性心脏病

三、问答题

1. 慢性支气管炎进展为肺气肿，再出现肺心病的发病机制有哪些?
2. 比较大叶性肺炎与小叶性肺炎的区别。
3. 结合大叶性肺炎各期的病理变化解释临床出现的各种症状和体征。

第七章
数字资源

第七章

消化系统疾病

思政之光

学习目标

通过本章内容的学习，学生应能够：

识记：

1. 说出消化性溃疡的概念、病理变化及并发症；病毒性肝炎的概念及基本病理变化、临床病理类型及病变特点；肝硬化的概念、发病机制、分类、病理变化和病理临床联系，以及食管癌、胃癌、结直肠癌和原发性肝癌的分类与病理变化。
2. 说出慢性浅表性胃炎和慢性萎缩性胃炎的病理变化和病理临床联系，消化性溃疡、病毒性肝炎的病因和病理临床联系，肝硬化的病因，以及食管癌、胃癌、结直肠癌和原发性肝癌的扩散方式。

理解：

解释慢性胃炎的病因与发病机制，消化性溃疡、病毒性肝炎的发病机制，以及坏死后肝硬化、食管癌、胃癌、结直肠癌、原发性肝癌的病因、病理临床联系和预后。

运用：

了解幽门螺旋杆菌的发现过程，能讲述幽门螺杆菌与消化系统疾病之间的关系，培养执着追求、为医学事业奉献的精神。

案例 7-1

患者，男性，44 岁，主诉因“左上腹餐后痛 1 年余”而入院治疗。住院医生与患者进行了良好沟通，告知患者住院期间的注意事项，接下来要进行的检查及目的，患者表示理解并愿意配合检查及治疗。体格检查：血压 138/89 mmHg，心率 90 次 / 分，呼吸 18 次 / 分，体温 36.8 ℃。皮肤、巩膜略黄染，手掌指腹及大、小鱼际呈红色。脐周静脉清晰可见，稍隆起，肝区有压痛，墨菲征阴性，腹部无压痛及反跳痛，可闻及移动性浊音。既往史：患者有乙型病毒性肝炎病史 30 年，无高血压，冠心病、糖尿病等其他疾病，无手术史。饮酒 20 余年，吸烟 15 支 / 天。

思考题：

该患者可能患有什么疾病？有何病理特点？

第一节 慢性胃炎

慢性胃炎（chronic gastritis）是胃黏膜的慢性非特异性炎症，其发病率居胃病之首。

一、病因与发病机制

本病的病因目前尚未明确，可能与下列因素有关：

（1）幽门螺杆菌（Helicobacter pylori，Hp）感染。

（2）自身免疫性损伤：部分患者血中抗壁细胞抗体和抗内因子抗体呈阳性。

（3）反流的十二指肠液或胆汁对胃黏膜的破坏。

（4）长期慢性刺激：如长期吸烟、酗酒，喜食辛辣、热烫食物，滥用水杨酸类药物等。

二、分类与病理变化

根据病理变化，可将慢性胃炎分为以下四种：

（一）慢性浅表性胃炎

慢性浅表性胃炎（chronic superficial gastritis）又称慢性单纯性胃炎，是胃黏膜最常见的疾病。胃镜可见：胃窦部最常受累，病变黏膜充血、水肿，呈淡红色，可伴有点状出血或糜烂（黏膜缺损不穿透黏膜肌层），表面覆盖灰黄色或灰白色黏液性渗出物。镜下观：病变主要位于黏膜浅层（黏膜上 1/3），组织充血、水肿，有点状出血，浅表上皮坏死、脱落。固有层可见淋巴细胞、浆细胞浸润，胃腺体无异常。

（二）慢性萎缩性胃炎

慢性萎缩性胃炎（chronic atrophic gastritis）的特征是炎症比较广泛，胃黏膜萎缩、变薄，黏膜腺体减少或消失并伴肠上皮化生（图 7-1A）。慢性萎缩性胃炎分为 A、B 两型（表 7-1）。我国以 B 型为多见。

胃镜可见，病变部位胃黏膜失去正常的橘红色而呈灰色，黏膜变薄，皱襞变浅甚至消失，表面呈细颗粒状，黏膜下血管清晰可见（图 7-1B）。镜下观，主要有以下表现。

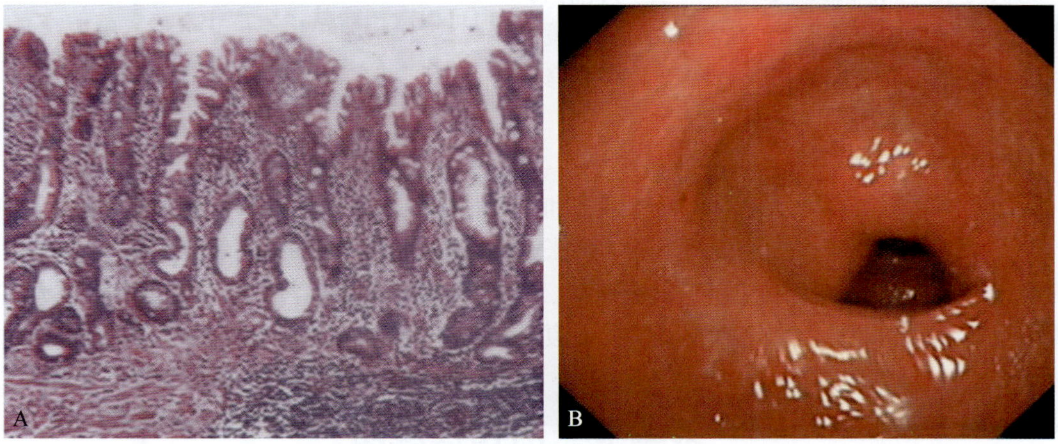

图 7-1　慢性萎缩性胃炎

A. 慢性萎缩性胃炎伴肠上皮化生；B. 慢性萎缩性胃炎（胃窦）

（1）黏膜及腺体萎缩：病灶处胃黏膜变薄，胃小凹变浅，腺体变小，并可有囊性扩张，壁细胞和主细胞减少甚至消失。

（2）腺上皮化生：可见肠上皮化生和假幽门腺化生。肠上皮化生较为常见，即病灶处胃黏膜上皮被肠型腺上皮替代，出现分泌黏液的杯状细胞、有纹状缘的吸收上皮细胞和潘氏（Paneth）细胞等。化生的肠上皮细胞可有异型性增生。化生的上皮中出现杯状细胞和吸收上皮细胞，称为完全化生；仅有杯状细胞而无吸收上皮细胞，称为不完全化生，后者与肠型胃癌的发生关系密切。在胃体和胃底部病变区，壁细胞和主细胞消失，被类似幽门腺的黏液分泌细胞替代，称为假幽门腺化生。

（3）慢性炎症细胞浸润：黏膜固有层内有程度不等的淋巴细胞和浆细胞浸润，病程长者可形成淋巴滤泡。

表 7-1　A 型和 B 型慢性萎缩性胃炎的比较

	A 型	B 型
病因	不明	幽门螺杆菌
发病机制	自身免疫	细菌侵袭力等
病变好发部位	胃体和胃底部	胃窦部
血中自身抗体	+	—
恶性贫血	有	无
与癌变的关系	无	密切

注：A 型患者血中抗体包括抗内因子抗体和抗壁细胞抗体，可导致维生素 B_{12} 吸收障碍，引起难以纠正的贫血

➢ **考点：** A 型和 B 型慢性萎缩性胃炎的比较。

（三）慢性肥厚性胃炎

慢性肥厚性胃炎（chronic hypertrophic gastritis）常发生在胃底及胃体部。胃镜可见：胃黏膜肥厚，黏膜皱襞粗大、加深、变宽，呈脑回状。皱襞顶端出现横裂，常伴有糜烂，并可见多数疣状隆起的小结。镜下观：黏膜层肥厚，腺体增生、肥大，腺管延长有时穿破黏膜肌层。黏膜表层黏液分泌细胞增多，固有层浸润的炎症细胞较少。

（四）疣状胃炎

疣状胃炎（verrucous gastritis）是一种有特征性病理变化的胃炎，病变处胃黏膜呈结节状的痘疹样突起，中央有凹陷。病变活动期，镜下观：病灶中央凹陷，上皮变性、坏死、脱落而发生糜烂、凹陷，有炎性渗出物覆盖。病变修复时，可见上皮再生或伴有不典型增生。

三、病理临床联系

慢性萎缩性胃炎因胃腺体萎缩，壁细胞和主细胞减少或消失，导致胃酸和胃蛋白酶分泌减少，患者可出现食欲缺乏、上腹部不适、腹胀和疼痛等症状。大多数患者常无症状或有程度不同的消化不良症状，如上腹隐痛、食欲减退、餐后饱胀、反酸等。萎缩性胃炎患者可有贫血、消瘦、舌炎、腹泻等，个别伴黏膜糜烂者上腹痛较明显，并可有出血。

第二节　消化性溃疡

消化性溃疡又称溃疡病，是指以胃或十二指肠黏膜形成慢性溃疡为特征的一种常见病和多发病，普遍认为其发生与胃液的自我消化作用有关。本病多见于青壮年，男性发病多于女性。本病呈慢性经过，易反复发作，冬春季节好发。患者有节律性上腹部疼痛、反酸、嗳气等典型的临床特征。临床上，十二指肠溃疡（duodenal ulcer，DU）比胃溃疡（gastric ulcer，GU）多见，前者约占消化性溃疡的 70%，后者约占 25%。胃和十二指肠溃疡同时存在，称为复合性溃疡，约占 5%。

一、病因与发病机制

本病的发病机制目前尚未完全阐明，可能与下列因素有关：

1. 胃液的消化作用 研究证明，胃液的自我消化作用是溃疡形成的直接原因，即消化性溃疡的发病是胃或十二指肠局部黏膜组织被胃酸和胃蛋白酶消化的结果。临床发现，胃酸分泌增加的患者易发生消化性溃疡，而胃酸缺乏者（如恶性贫血患者）则不易发生消化性溃疡。空肠及回肠内为碱性环境，通常不发生消化性溃疡，但行胃 - 空肠吻合术后，吻合处的空肠即可因胃液的消化作用形成溃疡。这些现象说明，胃液的自我消化作用是溃疡形成的重要因素，因此，有“无酸便无溃疡”的说法。

2. 黏膜抗消化能力降低 正常情况下，胃和十二指肠黏膜不会被胃液消化，是因为黏膜有抗消化能力。①黏膜上皮屏障和黏液屏障的存在，可避免胃酸对黏膜的直接接触，同时碱性的黏液对胃酸还有中和作用。②胃酸和胃蛋白酶是从腺体通过隐窝以喷射的方式排到胃内的，不与胃黏膜上皮直接接触。③黏膜上皮有快速再生能力，以保证表面上皮的完整性和屏障功能。④黏膜内有丰富的血液循环，可提供营养物质并清除损伤因子。当服用对胃黏膜有刺激性的药物（如水杨酸类药物）、吸烟、饮酒以及胆汁反流入胃内等时，均可使胃黏膜屏障遭到破坏，分泌至胃腔内的胃酸中的 H^+ 逆向弥散到胃黏膜内，H^+ 浓度过高可损伤胃黏膜，引起胃黏膜糜烂，进而发展成慢性溃疡。在胃窦部 H^+ 的逆向弥散能力为胃底部的 15 倍，而十二指肠 H^+ 的逆向弥散能力又为胃窦部的 2 ～ 3 倍，所以消化性溃疡好发于胃窦部和十二指肠。

3. Hp 感染 Hp 感染与消化性溃疡的发生有密切关系，其机制是：① Hp 感染有促进胃黏膜 G 细胞增生和促胃液素分泌的作用，可导致胃酸分泌增多。② Hp 分泌的尿素酶使尿素分解成游离氨增多，可破坏黏膜表面的上皮屏障，有利于胃酸直接接触胃黏膜上皮并进入黏膜内。③ Hp 能使胃黏膜分泌黏液减少，降低黏液屏障的防御功能。④ Hp 可导致黏膜毛细血管内血栓形成，造成胃和十二指肠黏膜缺血、坏死。

4. 神经、内分泌功能失调 消化性溃疡患者常有精神过度紧张、忧虑及迷走神经功能紊乱等现象。精神因素刺激可引起大脑皮质的兴奋与抑制过程失调，造成皮质下中枢功能紊乱，自主神经功能失调，引起胃壁血管痉挛及胃酸分泌增多，促进溃疡的形成。迷走神经功能亢进，可使胃酸分泌增加，十二指肠溃疡的发生与此有关。迷走神经兴奋性降低，可致胃肠道蠕动减弱，造成胃内食物潴留，刺激胃窦部的 G 细胞分泌促胃液素增多，壁细胞因而分泌胃酸增加，促进胃溃疡形成。

5. 其他因素 如长期使用肾上腺皮质激素可使原有的消化性溃疡加重，或使溃疡复发或产生新的溃疡。另外，还有社会心理因素和遗传因素等。

二、病理变化

（一）胃溃疡

（1）肉眼观：胃溃疡好发于胃小弯近幽门处，尤其多见于胃窦部。溃疡常为一个，呈圆形或椭圆形，直径多在 2 cm 以内；溃疡边缘整齐，状如刀切，底部平坦、无坏死组织，通常穿越黏膜下层并深达肌层，甚至达浆膜层。溃疡附近的黏膜皱襞呈放射状向溃疡集中（图 7-2）。

（2）镜下观：溃疡底部由内向外依次分为四层（图 7-3）：①炎性渗出层，由少量炎性渗出物（白细胞和纤维蛋白等）构成。②坏死组织层，由红染无结构的坏死组织构成。③肉芽组织层，由新生的肉芽组织构成。④瘢痕组织层，由肉芽组织移行而来的陈旧性瘢痕组织构成。瘢痕组织内的小动脉因受炎症刺激常有增生性动脉内膜炎，使管壁增厚、管腔狭窄或有血栓形成，因而可影响局部血液供应和组织再生，不利于溃疡愈合，但却可防止溃疡局部血管破裂出血。溃疡底部神经节细胞及神经纤维常发生变性和断裂等变化，有时神经纤维的断端呈球状增生，这种变化可能是患者产生疼痛症状的原因之一。

➢ **考点：**胃溃疡的好发部位。

（二）十二指肠溃疡

十二指肠溃疡多发生于十二指肠球部前壁和后壁，其形态与胃溃疡相似，但溃疡一般较小而浅，直径多在 1 cm 以内。

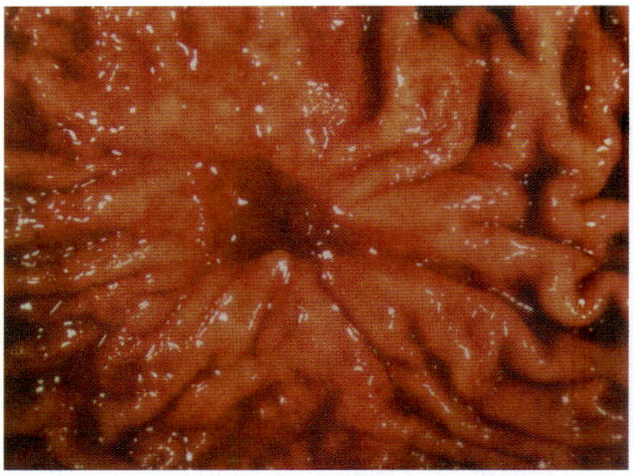

图 7-2 胃溃疡（肉眼观）

在胃小弯幽门处有一溃疡，边缘整齐，黏膜皱襞呈放射状向溃疡集中，溃疡较深

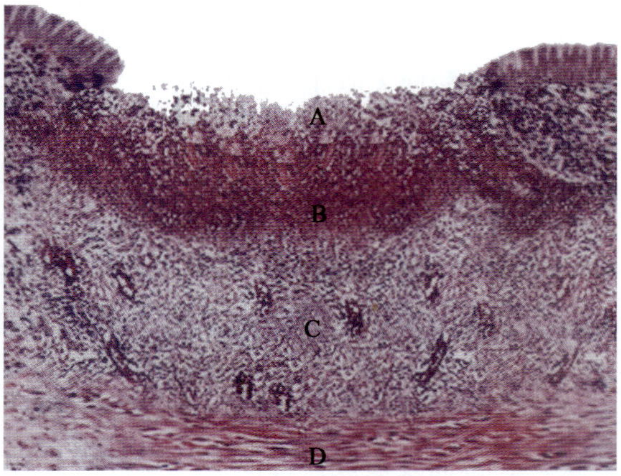

图 7-3 胃溃疡（镜下观）

A. 炎性渗出层；B. 坏死组织层；C. 肉芽组织层；D. 瘢痕组织层

知识链接

糜烂与溃疡

通常，消化道管壁有典型的四层结构，即黏膜层、黏膜下层、肌层和外膜。黏膜层又分为上皮层、固有层和黏膜肌层。在病理学上，糜烂是一种局限性的黏膜缺损，不穿透黏膜肌层，愈合后不遗留任何痕迹；而溃疡的黏膜缺损则穿透整个黏膜层，时常穿入甚至穿通其他各层，愈合后必然遗留瘢痕。

三、病理临床联系

1. 节律性上腹部疼痛　节律性上腹部疼痛是消化性溃疡患者的主要临床表现。疼痛与进食有密切关系。胃溃疡的疼痛一般在餐后半小时出现，下次餐前消失。这是因为食物的刺激，引起促胃液素分泌亢进，胃酸分泌增加刺激溃疡面，引起胃平滑肌痉挛和蠕动增加所致。十二指肠溃疡的疼痛多出现在空腹或午夜饥饿时，又称饥饿痛。这是由于空腹或饥饿时，迷走神经兴奋性增高，胃酸分泌增多，刺激溃疡面暴露的神经纤维末梢所致。进食后，胃酸被食物中和，疼痛即缓解。

2. 反酸、呕吐、嗳气　反酸、呕吐是由于胃幽门括约肌痉挛及胃部逆蠕动，使酸性胃内容物向上反流所致。胃内容物排空受阻，滞留在胃内的食物发酵产气，则出现嗳气和上腹部饱胀感。

四、结局和并发症

（一）结局

多数溃疡经适当治疗和调理，使局部组织的抗消化能力和修复作用占优势，溃疡可不再发展。渗出物和坏死组织逐渐被吸收、排出，底部的肉芽组织增生，并填充、修补溃疡，周围黏膜上皮再生，覆盖溃疡面，即可逐渐愈合。

（二）并发症

治疗不及时、不彻底或病情较重时，患者可出现以下并发症：

1. 出血　出血是消化性溃疡最常见的并发症，发生率约为 35%。若溃疡底部毛细血管破裂，则溃疡面有少量出血，患者粪便潜血试验阳性；若溃疡底部较大的血管破裂，则可引起上消化道大出血，患者可有呕血和黑便，严重时可发生失血性休克。

2. 穿孔　由于溃疡底部组织不断被侵蚀，最终穿透胃或十二指肠壁而发生溃疡穿孔，发生率约为 5%。急性穿孔时，胃或十二指肠内容物流入腹腔，引起急性弥漫性腹膜炎，患者多突发剧烈腹痛，严重者可引起休克。若溃疡深达浆膜层并与邻近器官粘连，发生穿孔时形成局限性腹膜炎，称为慢性穿孔，这种溃疡又称穿透性溃疡。

3. 幽门梗阻　约占 3%。瘢痕组织收缩可引起器质性幽门梗阻。幽门梗阻可造成胃内容物潴留，继发胃扩张，患者可因胃逆蠕动而出现频繁呕吐，出现水、电解质和酸碱平衡紊乱。此外，也可因溃疡周围组织水肿和幽门括约肌痉挛而导致功能性幽门梗阻，此种梗阻随着炎症好转即可消失。

4. 癌变　经久不愈的胃溃疡可发生癌变，癌变率不超过 1%。十二指肠溃疡几乎不发生癌变。

➢ **考点：** 消化性溃疡最常见的并发症。

第三节　病毒性肝炎

病毒性肝炎（viral hepatitis）是由肝炎病毒引起的以肝细胞变性、坏死为主要病变的一种传染病。根据肝炎病毒类型的不同，可将病毒性肝炎分为甲型、乙型、丙型、丁型、戊型和庚型病毒性肝炎，以甲型和乙型最为多见。病毒性肝炎的发病率较高，并有不断增高的趋势，流行区域广泛，各种年龄和不同性别均可罹患。此外，乙型、丙型、丁型病毒性肝炎还与肝癌的发生有一定关联。因此，病毒性肝炎的危害严重。

一、病因与发病机制

（一）病因和传播途径

肝炎病毒有 6 种，分别是甲型肝炎病毒（HAV）、乙型肝炎病毒（HBV）、丙型肝炎病毒（HCV）、丁型肝炎病毒（HDV）、戊型肝炎病毒（HEV）和庚型肝炎病毒（HGV）。各型肝炎病毒的特点见表 7-2。

表 7-2　各型肝炎病毒特点

肝炎病毒	病毒大小、性质	潜伏期	传播途径	转成慢性肝炎	暴发型肝炎
HAV	27 nm，单链 RNA	2 ~ 6 周	肠道	无	0.1% ~ 0.4%
HBV	43 nm，DNA	4 ~ 26 周	输血、注射，密切接触	5% ~ 10%	>1%
HCV	30 ~ 60 nm，单链 RNA	2 ~ 26 周	同上	>70%	极少
HDV	缺陷性 RNA	4 ~ 7 周	同上	共同感染＜5%	—
HEV	32 ~ 34 nm，单链 RNA	2 ~ 8 周	肠道	无	合并妊娠 20%
HGV	单链 RNA	不详	输血、注射	无	不详

（二）发病机制

不同类型的肝炎病毒导致肝细胞损害的机制也不同。甲型、丁型病毒性肝炎是由于 HAV、HDV 在肝细胞内汇集、繁殖，直接损伤肝细胞所致。乙型病毒性肝炎是由于免疫损伤所致。HBV 侵入人体，在肝细胞内复制后释放入血，在肝细胞表面留下病毒抗原成分，并与肝细胞膜结合，使肝细胞表面的抗原性发生改变。进入血液中的病毒刺激机体免疫系统，致敏的淋巴细胞释放淋巴毒素或经依赖抗体的细胞毒性作用杀伤病毒，同时亦损伤含有病毒抗原信息的肝细胞。

由于机体的免疫反应和感染的病毒数量、毒力不同，引起的肝细胞损害程度也不一样，因而，病毒性肝炎有不同的临床病理类型：

1. 免疫功能正常　感染病毒的数量较少，毒力较弱，引起急性（普通型）肝炎。

2. 免疫功能过强　感染病毒的数量多，毒力强，引起重型肝炎。

3. 免疫功能不足　感染病毒的数量少，毒力弱，引起慢性（普通型）肝炎。

4. 免疫耐受或缺陷　病毒与宿主共存，受感染的肝细胞不被破坏，机体成为无症状的病毒携带者。

二、病理变化

各型病毒性肝炎的病理变化基本相同，均属于变质性炎症，主要表现为肝细胞变性、坏死，伴有程度不等的炎症细胞浸润、肝细胞再生和纤维组织增生。

（一）肝细胞变性、坏死

1. 肝细胞变性

（1）细胞水肿：是最常见的病变。镜下观：可见肝细胞内水分增多，肝细胞明显肿大，胞质疏松呈网状、半透明，称为胞质疏松化；病变进一步发展，肝细胞肿大更为显著，由多角形变为圆球形，胞质几乎完全透明，形如气球，称为气球样变。

（2）嗜酸性变：通常仅累及单个或数个肝细胞，散布于肝小叶内。镜下观：可见肝细胞体积变小，胞质水分脱失、浓缩，胞质红染（嗜酸性增强），胞核染色较深。

2. 肝细胞坏死

（1）嗜酸性坏死：为单个肝细胞的死亡，由嗜酸性变发展而来，属于细胞凋亡。胞质进一步浓缩，核固缩或消失，最终形成深红色浓染的圆形小体，称为嗜酸性小体。

（2）溶解性坏死：由高度气球样变发展而来。细胞内水分进一步增加，导致细胞极度肿胀，进而崩解、破裂，发生坏死，属于液化性坏死。按坏死的范围和程度不同，可有以下几种类型：

1）点状坏死（spotty necrosis）：是指小叶内散在单个或数个肝细胞的坏死，常见于急性普通型肝炎。

2）碎片状坏死（piecemeal necrosis）：是指肝细胞的灶状坏死和崩解，常发生在肝小叶周边的界板处，见于慢性肝炎。

3）桥接坏死（bridging necrosis）：是指中央静脉与汇管区之间、两个中央静脉之间或两个汇管区之间的肝细胞坏死带，常见于中度及重度慢性肝炎。

4）大片状坏死（massive necrosis）：是指多个小叶的肝细胞坏死，坏死范围广泛，常见于急性重型肝炎。

（二）炎症细胞浸润

在肝小叶内或汇管区处常有程度不等的炎症细胞浸润，主要是淋巴细胞和巨噬细胞。

（三）间质反应性增生和肝细胞再生

1. 库普弗（Kupffer）细胞增生　受炎症刺激，Kupffer 细胞可发生反应性增生，并可脱落至肝窦内成为游走的吞噬细胞，参与炎症细胞浸润。

2. 间叶细胞和成纤维细胞增生　间叶细胞存在于肝间质内，具有多向分化潜能，肝炎时可分化为组织细胞参与炎症反应；成纤维细胞增生常见于慢性肝炎，进而可导致肝硬化。

3. 肝细胞再生 坏死的肝细胞周围出现肝细胞再生，再生的肝细胞体积较大，核大、染色较深，可为双核。坏死范围小时，则可修复；若坏死范围较大，网状支架塌陷，则再生的肝细胞呈团块状排列，称为结节状再生。

4. 小胆管增生 坏死较严重的慢性肝炎，在汇管区或大块坏死灶内，可有小胆管的增生。

➢ **考点：**病毒性肝炎的基本病理变化。

三、临床病理类型

（一）急性（普通型）肝炎

急性（普通型）肝炎是最常见的一种肝炎类型，临床上根据有无黄疸可分为急性黄疸型肝炎和急性无黄疸型肝炎两种。我国以急性无黄疸型居多，多为乙型病毒性肝炎，部分为丙型病毒性肝炎；急性黄疸型肝炎通常肝细胞损坏严重，病程较短，多为甲型、丁型、戊型病毒性肝炎。

1. 病理变化

（1）肉眼观：肝大，重量增加，质地较软，表面光滑。

（2）镜下观（图 7-4）：①肝细胞广泛变性，主要为胞质疏松化和气球样变。②肝细胞坏死轻微，小叶内可见点状坏死和嗜酸性小体。③小叶内和汇管区有少量淋巴细胞、单核细胞浸润。④由于肝细胞肿大，排列紊乱、拥挤，导致肝窦狭窄，肝细胞内有淤胆现象。⑤急性黄疸型肝炎者肝细胞坏死较重，毛细胆管内常有淤胆和胆栓形成。

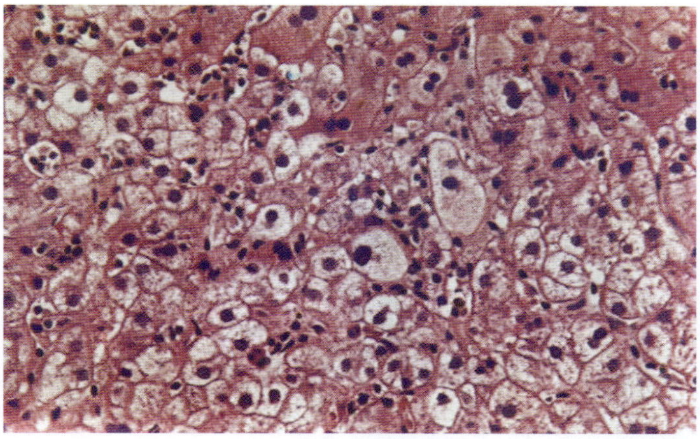

图 7-4 急性病毒性肝炎

2. 病理临床联系

（1）肝区疼痛、压痛：肝细胞弥漫性肿大，使肝体积增大，包膜紧张，牵拉刺激神经末梢，从而引起肝区疼痛、压痛。

（2）黄疸：肝细胞坏死严重时，可出现胆红素代谢障碍，患者皮肤、黏膜，尤其是巩膜会发生黄染现象，称为黄疸。

（3）消化道症状：由于肝细胞变性、坏死，胆汁代谢障碍，患者出现食欲减退、厌油腻等症状。

（4）肝功能异常：由于肝细胞变性、坏死，导致肝功能异常，可表现为血清谷丙转氨酶（SGPT）、黄疸指数等升高。

3. 结局 本型肝炎多在 6 个月内治愈，点状坏死的肝细胞能完全再生修复。但乙型、丙型病毒性肝炎恢复较慢，并有可能转变为慢性，极少数发展为重型肝炎。

（二）慢性（普通型）肝炎

病毒性肝炎的病程持续在半年以上即为慢性肝炎，大多由急性肝炎转变而来，乙型病毒性肝炎患者有 5% ~ 10%、丙型病毒性肝炎患者约 70% 可转为慢性肝炎。感染的病毒类型、治疗不当、营养不良、同时患有其他传染病、长期饮酒、服用肝毒性药物、免疫功能低下等是导致肝炎转为慢性的重要因素。根据肝细胞坏死程度、纤维组织增生的程度不同等，可将慢性肝炎分为轻度、中度和重度三种。

1. 轻度慢性肝炎　以点状坏死为主，偶见轻度碎片状坏死，Kupffer 细胞增生活跃，汇管区慢性炎症细胞浸润明显，周围有少量纤维组织增生。肝小叶界板无破坏，小叶结构清楚。

2. 中度慢性肝炎　肝细胞变性、坏死较明显，出现中度碎片状坏死，桥接坏死是其特征性改变。肝小叶内有纤维间隔形成，小叶的结构大部分仍保存。

3. 重度慢性肝炎　出现重度碎片状坏死和大范围桥接坏死，坏死灶内肝细胞结节状再生。大量纤维间隔形成，分割、破坏肝小叶结构。

（三）重型肝炎

1. 急性重型肝炎　临床上称为暴发性、电击性或恶性肝炎，少见。此型肝炎起病急，病程短，通常为 10 天左右，病变严重，病死率高。

（1）病理变化：

1）肉眼观：肝体积明显缩小，以左叶为甚，包膜皱缩，质地柔软，重量减轻，可轻至 600 ~ 800 g。切面呈黄色或红褐色，称为急性黄色肝萎缩或急性红色肝萎缩（图 7-5A）。

2）镜下观：①肝细胞坏死广泛而严重，肝细胞索解离，出现弥漫性大片状坏死，仅在小叶周边残存少量肝细胞（图 7-5B）。②肝细胞再生不明显，Kupffer 细胞增生、肥大，吞噬活跃。③肝窦扩张充血、出血。④坏死灶及汇管区有大量淋巴细胞和巨噬细胞浸润。

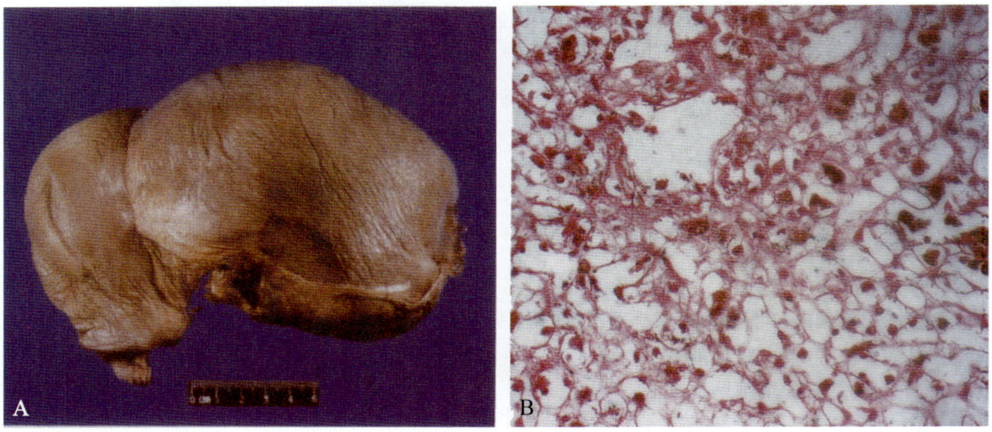

图 7-5　急性重型肝炎

A. 肝体积显著缩小，重量明显减轻，包膜皱缩，质地柔软；B. 肝细胞出现弥漫性大片状坏死、消失，残存的肝细胞呈岛屿状或散在分布

（2）病理临床联系：

1）肝区疼痛、肝缩小：由于炎症刺激神经末梢而引起肝区疼痛；肝细胞大量坏死，可导致肝体积明显缩小，触诊时难以扪及。

2）黄疸：肝细胞大量溶解、破坏，导致胆红素代谢障碍，大量进入血液，引起严重的肝细胞性黄疸。

3）出血倾向：肝细胞大量溶解、破坏，使凝血因子合成减少，导致皮肤、黏膜出血。

4）肝衰竭：由于肝细胞大量溶解、破坏，使肝功能极度损坏，不能对各种代谢产物进行解毒，可导致肝性脑病。

5）肝肾综合征：胆红素代谢障碍和肾血液供应严重不足，可诱发肾衰竭，称为肝肾综合征。

（3）结局：急性重型肝炎患者大多在短期内死于肝性脑病、消化道大出血、肾衰竭和弥散性血管内凝血（DIC），少数迁延为亚急性重型肝炎。

2. 亚急性重型肝炎　多由急性重型肝炎迁延而来，少数由急性普通型肝炎恶化进展而来。本型病变较急性重型肝炎稍轻，病程较长达一至数月。

（1）病理变化：

1）肉眼观：肝体积缩小，包膜皱缩，重量减轻，表面见粟粒大小的结节，质地较硬。切面坏死区呈土黄色或红褐色，称为亚急性黄色肝萎缩或亚急性红色肝萎缩。

2）镜下观：既有肝细胞大片状坏死，也有肝细胞的结节状再生；坏死区纤维组织增生，有淋巴细胞和单核细胞浸润；小叶周边有小胆管增生，并有胆汁淤积和胆栓形成。

（2）结局：如果治疗及时、得当，可阻止病情恶化并有治愈的可能，但多数会发展为坏死后肝硬化。

➢ **考点：**肝炎的分型及病理变化。

第四节　肝硬化

肝硬化（liver cirrhosis）是由多种病因引起的肝细胞弥漫性变性、坏死，继发出现不同程度的纤维组织增生和肝细胞结节状再生，这三种病变反复交错进行，导致肝小叶结构破坏，肝内血液循环被改建，使肝变形、变硬而进展为肝硬化。

肝硬化一般按病因与病理形态分类。按病因可分为肝炎后肝硬化、酒精性肝硬化、胆汁性肝硬化、心源性肝硬化等；按病理形态可分为小结节型、大结节型、大小结节混合型及不全分隔型肝硬化。我国常采用结合病因、病变特点和临床表现的综合分类方法，将肝硬化分为门脉性肝硬化、坏死后肝硬化、胆汁性肝硬化、淤血性肝硬化、寄生虫性肝硬化和色素性肝硬化等。本节着重介绍门脉性肝硬化和坏死后肝硬化。

一、门脉性肝硬化

门脉性肝硬化（portal cirrhosis）是一种最为常见的肝硬化，属于形态分类中的小结节型肝硬化，大多发生在 20 ~ 50 岁年龄阶段，男性和女性发病率无明显差异。临床上患者常有不同程度的门静脉高压和肝功能异常的表现。

（一）病因与发病机制

1. 病毒性肝炎　病毒性肝炎是我国门脉性肝硬化的主要原因，尤其是乙型和丙型慢性病毒性肝炎与门脉性肝硬化的发生密切相关。门脉性肝硬化患者 HBsAg 阳性率高达 75.3%。

2. 慢性酒精　中毒在长期酗酒者中约 10% 可发生门脉性肝硬化。这是欧美一些国家发生肝硬化的主要原因。近年来，由此引起的肝硬化在我国也呈现上升趋势。

3. 营养缺乏　若食物中长期缺乏胆碱或蛋氨酸类物质，则可妨碍肝合成磷脂，导致肝细胞脂肪变性，进而发展为肝细胞坏死。

4. 中毒　许多化学物质（如氯仿、四氯化碳、砷、磷）以及黄曲霉毒素等有肝毒性作用，可致肝细胞变性、坏死。

上述各种因素首先引起肝细胞变性、坏死，随后肝内出现胶原纤维增生和肝细胞结节状再生。增生的胶原纤维来源于肝小叶间的成纤维细胞、窦周间隙的贮脂细胞，以及肝细胞坏死后局部网状纤维支架塌陷，网状纤维互相融合而形成的胶原纤维。这些胶原纤维相互连接，形成纤维间隔，使肝小叶结构和肝内血液循环途径被改建而形成肝硬化。

> **考点：**肝硬化最常见的病因。

（二）病理变化

1. 肉眼观　早期由于肝脂肪变性且实质细胞无明显减少，故肝体积正常或略增大，重量增加，质地正常或稍硬。晚期肝体积明显缩小，重量减轻（常低于1000 g，甚至低至500 ~ 600 g），质地变硬，表面呈颗粒状或小结节状。结节大小相仿，直径多为0.1 ~ 0.5 cm（图7-6A）。切面布满圆形或卵圆形的结节，大小与表面的结节一致，呈黄褐色（脂肪变性）或黄绿色（胆汁淤积），结节周围增生的纤维组织包绕形成间隔。这些纤维间隔较窄且宽窄一致，肝包膜显著增厚。

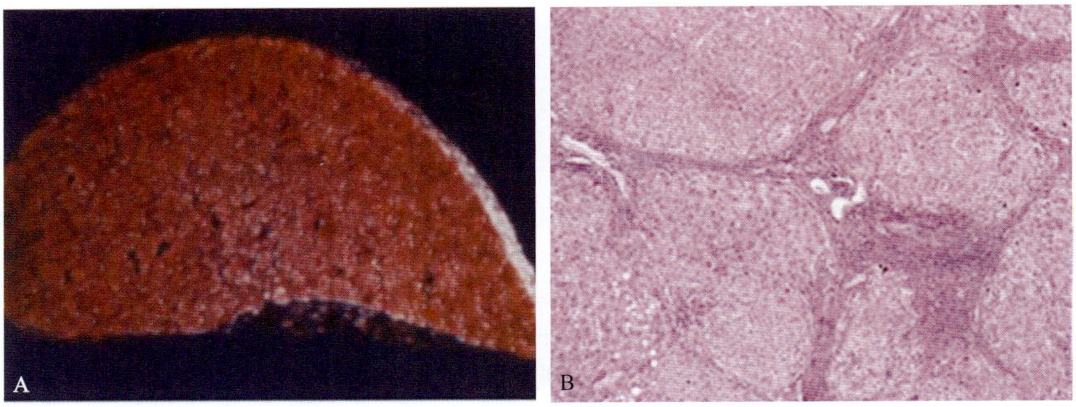

图7-6　门脉性肝硬化

A. 肝体积明显缩小，表面呈颗粒状，切面呈结节状，结节大小一致；B. 肝小叶结构破坏，纤维间隔及假小叶形成

2. 镜下观　肝内广泛纤维组织增生，破坏了正常肝小叶的结构，形成假小叶（图7-6B）。假小叶是指肝细胞结节状再生或原有肝小叶被增生的纤维结缔组织分割包绕成大小不等、圆形或卵圆形的肝细胞团，是肝硬化的特征性病变。假小叶具有以下特点：①无正常肝小叶结构，肝细胞索排列紊乱。②中央静脉缺如、偏位或出现两个以上。③有时可见汇管区被包绕于其内。④肝细胞有不同程度的脂肪变性和坏死，伴肝细胞再生、肥大。⑤假小叶周围有纤维组织增生、形成宽窄较一致的纤维间隔，内有少量淋巴细胞和巨噬细胞浸润，并伴有小胆管和假性胆管增生。

> **考点：**假小叶形成是肝硬化的特征性病变。

（三）病理临床联系

知识链接

肝内血液循环

肝的血液供应有两个来源：①肝固有动脉，为肝的营养性血管。②肝门静脉，为肝的功能性血管。门静脉主要属支有七支：肠系膜上静脉、脾静脉、肠系膜下静脉、胃左静脉、胃右静脉、胆囊静脉和附脐静脉。肝动脉与门静脉入肝后反复发出分支，分别形成小叶间动脉和小叶间静脉，血液均进入肝血窦。肝血窦内的血液为混合血，由肝小叶的周边流向中央汇入中央静脉，若干中央静脉离开肝小叶汇合成小叶下静脉。小叶下静脉独立走行于小叶间结缔组织内，汇合成肝静脉出肝（图 7–7）。

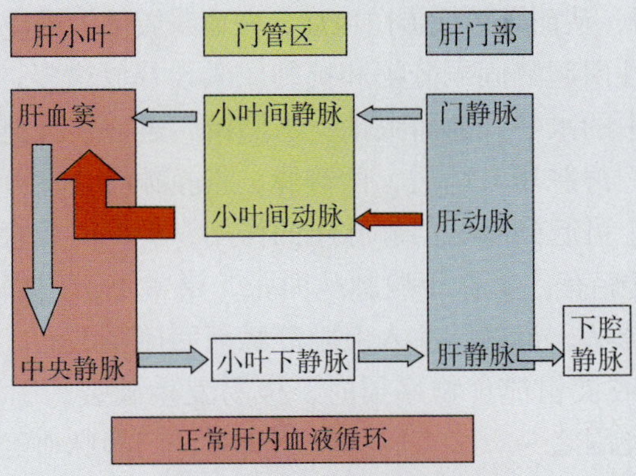

图 7-7　正常肝内血液循环

1. 门静脉高压症　门脉性肝硬化的门脉压可由正常的 8 ~ 12 cmHg 升高至 25.5 cmHg 以上。其发生机制为：①窦后性阻塞，假小叶压迫小叶下静脉，使肝窦内血液流出受阻，致门静脉血不能流入肝窦。②窦性阻塞，小叶中央静脉及肝窦周围广泛纤维化，引起肝窦阻塞，影响门静脉血的回流。③窦前吻合，肝动脉分支与门静脉分支在汇入肝窦前形成异常吻合支，使高压力的动脉血流入门静脉，导致门静脉压增高（图 7-8）。门静脉压增高后，使其所属胃、肠、脾等器官发生淤血。早期由于机体的代偿作用，患者可无明显症状，晚期则可出现以下一些临床表现。

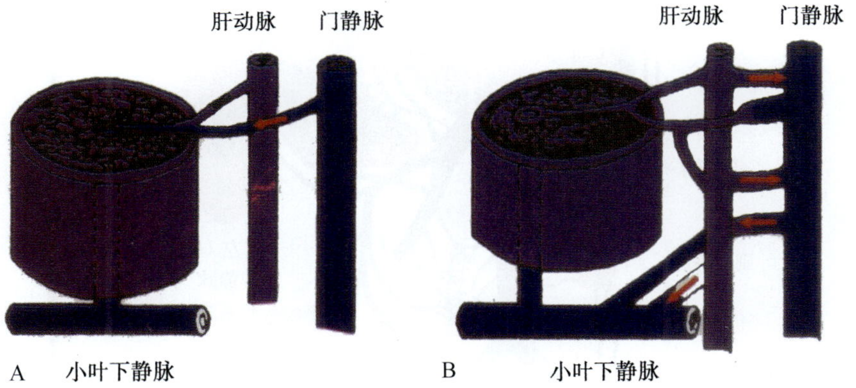

图 7-8　肝动脉与肝门静脉异常吻合

A. 正常肝内血液循环；B. 肝硬化时肝内血管出现异常吻合

（1）脾大：70% ~ 85% 的患者可出现脾大，是因脾长期慢性淤血所致。

1）肉眼观：脾体积增大，重量增加，质地坚韧。

2）镜下观：脾窦扩张，脾窦内皮细胞增生、肥大，脾小体萎缩，红髓内纤维组织增生，可见含铁血黄素结节。

肿大的脾常有功能亢进，导致外周血中红细胞、白细胞和血小板减少，进而引发相应的临床表现。

（2）胃肠道淤血、水肿：由于门静脉压增高，使胃肠道静脉回流受阻所致。患者常有消化、吸收功能障碍，出现食欲缺乏、消化不良、腹胀等症状。

（3）腹腔积液：肝硬化晚期，患者常出现腹腔积液，积液量大时腹部膨隆似蛙腹。腹腔积液为漏出液，呈淡黄色透明状。其机制是：①门静脉压升高，胃肠道淤血，毛细血管内压增高，使液体漏入腹腔。②小叶下静脉受压及中央静脉与肝窦周围纤维化，使肝窦内压升高，导致液体漏出，部分经淋巴管吸收，部分经肝被膜漏入腹腔。③肝细胞受损，白蛋白合成减少，以及胃肠道消化、吸收功能障碍，从而导致低蛋白血症，使血浆胶体渗透压降低。④腹腔积液形成后，有效循环血量减少，反射性引起醛固酮分泌和抗利尿激素释放增多，同时肝对这两种激素的灭活作用减弱，使其在血液中的水平升高而致钠、水潴留，进一步促进腹腔积液的形成。

（4）侧支循环开放：门静脉压升高后，门静脉 - 腔静脉吻合支开放，部分门静脉血经吻合支绕过肝而直接回到右心，可起到降低门静脉压的作用，但同时也会引起一些并发症。主要的侧支循环（图 7-9）及并发症有：①食管静脉丛曲张，最常见，门静脉压升高后，门静脉血经胃冠状静脉、食管下段静脉丛、奇静脉注入上腔静脉而回流至右心，导致食管下段静脉明显曲张而隆起，在腹内压增高或被粗糙食物磨损时，极易发生破裂，引起致命性的上消化道大出血，是肝硬化患者常见的死因之一。②直肠静脉丛曲张，门静脉血经肠系膜下静脉、直肠上静脉、直肠静脉丛、直肠下静脉、髂内静脉注入下腔静脉而回流至右心，患者可有痔核形成，破裂时可出现便血。③脐周静脉网曲张，门静脉血经附脐静脉、脐周静脉网，向上经胸腹壁静脉和腹壁上静脉至上腔静脉，向下经腹壁下静脉和腹壁浅静脉至下腔静脉，曲张的脐周静脉及腹壁浅静脉形成“海蛇头”现象。

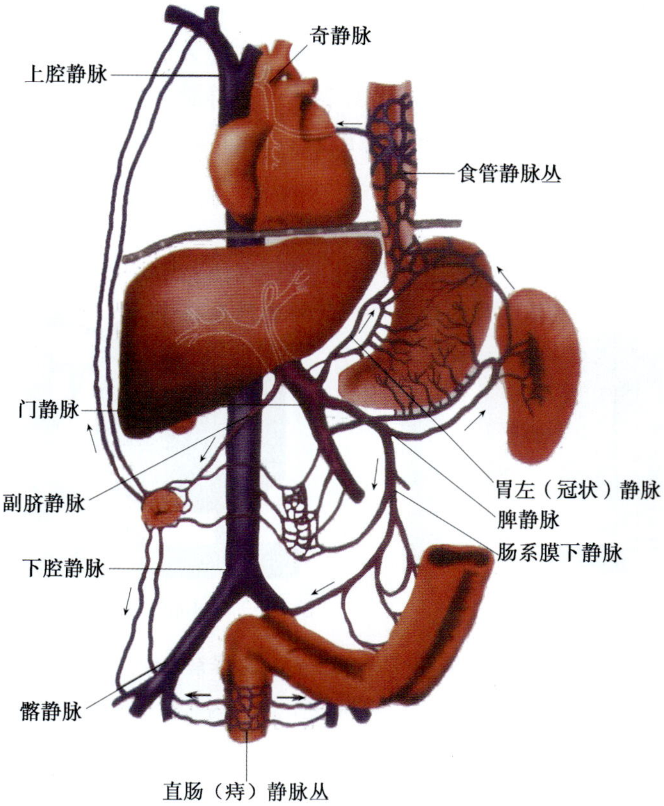

图 7-9　肝硬化时侧支循环模式图

2. 肝功能障碍　肝细胞长期反复受损，导致肝功能障碍。

（1）蛋白质合成障碍：因肝细胞合成白蛋白减少，使血浆白蛋白减少，导致 A/G 缩小甚至倒置。

（2）出血倾向：由于肝合成凝血酶原和其他凝血因子减少，以及脾功能亢进使血小板破坏增多，患者可有鼻出血、牙龈出血、皮下出血等症状。

（3）雌激素灭活功能降低：肝对雌激素的灭活作用减弱，体内雌激素过多。临床可表现为：①睾丸萎缩、男性乳腺发育。②女性出现月经紊乱。③雌激素过多还可使小动脉末梢扩张，出现肝掌、蜘蛛痣。蜘蛛痣多出现在面部、颈部、上胸部、前臂及手背等处。

（4）黄疸：肝硬化晚期，肝细胞坏死、肝细胞内胆汁淤积及毛细胆管内胆栓形成等，导致血液中胆红素含量增多，患者可出现黄疸，多为肝细胞性黄疸。

（5）肝性脑病：肝性脑病是以意识障碍为主的神经精神综合征，是由于肝功能衰竭所致。肝性脑病是肝硬化患者最严重的并发症，也是常见的死亡原因。

➢ **考点：**门脉性肝硬化的临床表现。

（四）结局

门脉性肝硬化早期，如能消除病因并积极治疗，病变可逐渐消退，患者肝功能得以改善。若病变发展到晚期，则患者常死于肝性脑病、食管下段静脉曲张破裂引起的消化道大出血、继发感染或合并肝癌（癌变率为 2.4%）等。

二、坏死后肝硬化

坏死后肝硬化（postnecrotic cirrhosis）是在肝细胞发生大片状坏死的基础上形成的，相当于形态学分类中的大结节型和大小结节混合型肝硬化。

（一）病因与发病机制

1. 病毒性肝炎　本病多由亚急性重型肝炎迁延而来，病程迁延数月至 1 年以后逐渐发展为坏死后肝硬化。慢性肝炎反复发作且坏死严重时，也可发展为坏死后肝硬化。

2. 药物及化学物质中毒　某些药物或化学物质可引起肝细胞弥漫性坏死，随后出现结节状再生而发展为坏死后肝硬化。

（二）病理变化

（1）肉眼观：肝体积缩小（尤以左叶为甚），重量减轻，质地变硬。与门脉性肝硬化的不同之处在于，肝变形明显，结节较大且大小不等，直径通常为 1 ~ 5 cm，切面纤维结缔组织间隔较宽，且宽窄不均（图 7-10）。

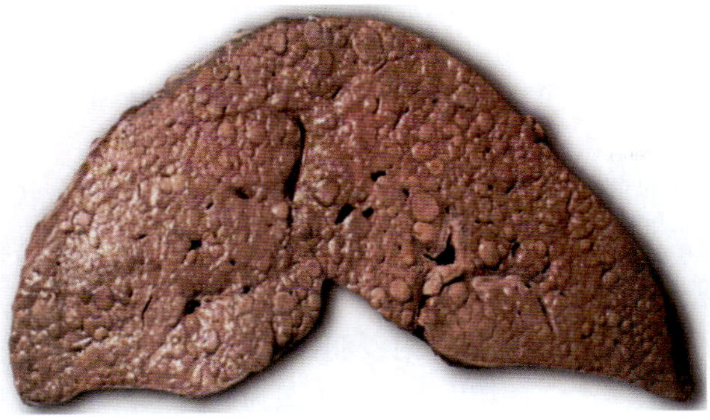

图 7-10　坏死后肝硬化

（2）镜下观：坏死后肝硬化具有以下特点。①可见灶状、带状甚至整个肝小叶坏死。②假小叶大小、形态不一，可呈半月形、地图形、圆形及卵圆形。③有时在较大的假小叶内可见数个完整的肝小叶。④相邻几个肝小叶的肝细胞坏死、消失，可导致残存的汇管区呈现集中现象。⑤假小叶内的肝细胞有不同程度的变性、坏死。⑥纤维间隔较宽，其内有多量炎症细胞浸润及小胆管增生。

（三）病理临床联系

临床表现与门脉性肝硬化相似，但由于坏死后肝硬化者肝细胞坏死较严重，故患者肝功能障碍较门脉性肝硬化者明显且出现较早，而门静脉高压症的临床表现较轻且出现晚。

（四）结局

本型肝硬化的病程较门脉性肝硬化短。若病程较长，也可转变为门脉性肝硬化。癌变率也较门脉性肝硬化高，为 13.1%。

第五节　消化系统常见恶性肿瘤

一、食管癌

食管癌（esophageal carcinoma）是食管黏膜上皮或腺体发生的恶性肿瘤，是我国常见肿瘤之一。全世界每年约有 30 万人死于食管癌，其中一半是中国人，太行山区、苏北地区、大别山区、川北地区、闽粤交界地区等为高发区。本病的发病年龄多在 30 岁以上，尤以 50 ~ 70 岁居多，男性发病多于女性。早期症状不明显，部分患者可有食管异物感、哽噎感、烧灼样疼痛，中晚期出现进行性吞咽困难。

（一）病因

本病的病因尚未完全阐明，可能与以下因素有关：

1. 饮食因素　长期进食过热、过硬或粗糙的食物，而新鲜蔬菜、水果和蛋白质摄入过少，缺乏某些维生素和微量元素，以及吸烟、饮酒等，可能与本病的发生有关。

2. 亚硝胺　食管癌高发区某些食物（如酸菜）中亚硝酸盐的含量较高，此类物质在体内与胺类发生化学反应，生成的亚硝胺可诱发食管癌。

3. 真菌　食管癌高发区的粮食及其他食物中常发现有真菌存在，提示真菌与食管癌的发生可能有一定关系，最常见的真菌是黄曲霉菌。

4. 环境因素　食管癌高发区土壤中微量元素钼、锌、铜等的含量低，特别是钼的缺乏，可使硝酸盐在植物体内蓄积。

5. 遗传因素　食管癌高发区集中在太行山附近，并有家族聚集现象，提示食管癌的发生可能与遗传易感性有一定的关系。

（二）病理变化

食管癌主要发生在食管的三个生理狭窄处，以中段最多见，下段次之，上段最少。

1. 早期癌

（1）肉眼观：癌变处黏膜无明显异常或仅见轻度糜烂或呈细颗粒状、微小乳头状。

（2）镜下观：肿瘤常为原位癌或黏膜内癌，未侵及肌层，无淋巴结转移。

2. 中晚期癌　根据肉眼形态分为四型（图 7-11）。

（1）髓质型：最多见。肿瘤在食管壁内浸润性生长累及食管大部分，使食管壁均匀性增厚，管腔狭窄，表面常有表浅溃疡。切面上，癌组织为灰白色，质软似脑髓，癌组织常浸润肌层或外膜层。

（2）蕈伞型：肿瘤为卵圆形扁平肿块，呈蘑菇状向食管腔内突起，表面常有表浅溃疡，边缘向外翻。瘤体通常仅占食管壁或腔的一部分。切面观，瘤体主要向食管腔内生长，向深层浸润较少。

（3）溃疡型：常见。肿瘤表面形成较深的溃疡，溃疡边缘隆起，底部凹凸不平，深达肌层，多浸润食管管周的一部分。

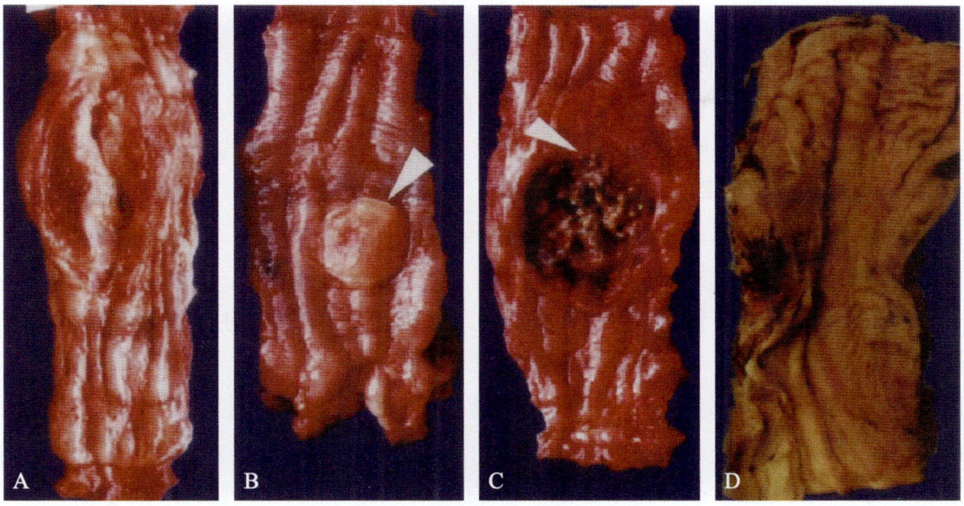

图 7-11　中晚期食管癌的肉眼观类型

A. 髓质型；B. 蕈伞型；C. 溃疡型；D. 缩窄型

（4）缩窄型：少见。癌组织在食管壁内浸润，常累及食管壁全周，同时伴有明显的纤维结缔组织增生，形成明显的环形狭窄，缩窄部位以上的食管腔显著扩张。

镜下观：食管癌 90% 以上为鳞状细胞癌，腺癌次之，其余类型均少见。

➢ **考点：**食管癌的好发部位及分型。

（三）扩散

1. 直接蔓延　癌组织在食管壁内呈浸润性生长，穿透管壁可直接侵入邻近器官。食管上段癌可侵入喉部、气管和颈部软组织；中段癌可侵入支气管、奇静脉、胸膜、肺等；下段癌常侵入贲门、膈肌、心包等处。除导致癌肿范围扩大外，还可引起相应的并发症，如食管 - 支气管瘘、大出血、脓胸、肺脓肿及心包炎等。

2. 淋巴道转移　上段食管癌常转移至颈部及上纵隔淋巴结；中段癌多转移至锁骨上、气管旁、食管旁、肺门及胃左动脉淋巴结；下段癌多转移至食管旁、贲门部及腹腔上部淋巴结。

3. 血行转移　仅见于晚期患者，多转移至肝和肺。

（四）病理临床联系

食管癌早期症状不明显，部分患者可有食管异物感、哽噎感、灼痛，中晚期随癌肿逐渐增大，患者出现进行性吞咽困难。晚期由于进食受阻，加之癌肿的侵蚀消耗，患者逐渐出现恶病质，最后因全身衰竭而死亡。

内镜检查有助于食管癌的早期发现和诊断。近年来，使用食管镜结合细胞学刷片和病理组织学检查已成为确诊食管癌的最主要方法。

（五）预后

早期食管癌，治疗后 5 年存活率达 90% 以上。中晚期食管癌术后 5 年存活率仅为 10% ~ 30%。

二、胃癌

胃癌（gastric carcinoma）是胃黏膜上皮或腺体发生的恶性肿瘤，是消化道最常见的恶性肿瘤，发病率居我国恶性肿瘤的第二位，死亡率则居第三位。本病的好发年龄为 40 ~ 60 岁，男性发病多于女性。

（一）病因

胃癌的病因至今尚未明确，可能与以下因素有关：

1. 环境因素　胃癌的发生有一定的地理分布特点，如日本、拉美部分国家、我国部分地区胃癌发病率比美国、西欧国家高 4 ~ 6 倍，移民后其下一代胃癌的发病率相应降低，提示胃癌的发生可能与环境因素有关。

2. 亚硝胺　大量摄入熏制食品、变质的蔬菜和食物，其所含二级胺及亚硝酸盐在胃酸的作用下变成有致癌性的亚硝胺。

3. 胃黏膜的慢性刺激　慢性萎缩性胃炎、胃溃疡等属于胃癌的癌前病变，经久不愈时可恶变为胃癌。

4. 幽门螺杆菌（Hp）感染　Hp 与慢性胃炎、消化性溃疡的发生有关，在胃癌的发生过程中也可能起重要作用。

5. 遗传因素　在胃癌患者的直系亲属中，胃癌的发生率可比一般居民高 4 倍。

（二）病理变化

胃癌好发于胃窦部，特别是胃小弯侧。根据病变进程可分为早期胃癌与中晚期胃癌。

1. 早期胃癌　早期胃癌（early gastric carcinoma），癌组织局限于黏膜层及黏膜下层，肉眼形态分为以下三型（图 7-12）。

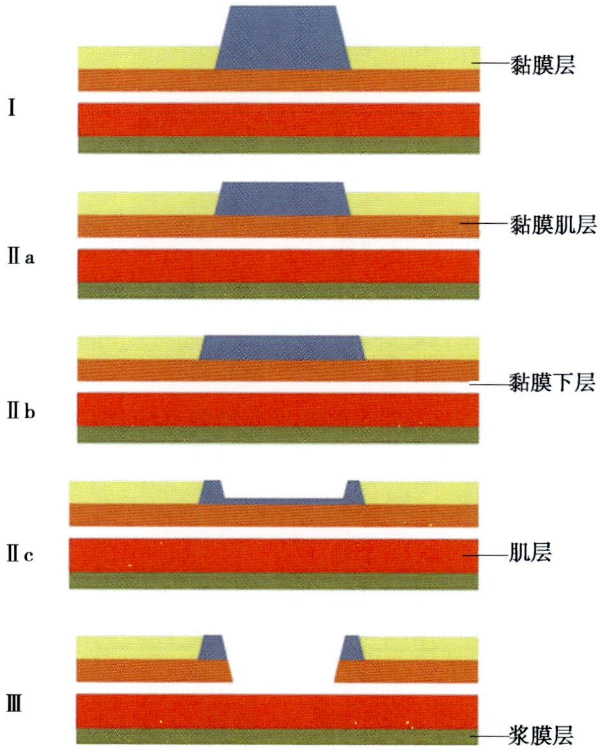

图 7-12　早期胃癌肉眼观分类模式图

Ⅰ型为隆起型：较少见，癌组织仅限于黏膜内，胃黏膜面明显隆起，有时呈息肉状；

Ⅱ型为表浅型：肿瘤表面较平坦，或稍隆起于黏膜面，有时仅表现为黏膜粗糙、糜烂；

Ⅲ型为凹陷型：最为多见，癌组织限于黏膜下层，病灶有明显凹陷或溃疡形成

镜下观，早期胃癌以原位癌和高分化管状腺癌最多见，其次为乳头状腺癌，未分化癌少见。

2. 中晚期胃癌　癌组织浸润超过黏膜下层者称为中晚期胃癌或进展期胃癌（advanced gastric carcinoma）。根据肉眼观形态，可将分为以下三型（图 7-13）。

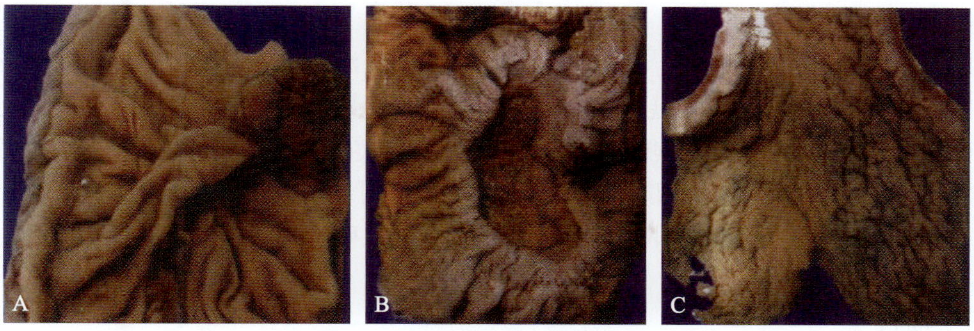

图 7-13　进展期胃癌肉眼观类型

A. 息肉型；B. 溃疡型；C. 浸润型（革囊胃）

（1）息肉型或蕈伞型：癌组织向黏膜表面生长，呈息肉状或蕈状突入胃腔。

（2）溃疡型：部分癌组织坏死、脱落，形成溃疡。溃疡一般较大，边缘隆起呈器皿状或火山口状，底部凹凸不平，有较多坏死组织。溃疡型胃癌应注意与胃溃疡相鉴别（表 7-3）。

（3）浸润型：癌组织向胃壁呈局限性或弥漫性浸润，与周围正常组织分界不清，其表面胃黏膜皱襞大部分消失，甚至形成浅表溃疡。肿瘤弥漫性浸润时，大部分甚至全部胃壁增厚、变硬，胃腔缩小，形似皮革制成的囊袋，称为革囊胃。

镜下观，进展期胃癌的组织学类型常为管状腺癌、乳头状腺癌、黏液腺癌和印戒细胞癌，少数为鳞状细胞癌或未分化癌。

表 7-3　胃溃疡与溃疡型胃癌的区别

	胃溃疡	溃疡型胃癌
外形	圆形或卵圆形	不规则形、器皿状或火山口状
大小	溃疡直径一般<2 cm	溃疡直径一般>2 cm
深度	较深	较浅
边缘	整齐，不隆起	不整齐，隆起
底部	较平坦	凹凸不平，有坏死，出血明显
周围黏膜	黏膜皱襞呈放射状向溃疡集中	黏膜皱襞中断，呈结节状肥厚

➢ **考点：**胃癌的病理变化，良、恶性溃疡的区别。

（三）扩散

1. 直接蔓延　浸润至胃浆膜层的癌组织，可直接蔓延到肝、胰腺及大网膜等邻近器官或组织。

2. 淋巴道转移　是胃癌转移的主要途径。首先转移到局部淋巴结，以转移到胃冠状静脉旁淋巴结及幽门下淋巴结最为多见；然后，可进一步转移到腹主动脉旁、肝门、胰头上方或肠系膜根部的淋巴结；晚期，癌细胞转移到锁骨上淋巴结，且以左侧多见。

3. 血行转移　多见于胃癌晚期。癌细胞可从局部侵入血液，也可在发生淋巴道转移之后经胸导管入血，常转移到肝、肺、骨、脑等器官。

4. 种植性转移　当胃癌细胞浸润至胃浆膜层后脱落到腹腔，种植于大网膜及腹腔、盆腔器官的浆膜上，常导致腹腔、盆腔器官广泛粘连，并可伴血性腹腔积液，细胞学检查可见癌细胞。若黏液癌发生种植性转移时，常在双侧卵巢形成转移性黏液癌，称为 Krukenberg 瘤。

（四）病理临床联系

早期胃癌患者常无明显症状。中晚期胃癌因癌细胞浸润，胃黏膜破坏，胃酸分泌减少，导致患者出现上腹部疼痛、食欲减退、消化障碍、消瘦，晚期出现恶病质的表现。幽门及贲门部癌肿可引起梗阻，患者可出现呕吐或吞咽困难。肿瘤较大时，上腹部可触及肿块。对于 45 岁以上长期症状未缓解的消化性溃疡患者应高度警惕。对可疑者应做粪便隐血试验（OB 试验），若结果呈阳性，则可做胃镜，并取活检进行病理学检查以确诊，从而早期诊断、早期发现、早期治疗。

（五）预后

早期胃癌术后 5 年存活率高达 80% ～ 90%，小胃癌及微小癌术后 5 年存活率达 100%。进展期胃癌预后较差，术后 5 年存活率为 10% ～ 20%。癌组织浸润越深，预后越差。

三、结直肠癌

结直肠癌（colorectal carcinoma）是结直肠黏膜上皮或腺体发生的恶性肿瘤，其发病率在消化道恶性肿瘤中仅次于胃癌，以中、老年人多见，但年轻患者亦有增多趋势。男性发病多于女性。临床上以贫血、消瘦、排便次数增多、排黏液血便为主要表现，部分患者可出现肠梗阻症状。

（一）病因

结直肠癌的病因主要是环境和遗传因素。

1. 饮食因素　结直肠癌的发生多与饮食条件及习惯有关，高脂肪、高糖和低纤维素膳食者易发生结直肠癌，可能是这类食物不利于有规律的排便，使得肠黏膜与食物中可能含有的致癌物质的接触时间延长；高脂肪还会使胆汁流入肠道增加，并使肠道厌氧菌增多，其胆汁中的胆酸和胆固醇在厌氧菌作用下产生致癌物质。

2. 遗传因素　调查显示，结直肠癌有家族性高发现象，且并非发生在肠息肉的基础上；在遗传性家族多发性息肉病患者的基因中，发现有一种对息肉癌变有易感性的单基因突变体，说明结直肠癌的发生与遗传有关。

3. 癌前疾病　大肠癌也可由腺瘤性息肉、多发性息肉病及慢性溃疡性结肠炎等发展而来。

（二）病理变化

结直肠癌以发生于直肠最多（约占 50%），乙状结肠次之（约占 20%），其他部位依次为盲肠及升结肠、横结肠、降结肠。根据大肠癌的肉眼形态，可将其分为以下四型（图 7-14）。

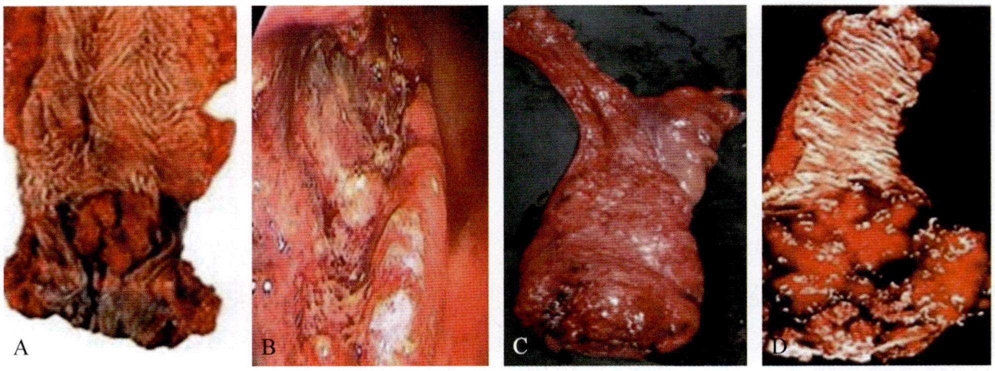

图 7-14　结直肠癌的肉眼观类型

A. 隆起型；B. 溃疡型；C. 浸润型；D. 胶样型

1. 隆起型　又称息肉型或蕈伞型。肿瘤呈息肉状或蕈伞状突向肠腔，可伴浅表溃疡，多为高分化腺癌。右侧结肠癌常为隆起型。

2. 溃疡型　肿瘤表面组织坏死、脱落，形成较深的溃疡，溃疡外观状似火山口。此型最多见。

3. 浸润型　肿瘤向肠壁深层弥漫浸润，常累及肠管全周，同时伴纤维组织增生，使肠壁增厚，肠腔缩小，形成环状狭窄。左侧结肠癌多为浸润型，患者早期即可出现肠梗阻的症状。

4. 胶样型　肿瘤外观及切面均呈半透明胶冻状。此型较少见，预后差。

镜下观，结直肠癌的组织学类型有乳头状腺癌、管状腺癌、黏液腺癌、印戒细胞癌、未分化癌和鳞状细胞癌等。

➢ **考点：**结直肠癌的病理变化。

（三）扩散

1. 直接蔓延　结直肠癌浸润到肠浆膜层后，可直接蔓延到邻近器官，如膀胱、子宫、前列腺、肝、胰等。

2. 淋巴道转移　是结直肠癌的主要转移途径。若癌组织未穿透肠壁肌层，则较少发生淋巴道转移。而一旦穿透肠壁肌层，则转移率明显增高，首先转移到癌肿所在部位的局部淋巴结，进而转移到肠系膜及胰腺区的淋巴结，甚至转移至锁骨上淋巴结。

3. 血行转移　晚期，癌组织侵入门静脉，往往首先发生肝内转移，一般右侧结肠癌多转移到肝右叶，左侧结肠癌则向左、右肝叶均可转移。其次，癌组织可转移至肺、骨、肾等处。此外，癌细胞还可经胸导管入血，进而发生血行转移。

4. 种植性转移　癌组织穿破肠浆膜层后，癌细胞脱落并播散到大网膜及腹腔脏器表面，形成种植性转移。常导致腹腔、盆腔器官的广泛粘连，并可伴血性腹腔积液，细胞学检查可查见癌细胞。

（四）病理临床联系

结直肠癌早期，临床上患者常无明显症状，多在做其他检查时偶然被发现。中晚期患者可出现便秘、腹泻（或二者交替出现）、便血、贫血、消瘦。肿瘤较大时可出现腹部包块与肠梗阻症状。由于左侧结肠癌多为浸润型，易引起肠管环状狭窄，故梗阻症状常见于左侧结肠癌和直肠癌。临床上患者常有贫血、消瘦、排便次数增多、黏液血便、腹痛、腹胀或肠梗阻等表现，对于出现以上症状的患者要高度警惕。

（五）预后

结直肠癌的预后与肿瘤的分期有关。目前，广泛采用的是 Dukes 分期（表 7-4）。

表 7-4　结直肠癌 Dukes 分期与预后

分期	界定	5 年存活率（%）
I 期（A）	肿瘤限于黏膜层	100%
II 期（B_1）	肿瘤浸润到肌层，但未穿透肌层，淋巴结无转移	约为 67%
II 期（B_2）	肿瘤穿透肌层，但淋巴结无转移	约为 54%
III 期（C_1）	肿瘤浸润到肌层，但未穿透肌层，淋巴结有转移	约为 43%
III 期（C_2）	肿瘤穿透肌层，淋巴结有转移	约为 23%
IV 期（D）	远处转移	极低

四、原发性肝癌

原发性肝癌（primary carcinoma of liver）是指由肝细胞或肝内胆管上皮细胞发生的恶性肿

瘤，通常简称肝癌。在我国，肝癌发病率较高，居恶性肿瘤的第 4 位（死亡率则居第 2 位），多见于 40 ~ 50 岁，男性发病多于女性。肝癌发病隐匿，患者早期无临床症状，发现时多数已为晚期。甲胎蛋白（alpha-fetoprotein，AFP）检测以及 B 型超声、磁共振等检查，可提高早期肝癌的检出率。

（一）病因

原发性肝癌的病因尚不清楚，可能与以下因素有关：

1. 肝炎病毒　与肝癌发生关系最为密切的是乙型肝炎病毒，其次是丙型肝炎病毒。在肝癌高发地区，60% ~ 90% 的肝癌患者有 HBV 感染。

2. 肝硬化　在我国由肝硬化发展为肝癌尤为多见。约 84.6% 的原发性肝癌患者合并肝硬化，并大多为坏死后肝硬化，其演化为肝癌的时间约为 7 年。

3. 化学性致癌物质　长期摄入含亚硝胺类化合物较多的食物可引起肝癌。

4. 真菌及其毒素　长期摄入被真菌及其毒素污染的食物可发生肝癌。黄曲霉菌、青霉菌的致癌性在实验中已得到证实，尤以黄曲霉毒素最为重要。

5. 寄生虫　华支睾吸虫（肝吸虫）感染可引起胆管细胞癌，慢性血吸虫病患者易发生肝细胞癌。

（二）病理变化

1. 肉眼观

（1）早期肝癌或小肝癌：是指癌结节不超过 2 个，且癌结节直径总和不超过 3 cm 的原发性肝癌。癌结节多呈球形，也可呈分叶状，呈灰白色，质软，边界清楚，切面均匀一致，无出血、坏死。

（2）中晚期肝癌：可分为三型（图 7-15）。

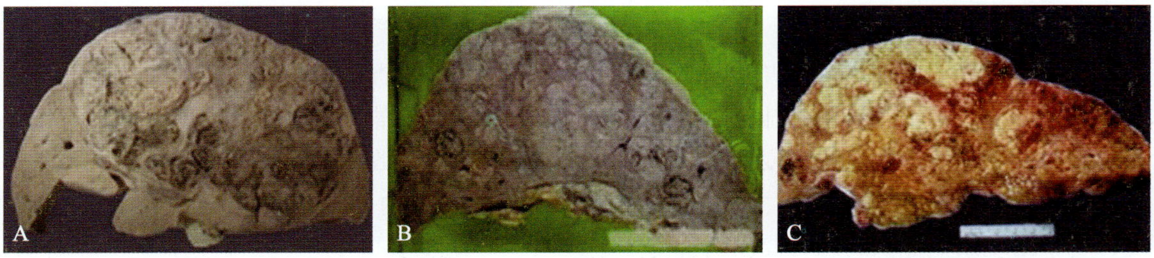

图 7-15　中晚期肝癌（肉眼观）

A. 巨块型；B. 结节型；C. 弥漫型

1）巨块型：肿瘤为一巨大实体肿块，呈圆形，多位于肝右叶，切面呈黄绿色或灰白色，中心部常有出血、坏死，瘤体周边常有散在的卫星灶。

2）结节型：最常见，癌结节多个散在，呈圆形或卵圆形，大小不等，如融合则形成较大结节。肝表面凹凸不平，通常伴有明显的肝硬化。

3）弥漫型：少见，癌组织弥漫分布于肝内，一般形成极小或无明显的结节，常在肝硬化基础上发生。

2. 镜下观　可将原发性肝癌分为三型：

（1）肝细胞癌：最多见，是由肝细胞发生的癌。癌细胞较大，呈多边形，境界清楚，核大而圆，大小不等，核仁明显，常见双核、巨核和奇异形核。癌细胞排列呈条索状或腺泡样。

（2）胆管细胞癌：较为少见，是由肝内胆管上皮细胞发生的癌，其组织结构多为分化型腺癌。癌细胞呈立方体或柱状，似腺管样排列，可呈乳头状突入腔内，间质结缔组织丰富。

（3）混合性肝细胞 - 胆管细胞癌：同时具有肝细胞癌和胆管细胞癌两种成分，最少见。

➢ **考点：**原发性肝癌的病理变化。

（三）扩散

1. 肝内播散　原发性肝癌首先在肝内直接浸润、蔓延，并可沿门静脉分支播散，在肝内形成多个转移癌结节。

2. 淋巴道转移　癌细胞侵入淋巴道可转移至肝门、上腹部及腹膜后淋巴结。

3. 血行转移　癌细胞侵入门静脉分支，逆行蔓延至肝内门静脉主干形成癌栓，可堵塞管腔，引起门静脉高压。晚期，癌细胞可经肝静脉转移到肺、肾上腺、脑、肾等处。

4. 种植性转移　癌细胞浸润到肝包膜后，可脱落至腹膜、大网膜及腹腔和盆腔脏器表面，形成种植性转移。

（四）病理临床联系

原发性肝癌起病隐匿，当患者就诊时，多数已属晚期。患者可出现肝大、肝区疼痛、黄疸、腹腔积液、消瘦等症状。肝区疼痛可能是肝大导致肝包膜被过度牵张或癌组织侵及肝包膜神经所致。黄疸见于 1/3 的病例，多由癌肿直接侵犯或压迫较大胆管所致，也可为肝细胞性黄疸。40% 的患者可出现腹腔积液，可能与门静脉高压有关。对腹腔积液进行脱落细胞学检查，有助于肝癌的诊断。近年来由于广泛应用甲胎蛋白检测、影像学检查，使得早期肝癌的检出率明显提高。

（五）预后

原发性肝癌预后极差，尤其晚期肝癌临床进展快，患者多数在半年内死亡。患者的死亡原因有肝衰竭、恶病质、肿瘤破裂或侵袭大血管导致大出血等。

五、胰腺癌

胰腺癌（pancreatic carcinoma）是发生在胰腺外分泌腺体的癌，在消化系统恶性肿瘤中较为少见。患者发病年龄多为 40 ~ 70 岁，男性发病多于女性。近年来，胰腺癌的发病率呈上升趋势。

（一）病因

胰腺癌的病因尚未明确，其发生与多种因素相关。

1. 苯胺类物质　长期接触 β- 萘苯胺或联苯胺物质类物质者易患胰腺癌。

2. 吸烟　吸烟者胰腺癌发生率明显高于不吸烟者。

3. 遗传因素　10% 的胰腺癌有明显的家族聚集现象，具有明显的遗传易感性。

4. 其他　慢性胰腺与胰腺癌的发生呈正相关，大部分胰腺癌患者为老年人，男性略多于女性，酗酒，肥胖等因素也与胰腺癌的发生密切相关。

（二）病理变化

胰腺癌可发生于胰腺的头、体、尾部或累及整个胰腺，但以胰头部最多。

1. 肉眼观　癌组织呈灰白色，质地坚韧，边界不清，有的弥漫浸润与邻近胰腺组织难以分辨。

2. 镜下观　胰腺癌主要为不同分化程度的腺癌，少数为未分化癌、腺泡细胞癌、黏液性囊腺癌或鳞癌。

（三）病理类型

1. 导管癌　癌细胞主要向导管上皮分化，排列成腺腔样结构，此型约占 80%，其中有的为乳头状腺癌或乳头状囊腺癌。

2. 腺泡细胞癌　向腺泡方向分化，癌细胞排列成腺泡状。癌细胞可呈多角形、圆形或矮柱状，胞核位于基底部，胞质含嗜酸性颗粒，极似正常的胰腺腺泡，故称为腺泡细胞癌。此型少见，约占胰腺癌的1%。

3. 未分化癌　也称巨细胞癌或多形性癌以及肉瘤样癌。细胞无腺体结构，主要由梭形细胞形成细条索状癌巢，也含有腺样或鳞状上皮分化区域。间质结缔组织可多可少，若癌细胞多、间质少，则可形成髓样癌改变，这时癌组织易发生坏死而形成囊腔。此型发病率占2% ~ 7%。

4. 黏液性囊腺癌　为被覆黏液性上皮的囊性肿瘤。被覆的上皮有明显异型性，常有较多乳头，囊壁间质内可有癌组织浸润。此型预后较好。

（四）扩散

胰头癌早期可直接蔓延到邻近组织（如胆管与十二指肠），后期可转移到胰头旁及胆总管旁淋巴结，肝内也可有少数转移灶。胰体癌及胰尾癌的扩散则较为广泛，晚期可播散到腹腔各脏器，包括脾、肾上腺、椎体、横结肠、胃等，进一步可发生远隔部位的淋巴道或血行转移，血行转移多累及肺、骨等部位。

（五）病理临床联系

胰腺癌的一般症状主要表现为消瘦、腹部不适、恶心、消化不良等。胰头癌可侵及胰内段胆总管，造成胆总管狭窄，继而引起进行性梗阻性黄疸。狭窄段以上胆总管明显扩张，因此，胰头癌患者早期可出现胆总管梗阻现象，临床上主要表现为进行性加重的黄疸。胰体癌、胰尾癌发病常较为隐匿，临床上患者常无明显的黄疸，发现时已侵及门静脉等重要部位，因而无法切除。胰腺癌晚期，患者可因癌组织侵入门静脉而产生腹腔积液，压迫脾静脉可致脾大，侵入腹腔神经丛可致腹腔深部疼痛。有时患者血清中胰蛋白酶、淀粉酶等可增高。

（赵宝山　宋印利）

自测题

一、选择题

1. 属于慢性萎缩性胃炎B型特征的是
   A. 维生素 B_{12} 吸收障碍　　B. 恶性贫血
   C. 抗内因子抗体阳性　　D. 多有幽门螺旋杆菌感染
   E. 好发于胃体部
2. 胃溃疡最常见的发病部位是
   A. 贲门　　B. 胃底
   C. 胃体　　D. 胃大弯
   E. 胃窦
3. 急性普通型肝炎的病变特点是
   A. 肝细胞广泛变性，点灶状坏死
   B. 肝细胞广泛变性，碎片状坏死
   C. 肝细胞广泛变性，桥接坏死
   D. 肝细胞大片状坏死
   E. 肝细胞广泛变性，库普弗细胞增生活跃

4. 男性，42 岁，发现乙型病毒性肝炎 20 余年。超声检查显示肝回声增粗，不均匀，脾大，门静脉增宽，腹腔积液。患者双下肢水肿。肝穿刺的病理特征性发现应是

A. 肝细胞气球样变　　B. 弥漫性肝纤维化
C. 肝细胞大片状坏死　　D. 假小叶形成
E. 肝内毛细胆管胆栓形成

5. 大肠癌最常见的发病部位是

A. 升结肠　　B. 横结肠
C. 降结肠　　D. 乙状结肠
E. 直肠

6. 患者，女性，45 岁，平素无不适，无饮酒史。体格检查：身高 160 cm，体重 79 kg，未见肝掌、蜘蛛痣。ALT 38 U/L，Glu 8.1 mmol/L，三酰甘油 3.5 mmol/L，B 超提示肝轻度肿大，近场回声弥漫性增强，远场回声逐渐衰减。对患者进行肝穿刺活检，最可能出现的病理表现是

A. 结节性肝细胞再生　　B. 肝细胞内胆汁淤积
C. 假小叶形成　　D. 肝细胞脂肪变性
E. 肝细胞桥接坏死

7. 患者，男性，45 岁，发现乙型肝炎 20 年。超声检查：肝回声不均匀，脾大，门静脉增宽，腹水。肝穿刺病理学检查的特征性发现是

A. 假小叶形成　　B. 肝细胞气球样变
C. 弥漫性肝纤维化　　D. 肝细胞变性、坏死
E. 毛细胆管内胆汁淤积

8. 患者，男性，45 岁，有慢性乙型肝炎病史 10 年。血 AFP 慢性升高。腹部 B 超检查发现肝内有 3 个结节，最大直径分别为 0.5 cm、0.7 cm 和 1.2 cm。周围肝组织呈明显肝硬化改变。术后病理诊断为原发性肝细胞肝癌，其分型属于

A. 巨块型肝癌　　B. 小肝癌
C. 大肝癌　　D. 结节性肝癌
E. 弥漫性肝癌

9. 患者，男性，45 岁，发现 HBSAg 阳性 10 余年，间断 ALT 异常、乏力、双下肢水肿 2 年。体格检查：肝掌阳性，胸前可见数个蜘蛛痣，血 ALB 28 g/L。最可能存在的特征性肝组织学病理改变是

A. 细胞气球样变　　B. 桥接坏死
C. 细胞碎片状坏死　　D. 细胞脂肪变性
E. 假小叶形成

10. 结直肠癌最好发的部位是

A. 乙状结肠　　B. 直肠
C. 升结肠　　D. 降结肠
E. 横结肠

11. 患者，男性，46 岁，反复肝功能异常 10 余年，腹胀、尿黄 1 个月。体格检查：面色晦暗，巩膜黄染，肝掌及蜘蛛痣（+）。实验室检查：ALT 180 U/L，TBi 137 μmol/L，PTA 60%。最有可能出现的病理变化是

A. 肝细胞水肿，有大量炎症细胞浸润　　B. 肝细胞亚大片状坏死伴肝细胞增生
C. 肝细胞水肿，纤维结缔组织增生　　D. 肝细胞灶状坏死，假小叶形成
E. 肝细胞大片坏死

二、名词解释

1. 消化性溃疡
2. 假小叶
3. 嗜酸性小体

三、问答题

1. 简述慢性萎缩性胃炎的分型及区别。
2. 简述消化性溃疡的并发症。
3. 简述病毒性肝炎的基本病理变化。

第八章

泌尿系统疾病

第八章
数字资源

思政之光

学习目标

通过本章内容的学习，学生应能够：

识记：

1. 说出肾小球肾炎、肾病综合征、肾盂肾炎的基本概念。
2. 说出急性肾小球肾炎、急进性肾小球肾炎、慢性肾小球肾炎的病变特点及病理临床联系。

理解：

1. 解释膜性肾小球肾炎与轻微病变性肾小球肾炎的区别。
2. 分析肾盂肾炎的类型、病理变化及病理临床联系。

运用

了解学科发展前沿，进行肾穿刺可以早发现、早诊断、早治疗、早康复，促进身体健康。

泌尿系统由肾、输尿管、膀胱和尿道组成。其中最为重要的脏器是肾，它不仅是人体主要的排泄器官，也是一个重要的内分泌器官，对维持机体内环境的稳定起着相当重要的作用。其主要功能是排出代谢产生的废物、多余的水分和无机盐等，以调节机体水、电解质平衡，并维持酸碱平衡。此外，肾还可分泌重要的激素，如肾素、促红细胞生成素、前列腺素、1,25-二羟胆钙化醇等，参与调节血压、红细胞生成和促进钙的吸收。

知识链接

肾单位

肾单位（nephron）是肾的基本结构和功能单位，由肾小球、肾小球囊和肾小管构成。人体两侧肾约有 200 万个肾单位（图 8-1）。肾小球由盘曲的毛细血管网构成，其毛细血管壁为滤过膜（图 8-2），有三层结构，内侧为衬有孔的内皮细胞，中间为基底膜，外侧被覆脏层上皮细胞（足细胞）。毛细血管之间充填有系膜细胞和系膜基质，起支持毛细血管网的作用。系膜细胞具有收缩、吞噬、合成基底膜和系膜基质等功能，并能分泌多种生物活性介质。肾小囊脏层上皮细胞，又称足细胞，其胞体伸出足状突起，紧贴在基底膜外侧。足突之间有一裂隙，宽约 25 nm，称为裂孔。裂孔上有厚度为 4 ~ 6 nm 的膜，称为裂孔膜。

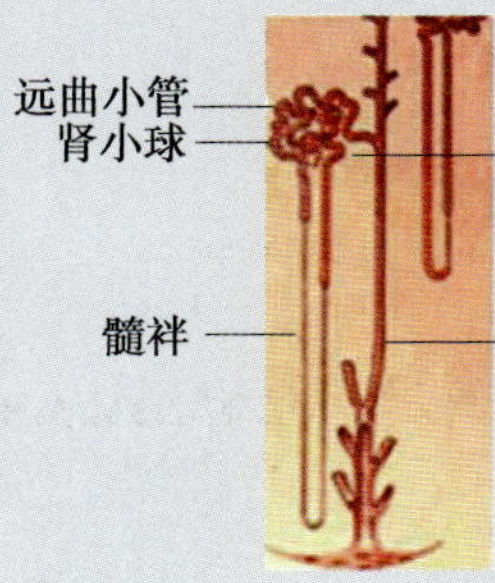

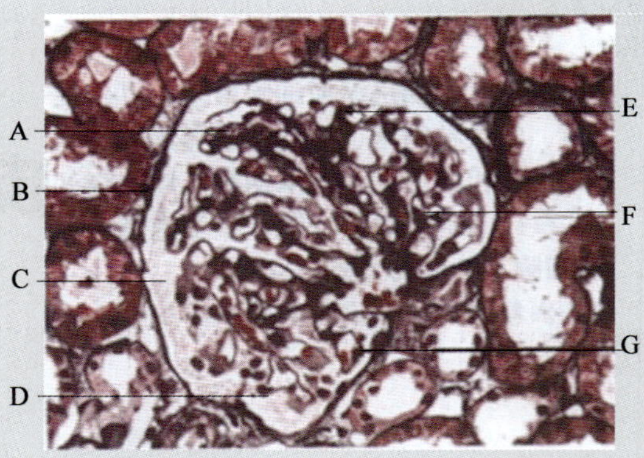

图 8-1 肾单位与肾小球结构示意图

A. 内皮细胞；B. 壁层上皮细胞；C. 肾小球囊腔；D. 基底膜；E. 足细胞（肾小囊脏层上皮细胞）；F. 系膜细胞；G. 毛细血管腔及红细胞

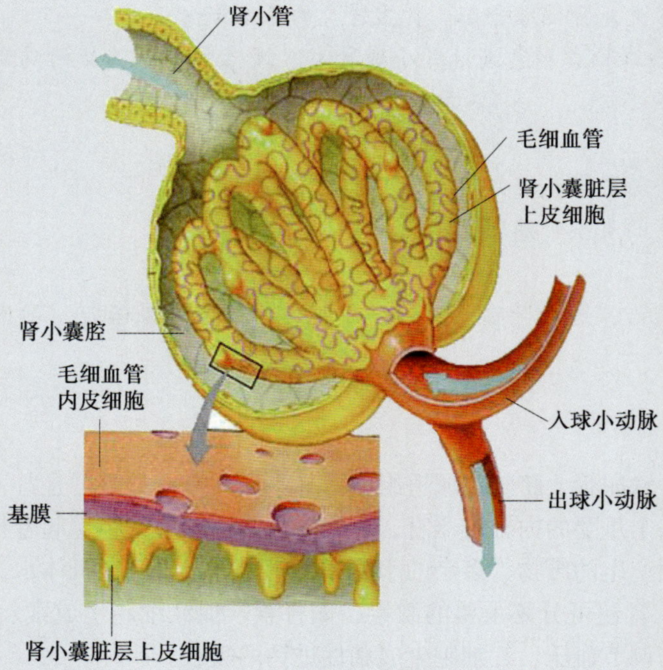

图 8-2 肾小球滤过膜示意图

正常情况下，水和小分子溶质可通过肾小球滤过膜，但红细胞和蛋白质几乎不能通过。若滤过膜损伤，红细胞、蛋白质大量滤出，则可出现血尿、蛋白尿。经滤过膜滤出的液体，称为原尿。原尿经肾小管重吸收和再分泌，形成最终的尿液（终尿）。成人每天可滤出约 180 L 原尿，其中约 99% 被肾小管重吸收，故每天的尿量（终尿）仅为 1.5 L 左右。

肾的代偿功能很强，部分肾单位损伤引起的功能丧失可由其他未受损或损伤较轻的肾单位予以代偿，因而只有受到严重损伤时，肾功能才会受影响。但肾小球不能完全再生，当肾小球发生弥漫性严重损伤时，将给患者造成严重的后果。因此，对肾疾病患者应当早诊断、早治疗。

泌尿系统疾病很多，本章主要介绍肾小球肾炎、肾盂肾炎、泌尿系统常见肿瘤等疾病。

案例 8-1

患儿，男，7 岁，因眼睑水肿、尿少 3 天入院。1 周前患儿曾发生上呼吸道感染。体格检查：眼睑水肿，咽部红肿，心、肺无异常，血压 126/91 mmHg。实验室检查：尿常规示红细胞（++），尿蛋白（++），红细胞管型 0 ~ 3/HP；24 h 尿量为 350 ml，尿素氮 11.4 mmol/L，血肌酐 170 μmol/L。B 超检查示：双肾对称性增大。

思考题：

1. 请列出该患儿的诊断。
2. 描述患儿肾的病理变化。
3. 根据病理变化解释患儿出现的一系列临床表现。

第一节　肾小球肾炎

肾小球肾炎（glomerulonephritis，GN）是以肾小球损伤为主的一组疾病，主要临床表现为蛋白尿、血尿、水肿和高血压等，简称肾炎，是引起肾功能不全的常见原因。肾小球肾炎分为原发性肾小球肾炎、继发性肾小球肾炎和遗传性肾炎。原发性肾小球肾炎是原发于肾的独立性疾病，肾为唯一或主要受累的脏器。继发性是指肾病变或继发于其他疾病，或作为全身性疾病的一部分，见于系统性红斑狼疮、原发性高血压和糖尿病等患者。遗传性肾炎是指一组以肾小球损伤为主的家族遗传性疾病。通常所说的肾炎是指原发性肾小球肾炎，也是本节主要讨论的内容。

一、病因与发病机制

目前，肾小球肾炎的病因与发病机制尚未完全阐明。大量肾活检和实验性研究表明，肾小球肾炎大多数由免疫因素引起，其中，抗原 - 抗体复合物沉积性变态反应或Ⅲ型变态反应是最主要的发病机制。细胞介导的免疫机制则可能是某些类型肾小球疾病常见的发病因素。与肾小球肾炎发病有关的抗原，可分为内源性和外源性两大类（表 8-1）。参与反应的抗体主要是 IgG。此外，还有 IgA 和 IgM。

表 8-1　肾小球肾炎的抗原

内源性抗原		外源性抗原
肾小球本身抗原	非肾小球本身抗原	
肾小球基底膜抗原	细胞核抗原	生物性：病原微生物（细菌、病毒、真
肾小球内皮细胞膜抗原	DNA 抗原	菌、寄生虫等）、异种血清、类毒素
肾小球足细胞的足突抗原	免疫球蛋白	非生物性：药物（青霉胺、金和汞制剂等）
肾小球上皮细胞刷状缘抗原	甲状腺球蛋白	化学试剂等
肾小球系膜细胞抗原等	肿瘤特异性抗原	

免疫复合物（即抗原 - 抗体复合物）沉积是引起肾小球损伤的主要原因。这种损伤主要通过两种机制实现：①抗原和抗体在血液循环中形成循环免疫复合物并且在肾小球内沉积而引起损伤；②抗体与肾小球内的抗原在原位结合，形成原位免疫复合物。此外，细胞免疫和炎症介质等也与肾小球肾炎有关。

（一）原位免疫复合物形成

抗体与肾小球固有抗原或经血液循环植入肾小球的抗原结合，在肾小球原位形成免疫复合物，称为原位免疫复合物，可引起原位免疫复合物肾小球肾炎。

1. 肾小球固有成分

（1）抗基底膜抗体型肾小球肾炎和肺出血肾炎综合征的肾小球基底膜抗原：免疫荧光法显示肾小球基底膜处呈连续的线形荧光（图 8-3）。

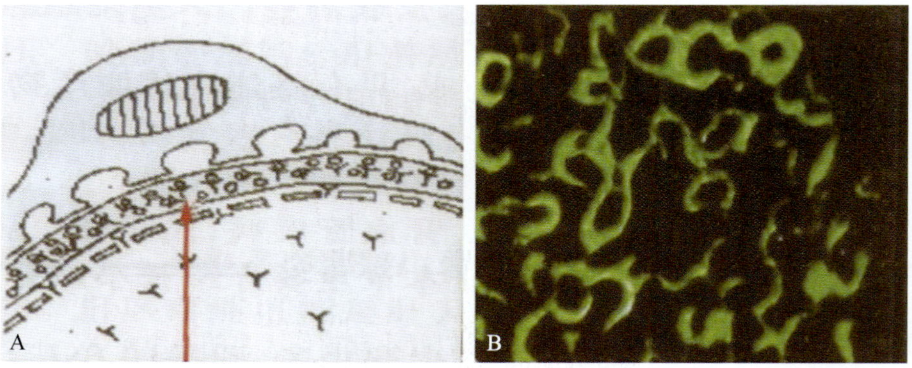

图 8-3 肾小球肾炎原位免疫复合物形成模式图

A. 肾小球基底膜抗原；B. 连续线形荧光

（2）肾小球其他抗原：上皮细胞的抗原成分可诱发膜性肾小球肾炎，系膜抗原可诱发系膜增生性肾小球肾炎。此外，还有内皮细胞抗原等。免疫荧光法显示免疫复合物沉积部位呈不连续的颗粒状荧光。

2. 植入性抗原　外源性或内源性非肾性抗原与肾小球某一成分结合成植入性抗原，与相应抗体在肾小球原位结合成免疫复合物，引起肾小球肾炎。免疫荧光法显示免疫复合物沉积部位呈不连续的颗粒状荧光。

（二）循环免疫复合物沉积

非肾小球性的内源性或外源性可溶性抗原刺激机体产生相应抗体，抗原和抗体在循环血液中形成循环免疫复合物。各种免疫复合物是否能在肾小球内沉积，引起肾小球损伤，取决于免疫复合物的大小、溶解度及其所携带的电荷等。抗体明显多于抗原时，形成大分子不溶性免疫复合物，在循环中易被巨噬细胞吞噬清除，不引起肾小球损伤；相反，抗原明显多于抗体时，形成小分子可溶性免疫复合物，不能结合补体，易通过肾小球滤过，也不引起肾小球损伤。只有当抗原稍多于抗体或两者数量相当时，形成的免疫复合物才能在血液中保存时间较长，随血流进入肾小球后，沉积在不同的部位（如系膜区、基底膜与内皮细胞之间、基底膜内、基底膜与足细胞之间等）（图 8-4），引起不同类型的肾炎。临床表现有急性或慢性过程，病变也有轻重之分。免疫荧光法显示免疫复合物沉积部位呈不连续的颗粒状荧光（图 8-5）。

（三）细胞免疫在肾小球肾炎发生中的作用

在某些肾小球肾炎患者中未发现免疫复合物沉积，其疾病发生可能与细胞免疫有关。在人类和实验动物性肾小球肾炎模型的肾小球内可见激活的巨噬细胞、致敏 T 淋巴细胞，这些细胞释放的细胞因子可刺激系膜细胞增生，使系膜基质增多，引起肾小球硬化。

（四）炎症介质在肾小球肾炎发生中的作用

肾小球内出现免疫复合物或致敏 T 细胞后如何进一步引起肾小球损伤是肾小球肾炎发病机制中的一个重要课题。肾小球内免疫复合物形成或沉积，仅是引起肾小球肾炎的致炎因子，真正的炎症改变以及肾小球的损伤主要是通过多种炎症介质的释放引起的。主要炎症介质有以下几种。

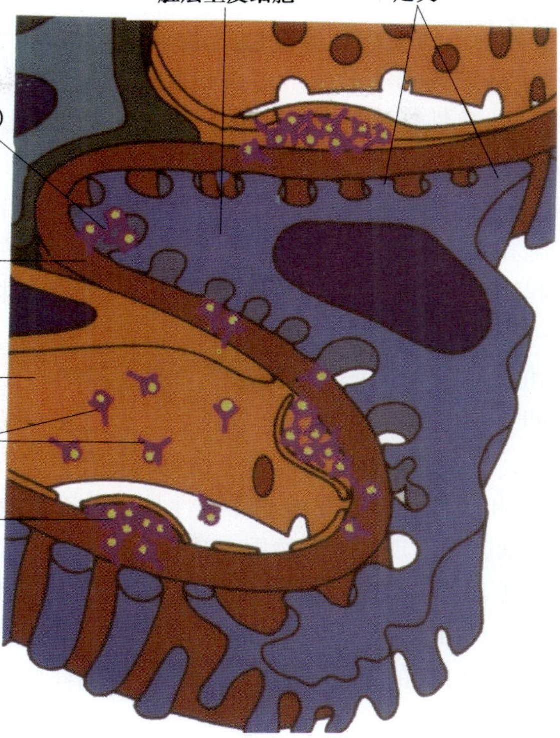

图 8-4 循环免疫复合物沉积模式图

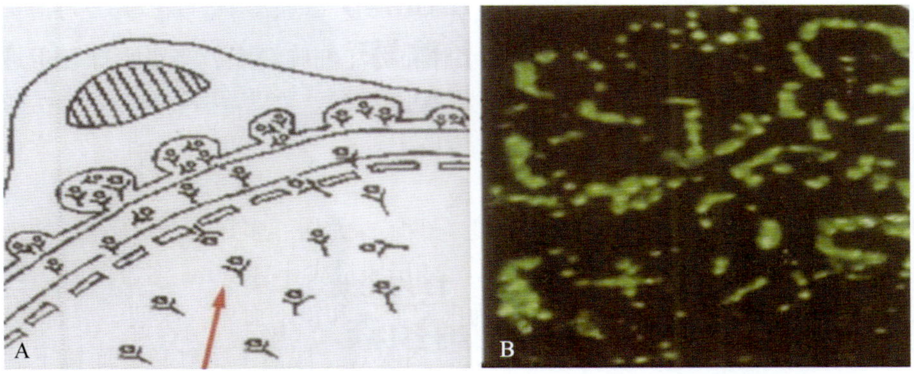

图 8-5 肾小球肾炎循环免疫复合物沉积模式图

A. 循环免疫复合物；B. 颗粒性荧光

1. 补体 免疫复合物可激活补体，补体在激活过程中产生 C3a、C4a 和 C5a，可激发细胞释放组胺等血管活性物质，使毛细血管通透性增高。补体 C5 ~ C9 可使细胞溶解破坏。具有趋化作用的补体可引起炎症细胞浸润。

2. 炎症细胞及其产物 中性粒细胞、巨噬细胞、淋巴细胞、自然杀伤细胞和血小板等在肾炎时可渗出至肾小球内，产生多种生物活性物质，如 IL-1、蛋白酶、白三烯、前列腺素及其他细胞因子。

3. 肾小球固有细胞及其产物 肾小球固有细胞受刺激和活化后，可分泌多种介质，如细胞因子、生物活性酯、蛋白酶、凝血及纤溶因子、活性氧等，并可产生黏蛋白和基质成分，促进病变的增生和硬化。

➢ **考点：** 肾小球肾炎的发病机制。

二、病理变化

（一）肾小球的病理变化

1. 变质性变化　急性炎症时，由于蛋白水解酶和细胞因子的作用，基底膜通透性增加，毛细血管壁发生纤维蛋白样坏死，可伴血栓形成。

2. 渗出性变化　肾小球内可有炎症细胞、纤维蛋白渗出和红细胞漏出。渗出的炎症细胞主要是中性粒细胞和单核细胞。渗出的中性粒细胞可释放蛋白水解酶，破坏内皮细胞、上皮细胞及基底膜，引起滤过膜通透性增加，红细胞漏出，少量漏出时可见镜下血尿，大量漏出时可见肉眼血尿。

3. 增生性变化　肾小球内增生的细胞主要是系膜细胞、内皮细胞、上皮细胞（尤其是壁层上皮细胞），同时还有中性粒细胞、单核细胞及淋巴细胞浸润。肾小球基底膜增厚，可以是基底膜本身的增厚，也可以是蛋白样物质（如免疫复合物）沉积引起的增厚。

4. 玻璃样变性和硬化　肾小球玻璃样变性是指光镜下 HE 染色显示均质的嗜酸性物质堆积。电镜下表现为细胞外出现无定形物质，其成分为沉积的血浆蛋白、增厚的基底膜和增多的系膜基质。肾小球玻璃样变性进一步可导致肾小球的固有细胞减少甚至消失，毛细血管袢塌陷，管腔闭塞，胶原纤维增加，肾小球囊的脏层和壁层融合，形成节段性或整个肾小球的硬化。镜下观显示为均质红染的无结构小球。肾小球玻璃样变性和硬化是肾小球各种病理变化的最终结局。

（二）肾小管和肾间质的病理变化

1. 肾小管　由于肾小球血流和滤过膜性状的改变，肾小管上皮细胞常发生变性，管腔内可出现由蛋白质、细胞或细胞碎片浓聚形成的管型。

2. 肾间质　炎症时，间质可发生充血、水肿和炎症细胞浸润。当肾小球发生玻璃样变性和硬化时，相应肾小管萎缩或消失，间质发生纤维化。

三、病理临床联系

肾小球肾炎的临床表现主要是尿量的改变（少尿、无尿、多尿和夜尿等）、尿液性状的改变（血尿、蛋白尿和管型尿）、水肿和高血压。24 h 尿量少于 400 ml 称为少尿，少于 100 ml 称为无尿，超过 2500 ml 称为多尿。血尿分为肉眼血尿和镜下血尿。尿液中混有 0.1% 以上的血液时，肉眼观，尿液呈红色，称为肉眼血尿；肉眼观，尿液不呈红色，而镜下观才可见红细胞，称为镜下血尿。尿液中蛋白质含量大于 150 mg/d 称为蛋白尿，大于 3.5 g/d 称为大量蛋白尿。管型由蛋白质、细胞或细胞碎片等在肾小管内凝聚而形成。尿液中出现大量管型称为管型尿。

肾小球肾炎的种类较多，临床表现各异。其病理类型与临床表现有密切关系，但并不完全对应。肾小球肾炎的临床表现主要可分为以下几种类型。

1. 急性肾炎综合征　起病急，主要表现为血尿、轻至中度蛋白尿，常伴高血压和水肿，严重者可出现氮质血症。常见病理类型是急性弥漫性增生性肾小球肾炎。

2. 快速进行性肾炎综合征　发病急，病情进展快。患者出现血尿、蛋白尿改变之后，迅速发生少尿、无尿，伴氮质血症，并进展为肾衰竭。常见病理类型是新月体肾小球肾炎。

3. 肾病综合征　主要表现为大量蛋白尿、低蛋白血症、高度水肿和高脂血症，即所谓的“三高一低”。引起肾病综合征的病理学类型主要有膜性肾小球肾炎、膜增生性肾小球肾炎、系膜增生性肾小球肾炎、轻微病变性肾小球肾炎和局灶性节段性肾小球硬化。

➢ **考点：**肾病综合征的发病机制与诊断。

4. 无症状性血尿或蛋白尿　表现为持续或反复发作性镜下血尿或肉眼血尿，可伴有轻度蛋白尿，主要见于 IgA 肾病。

5. 慢性肾炎综合征　大多发展缓慢，主要表现有多尿、夜尿、低比重尿、高血压、贫血、氮质血症和尿毒症，主要见于慢性肾小球肾炎。

➢ **考点：**肾小球肾炎的临床表现。

四、常见肾小球肾炎的病理类型

原发性肾小球肾炎的主要病理类型可分为：急性弥漫性增生性肾小球肾炎、新月体（急进性）肾小球肾炎（相当于临床上急性肾小球肾炎）；膜性肾小球肾炎（膜性肾病）、轻微病变性肾小球肾炎（脂性肾病）、局灶性节段性肾小球硬化、膜增生性肾小球肾炎、系膜增生性肾小球肾炎、IgA 肾病（相当于临床上慢性肾小球肾炎的早期）；慢性肾小球肾炎（相当于临床上慢性肾小球肾炎的晚期）。本节介绍其中几种常见的类型。

（一）急性弥漫性增生性肾小球肾炎

急性弥漫性增生性肾小球肾炎（acute diffuse proliferative glomerulonephritis）的病变特点为毛细血管内皮细胞和系膜细胞增生，故又称为毛细血管内增生性肾小球肾炎。此型在临床上最常见，好发于儿童，多在呼吸道感染 1 ~ 4 周后发病，与 A 组乙型溶血性链球菌感染有关，故又称链球菌感染后肾小球肾炎。临床表现为急性肾炎综合征，预后较好。

1. 病理变化

（1）肉眼观：双侧肾体积增大，被膜紧张，肾表面充血，故称为“大红肾”（图 8-6A），部分病例肾表面和切面可见散在出血点，又称“蚤咬肾”（图 8-6B）。

（2）镜下观：双侧肾大多数肾小球受累。肾小球体积增大，细胞数量显著增多（图 8-6C），主要表现为内皮细胞和系膜细胞明显增生，急性期可伴有中性粒细胞、单核细胞浸润。增生和浸润的细胞使毛细血管管腔狭窄、甚至闭塞，引起肾小球缺血，严重者发生纤维蛋白样坏死，血管破裂、出血。肾小管上皮细胞可发生细胞水肿、脂肪变性、玻璃样变性等，管腔内可出现各种管型，如蛋白管型、细胞管型等。肾间质充血、水肿，少量淋巴细胞和中性粒细胞浸润。电镜显示驼峰状的电子致密物沉积，多位于脏层上皮细胞和基底膜之间，也可位于内皮细胞下、基底膜内或系膜区。免疫荧光法显示肾小球内有 IgG、IgM 和 C3 颗粒状沉积。

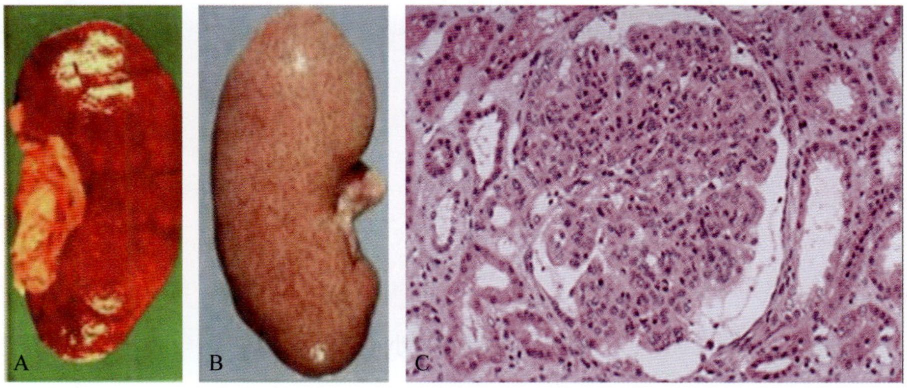

图 8-6　急性弥漫性增生性肾小球肾炎

2. 病理临床联系　主要表现为急性肾炎综合征。

（1）尿液的变化：肾小球毛细血管损伤、血管通透性增高，可引起血尿、蛋白尿、管型尿。肾小球增生的细胞使毛细血管管腔狭窄、闭塞，使肾小球滤过率下降，但此时肾小管重吸收无明显障碍，从而引起少尿甚至无尿，严重者可出现氮质血症。

（2）水肿：水、钠潴留和毛细血管通透性增高可引起水肿。轻者为晨起眼睑水肿，严重时可波及全身。

（3）高血压：主要是由于水、钠潴留，有效血容量增多而引起高血压，一般血浆肾素水平不增高。

3. 结局　多数预后良好。尤其是儿童患者，多于数周至数月内痊愈，但有不到 1% 的患者病变转为急进性肾小球肾炎，有 1% ~ 2% 的患者病变进展缓慢，逐渐转为慢性肾炎。成人患者预后较差，有 15% ~ 50% 转为慢性。

➤ **考点**：急性肾小球肾炎的病因、发病机制、病理变化和临床表现。

（二）急进性肾小球肾炎

急进性肾小球肾炎（rapidly progressive glomerulonephritis）临床上以快速进行性肾炎综合征为主要表现，患者常在数周至数月内死于肾衰竭。其病变特点是肾小囊壁层上皮细胞增生，形似新月，故又称新月体肾小球肾炎（crescentic glomerulonephritis）；又因主要病变位于肾小球毛细血管丛之外，故又称毛细血管外增生性肾小球肾炎（extracapillary proliferative glomerulonephritis）。

1. 病理变化　肉眼观，双侧肾体积增大，颜色苍白，表面可见点状出血，切面可见皮质增厚。镜下观，多数（通常在 50% 以上）肾小球囊内有新月体形成。一般认为刺激新月体形成的主要原因是肾小球毛细血管袢严重损伤引起纤维蛋白渗出，纤维蛋白可以刺激肾小囊壁层上皮细胞增生，在毛细血管球外侧呈新月形（图 8-7A）或环状（图 8-7B）分布。早期新月体以细胞成分为主，为细胞性新月体。之后纤维成分增多，形成纤维 - 细胞性新月体。最终新月体纤维化，成为纤维性新月体。新月体形成使肾小球球囊腔变窄或闭塞，并压迫毛细血管丛，使肾小球功能丧失。病变肾单位所属肾小管上皮细胞水肿、玻璃样变性，进而萎缩甚至消失。肾间质水肿、炎症细胞浸润，后期纤维化。电镜显示：肾小球基底膜断裂缺损，部分可见电子致密物沉积。免疫荧光法：Ⅰ型和Ⅳ型显示 IgG 和 C3 沿肾小球毛细血管壁呈线状荧光；Ⅱ型可见不同的免疫球蛋白和 C3 在肾小球不同部位呈颗粒状荧光；Ⅲ型和Ⅴ型免疫荧光检查结果通常为阴性。

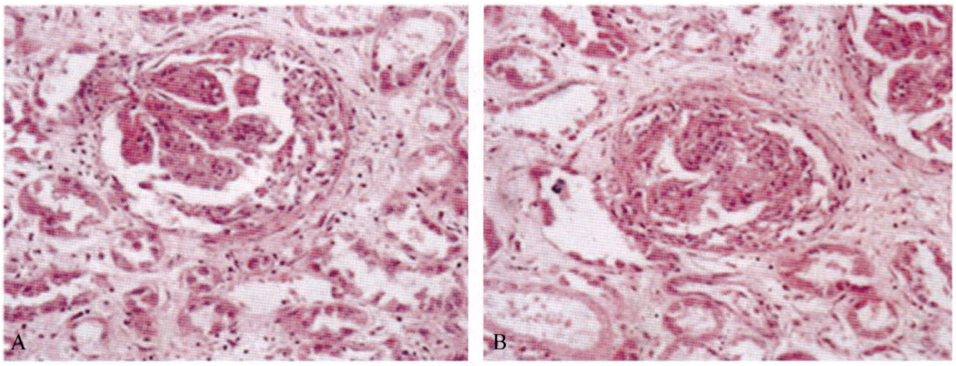

图 8-7　新月体肾小球肾炎

2. 病理临床联系　临床表现为快速进行性肾炎综合征。由于肾小球毛细血管袢严重损伤，红细胞漏出，因此患者血尿常较明显，蛋白尿相对较轻。肾小囊壁层上皮细胞增生，囊腔狭窄、闭塞，患者迅速出现少尿甚至无尿。少尿、无尿，以及代谢废物在体内潴留，可引起氮质血症，最后发展为肾衰竭、尿毒症。

3. 结局 多见于成人，预后差。患者常于数周或数月内死于尿毒症。一般认为预后与出现新月体的肾小球比例有关，比例越高，预后越差。

（三）膜性肾小球肾炎

膜性肾小球肾炎（membranous glomerulonephritis）的病变特征是肾小球毛细血管基底膜弥漫性增厚，上皮下免疫复合物沉积。由于早期肾小球炎性改变不明显，故又称膜性肾病（membranous nephropathy）。此型肾炎中老年人多见，是引起成人肾病综合征最常见的发生原因。

1. 病理变化 肉眼观，双肾体积增大，颜色苍白，故有“大白肾”之称。切面观皮质增厚。镜下观，早期，肾小球基本正常，后期肾小球毛细血管基底膜弥漫性增厚（图 8-8），毛细血管管腔变窄，最后导致肾小球硬化。电镜下，病变可分为四期：Ⅰ期，上皮下可见散在小型电子致密物，上皮细胞足突融合消失，基底膜无明显变化。Ⅱ期，上皮下电子致密物较Ⅰ期增多，分布均匀，致密物之间出现新生的基底膜样物质，并形成钉状突起，分隔致密物，使基底膜增厚。银染色显示钉突与基膜垂直相连，形如梳齿，其染色反应与基膜相同。Ⅲ期，基底膜内可见电子致密物，基底膜样物质进一步增多，包绕电子致密物，基底膜进一步增厚。Ⅳ期，上述各期的电子致密物部分溶解消失，不规则增厚的基底膜呈虫蚀状。之后虫蚀状空隙由基底膜样物质充填，使基底膜极度增厚。免疫荧光法显示 IgG 和 C3 沿毛细血管壁呈颗粒状荧光沉积。

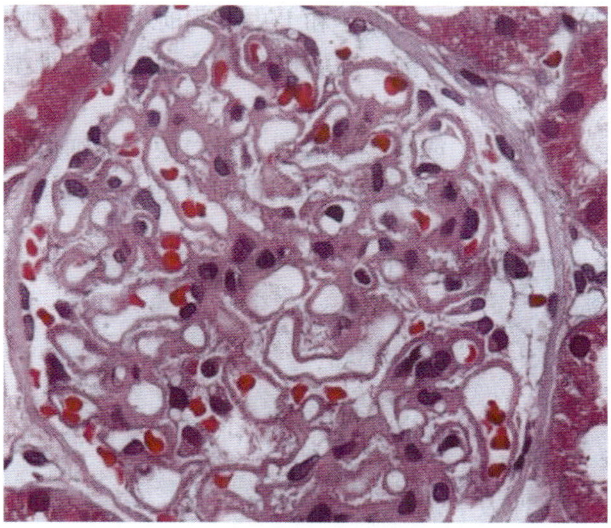

图 8-8 膜性肾小球肾炎

2. 病理临床联系 主要表现为肾病综合征。由于肾小球基底膜损伤严重，通透性明显增高，常表现为非选择性蛋白尿。患者水肿较严重。

3. 结局 本病为慢性进行性，患者对肾上腺皮质激素治疗不敏感。病变轻者，症状可缓解或得到控制。多数患者则病情反复发作，可进展为慢性肾衰竭。

（四）轻微病变性肾小球肾炎

轻微病变性肾小球肾炎（minimal change glomerulonephritis）的病变特点是电镜下见弥漫性肾小球脏层上皮细胞的足突融合或消失，又称其为足突型肾病。光镜下可见肾小球基本正常，而肾小管上皮细胞内有大量脂质沉积，故又称脂性肾病。此型肾小球肾炎是引起儿童肾病综合征最常见的原因。

1. 病理变化 肉眼观，肾肿大，颜色苍白。切面观，肾皮质因肾小管上皮细胞内脂质沉积而出现黄白色条纹。镜下观，肾小球基本正常，近端小管上皮细胞内出现大量脂质和玻璃样小滴。电镜下观，见弥漫性肾小球脏层上皮细胞足突消失（图 8-9），胞体肿胀，胞质内可见空泡形成，细胞表面微绒毛增多。免疫荧光法显示无免疫球蛋白或补体沉积。

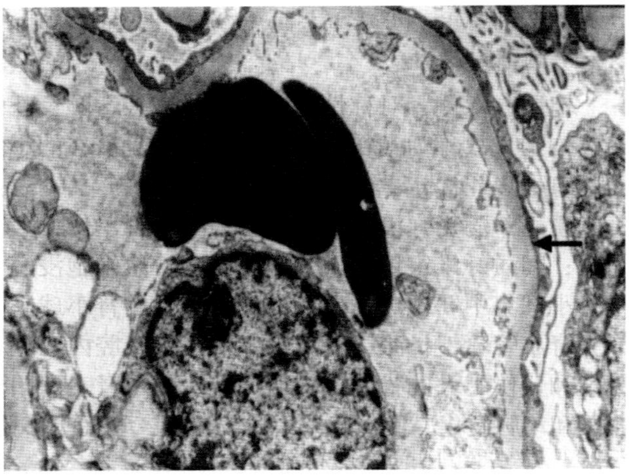

图 8-9 轻微病变性肾小球肾炎（电镜观）

2. 病理临床联系 临床上主要表现为肾病综合征。蛋白尿多为选择性。肾小球的病变轻微，故患者一般无血尿和高血压，肾功能也不受影响。

3. 结局 预后较好。90% 以上的儿童对肾上腺皮质激素治疗敏感，部分患者病情可复发。成人对肾上腺皮质激素治疗反应缓慢或疗效不明显。

知识链接

膜性肾小球肾炎与轻微病变性肾小球肾炎的区别

	膜性肾小球肾炎	轻微病变性肾小球肾炎
好发人群	成人	儿童
发病机制	慢性免疫复合物沉积	T 细胞功能异常
肉眼观	大白肾	大白肾、黄白色条纹
光镜下表现	基底膜增厚	肾小球正常，肾小管脂质沉积
电镜下表现	上皮下沉积物、基底膜增厚	上皮细胞足突消失
免疫荧光法	基底膜颗粒状荧光	无
蛋白尿	非选择性	选择性
病程	较长、呈慢性进行性	较短
治疗	对皮质激素治疗不敏感	皮质激素治疗效果好
预后	较差	较好

（五）慢性肾小球肾炎

慢性肾小球肾炎（chronic glomerulonephritis）是许多类型肾小球肾炎的终末阶段。病变特点是大量肾小球发生玻璃样变性和硬化，故又称慢性硬化性肾小球肾炎（chronic sclerosing glomerulonephritis）。慢性肾小球肾炎多见于成人，常导致慢性肾衰竭，预后差。

1. 病理变化 肉眼观，双侧肾呈对称性体积缩小，质地变硬，表面呈弥漫性细小颗粒状（因硬化、纤维化而收缩的肾单位和代偿扩张的肾单位相互交错，使肾呈颗粒状），故又称继发性颗粒性固缩肾（图 8-10A）。切面观，皮质变薄，皮质与髓质边界不清。近肾门处可见小动脉壁增厚、变硬，血管断面呈哆开状。肾盂周围脂肪组织增多。镜下观，大量肾小球纤维化、玻璃样变性，其所属肾小管萎缩、消失（图 8-10B）。残存的肾单位常呈代偿性肥大，肾小球

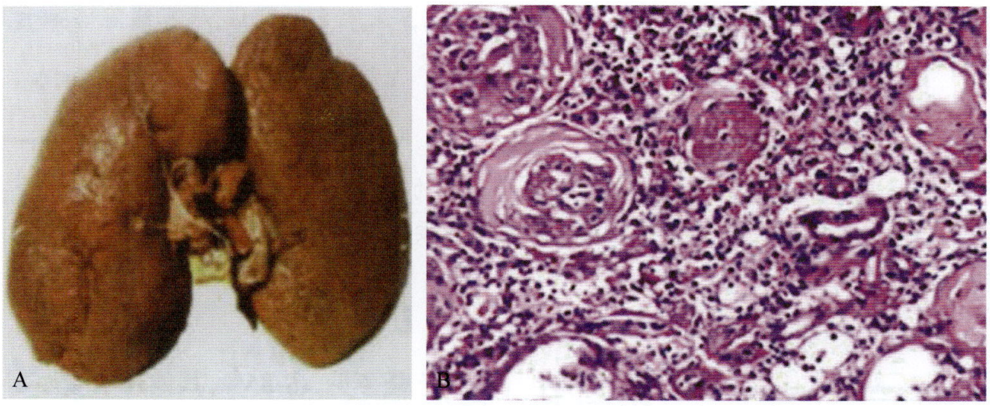

图 8-10　慢性肾小球肾炎

体积增大，肾小管扩张。间质纤维组织增生，伴淋巴细胞、浆细胞浸润，间质纤维化使病变的肾小球相互靠拢集中。由于继发高血压，因而肾小动脉硬化，管壁增厚，管腔狭窄。

2. 病理临床联系　慢性肾小球肾炎常由其他类型的肾炎发展而来，因此其早期临床表现常有原类型肾小球肾炎的特点。部分患者起病隐匿。晚期患者主要表现为慢性肾炎综合征。大量肾单位纤维化、玻璃样变性，肾功能破坏，血液流经残存肾单位速度加快，肾小球滤过率增高，而肾小管的重吸收功能有限，尿液浓缩功能下降，从而导致多尿、夜尿和低比重尿。大量肾单位破坏，严重缺血，激活肾素 - 血管紧张素系统，导致高血压。肾组织破坏，导致促红细胞生成素分泌减少，体内代谢产物堆积，抑制骨髓造血，从而引起贫血。大量肾单位破坏，代谢废物在体内堆积，患者可出现氮质血症，最后发展为尿毒症。

3. 结局　病程长短不一，预后均较差。患者常因尿毒症、高血压引起的心力衰竭或脑出血而死亡。

➢ **考点：**慢性肾小球肾炎的病理变化、病理临床联系。

【附】 肾小球肾炎的主要特点归纳

表 8-2　肾小球肾炎的主要特点

类型	肉眼观	镜下观	临床表现	预后
急性弥漫性增生性肾小球肾炎	大红肾、蚤咬肾	系膜细胞、内皮细胞增生	急性肾炎综合征	多数预后较好
新月体肾小球肾炎	肾增大、颜色苍白，表面有点状出血	壁层上皮细胞增生，形成新月体	快速进行性肾炎综合征	新月体越多，预后越差
膜性肾小球肾炎	大白肾	弥漫性基底膜增厚	肾病综合征	慢性肾衰竭
微小病变性肾小球肾炎	肾肿大、颜色苍白，肾皮质出现黄白色条纹	近曲小管上皮细胞大量脂质和玻璃样小滴	肾病综合征	肾上腺皮质激素治疗效果好
慢性肾小球肾炎	继发性颗粒性固缩肾	肾小球硬化、玻璃样变性	慢性肾炎综合征	预后差

案例 8-2

患者，女性，43 岁，因反复尿频、尿急、尿痛 10 年，间歇性眼睑水肿 3 年，阵发性腰痛伴夜尿增多 1 年，加重 10 天入院。体格检查：血压 158/106 mmHg，双肾叩击痛。实验室检查：尿白细胞（++），蛋白质（++），尿比重1.010，尿液细菌培养示大肠埃希菌生长，血肌酐470 μmol/L。B超检查示：双肾不对称缩小，变形明显。

思考题：

1. 请为该患者作出诊断。
2. 描述其可能的镜下病理改变，并解释患者的临床表现。
3. 归纳肾小球肾炎与肾盂肾炎病理变化的主要区别。

第二节　肾盂肾炎

肾盂肾炎分为急性肾盂肾炎和慢性肾盂肾炎两类。急性肾盂肾炎通常由细菌感染引起，常与尿路感染有关。慢性肾盂肾炎除与细菌感染有关外，还与膀胱输尿管反流（vesicoureteral reflux）和尿路梗阻等因素有关。本病女性发病多于男性，女性发病率是男性的9 ~ 10倍。临床上主要表现为发热、腰痛及肾区叩击痛、血尿和脓尿等症状，并可出现尿频、尿急和尿痛等膀胱刺激症状。晚期可出现肾功能不全和高血压，甚至形成尿毒症。

一、病因与发病机制

1. 下行性（血源性）感染　较少见。当机体出现败血症或感染性心内膜炎时，细菌随血流进入肾，在肾小球或肾小管周围毛细血管网停留，造成局部组织发生化脓性炎症。病变常为双侧性。病原菌多为金黄色葡萄球菌。

2. 逆行感染　是主要的感染途径。致病菌主要为革兰氏阴性杆菌，大肠埃希菌占绝大多数，其次为变形杆菌、产气杆菌、肠杆菌和葡萄球菌等。病变可为单侧或双侧性。病原菌由尿道上行至膀胱，甚至输尿管、肾盂引起的感染称为逆行感染，又称上行感染。正常情况下，排尿对泌尿道有冲洗、清洁作用，膀胱黏膜分泌的分泌型IgA有抗菌作用，使得细菌不易在泌尿道繁殖，所以通常膀胱和膀胱内尿液是无菌的。当正常的防御机制削弱时，才可引起泌尿系统感染。尿路结石、尿道狭窄、前列腺肥大、妊娠子宫和肿瘤压迫等引起的尿路梗阻，可导致尿液排出受阻，尿液潴留，有利于细菌繁殖。先天性输尿管插入膀胱部分缺失或变短、后天性病变导致的局部解剖结构损伤和破坏、膀胱功能紊乱等引起的膀胱输尿管反流，是细菌由膀胱到达输尿管和肾盂的重要途径。尿道插管、膀胱镜检查及其他尿道手术引起泌尿道损伤，可使细菌得以从尿道进入膀胱，引起感染。此外，由于女性尿道短，且缺乏前列腺液含有的抗菌物质等，故易发生上行感染。

二、分类

（一）急性肾盂肾炎

急性肾盂肾炎（acute pyelonephritis）是肾盂、肾间质和肾小管的急性化脓性炎症。

1. 病理变化

（1）肉眼观，肾肿大、充血，质软，表面散在大小不等的黄白色脓肿，脓肿周围有紫红色的充血带（图8-11A）。切面观：肾盂黏膜充血、水肿，表面有脓性渗出物，常见由肾乳头尖端向皮质延伸的黄色条纹和小脓肿。

（2）镜下观，上行感染首先引起肾盂炎症。肾盂黏膜充血、水肿，中性粒细胞浸润。之后炎症沿着肾小管及其周围组织扩散，在肾间质内有大量中性粒细胞浸润，并可形成大小不等的脓肿（图8-11B）。肾小管腔内充满脓细胞和细菌。肾小球通常很少受累。

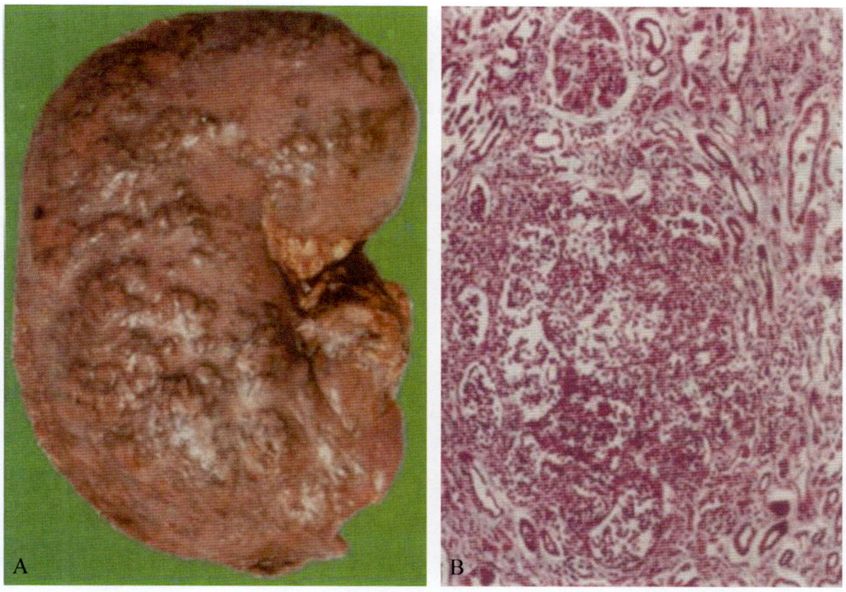

图 8-11　急性肾盂肾炎

血源性感染常先累及肾皮质，首先累及肾小球和肾小管周围的间质，病变逐渐蔓延扩散，破坏邻近组织，使肾组织内出现多数散在的小脓肿，并可破坏肾小管，进而蔓延到肾盂，引起肾盂肾炎。

2. 并发症

（1）肾乳头坏死：常发生于糖尿病或尿路梗阻患者。病变可为单侧或双侧。肉眼观，肾乳头坏死，范围大小不等，坏死灶呈灰白色或灰黄色，周围有充血带。镜下观，肾乳头呈凝固性坏死，周围有充血和中性粒细胞浸润。

（2）肾盂积脓：严重尿路梗阻，特别是高位尿路梗阻时，脓性渗出物不能排出，淤积于肾盂和肾盏内，形成肾盂积脓。

（3）肾周脓肿：肾组织的化脓性炎症穿破肾被膜累及肾周围的组织，引起肾周组织脓肿。

3. 病理临床联系　起病急，患者可突然出现发热、寒战和白细胞增多等表现。肾肿大，被膜紧张可引起腰痛。化脓性病灶破入肾小管，脓细胞、细菌和中性粒细胞等随尿液排出，尿液检查可显示脓尿、细菌尿和管型尿等。因肾小球较少受累，所以通常患者肾功能不受明显影响。急性炎症时对膀胱和尿道黏膜的刺激，可引发尿频、尿急、尿痛、排尿困难等膀胱和尿道刺激症状。

4. 结局　预后较好，若及时、彻底治疗，患者多可痊愈。若治疗不彻底或诱因持续存在，则可引起并发症。若患者病情反复发作，则可逐渐转为慢性肾盂肾炎。

（二）慢性肾盂肾炎

慢性肾盂肾炎（chronic pyelonephritis）多由急性肾盂肾炎未及时、彻底治疗转变而来；或由于尿路梗阻未解除；或由于膀胱输尿管反流，病变反复发作、迁延不愈而来；也可无明显急性病史，隐匿进展而来。病变特点是肾小管慢性炎症、肾间质纤维化和瘢痕形成，伴肾盂、肾盏纤维化和变形。

1. 病理变化　肉眼观，一侧或双侧肾体积缩小，质地变硬，表面有不规则的凹陷性瘢痕。切面观，肾被膜增厚，皮质与髓质界限不清，肾乳头萎缩，肾盂黏膜增厚、表面粗糙，肾盂、肾盏因瘢痕收缩而变形（图 8-12A）。镜下观，肾间质和肾小管受累较严重，肾间质大量淋巴细胞和浆细胞浸润，间质纤维化（图 8-12B）。部分肾小管萎缩，部分肾小管扩张，扩张的肾小管管腔内可充满均质、红染的胶样管型，形似甲状腺滤泡。肾盂、肾盏黏膜固有层呈纤维性增厚，伴淋巴细胞、浆细胞和巨噬细胞浸润，部分上皮细胞坏死、脱落、增生或伴有鳞状上皮化生。早期，肾小球较少受累，但肾小球囊壁可增厚、纤维化。晚期，肾小球可发生纤维化、玻璃样变性，有的肾单位可代偿性增大。细、小动脉可因高血压而发生纤维化和玻璃样变性。

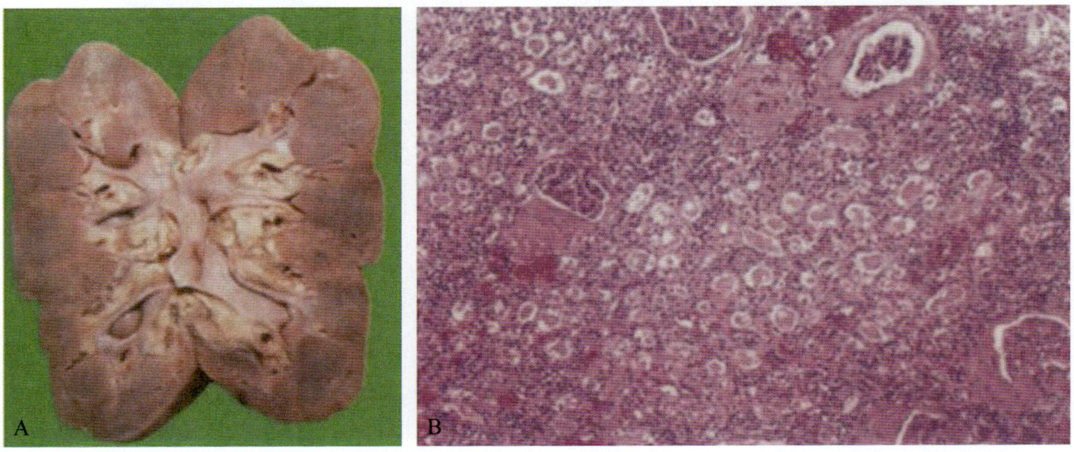

图 8-12 慢性肾盂肾炎

2. 病理临床联系 慢性肾盂肾炎时主要累及肾小管，肾小管功能障碍较早出现且较严重，肾小管浓缩功能降低，患者可出现多尿、夜尿和低比重尿，严重时远端肾小管受累，患者可出现低钠血症、低钾血症及代谢性酸中毒等。因肾组织纤维化和血管硬化而引起肾组织缺血，肾素分泌增加，患者可出现高血压。晚期肾组织破坏严重，患者可出现氮质血症、尿毒症等慢性肾衰竭表现。如有急性发作，则患者可出现急性肾盂肾炎的表现。

3. 结局 病程较长，病情可反复发作。及时治疗可控制病情发展。如反复急性发作，则晚期患者多死于尿毒症或顽固高血压而导致的心力衰竭。

➢ **考点：**肾盂肾炎的病因、发病机制、病理变化和病理临床联系。

案例 8-3

患者，男性，63 岁，印染厂退休工人，因尿频、尿急、尿痛 1 个月，无痛性血尿 3 天入院。体格检查：体温 38.5℃，肾区无叩击痛。B 超检查示：膀胱腔内见新生肿物。

思考题：

1. 请为该患者作出诊断。
2. 描述患者可能的镜下病理改变，并解释其临床表现。

第三节 泌尿系统常见恶性肿瘤

一、肾细胞癌

肾细胞癌（renal cell carcinoma）是起源于肾小管上皮细胞的恶性肿瘤，又称肾癌，多发生于 40 岁以后，占成人肾恶性肿瘤的 85%，男性与女性发病率之比约为（2 ~ 3）：1。

流行病学调查显示，吸烟是引起肾细胞癌的重要因素，吸烟者的发病率是非吸烟者的 2 倍。

其他因素包括肥胖（特别是女性）、高血压，接触石棉、重金属和石油产品等。

1. 病理变化 肾细胞癌多发生于单侧，好发于肾上、下两极，尤其以上极更为常见。

（1）肉眼观：肿瘤一般为单个圆形，体积大小差别较大。肿瘤切面呈灰黄色或灰白色。因肿瘤常伴灶状出血、坏死、软化或钙化等，故切面常出现红、黄、灰、白等多种色彩（图 8-13A）。肿瘤与周围肾组织界限清楚，可有假包膜形成。

（2）镜下观：包括组织学类型：①透明细胞癌，最为常见，约占肾细胞癌的 70% ~ 80%。肿瘤细胞呈圆形或多角形，胞质透明，胞核较小、深染，呈圆形，位于细胞中央或边缘（图 8-13B）。肿瘤细胞呈片状、梁状或管状排列，无乳头结构。大部分病例为散发性，少数为家族遗传性。散发病例和遗传性病例均有染色体 3p 的缺失。缺失区域含有 *VHL* 基因。②乳头状癌，占肾细胞癌的 10% ~ 15%。肿瘤细胞呈立方体或矮柱状，有明显乳头结构形成。乳头中轴常见砂粒体和泡沫细胞，并可发生水肿。乳头状癌也包括散发性和家族遗传性两种类型。散发性乳头状癌的细胞遗传学改变主要是 7 号、16 号和 17 号染色体三体以及男性患者的 Y 染色体丢失。家族性乳头状癌的细胞遗传学改变主要是 7 号染色体三体。③嫌色细胞癌，约占肾细胞癌的 5%。肿瘤细胞有明显包膜，胞质呈弱嗜碱性，核周有空晕，癌细胞呈实性片状排列。嫌色细胞癌比透明细胞癌和乳头状癌预后好。嫌色细胞癌的细胞遗传学改变是多个染色体缺失和亚二倍体。

2. 病理临床联系 肾细胞癌患者早期多无明显症状，发现时肿瘤体积常已很大。患者可出现发热、乏力、消瘦等全身症状。腰痛、肾区包块和血尿是具有诊断意义的三个典型症状，但三个症状同时出现仅见于部分病例。无痛性血尿是最具有诊断意义的症状，常为间歇性，早期可能是镜下血尿。

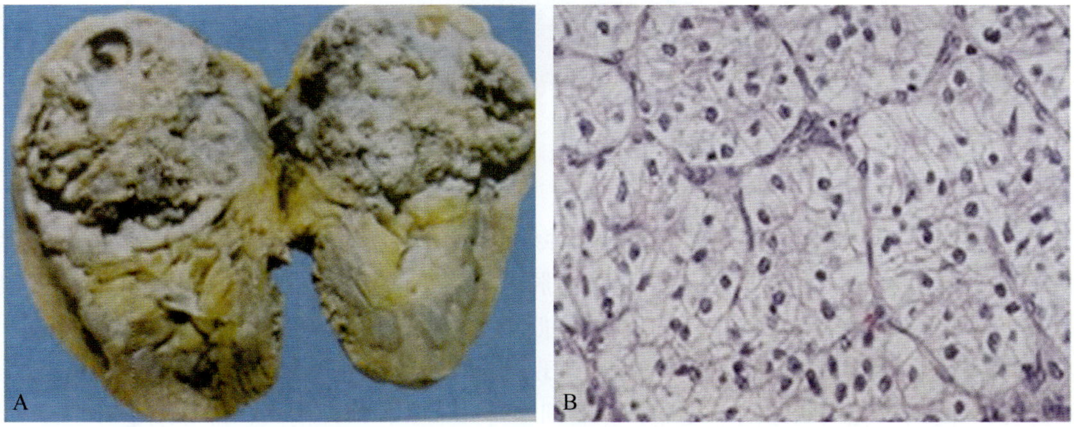

图 8-13 肾细胞癌

3. 扩散与转移 肿瘤可蔓延至肾盏、肾盂和输尿管，有时还可穿破肾包膜并向外生长，侵犯肾上腺和肾周围组织。肿瘤还可侵入肾静脉，沿静脉管腔生长，可延伸至下腔静脉，甚至右心。这种血管内生长的倾向，是肾细胞癌的特点之一。血行转移最常见的转移部位是肺，其次是骨、肝、肾上腺和脑等器官。淋巴道转移可发生于肾门、主动脉旁淋巴结。

4. 预后 肾细胞癌预后较差。患者 5 年生存率约为 45%，无转移者可达 70%。肿瘤若侵入肾静脉和肾周组织，则 5 年生存率可降至 15% ~ 20%。

二、尿路上皮肿瘤

尿路上皮肿瘤（urothelial tumor）多发生于肾盂、输尿管、膀胱和尿道，但以膀胱最为常见。约 95% 的膀胱肿瘤组织来源为尿路上皮细胞。膀胱也可发生鳞状细胞癌、腺癌和间叶起源的肿瘤，但均较少见。

膀胱癌多见于 50 ~ 70 岁，好发于男性，男性与女性发病率之比约为 3 ∶ 1。吸烟可明显增加膀胱癌发病的危险性，是膀胱癌最重要的影响因素。此外，膀胱癌还与接触芳香胺、埃及血吸虫感染、辐射和膀胱黏膜的慢性刺激等有关。

1. 病理变化　根据世界卫生组织（WHO）和国际泌尿病理学会分类，将尿路（移行）上皮肿瘤分为尿路上皮乳头状瘤、低度恶性潜能的乳头状尿路上皮肿瘤、低级别乳头状尿路上皮癌和高级别乳头状尿路上皮癌。

（1）肉眼观：尿路上皮癌好发于膀胱三角区近输尿管开口处和膀胱侧壁。肿瘤可为单个，也可为多灶性。肿块大小不等，可呈乳头状、息肉状或珊瑚状，也可呈扁平斑块状。肿瘤可为浸润性或非浸润性（图 8-14）。

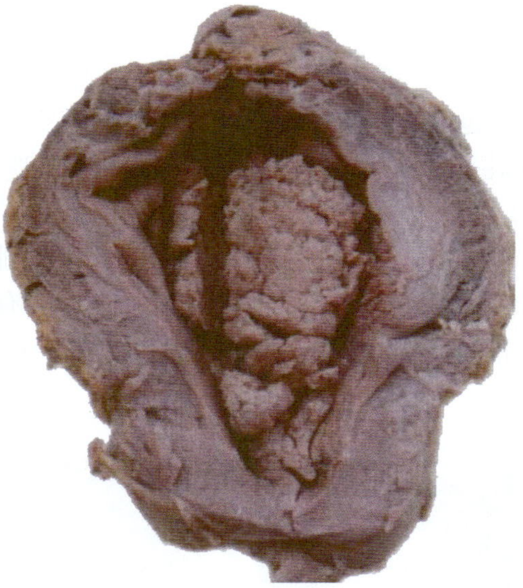

图 8-14　膀胱癌

（2）镜下观：尿路上皮乳头状瘤占膀胱肿瘤的 1% 或更少，多见于青年。肿瘤呈乳头状，细胞分化好。低度恶性潜能的乳头状尿路上皮肿瘤的组织学特征与乳头状瘤相似，区别是乳头粗大，上皮细胞层次增多或细胞核普遍增大。低级别乳头状尿路上皮癌的组织结构较规则，细胞排列密集，极性尚存，但核异型性明显，表现为轻度核多形性，核深染和少量核分裂象（多见于底层）。高级别乳头状尿路上皮癌，肿瘤细胞排列紊乱，极性消失，部分细胞异型性明显，细胞核深染，核分裂象较多，可出现病理性核分裂象。

2. 病理临床联系　膀胱癌最常见的症状是无痛性血尿。血尿是由于乳头状癌的乳头折断、肿瘤表面坏死和溃疡等引起。有的肿瘤侵犯膀胱壁，刺激膀胱黏膜或并发感染，可引起尿频、尿急和尿痛等膀胱刺激症状。若膀胱癌阻塞输尿管开口，则可引起肾盂肾炎、肾盂积水等。

3. 扩散与转移　据分析，不到 10% 的膀胱低级别乳头状尿路上皮癌为浸润性，但高级别乳头状尿路上皮癌发生浸润的比例可高达 80%。侵袭性强的肿瘤可累及邻近的前列腺、精囊和输尿管等。有的可形成与阴道或直肠相通的瘘管。约 40% 的浸润性肿瘤可发生局部淋巴结转移。高度间变的肿瘤晚期可发生血行转移，常累及肝、肺和骨髓。

4. 预后　尿路上皮肿瘤患者的预后与肿瘤的分级和浸润与否有密切的关系。乳头状瘤、低度恶性潜能的乳头状尿路上皮肿瘤和低级别乳头状尿路上皮癌患者的 10 年生存率可达 90% 以上。少数患者（<10%）可进展为高级别肿瘤。而高级别乳头状尿路上皮癌患者的 10 年生

存率仅为 40% 左右。

➢ **考点：**尿路上皮肿瘤的病理变化和病理临床联系。

（张朝霞）

自测题

一、选择题

1. 弥漫性毛细血管内增生性肾小球肾炎最主要的病变是
A. 肾小球毛细血管扩张、充血及血栓形成
B. 毛细血管壁纤维蛋白样坏死
C. 中性粒细胞浸润及肾小球囊上皮细胞增生
D. 毛细血管内血栓形成及基底膜增厚
E. 毛细血管内皮细胞及系膜细胞增生

2. 大红肾见于
A. 轻微病变性肾小球肾炎
B. 弥漫性系膜增生性肾小球肾炎
C. 弥漫性新月体肾小球肾炎
D. 弥漫性膜性增生性肾小球肾炎
E. 弥漫性毛细血管内增生性肾小球肾炎

3. 急性弥漫性增生性肾小球肾炎的病变特点是
A. 弥漫性系膜细胞和基质增生
B. 基底膜和上皮细胞间有驼峰状或小丘状致密物沉积
C. 弥漫性肾小球内大量新月体或环状体形成
D. 电镜下呈弥漫性肾小球脏层上皮细胞足突消失
E. 肾小球囊壁层上皮细胞增生

4. 弥漫性新月体肾小球肾炎形成新月体或环状体的细胞是
A. 肾小球球囊脏层上皮细胞和单核细胞
B. 肾小球球囊壁层上皮细胞和单核细胞
C. 肾小球系膜细胞和内皮细胞
D. 肾小球球囊脏层上皮细胞
E. 肾小球系膜细胞

5. 急性肾炎综合征不应出现的症状是
A. 血尿　　B. 蛋白尿
C. 菌尿　　D. 水肿
E. 高血压

6. 弥漫性膜性肾小球肾炎的肉眼观是
A. 大白肾　　B. 蚤咬肾
C. 多囊肾　　D. 固缩肾
E. 大红肾

7. 膜性肾小球肾炎的临床表现是

A. 肾病综合征
B. 急性肾衰竭
C. 复发性血尿
D. 尿路刺激症状
E. 慢性肾炎综合征

8. 下列描述与轻微病变性肾小球肾炎不符的是

A. 肾肿大且颜色苍白，脏层上皮细胞足突消失
B. 免疫荧光法通常为阴性
C. 临床表现为肾病综合征
D. 肾小管上皮细胞内有脂质沉积
E. 皮质激素治疗无效

9. 轻微病变性肾小球肾炎的特征性表现是

A. 弥漫性毛细血管壁增厚
B. 急进性肾小球肾炎
C. 弥漫性系膜细胞增生及系膜基质增厚
D. 弥漫性脏层上皮细胞足突消失
E. 毛细血管管壁增厚，呈车轨状或分层状

10. 以下肾小球肾炎不表现为肾病综合征的是

A. 局灶性节段性肾小球硬化
B. 轻微病变性肾小球肾炎
C. 弥漫性增生性肾小球肾炎
D. 膜性肾小球肾炎
E. 膜增生性肾小球肾炎

11. 下列不是肾病综合征表现的是

A. 高脂血症
B. 蛋白尿
C. 血尿
D. 水肿
E. 低蛋白血症

12. 慢性肾盂肾炎不同于慢性肾小球肾炎的主要特点是

A. 体积缩小
B. 表面不光滑，凹凸不平
C. 形成不规则的凹陷性瘢痕
D. 肾内小动脉硬化
E. 颜色苍白

13. 患儿，1 个月前患急性扁桃体炎，经治疗痊愈，近日出现颜面水肿，尿量减少。尿液检查：蛋白质（++），有少量红细胞，血压轻度升高。经合理治疗，患儿 2 个月后痊愈。考虑是哪型肾炎，以及少尿的机制是

A. 弥漫性新月体肾小球肾炎，大量新月体增生阻塞肾小球囊而引起少尿
B. 弥漫性毛细血管内增生性肾小球肾炎，肾小球内皮细胞及系膜细胞增生挤压毛细血管而引起少尿
C. 弥漫性毛细血管内增生性肾小球肾炎，肾小管重吸收功能亢进而导致少尿
D. 弥漫性新月体肾小球肾炎，系膜细胞、内皮细胞及上皮细胞增生而导致少尿
E. IgA 肾病，由于肾小球系膜增生而引起少尿

14. 患儿，男，12 岁，感冒后，检查发现有蛋白尿，很快出现少尿和水肿。病情发展快，立即行肾活检。肾活检病理学检查显示：肾小球饱满，球囊壁的壁层上皮增生，大量肾小管萎缩，胶质增生。可能的肾小球疾病是

A. 局灶性肾小球硬化
B. 硬化性肾小球肾炎
C. 膜增生性肾小球肾炎
D. 膜性肾病
E. 新月体肾小球肾炎

（15 ～ 17 共用备选答案）

A. 链球菌感染的病史　　B. 反复发作性镜下血尿

C. 突发少尿、水肿及肾衰竭　　D. 肾病综合征

E. 多尿、低比重尿，贫血和高血压

15. 急进性肾小球肾炎的表现是

16. 感染后肾小球肾炎的表现是

17. 脂性肾病的表现是

二、名词解释

1. 肾病综合征
2. 肾盂肾炎
3. 新月体
4. 继发性颗粒性固缩肾
5. 膜性肾病

三、问答题

1. 简述肾小球肾炎和肾盂肾炎的异同点。
2. 简述急性弥漫性增生性肾小球肾炎的病理变化和病理临床联系。
3. 简述膜性肾小球肾炎电镜下的病理变化发展过程。
4. 简述慢性肾小球肾炎的病理变化和病理临床联系。

第九章
数字资源

第九章

乳腺及生殖系统疾病

学习目标

思政之光

通过本章内容的学习，学生应能够：

识记：

1. 说出上皮内瘤变的定义。
2. 列举乳腺癌的组织学类型、转移途径；宫颈上皮内瘤变、宫颈癌的组织学类型及其扩散与转移方式。

理解：

1. 阐述葡萄胎、侵蚀性葡萄胎、绒毛膜癌、前列腺增生症、前列腺癌、卵巢上皮性肿瘤、子宫内膜腺癌的病理变化及病理临床联系。
2. 描述慢性宫颈炎的临床分型；子宫内膜增生症的概念和病理变化；子宫肌瘤的类型；子宫内膜异位症的概念和病理变化。

运用：

1. 对乳腺及生殖系统常见病的大体标本进行专业的描述。
2. 对患者进行乳腺与女性生殖系统疾病的健康教育，解释宫颈癌 HPV 疫苗接种的意义，全社会共同关爱女性。

第一节　乳腺疾病

一、乳腺增生症

乳腺增生症（cyclomastopathy）是指由于内分泌失调，使雌激素分泌过多，孕激素分泌减少，长期刺激乳腺组织，导致乳腺腺体和间质过度增生，形成肿块，又称乳腺腺病（adenosis of breast）或乳腺结构不良。本病需与乳腺癌相鉴别。

1. 乳腺纤维囊性变（fibrocystic change of the breast） 病变以乳腺小叶末梢导管和腺泡高度扩张成囊为特征，多发生于 25 ~ 45 岁的女性，绝经后一般不再进展，极少在青春期前发病。根据有无上皮细胞增生，可分为非增生型纤维囊性变和增生型纤维囊性变。

（1）肉眼观：病变常为双侧，小结节呈多灶性分布，边界不清，相互聚集的囊肿和增生的纤维组织间质相互交错，可产生斑驳不一的外观。病变以小叶末梢导管和腺泡高度扩张成囊为特征，切开囊内可见淡黄色清亮液体或血性液体。较大的囊肿因含有半透明的浑浊液体，外表面呈蓝色，故称为蓝顶囊肿（blue-domed cysts）。

（2）镜下观：①非增生型纤维囊性变，被覆的上皮可为扁平上皮或立方上皮。上皮亦可完全缺如，仅见纤维性囊壁；腔内偶见钙化，囊肿上皮常呈大汗腺样化生。②增生型纤维囊性变，伴有上皮增生，尤其为上皮异型增生时，可发展为乳腺癌，属于癌前病变。

2. 硬化性乳腺病　镜下观，纤维间质和腺体成分都明显增生，尤其以纤维增生更显著。小叶结构及双层上皮结构存在，上皮细胞缺乏异型性，病灶周围腺泡扩张。病变的组织学图像易与乳腺硬癌混淆。免疫组织化学证实肌上皮细胞的存在是除外乳腺硬癌的关键。

二、乳腺纤维腺瘤

乳腺纤维腺瘤（breast fibroadenoma）是乳腺疾病中最常见的良性肿瘤，由乳腺腺上皮和纤维组织构成，好发于生育期，以 20 ~ 35 岁多见，好发于乳腺外上象限，其发生与雌激素刺激有关。治疗以手术切除为主，极少发生恶变。

肉眼观，肿瘤常为单发，也可多发，为球形或分叶状，呈膨胀性生长，边界清楚，有完整的包膜。切面呈灰白色，质地硬韧，呈编织状，部分区域可见裂隙。镜下观，肿瘤组织主要由增生的纤维间质和腺体组成。腺体呈圆形或卵圆形，或被周围的纤维结缔组织挤压呈裂隙状（图 9-1）。间质通常较疏松，也可较致密，可发生黏液样变、玻璃样变性或钙化。手术易彻底切除，不易复发。

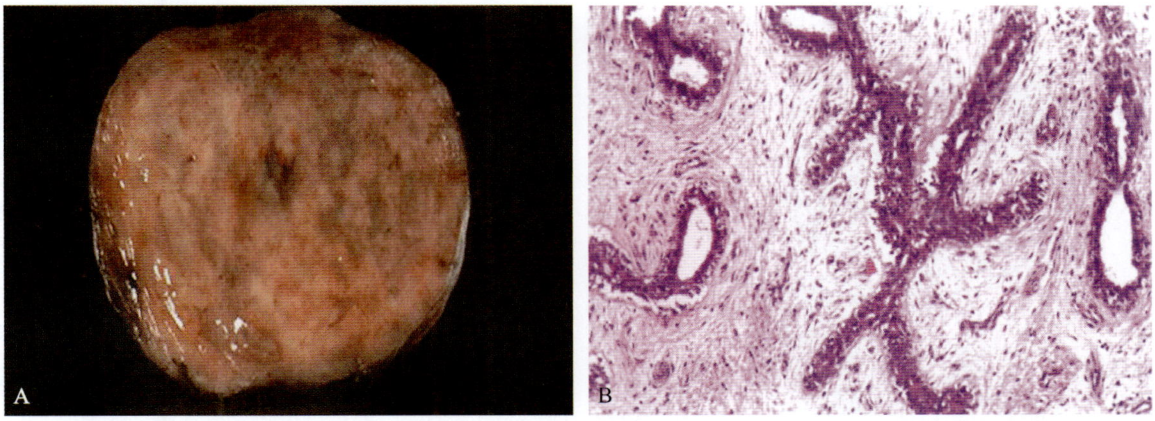

图 9-1　乳腺纤维腺瘤

三、乳腺癌

乳腺癌（breast carcinoma）是乳腺终末导管 - 小叶上皮来源的恶性肿瘤，发病率居我国女性恶性肿瘤首位。半数以上病例发生于乳腺外上象限，其次为乳腺中央区和内上象限，发病年龄为 40 ~ 60 岁。男性乳腺癌占全部乳腺癌病例的 1% 左右。

1. 病因与发病机制　一般认为，乳腺癌的发生与高水平雌激素长期刺激有关。此外，环境因素、生育方式、营养过剩、肥胖、高脂肪饮食、家族遗传因素及长时间大剂量接触射线等亦为乳腺癌的病因。

案例 9-1

患者，女性，55 岁，右侧乳腺外上象限发现一无痛性肿块 5 个月余，生长速度快，直径约 5 cm，同侧腋窝淋巴结肿大，大者直径 2 cm，予以手术切除。病理学检查示：有灰白色肿物一个，大小约 5 cm×5 cm×4 cm，切面呈灰白色，质地较脆，界限不清。镜下观：肿瘤细胞呈实性巢片状、团块状，细胞呈浸润性生长，异型性明显，腋窝淋巴结内见巢片状的肿瘤细胞，形态同乳腺肿物。

思考题：

1. 该患者应诊断为什么疾病？根据病史列出病理诊断。

2. 该患者肿瘤的主要转移途径是什么？

2. 病理变化　乳腺癌形态结构复杂，病理类型多。根据组织学结构可将其分为非浸润性癌和浸润性癌。

（1）非浸润性癌：①导管原位癌（ductal carcinoma in situ，DCIS），是来源于小叶外终末导管、小叶间导管和叶间导管的原位癌，也称导管内癌（intraductal carcinoma）。肉眼观，切面有不太明显的实性、小结节状或颗粒状区，粉刺型可见管腔内有淡黄色坏死，挤压有粉刺样物质溢出。镜下观，癌细胞位于扩张的导管内，有明显多形性和异型性，排列紊乱，极性消失，可形成小乳头、筛网状或实性增生，但导管基底膜完好（图 9-2）。有些病例癌细胞团中央可发生大片坏死，称为粉刺型导管原位癌（图 9-3）。②小叶原位癌（lobular carcinoma in situ）：发生于乳腺小叶的末梢导管和腺泡。患者多无自觉症状，常缺乏阳性体征和影像学表现。镜下观，扩张的乳腺小叶末梢导管和腺泡内充满呈实体排列的癌细胞，其体积较导管原位癌的癌细胞小，形状较为一致，核分裂象罕见。增生的癌细胞未突破基底膜，多无坏死，亦无间质的炎症反应和纤维组织增生。

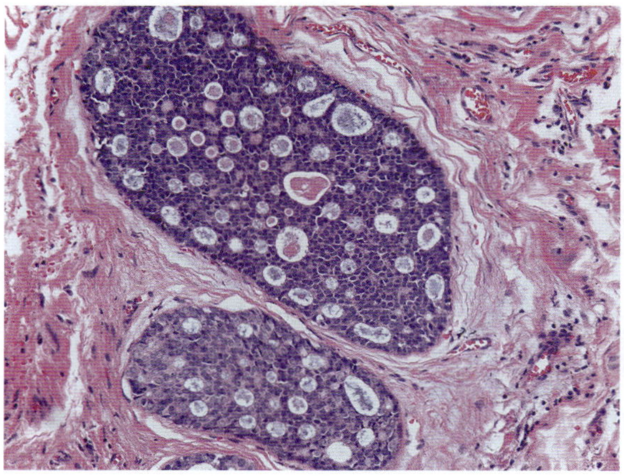

图 9-2　乳腺导管原位癌

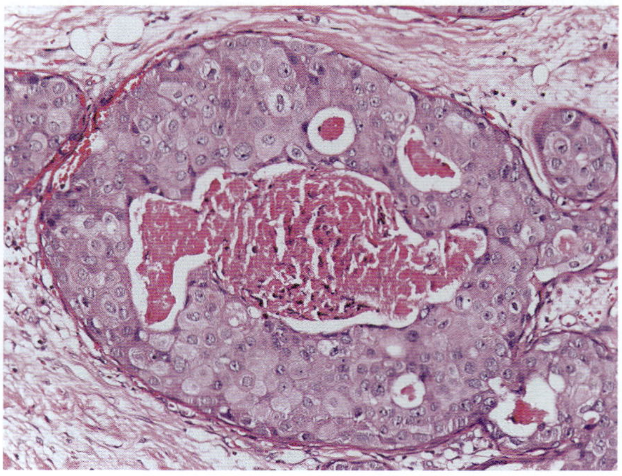

图 9-3　乳腺粉刺型导管原位癌

（2）浸润性癌：①浸润性导管癌（invasive ductal carcinoma）：由导管原位癌发展而来，是浸润性乳腺癌中最常见的类型。肉眼观，肿瘤大小不等，呈灰白色，质硬，与周围组织界限不清，切面可有砂砾感，呈星芒状侵入邻近组织（图 9-4A）。镜下观，癌细胞呈条索状、梁状、团块状、实性片状或腺样结构，细胞形态各异，核异型性明显，核分裂象多见，偶见巨核细胞和（或）多核癌巨细胞（图 9-4B）。间质可出现纤维结缔组织增生及明显的淋巴细胞浸润。组织学类型可分为：单纯癌，癌实质与间质大致相等；硬癌，癌实质少而间质多；髓样癌，癌实质多而间质少；腺癌，癌组织中腺管样结构占 50% 以上。②浸润性小叶癌（invasive lobular carcinoma）：是由小叶原位癌突破基底膜向间质浸润所致，临床可触及肿块。肉眼观，肿物呈不规则形，无明显的边界。切面呈灰白色，也可呈弥漫性多灶性分布，无明显肉眼改变，易被漏诊。镜下观，癌细胞较小，呈单个散在浸润于成束的纤维组织之间，或呈单行条索状排列（图 9-5A），有时癌细胞条索呈靶环样围绕正常导管呈向心性排列（图 9-5B）。癌细胞小，呈圆形或椭圆形，大小及染色较一致，核异型性不明显。有时可见从小叶原位癌向浸润性小叶癌过渡的形态。间质常有硬化或玻璃样变性，坏死少见。

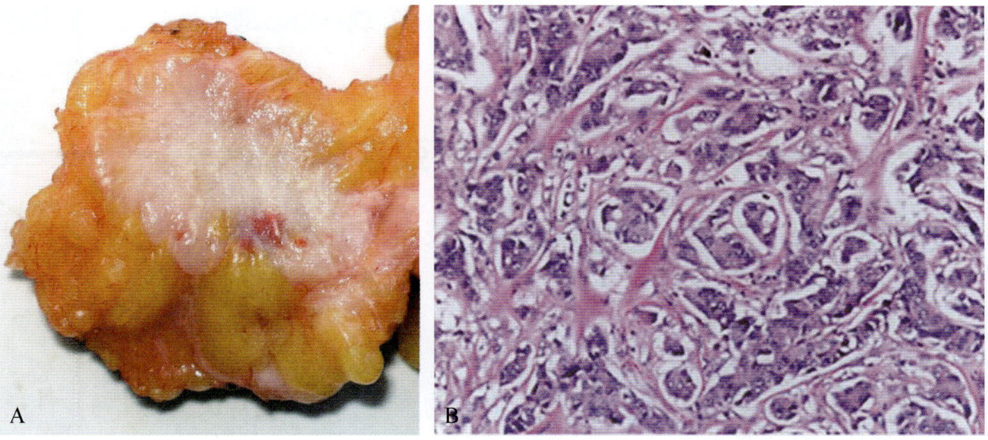

图 9-4　乳腺浸润性导管癌

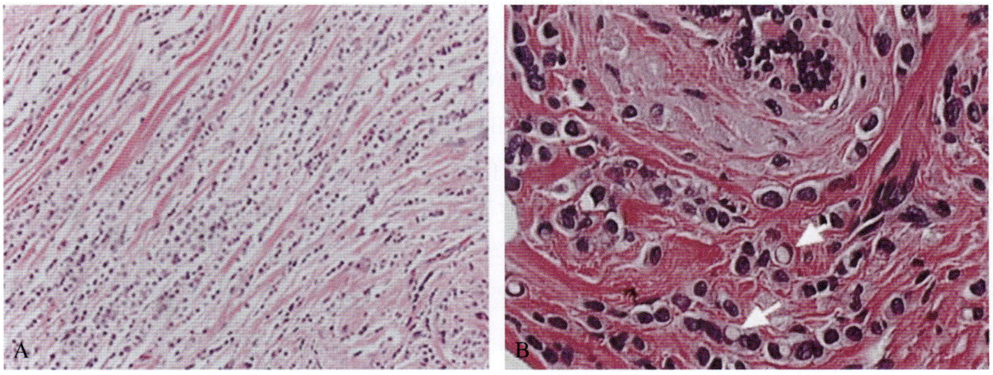

图 9-5　乳腺浸润性小叶癌

（3）特殊型癌：少见，是具有特殊形态结构的一类乳腺癌，主要包括典型髓样癌、小管癌、黏液癌、神经内分泌肿瘤及乳头乳晕湿疹样癌（佩吉特病）等。

➢ **考点**：乳腺癌的组织学类型及病理变化特点。

3. 扩散与转移

（1）直接蔓延：肿瘤组织可直接侵袭乳腺实质、乳头、皮肤、筋膜、胸大肌及胸壁等。

（2）转移：①淋巴道转移，是乳腺癌最常见的转移途径。最早转移至同侧腋窝淋巴结，晚期可转移至锁骨上淋巴结、锁骨下淋巴结、乳内淋巴结和纵隔淋巴结。少数可转移至对侧腋窝淋巴结。②血行转移，晚期乳腺癌可发生血行转移，癌细胞侵入体静脉，首先发生肺转移，继而转移到肝、脑、骨等处。

4. 病理临床联系　如果肿瘤侵犯皮肤，阻塞皮下淋巴管，引起淋巴回流障碍，导致发生真皮水肿，使皮肤出现不规则浅表微小凹陷，表现为“橘皮样”外观。乳晕区的癌肿因侵入乳管而使其缩短，可将乳头牵拉至癌肿一侧，导致乳头回缩、下陷。若累及 Cooper 韧带，则可使其缩短，导致肿瘤表面皮肤凹陷，即所谓“酒窝征”。晚期癌组织侵入周围组织，可形成“卫星结节”。晚期，若皮肤被大面积浸润，则可发生破溃而呈弹坑状或菜花状，易并发出血和继发感染，常伴有恶臭。

5. 预后　乳腺癌的预后与其临床分期密切相关。目前雌激素受体（estrogen receptor，ER）、孕激素受体（progesterone receptor，PR）和 *C-erbB-2* 基因（*HER-2* 基因）等生物学标志物已成为乳腺癌的常规检测手段。应用于临床的乳腺 X 线检查有助于乳腺癌的早期诊断和预估术后复发情况。

第二节　子宫颈疾病

子宫颈疾病是宫颈区域发生的各种病变，包括炎症、损伤、肿瘤、癌前病变及宫颈癌，其中最严重的是宫颈癌。

一、慢性宫颈炎

慢性宫颈炎（chronic cervicitis）是由病原微生物感染引起的子宫颈慢性非特异性炎症，是已婚妇女最常见的一种妇科疾病。

1. 病因与发病机制　慢性宫颈炎是由链球菌、葡萄球菌、大肠埃希菌及厌氧菌等细菌，或单纯疱疹病毒和人乳头瘤病毒（human papilloma virus，HPV）感染引起，后者与宫颈癌的发生有密切关系。

2. 分类与病理变化　根据病变特点，可将慢性宫颈炎分为以下四种病理类型：

（1）宫颈糜烂：子宫颈阴道部鳞状上皮有时坏死脱落，形成表浅的缺损，称为真性糜烂，较少见。临床上常见的“宫颈糜烂”实质上是子宫颈外口的鳞状上皮被子宫颈管内的柱状上皮外移所取代，由于单层柱状上皮很薄，使上皮下血管容易显露而呈红色，看上去像“糜烂”，实际上为一种生理现象，亦可称为“假性糜烂”。因此，妇科体检时被诊断的所谓“宫颈糜烂”，绝大多数无需进行任何治疗。镜下观，糜烂处只有单层柱状上皮覆盖，间质中大量淋巴细胞、浆细胞和单核细胞浸润，并有炎性充血、水肿等（图 9-6）。

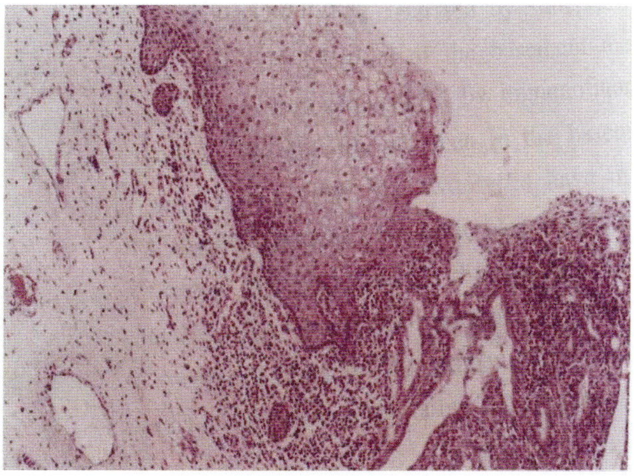

图 9-6　宫颈糜烂

（2）子宫颈腺囊肿：慢性宫颈炎时，子宫颈管腺体的开口被增生的上皮或黏液阻塞，使腺体内的分泌物不能外流而潴留于腺体内，致腺腔扩张，形成大小不等的囊形肿物，称为子宫颈腺囊肿，又称纳博特囊肿（Naboth cyst）。

（3）宫颈息肉（cervical polyp）：由于子宫颈黏膜上皮、腺体和纤维组织局限性增生形成的息肉状物。息肉常为单个，也可为多个，直径为数毫米至数厘米，呈灰白色或灰红色，常带蒂。镜下观，息肉由腺体、血管及纤维组织构成，表面覆以单层柱状上皮或鳞状上皮，间质充血、水肿，有慢性炎症细胞浸润。

（4）宫颈肥大（cervical hypertrophy）：长期炎症刺激，可使子宫颈纤维结缔组织及腺体增生，导致子宫颈均匀性增大、变硬，可达正常子宫颈的 2 ～ 4 倍。

3. 病理临床联系　临床表现为白带增多，呈乳白色黏液状、淡黄色脓性等，偶有血性白带，伴有下腹部坠胀、腰骶部酸痛等症状。

二、宫颈上皮内瘤变

宫颈上皮内瘤变（cervical intraepithelial neoplasm，CIN）是指宫颈上皮不典型增生（cervical epithelial dysplasia）至宫颈原位癌（carcinoma in situ）的连续演变过程。

1. 分级　根据宫颈异常细胞占据上皮全层的程度，可将宫颈上皮内瘤变分为 CIN Ⅰ、CIN Ⅱ和 CIN Ⅲ，CIN Ⅲ包括宫颈原位癌。宫颈鳞状上皮层内出现异型细胞：细胞核大，染色质粗，核大小不一、形状不规则，核分裂象增多，并有病理性核分裂象，细胞极性紊乱。CIN 是处于正常鳞状上皮和浸润癌之间的变化阶段。

2. 病理临床联系　患者临床多无症状，多表现为宫颈鳞状上皮 - 柱状上皮交界带黏膜糜烂。因此，仅凭临床表现无法确诊，应开展包括液基薄层细胞学检查、高危型 HPV-DNA 检测、阴道镜检查和碘液涂抹染色法等，进行初步识别。若患处对碘不着色，则可再取活检送病理学检查确诊。争取早发现、早诊断、早治疗，改善预后，提高患者生活质量。对于 CIN Ⅰ、CIN Ⅱ，如能予以及时、正确的治疗，是可以治愈的，CIN Ⅲ在 10 年内发展为浸润癌的概率高达 20%。

三、宫颈癌

宫颈癌（cervical cancer）是发生于宫颈上皮的恶性肿瘤，是常见的女性生殖系统恶性肿瘤之一。其发病率仅次于乳腺癌，早期多为接触性出血，中晚期为不规则阴道流血，可伴有阴道排液，液体为白色或血性，可稀薄如水样或米泔样，或有腥臭。围绝经期妇女为高发人群，近年来宫颈癌患病年龄日趋年轻化。由于防癌工作的开展，很多宫颈癌患者能被早期发现、早期治疗，因此 5 年生存率明显提高。

（一）病因与发病机制

目前认为，本病的发生与早婚、多产、性生活紊乱、宫颈裂伤、包皮垢及感染等因素有关。近年来研究表明，高危型 HPV 持续感染是宫颈癌的主要危险因素。90% 以上的宫颈癌患者伴有高危型 HPV 感染，尤其是 HPV16 型、18 型、31 型和 33 型与宫颈癌的发病密切相关。

知识链接

液基薄层细胞学检查

液基薄层细胞学检查（thin-prep cytology test，TCT）是目前国际上最先进的一种宫颈癌细胞学检查技术。与传统的宫颈刮片巴氏涂片检查相比，TCT 使标本满意度及宫颈异常细胞检出率明显提高。TCT 对宫颈癌细胞的检出率为 100%，同时还能发现部分癌前病变，微生物（如真菌、滴虫、病毒、衣原体）感染等。因此，TCT 技术是应用于妇女宫颈癌筛查的最先进的技术。

（二）病理变化

宫颈癌好发部位在子宫颈外口鳞状 - 柱状上皮交界处。

1. 肉眼观　根据大体所见，可将宫颈癌分为四型：

（1）糜烂型：病变处宫颈黏膜呈灰红色颗粒状，质脆，触之易出血，与宫颈重度糜烂相似，容易被误诊。在组织学上，此型多属于原位癌和早期浸润癌。

（2）外生菜花型：癌组织主要向宫颈表面生长，形成乳头状或菜花状突起，表面常有坏死和浅表溃疡形成（图 9-7）。

（3）内生浸润型：多为高位宫颈癌。癌组织主要向宫颈深部浸润生长，使宫颈前、后唇增厚变硬，表面常较光滑，活检不易取材，临床上容易被漏诊。

（4）溃疡型：癌组织除向深部浸润外，表面还同时有大块坏死、脱落，形成溃疡，似火山口状。

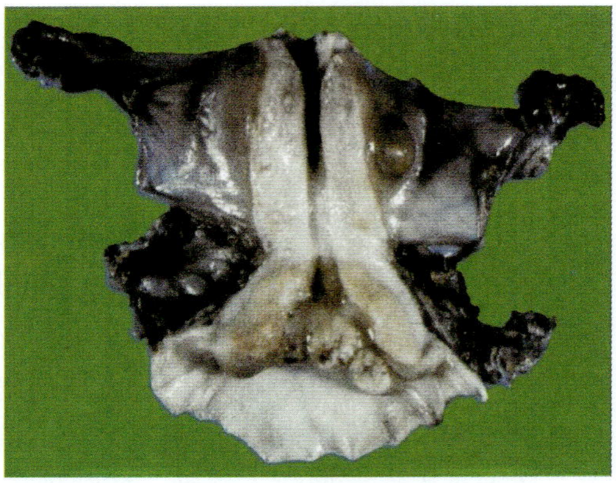

图 9-7　宫颈癌（外生菜花型）

2. 镜下观　根据组织学特点，可将其分为以下两类：

（1）鳞状细胞癌：最多见，其发生率占宫颈癌的 90% 以上，常发生在宫颈外口和柱状上皮交界处的鳞状上皮。根据肿瘤的发展过程，可将其分为以下几种：

1）原位癌：癌细胞限于上皮层内，可沿基底膜累及腺体，使部分腺体或整个腺体为癌细胞代替，但癌细胞未浸润到间质内。

2）早期浸润癌：又称微小浸润癌，是指上皮内癌细胞突破基底膜向固有层浸润，浸润深度不超过基底膜下 5 mm。一般肉眼不能判断，只能在显微镜下证明有早期浸润，注意须与原位癌累及腺体区别。

3）浸润癌：是指癌组织突破基底膜，浸润间质且深度超过基底膜下 5 mm。按其分化程度可分为三型：①高分化鳞癌，约占 20%，癌细胞主要为多角形，似鳞状上皮的棘细胞，有角化珠形成，核分裂象不多，对放疗不敏感。②中分化鳞癌，约占 60%，癌细胞呈椭圆形或大梭形，无明显角化珠，核分裂象和细胞异型性较明显（图 9-8），对放疗较敏感。③低分化鳞癌，约占 20%，多为小细胞型，细胞呈小梭形，似基底细胞，异型性及核分裂象都很明显，对放疗最为敏感，但预后较差。

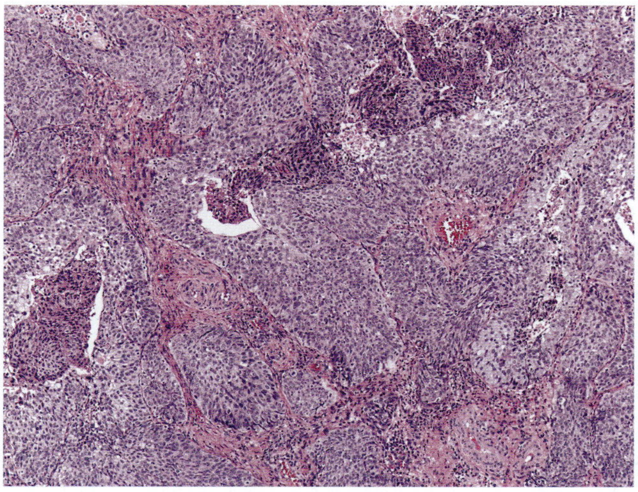

图 9-8　宫颈癌（中分化鳞癌）

（2）腺癌：较鳞癌少见，其发生率占子宫颈所有上皮性恶性肿瘤的 5% 左右，多见于高位宫颈癌。镜下观：肿瘤呈一般的腺癌结构，主要为黏液上皮型，部分为子宫内膜型、透明细胞腺癌或腺鳞癌等。腺癌对放疗不敏感，易早期发生转移，应尽早争取手术治疗。预后较宫颈鳞状细胞癌差。

（三）扩散与转移

1. 直接蔓延　癌组织向上可侵犯子宫体，向下可侵犯阴道，向前可侵入膀胱，向后可侵入直肠，向两侧可侵入阔韧带、输尿管、子宫旁及盆腔壁组织。

2. 转移　①淋巴道转移：是宫颈癌最常见和最重要的转移途径，首先转移至子宫旁淋巴结，继而转移至闭孔、髂外、髂内、髂总、腹股沟及骶前淋巴结（图 9-9），晚期可转移至锁骨上淋巴结。②血行转移：少见，晚期可经血行转移至肺、骨及肝。

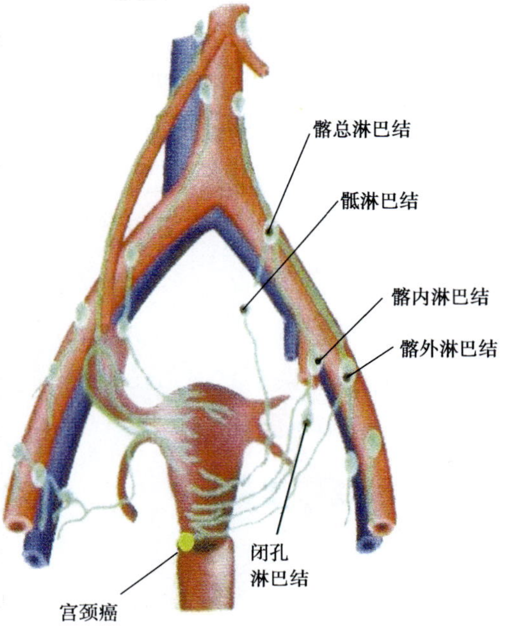

图 9-9　宫颈癌淋巴道转移途径

（四）病理临床联系

早期宫颈癌患者常无自觉症状。癌组织破坏血管后，患者可出现不规则阴道流血或接触性出血。发生坏死者可继发感染，导致白带增多，伴有特殊腥臭味。晚期因癌组织浸润盆腔神经，患者可出现下腹部及腰骶部剧烈疼痛。若癌组织浸润膀胱或直肠，则可引起膀胱子宫瘘或直肠子宫瘘，从而出现血尿或便血。

宫颈癌的预后取决于临床分期和组织学分级。对于育龄期妇女，定期开展液基薄层细胞学检查、宫颈刮片细胞学检查和高危型 HPV-DNA 检测是妇科普查和早期发现宫颈癌最有效的方法，阴道镜下宫颈及颈管活组织检查是确诊宫颈癌最可靠的方法。

第三节　子宫体疾病

子宫体疾病包含发生于子宫体的增生性疾病、子宫肿瘤及子宫内膜异位症。

一、子宫内膜异位症

子宫内膜异位症（endometriosis）是指子宫内膜腺体和间质出现于子宫内膜以外的部位，80% 发生于卵巢，其余依次为子宫肌层、直肠子宫陷窝、子宫阔韧带、直肠、腹部手术瘢痕、脐部、阴道、外阴和阑尾等。如子宫内膜腺体及间质异位于子宫肌层中（至少距子宫内膜基底层 2 mm 以上）称子宫腺肌病（adenomyosis）。子宫内膜异位症是较常见的一种妇科疾病，是激素依赖性疾病，多发生于育龄期妇女，以 30 ~ 40 岁居多，常表现为继发性痛经、月经失调、不孕及性交痛等。

1. 病因与发病机制　目前认为有以下学说：

（1）子宫内膜种植学说：即月经期子宫内膜经输卵管反流至腹腔器官。子宫内膜因手术种植在手术切口或经血流播散至远方器官。

（2）播散学说：子宫内膜经淋巴及静脉播散至远方器官。

（3）化生学说：异位的子宫内膜由体腔上皮化生而来。

2. 分类与病理变化　由于异位的子宫内膜出现反复周期性出血，导致病灶周围组织纤维化、粘连，形成结节或包块。发生于卵巢者，由于卵巢反复出血可形成巧克力囊肿，内含咖啡色黏稠液体。镜下观，病灶内子宫内膜组织结构与正常子宫内膜基本相同（图 9-10），含有腺体、间质、红细胞及含铁血黄素巨噬细胞。若子宫内膜异位于子宫肌层（距子宫内膜基底层 3 mm 以上），则称为子宫腺肌病。

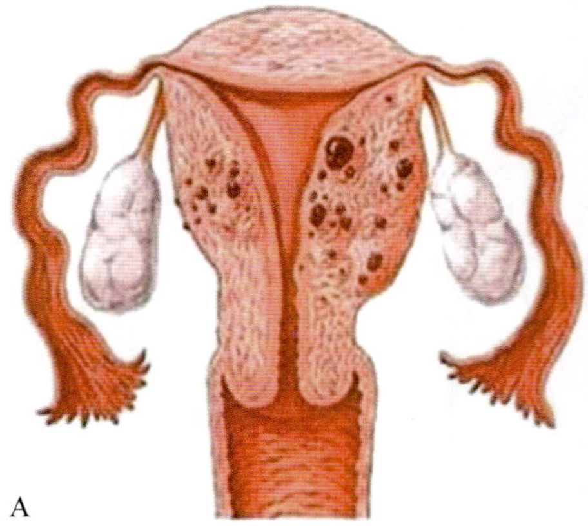
A

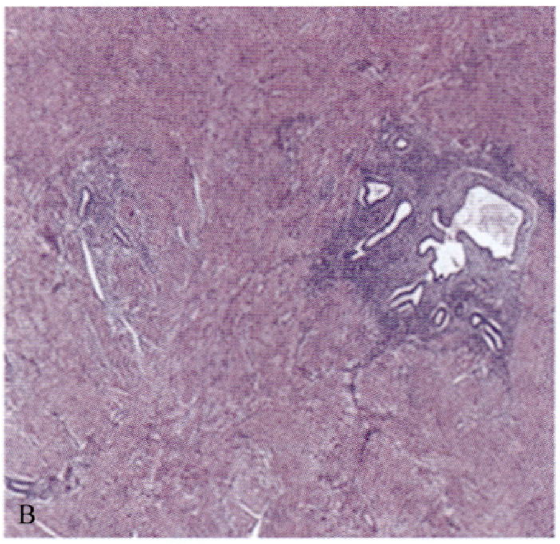
B

图 9-10　子宫腺肌病

3. 病理临床联系　本病为良性病变，其临床表现常因病变部位而异。如子宫腺肌病主要症状为痛经，少数患者亦可出现月经紊乱、不孕等。

二、子宫内膜增生

子宫内膜增生（endometrial hyperplasia）是由内源性或外源性雌激素增高引起的子宫内膜腺体或间质增生，多数发生于青春期和围绝经期（更年期）妇女。

1. 病因与发病机制　本病可能与内源性或外源性雌激素长期刺激有关。

2. 分类与病理变化　子宫内膜多呈弥漫性增厚，厚度可达 1 cm 以上，表面光滑、柔软，也可呈不规则形或息肉状。子宫内膜增生对雌激素有依赖性，按照 WHO 的分类，镜下观，可为单纯性增生、复合性增生和不典型增生，其中只有不典型增生是癌前病变。

（1）单纯性增生：子宫内膜腺体及间质同时增生，而不表现出腺体拥挤，腺体大小不一（图 9-11A）。

（2）复合性增生：与单纯性增生不同的是，病变为腺体的局灶性增生而不累及间质，病变区腺体拥挤，可以出现“背靠背”现象。间质减少，但仍存在。

（3）不典型增生：此型增生限于子宫内膜的腺体，腺上皮异型性是诊断的关键。腺体拥挤并呈不规则形、分支状或出芽样增生，间质明显减少，同时出现腺上皮细胞的异型性，细胞核大，染色质粗，核仁明显，上皮复层，失去极性，常见核分裂象（图 9-11B）。子宫内膜不典型增生有时很难与高分化腺癌鉴别，主要鉴别点是前者不见间质浸润。有人认为它是子宫内膜样腺癌的癌前变化。

3. 病理临床联系　临床主要表现为月经不规则、经期延长和月经量过多。其发生与卵巢

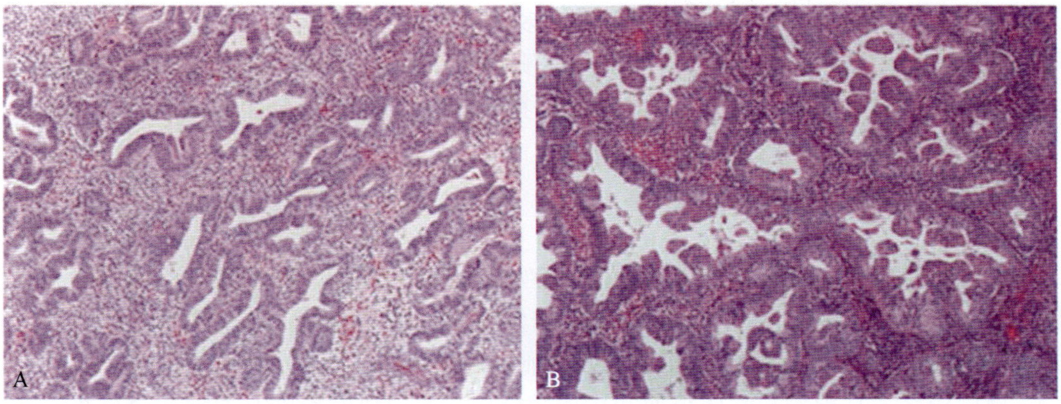

图 9-11 子宫内膜增生

A. 子宫内膜单纯性增生；B. 子宫内膜复合性伴不典型增生

雌激素分泌过多而孕酮缺乏有关。

三、子宫内膜癌

子宫内膜癌（endometrial carcinoma）是指子宫内膜上皮发生的恶性肿瘤，又称子宫体癌或子宫内膜腺癌。子宫内膜癌较常见，占女性生殖系统恶性肿瘤的 20% ~ 30%，多发生在 50 ~ 65 岁围绝经期和绝经期后妇女。

1. 病因与发病机制　本病与雌激素长期持续作用有关。其依据是：①子宫内膜腺癌的发生与复杂性子宫内膜增生密切相关。②外源性雌激素增多可使子宫内膜癌的发生率增高。肥胖、糖尿病、高血压和不孕症可能是高危因素。

2. 病理变化　根据其病变累及范围，可将子宫内膜癌分为局限型和弥漫型两种。①局限型：多见于子宫后壁和子宫底部的早期癌，癌组织呈乳头状或菜花状，可浸润至肌层，深浅不一（图 9-12A）。②弥漫型：癌组织沿子宫内膜面广泛生长，病变内膜弥漫性增厚，呈灰白色，质脆，易发生坏死和出血；癌组织可侵及子宫肌层甚至浆膜层，继而累及邻近器官。

根据腺体结构，可将子宫内膜腺癌分为三级：Ⅰ级（高分化腺癌）（图 9-12B）、Ⅱ级（中分化腺癌）和Ⅲ级（低分化腺癌），以高分化腺癌居多。少数为乳头状腺癌、腺棘皮癌及腺鳞癌。

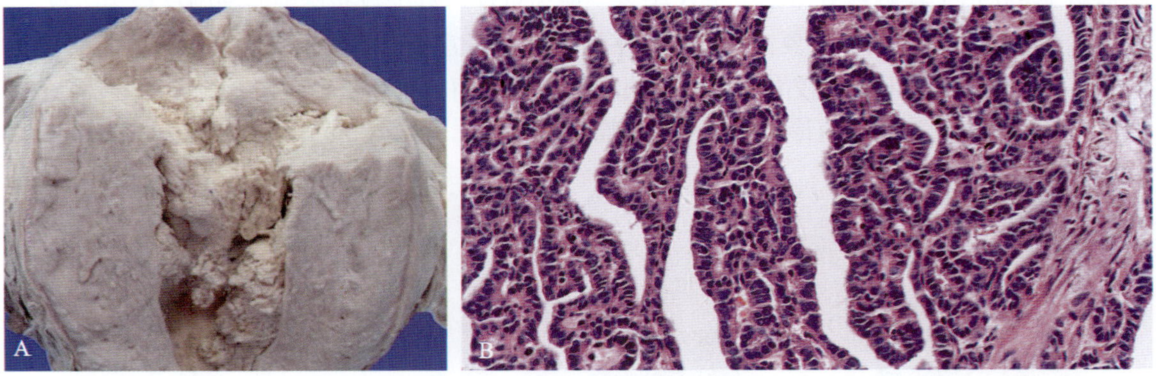

图 9-12 子宫内膜腺癌

A. 子宫内膜癌（局限型）；B. 子宫内膜癌（高分化腺癌）

3. 扩散与转移　一般情况下，子宫内膜癌生长较缓慢，局限在子宫内膜的时间较长，但也有极少数病情发展较快者。其转移途径主要是直接蔓延和淋巴道转移，晚期也可有血行转移。

（1）直接蔓延：癌组织向上可经子宫角至输卵管；向下可至宫颈管和阴道；向外可经肌层浸润至浆膜面而蔓延至输卵管、卵巢，并可广泛种植在腹膜和大网膜等处。

（2）转移：①淋巴道转移，子宫底部的癌多转移至腹主动脉旁淋巴结；子宫角的癌可经圆韧带淋巴管至腹股沟淋巴结；子宫下段累及宫颈管的癌，与宫颈癌的淋巴道转移途径相同，可转移至宫旁、髂内外和髂总淋巴结。②血行转移，晚期可经血行转移至肺、肝及骨等处。

➤ **考点：**宫颈癌的淋巴道转移途径。

4. 病理临床联系　早期，患者可无任何症状，最常见的临床表现是阴道不规则流血，部分患者可有阴道分泌物增多，呈淡红色。如继发感染，则阴道分泌物呈脓性，有腥臭味。晚期，癌组织侵犯盆腔神经，可引起下腹部及腰骶部疼痛等症状。

5. 预后较好　其预后与临床分期和病理学分型、肌层浸润程度、治疗充分与否，以及淋巴结有无转移、腹腔有无癌细胞、癌组织雌激素受体（ER）和孕激素受体（PR）水平和患者年龄等因素有关。患者手术后 5 年生存率：Ⅰ期接近 90%，Ⅱ期降至 30% ~ 50%，晚期则低于 20%。

四、子宫平滑肌瘤

子宫平滑肌瘤（leiomyoma of uterus）是指子宫平滑肌来源的良性肿瘤，常称为子宫肌瘤，是女性生殖器官中最常见的一种良性肿瘤。本病多见于生育期妇女，好发年龄为 30 ~ 50 岁，20 岁以下发病者罕见，绝经后肌瘤可逐渐萎缩。

1. 病因与发病机制　一般认为与雌激素水平增高有关。其依据是：①子宫肌瘤多发于育龄期妇女，绝经后则趋向稳定、缩小或消退。②妊娠期或口服避孕药后，肌瘤可增大，甚至肿瘤细胞出现非典型性改变。③子宫肌瘤常与雌激素增高的疾病并存，如子宫内膜增生、内膜息肉等。

2. 病理变化　多数子宫平滑肌瘤发生于子宫肌层，少部分可位于浆膜下或黏膜下。肌瘤可单发或多发，常为多个，其数目多少不等。若为数个，甚至十数个或数十个，则称多发性平滑肌瘤（图 9-13A），发生在黏膜下者称为黏膜下肌瘤；发生在浆膜下者称为浆膜下肌瘤。肉眼观，肿瘤大小不一，质地坚韧，边界清楚，无包膜。肿瘤切面呈灰白色，呈编织状或旋涡状。当肌瘤生长较快或血供不足时，可发生各种继发性改变，如玻璃样变性、黏液变、囊性变、水肿、红色变性及出血、坏死等。镜下观，肿瘤细胞与正常子宫平滑肌细胞相似，排列成纵横交错的束状、编织状或旋涡状（图 9-13B），与周围正常组织界限较清楚。每 10 个高倍镜（400 倍）视野核分裂象少于 5 个者一般为良性。有少数病例肿瘤细胞核增多、致密，核大，染色质粗，无核分裂象，称细胞性平滑肌瘤。子宫平滑肌瘤的恶变率很低，据报道为 0.2% ~ 0.5%，多见于年龄较大、生长较快与较大的肌瘤。每高倍镜视野核分裂象达 10 个以上或有肌层及血管浸润者应诊断为平滑肌肉瘤（图 9-14）。

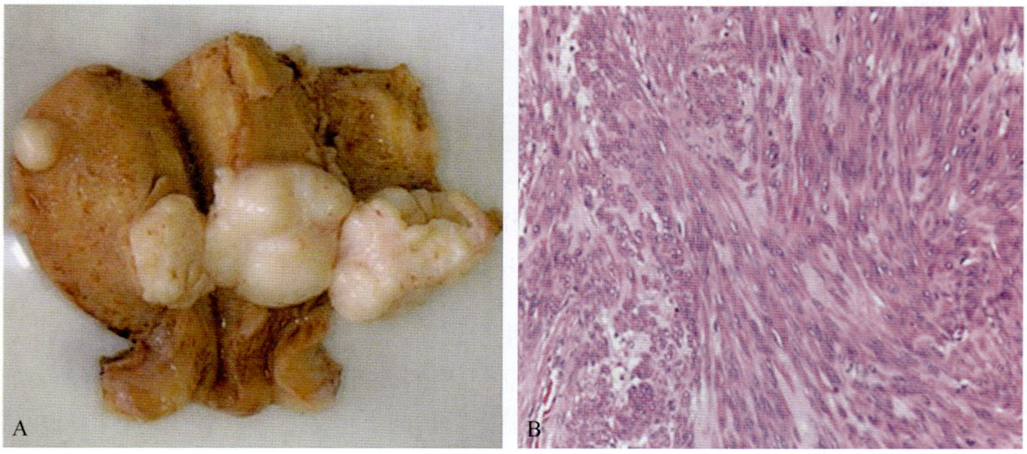

图 9-13　子宫平滑肌瘤

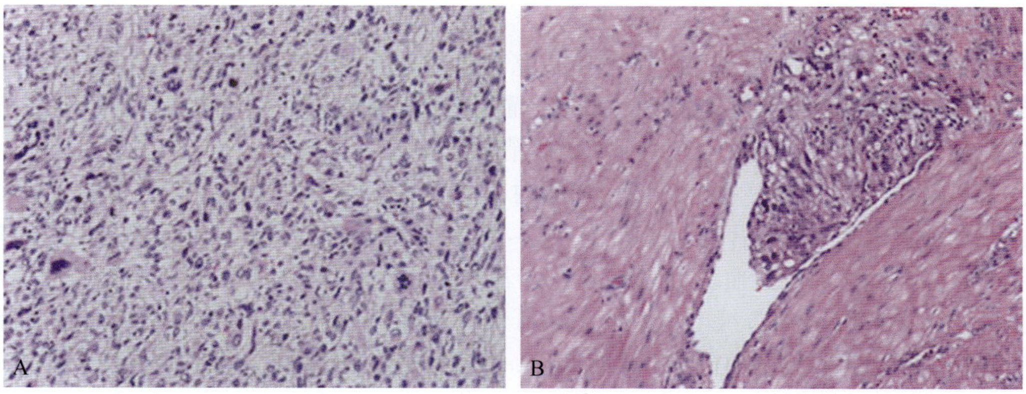

图 9-14　子宫平滑肌肉瘤

A. 瘤细胞核大小不一，出现瘤巨细胞及病理性核分裂象；B. 脉管内见瘤栓

3. 病理临床联系

（1）月经过多、经期延长或不规则阴道流血：其主要原因有①黏膜下肌瘤引起的出血；②合并子宫内膜增生或息肉；③多发性肌瘤影响子宫肌壁收缩。

（2）压迫症状：瘤体较大时可压迫膀胱和直肠，引起尿频、尿急、排尿和排便困难。

（3）疼痛：患者可出现下腹部及腰骶部疼痛。当浆膜下肌瘤扭转时，可出现急性腹痛。

（4）腹胀、腹部肿块：由于子宫增大、变硬所致。

（5）不孕：肌瘤使子宫腔形态发生改变，阻碍孕卵或精子运送及孕卵着床。

4. 预后　子宫平滑肌瘤呈良性经过，手术切除即可，恶变率极低。

第四节　滋养层疾病

滋养层疾病（trophoblastic disease）是一组来源于胎盘绒毛滋养细胞的疾病，包括葡萄胎、侵蚀性葡萄胎和绒毛膜癌。其中，葡萄胎是良性病变，而侵蚀性葡萄胎和绒毛膜癌为恶性。

案例 9-2

患者，女性，35 岁，停经 4 个月，阴道不规则流血 10 天。妇科检查：外阴、阴道血染，子宫增大，体积如妊娠 4 个月大。无胎动及胎心音。尿妊娠试验呈强阳性。刮宫可见子宫内容物中有水疱状物，送病理科。

思考题：

1. 患者目前应诊断为什么疾病?

2. 本病镜下病理变化特点是什么?

3. 8 个月后，患者出现咳嗽、胸痛，X 线检查发现肺部出现多个散在结节状阴影，考虑肺部可能是什么病变?

一、葡萄胎

葡萄胎（hydatidiform mole）是由于妊娠后胎盘绒毛滋养细胞异常增生，终末绒毛转变成水疱，水疱间相连成串，形如葡萄而得名，亦称水疱状胎块。葡萄胎分为完全性葡萄胎和部分性葡萄胎两类，可发生于育龄期的任何年龄，以 20 岁以下和 40 岁以上女性多见，可能与卵巢功能不良或卵巢功能衰退有关。其发病率有明显的地区差异，东南亚国家的发病率高于欧美国家，我国的葡萄胎发病率约为 0.67%。

1. 病因与发病机制　近年来的染色体研究表明，完全性葡萄胎为男性遗传起源，由于缺乏卵细胞的染色体，故胚胎不能发育；部分性葡萄胎是由带有母方染色体的正常卵细胞和一个没有发生减数分裂的双倍体精子或两个单倍体精子结合所致。

2. 病理变化　肉眼观，病变局限于宫腔内，不浸润肌层。胎盘绒毛高度水肿，形成透明或半透明的薄壁水疱，大小不一，直径为 0.5 ~ 3 cm，内含清亮液体，有蒂相连，形似葡萄，水疱间的空隙充满血液及凝血块（图 9-15A）。若所有绒毛均呈葡萄状，则称为完全性葡萄胎，较常见，约占 70%；若部分绒毛呈葡萄状，另外仍保留部分正常绒毛，伴有或不伴有胎儿或其附属器官，则称为不完全性或部分性葡萄胎，约占 30%。镜下观，有三个特点（图 9-15B）：①绒毛因间质高度水肿而增大，并有中央池形成；②间质血管稀少或消失；③滋养层细胞有不同程度的增生，增生的滋养细胞可为合体滋养细胞或细胞滋养细胞，大多为两者混合并存，并具有一定的异型性。在这些特点中，以滋养层细胞增生最为重要。完全性葡萄胎往往滋养层细胞增生明显，部分性葡萄胎则常为局限性、轻度增生。

➢ **考点：**葡萄胎的镜下特点。

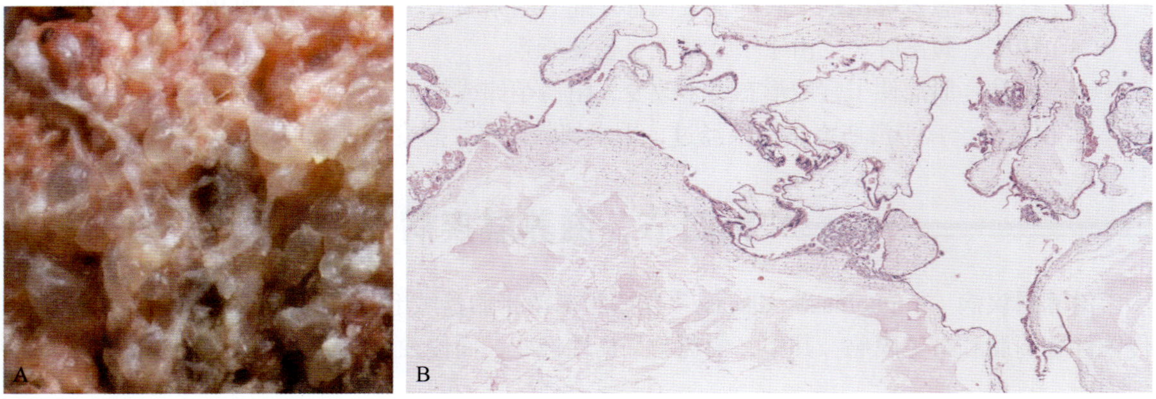

图 9-15　葡萄胎

3. 病理临床联系　①停经、阴道流血：其原因为滋养层细胞侵蚀血管所致。②子宫异常增大：常大于停经月份，由绒毛过度肿胀或宫腔内积血所致。③妊娠剧吐：由增生的滋养层细胞产生大量人绒毛膜促性腺激素所致。④贫血与感染：反复阴道流血可导致贫血，抵抗力下降，使得病菌侵入，造成感染。⑤临床检查：听不到胎心，扪不到胎体，患者无胎动，B 超检查可确诊。⑥患者血液和尿液中 HCG 明显增高，有助于诊断。

4. 预后　葡萄胎一经确诊，应立即予以刮宫彻底将其清除，80% ~ 90% 的患者于清宫后即可痊愈。10% ~ 15% 的病例可发展为侵蚀性葡萄胎，2% ~ 3% 则恶变为绒毛膜癌。临床应注意葡萄胎患者刮宫后的出血情况，并连续观察患者血液、尿液的 HCG 水平。如果患者血液、尿液的 HCG 水平持续呈阳性或不断升高，表示有胎块残留或可能癌变，应进一步检查并确定治疗方案。

二、侵蚀性葡萄胎

侵蚀性葡萄胎是指葡萄胎组织侵入子宫肌层局部，少数转移至子宫外。其生物学行为界于葡萄胎和绒毛膜癌之间，也称恶性葡萄胎。

1. 病因与发病机制　多数在葡萄胎清除后 6 个月内发生，目前认为是葡萄胎滋养层细胞直接侵蚀子宫肌层引起，也可以一开始即为侵蚀性葡萄胎。

2. 病理变化　肉眼观，水疱状物或血块侵入肌层深层，引起组织破坏，甚至穿破肌壁引起大出血（图 9-16A）。镜下观，水疱状绒毛侵入子宫肌层，滋养层细胞过度增生及不典型增生的程度不等（图 9-16B）。

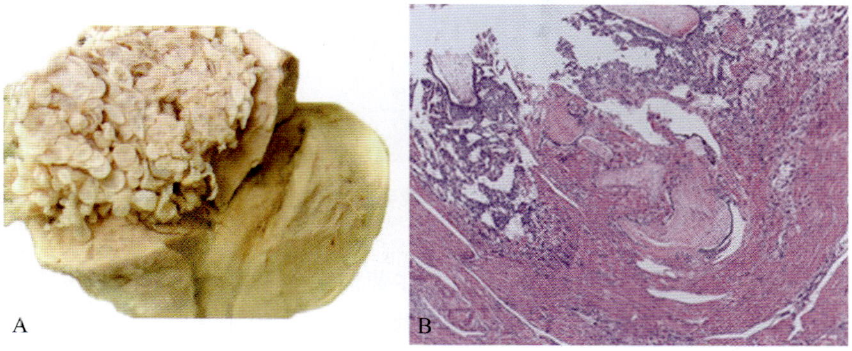

图 9-16　侵蚀性葡萄胎

3. 扩散与转移　血行转移是侵蚀性葡萄胎转移的主要途径，最常见的转移部位是肺，其次是阴道前壁及尿道口处，脑及其他部位的转移比较少见。

4. 病理临床联系　临床表现为阴道流血，血液和尿液中 HCG 持续升高，水疱状绒毛侵入肌层，破坏组织，甚至侵蚀肌层大血管，引起大出血。另外，患者还可出现腹痛、腹部肿块及转移灶的症状，如肺转移时的咯血等。有时阴道可见蓝色结节，破溃时可反复出血。

5. 预后　侵蚀性葡萄胎呈恶性经过，但治疗效果及预后均较绒毛膜癌好。

三、绒毛膜癌

绒毛膜癌（choriocarcinoma）是细胞滋养层细胞、中间滋养层细胞以及合体滋养层细胞混合增生的高度恶性肿瘤，简称绒癌。主要临床表现是在葡萄胎、流产或足月产后阴道持续不规则流血，血液及尿液中 HCG 浓度显著升高。

➢ **考点：**绒毛膜癌的组织来源。

1. 病因与发病机制　本病的病因尚未明确，发病高峰年龄为 35 ~ 40 岁，约 50% 继发于葡萄胎，25% 继发于自然流产，22.5% 以上见于于正常妊娠者，2.5% 以下发生于早产或异位妊娠等患者。少数绒癌与妊娠无关，称为非妊娠性绒癌或原发性绒癌。

2. 病理变化　肉眼观，出血性坏死是此绒毛膜癌的主要外观特点。病变子宫不规则增大，宫腔内可见一个或多个息肉状紫蓝色癌结节，表面可溃烂（图 9-17A）。肿瘤大者可突入宫腔，常侵入深肌层，甚而穿透宫腔壁达浆膜外。肿瘤切面呈暗红色，质软而脆，常伴出血、坏死，其内找不到绒毛和胎块水疱。镜下观，癌组织由分化不良的细胞滋养层细胞、合体滋养层细胞和中间滋养层细胞混合组成（图 9-17B），细胞排列紊乱，异型性明显，核分裂象易见。细胞滋养层细胞的胞质淡染，核呈空泡状；合体滋养层细胞体积大，胞质红染并且相互融合。癌组织无间质，通过侵犯宿主血管而获得营养，故常见广泛出血、坏死和血管浸润，常见血管内癌栓，不形成绒毛结构。如发现有绒毛，即使是退化的绒毛，也应诊断为侵蚀性葡萄胎。

3. 扩散与转移　绒毛膜癌极易侵犯并破坏血管，故主要发生血行转移。最多见的转移部位是肺，其次为阴道、脑、肝、脾、肾和肠等器官。

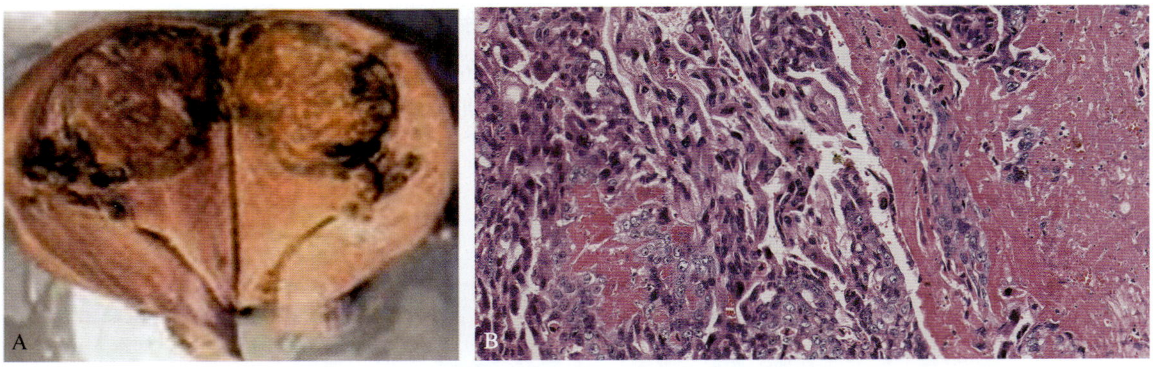

图 9-17　绒毛膜癌

4. 病理临床联系　绒毛膜癌的发病时间多在葡萄胎流产和妊娠数月甚至数年后，患者血液或尿液中 HCG 持续升高。①阴道出现持续不规则流血：由于子宫病灶侵蚀血管或阴道转移结节破溃引起。②腹痛：因癌组织侵及子宫壁或子宫腔而积血引起下腹胀痛，也可因癌组织穿破子宫或脏器转移灶破裂而致急性腹痛。③转移灶症状：血行转移是绒毛膜癌的显著特点，发生肺转移时，患者可出现咯血、胸痛；发生脑转移者可出现头痛、呕吐、瘫痪及昏迷；肾转移者可出现血尿等症状。

需要提出的是，不仅绒癌可以分泌人绒毛膜促性腺激素，其他肿瘤（如卵巢及睾丸的一些生殖细胞肿瘤、恶性黑色素瘤、恶性淋巴瘤，以及食管、胃等部位的一些肿瘤）也可以表达人绒毛膜促性腺激素。因此，不能将含有人绒毛膜促性腺激素的肿瘤均诊断为绒毛膜癌。绒毛膜上皮癌是高度恶性的肿瘤，其中多数患者死于脑转移。

5. 预后　随着化疗药物的进展，患者病死率已降至 10% 以下。绝大多数患者经综合治疗预后较好，甚至可以治愈。

第五节　卵巢上皮性肿瘤

卵巢肿瘤是女性生殖系统常见肿瘤之一，占卵巢肿瘤的 90%，肉眼观多为囊性。根据肿瘤的组织学类型，可将其分为浆液性、黏液性、子宫内膜样卵巢肿瘤；根据分化程度，可将其分为良性、交界性和恶性卵巢肿瘤。

一、浆液性肿瘤

卵巢浆液性肿瘤是卵巢上皮性肿瘤中最常见的一种，约占上皮性肿瘤的 46%，肿瘤大多以良性为主，多见于 30 ~ 40 岁妇女。

（一）浆液性囊腺瘤

浆液性囊腺瘤（serous cystadenoma）是浆液性肿瘤中最常见的一种，约占浆液性肿瘤的 60%，多发生于 20 ~ 40 岁妇女，以单侧居多，也可双侧发生（约占 20%）。

1. 病理变化　肉眼观，肿瘤多为圆形或卵圆形囊肿。切面观，肿瘤多为单房，少数可为多房，大小不一，表面光滑（图 9-18A、B）。囊内充满稀薄、清亮的浆液，有时也可混有黏液。囊内壁光滑者为单纯性浆液性囊腺瘤；部分伴有乳头状突起者，称为乳头状浆液性囊腺瘤。镜下观，肿瘤囊壁和乳头间质均由含血管的纤维结缔组织构成（图 9-18C），被覆上皮呈矮柱状或立方形，可有纤毛，类似输卵管上皮，也可类似增生的间皮。肿瘤细胞核多位于中央，染色质纤细，核仁缺如或不明显，无病理性核分裂象。乳头结构较宽，上皮为单层。有时在囊壁和乳头间质内可见圆形钙化小体（砂砾体）。砂砾体对诊断肿瘤的恶性程度无意义。

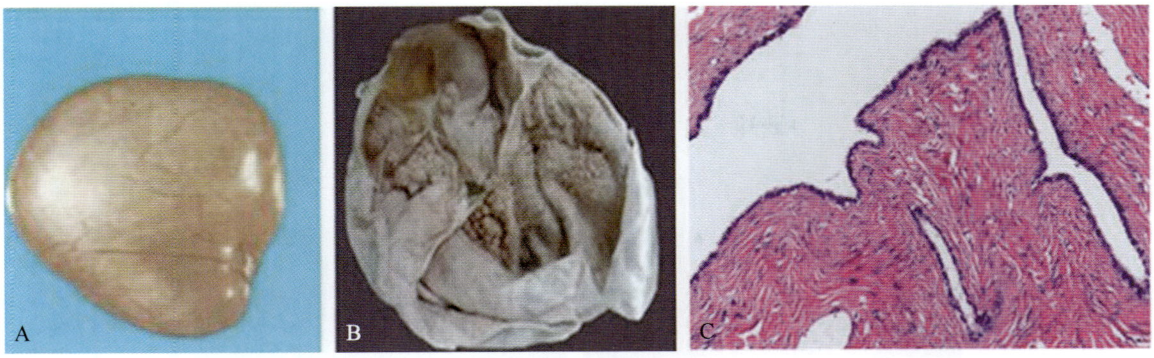

图 9-18　卵巢浆液性囊腺瘤

2. 病理临床联系　肿瘤较大时，可有腹胀及下腹部包块，压迫腹腔而引起尿频、尿急和行动不便等。临床定期进行妇科体检，可早期发现和诊断本病。

（二）交界性浆液性囊腺瘤

浆液性交界性囊腺瘤（serous borderline cystadenoma）是指形态和生物学行为介于良性和恶性肿瘤之间，是具有低度恶性潜能的囊腺瘤，约占浆液性肿瘤的 10%，预后好，易复发。

肉眼观，肿瘤多为囊实性，与良性浆液性乳头状囊腺瘤相似，但乳头状突起较多，常布满整个囊内表面（图 9-19A），常双侧发生。与癌相比，肿瘤通常不出现出血、坏死。镜下观，主要表现为乳头上皮呈 2 ~ 3 层、乳头分支较稠密或有微乳头状突起（图 9-19B），核异型性和核分裂象易见，每高倍镜视野不超过 2 个，无间质浸润。

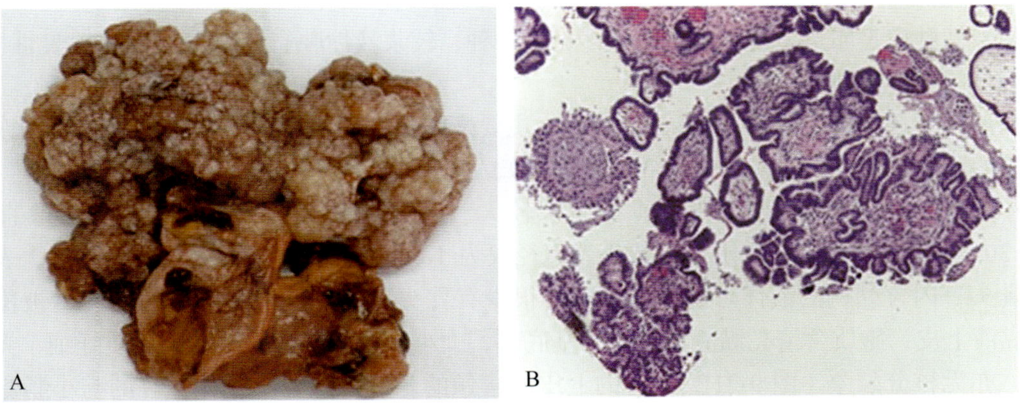

图 9-19　卵巢交界性浆液性囊腺瘤

（三）浆液性囊腺癌

浆液性囊腺癌（serous cystadenocarcinoma）为卵巢浸润性上皮性肿瘤，由类似于输卵管上皮或由重度非典型的间变上皮细胞组成，约占浆液性肿瘤的 30%，为卵巢恶性肿瘤中最常见的类型，约 2/3 病例为双侧发病。患者以 40 ~ 60 岁妇女为最多。

1. 病理变化　肉眼观，可为囊实性，囊内或表面有乳头状突起，乳头多柔软而融合，囊内多含混浊液体（图 9-20A）。肿瘤常侵犯包膜并有出血、坏死。分化差的肿瘤多为实性，质脆，有出血、坏死，多呈结节状。镜下观，乳头分支多或呈实性团块（图 9-20B）。上皮细胞增生，多在 3 层以上，细胞有明显异型性，核分裂象常见，包膜和间质均有浸润，砂砾体较多见。有的肿瘤形成大量砂砾体，又称砂砾体癌，其生物学行为较同期的浆液性乳头状囊腺癌好。

2. 扩散与转移　肿瘤多经种植性转移至腹腔、盆腔，亦可经淋巴道转移至邻近或远处淋巴结。晚期可经血行转移至肝、胰、肺、骨等处。

3. 病理临床联系　患者下腹部可触及肿块。癌组织蔓延到周围组织可引起粘连。肿瘤种

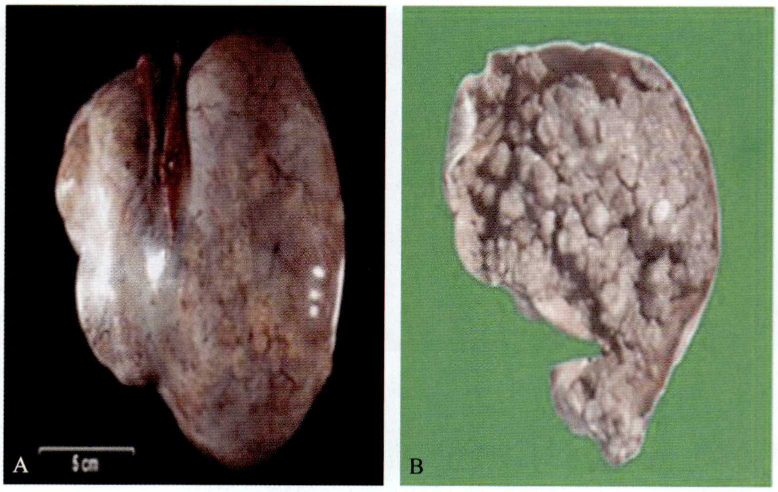

图 9-20 卵巢浆液性囊腺癌

植到腹膜时，可产生血性腹腔积液。

4. 预后 本病恶性程度较高，应及时手术治疗。多数病例就诊时已有转移，预后较差。卵巢浆液性囊腺癌的转移方式主要为种植性转移，常转移至腹腔、盆腔浆膜层。一部分病例可发生淋巴道转移，累及盆腔淋巴结、肠系膜淋巴结及锁骨上淋巴结等。极少数病例发生远处转移，转移至肝、肺等。

二、黏液性肿瘤

黏液性肿瘤是卵巢上皮性肿瘤中较多见的一种，较浆液性肿瘤少见，约 76% 为良性。

（一）黏液性囊腺瘤

黏液性囊腺瘤（mucinous cystadenoma）主要来源于卵巢表面上皮，由类似于宫颈或胃肠道上皮的肿瘤细胞构成，多发生于 30 ~ 50 岁妇女。

1. 病理变化 肉眼观，肿瘤体积通常较大，多数为单侧，很少为双侧，一般直径为 15 ~ 30 cm，甚至 50 cm 以上，少数小者直径仅为 1 cm 左右。肿瘤可为单房或多房，表面光滑无乳头，内含黏稠的液体。囊内壁光滑，很少有乳头（图 9-21A）。镜下观，囊壁被覆单层柱状黏液上皮，胞质含清亮黏液，核位于基底部，大小、形状比较一致，染色质纤细，无明显核仁，亦无核分裂象（图 9-21B）。有的上皮与宫颈的黏液柱状上皮相似，有的与小肠黏膜上皮相似，且富含杯状细胞。间质为纤维结缔组织。

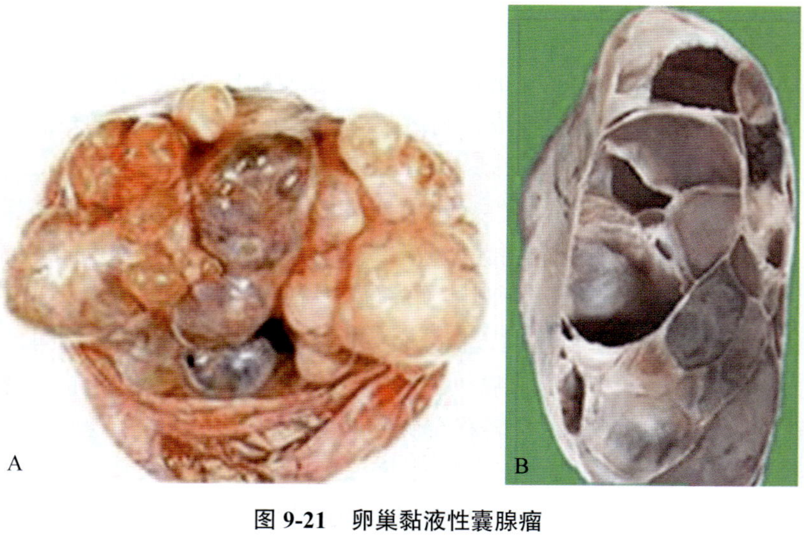

图 9-21 卵巢黏液性囊腺瘤

2. 病理临床联系　患者下腹部可触及肿块，并出现压迫症状。较大的肿瘤常带蒂，易发生扭转、出血、坏死及破裂。囊壁破裂时，上皮和黏液种植在腹膜上，在腹腔内形成胶冻样肿块，称为腹膜假黏液瘤。本病虽为良性，但手术不易切除，预后差。多数黏液性囊腺瘤手术切除可治愈。极少数可恶变为黏液性囊腺癌。

（二）交界性黏液性囊腺瘤

交界性黏液性囊腺瘤（mucinous borderline cystadenoma）是卵巢潜在低度恶性黏液性上皮肿瘤，形态结构介于良性与恶性黏液性囊腺瘤之间。此型肿瘤异型性比良性肿瘤明显，但无明显的间质和包膜浸润，患者 5 年存活率为 95% ~ 98%。肉眼观，肿瘤与良性黏液性囊腺瘤无明显区别，多数病例囊内壁可见乳头和包膜增厚（图 9-22A）。镜下观，上皮有丛状生长，层次增加，增生为 2 ~ 3 层，但不超过 3 层，并失去极性，有轻度或中度异型性，但无间质浸润及被膜浸润（图 9-22B）。按临床病理特征可将其分为子宫内膜样型和肠型。少数肠型黏液性肿瘤可产生大量促胃液素，引起佐林格 - 埃利森（Zollinger-Ellison）综合征。

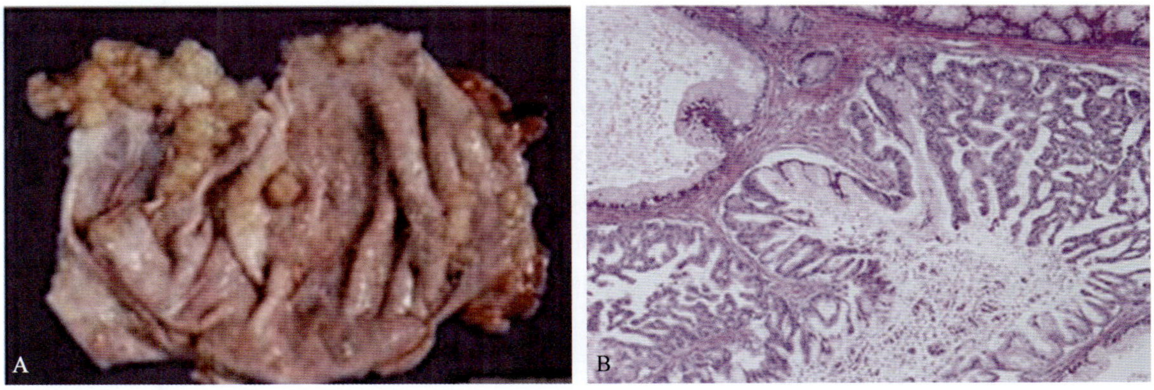

图 9-22　卵巢交界性黏液性囊腺瘤

交界性黏液性囊腺瘤偶尔可自行穿破，使黏液性上皮种植在腹膜上继续生长并分泌黏液，形成腹膜假黏液瘤。子宫内膜样型肿瘤病例临床发展过程缓慢，不伴有腹膜黏液瘤，很少发生恶变，肠型肿瘤病例则较容易发生恶变。

（三）黏液性囊腺癌

黏液性囊腺癌（mucinous cystadenocarcinoma）是卵巢的一种恶性上皮性肿瘤，好发年龄为 40 ~ 60 岁，约占卵巢恶性肿瘤的 10%。分化好的区域的肿瘤细胞与宫颈内膜上皮相似，与交界性黏液性囊腺瘤的区别在于有明显间质浸润。

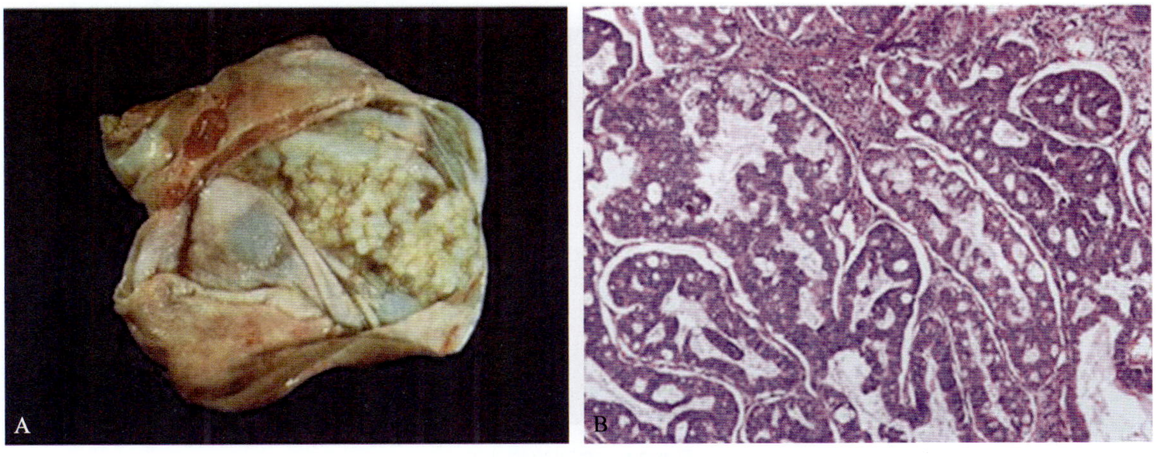

图 9-23　卵巢黏液性囊腺癌

1. 病理变化　肉眼观，肿瘤通常体积较大，单侧多见，约 20% 为双侧，表面光滑。切面呈囊性或囊实性，实性区为灰白色或质地松脆的乳头状物，常伴出血、坏死（图 9-23A）。囊液混浊或呈血性，囊壁可见乳头或实性区。镜下观，腺体密集，形状不规则，腺体上皮多超过 3 层，上皮细胞异型性明显，细胞核染色质粗，病理性核分裂象易见（图 9-23B）。间质较少，可见包膜及间质浸润，浸润范围大于 3 mm 者诊断为浸润性癌。此类型癌诊断的时候需要注意与转移性癌相鉴别，主要是与来自消化道（包括胰腺、胆道及阑尾）的肿瘤相鉴别。

2. 病理临床联系　患者下腹部可触及肿块。癌组织可直接蔓延至阔韧带、输卵管和子宫。肿块与子宫粘连，可侵及直肠和膀胱。癌细胞也可向腹腔内脱落而种植到腹膜上，产生血性腹腔积液，也可种植到盆腔及各器官浆膜层，以及大网膜、阑尾及对侧卵巢等。有的癌细胞可沿淋巴道扩散，转移到盆腔各组淋巴结。黏液性囊腺癌较浆液性囊腺癌预后好，患者 5 年存活率为 40% ~ 50%。

第六节　前列腺疾病

一、前列腺增生症

前列腺增生症（hyperplasia of prostate）又称前列腺肥大，是老年男性常见的一种疾病。40 岁以后，其发病率其年龄增长而增高，80 岁以上男性约 75% 可发生不同程度的前列腺增生。临床主要表现为尿频、尿急、尿流变细及尿流中断等排尿困难症状。

1. 病因与发病机制　可能与男性“更年期”后体内雄激素与雌激素平衡失调有关。老年男性睾丸萎缩，雄激素分泌减少，雌激素相对增加，可促进前列腺间质结缔组织、平滑肌纤维和部分腺体增生，导致前列腺体积增大。

2. 病理变化　前列腺增生症病变部位在尿道周围（前列腺中叶），而前列腺癌主要累及前列腺后叶。肉眼观，正常前列腺如栗子大小，重约 20 g。增生的前列腺体积增大，重量为 60 ~ 100 g。质地较坚韧，如橡皮，呈结节状（图 9-24A）。切面呈灰白色或灰黄色，可见大小不等的蜂窝状腔隙或囊性结构，用手指压迫时可有较多白色混浊的分泌物溢出。镜下观，前列腺的腺体、平滑肌和纤维结缔组织呈不同程度的增生，形成结节（图 9-24B）。腺体上皮细胞呈柱状或立方形，核位于基底部，也可形成乳头状突入腺泡腔内。腺泡腔内有分泌物及脱落的上皮细胞，偶可见淀粉样小体。纤维及平滑肌细胞肥大、增生，包绕或穿插于增生的腺体之间，形成宽窄不一的间隔。间质中可见多少不等的淋巴细胞浸润。因结节的构成成分不同，可形成多种形态：纤维肌腺瘤型、腺瘤样型、纤维肌型、肌型和纤维血管型。

3. 病理临床联系　前列腺增生多发生在移行带。尿道前列腺部受压可产生尿道梗阻的症

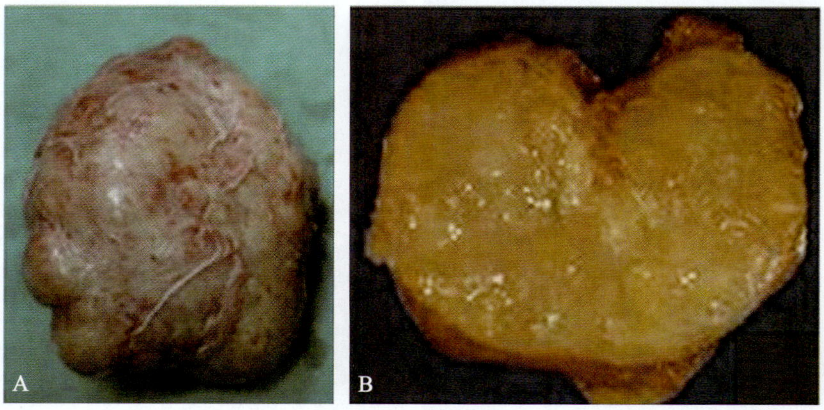

图 9-24　前列腺增生症

状和体征。患者可有排尿困难、尿流变细、滴尿、尿频和夜尿增多。病程较长者，可继发尿潴留和膀胱扩张。尿潴留可进一步诱发尿路感染或肾盂积水，严重者最后可出现肾衰竭。

二、前列腺癌

前列腺癌（carcinoma of prostate）是来自前列腺上皮的恶性肿瘤，多发生于 50 岁以上的老年男性。其发生率随年龄增加而升高，在我国目前有逐年增加的趋势。多表现为下尿路梗阻，肛门指诊可扪及肿物。

1. 病因与发病机制　大多数为激素依赖型，其发生、发展与雄激素密切相关。有的学者认为还与种类、遗传因素有关。

2. 病理变化　肉眼观，前列腺癌病灶多位于外周带，常为单个结节，呈灰白色或灰黄色，境界不清，无包膜，质硬。晚期肿瘤可扩展到全部前列腺，使前列腺明显增大而质地变硬。病变偶尔呈多灶性，有的癌灶不明显。镜下观，前列腺癌多数为腺癌，少数为移行细胞癌和鳞状细胞癌。依其分化程度，可分为高分化、中分化和低分化 3 型。①高分化腺癌：最常见，癌细胞排列成大小不等的腺样结构，排列拥挤，可见腺体呈“背靠背”现象，并常可见癌组织向间质浸润生长（图 9-25A）。癌细胞核体积增大，呈空泡状，含有一个或多个大的核仁，但多形性不明显，核分裂象很少见。高分化前列腺癌与前列腺增生的腺体相似，最可靠的恶性证据是包膜、淋巴管、血管和周围神经的浸润。②中分化腺癌：全部或部分呈腺样结构，但腺体排列较紊乱，核异型性较明显，有时可形成筛状结构。③低分化腺癌：癌细胞一般较小，排列成条索状、巢状或片状，腺体结构很少（图 9-25B）。

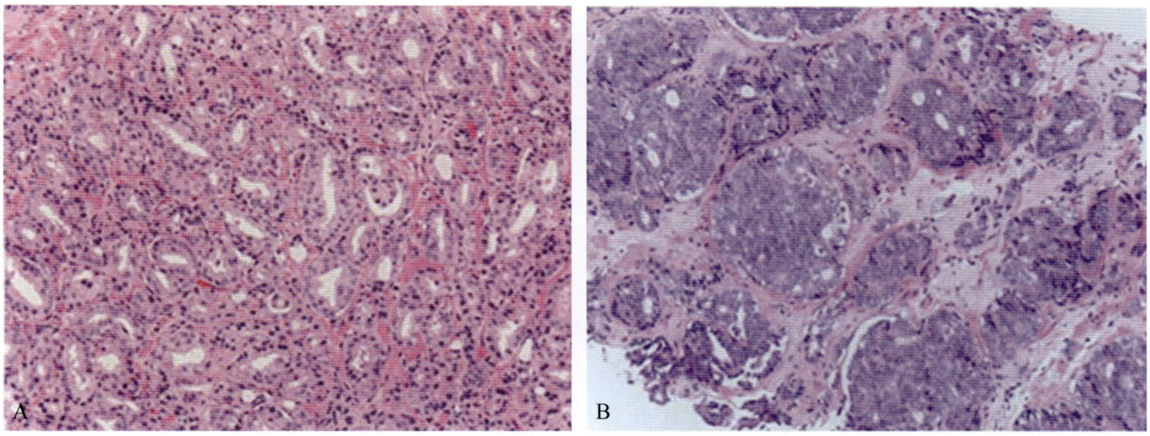

图 9-25　前列腺癌

3. 扩散与转移

（1）直接蔓延：肿瘤侵犯周围器官，如膀胱底、精囊腺、尿道等，但很少直接侵入直肠，因为癌组织不易穿透直肠膀胱筋膜。

（2）转移：①淋巴道转移，比较常见，最常侵犯的淋巴结有髂内、髂外、腹主动脉旁、腹股沟等淋巴结，也可侵入胸导管、锁骨下淋巴结等处。②血行转移，可转移至骨、肺、肝等处，特别是腰椎、骨盆及肋骨的转移较常见。骨转移的途径有人认为是经肺循环后再散布到全身的骨及肝组织，也有人认为可经脊椎静脉丛直接转移至腰椎。

4. 病理临床联系　早期前列腺癌患者一般无症状。大多数前列腺癌呈结节状位于外周带，故肛门指诊可直接扪及。前列腺癌较大时可压迫尿道，引起排尿困难、尿潴留等下尿路梗阻的症状。另外，肿瘤破溃、出血还可引起血尿。正常前列腺组织可分泌前列腺特异性抗原（prostate specific antigen，PSA），但前列腺癌时 PSA 分泌可高出正常前列腺的 10 倍以上，故血液中 PSA 水平明显增高时，应高度疑为癌，必要时可行前列腺组织穿刺，通过病理学检查确诊。前列腺癌的扩散转移与癌细胞分化程度有一定关系，高分化腺癌扩散转移较晚，可长期局限于前列腺内，预后较好。

（李慧平）

自测题

一、选择题

1. 关于宫颈原位癌的描述，正确的是
   A. 宫颈上皮内瘤变即宫颈原位癌
   B. 异型细胞侵犯宫颈间质血管和淋巴
   C. 异型细胞累及上皮全层，未穿透基底膜
   D. 异型细胞侵犯宫颈腺体，并穿透基底膜
   E. 异型细胞侵犯上皮的 1/3 ~ 2/3
2. 宫颈癌最常见的转移途径是
   A. 直接蔓延　B. 子宫旁淋巴结
   C. 血行转移　D. 腹腔淋巴结
   E. 种植性转移
3. 绒毛膜癌的组织来源是
   A. 腹膜间皮细胞　B. 滋养层细胞
   C. 宫颈上皮细胞　D. 子宫内膜上皮细胞
   E. 输卵管上皮细胞
4. 下列乳腺癌类型中常表现为粉刺癌的是
   A. 浸润性小叶癌　B. 浸润性导管癌
   C. 导管内原位癌　D. 小叶原位癌
   E. 髓样癌
5. 患者，女性，50 岁，右侧乳头皮肤脱屑、结痂半年。去除痂皮，可见糜烂样创面，刮片细胞学检查可见大而异型、胞质透明的肿瘤细胞。这种细胞称为
   A. 镜影细胞　B. L/H 型细胞
   C. 陷窝细胞　D. Paget 细胞
   E. 多核瘤巨细胞

二、名词解释

1. 宫颈糜烂　2. 宫颈息肉　3. 巧克力囊肿　4. 侵蚀性葡萄胎

三、问答题

1. 简述宫颈癌的形态类型及其特点。
2. 简述乳腺癌的大体形态及其形态特点。

第十章

内分泌系统疾病

第十章
数字资源

思政之光

学习目标

通过本章内容的学习，学生应能够：

识记：

1. 说出亚急性甲状腺炎、慢性淋巴细胞性甲状腺炎、弥漫性非毒性甲状腺肿、弥漫性毒性甲状腺肿、甲状腺腺瘤、甲状腺腺癌的定义和基本病理变化。
2. 说出糖尿病的定义、分型和基本病理变化。

理解：

1. 解释亚急性甲状腺炎、慢性淋巴细胞性甲状腺炎、弥漫性非毒性甲状腺肿、弥漫性毒性甲状腺肿、甲状腺腺瘤、甲状腺癌的病理临床联系。
2. 比较 1 型糖尿病和 2 型糖尿病的区别，解释糖尿病的病理临床联系。

运用：

1. 应用所学知识，阐述亚急性甲状腺炎、慢性淋巴细胞性甲状腺炎、弥漫性非毒性甲状腺肿、弥漫性毒性甲状腺肿、甲状腺腺瘤和甲状腺癌防治的病理生理学基础。
2. 对糖尿病患者有同理心、耐心与爱心，积极进行宣传教育，提前预防，及时处理。

内分泌系统（endocrine system）包括内分泌器官、内分泌组织及各系统或组织内散在的内分泌细胞。由内分泌腺或内分泌细胞所分泌的高效能活性物质称为激素，作用于靶器官或细胞，对机体生理活动起调节作用。内分泌系统疾病很多，包括遗传缺陷、炎症、肿瘤、代谢障碍等，本章主要介绍甲状腺常见疾病和糖尿病。

案例 10-1

患者，女性，29 岁，因“眼球突出半年”入院，伴心悸、多饮、多食、多汗、手部震颤、烦躁、易怒。体格检查：甲状腺Ⅱ度肿大。

思考题：

1. 该患者应诊断为什么疾病？
2. 应当如何确诊？

第一节 甲状腺疾病

甲状腺疾病主要包括甲状腺炎、甲状腺肿和甲状腺肿瘤。

一、甲状腺炎

甲状腺炎按病程和病变特点可分为急性、亚急性和慢性三类。急性甲状腺炎多由细菌感染引起，为化脓性炎症，较少见；亚急性甲状腺炎多由病毒感染或感染后的变态反应引起；慢性甲状腺炎以淋巴细胞性甲状腺炎（桥本病）最常见。

（一）亚急性甲状腺炎

亚急性甲状腺炎（subacute thyroiditis）又称肉芽肿性甲状腺炎、巨细胞性甲状腺炎，患者多为中年女性。本病常发生于病毒性上呼吸道感染后 1 ～ 2 周，常见症状为甲状腺肿胀伴疼痛。

1. 病理变化

肉眼观：甲状腺为轻至中度肿大，呈不均匀结节状，质地坚实，切面呈灰白淡黄，可见坏死或瘢痕，与周围组织粘连。

镜下观：早期病变炎症反应明显，可伴中性粒细胞和多少不等的嗜酸性粒细胞浸润，形成微脓肿；随着疾病进展，甲状腺滤泡减少，上皮脱离，胶体外溢，引起巨噬细胞反应性增生，形成肉芽肿；愈合期滤泡上皮再生，间质纤维化，巨噬细胞逐渐减少并消失。

2. 病理临床联系　由于甲状腺滤泡急性破坏，可表现为基础代谢率增高，甲状腺摄碘量显著降低，此分离现象有助于疾病诊断。本病具有自限性，病程常为 3 个月，预后好。患者甲状腺功能多不减退。

（二）慢性淋巴细胞性甲状腺炎

慢性淋巴细胞性甲状腺炎（chronic lymphocytic thyroiditis）又称桥本甲状腺炎（Hashimoto's thyroiditis）或桥本病（Hashimoto's disease）。患者 90% 以上为中年女性，常有甲状腺疾病家族史，有时合并其他自身免疫性疾病。本病是一种自身免疫性疾病，患者血清中多种抗甲状腺抗体（TgAb、TRAb、TPO-Ab）阳性可帮助诊断。本病起病隐匿，典型临床表现为患者甲状腺弥漫性无痛性肿大，伴甲状腺功能低下。

1. 病理变化　肉眼观，甲状腺弥漫性肿大，包膜光滑、完整，与周围组织无粘连，切面呈灰白色或淡黄色，质韧。肿瘤略呈结节状，无出血或坏死。镜下观，甲状腺滤泡变小，胶质减少，大量淋巴细胞、浆细胞浸润，形成有生发中心的淋巴滤泡。间质有不同程度的纤维化，一些上皮细胞呈嗜酸性细胞转化。

2. 病理临床联系　甲状腺慢性炎症细胞增生，致使甲状腺肿大；甲状腺滤泡慢性破坏，表现为基础代谢率低，摄碘率降低。患者甲状腺肿大出现压迫症状或需排除恶变时，需行外科干预治疗。

➢ **考点：**慢性淋巴细胞性甲状腺炎的基本病理变化。

二、甲状腺肿

甲状腺肿是指由于增生和胶质储存伴甲状腺激素异常分泌而导致的甲状腺代谢性肿大。根据有无甲状腺功能亢进，可将甲状腺肿分为弥漫性非毒性甲状腺肿和弥漫性毒性甲状腺肿。

（一）弥漫性非毒性甲状腺肿

弥漫性非毒性甲状腺肿（diffuse nontoxic goiter）是由于缺碘导致甲状腺素分泌不足，促甲状腺激素（thyroid stimulating hormone，TSH）反馈性增加，甲状腺滤泡上皮增生，滤泡上皮分泌的胶质（主要是甲状腺球蛋白）潴留，致使甲状腺体积增大，一般不伴有甲状腺功能亢进，又称单纯性甲状腺肿。根据流行病学特点，可将其分为地方性和散发性。我国内陆偏远山区为高发区，全国各地均有散发病例。随着我国加碘食盐的供给及普查力度的加强，此型甲状腺肿发病率明显降低。

1. 病因与发病机制

（1）缺碘：甲状腺素的合成要先后经过甲状腺腺泡聚碘、碘的活化、甲状腺球蛋白的酪氨酸残基碘化、甲状腺素的合成，因此，碘是甲状腺素合成不可缺少的重要原料。在自然环境中，尤其是水、食物中碘缺乏，或青春期、妊娠期和哺乳期对碘的需求量加大，体内摄入的碘不足，甲状腺素合成减少，可使促甲状腺激素反馈性增加，刺激甲状腺滤泡上皮增生，代偿性摄碘功能加强。如果长期缺碘，则由代偿状态变为失代偿状态，甲状腺素合成过程受抑制，导致胶质潴留，引起甲状腺弥漫性或结节性肿大。

（2）致甲状腺肿因子的作用：大量钙和氟不仅可影响肠道碘的吸收，而且可使滤泡上皮细胞膜钙离子增多，抑制甲状腺素的释放。硫氰酸盐及过氯酸盐可与碘离子竞争性抑制，阻碍甲状腺腺泡聚碘。硫脲类、磺胺类药物以及锂、钴等可抑制碘离子的聚集和碘离子的活化。

（3）高碘：碘的转运过程是继发性主动转运过程，依靠钠-碘转运蛋白。碘过量可引起钠-碘转运蛋白表达量下降（负反馈调节），导致甲状腺摄碘能力下降。碘离子过多，过氧化物酶的功能基团被过多占用，可抑制酪氨酸碘化。

（4）遗传和免疫因素：家族遗传可导致甲状腺素合成的相关酶（如过氧化物酶）缺乏、碘酪氨酸偶联缺陷等。另外，本病还可能与自身免疫有关。

2. 病理变化　根据弥漫性非毒性甲状腺肿的病变发展过程，可将其分为三个时期。

（1）增生期：又称弥漫性增生性甲状腺肿。肉眼观，甲状腺呈弥漫性对称性中度肿大，表面光滑。镜下观，甲状腺滤泡上皮细胞增生，呈立方体或矮柱状，可形成假乳头或小乳头。小滤泡增多，胶质减少。患者甲状腺功能一般无明显改变。

（2）胶质贮积期：又称弥漫性胶样甲状腺肿。肉眼观，甲状腺呈弥漫性对称性显著肿大，表面光滑，切面呈棕褐色，为半透明胶冻状。镜下观，甲状腺滤泡大小不一，有小滤泡或假乳头形成，大滤泡上皮复旧，变得扁平，滤泡腔高度扩张，有胶质贮积。

（3）结节期：反复增生和复旧导致多个大小不一的结节形成，又称结节性甲状腺肿。肉眼观，甲状腺呈不对称结节状增大，结节大小不一，有的结节境界清楚，切面可有出血、坏死、钙化和囊性变。镜下观，由纤维组织分隔形成大小不一的结节状病灶。部分滤泡上皮复旧或萎缩，有胶质贮积，部分滤泡上皮呈柱状或乳头状增生，小滤泡形成（图10-1）。

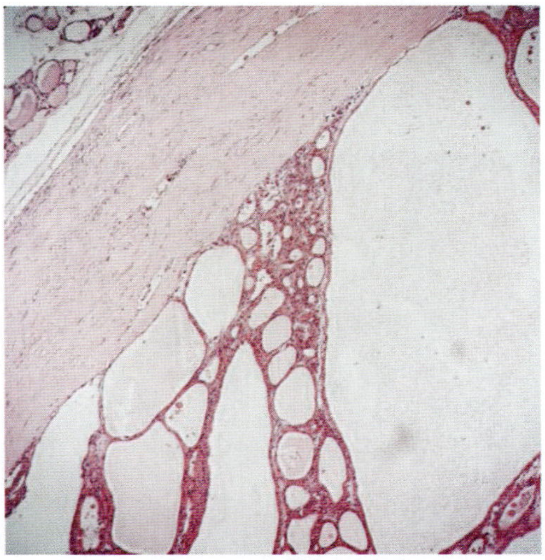

图10-1　弥漫性非毒性甲状腺肿（结节期）

3. 病理临床联系　临床表现为甲状腺肿大，严重者可压迫气管而引起呼吸困难或窒息，压迫喉返神经时可引起声音嘶哑，压迫食管时可引起吞咽困难等。患者通常无甲状腺功能亢进的表现。肿瘤极少数可癌变。

➢ **考点：**弥漫性非毒性甲状腺肿的病理分期。

（二）弥漫性毒性甲状腺肿

弥漫性毒性甲状腺肿（diffuse toxic goiter）是一种因甲状腺激素合成和分泌增多而导致的甲状腺肿大伴甲状腺功能亢进的一种器官特异性自身免疫性疾病。本病多见于 20 ~ 40 岁女性，临床表现主要为甲状腺肿大、甲状腺功能亢进症状。1/3 患者伴有眼球突出（图 10-2），又称 Graves 病、突眼性甲状腺肿。

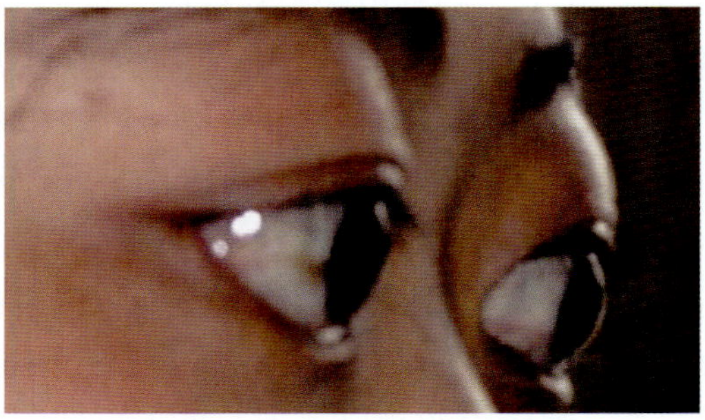

图 10-2 弥漫性毒性甲状腺肿突眼征

1. 病因与发病机制

（1）自身免疫反应：目前普遍认为本病与自身免疫有关。支持这一观点的证据有：70% ~ 80% 的患者血清中存在促甲状腺激素受体抗体（thyroid stimulating hormone receptor antibody，TRAb），此抗体具有类似促甲状腺激素作用，可与滤泡上皮细胞结合，长期刺激滤泡上皮细胞增生，致使甲状腺素分泌增多。患者血中球蛋白增高，被认为与多种抗甲状腺的自身抗体有关，如甲状腺过氧化物酶抗体（thyroid peroxidase antibody，TPO-Ab）、甲状腺球蛋白抗体（thyroglobulin antibody，TgAb）等。另外，此病还常与重症肌无力、糖尿病等自身免疫性疾病并存。

（2）遗传因素：研究显示，弥漫性毒性甲状腺肿亦有家族遗传倾向，患此病的其他家族成员发病率明显高于普通人群。

（3）其他：本病受生活方式、精神、情绪、环境等诸多因素的影响。

2. 病理变化 肉眼观：甲状腺呈弥漫性对称性增大，表面光滑，切面呈灰红色，质软似肌肉，呈分叶状。镜下观：甲状腺滤泡大小不一，滤泡上皮细胞增生呈柱状，突入滤泡腔形成乳头；胶质少或无，滤泡边缘可见吸收空泡；间质轻度纤维化伴淋巴细胞浸润（图 10-3）。

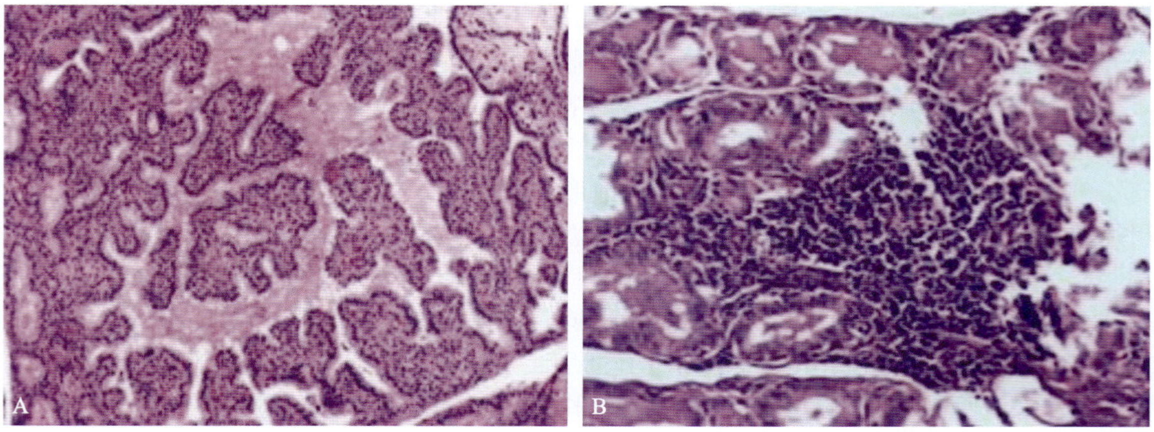

图 10-3 弥漫性毒性甲状腺肿

3. 病理临床联系 滤泡增生使甲状腺呈弥漫性对称肿大。由于甲状腺素分泌过多，致使基础代谢率和交感神经兴奋性增高，患者表现为心悸、烦躁、易激动、手部震颤、多饮、多食、多汗、体重减轻等症状。自身免疫反应引起眼球后脂肪增生、眼肌肿胀、球后黏液水肿、淋巴细胞及浆细胞浸润等，从而导致突眼。另外，患者还可有其他器官病变，如心脏肥大，心肌变性、坏死及纤维化，可致心力衰竭；骨组织蛋白质分解过度可导致骨质疏松；全身淋巴组织增生；胸腺肿大、脾大等。

三、甲状腺肿瘤

甲状腺常见肿瘤包括甲状腺腺瘤和甲状腺癌。

（一）甲状腺腺瘤

甲状腺腺瘤（thyroid adenoma）是最常见的甲状腺良性肿瘤，来源于滤泡上皮细胞。患者以中青年女性多见，临床表现为颈前区无痛性肿块，随吞咽动作上、下移动。少数患者伴有甲状腺功能亢进，称为毒性腺瘤或高功能腺瘤。

病理变化　肉眼观：肿块多为单发，呈圆形或椭圆形，有完整包膜，平均直径约为 3 cm。切面呈实性，质软，呈暗红色或棕黄色，常发生出血、钙化或囊性变。镜下观：甲状腺腺瘤可分为滤泡状腺瘤和非典型腺瘤，绝大多数为滤泡状腺瘤。

（1）滤泡状腺瘤：肿瘤性滤泡上皮细胞大小一致，核小，呈圆形，位于基底部。滤泡可大可小，胶质或多或少。间质少，富含血管，偶尔可有乳头状增生。

根据腺瘤内滤泡的分化程度和特征，可将甲状腺腺瘤分为单纯性腺瘤、嗜酸细胞腺瘤、胎儿型腺瘤、胚胎型腺瘤、印戒细胞腺瘤等亚型。由于多种亚型常混合存在，且各亚型分类无特殊临床意义，故已逐渐弃用。仅嗜酸细胞腺瘤有其特殊性。

嗜酸细胞腺瘤又称许特莱（Hurthle）细胞腺瘤，发病率约占滤泡状腺瘤的 10% ~ 15%。肿瘤主要由大的嗜酸性细胞构成（>75%）。肿瘤细胞呈多边形，胞质丰富，呈颗粒状，为嗜伊红色。核小且深染，大多排列成滤泡状，有时可呈实性或梁状。嗜酸细胞腺瘤发展成恶性的比例较一般滤泡状腺瘤高，视为潜在恶性。

（2）非典型腺瘤（atypical adenoma）：较少见。肿瘤富含细胞，具有中度核异型性或梭形细胞巢，很少形成完整滤泡。间质少，排列成条索状或巢状。经充分取材，肿瘤无包膜和血管侵犯。对此型患者应定期复查或随访。

甲状腺腺瘤和结节性甲状腺肿内单个的结节有时鉴别较为困难，可从以下特征加以鉴别：甲状腺腺瘤常为单发，包膜完整，滤泡大小较一致，有挤压现象，包膜外为正常甲状腺组织。而结节性甲状腺肿常为多发结节，包膜不完整，滤泡大小不一，包膜内、外滤泡形态相似，无结节挤压现象。

（二）甲状腺腺癌

甲状腺癌（thyroid carcinoma）是最常见的甲状腺恶性肿瘤，起源于甲状腺上皮细胞，以中青年女性多见。临床患者多以甲状腺肿块、颈部淋巴结肿大而就诊，也可在体检时被发现。甲状腺癌的类型很多，现仅介绍四种主要组织学类型。

1. 乳头状腺癌　是最常见的类型，占所有甲状腺癌的 60% ~ 70%。该肿瘤生长缓慢，患者早期不易察觉。肿瘤经淋巴道转移率高。患者预后好，10 生存率大于 90%。肿瘤体积大或呈多灶性生长，有血管、包膜侵犯，发生远处转移者预后差。

肉眼观：肿瘤多呈圆形，平均直径为 2 ~ 3 cm，无包膜，境界清楚。切面呈灰白色或棕褐色，呈细颗粒状，质地较硬，可伴有出血、坏死、囊性变、纤维化或钙化。

镜下观：肿瘤排列成分支乳头状，被覆上皮细胞较周围正常细胞大，胞质丰富，呈嗜伊红色。核大（毛玻璃样核、核重叠）、核形不规则（核内包涵体、核沟），这种特征性的核改变极具诊断价值。纤维血管轴心或癌巢纤维间质内常可见呈同心圆层状排列的钙化小体，称为砂砾体（图 10-4）。

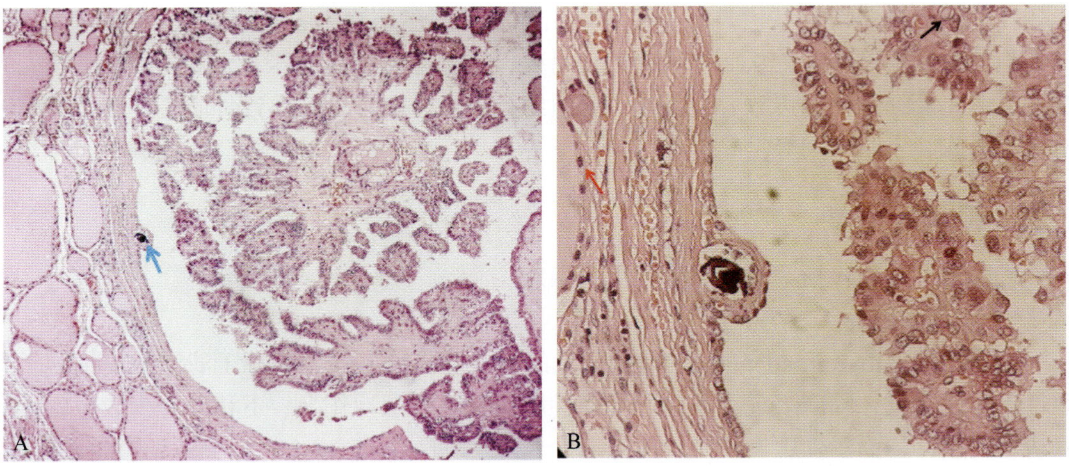

图 10-4 甲状腺乳头状癌

肿瘤呈乳头状生长，可见砂砾体，特征性的核改变具有诊断意义（蓝色箭头所示为砂砾体、黑色箭头所示为核内包涵体、红色箭头所示正常滤泡上皮细胞作为对照）。A.HE 染色（×200 倍）；B.HE 染色（×400 倍）

2. 滤泡状腺癌（follicular adenocarcinoma） 约占 10%，多见于 40 ~ 60 岁女性。肿瘤多发生血行转移，常转移至骨和肺，恶性程度高于乳头状癌。

肉眼观：肿瘤常为单发，呈结节状，有完整或不完整的包膜，少数呈浸润性生长，切面呈灰白色或棕黄色。

镜下观：肿瘤细胞有不同程度的异型性，缺乏乳头状癌核特征，可见不同分化程度的滤泡，也可呈实性或小梁状结构。

3. 髓样癌（medullary carcinoma） 占 5% ~ 10%，女性多见，多数患者为散发性，少部分患者有家族聚集性。甲状腺髓样癌是来源于甲状腺滤泡旁细胞（即 C 细胞）的恶性肿瘤，属于神经内分泌肿瘤（APUD 瘤）。约 90% 的髓样癌可分泌降钙素（calcitonin，CT），患者表现为低钙血症，有的还同时分泌前列腺素、血清素和 ACTH 等，引起副肿瘤综合征。肿瘤多有淋巴道转移，晚期可经血行转移至肝、肺等处，预后较好。

肉眼观：肿瘤好发于甲状腺上叶、中叶，几乎不发生在峡部。散发性病例常为单侧单发，家族性患者常为双侧多中心发生。肿瘤呈类圆形，边界清楚，无包膜，切面呈棕黄色，可有钙化。

镜下观：肿瘤细胞是呈圆形、卵圆形、梭形或浆细胞样的小细胞，染色质细腻，可见核内包涵体，核分裂象少，排列成巢状或小梁状。80% 的病例间质中可见大量淀粉样物沉积（刚果红染色呈阳性），此为本型的特征性病变。

4. 未分化癌（undifferentiated carcinoma） 少见，60 岁以上女性多见，分化差，恶性度高。此型肿瘤患者病情发展迅速，早期即可发生周围浸润和全身转移，预后差。

肉眼观：肿块体积较大，形态不规则。切面呈灰白色，质硬，与周围分界不清，并浸润周围邻近组织或穿过峡部累及对侧甲状腺，常伴有出血、坏死。

镜下观：肿瘤细胞大小、形态多样，染色加深，病理性核分裂象多见。

➢ **考点：**甲状腺癌的主要组织学类型。

第二节　糖尿病

案例 10-2

患者，女性，58 岁，体检发现空腹血糖为 15.6 mmol/L（正常参考值为 3.9 ~ 6.1 mmol/L）。患者自诉多饮、多食、多尿半年余。近 1 个月来，患者常有双下肢麻木，偶有疼痛，未减重，体重却减轻近 10 kg。

思考题：

1. 患者应诊断为何种疾病？
2. 出现上述症状的原因是什么？

知识链接

表 10-1　糖尿病的诊断标准（WHO，1999 年）

糖代谢分类	空腹血糖（mmol/L）	任意时间血糖（mmol/L）	OGTT（2 h）血糖（mmol/L）
糖尿病（DM）	≥ 7.0	≥ 11.1（需有糖尿病症状）	≥ 11.1
空腹血糖受损（IFG）	5.6 ~ 6.9		
糖耐量减低（IGT）			7.8 ~ 11.0
正常	3.9 ~ 6.0		<7.7

无典型糖尿病症状者需改日复查空腹静脉血糖或 OGTT（2 h）血糖确诊；OGTT：口服葡萄糖耐量试验（oral glucose tolerance test）

糖尿病（diabetes mellitus，DM）是胰岛素相对或绝对不足，或靶细胞对胰岛素敏感性降低，或胰岛素本身缺陷，引起糖、脂肪、蛋白质等代谢紊乱的一种慢性疾病。临床以持续性高血糖和尿糖为主要特征，表现为多饮、多食、多尿和体重减轻的“三多一少”症状。急性高血糖可致酮症酸中毒和高渗性昏迷，慢性高血糖可引起血管病变、糖尿病肾病、视网膜病变、神经系统病变等并发症，患者可因心肌梗死、脑卒中、肾衰竭、失明、截肢等致残或致死。目前，糖尿病已成为继肿瘤、心血管疾病之后的第三大严重危害人类健康的慢性疾病。

➢ **考点**：糖尿病的分型。

一、分类、病因与发病机制

目前通用的糖尿病分类标准是 1999 年 WHO 病因学分类。

1. 1 型糖尿病　病因与发病机制尚不十分清楚，目前认为绝大多数 1 型糖尿病与免疫介导有关，由病毒感染、毒物等诱发的针对 B 细胞的免疫损伤，导致体内胰岛 B 细胞破坏，胰岛素分泌绝对缺乏，致使血糖异常升高。本型糖尿病以青少年多发，起病急、进展快、病情重，患者易出现酮症酸中毒，抗体检测（GADA、ICA、IA-2A 等）有重要的诊断价值，原因不明的特发性糖尿病抗体检测可呈阴性，治疗依赖胰岛素。

2. 2 型糖尿病 病因亦不明确，一般认为肥胖，高糖、高盐饮食，缺乏运动，吸烟，饮酒及心理失衡等均是其危险因素。此外，本病还具有较强且较复杂的遗传易感性，具体发病机制不详，最终导致胰岛素相对不足、患者组织中胰岛素受体对胰岛素不敏感（胰岛素抵抗），致使血糖异常升高。我国以 2 型糖尿病为主，中老年人、腹型肥胖者多见，约占糖尿病的 90%。本型糖尿病起病慢、进展慢，病情轻，患者不易出现酮症，可不依赖胰岛素治疗。

3. 其他特殊类型糖尿病 病因相对明确，目前可分为以下八大类：胰岛 B 细胞功能遗传性缺陷、胰岛素作用遗传性缺陷、胰腺外分泌疾病、内分泌疾病、药物或化学因素所致糖尿病、感染、不常见的免疫介导性糖尿病、其他与糖尿病相关的遗传综合征。

4. 妊娠糖尿病 是指妊娠期间初次发现的任何程度的糖耐量异常，不包括妊娠合并糖尿病。产后 6 周需按常规标准重新确定糖尿病的类型。妊娠期胎盘催乳素和雌激素有拮抗胰岛素的作用，导致患者对胰岛素的敏感性下降，致使血糖升高。妊娠糖尿病使得高危妊娠的风险增加，对胎儿发育有重大影响，故建议所有孕妇在孕 24 ~ 28 周行口服葡萄糖耐量试验（OGTT），以评价糖代谢情况。

二、病理变化

1. 胰岛病变 1 型糖尿病早期为非特异性胰岛炎，大量淋巴细胞浸润，晚期胰岛 B 细胞颗粒脱失，空泡变性、坏死、消失。胰岛体积变小，数目减少，纤维组织增生，发生玻璃样变性。2 型糖尿病早期病变不明显，晚期 B 细胞减少，常见胰岛淀粉样变及纤维化（图 10-5）。

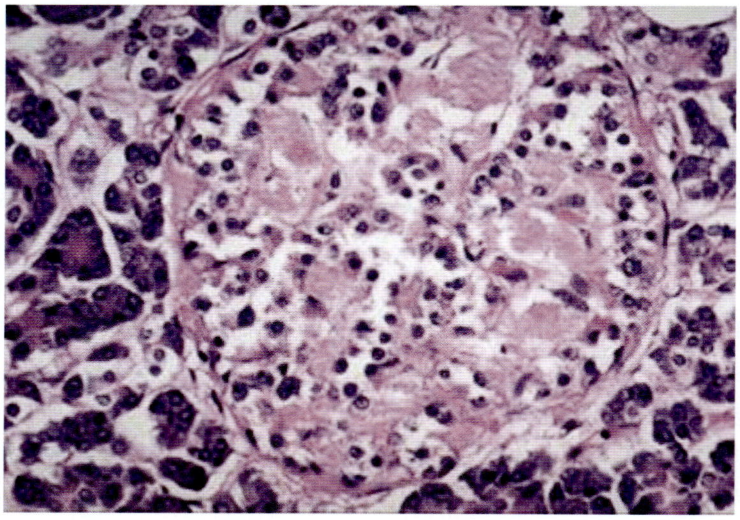

图 10-5 糖尿病胰岛病变

2. 血管病变 病变可累及所有血管，从主动脉至小动脉，甚至微血管，均有不同程度的病变。大血管呈动脉粥样硬化；细小动脉为玻璃样变性，血管壁通透性增高，管腔狭窄，可有血栓形成，远端血管甚至发生闭塞；微血管病变主要表现为微循环障碍、微血管瘤形成和微血管基底膜增厚，以肾、视网膜、神经系统病变最为突出。

3. 肾脏病变 早期患者出现渗透性利尿，肾血流量增大，肾体积增大；随着嗜伊红色玻璃样物质沉积，肾小球毛细血管基底膜增厚，肾小球呈结节性或弥漫性硬化；肾小管变性、萎缩，间质水肿、纤维化及炎症细胞浸润；肾动脉及细动脉硬化；急性肾盂肾炎时，肾乳头缺血并发感染，易发生肾乳头坏死。

4. 视网膜病变 糖尿病早期，表现为微血管瘤形成，继而出现小静脉扩张、渗出、水肿、出血。由于血管病变引起缺氧，可出现纤维组织增生、新生血管形成等增生性视网膜病变，严重者可致玻璃体积血、视网膜脱离。

5. 神经系统病变　主要由血管病变引起神经系统缺血性损伤，中枢神经和周围神经均可受累，以后者病变最常见，其中以远端对称性多发性神经病变最具代表性，表现为双侧肢体疼痛、麻木、感觉异常。脑细胞可广泛发生变性。

➢ **考点：**糖尿病的基本病理变化。

三、病理临床联系

1. 代谢障碍　糖尿病患者血糖过高可引起渗透性利尿，出现多尿。尿多而失水，使血浆渗透压升高，刺激下丘脑口渴中枢而导致多饮。由于糖代谢障碍，引起脂肪和蛋白质分解加强，加之血糖过高，可刺激胰岛素分泌，致使患者食欲亢进而多食。糖代谢障碍、ATP 生成减少和负氮平衡，可导致患者体重减轻。

2. 感染　高血糖时白细胞的移动和吞噬功能受到抑制，淋巴细胞转化率降低，细胞免疫功能及抗体生成均有所下降，加之高血糖有利于细菌滋生，因而容易发生感染。感染又促使糖尿病病情加重，如此反复形成恶性循环，甚至可发展为败血症，患者病死率很高。

3. 糖尿病昏迷　由于脂肪组织大量动员分解，产生大量酮体，超出机体氧化利用能力，可导致酮症酸中毒，表现为脱水、酸中毒、电解质紊乱和意识障碍等。严重高血糖而无明显酮症酸中毒时，亦可引起糖尿病非酮症高渗性昏迷。

4. 动脉粥样硬化引起的并发症　脂代谢异常及脂肪分布异常可引起动脉粥样硬化，导致患者出现冠心病、脑卒中、肢体坏疽等。

5. 糖尿病肾病　患者从出现渗透性利尿而致蛋白质及维生素等大量滤出，到肾小球硬化持续性蛋白尿形成，最终发展为肾功能不全、肾衰竭。

6. 失明　病程超过 10 年的患者，由于视网膜新生血管形成及纤维组织增生机化，牵拉视网膜脱离，可导致失明。并发白内障及青光眼亦可造成患者失明。

7. 糖尿病足与下肢神经系统病变　不同程度的周围血管病变引起的足部感染、溃疡和（或）深层组织破坏，是截肢及致残的主要原因。

四、防治的病理生理学基础

糖尿病及其并发症已成为严重危害人民健康的重大问题，应在各级政府和卫生部门的领导下，发动社会支持，共同参与糖尿病的防治工作。

糖尿病预防通常采取三级预防：一级预防是控制危险因素，避免糖尿病发病；二级预防是做好糖尿病筛查工作，早发现、早诊断、早治疗；三级预防是延缓和防治糖尿病并发症的发生，降低致残率和致死率，改善患者生活质量。

由于对糖尿病病因与发病机制尚未明确，故缺乏针对性的病因治疗，目前强调早期治疗、长期治疗、综合治疗、治疗措施个体化的原则。国际糖尿病联盟提出糖尿病现代治疗的五个要点：饮食控制、运动疗法、血糖监测、药物治疗和糖尿病教育。

2017 年版中国 2 型糖尿病防治指南建议，应对糖尿病患者采用分层管理的原则，对糖尿病病程较长者、老年人和已经发生过心血管疾病的患者，继续采取减重、降糖、降压、调脂、应用阿司匹林治疗等综合治疗措施，使患者更好地远离并发症，减少心、脑血管事件的发生。

（牟东云）

自测题

一、选择题

1. 地方性甲状腺肿的主要原因是
   A. 缺碘　　B. 机体对碘的需求量增加
   C. 遗传因素　　D. 长期摄入大量钙
   E. 致甲状腺肿的食物摄入过多
2. 弥漫性毒性甲状腺肿常伴有
   A. 自身抗体形成　　B. 淋巴组织增生和胸腺增大
   C. 结节性甲状腺肿　　D. 甲状腺腺瘤
   E. 吞咽和呼吸困难
3. 下列不是弥漫性毒性甲状腺肿患者眼球突出原因的是
   A. 眼球体积变大
   B. 球后黏液性水肿
   C. 球后纤维脂肪组织增多、淋巴细胞浸润
   D. 球后代谢产物增多、纤维组织增生
   E. 球后间质血管扩张、充血
4. 下列不是甲状腺腺瘤和结节性甲状腺肿的鉴别要点的是
   A. 结节多为单发
   B. 包膜完整，结节内、外形态不同
   C. 有结节挤压现象
   D. 滤泡大小、形态较一致
   E. 结节大小不同
5. 由滤泡旁细胞来源的甲状腺癌是
   A. 乳头状腺癌　　B. 滤泡癌
   C. 未分化癌　　D. 髓样癌
   E. 小细胞癌
6. 下列关于滤泡状甲状腺癌的鉴别诊断，最关键的是
   A. 多个结节
   B. 肿块压迫周围甲状腺组织
   C. 肿块内组织形态与周围甲状腺组织不同
   D. 肿块为单个，直径不超过 5 mm
   E. 是否有包膜和血管侵犯
7. 下列甲状腺癌易出现砂砾体的是
   A. 乳头状腺癌　　B. 滤泡癌
   C. 未分化癌　　D. 髓样癌
   E. 小细胞癌
8. 关于乳头状甲状腺腺癌，下列叙述不正确的是
   A. 此型是甲状腺癌中最常见的类型
   B. 常伴有出血、坏死、纤维化和钙化

C. 颈部淋巴结转移少，预后差

D. 有的原发灶小，患者常因转移灶较大而就诊

E. 无包膜，有的切面囊内可见乳头

9. 1 型糖尿病和 2 型糖尿病最主要的区别是

A. 发病年龄不同　　B. 胰岛素基础水平与释放曲线不同

C. 发生酮症酸中毒的倾向不同　　D. 病因及对胰岛素的反应性不同

E. 血糖稳定性不同

10. 2 型糖尿病的发病是由于

A. 胰岛 B 细胞破坏，胰岛素分泌不足

B. 胰岛素功能遗传性缺陷

C. 线粒体基因突变

D. 胰岛素抵抗

E. 常染色体分泌不足

11. 糖尿病神经病变中最常见的受累神经是

A. 脑神经　　B. 脊神经

C. 三叉神经　　D. 自主神经

E. 周围神经

12. 下列关于亚急性甲状腺炎的描述错误的是

A. 病灶呈灶状分布

B. 有肉芽肿形成

C. 有中性粒细胞浸润，可形成微脓肿

D. 可有干酪样坏死

E. 患者可有短暂性甲状腺功能异常

二、名词解释

1. 单纯性甲状腺肿　2. 弥漫性毒性甲状腺肿　3. 糖尿病

三、问答题

1. 简述弥漫性非毒性甲状腺肿的病因及病理分期。
2. 简述慢性淋巴细胞性甲状腺炎的疾病性质、基本病理变化及主要临床表现。
3. 简述甲状腺癌的主要组织学类型及预后。
4. 简述糖尿病的分型、基本病理变化、主要临床表现和并发症。

第十一章
数字资源

思政之光

第十一章

传染病与寄生虫病

学习目标

通过本章内容的学习，学生应能够：

识记：

1. 说出结核病的基本病理变化及转化规律；原发性和继发性肺结核的类型及病变特点。
2. 列举严重急性呼吸综合征、伤寒、细菌性痢疾、流行性脑脊髓膜炎和流行性乙型脑炎的病理变化。

理解：

1. 解释结核病的病因与发病机制；伤寒，急、慢性细菌性痢疾，流行性脑脊髓膜炎和流行性乙型脑炎的病理临床联系。
2. 分析艾滋病、淋病、尖锐湿疣和梅毒的病理变化；严重急性呼吸综合征的病理变化和临床特点；血吸虫病的病因、传染途径及病变特点。

运用：

阐述结核病的防治，树立牢固公共安全意识。

案例 11-1

患儿，女，6 岁，反复发热、盗汗、疲乏无力、精神萎靡、不思饮食、消瘦 1 个月余。近 1 周患儿出现头痛，呈喷射状呕吐、嗜睡、颈项强直。实验室检查：WBC 13×10^9/L，N 0.12，L 0.7，M 0.17，E 0.01。红细胞沉降率 48 mm/h。T 40.2 ℃。患儿住院 15 天后，病情恶化，呼吸困难，抢救无效死亡。

尸检：右肺上叶下部有一灰白色病灶，与下叶肺膜粘连，切面大小约 2.5 cm×3 cm，全为灰白色粟粒大小干酪样坏死的病灶。肝、脾均可见粟粒样结节。脑膜有多量散在的粟粒结节，脑回扁平，脑沟变浅，脚间池、桥脑池等处的蛛网膜下腔内有大量灰黄色胶冻样渗出物。镜下观，脑膜充血，普遍水肿，有多量典型的结核结节，并有大量淋巴细胞等炎症细胞浸润。

思考题：

1. 该患者生前患何种疾病？其诊断依据是什么？
2. 形成的脑部病变是什么？病变是如何形成的？

第一节　结 核 病

一、概述

结核病（tuberculosis）是由结核分枝杆菌引起的一种常见的慢性传染病，全身各器官、组织均可累及，但以肺结核最多见。临床上患者可有发热、乏力、食欲缺乏、消瘦、盗汗等全身中毒症状和受累器官的相应表现。结核病曾经威胁全世界。建国后，我国结核病的发病率和死亡率已明显下降，但是自 20 世纪 80 年代以来，由于抗药菌株的出现，结核病的发病率又有回升的趋势。根据世界卫生组织的统计，我国是全球 22 个结核病流行严重的国家之一，同时也是全球 27 个耐多药结核病流行严重的国家之一。耐多药结核病仍然是一个公共卫生危机和卫生安全威胁，联合国的可持续发展目标是 2030 年终止结核病。

（一）病因与发病机制

结核病的病原菌是结核分枝杆菌，对人具有致病作用的结核分枝杆菌主要是牛型和人型结核分枝杆菌。结核分枝杆菌无侵袭性酶，不产生内、外毒素，其致病性（毒力）与菌体的糖脂（索状因子）、糖肽脂（蜡质 D）和具有抗原性的蛋白质等成分有关。结核病以呼吸道传染为主，肺结核患者是主要传染源，患者说话、咳嗽、打喷嚏所排出的大量带菌飞沫，吸入后可引起感染。其次是食入带菌食物，引起消化道感染。少部分人可经皮肤伤口、泌尿生殖系统感染。

肺结核患者（主要是空洞性肺结核）经呼吸道排出大量带菌微滴（每滴可含 10 ~ 20 个结核分枝杆菌）而成为最重要的传染源。易感者吸入这些带菌微滴，即可引起感染。直径小于 5 μm 的微滴可到达肺泡，其致病性最强。到达肺泡的结核分枝杆菌趋化、吸引巨噬细胞，并被巨噬细胞吞噬。在建立有效的细胞免疫之前，巨噬细胞难以将结核分枝杆菌杀灭，而且该菌可在细胞内繁殖，一方面引起局部炎症，另一方面通过血行、淋巴道播散至全身各组织器官，成为以后发生肺外结核病的主要根源。机体对结核分枝杆菌产生特异的细胞免疫一般需 30 ~ 50 天。在有效的细胞免疫建立之前，巨噬细胞将其杀灭的能力有限，使结核分枝杆菌得以在细胞内繁殖，引起局部炎症，甚至发生全身血源性播散。在临床上表现为皮肤的结核菌素试验阳性。

机体在对结核分枝杆菌产生免疫反应的同时，也伴发Ⅳ型（迟发型）超敏反应。超敏反应的出现提示机体已获得免疫

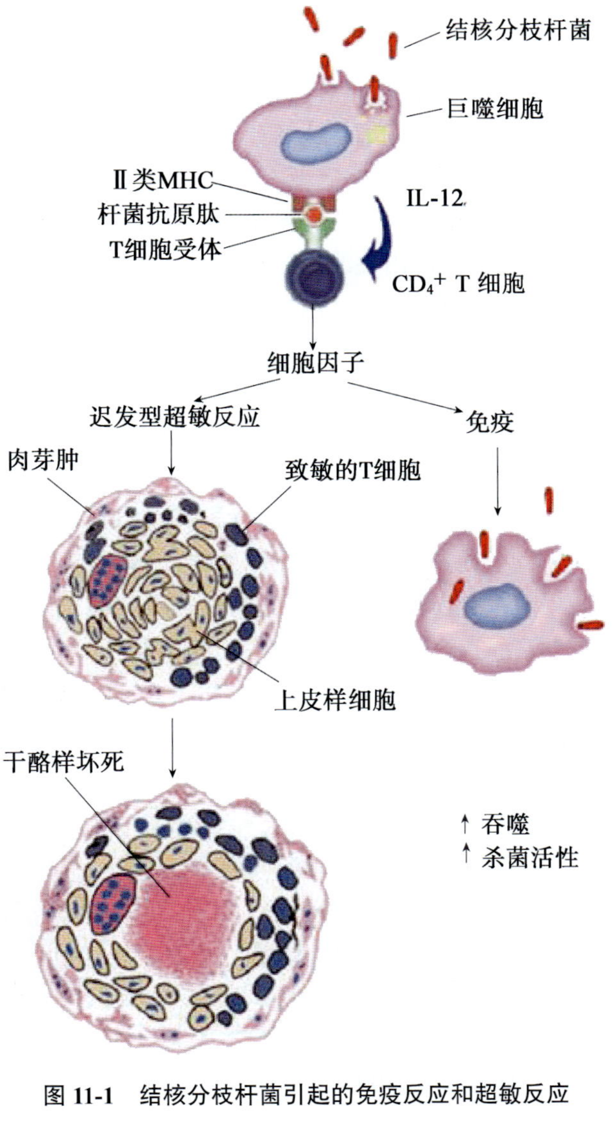

图 11-1　结核分枝杆菌引起的免疫反应和超敏反应

力，对病原菌有抵抗力，而强烈的超敏反应则会引起局部组织严重破坏，出现干酪样坏死（图 11-1）。机体被结核分枝杆菌感染所呈现的临床表现取决于感染的细菌数量及其毒力的大小，以及机体的反应性（免疫反应或超敏反应）等各种因素。细菌量少、毒力弱、机体抵抗力强时，以免疫反应为主，病灶局限，结核分枝杆菌可被杀灭。反之，则以超敏反应为主，结核病呈恶性发展。结核病基本病变与机体免疫状态的关系见表 11-1。

表 11-1　结核病的基本病变与机体免疫状态的关系

病理变化	变态反应	免疫力	细菌量	病理变化特征
以渗出为主	较强	弱	多	浆液性或浆液纤维蛋白性
以增生为主	较弱	较强	少	结核结节
以坏死为主	强	弱	多	干酪样坏死

（二）病理变化

结核分枝杆菌在机体内引起的病变属于特殊性炎症。虽然其病变具有一般炎症的渗出、坏死和增生三种基本变化，但各有其特异性。由于机体的反应性（免疫反应和变态反应）、细菌量及毒力和组织特性的不同，可出现不同的病变类型：

1. 以渗出为主的病变　当细菌数量多、毒力强，且机体免疫力低下和变态反应明显时，常出现渗出性病变，多发生在结核病的早期或病变恶化进展时。此型变化好发在肺、浆膜、滑膜和脑膜等处。镜下观，小血管扩张、充血，早期有中性粒细胞浸润，但很快被巨噬细胞所取代，有浆液、纤维蛋白渗出。严重时，可有大量红细胞漏出。渗出性病变可完全吸收而不留痕迹，也可转变为以增生或坏死为主的病变。

2. 以坏死为主的病变　当细菌量多、毒力强，且机体免疫力低下或变态反应强烈时，上述增生、渗出性病变均可发生为以坏死为主的病变。镜下观，病变组织为红染无结构的颗粒状物，周围常有渗出性改变；坏死组织质地松软，呈淡黄色，细腻均匀，状似奶酪，故称为干酪样坏死。干酪样坏死灶内含有一定量的结核分枝杆菌，可成为结核病恶化进展的原因。干酪样坏死灶液化的机制是：病灶中继发感染，出现大量中性粒细胞，释放溶酶体酶，使干酪样坏死灶液化。另外，也可能与巨噬细胞释放水解酶有关。坏死灶液化有利于坏死物排出而使病变消除，但可造成病灶恶化、结核菌播散。

3. 以增生为主的病变　当细菌量少、毒力低，且机体免疫力较强时，则以增生性病变为主，形成具有诊断价值的结核结节（结核性肉芽肿）。肉眼观，单个结核结节不易看到，三四个结节融合成较大结节时才能见到，为白色或微黄色，粟粒大小，境界清楚，可隆起于器官表面。镜下观，典型的结核结节中央为干酪样坏死，周围有大量上皮样细胞和一些朗汉斯巨细胞，最外围有大量淋巴细胞聚集及少量成纤维细胞围绕。巨噬细胞对结核分枝杆菌有很强的吞噬、消化能力，在杀灭细菌的同时，结核分枝杆菌中的磷脂被分解后，由单核细胞吞噬，使单核细胞转变为多角形、胞质丰富、境界不清、连接成片的细胞，称为上皮样细胞。多个上皮样细胞互相融合形成朗汉斯巨细胞（多核巨细胞），其细胞体积大，直径可达 300 μm，胞质丰富，细

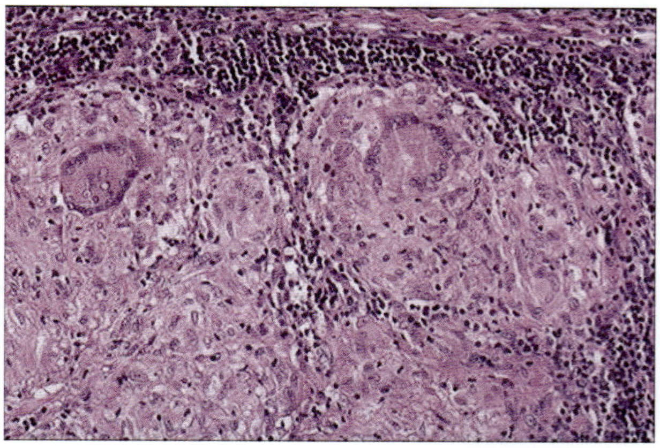

图 11-2　结核结节

胞核的形态与上皮样细胞核相似，由十几个到几十个不等，排列呈花环状、马蹄形或聚集在胞体的一端（图 11-2）。

以上三种基本病理改变往往并存或以某种改变为主，可互相转化，如渗出性病变经治疗或机体免疫力增强后可转变为以增生为主的病变；反之，当机体抵抗力降低或变态反应强烈时，原来的增生性病变则可转变为渗出性、坏死性病变，或原来的渗出性病变转化为坏死性病变。

➢ **考点：**结核结节的形成、结核病的病理变化。

（三）转归

结核病变的发展和结局取决于机体抵抗力和结核菌致病力。当人体抵抗力增强时，细菌逐渐被控制而消灭，结核病变转向愈合；反之，则转向恶化。

1. 转向愈合

（1）吸收、消散：是渗出性病变的主要愈合方式。渗出物可通过淋巴管、微静脉被吸收，而使病灶缩小或完全吸收、消散。X 线检查可见边缘模糊的云雾状阴影，随着渗出物被吸收，阴影缩小或分割成小片，以致完全消失。临床上称为吸收好转期。

（2）纤维化、纤维包裹及钙化：未被完全吸收的渗出性病变和小的干酪样坏死灶可通过机化、纤维化最后形成瘢痕而愈合。较大的干酪样坏死灶周围则由纤维组织增生，将病灶坏死物包裹。其中，干酪样坏死逐渐干燥、浓缩或有钙盐沉积而发生钙化。被包裹或发生钙化的干酪样坏死灶中，尚有少量结核菌，此病变临床虽属痊愈，但当机体免疫力降低时，病变仍可复发进展。X 线检查可见纤维化病灶呈边缘清晰、密度增大的条索状阴影。钙化灶为密度极大、境界清楚的阴影。临床上称为硬结钙化期。

2. 转向恶化

（1）浸润进展：疾病恶化进展时，原有病灶周围又出现渗出性病变，范围不断扩大，并继发干酪样坏死。X 线检查可见病灶周围出规模糊的絮状阴影，临床上称之为浸润进展期。

（2）溶解播散：病情恶化时，干酪样坏死物可液化，通过体内自然管道（支气管、输尿管等）排出，导致局部形成空洞。液化坏死物内有大量结核分枝杆菌，可进一步发生播散，在其他部位形成新的结核病灶，如支气管播散至同侧或对侧肺，通过淋巴管和血行播散到全身，形成新的病灶。X 线检查可见病灶阴影密度深浅不一，出现透亮区及大小不等的新病灶阴影。临床上称之为溶解播散期。

➢ **考点：**渗出性病变的主要愈合方式。

二、肺结核

结核分枝杆菌的感染途径主要是呼吸道，故结核病中最常见的是肺结核。肺结核可因初次感染和再次感染结核分枝杆菌时机体反应性的不同，而导致肺部病变的发生、发展各有不同的特点，可分为原发性和继发性肺结核两大类。

（一）原发性肺结核

原发性肺结核（primary pulmonary tuberculosis）是机体首次感染结核分枝杆菌所引起的肺结核，多发生于儿童，故又称儿童型肺结核。但也偶见于未感染过结核分枝杆菌的青少年或成人发病。

1. 病理变化　原发性肺结核的病理特征是形成原发综合征（primary complex）。结核分枝杆菌随空气被吸入到达通气较好的肺上叶下部、下叶上部，靠近胸膜处，形成灰白色炎性实变灶，称为原发灶。原发灶通常只有一个，偶尔也有两个甚至两个以上。病灶开始为渗出性改变，继而中央部位发生干酪样坏死，呈圆形，直径多为 1 cm 左右，呈灰黄色。由于是初次感染，机体对结核分枝杆菌缺乏特异性免疫力，故病变性质很快由渗出变为变质，并迅速侵入局部淋巴管，到达所属肺门或纵隔淋巴结，引起结核性淋巴管炎和淋巴结炎。受累淋巴结肿大，可有干酪样坏死。肺的原发病灶、结核性淋巴管炎和肺门淋巴结结核三者合称为原发综合征（图 11-3），X 线检查显示病灶呈哑铃状阴影。

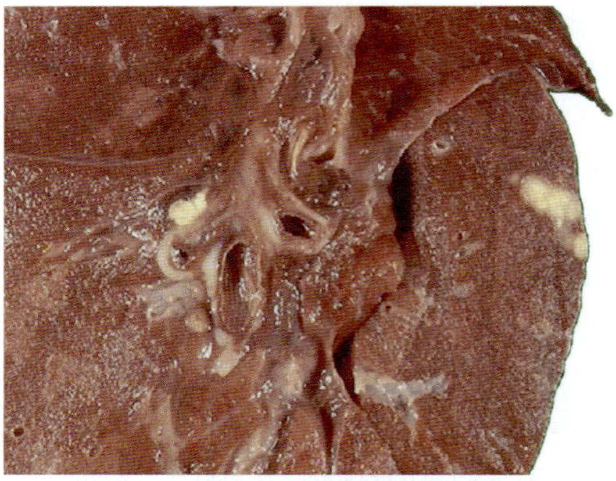

图 11-3　肺结核原发综合征

➢ **考点：**原发性肺结核的病理变化特征。

2. 结局

（1）愈合：大多数原发性肺结核患者，病灶因机体对结核分枝杆菌的特异性免疫逐渐增强而被吸收、愈合，小的病灶可完全被吸收或发生纤维化，较大的干酪样坏死灶则发生纤维包裹和钙化。少数患儿病灶虽愈合，但若干年后，残留在病灶内的结核分枝杆菌仍可繁殖、播散。

（2）恶化：少数患者由于抵抗力下降或合并其他疾病（如麻疹、百日咳、肺炎等），可致病情恶化。病变经淋巴道、支气管和血行播散。此时临床上患者可出现较明显的结核病中毒症状，如发热、咳嗽、盗汗、食欲缺乏、消瘦等。①淋巴道播散：肺门淋巴结的结核分枝杆菌可经淋巴管到达到气管、支气管旁、纵隔、锁骨上、锁骨下和颈部淋巴结等。如果淋巴管因结核病变而被阻塞，结核分枝杆菌也可逆行至腹膜后、肠系膜、腋下和腹股沟等处。②支气管播散：肺内原发病灶或肺门淋巴结的干酪样坏死范围扩大和液化后，侵及附近支气管，使结核分枝杆菌经支气管播散于肺内，可形成大叶性或小叶性分布的干酪性肺炎。③血行播散：肺部或淋巴结的干酪样坏死可侵蚀附近血管壁，结核分枝杆菌侵入血流，由淋巴道经胸导管入血。

肺结核原发综合征恶化进展发生血行播散时，可引起两种类型的结核病：

1）肺粟粒性结核：结核病变播散局限于肺内，此为淋巴结中的干酪样坏死物液化后破入附近的静脉系统（颈内静脉、无名静脉等），由右心经肺动脉播散至两肺。肉眼观，双肺充血，重量增加。切面呈暗红色，密布灰白色或灰黄色粟粒大小的结节，微隆起于切面，并显露于肺膜表面。

2）全身粟粒性结核：若肺原发灶中的干酪样坏死灶扩大，破坏肺静脉分支，则大量结核分枝杆菌可由肺静脉经左心至大循环。其病理特点是全身多器官（肺、肝、肾、脑和脑膜、腹膜等处）密布大小一致、灰白色、粟粒大小的结核病灶。镜下观，可为含细菌较少的增生性病变，也可为含细菌很多的渗出、坏死性病变。临床上，患者病情危重，有高热、衰竭、食欲缺乏、盗汗、烦躁不安等明显中毒症状，肝脾大，常有脑膜刺激征。若能及时治疗，则患者预后仍属良好，少数病例可因发生结核性脑膜炎而死亡。

（二）继发性肺结核

继发性肺结核（secondary pulmonary tuberculosis）是指人体再次感染结核分枝杆菌而发生的肺结核，多见于成年人，又称成人型肺结核。其感染来源是：①内源性感染，当免疫力低下时，结核分枝杆菌在体内的原有潜伏性病灶（原发性肺结核或肺外结核）又开始活动而成为继发性肺结核。②外源性感染，发病是由外界再次感染所致，与原发性肺结核无任何联系。

继发性肺结核时，机体对结核分枝杆菌已产生一定的免疫力，故病变一般局限于肺内。根据病变特点和临床经过，可将其分以下几种类型：

1. 局灶型肺结核　病变位于肺尖部，尤以右肺尖常见，直径为 0.5 ~ 1 cm。病灶境界清楚，有纤维性包裹。镜下观，病变以增生为主，中央可见干酪样坏死。临床上患者大多无自觉症状，多在体检时经 X 线检查被发现，肺尖部有单个或多个境界清楚的结节状阴影。局灶型肺结核属于非活动型肺结核。少数患者免疫力低下时，可发展为浸润性肺结核。

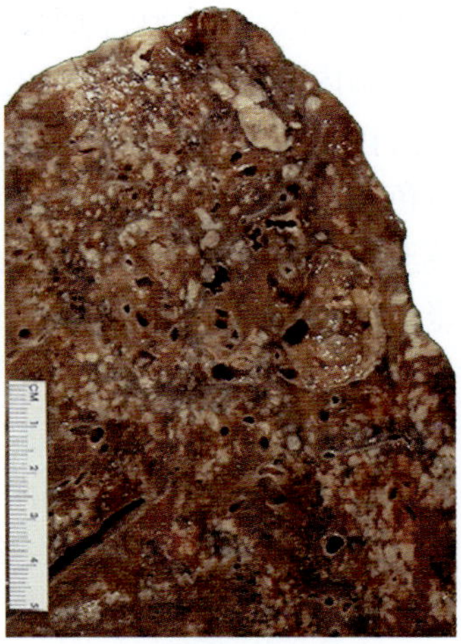

图 11-4　慢性纤维空洞性肺结核

2. 浸润性肺结核　是临床上最常见的类型，属于活动性肺结核，多由局灶型肺结核发展而来。病变多在肺尖或锁骨上、下区域的肺组织。镜下观，肺泡内充满浆液、单核细胞、淋巴细胞和少数中性粒细胞，最初以渗出为主，病灶中央有不同程度的干酪样坏死。X 线检查，可见边缘模糊的絮状阴影。临床上常有低热、盗汗、咳嗽、食欲减退、疲乏，有的出现咯血。本型如发现早，治疗合理，渗出性病变多可吸收、纤维化、形成纤维包裹、钙化而痊愈。如患者免疫力低下或治疗不及时，可发展为慢性纤维空洞性肺结核。

3. 慢性纤维空洞性肺结核　是成人慢性肺结核的常见类型，多在浸润性肺结核形成急性空洞的基础上经久不愈发展而来。病变特点：①肺内有一个或多个厚壁空洞。同时，在同侧肺组织，有时也可在对侧肺组织，特别是肺下叶可见由支气管播散引起的很多新旧不一、大小不等、病变类型不同的病灶，部位越低，病变越新鲜。空洞多位于肺上叶，大小不一，呈不规则形，壁厚，厚度有时可达 1 cm 以上。空洞内常见残存的梁柱状组织，多为有血栓形成并已机化闭塞的血管。空洞附近的肺组织有显著纤维组织增生和肺膜增厚（图 11-4）。镜下观，空洞壁分为三层：内层为多少不等的干酪样坏死物并含有大量结核分枝杆菌，中层为结核性肉芽组织，外层为纤维瘢痕组织。②同侧或对侧肺组织内，可见由空洞内的干酪样坏死液化物不断通过支气管，在肺内播散形成的大小不等、新旧不一的病变。③严重者，肺组织大量破坏，纤维组织广泛增生，可使肺变形、变硬、缩小，胸膜广泛增厚，胸壁粘连，甚至形成结核性肺硬化。肺内血管明显减少，肺循环阻力增大，肺动脉压升高，可引起肺源性心脏病。

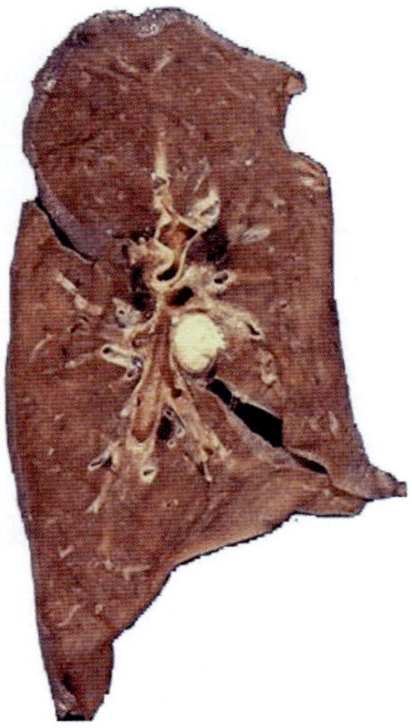

图 11-5　肺结核球

4. 干酪性肺炎　浸润性肺结核患者如果抵抗力极低或对结核分枝杆菌产生强烈的变态反应，病灶急剧恶化、进展，可出现大片干酪样坏死灶。本病也可因急、慢性空洞内的结核分枝杆菌经支气管播散所致。肉眼观，肺叶肿大、变实，切面呈黄色干酪样，坏死物质液化排出后可见有急性空洞形成。镜下观，肺泡腔内有大量浆液纤维蛋白性渗出物、巨噬细胞及炎症细胞，并可见广泛的干酪样坏死。此型病情危重，目前已很少见。

5. 结核球（结核瘤）　是纤维组织包裹的孤立的球形干酪样坏死病灶，直径为 2 ~ 5 cm，多位于肺上叶，一般为单个（图 11-5）。患者常无临床症状。结核球由于纤维组织包裹，抗结核病药很难发挥作用，故治愈的可能性较小。当机体免疫力下降时，病灶还可恶化，纤维包膜溃破，造成播散。因此，临床上多采用局部手术切除治疗。

6. 结核性胸膜炎　可继发于各型肺结核，根据病变性质可分为渗出性结核性胸膜炎和增生性结核性胸膜炎两种。

（1）渗出性结核性胸膜炎：又称湿性结核性胸膜炎，较常见，多见于年轻人。此型胸膜炎多由肺内原发灶或肺门淋巴结病灶中的结核分枝杆菌播散至胸膜所致。病变主要表现为浆液纤维蛋白性炎症，渗出物主要为浆液、少量纤维蛋白、淋巴细胞等，可形成胸腔积液，液体呈草黄色。若伴有红细胞漏出，则为血性胸腔积液。大量胸腔积液可压迫肺组织，引起呼吸困难，甚至导致纵隔移位。经有效治疗后，渗出物一般可在 1 ～ 2 个月后完全被吸收而痊愈。若纤维蛋白渗出过多，未被溶解、吸收而机化，则常造成局部胸膜增厚、粘连。

（2）增生性结核性胸膜炎：又称干性结核性胸膜炎，多为肺结核病灶直接向胸膜蔓延所致。病变以增生为主，在胸膜上可形成结核性肉芽组织。可有少量纤维蛋白渗出，很少有大量胸腔积液。病变往往为局限性，常发生在肺尖、肺内病灶邻近的胸膜。一般可通过纤维化而痊愈，但可使局部胸膜增厚、粘连。

原发性肺结核和继发性肺结核的比较见表 11-2。

表 11-2　原发性肺结核和继发性肺结核的比较

	原发性肺结核	继发性肺结核
结核分枝杆菌感染	初次	再次
发病人群	儿童	成人
特异性免疫力	无	有
起始病灶	上叶下部、下叶上部近胸膜处	肺尖或锁骨下局限性病变
病变特点	早期为渗出性病变和干酪样坏死，趋向增生	病变复杂，常新旧交替，病变不易局限
常见类型	支气管淋巴结结核、浸润性肺结核、肺粟粒性结核	慢性纤维空洞性肺结核、肺结核球
播散方式	以淋巴道、血行播散为主	以支气管播散至肺内为主
病程	较短（呈急性经过）	较长（呈慢性经过）

➢ **考点：**继发性肺结核的类型。

三、肺外器官结核病

肺外器官结核病，淋巴结结核是由淋巴道播散所致，消化道结核可由咽下含菌的食物或痰液直接感染引起，皮肤结核可通过损伤的皮肤感染引起，其他各器官的结核病多为原发性肺结核经血行播散所形成的潜伏病灶进一步发展所致。肺外病变往往局限在一个器官内，常见有肠、肾、生殖系、脑膜、腹膜、骨关节等脏器，多数呈慢性经过。

（一）肠结核

肠结核可分为原发性和继发性两型。原发性肠结核很少见，常发生于小儿，一般是因饮用带有结核分枝杆菌的牛奶感染所致，并形成与原发性肺结核相同的原发综合征（肠原发性结核性溃疡、结核性淋巴管炎及肠系膜淋巴结炎）。多数继发于伴有空洞形成的活动性肺结核，患者因咽下含菌的痰液所致。少数为食入含结核分枝杆菌的食物（如牛乳）引起，病变好发生于回盲部（约占 85%），这是因为该段淋巴组织最为丰富，结核分枝杆菌易于通过肠壁淋巴组织侵入肠壁；加之食物停留在回盲部的时间较长，接触结核分枝杆菌的机会较多。这些因素均可增加结核病的发病机会。

1. 溃疡型　此型多见。结核分枝杆菌侵入肠壁淋巴组织形成结核结节，之后结节逐渐融合并发生干酪样坏死，破溃后形成黏膜溃疡。溃疡常有多个，边缘参差不齐，一般较浅。病变沿淋巴管扩散，由于细菌随肠壁环状淋巴管播散，因此典型的肠结核性溃疡多呈带状，其长径与肠轴垂直（图 11-6）。溃疡底部为干酪样坏死及结核性肉芽组织，可达肌层。肠浆膜面常有纤维蛋白渗出和多数灰白色结核结节形成，结节连接成串，这是由于结核性淋巴管炎所致。渗出物机化后，可引起局部肠粘连。溃疡愈合后，由于瘢痕收缩，可引起肠狭窄。临床上患者可有腹痛、腹泻、营养障碍和结核中毒症状。

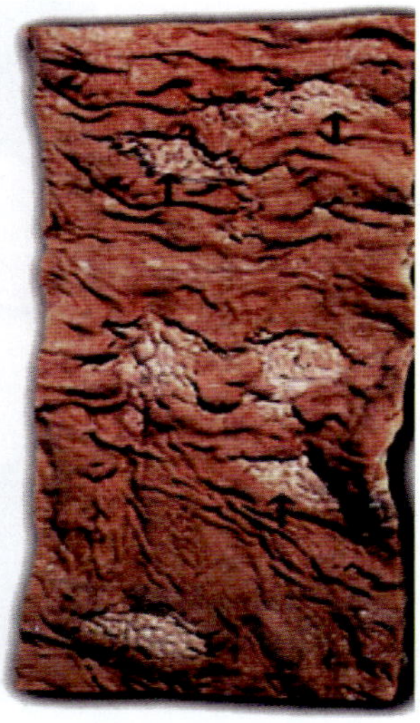

图 11-6 溃疡型肠结核

2. 增生型 此型较少见。病变特征是回盲部大量结核性肉芽组织形成和纤维组织显著增生并引起肠壁纤维化，导致肠壁高度增厚、变硬，肠腔狭窄。病灶处黏膜面可有浅溃疡或息肉。临床表现为慢性不完全性低位肠梗阻，患者可有腹痛、腹泻、营养障碍和结核中毒症状。右下腹触及包块者，易被误诊为肠癌，需与肠道肿瘤相鉴别。

（二）结核性腹膜炎

结核性腹膜炎多见于青少年，通常继发于肠结核、肠系膜淋巴结结核或输卵管结核，也可为粟粒性结核的一部分。根据病理特征，可将其分为干性、湿性和混合性，通常所见多为混合性，其共同特点为腹膜上密布无数结核结节。①湿性结核性腹膜炎：以大量纤维蛋白渗出、出现草黄色腹腔积液为特征。患者多有腹痛、腹泻、腹胀、腹腔积液等症状，一般无腹膜粘连现象。②干性结核性腹膜炎：大量纤维蛋白渗出物机化后，引起腹腔脏器粘连，特别是肠管间、大网膜、肠系膜广泛紧密粘连，患者因肠粘连而出现慢性肠梗阻症状。触诊时，由于腹膜增厚，腹壁可有柔韧感或橡皮样抗力。

（三）结核性脑膜炎

结核性脑膜炎主要由结核分枝杆菌经血行播散而来，多见于儿童，成人少见，在小儿往往是肺原发综合征经血行播散的结果，故常为全身粟粒性结核病的一部分；在成人除肺结核外，骨关节结核和泌尿生殖道结核病也常是血行播散的根源。部分病例可由脑实质结核的干酪样坏死液化、破溃，大量结核分枝杆菌进入蛛网膜下腔所致。

病变以脑底部最明显，脑桥、脚间池、视神经交叉等处的软脑膜和蛛网膜下腔内有大量灰黄色、混浊胶冻样渗出物聚积。渗出物内主要有纤维蛋白、巨噬细胞、淋巴细胞，而中性粒细胞少见，常有干酪样坏死，偶见典型结核结节形成。当渗出物压迫、损害颅底脑神经（视神经、动眼神经等）时，可引起相应的脑神经损害症状。渗出物机化可使蛛网膜下腔阻塞，影响脑脊液循环，导致脑积水。临床上，患者可有头痛、喷射性呕吐等颅内高压的症状。脑脊液检查常可找到结核分枝杆菌。

（四）肾结核

肾结核好发于 20 ~ 40 岁，男性发病多于女性。病变常为单侧，结核分枝杆菌主要通过血行播散。病变大多始于肾皮质和髓质交界处或肾乳头内，起初为局灶性结核性肉芽肿，继而病变继续扩大发展则可发生干酪样坏死，坏死物可破坏肾乳头而溃破入肾盂，形成结核性空洞。随着干酪样坏死不断扩大，肾组织遭到广泛破坏，肾内可形成多个空洞，空洞壁有灰白色或灰黄色干酪样坏死物附着（图 11-7）。干酪样坏死物大量随尿液排出，常引起输尿管、膀胱感染。输尿管黏膜可发生溃疡和结核性肉芽组织形成，使管壁增厚，管腔狭窄，甚至阻塞，结果常引起肾盂积水或积脓。膀胱三角区往往最先受累，形成溃疡，之后可侵及整个膀胱，引起膀胱壁纤维化，使膀胱容积缩小（膀胱挛缩）。膀胱的溃疡和纤维组织增生若影响到对侧输尿管口，则可使管口狭窄或失去正常的括约肌功能（关闭不全），造成对侧健康肾引流不畅，最终

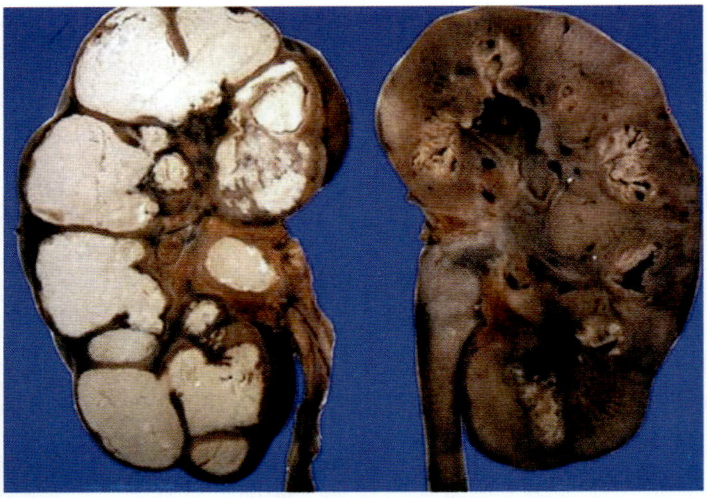

图 11-7 肾结核

可引起肾盂积水或积脓。结核分枝杆菌也可逆行感染对侧肾。

（五）生殖系统结核

男性生殖系统结核多由泌尿系统结核直接蔓延而来。结核分枝杆菌经尿道可感染精囊和前列腺，也可蔓延到睾丸、输精管等处。病变可见结核结节和干酪样坏死。坏死物液化后，可穿破阴囊皮肤而形成窦道。女性生殖系统结核主要发生在输卵管，多由肺结核病灶内的结核分枝杆菌通过血行或淋巴道播散而来，少数来自腹膜结核。输卵管结核为女性不孕症的常见原因之一。输卵管结核病蔓延时，常引起子宫内膜和卵巢的结核病。男性则主要由附睾结核引起，前列腺和精囊结核患者多无明显症状。患侧附睾逐渐肿大，患者有轻微疼痛或无痛。患侧附睾可与阴囊壁粘连，溃破后可形成长期不愈的窦道。

（六）骨与关节结核

1. 骨结核　常见于儿童和青年，因为处于生长发育期时骨组织血供丰富，被结核分枝杆菌经血行播散感染的机会较多。病变多累及椎骨、长骨骨骺端，常始于松质骨内的小结核灶，然后向上或向下蔓延。病变按其性质可分为两型：①干酪样坏死型，较多见，以骨质破坏形成干酪样坏死及死骨为特征，病变常累及骨周围的软组织，引起干酪样坏死和结核结节形成。坏死液化后，可在骨旁形成结核性脓肿，腰椎结核可在腰大肌鞘膜下、腹股沟韧带处形成结核性脓肿。由于局部无红、痛、热、痛，故称为“冷脓肿”。病变穿破皮肤可形成经久不愈的窦道。②增生型，较少见，主要以形成结核性肉芽组织为特征。椎骨的结核病最常见，常侵犯第 10 胸椎至第 2 腰椎。病变起始于椎体，常发生干酪样坏死。如若病变穿破骨皮质，则可侵犯周围软组织。干酪样坏死可破坏邻近椎间盘，再向上或向下扩展至其他椎体。椎体常因坏死而塌陷，造成脊柱后凸畸形（驼背），进而压迫脊髓，引起截瘫。

➢ **考点：**椎骨结核病最常见的侵犯部位。

2. 关节结核　多继发于骨结核，常发生于长骨骨骺或干骺端，再累及附近关节软骨和滑膜而引起关节结核。病变处软骨被破坏，滑膜有结核性肉芽组织增生，关节腔内有大量浆液和纤维蛋白渗出。病变波及周围软组织时，可使关节明显肿胀。关节腔内纤维组织增生时，可导致关节强直，使患者失去运动功能。

（七）淋巴结结核

淋巴结结核多见于儿童和青年。病变好发部位以颈部最为多见，其次是肺门、支气管旁和肠系膜的淋巴结。结核分枝杆菌多来自肺结核原发病灶中的肺门淋巴结，亦可来自口腔、咽喉部的结核感染灶。淋巴结常成群受累，粘连成较大的包块。病灶内可有结核结节及干酪样坏死。坏死物液化后，可穿破颈部皮肤，形成窦道。肺门、支气管旁淋巴结结核，可由原发性肺结核潜伏病灶恶化或继发性肺结核经淋巴道播散所致。肠系膜淋巴结结核，可由肺结核原发病灶、肠结核、腹膜结核经淋巴道逆行播散而来。

第二节 伤 寒

伤寒（typhoid fever）是由伤寒沙门菌引起的一种急性传染病。病变的主要特点是全身单核巨噬细胞系统增生，尤以回肠下段集合淋巴小结、孤立淋巴小结和肠系膜淋巴结处最为明显。临床上主要表现为持续高热、神志淡漠、相对缓脉、脾大、皮肤玫瑰疹、中性粒细胞减少和嗜酸性粒细胞减少等。本病好发于夏、秋季，一般以儿童及青壮年患者多见。患者病后可获得稳定而持久的免疫力，一般不再感染。

一、病因与传染途径

伤寒沙门菌属于沙门菌属 D 群，为革兰氏阴性杆菌，呈短粗杆状，菌体周围布满鞭毛，运动活跃。因胆汁中的类脂及色氨酸可作为伤寒沙门菌的营养成分，故其在含有胆汁的培养基中生长较好。伤寒沙门菌中含有菌体“O”抗原、鞭毛“H”抗原和表面“Vi”抗原，可使人体产生相应的抗体。其中，以“O”抗原和“H”的抗原性较强，故可将其用于血清凝集试验（肥达反应），以测定血清中的抗体，协助临床诊断。有 90% 的带菌者 Vi 抗体呈阳性，可用于发现带菌者。菌体裂解可产生内毒素，是伤寒沙门菌重要的致病因素。

伤寒患者和带菌者为本病的传染源。苍蝇是本病的传播媒介。伤寒沙门菌随粪便、尿液排出体外，可污染食物、饮用水，经消化道感染致病。

二、发病机制

人对伤寒沙门菌易感性强。当伤寒沙门菌进入消化道后，如细菌量较少，大部分可被胃酸杀灭；若感染的细菌量较多，未被杀灭的细菌进入小肠，则可进一步穿过小肠黏膜上皮细胞侵入肠壁淋巴组织，尤其是回肠下段的集合淋巴小结和孤立淋巴小结，然后沿淋巴管到达肠系膜淋巴结。淋巴组织中的伤寒沙门菌被巨噬细胞吞噬，并在其中生长、繁殖。部分伤寒沙门菌经胸导管进入血液，可引起菌血症。血液中的致病菌很快被全身单核吞噬细胞系统（如肝、脾、骨髓和淋巴结中的巨噬细胞）吞噬，并进一步在其中大量繁殖，致使肝、脾、淋巴结增大。此时临床上症状不明显，称为潜伏期，约为 10 天。

此后，在全身单核吞噬细胞系统内繁殖的病菌及其释放的内毒素再次入血而引起败血症。患者全身出现明显中毒症状和各器官的病理改变，病变主要发生于回肠下段，其肠壁淋巴组织明显增生、肿胀，此时相当于发病的第 1 周，血液细菌培养阳性率高。在发病的第 2 ~ 3 周，伤寒沙门菌在胆囊中繁殖到一定数量，大量致病菌随胆汁再次进入小肠，使已致敏的肠壁淋巴组织发生强烈的过敏反应，导致其坏死、脱落和形成溃疡。细菌随脱落的坏死组织经粪便排出体外。此时，粪便细菌培养易获得阳性结果。随着机体免疫力的逐渐增强，血液和器官内的细菌逐渐被吞噬、消灭，患者中毒症状逐渐减轻、消失，病变随之愈合，病程一般为 4 ~ 5 周。

三、病理变化与病理临床联系

病变主要分布在肠道淋巴组织、肠系膜淋巴结、肝、脾和骨髓等处。伤寒沙门菌引起的炎症是以巨噬细胞增生为特征的急性增生性炎症。增生的巨噬细胞体积变大，吞噬功能较强，胞质内吞噬有伤寒沙门菌、红细胞、淋巴细胞和坏死细胞碎片，这种巨噬细胞称为伤寒细胞。伤寒细胞常聚集成结节状，称为伤寒小结或伤寒肉芽肿（图 11-8），在病理诊断上具有一定的意义。

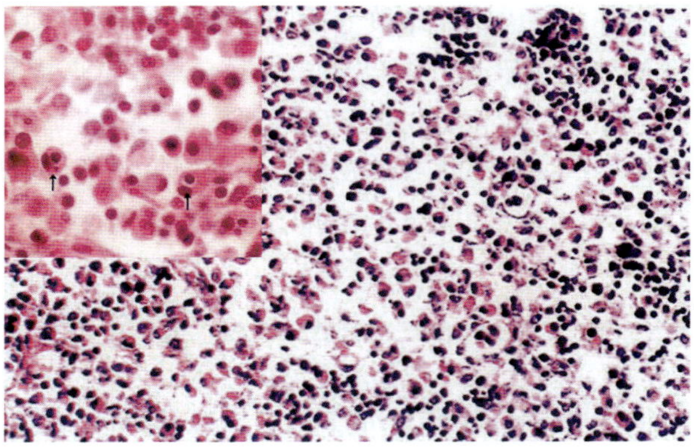

图 11-8　伤寒小结

左上角高倍视野示伤寒细胞

➢ **考点：** 伤寒的病变特征。

（一）肠道病变

肠道病变以回肠下段的集合淋巴管和孤立淋巴小结的病变最为常见和明显，按病变自然发展过程，可分为四期，每期约为 1 周。

1. 髓样肿胀期　约为发病的第 1 周。肉眼观，回肠下段的淋巴组织明显增生、肿胀，凸出于黏膜表面，呈圆形或椭圆形，色灰红，质软，表面凹凸不平，状如脑回，故称为“髓样肿胀”（图 11-9A）。镜下观，肠壁淋巴组织内伤寒细胞增生，形成伤寒肉芽肿。周围肠壁组织充血、水肿，黏液分泌增多，有淋巴细胞、浆细胞浸润。

患者表现为体温呈阶梯状上升，至第 1 周末体温可达 40℃，并伴有头痛、食欲缺乏、全身乏力、肝脾大等。血液及骨髓细菌培养呈阳性。

2. 坏死期　约为发病的第 2 周。肠壁内淋巴组织增生明显，使局部组织内血管受压。由于缺血及细菌毒素的作用，使肿胀的淋巴组织中心和表面发生小灶性坏死（图 11-9B）。坏死组织为一片红染无结构物质，周围和底部可见典型的伤寒小结。在临床上，由于伤寒沙门菌的内毒素大量释放入血，可使患者体温持续在 39 ~ 40℃，多呈稽留热。由于伤寒沙门菌堵塞皮肤毛细血管或伤寒沙门菌及其毒素刺激皮肤毛细血管扩张、充血，故皮肤可见玫瑰疹，直径为 2 ~ 4 mm，压之退色，尤以胸、腹壁皮肤明显，多在在数日内消失。此期血中抗体滴度高，肥达反应呈阳性。

3. 溃疡期　约为发病的第 3 周。坏死的肠黏膜组织脱落后形成溃疡，呈圆形或椭圆形，

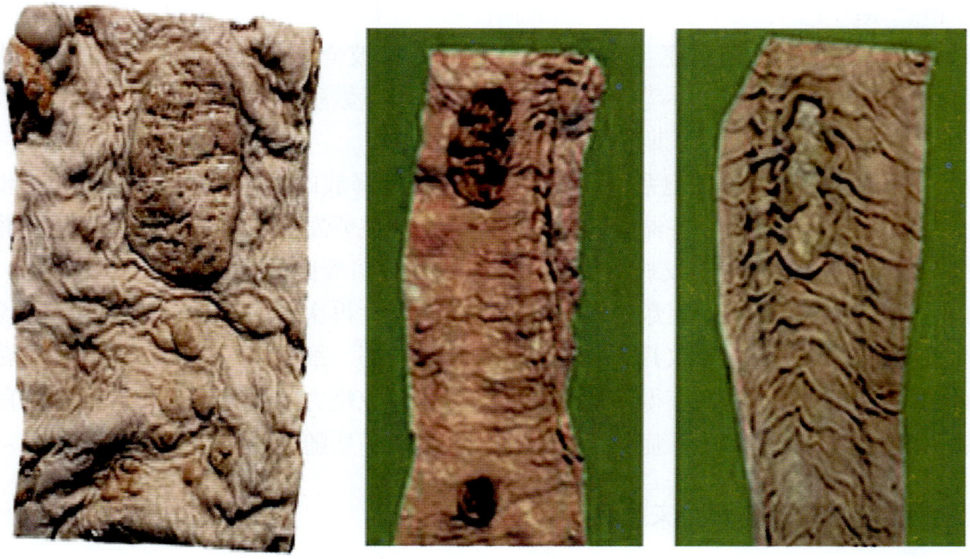

A　　B　　C

图 11-9　伤寒肠道病变

边缘隆起，底部不平。其溃疡外形与淋巴小结的分布形态一致，溃疡的长轴与肠管长轴平行，此为伤寒溃疡的特点（图 11-9C）。溃疡一般深及黏膜下层，严重者可穿透肌层和浆膜层，引起肠穿孔。如侵及血管，则可引起肠出血。此期患者临床表现与坏死期大致相同。

4. 愈合期　约为发病的第 4 周。溃疡面坏死组织已完全脱落，增生的肉芽组织将其填平，然后溃疡边缘的肠黏膜上皮再生覆盖而愈合，一般不留瘢痕。临床上患者体温逐渐下降，其他症状及体征也随之消失。

➢ **考点：**伤寒的肠道病变分期。

（二）其他组织病变

1. 肠系膜淋巴结、脾、肝及骨髓　由于巨噬细胞增生活跃，致使相应组织器官肿大。镜下观，可见伤寒小结形成。严重者可有灶性坏死。由于骨髓内巨噬细胞增生和毒性作用，可使白细胞减少。

2. 胆囊　大多数伤寒患者胆囊无明显病变或仅有轻度炎症。胆汁是伤寒沙门菌良好的培养基，值得注意的是伤寒沙门菌可在胆囊内大量繁殖。因此，即便患者临床痊愈后，也可通过胆汁不断向肠道内排菌，有的患者可发展成为慢性带菌者或终身带菌者，这是伤寒的主要传染源。

3. 中枢神经系统　细菌毒素可引起脑的小血管内膜发生炎性病变，脑神经细胞变性、坏死和胶质细胞增生。

4. 心脏　心肌纤维有较重的混浊、肿胀，可有颗粒变性，严重者可发生心肌坏死及中毒性心肌炎，导致心肌收缩性减弱。加之毒素的作用。可使迷走神经兴奋性增高，故临床上患者可出现相对缓脉等。

此外，患者还可出现皮肤玫瑰疹及肾玻璃样变性。膈肌、腹直肌和股内收肌常发生凝固性坏死（蜡样变性），患者可出现肌痛和皮肤知觉过敏。

四、结局与并发症

伤寒患者可有肠出血、肠穿孔、支气管肺炎等并发症。

1. 肠出血　常发生于坏死期或溃疡期。肠出血严重时，患者可发生出血性休克。

2. 肠穿孔　穿孔多为一个，有时也可为多个，多发生于溃疡期。发生肠胀气和腹泻时，常引起急性弥漫性腹膜炎。

3. 支气管肺炎　多见于小儿患者，常因患儿抵抗力低下，继发肺炎球菌或其他上呼吸道细菌感染所致。

伤寒患者如不出现并发症，一般经过 4 ~ 5 周即可痊愈，病后可获得稳定而持久的免疫力。败血症、肠出血和肠穿孔是本病患者的主要死因。自抗生素使用以来，本病的病程明显缩短，患者临床症状也明显减轻，但耐药伤寒菌株感染后可致其病程延长，病情重，使复发率有所增高。

第三节　细菌性痢疾

案例 11-2

患儿，男性，12 岁，6 天前突然发热、腹痛、腹泻，最初所排粪便为稀便，随后出现黏液脓血便 15 ~ 20 次 / 日，有里急后重感，偶见片状灰白色膜状物排出。

体格检查：患儿明显脱水，眼窝凹陷，皮肤松软。下腹部压痛，以右侧为重，无反跳痛。粪便培养为福氏志贺菌。

思考题：

1. 应当诊断该患儿为何种疾病？其诊断依据是什么？
2. 该患儿的临床表现与病理变化有无联系？
3. 该患儿为什么有脓血便？粪便内为何出现灰白色膜状物？

细菌性痢疾（bacillary dysentery）是一种常见的肠道传染病，是由痢疾杆菌引起的一种假膜性肠炎，简称菌痢。本病全年均可发生，以夏、秋季多见。病变多局限于结肠，好发于儿童，成年人少见。本病多为散发，有时也可引起流行。

痢疾杆菌属于革兰氏阴性短杆菌，依据其抗原结构不同可分为福氏志贺菌、宋氏志贺菌、鲍志贺菌。在我国引起痢疾的主要是福氏志贺菌和宋氏志贺菌。所有痢疾杆菌均能产生内毒素，有的还可产生外毒素。

细菌性痢疾患者和带菌者是该病的传染源。痢疾杆菌随粪便排出后可直接或间接（苍蝇为媒介）污染水源、食物和日常生活用品等，再经口传染给健康人群。饮用水和食物被污染可引起菌痢的暴发流行。

痢疾杆菌经口进入胃后，大部分被胃酸杀灭，仅少部分进入肠道。痢疾杆菌侵入机体后是否发病还决定于多种因素，主要取决于细菌数量的多少、毒力强弱以及机体抵抗力。当受寒、暴饮暴食等诱因使机体抵抗力降低时，易致病。痢疾杆菌侵入肠黏膜上皮后，先在上皮细胞内繁殖，再经过基底膜进入固有层，并在固有层内繁殖增生，随之菌体裂解，成为特征性的假膜性炎。肉眼观，假膜呈糠皮状，为灰白色。假膜溶解脱落后形成大小不等、形状不一的溃疡，很少累及黏膜肌层。病变严重时，可融合成大溃疡，并可深达肌层。镜下观，肠黏膜上皮细胞坏死、脱落，有大量纤维蛋白渗出。坏死组织与纤维蛋白、中性粒细胞、红细胞及细菌凝集成灰白色假膜（图 11-10）。如出血严重或被胆色素浸染，假膜则呈暗红色或灰绿色。发病后 1 周左右，病变趋向愈合，肠黏膜的渗出物和坏死物被逐渐吸收、排出，黏膜上皮细胞再生修复，一般不形成明显的瘢痕，很少引起肠腔狭窄。

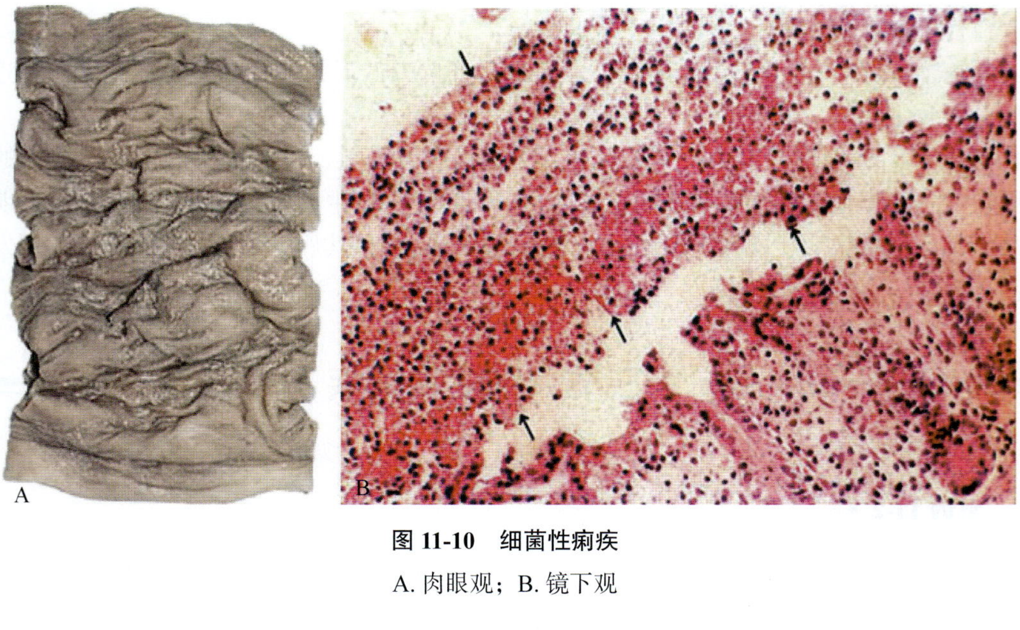

图 11-10　细菌性痢疾

A. 肉眼观；B. 镜下观

➢ **考点：**细菌性痢疾的病变特点。

（一）急性细菌性痢疾

临床上，早期由于肠黏膜的急性卡他性炎，患者可出现水样便和黏液便，然后随着假膜溶解、脱落，则转为黏液脓血便。炎症可刺激直肠壁内的神经末梢及肛门括约肌，引起患者有里急后重和腹痛的症状。细菌毒素被吸收时，患者则可出现头痛、发热、乏力、食欲减退等全身中毒症状。急性细菌性痢疾的自然病程为 1 ～ 2 周。经适当治疗，患者大多数可痊愈，少数则转为慢性细菌性痢疾。

（二）慢性细菌性痢疾

慢性细菌性痢疾简称慢性菌痢，大多由急性细菌性痢疾转变而来，是指病程超过 2 个月者。慢性菌痢的病程可长达数月或数年，其中以福氏志贺菌感染转为慢性者居多。肠道病变此起彼伏，新旧混杂，原有的肠黏膜溃疡还未愈合，新的溃疡又可发生。慢性溃疡多深达肌层，边缘不规则，边缘黏膜常过度增生而形成息肉。由于肠壁反复损伤，修复的肉芽组织和纤维组织增生，可使肠壁呈不规则增厚、变硬，甚至可引起肠腔狭窄。临床上患者可出现不同程度的肠道症状，如腹痛、腹泻，或便秘与腹泻交替出现，粪便常带有黏液或少量脓血。由于炎症加剧，临床上患者可出现急性菌痢的症状，称为慢性菌痢急性发作。在急性发作期，患者可出现急性菌痢的症状。粪便细菌培养可呈持续阳性。少数患者无明显症状和体征，成为传染源。

（三）中毒性细菌性痢疾

中毒性细菌性痢疾是细菌性痢疾中最严重的类型，多见于 2 ～ 7 岁儿童。患儿肠道病变和症状不明显，一般为卡他性炎（黏液分泌增加，黏膜充血、水肿和少量中性粒细胞浸润等）。该型痢疾的特点是发病急骤，主要表现为严重的全身中毒症状。发病后数小时，患儿可出现中毒性休克或呼吸衰竭。该型痢疾常由毒力较低的福氏志贺菌或宋氏志贺菌引起，其发病机制可能与特异性体质对细菌毒素发生剧烈的过敏反应有关。

第四节　流行性脑脊髓膜炎

案例 11-3

患儿，男，4 岁，头痛、高热 2 天伴全身皮肤出现瘀点和瘀斑 1 天。患儿于入院前 1 天出现发热，继之头痛，呈喷射状呕吐，次日高热不退，神志不清，手臂、胸部、腹部及下肢等处出现红色、紫红色瘀点和瘀斑。

体格检查：T 39.5℃，P 155 次 / 分，R 30 次 / 分，BP 90/50 mmHg。患儿烦躁不安，意识模糊。两侧瞳孔等大，对光反射灵敏，颈强直不明显。面部、胸腹部及上下肢见大小不一的瘀点和瘀斑。呼吸困难，双肺布满湿啰音。肝肋下 7 cm，剑突下 5 cm。

实验室检查：白细胞总数 15.0×10^9/L，中性粒细胞百分比 0.78，红细胞计数 3.59×10^9/L，血红蛋白 85 g/L，凝血时间 5 s（正常 11 ～ 14 s），入院后经积极抢救，终因病情严重于次日晨呼吸、心搏停止而死亡。

思考题：

1. 患儿生前患的是什么疾病？
2. 该疾病的发病特点是什么？
3. 如进行尸体解剖，可有哪些发现？
4. 所发现的病变和临床表现有何联系？

流行性脑脊髓膜炎（epidemic cerebrospinal meningitis）是由脑膜炎球菌引起的脑脊髓膜急性化脓性炎症，简称流脑。本病多在冬、春季节流行，好发于10岁以下儿童。该病具有发病急，传播迅速，易流行的特点。临床表现可见高热、寒战、头痛、呕吐、颈项强直及皮肤瘀点等。人群普遍易感，本病隐性感染率高，带菌者和流脑患者是该病的传染源，流行期间人群带菌率高达50%。

一、病因与发病机制

流行性脑脊髓膜炎的病因是脑膜炎球菌感染。脑膜炎球菌寄生于患者或带菌者的鼻咽部，病原菌主要在咳嗽、打喷嚏时由飞沫经呼吸道直接传播。

病菌进入上呼吸道后，大多数感染者只引起局限性上呼吸道炎症而不发病，成为带菌者。只有少数人（2% ~ 3%）由于机体抵抗力低下，细菌经上呼吸道黏膜侵入血流并不断生长、繁殖，进一步引起菌血症，少数患者发展为败血症。致病菌可通过血-脑屏障在蛛网膜下腔的脑脊液循环中迅速繁殖并播散，引起化脓性炎症，其炎症分布呈弥漫性。败血症期间，细菌侵及皮肤血管内皮细胞，迅速繁殖并释放内毒素，作用于小血管和毛细血管，引起局部出血、坏死、细胞浸润及栓塞，使全身小血管痉挛，引起微循环障碍，导致感染性休克。

二、病理变化

根据病情发展，可分为三期：

1. 上呼吸道感染期　初期细菌在鼻咽部黏膜繁殖，经2 ~ 4天的潜伏期后，呼吸道黏膜充血、水肿，分泌物增多，有少量中性粒细胞浸润。

2. 败血症期　上呼吸道感染后1 ~ 2天，部分患者皮肤、黏膜可见瘀点或瘀斑，此为细菌栓塞在小血管和内毒素损伤血管壁所引发的出血灶。此期，血培养呈阳性，出血处刮片可找到致病菌。多数患者突然以畏寒、高热、头痛开始起病，伴有恶心、呕吐。幼儿常有惊厥。

3. 脑膜炎症期　特征性病变是脑脊髓膜的急性化脓性炎症。肉眼观，脑脊髓膜血管高度扩张、充血，蛛网膜下腔充满灰黄色脓性渗出物，覆盖于脑沟回表面，致使其结构模糊不清。病变以大脑顶叶、额叶面最为明显。严重时，由于脓性渗出物的阻塞，使脑脊液循环障碍，脑室扩张，并有混浊渗出物。镜下观，蛛网膜下腔增宽，其内有大量中性粒细胞以及少量单核细胞、淋巴细胞和纤维蛋白渗出。蛛网膜血管高度扩张、充血（图11-11）。脑实质通常不受累。

➢ **考点：**流行性脑脊髓膜炎的病理变化及临床分期。

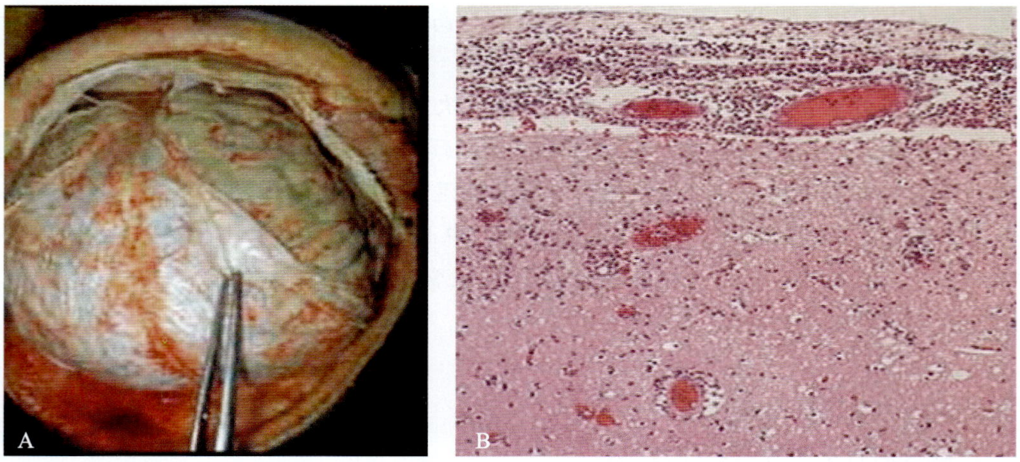

图11-11　流行性脑脊髓膜炎

A. 肉眼观；B. 镜下观

三、病理临床联系

1. 颅内压增高症状　临床表现为头痛、喷射状呕吐，小儿前囟饱满等。这是由于脑膜血管充血、蛛网膜下腔渗出物堆积、脑水肿所致。

2. 脑膜刺激征　是由于炎症侵及脊髓神经根周围的蛛网膜及软脑膜，使神经根肿大。肿大的神经根通过椎间孔时受压，当颈部或背部肌肉运动时，牵引受压的神经根而产生疼痛，因而颈部肌肉发生保护性痉挛而呈僵直紧张状态，表现为颈强直和屈髋伸膝征（Kernig）阳性。婴幼儿常因发生腰背部肌肉保护性痉挛而呈“角弓反张”状。Kernig 征是由于炎症波及腰骶部，使局部神经根受压所致，当屈髋伸膝时，坐骨神经受到牵拉，引起腰神经根疼痛而呈现阳性体征。

3. 脑脊液的变化　脑脊液压力升高，混浊不清，含有大量脓细胞，蛋白质含量增加，糖含量减少，经涂片和培养检查可找到病原体。脑脊液检查是该病诊断的一个重要依据。

4. 结局与并发症　使用磺胺类药物及抗生素治疗，大多数患者均可痊愈。如治疗不当，则可留有后遗症。①脑积水：由于蛛网膜下腔渗出物机化，使脑膜粘连，脑脊液循环障碍所致；②脑血管病变：脑底部动脉炎可导致阻塞性病变，引起相应部位出现缺血性梗死；③脑神经受损：可表现为视力障碍、斜视、耳聋及面神经麻痹等。

少数患者（主要是儿童）起病急，病情危重，称为暴发性流行性脑脊髓膜炎。根据临床病理特点，可将其分为两类：

1. 暴发性脑膜炎球菌败血症　主要表现为败血症休克，而脑膜病变较轻。临床上短期内患者可出现皮肤、黏膜下广泛性出血、瘀斑及周围循环衰竭等表现。认为其发生机制是由于脑膜炎球菌导致败血症时，大量内毒素释入血而引起败血症休克及弥散性血管内凝血，是病情恶化的结果。患者可伴由肾上腺严重出血、功能衰竭，称为沃 - 弗综合征。

2. 暴发性脑膜炎　除脑膜炎外，病变还可侵及软脑膜下脑组织。由于脑部微循环障碍，引起脑组织淤血，可使患者发生严重的脑水肿，颅内压急骤增高。临床表现为突发高热、剧烈头痛、频繁呕吐，常伴惊厥、昏迷或脑疝形成，甚至可危及生命。

四、预防原则

在流行季节前，各地可通过各种媒体宣传防治流脑的科普知识，增强广大群众预防流脑的意识。教育群众搞好个人卫生和家庭卫生，改变不良生活习惯、勤扫地、勤洗手、勤用淡盐水漱口。

第五节　流行性乙型脑炎

案例 11-4

患儿，男性，4 岁，于 7 月 23 日送达医院。入院时家长述患儿晨起自述头痛，高热不退，嗜睡，于中午开始呕吐，颈部发硬。体格检查：体温 40℃，面色苍白无光泽，神志不清，时有惊厥。两侧瞳孔不等大，对光反射迟钝。呼吸深浅不均，节律不齐。肺部听诊有湿啰音。1 小时后患儿忽然出现强烈抽搐，随即呼吸骤停，抢救无效死亡。

抽取脑脊液呈微混浊状，压力增高，白细胞总数增多，中性粒细胞比例略有增高。肉眼可见脑组织膨隆，血管充血。镜下可见血管扩张、充血，其周围有大量淋巴细胞浸润，神经细胞部分出现变性和坏死，并可见部分区域有软化灶形成。

思考题：

1. 本病的病理诊断是什么？诊断依据是什么？
2. 如何鉴别流行性脑脊髓膜炎和流行性乙型脑炎？

流行性乙型脑炎（epidemic encephalitis B）简称乙脑，是由乙型脑炎病毒导致的以脑实质炎症为主要病理改变的急性中枢神经系统急性传染病，多在夏、秋季节流行。本病起病急，病情重，患者死亡率高。临床表现为高热、抽搐、嗜睡、昏迷等。儿童发病率较成人高，本病50% ~ 70% 发生于10岁以下儿童，以2 ~ 6岁年龄段发病率最高。乙脑的病死率和致残率高，是威胁人群特别是儿童健康的主要传染病之一。

一、病因与传播途径

嗜神经性乙型脑炎病毒是本病的病原体。本病的传染源为患者和中间宿主家禽、家畜。本病主要通过蚊虫叮咬传播，其中在我国三带喙库蚊是主要的传播媒介。在自然界，动物—蚊—动物为病毒的循环规律。

蚊虫叮咬带病毒的家畜，然后又叮咬人，即可引起感染。感染乙型脑炎病毒的蚊虫叮咬人体后，病毒侵入人体，首先在局部组织细胞和淋巴结，以及血管内皮细胞内增殖，不断侵入血流，可引起短暂性的病毒血症。病毒能否进入中枢神经系统，取决于机体免疫状况和血 - 脑屏障功能状态。若机体免疫力强，血 - 脑屏障功能正常，则病毒不易进入脑组织，成为隐性感染，多见于成人。否则，当侵入病毒数量多、毒力强，且机体免疫力低下时，由于病毒有嗜神经性，故可突破血 - 脑屏障侵入中枢神经系统，在神经细胞内繁殖。被感染的细胞表面有膜抗原存在，可激发机体产生体液免疫与细胞免疫，致使神经细胞损伤而引起发病，导致中枢神经系统广泛病变。

二、病理变化

病变广泛累及脑实质，以大脑皮质、基底核、丘脑最为严重；小脑皮质、脑桥及延髓次之；脊髓病变最轻。肉眼观，脑膜血管充血，脑水肿明显，脑回变宽，脑沟变浅。切面可见皮质深层、基底核、丘脑等处有粟粒大小的软化灶，呈半透明状，界限清楚，呈弥漫性或灶性分布。镜下观，主要是神经细胞变性、坏死，基本病变有以下四种：

1. 脑血管病变和炎症反应　脑实质内血管明显扩张、充血，血管周围间隙增宽；脑组织水肿，有时可见小出血灶；以淋巴细胞为主的炎症细胞浸润，常围绕血管周围间隙呈袖套状，称为淋巴细胞袖套反应（图 11-12A）。

2. 神经细胞变性、坏死　由于病毒在神经细胞内生长、繁殖，破坏其功能及结构，故可引起神经细胞肿胀，尼氏体消失，胞质内出现空泡、核偏位等。病变严重时神经细胞可发生坏死。在变性、坏死的神经细胞周围，常有增生的少突胶质细胞围绕，称为神经细胞卫星现象（satellitosis）（图 11-12B）。小胶质细胞或巨噬细胞侵入神经细胞内吞噬变性、坏死的神经元，称为噬神经细胞现象（neuronophagia）（图 11-12C）

3. 软化灶形成　病变严重时，可出现局灶性神经组织坏死或液化，溶解后形成大小不等、染色较浅、质地疏松的筛网状病灶，称为筛状软化灶（图 11-12D），对乙型脑炎的诊断具有一定价值。

4. 局部胶质细胞增生　小胶质细胞增生明显，形成胶质小结（图 11-12E），多位于小血管或坏死的神经细胞附近。

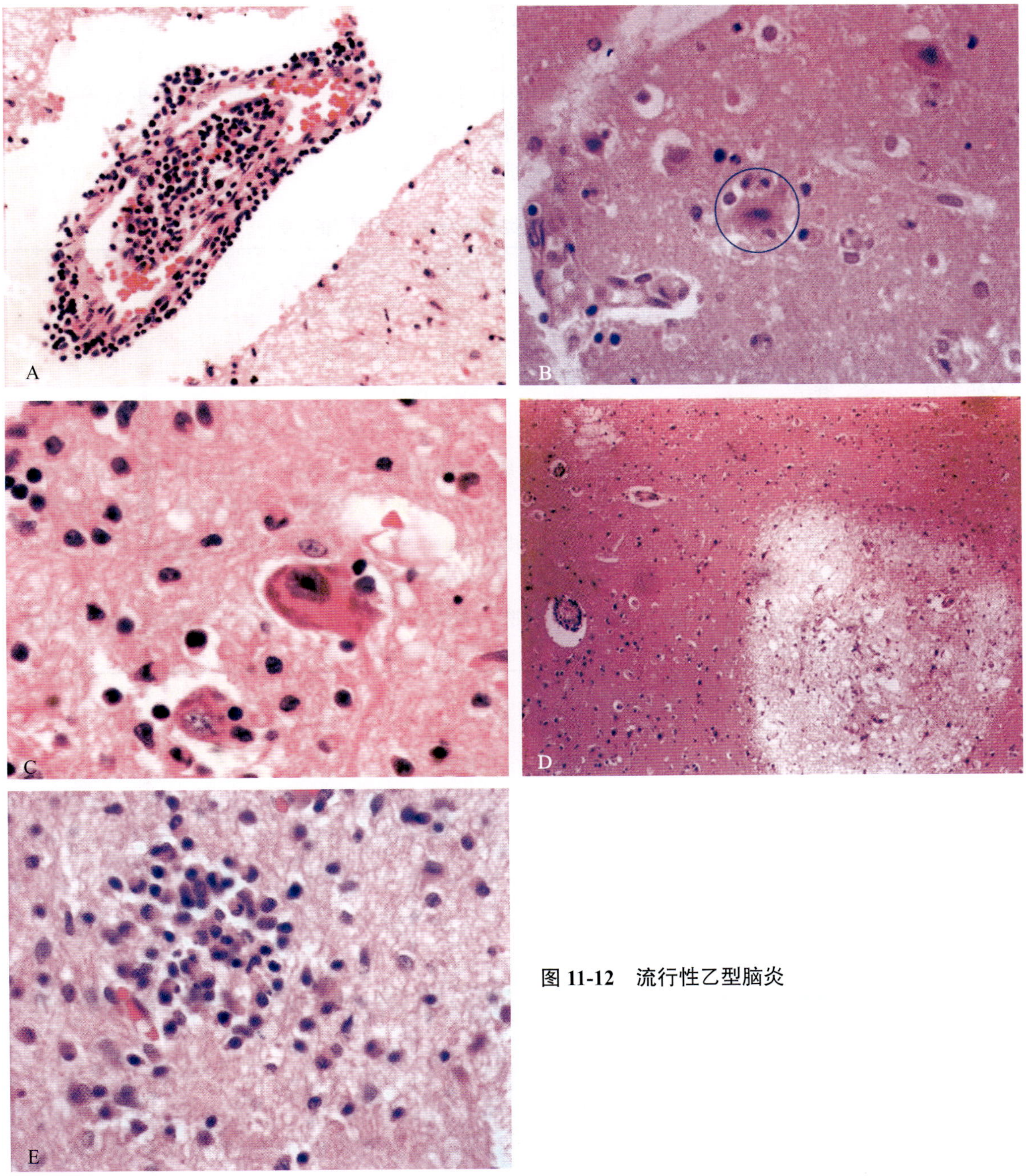

图 11-12 流行性乙型脑炎

➤ **考点**：流行性乙型脑炎的病变特点及镜下神经细胞的改变。

三、病理临床联系

由于发生病毒血症，患者早期可有高热、全身不适等症状。脑内血管充血、扩张，血管内皮细胞损伤，使血管通透性增高，导致脑水肿，引起颅内压增高。神经细胞广泛变性、坏死可引起中枢神经系统功能障碍，患者出现头痛、恶心、呕吐、嗜睡、抽搐甚至昏迷等症状。脑膜刺激症状较轻，脑脊液检查呈透明或微混浊，细胞轻度增多，以淋巴细胞为主。严重颅内压增高可引发脑疝（如枕骨大孔疝），使患者因延髓呼吸中枢受压而死于中枢性呼吸衰竭。

四、结局

经过适当治疗，多数患者在急性期后半年内可康复，脑部病变可逐渐消失；少数患者可有语言障碍、痴呆、肢体瘫痪、面瘫、吞咽困难等后遗症。

流行性脑脊髓膜炎与流行性乙型脑炎的鉴别见表 11-3。

表 11-3 流行性脑脊髓膜炎与流行性乙型脑炎的鉴别

	流行性脑脊髓膜炎	流行性乙型脑炎
病因	脑膜炎球菌感染	乙型脑炎病毒感染
传染途径	经呼吸道飞沫传染	蚊虫为传播媒介
发病季节	冬、春季	夏、秋季
病变部位	脑、脊髓膜	中枢神经系统，尤其是大脑皮质
主要病变	软脑膜血管高度扩张，蛛网膜下腔有大量中性粒细胞等脓性渗出物	神经细胞变性、坏死，软化灶形成，脑内血管充血、扩张，炎症细胞呈灶性浸润，胶质细胞增生
临床表现	主要为颅内压增高和脑膜刺激症状，皮肤出现瘀点、瘀斑	嗜睡、昏迷、抽搐等神经症状显著，可有颅内压增高和脑膜刺激症状
结局	多数患者可痊愈，少数转为慢性，后遗症有脑积水	多数患者可痊愈，少数有语言障碍、痴呆、肢体瘫痪等后遗症

五、预防

关键是采取灭蚊、防蚊及疫苗接种为主的综合措施。

1. 控制和管理传染源。
2. 加强媒介控制　灭蚊与防蚊是切断本病传播途径的主要措施。
3. 开展预防接种，保护易感人群　对 10 岁以下的儿童和从非流行区进入流行区的人员，应在乙脑流行季节前 1 个月进行疫苗接种，人群保护率可达 76% ~ 90%。

第六节　血吸虫病

血吸虫病（schistosomiasis）是由血吸虫成虫寄生于人体所引起的地方性疾病。本病在我国主要是由日本血吸虫感染引起，主要流行于长江流域及其以南的 13 个省、市，尤其是江苏、浙江、安徽、江西、湖北、湖南、上海市郊区等地多见。主要病变是由虫卵引起肝与肠的肉芽肿形成。感染血吸虫后会出现皮疹、发热、腹痛、腹泻、乏力、肝区不适等症状，严重危害流行区居民的健康。

一、病因与感染途径

日本血吸虫的生活史可分为虫卵、毛蚴、胞蚴、尾蚴、童虫及成虫等阶段。成虫以人体或其他哺乳动物（如狗、猫、猪、牛及马等）为终宿主，自毛蚴至尾蚴的发育繁殖阶段以钉螺为中间宿主。血吸虫虫卵随同患者或病畜的粪便排入水中，卵内的毛蚴成熟孵化，破壳而出，以后钻入钉螺体内，经过母胞蚴及子胞蚴阶段后，大量尾蚴发育成熟，并游动于水中。当人、畜与疫水接触时，尾蚴借其头腺分泌的溶组织酶作用和其肌肉收缩的机械运动，很快钻入皮肤（或黏膜）并脱去尾部变为童虫。童虫经小静脉或淋巴管进入血液循环，再经右心而到达肺。以后由肺的毛细血管经肺静脉而进入大循环，并向全身散布。只有进入肠系膜静脉的童虫才能继续发育为成虫，其余多在途中夭折。尾蚴通常在感染人体后 3 周左右即可发育为成虫，雌、雄成虫交配后即可产卵。虫卵随门静脉血液顺流到肝，或逆流入肠壁而沉着在组织内，经 12 天左右逐渐发育为成熟虫卵，内含毛蚴。肠壁内的虫卵可破坏肠黏膜而进入肠腔，并随粪便排出体外，再重演生活周期。虫卵在组织内的寿命为 21 天左右。雌雄合抱的成虫在人体内的寿命一般为 3 ～ 4 年。

二、基本病理变化

1. 尾蚴引起的损害　表现为尾蚴性皮炎。尾蚴侵入皮肤后，可引起皮肤的炎症反应，称为尾蚴性皮炎（cercarial dermatitis）。尾蚴性皮炎多发生于重复感染的患者，一般在尾蚴钻入皮肤后数小时或 2 ～ 3 天内发生，表现为红色小丘疹，奇痒，数日后可自然消退。病变部位初期为中性粒细胞和嗜酸性粒细胞浸润，后期以单核细胞浸润为主。

2. 童虫引起的损害　童虫在体内移行可引起血管炎和血管周围炎。以肺组织受损最明显。肺部病变：童虫移行到肺时，部分可穿破肺泡壁毛细血管，游出到肺组织中，引起点状出血及白细胞浸润（在感染后 1 ～ 2 天），并可有血管炎改变，但病变一般轻微而短暂。童虫经大循环移行到其他器官时也可引起与肺部病变类似的改变。

3. 成虫引起的病变　血吸虫在门静脉系统内发育成熟后，其代谢产物可使机体发生贫血、嗜酸性粒细胞增多、脾大、静脉内膜炎及静脉周围炎等。大量吞噬有黑褐色血吸虫色素的巨噬细胞出现。死亡虫体周围可见组织坏死，大量嗜酸性粒细胞浸润，形成嗜酸性脓肿。活的成虫本身在静脉内不引起宿主反应，其解释是成虫的表膜内含有宿主的抗原，被宿主认为是“自我”组织而逃避了免疫攻击。成虫死亡后，多在肝内被分解，产生毒性，可引起明显的静脉炎和静脉周围炎。

4. 虫卵引起的病变　虫卵沉着所引起的损害是最主要的病变。虫卵除主要沉着于乙状结肠、直肠壁以及肝外，也常见于回肠末段、阑尾及升结肠等处。肺、脑等其他器官有时也可见到。未成熟的虫卵所引起的病变轻微；含毛蚴的成熟虫卵往往引起虫卵结节形成。按其病变发展过程，可分为急性虫卵结节和慢性虫卵结节两种。

（1）急性虫卵结节：呈急性坏死、渗出性病灶。结节中央有一个或几个成熟虫卵，周围为坏死物质和大量嗜酸性粒细胞浸润（图 11-13A），病变似脓肿，又称嗜酸性脓肿。继而虫卵周围出现肉芽组织，并有大量嗜酸性粒细胞及少量中性粒细胞、淋巴细胞、单核细胞和浆细胞浸润。后期，虫卵周围出现上皮样细胞，嗜酸性粒细胞逐渐减少，形成晚期急性虫卵结节。

（2）慢性虫卵结节：为肉芽肿性炎。急性虫卵结节内的毛蚴死亡后，坏死组织逐渐被吸收，虫卵周围被类上皮样细胞、异物巨细胞和淋巴细胞等包围（图 11-13B），病变似结核，但无干酪样坏死，又称假结核结节。最后结节纤维化。

➤ **考点：**假结核结节的概念及血吸虫病性肝硬化的病理改变。

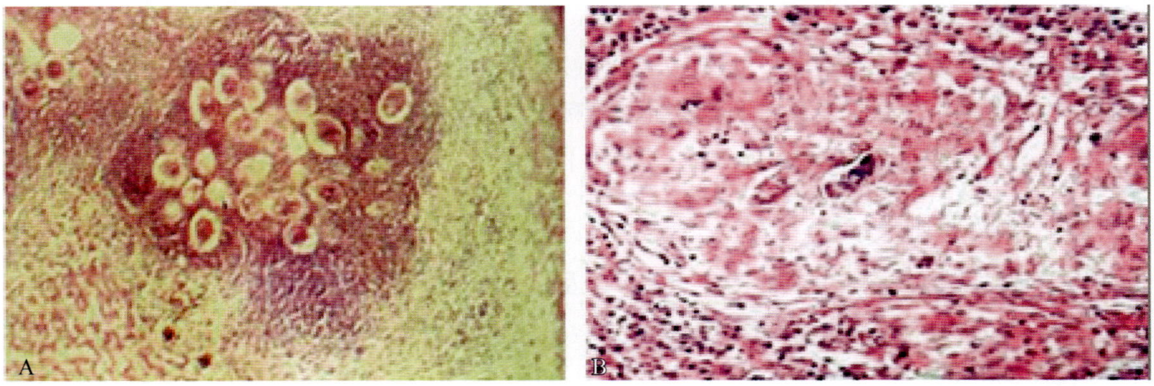

图 11-13　血吸虫虫卵结节

三、主要器官的病理变化及结局

1. 结肠　病变常累及全部结肠，以乙状结肠和直肠最为显著。虫卵沉着在结肠黏膜及黏膜下层，可引起急性虫卵结节形成。肉眼观，可见肠黏膜充血、水肿及灰黄色细颗粒状扁平隆起的病灶，直径为 0.5 ~ 1 cm。继之，病灶中央可发生坏死、脱落，形成大小不一、边缘不规则的浅表溃疡，虫卵可随之脱落入肠腔，在粪便中可查见虫卵。临床上患者可出现腹痛、腹泻等痢疾样症状。随着病变的发展，虫卵结节最后纤维化，虫卵也逐渐死亡及钙化。晚期，由于虫卵的反复沉着，肠黏膜可反复发生溃疡和肠壁纤维化，最终导致肠壁增厚、变硬，甚至肠腔狭窄和肠梗阻。由于肠壁结缔组织增生，虫卵难以排入肠腔，故晚期患者粪便中不易查见虫卵。此外，部分肠黏膜萎缩，皱襞消失，部分呈息肉状增生，少数病例可并发管状或绒毛状腺瘤，甚至腺癌。

2. 肝　虫卵可随门静脉血流到达肝。由于虫卵直径大于门静脉末梢分支的口径，所以虫卵引起的病变主要在汇管区，以左叶更为明显。早期可有轻度肝大，表面及切面可见多个灰白色或灰黄色、粟粒或绿豆大小的小结节。镜下观，在汇管区附近可见许多急性虫卵结节，肝细胞可因此而受压、萎缩，也可有变性及小灶性坏死。Kupffer 细胞增生和吞噬血吸虫色素。临床上患者一般不出现症状。长期重度感染的病例，汇管区周围有大量纤维组织增生，肝因严重纤维化而变硬、变小，导致血吸虫性肝硬化。肝表面凹凸不平，由浅的沟纹将其分割成若干大小不等的稍隆起分区，严重时可形成粗大结节。切面观，增生的结缔组织沿门静脉分支呈树枝状分布，故称为干线型或管道型肝硬化（图 11-14）。由于虫卵结节主要见于汇管区，肝小叶并未遭到严重破坏，故不形成明显假小叶，与门脉性肝硬化不同。由于门静脉分支虫卵栓塞、静脉内膜炎、血栓形成和机化，以及门静脉周围纤维组织增生，使肝内门静脉分支阻塞和受压，从而可造成较为显著的门静脉高压。临床上常出现腹腔积液、巨脾、食管静脉曲张等后果。

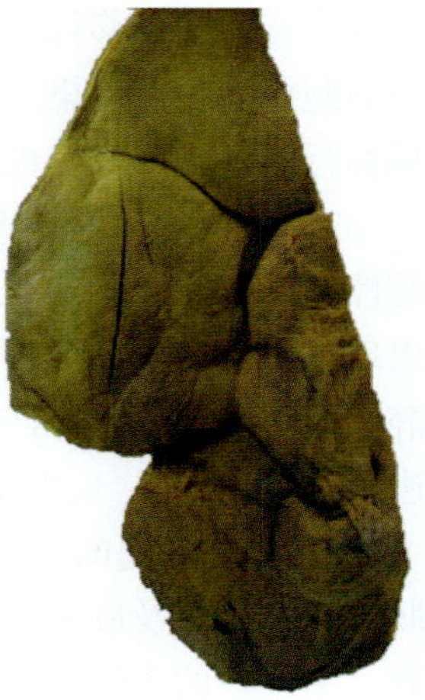

图 11-14　血吸虫病性肝硬化

3. 脾　早期脾略大，主要由于成虫的代谢产物引起单核 - 巨噬细胞增生所致。晚期脾进行性肿大，可形成巨脾，重量可达 4000 g，主要由门静脉高压引起脾淤血所致。

4. 肺　肺血吸虫病是常见的异位血吸虫病。在部分急性病例，肺内可出现多数急性虫卵结节，其周围肺泡出现炎性渗出物，X 线检查表现为类似肺的粟粒性结核。通常肺的变化甚轻微，一般不导致严重后果。关于肺内虫卵的来源，近年来认为是寄生于肠系膜的成虫，经门静脉 - 腔静脉之间的交通支至下腔静脉或肝静脉内产卵，再经右心而入肺。

5. 其他器官　脑血吸虫病是较常见的异位血吸虫病，主要见于大脑顶叶，也可累及额叶及枕叶。病理表现为不同时期的虫卵结节形成和胶质细胞增生。临床上患者可出现脑炎、癫痫发作和疑似颅内肿瘤的占位性病变症状。

儿童长期反复重度感染血吸虫病，严重时影响肝功能，以致某些激素不能被灭活，从而继发脑垂体功能抑制，腺垂体及性腺等萎缩，影响生长发育，表现为身材矮小，面容苍老，第二性征发育迟缓，称为血吸虫病侏儒症。

四、预防原则

1. 控制传染源，检查并及时治疗患者，以及患犬、猫、猪、牛、马等动物。
2. 管理好水源和粪便，防止粪便污染水源，对粪便进行无害化处理。
3. 消灭钉螺。

第七节　常见性传播疾病

知识链接

HPV 感染的危害与疫苗预防

HPV（人乳头瘤病毒的缩写）是一种嗜上皮性球形 DNA 病毒，能引起人体皮肤黏膜的鳞状上皮增殖，到 2013 年，已分离出 130 多种，分为高危型和低危型 HPV。高危型 HPV 与宫颈癌关系密切，该病毒只侵犯人类，对其他动物无致病性，低危型 HPV 有 6、11、40、42、43、44、53、54、61、72、73 和 81 等。其中，HPV-6 和 HPV-11 是最常见的低危型 HPV，90% 的生殖道尖锐湿疣与之相关。高危型 HPV 有 16、18、31、33、35、39、45、51、52、56、58、59 和 68 等。其中，HPV-16 和 HPV-18 是最常见的高危型 HPV，约 80% 的宫颈癌与之相关。目前国际上已经有预防性的四价疫苗（HPV-6、11、16、18）和九价疫苗等。四价疫苗可以预防这 4 种病毒类型感染，因为大部分宫颈癌的感染类型 HPV-16 和 HPV-18 型，所以可以减少大部分宫颈癌的发生。疫苗的问世使宫颈癌的预防手段更加全面、有效。值得注意的是，即使接种了宫颈癌疫苗，仍然应定期筛查。HPV 病毒有 100 多种亚型，与宫颈癌相关的高危亚型有 10 多种，而疫苗针对的只是其中的某几种。

性传播性疾病（sexually transmitted disease，STD）是指通过性接触而传播的一类疾病。传统的性病只包括梅毒、淋病、软下疳、性病性淋巴肉芽肿和腹股沟肉芽肿。近 10 余年 STD 的疾病谱增宽，其病种已多达 20 余种。本节仅叙述淋病、尖锐湿疣、梅毒和艾滋病。

一、淋病

淋病（gonorrhea）是由淋病奈瑟球菌引起的急性化脓性炎症，是最常见的 STD，多发生于 15 ~ 30 岁年龄段，以 20 ~ 24 岁最常见。

（一）病因与传播途径

本病的病因是淋病奈瑟球菌感染。淋病奈瑟球菌为革兰氏阴性双球菌，亚甲蓝染色呈蓝色，能黏附宿主黏膜，尤其是黏膜柱状上皮细胞。淋病奈瑟球菌被吞噬后，可在细胞中增殖，使细胞破坏。淋病奈瑟球菌被释放到黏膜下层，可引起局部炎症反应，导致出现大量脓液。淋病奈瑟球菌表面的多糖成分有抗吞噬作用，但若一旦被白细胞吞噬，淋病奈瑟球菌即迅速死亡。基因探针诊断可以快速地检测和鉴定淋病奈瑟球菌。

成人淋病主要通过性接触传播。侵犯部位主要是泌尿生殖系统。在男性，病变始于前尿道，可逆行蔓延至后尿道，波及前列腺、精囊和附睾；在女性，病变可累及外阴和阴道的腺体、宫颈黏膜以及输卵管，儿童可通过接触患者用过的衣物等被传染。幼女的阴道尚未发育成熟，因此比成人更容易被污染物感染。

知识链接

E6、E7mRNA 与宫颈癌

液基薄层细胞学检查（TCT）是目前我国常用的宫颈癌筛查方法之一。但有效数据显示，细胞学诊断只能发现 50% ～ 74% 的宫颈病变，有一定漏诊率。高危型 HPV 持续感染是宫颈癌及癌前病变发生的主要病因。HPV 属于双链闭环的小 DNA 病毒，包含约 8000 个碱基对。其中包括 8 个早期开放读码框架（*E1* ～ *E8*）、2 个晚期读码框架和 1 个非编码长控区。在早期开放读码框架中，*E6* 和 *E7* 基因对细胞生长刺激最为重要。HPV *E6/E7* mRNA 在宫颈组织中表现为癌基因活性，可干扰正常细胞周期，导致细胞基因组不稳定，翻译后的 *E6/E7* 癌蛋白，促进、维持高危型人乳头瘤病毒（HR-HPV）DNA 与宫颈基底细胞 DNA 整合，使宫颈基底细胞异常增生，灭活抑癌蛋白 *P53*、*Rb* 等，使正常的宿主细胞向恶变转化，从而使 HPV 逃避宿主免疫监视，干扰机体免疫反应，同时使抑癌基因对 DNA 的损伤修复功能丧失，引起细胞增殖失控，导致癌前病变及宫颈癌的发生。

（二）病理变化与病理临床联系

1. 急性淋病　被感染的第 2 ～ 7 天，生殖道、尿道和尿道附属腺体出现急性卡他性化脓性炎症，可见脓性渗出物自尿道口流出。尿道口、女性外阴及阴道口充血、水肿。镜下观，黏膜充血、水肿，伴有溃疡形成，黏膜下有大量中性粒细胞浸润。患者有尿频、尿急、尿痛等急性尿道炎症状，局部有疼痛及灼热感。如不及时治疗，则病变可上行延及后尿道及其附属腺体、前列腺、附睾和精囊腺，或前庭大腺、宫颈以及输卵管，引起上述组织的化脓性炎症。有的可上行感染至肾盂，引起肾盂肾炎。有 1% ～ 3% 的患者可发生菌血症，出现皮疹。此外，患者还可发生关节炎、脑膜炎、胸膜炎、肺炎、心内膜炎等，严重者可出现淋病奈瑟球菌性败血症。

➢ **考点：**淋病的主要病变特点。

2. 慢性淋病　感染后未经治疗或治疗不彻底，则可逐渐转为慢性淋病。临床表现为慢性尿道炎、前列腺炎和精囊或尿道旁腺炎、前庭大腺炎、慢性宫颈炎、慢性输卵管炎以及输卵管积水等。尿道炎性瘢痕可导致尿道狭窄，造成排尿困难。输卵管病变可延及卵巢，导致输卵管、卵巢积脓或脓肿。病变扩展至盆腔，可导致盆腔炎而引起盆腔器官粘连，患者可出现不孕。在慢性淋病过程中，淋病奈瑟球菌可长期潜伏在病灶内，并反复引起急性发作。

二、尖锐湿疣

尖锐湿疣（condyloma acuminatum）是由低危型人乳头瘤病毒（HPV）引起的良性增生性疣状物，好发于潮湿、温暖的黏膜和皮肤交界的部位，好发年龄为 20 ～ 40 岁。尖锐湿疣约 60% 通过性接触传播，故又称性病疣。临床主要表现为粉红色或淡白色、表面粗糙的丘疹或菜花状赘生物，局部可伴有瘙痒、灼痛。相关研究表明，尖锐湿疣与宫颈癌、外阴癌、阴茎癌的发病有关，已引起广泛重视。

（一）病因与传播途径

尖锐湿疣由人乳头瘤病毒引起。HPV 是一种 DNA 病毒，有许多不同的类型，尖锐湿疣主要由 HPV-6 和 HPV-12 引起。HPV 具有高度的宿主和组织特异性。HPV 的唯一宿主是人类，只侵袭人体皮肤和黏膜，不侵犯动物。

尖锐湿疣主要通过性接触传播，也可以通过非性接触的间接感染而致病，并可由生殖器部位自体接触传播到非生殖器部位。患有尖锐湿疣的妇女妊娠分娩时，可感染新生儿而使其发生喉头疣。

（二）病理变化与病理临床联系

尖锐湿疣的潜伏期长短不一，通常为 3 个月。HPV 侵入人体外生殖器破损的皮肤和黏膜后，便在入侵部位引起增生性病变。男性常见于阴茎冠状沟、龟头、系带、尿道口或肛门附近，女性多见于阴蒂、阴唇、会阴部及肛周，亦可发生于身体的其他部位。肉眼观，初起为小而尖的突起，之后逐渐扩大。疣状物呈淡红色或暗红色，质软，表面凹凸不平，呈疣状颗粒，可互相融合形成鸡冠状或菜花状团块（图 11-15）。顶端可因细菌感染而溃烂，根部有蒂，触之易出血。镜下观，表皮角质层轻度增厚，呈不全角化；棘细胞明显增生，棘层肥厚，伴上皮钉突增厚、延长，有乳头状瘤样增生，偶见核分裂象。在棘细胞层或上部可见数量不等的挖空细胞（koilocytosis）（图 11-16）。表皮浅层出现挖空细胞有助于诊断。挖空细胞较正常细胞大，胞质呈空泡状，细胞边缘常残存带状胞质。核大居中，呈圆形或椭圆形，染色深，可见双核或多核，电镜下常可见核内病毒颗粒。真皮层可见毛细血管及淋巴管扩张，大量慢性炎症细胞浸润。

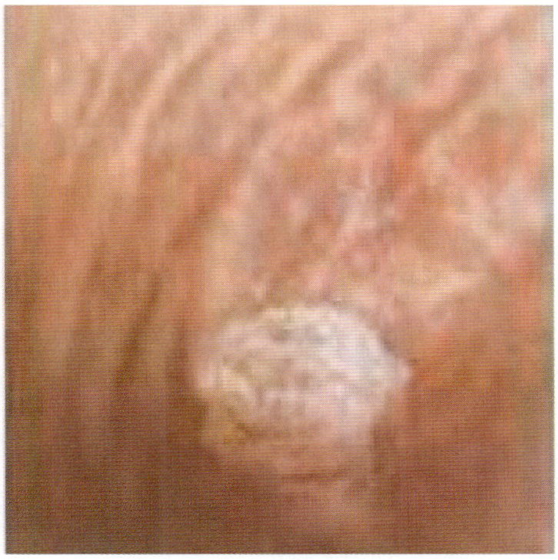

图 11-15　尖锐湿疣

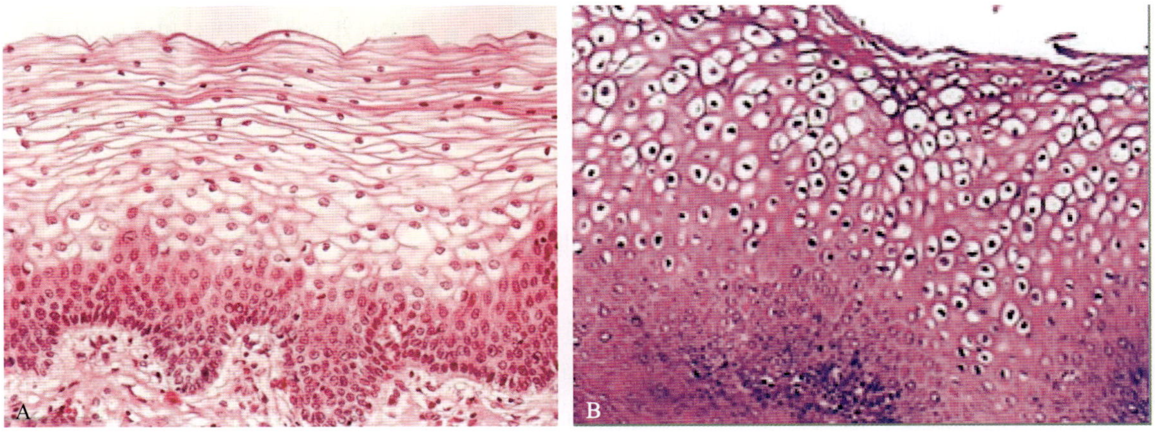

图 11-16　尖锐湿疣

A. 正常鳞状上皮；B. 挖空细胞

应用免疫组织化学方法可检测 HPV 抗原，用原位杂交、PCR 和原位 PCR 技术可检测 HPV DNA，有助于诊断。

➢ **考点：**尖锐湿疣的主要镜下特点，挖空细胞的概念。

三、梅毒

梅毒（syphilis）是由梅毒螺旋体（亦称苍白密螺旋体）引起的一种慢性传染病。本病的特点是病程的长期性和隐匿性。病原体可侵犯任何器官，早期主要累及皮肤和黏膜，晚期则累及全身各器官，特别是心血管和中枢神经系统，其危害仅次于艾滋病。

（一）病因与发病机制

梅毒螺旋体在体外活力低，对理化因素的抵抗力极低，对四环素、青霉素、汞等敏感，人是其唯一宿主。梅毒螺旋体常在直接接触破损的皮肤或黏膜时才能进入人体。本病 95% 以上经性接触传播，少数可因输血、接吻、医务人员不慎接触等直接接触传播。通过这两种传播方式所引起的梅毒称为后天性梅毒（获得性梅毒）。梅毒螺旋体可自患病母体的血液经胎盘传给胎儿，引起先天性梅毒（胎传梅毒）。对于新生儿神经梅毒，通过 PCR 对患儿脑脊液进行检查是证实梅毒螺旋体感染的唯一方法。

患者感染梅毒螺旋体后会产生细胞免疫和体液免疫。免疫力的强弱决定了机体被感染后是痊愈、潜伏，还是发展为晚期梅毒。机体感染梅毒后第 6 周，血清中可出现梅毒螺旋体特异性抗体，有一定的诊断价值。在本病的较晚阶段（晚期二期梅毒以后），患者对该病原体的抗原发生细胞介导的迟发型超敏反应，使病原体所在部位形成肉芽肿（树胶样肿），对患者重要器官的破坏作用最为重要。

（二）病理变化

1. 闭塞性动脉内膜炎及小动脉周围炎　闭塞性动脉内膜炎是指小动脉内皮细胞及纤维细胞增生，使血管壁增厚，管腔狭窄、闭塞。小动脉周围炎表现为围管性单核细胞、淋巴组织和浆细胞浸润。

2. 树胶样肿（gumma）是类似结核的肉芽肿。该肉芽肿质韧而有弹性，质如树胶，故称为树胶样肿，又称梅毒瘤。肉眼观，病灶呈灰白色，大小不一，大者可达数厘米，小者仅能在镜下可见。镜下观，病灶结构颇似结核结节，中央为凝固性坏死，类似干酪样坏死，只是坏死不彻底，弹性纤维染色尚可见到组织内原有的血管壁轮廓，坏死灶周围肉芽组织中富含淋巴细胞和浆细胞，而类上皮细胞和 朗汉斯巨细胞较少，且有闭塞性小动脉内膜炎和动脉周围炎。树胶样肿后期可被吸收，纤维化，最后形成使器官变形的瘢痕收缩，但极少钙化，这又与结核结节截然不同。树胶样肿可发生于任何器官，最常见于皮肤、黏膜、肝、骨和睾丸。血管炎病变可见于各期梅毒，而树胶样肿则见于三期梅毒。

（三）分类

1. 后天性梅毒　后天性梅毒分为一期、二期和三期。一期、二期梅毒称为早期梅毒，有传染性。三期梅毒又称晚期梅毒，因常累及内脏，故又称内脏梅毒。

（1）一期梅毒：梅毒螺旋体侵入人体后，通常经过 3 周左右的潜伏期，在侵入的局部发生炎症反应，形成下疳（图 11-17A）。下疳常为单个，直径约为 1 cm，表面有糜烂或溃疡，因溃疡底部及边缘质硬，故又称硬下疳（chancre）。下疳多发生于阴茎冠状沟、龟头、阴唇和宫颈，亦可发生于唇、舌、肛周等位置。镜下观，病变部位可见溃疡底部闭塞性小动脉内膜炎和小动脉周围炎。

下疳发生 1 周后，局部淋巴结肿大，呈非化脓性增生性炎症。下疳经 1 个月左右多自然消退，仅留有浅表的瘢痕或色素沉着斑，局部肿大的淋巴结也消退。临床上处于静止状态，但体内的梅毒螺旋体仍继续繁殖。

（2）二期梅毒：下疳发生后第 7 ~ 8 周，体内梅毒螺旋体大量繁殖并进入血液循环，出现全身广泛性皮肤、黏膜病变，即梅毒疹（syphilid）（图 11-17B）。同时，可见全身性非特异性淋巴结肿大。临床具体表现为口腔黏膜红斑、丘疹，躯干、四肢、掌心和足底部斑疹、丘疹，以及口唇、外阴、肛周的扁平湿疣（condyloma lata）。镜下观：病变呈典型的血管周围炎改变，病灶内可找到梅毒螺旋体。此期梅毒传染性大。梅毒疹可自行消退。

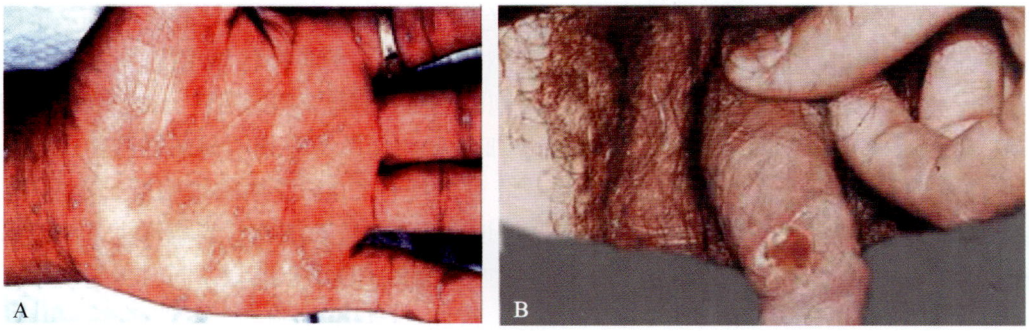

图 11-17　梅毒

（3）三期梅毒：常发生于感染后 4 ~ 5 年。病变累及内脏，尤其是心血管和中枢神经系统，可见特征性的树胶样肿形成。树胶样肿纤维化、瘢痕收缩，可引起严重的组织破坏、变形和功能障碍。

➢ **考点：**梅毒的病原体及一期、二期、三期梅毒的特征性改变。

病变侵犯主动脉，可引起梅毒性主动脉炎。主动脉根部扩张可引起主动脉瓣关闭不全或主动脉瘤。主动脉瓣关闭不全可引起左心室扩张、肥大。梅毒性主动脉瘤破裂常是患者猝死的主要原因。神经系统病变主要累及中枢神经及脑脊髓膜，可导致麻痹性痴呆和脊髓痨。此外，病变还常造成骨和关节损害，如鼻骨被破坏可形成马鞍鼻。长骨、肩胛骨与颅骨亦常受累。晚期损害病程长，破坏性大，常造成器质性毁坏而致功能异常和丧失。

2. 先天性梅毒　先天性梅毒根据被感染胎儿发病的早晚有早发性和晚发性之分。早发性先天性梅毒是指胎儿期或婴幼儿期发病的先天性梅毒。早发性先天性梅毒的表现基本与成人二期梅毒相同。晚发性先天性梅毒发生于 2 岁以上幼儿，患儿发育不良，智力低下。晚发性先天性梅毒与后天性晚期梅毒一样，除可出现皮肤、黏膜、中枢神经系统和心血管系统损害外，还可影响儿童生长发育，致畸，留下标记性损害。间质性角膜炎、神经性耳聋及楔形门齿构成晚发性先天性梅毒的三大特征，患者还可伴有骨膜炎及马鞍鼻等体征。

四、艾滋病

艾滋病的全称为获得性免疫缺陷综合征（acquired immunodeficiency syndrome，AIDS）。它是由人类免疫缺陷病毒（human immunodeficiency virus，HIV）引起的以严重免疫缺陷为主要特征的一种病死率极高的恶性传染病。1981 年美国疾病预防控制中心（Center for Disease Control and Prevention，CDC）首次报道获得性免疫缺陷综合征，1982 年定名为艾滋病，1983 年发现其病原体。获得性免疫缺陷综合征是当前最棘手的医学难题之一。目前还没有疫苗可以预防本病，也没有治愈这种疾病的有效药物或方法。

（一）病因与发病机制

人类免疫缺陷病毒（又称艾滋病病毒）为单链 RNA 病毒，是一种不同于一般病毒的逆转录病毒，分为 1 型和 2 型。目前世界范围内主要流行的是 HIV-1。HIV 主要存在于宿主血液、精液、子宫和阴道分泌物及乳汁中。其他体液（如唾液、尿液或泪液）中偶尔可分离出病毒，但迄今为止尚无证据表明其他体液能够传播本病。本病的传染源主要是患者和病毒携带者。可通过与感染者发生未保护的性交，输入被艾滋病病毒污染的血液，共用被艾滋病病毒污染的针头、针具或其他锐器等途径传播。还可通过被艾滋病病毒感染的母亲在妊娠、分娩期和哺乳期间传播给婴儿。

抗 HIV 免疫反应包括适应性免疫（特异性免疫）和固有免疫（非特异性免疫）反应，以适应性免疫反应为主。人体免疫系统主要通过针对 HIV 蛋白的各种特异性抗体、特异性 $CD4^+$ T 淋巴细胞免疫反应和 CTL 直接或分泌各种细胞因子（如肿瘤坏死因子、干扰素等），抑制病毒复制。现已证实 HIV-1 对辅助细胞（$CD4^+$ T 细胞）免疫系统有很明显的抑制作用，是该病毒的主要攻击目标。另外，单核 - 巨噬细胞系统也是具有 $CD4^+$ 受体的细胞群，也是靶细胞。HIV 经皮肤破口或黏膜进入人体血液，能选择性地侵犯 $CD4^+$ T 细胞。当病毒进入细胞后，可以进行复制，形成大量的新病毒颗粒，并以出芽方式逸出 $CD4^+$ T 细胞，同时引起该细胞的溶解和死亡。逸出的病毒再感染其他 $CD4^+$T 细胞，造成 $CD4^+$ T 细胞的大量破坏。一段时间后，$CD4^+$ T 细胞呈进行性下降，导致机会性感染。此外，其他免疫细胞（如单核 - 巨噬细胞、B 淋巴细胞、$CD8^+$ T 淋巴细胞和 NK 细胞等）的功能也均不同程度地受损，最后导致整个免疫系统功能缺陷，发生一系列顽固性机会性感染和肿瘤。

（二）病理变化

AIDS 的主要病变可归纳为全身淋巴组织削减、机会性感染和恶性肿瘤三个方面。

1. 全身淋巴组织削减　早期淋巴结肿大，淋巴滤泡明显增生，生发中心活跃，有“满天星”现象，其病变类似于由其他原因引起的反应性淋巴结炎。随着病变的发展，滤泡网状带开始破坏，血管增生，皮质区及副皮质区淋巴细胞减少，浆细胞浸润。网状带逐渐消失，滤泡界限不清。晚期几乎无淋巴细胞，由巨噬细胞替代。最后淋巴结结构完全消失，主要为巨噬细胞和浆细胞。有些区域可见纤维组织增生，甚至玻璃样变性。胸腺、消化道和脾淋巴组织萎缩。

2. 机会性感染　　多发性机会性感染是本病的另一特点，感染范围广泛，可累及多个器官。其中以中枢神经系统、肺、消化道受累最为常见。由于严重的免疫缺陷，感染所致的炎症反应往往较轻而不典型。如肺部结核分枝杆菌感染，很少形成典型的肉芽肿性病变，而病灶中的结核分枝杆菌则较多，并且可为正常情况下对人不致病的鸟型结核分枝杆菌。70% ~ 80% 的患者可经历一次或多次卡氏肺孢子菌感染，在 AIDS 因机会性感染而死亡的病例中，约一半死于卡氏肺孢子菌感染，因而对诊断本病有一定的参考价值。约 70% 的病例有中枢神经系统受累，主要有弓形虫或新型隐球菌感染所致的脑炎或脑膜炎。此外，患者还可发生其他多种正常不致病的微生物感染。

3. 恶性肿瘤　约 1/3 的患者可发生 Kaposi 肉瘤，其他常见的肿瘤为非霍奇金淋巴瘤。自 AIDS 出现以来，Kaposi 肉瘤发病率明显增高。其临床特点为皮肤特发性、多发性、色素性肉瘤，在四肢发生多数大小不同的结节，以下肢多见并广泛累及内脏，呈暗蓝色或紫色结节。该肿瘤起源于血管内皮，由成片的梭形细胞构成毛细血管样腔隙，其中有红细胞。AIDS 患者中有 5% ~ 10% 可发生非霍奇金淋巴瘤。患者表现淋巴结迅速肿大，淋巴结外肿块，或出现严重的发热、盗汗、体重减轻，有些患者常出现原发于中枢神经系统的淋巴瘤。

➢ **考点：**AIDS 的三种主要病理改变。

（三）病理临床联系

AIDS 潜伏期较长。如果没有获得相应的治疗，大部分艾滋病病毒感染者在感染后 5 ~ 10 年内可出现 HIV 相关疾病的体征。近年来 WHO 和美国疾病预防控制中心修订了 HIV 感染的临床分类，将其分为三大类：A 类，包括急性感染、无症状感染和持续性全身淋巴结肿大综合征。B 类，包括免疫功能低下时出现的 AIDS 相关综合征、继发细菌及病毒感染和发生肿瘤等。C 类，患者已有严重的免疫缺陷，出现各种机会性感染、肿瘤，以及神经系统症状等表现。

按 AIDS 的病程，可将其分为三个阶段：

1. 早期（急性期）感染 HIV 3 ~ 6 周后，患者可出现咽痛、发热、肌肉酸痛等一系列非特异性临床表现。HIV 在体内复制，但由于患者尚有较好的免疫反应能力，因此经 2 ~ 3 周后这种症状可自行缓解。

2. 中期（慢性期）机体的免疫功能与 HIV 之间处于相互抗衡的阶段，某些病例此期可长达数年。此期病毒复制处于低水平，患者可以无明显症状或出现明显全身淋巴结肿大，常伴发热、乏力、皮疹等。

3. 后期（危险期）机体免疫功能全面崩溃，患者有持续发热、乏力、消瘦、腹泻，并出现神经系统症状，发生明显的机会性感染及恶性肿瘤。血液检查可见淋巴细胞明显减少，$CD4^{+}$ T 细胞减少尤为显著，细胞免疫反应丧失殆尽，出现严重后果。

对于 AIDS，从传染源、传播途径及易感人群等各方面加强管理，预防 HIV 感染是至关重要的。

（张海燕）

自测题

一、选择题

1. 人体内吞噬并灭活结核分枝杆菌主要依靠
   A. T 淋巴细胞　　B. 浆细胞
   C. 巨噬细胞　　D. 中性粒细胞
   E. 嗜酸性粒细胞
2. 结核结节的基本病变属于
   A. 急性增生性炎症　　B. 纤维蛋白性炎症
   C. 化脓性炎症　　D. 变质性炎症
   E. 肉芽肿性炎症
3. 成人肺结核临床最常见的类型是
   A. 局灶型肺结核　　B. 浸润性肺结核
   C. 干酪样肺炎　　D. 肺结核球
   E. 慢性纤维空洞性肺结核
4. 伤寒带菌者细菌一般居留在
   A. 小肠　　B. 胆囊
   C. 大肠　　D. 胆小管
   E. 肝
5. 下列符合肠伤寒时形成的溃疡的形态特点的是
   A. 呈烧瓶状，口小底大　　B. 呈椭圆形，其长轴与肠的长轴平行
   C. 呈浅表地图形　　D. 不规则边缘呈火山口样隆起
   E. 呈环状或带状包绕肠管
6. 我国目前所见的细菌性痢疾最常见的致病菌是
   A. 宋氏志贺菌和福氏志贺菌　　B. 鲍氏志贺菌
   C. 宋氏志贺菌　　D. 志贺菌
   E. 福氏志贺菌

7. 流行性脑脊髓膜炎的致病菌是

A. 流感嗜血杆菌　　B. 肺炎球菌

C. 脑膜炎球菌　　D. 大肠埃希菌

E. 金黄色葡萄球菌

8. 关于流行性乙型脑炎的叙述，下列正确的是

A. 乙型脑炎病毒属于 DNA 病毒

B. 有较多的中性粒细胞围血管浸润

C. 镂空筛状软化灶形成具有一定的诊断意义

D. 小胶质结节形成越多，预后越好

E. 出现脑膜刺激征基本上可排除脑炎

9. 引起日本血吸虫病最严重病变的是

A. 毛蚴　　B. 成虫

C. 虫卵　　D. 童虫

E. 尾蚴

10. 骨结核坏死组织排出形成的病理变化是

A. 溃疡　　B. 空洞

C. 窦道　　D. 糜烂

E. 瘘管

11. 不会出现肉芽肿性病变的疾病是

A. 结核病　　B. 伤寒

C. 细菌性痢疾　　D. 血吸虫病

E. 结节病

12. 浸润性肺结核的好发部位是

A. 左舌叶　　B. 左下叶

C. 双上肺尖　　D. 右下叶

E. 右中叶

13. 不引起肉芽肿性炎的病原体是

A. 麻风杆菌　　B. 伤寒沙门菌

C. 结核分枝杆菌　　D. 梅毒螺旋体

E. 痢疾杆菌

14. 患者，女性，18 岁，持续发热 10 天，体温逐日升高，伴乏力、食欲缺乏。体格检查：T 39.8℃，P 80 次 / 分，精神萎靡，腹部可见 6 个出血性皮疹，腹部胀气，脾肋下可及。实验室检查：血 WBC 3.7×10^9/L。此患者所患疾病的主要病理特点是

A. 基本病变是小血管炎

B. 全身单核巨噬细胞系统增生性反应

C. 小肠黏膜苍白、水肿

D. 主要病变在淋巴结和胸腺

E. 肠黏膜呈弥漫性纤维蛋白渗出性炎症

15. 不属于肉芽肿性炎的疾病是

A. 伤寒　　B. 淋病

C. 血吸虫病　　D. 结核病

E. 梅毒

16. 流行性乙型脑炎的炎症性质是
    A. 纤维蛋白性炎症　　B. 变质性炎症
    C. 化脓性炎症　　D. 肉芽肿性炎
    E. 出血性炎症

二、名词解释

1. 结核球　2. 伤寒小结　3. 假膜性炎

三、问答题

1. 简述原发性肺结核的播散途径，以及播散后所引起的各种后果。
2. 简述结核病的基本病理变化和转归。
3. 简述流行性乙型脑炎的病理变化。

下　　篇

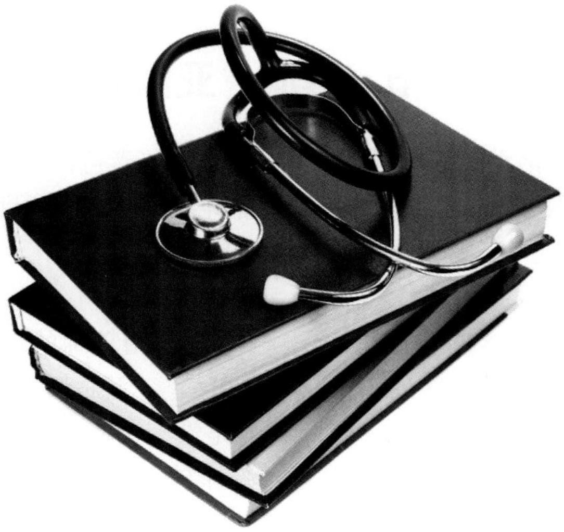

第十二章
数字资源

思政之光

第十二章 疾病概论

学习目标

通过本章内容的学习，学生应能够：

识记：

1. 说出健康、亚健康、疾病、死亡、脑死亡的概念。
2. 列举脑死亡的诊断标准。

理解：

1. 分析疾病发生、发展的一般规律。
2. 解释脑死亡的临床意义。

运用：

1. 对亚健康和疾病人群开展健康教育，介绍“健康中国”发展战略。
2. 判断临床死亡。

疾病概论是研究各种疾病过程中具有规律性的问题，主要包括健康与疾病、病因学、发病学和疾病的转归。

第一节 健康、亚健康与疾病

健康与疾病是生命活动过程中两个对立的概念，二者可以相互转化，至今仍无完整的定义来明确区分两者的界限，而且在医学实践中又衍生出介于二者之间的亚健康这一概念。

一、健康

随着社会的进步与科学技术的发展，医学模式已由单纯的生物医学模式转变为生物—心理—社会的现代医学模式。健康的内涵从“不患病”“无病痛”转变为世界卫生组织（World Health Organization，WHO）提出的：健康不仅是没有疾病或病痛，而且是躯体上、精神上和社会适应上处于完好的状态。强调健康除躯体健康外，还要有心理健康，以及良好的人际关系与环境适应能力。躯体、精神和社会适应三者之间是相互影响的。

二、疾病

疾病（disease）是指在病因和一定条件的作用下，机体自稳态调节功能紊乱而导致的异常生命活动过程。健康与疾病两者间缺乏明确的界限，从健康到疾病是从量变到质变的连续过程。机体稳态是否被打破主要取决于两方面的因素，即病因的强度和机体自身调节稳态的能力。当各种致病因素作用于细胞，达到一定强度和持续一定时间，体内即可出现一系列的损伤与抗损伤反应，引起机体功能、代谢和形态结构的改变，机体内环境调节发生紊乱，引发各种临床症状、体征和社会行为异常。

三、亚健康

亚健康（sub-health）是指躯体和心理处于健康与疾病之间的非病、非健康的状态，可以向健康或疾病转化。亚健康的表现复杂，主要表现形式为：①躯体性亚健康状态：疲乏无力、精神不振、全身不适等。②心理性亚健康状态：失眠、烦躁、情绪低落、冷漠、孤独等。③人际交往性亚健康状态：人际关系不稳定，对工作、生活、学习等环境难以适应等。调查资料显示，人群中呈健康状态者约占 5%，处于疾病状态者约占 20%，另外约有 75% 的人处于亚健康状态。应当正确认识亚健康状态，积极进行调整、干预，预防疾病的发生，维护和促进身心健康。

知识链接

症状和体征

症状和体征都是患者的临床表现。症状是指疾病过程中患者主观上感觉到的身体不适，如头痛、恶心、心悸、畏寒等。体征是指医师对患者进行各项检查时发现的异常征象，如心脏杂音、肝大、肺部啰音、血压升高等。

第二节　病因学

病因学（etiology）是研究疾病发生的原因、条件及其作用规律的科学。决定疾病发生、发展的因素常有很多种，根据其在疾病发生、发展中的作用，可将其分为致病原因（病因）和致病条件。

一、疾病发生的原因

任何疾病的发生都有一定的原因。引起疾病的原因，称为致病因素，简称病因（cause of disease）。目前对于许多疾病已经找到了明确的病因，如疟疾由疟原虫引起，结核病由结核分枝杆菌引起。但还有许多疾病的病因不明，如肿瘤和动脉粥样硬化等。认识和消除致病原因，对疾病的预防、诊断和治疗具有重要意义。病因种类繁多，可归纳为以下几大类：

（一）生物性因素

生物性因素是一类最常见的病因，包括病原微生物（如细菌、病毒、支原体、真菌等）和寄生虫（如原虫、蠕虫等）。病原体的致病力强弱不仅取决于侵入机体的病原体数量、侵袭力及毒力，还与机体的防御功能特别是免疫力等条件有密切的关系。生物性因素中病原体有一定的入侵门户和定位，如甲型肝炎病毒，可经消化道入血，经门静脉到达肝，在肝细胞内寄生和繁殖而致病。病原体必须与机体相互作用才能引起疾病。病原体作用于机体后，可以相互影响，引起彼此发生改变。

知识链接

严重急性呼吸综合征（SARS）

严重急性呼吸综合征，缩写SARS，又称传染性非典型肺炎，2003年曾在中国广东、北京等地及几十个国家和地区传播流行。SARS是由冠状病毒的一个变种引起。2020年春节前后，又一种新型冠状病毒引起全球几十个国家和地区暴发新冠肺炎疫情。2020年2月11日，世界卫生组织总干事谭德塞在瑞士日内瓦宣布，将新型冠状病毒感染的肺炎命名为“COVID-19”。新型冠状病毒（图12-1）的主要传播途径是呼吸道飞沫传播和接触传播。面对疫情，我国众多医护人员不畏生死奋战在第一线，从中央到地方，各方力量联防联控，众志成城，展开了一场全国总动员的疫情防控阻击战。

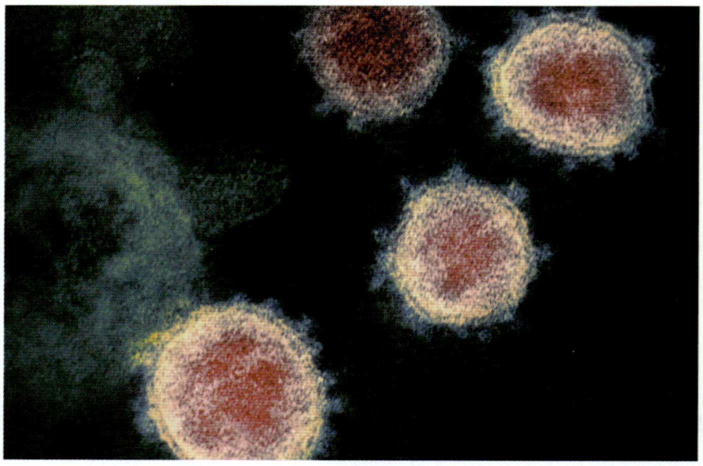

图12-1　新型冠状病毒

（二）物理性因素

物理性因素主要包括机械力引起创伤、震荡、骨折等，温度因素引起烧伤、中暑、冻伤，电流引起电击伤，电离辐射引起放射病，气压改变引起高山病、减压病等。物理性因素的致病力与作用强度、接触时间、接触部位和范围有关。

（三）化学性因素

化学性因素包括无机化学物质和有机化学物质，在体内达到一定浓度或剂量时可引起人体化学性损害或中毒，如强酸、强碱、重金属盐类化学毒物，以及一氧化碳、有机磷农药和某些药物等。环境污染中主要是化学污染物，如汽车排放的一氧化碳和硫化氢等。临床药物治疗中，长期或过量用药可引起慢性中毒或相应器官组织损伤。某些化学性因素对机体的作用有一定的选择性，如一氧化碳与血红蛋白有很强的亲和力；汞、铅等重金属主要损伤肾。某些化学物质可在体内蓄积，长期摄取可导致慢性中毒。此外，化学性因素的致病作用还与肝、肾等解毒、排毒器官的功能状态有关。

（四）营养性因素

一切营养物质过多和营养物质不足均可引起疾病。长期大量摄入高糖、高脂饮食可引起肥胖、高脂血症，并与动脉粥样硬化的发生有密切关系。营养物质摄入不足可引起营养不良，如维生素 B_1 缺乏可引起脚气病、维生素D缺乏可引起佝偻病、缺碘可引起甲状腺肿等。

（五）遗传性因素

遗传性因素对疾病的影响包括直接致病和遗传易感性两种形式。

1. 直接致病　主要是通过染色体或基因等遗传物质突变、畸变引起疾病。基因突变引起的疾病如血友病，突变的基因位于 X 染色体上，导致凝血因子Ⅷ缺少，出现凝血障碍。染色体畸变导致的疾病如唐氏综合征（21 三体综合征）。

2. 遗传易感性　是指某些家族成员具有易患某种疾病的倾向，如高血压、糖尿病、精神分裂症等。个体对疾病的易感性并不完全由基因决定，还受环境因素的影响。

（六）先天性因素

先天性因素是指能够影响胎儿生长发育的有害因素。由先天性因素引起的疾病称为先天性疾病，母亲妊娠早期感染病毒、服用某些药物、大量饮酒等，可影响胎儿发育，引起某种缺陷或畸形，如先天性心脏病、唇裂、多指（趾）等。

知识链接

“海豹儿”

1957—1963 年，欧洲出生了约 1.2 万名形似海豹的婴儿，他（她）们的手足比正常人短，甚至根本没有手足。其原因是孕妇在妊娠初期服用了一种治疗妊娠早期呕吐的药物“反应停”。正常情况下，胚胎的生长是按照基因上的生命密码指令有规律地形成的。“反应停”能使这种指令在某一部位受到障碍，其结果就导致了畸形儿。

（七）免疫性因素

机体免疫功能低下、缺陷或免疫反应过强等免疫性因素均可导致疾病的发生。

1. 超敏反应性疾病　是指机体对异种血清、药物、花粉、食物等所引起的超敏反应，如过敏性支气管哮喘、过敏性荨麻疹等。

2. 自身免疫性疾病　是指机体对自身抗原发生免疫反应，并引起自身组织的损害，如系统性红斑狼疮、类风湿性关节炎、慢性淋巴细胞性甲状腺炎等。

3. 免疫缺陷病　人类免疫缺陷病毒（HIV）感染可破坏 T 淋巴细胞及其功能，导致获得性免疫缺陷综合征（AIDS）。

（八）内分泌、神经、精神和社会因素

神经和内分泌系统的功能状态对疾病的发生也有一定的影响，如十二指肠溃疡的发生与迷走神经过度兴奋有关，乳腺癌的发生与雌激素水平长期偏高有关。近年来，精神因素引起的疾病越来越受到重视，长期紧张、忧虑、恐惧等不良情绪和强烈的精神创伤等易导致应激性溃疡、高血压和神经症等。医务工作者除治疗患者的躯体疾病外，还要关注患者的心理状态，给予患者人文关怀。社会因素与疾病的发生也有关系，社会的进步与安宁可增进健康，战争、社会动乱等则不利于健康。

二、疾病发生的条件

疾病发生的条件是指病因作用于机体的前提下，影响疾病发生、发展的各种体内和体外因素。如人是否发生结核病，除与是否感染结核分枝杆菌密切相关外，还与营养不良、过度疲劳等导致机体抵抗力降低有关。许多疾病的发生与诱因有关。诱因是指疾病发生的条件中，能加强病因作用或促进疾病发生、发展的因素。如大量高蛋白质饮食可诱发肝硬化患者发生肝性脑病；妊娠、发热、情绪激动可诱发心力衰竭。

在疾病的发生、发展过程中，病因和条件是相对的，同一因素对某种疾病来说是原因，而对另一种疾病则可能是条件。如营养不足是营养不良症的原因，而对结核病来说则是条件。

第三节 发 病 学

发病学主要研究疾病发生、发展过程中的基本机制和一般规律。

一、疾病发生的基本机制

（一）神经机制

神经系统对维持和调控正常人体生命活动起到极其重要的作用，可以根据机体内、外环境进行调整，使机体各系统代谢处于相对平衡。因此，许多致病因素可以影响神经系统的变化，从而引起疾病的发生。例如，流行性乙型脑炎病毒、脊髓灰质炎病毒具有高度嗜神经性，能直接破坏神经细胞；烧伤时，由于疼痛和体液丢失，刺激感觉神经和颈动脉体及主动脉弓压力感受器，引起交感神经强烈兴奋，导致其对全身组织器官血流和代谢功能进行重新的调节。长期精神紧张、焦虑可导致大脑皮质和皮质下功能失调，引起血管运动中枢反应性增强，导致小动脉收缩，血压升高。

（二）体液机制

体液机制主要是指致病因素直接或间接影响体液质和量的变化，造成内环境紊乱而引起疾病。体液量严重减少（如大出血、严重脱水）可导致休克；体液质的改变，如组织因子、羊水或蛇毒等促凝血物质入血，可引起凝血系统广泛激活而导致弥散性血管内凝血（DIC）。感染和创伤等产生的大量炎症介质可引起炎症反应。

体液调节与神经机制密切相关，二者常同时发生，共同参与疾病的发生、发展，故称为神经 - 体液机制。例如，休克使交感神经强烈兴奋，刺激肾上腺髓质释放肾上腺素，因肾小动脉收缩，促使肾素 - 血管紧张素 - 醛固酮系统激活。交感神经兴奋和血液中儿茶酚胺、肾素、血管紧张素等共同作用，导致血管收缩和组织缺血、缺氧。

（三）细胞机制

致病因素作用于机体后可直接或间接作用细胞，造成细胞的代谢、功能和形态结构发生改变，引起细胞的稳态调节紊乱而导致疾病。有的致病因素无选择性地损害组织细胞，如机械力、温度、某些化学毒物等；有的致病因素有选择性地引起细胞损伤，如 HIV 感染时选择性地损伤 CD_4^+ T 淋巴细胞。细胞损伤时常涉及细胞膜和多种细胞器的损伤及功能障碍，如细胞膜上的钠泵在病因作用下发生功能失调，导致细胞水肿。细胞器功能障碍以线粒体功能障碍最为重要，可使各种酶系统受抑制，最终导致细胞变性、死亡。

（四）分子机制

任何病因无论通过何种途径引起疾病，在疾病发生、发展过程中最终都会表现出分子水平的异常。例如，血红蛋白肽链合成障碍引起镰状细胞贫血；低密度脂蛋白受体基因突变引起家族性高胆固醇血症等。随着基因研究的深入，人类基因组计划的完成提高了人类对生命和疾病的认识水平，对于高血压、肿瘤、糖尿病等常见病，可从分子、基因、蛋白质水平逐渐揭示其发病机制。很多疾病易感基因的发现，为阐明疾病发生的个体差异和疾病治疗的个性化方案提供了新视野，未来基因治疗将广泛应用于人类疾病的治疗。

二、疾病发生、发展的一般规律

（一）稳态调节紊乱

机体通过神经 - 体液调节，维持着机体内、外环境的相对动态稳定性（动态平衡），即稳态。在稳态的维持中，反馈机制起着重要作用。如甲状腺素分泌过多时，可反馈性地抑制下丘脑促甲状腺素释放激素（TRH）和腺垂体促甲状腺素（TSH）的分泌，使甲状腺素分泌减少，降至正常水平。由于病因对机体的损伤作用，使机体的稳态调节机制发生紊乱而引起相应的功能、代谢、形态结构出现异常，又可通过连锁反应使稳态调节的其他方面相继发生紊乱，从而导致更为严重的生命活动障碍。

（二）损伤与抗损伤反应

致病因素对机体可造成损伤，损伤又可激起机体的各种抗损伤反应。损伤与抗损伤反应贯穿于疾病的全过程，影响着疾病的发展方向和转归。当抗损伤反应占优势时，则疾病趋向好转或痊愈；反之，当损伤反应占优势时，则疾病发生恶化。如发生机械力引起的组织破坏、出血时，循环血量减少和血压下降等属于损伤反应，而血压下降和疼痛引起的交感神经兴奋、血管收缩，可减少出血，属于抗损伤反应。此时，患者心率加快、心收缩力增强，使心排血量增加及血液凝固性增高，有利于止血，属于抗损伤反应。损伤与抗损伤反应具有两重性，并可互相转化。例如，致病微生物可引起发热，一定程度的体温升高可以增强单核 - 巨噬细胞系统的功能，有助于增强机体的抗病能力；但长期发热或体温过高，则可造成机体多个系统的功能及代谢紊乱，由抗损伤反应转变成损伤反应。在临床疾病的防治过程中，应尽量减轻和消除损伤反应，维持和加强抗损伤反应，促使病情好转而痊愈。

（三）因果交替

在原始病因作用下，机体发生某些变化，前者为"因"，后者为"果"。而这些变化又作为新的病因，引起新的结果。病因和结果之间可以相互交替和相互转化，推动疾病发展，甚至形成因果交替的恶性循环，使疾病恶化，直至患者死亡。因此，采取医学干预阻止因果转化和恶性循环，才能使疾病向有利于康复的方向发展。

（四）局部与整体

疾病往往同时或先后导致局部症状和全身反应。在疾病过程中，局部和整体相互影响和制约。例如，病毒性肝炎时，患者有肝区肿胀、疼痛等局部表现，也会产生发热、乏力、黄疸和食欲缺乏等全身症状；皮下脓肿有红、肿、热、痛和功能障碍等局部表现，严重者还可引起发热、菌血症、毒血症等全身反应；糖尿病有"三多一少"等全身表现，也可因抵抗力降低、血管损伤而发生疖、痈和下肢血栓形成等局部病变。因此，辩证地处理好疾病过程中的局部与全身反应的相互关系，对抓住疾病的本质具有重要的临床意义。

第四节　疾病的经过

由于致病因素造成机体的损伤和抗损伤反应，促进疾病不断发展和发生病理变化，构成了疾病的不同阶段，一般分为四期。

（一）潜伏期

潜伏期是指从致病因素作用于机体开始到机体出现最早症状之前的阶段。不同疾病的潜伏期长短不一，有些疾病无潜伏期（车祸、意外伤亡等）。潜伏期短者仅数小时、数天，长则则为数月、数年。在潜伏期内，患者没有自觉症状，故临床上不易发现。

（二）前驱期

前驱期是指从机体出现最早期症状开始到出现该病典型症状之前的阶段。临床上患者可出现低热、全身不适、乏力、食欲缺乏等非特异性症状。认识此期的特点，有助于对疾病进行早期诊断、早期治疗。

（三）症状明显期

症状明显期是指相继出现疾病的典型症状和体征的时期。临床上常以此作为疾病诊断和鉴别诊断的重要依据，应当及时对患者进行治疗和护理。

（四）转归期

转归期是指疾病过程的最后阶段。疾病的最终结局取决于机体的损伤和抗损伤反应及是否得到及时、合理的治疗。

1. 康复　可分为完全康复和不完全康复。①完全康复（complete rehabilitation）：是指疾病时机体出现的损伤性变化及其临床表现（包括各种症状和体征）完全消失，机体的功能、代谢和形态结构恢复正常，机体的稳态调节系统恢复正常，社会行为和社会适应能力完全恢复正常，又称痊愈。②不完全康复（incomplete rehabilitation）：是指疾病的损伤性变化得到控制，机体主要症状消失，基本病理变化（形态结构、功能、代谢）尚未完全消失，但机体通过代偿可以维持相对正常的生命活动，有些可留有后遗症。例如，手术治疗后的组织粘连，烧伤愈合留下的瘢痕等。

2. 死亡（death）　是指机体作为一个整体，其功能永久停止和生命活动不可逆转的终结，是所有生命的最终归宿。死亡可分为生理性死亡和病理性死亡。生理性死亡较为少见，它是由机体各器官自然老化所致，一般的死亡都是由于各种严重疾病或损伤所造成的病理性死亡。临床传统上判定死亡的标志是心脏搏动、呼吸停止和各种反射消失。死亡是一个过程，包括濒死期、临床死亡期与生物学死亡期。濒死期的主要特点是脑干以上中枢神经功能丧失或被深度抑制；临床死亡期的主要特点是各种反射消失，呼吸和心脏搏动停止，但是组织器官仍在进行微弱的代谢活动；生物学死亡期是死亡的最后阶段，表现为机体各重要器官的新陈代谢相继停止，并发生不可逆的功能和形态改变。

机体整体死亡的标志是脑死亡。脑死亡（brain death）是指包括脑干在内的全脑功能不可逆转的丧失。脑死亡并不意味着各组织、器官同时死亡。除脑以外，死者的重要生命器官（心、肺、肝和肾等）还可存活一段时间，并可供器官移植使用。脑死亡必须与“植物状态”（植物人）区别开，后者是指大脑皮质功能严重受损而导致意识丧失，但脑干功能尚存，患者仍保留皮质下中枢功能的一种状态。在植物状态与脑死亡最根本的区别是植物状态患者仍保持自主呼吸功能。脑死亡的判定标准主要包括：①自主呼吸停止，进行人工呼吸 15 min 以上、停止人工呼吸 8 min 仍无自主呼吸。自主呼吸停止被认为是临床脑死亡的首要指标。②不可逆性深度昏迷，对外界刺激完全无反应。③瞳孔散大或固定、脑干神经反射消失（如瞳孔对光反射、角膜反射、咳嗽反射、吞咽反射等均消失）。④脑血液循环停止（经脑血管造影或颅脑多普勒超声检查呈脑死亡图形）。⑤脑电波包括诱发电位消失。前三项全部具备，后两项至少具备一项，方能确认脑死亡。脑死亡概念的意义：①为器官移植创造了良好的时机和合法的依据。②根据脑死亡的概念可以准确地判断死亡发生的时间，停止无效抢救，为可能涉及的一些法律问题提供依据。

➢ **考点：**脑死亡的概念和判定标准。

（段旭艳）

自测题

一、选择题

1. 有关健康，描述正确的是
   A. 社会适应能力强

B. 躯体体格强壮，心理状态完好
C. 躯体没有病痛
D. 躯体上、精神上和社会适应上处于完好的状态
E. 身体的实验室检查各项指标正常

2. 下列疾病不属于遗传病的是
A. 唐氏综合征　　B. 血友病
C. 先天性心脏病　　D. 精神分裂症
E. 红绿色盲

3. 不属于完全康复的是
A. 功能、代谢完全恢复正常　　B. 稳态调节恢复正常
C. 遗留瘢痕　　D. 损伤性变化完全消失
E. 社会行为完全正常

4. 以下不属于亚健康表现的是
A. 疲乏无力　　B. 精神舒畅
C. 失眠多梦　　D. 人际关系不稳定
E. 工作效率低

5. 死亡的概念是
A. 心脏搏动停止
B. 呼吸停止
C. 意识丧失
D. 机体作为一个整体功能永久停止和生命活动不可逆转的终结
E. 反射消失

6. 脑死亡的判定标准不包括的是
A. 脑干神经反射消失　　B. 脑电波消失
C. 瞳孔缩小　　D. 不可逆性深度昏迷
E. 脑血液循环停止

二、名词解释

1. 健康　2. 疾病　3. 亚健康　4. 死亡　5. 脑死亡

三、问答题

1. 简述疾病发生的原因。
2. 简述疾病规律的损伤与抗损伤反应。
3. 简述脑死亡的判定标准。

第十三章
数字资源

思政之光

第十三章

水、电解质代谢紊乱

学习目标

通过本章内容的学习，学生应能够：

识记：

1. 说出脱水、水肿的概念，各种类型脱水的特点。
2. 说出高钾血症和低钾血症的概念。

理解：

1. 解释脱水、水肿的发生机制及其对机体的影响。
2. 分析高钾血症和低钾血症对机体的影响。

运用：

1. 根据实验室检查和临床表现分析患者存在的水、电解质代谢紊乱类型，以及实施下一步的处理。
2. 结合脱贫攻坚工作解释目前人民生活水平日益提高，因为营养不良导致的低蛋白性水肿的发病率明显降低，树立爱国情怀。

案例 13-1

患儿，男，1 岁半，腹泻 2 天伴呕吐入院。患儿 2 天前开始出现腹泻，排水样便、蛋花样便，每天 10 余次，伴呕吐。患儿不能进食，伴有少尿、腹胀。体格检查：T 36.8℃，心率 130 次 / 分，呼吸 30 次 / 分，血压 60/30 mmHg。体重 10 kg，精神萎靡，哭无泪。前囟明显凹陷，口唇干燥。双肺呼吸音清，无啰音。心音低钝，无杂音。腹软稍胀，皮肤弹性极差，肠鸣音弱，四肢冷。辅助检查：血钠 120 mmol/L，血钾 2.9 mmol/L。

思考题：

1. 该患儿发生了何种水、电解质代谢紊乱？
2. 患儿出现该变化的诊断依据是什么？
3. 如何与患儿家属沟通治疗要点？

人体的新陈代谢都是在体液环境中进行的。生命离不开水，体液（body fluid）由水和溶解于其中的电解质、低分子有机化合物和蛋白质等组成，包括细胞内液和细胞外液。分布于细胞内的液体，称为细胞内液（intracellular fluid，ICF），其容量和成分与细胞的代谢和生理功能关系密切。分布于细胞外的液体，称为细胞外液（extracellular fluid，ECF）。细胞外液构成了人体的内环境，是沟通组织细胞之间和机体与外界之间的媒介。细胞外液包括分布在细胞周围的组织间液和血管内的血浆。为了保证新陈代谢的正常进行和各种生理功能的发挥，必须维持细胞外液化学成分、理化特性和容量方面的相对恒定。

成人的体液总量约占体重的 60%，其中 40% 属于细胞内液，20% 属于细胞外液（5% 的血浆和 15% 的组织间液）。组织间液中包括极少一部分特殊的分泌液，如脑脊液、关节囊液及胃肠分泌液等。体液中含有大量以离子状态溶于体液中的电解质和一些低分子有机物。体液的含量和分布存在明显的差异，其中，细胞内液中以 K^+、HPO_4^{2-} 及蛋白质为主，细胞外液中以 Na^+、Cl^- 为主。血清 Na^+ 浓度的正常范围是 130 ～ 150 mmol/L。体液渗透压浓度波动范围为 280 ～ 310 mOsm/（kg · H_2O），细胞内、外液的渗透压基本相等。

水、电解质代谢紊乱与许多疾病有着广泛的联系，即可以作为病因引起疾病的发生，可以诱发缺氧、休克、酸碱平衡紊乱和 DIC 等病理过程。因此，正确掌握水、电解质代谢紊乱的发生机制及其对机体的影响以及纠正的措施，对疾病的防治至关重要。

第一节　水、钠代谢紊乱

根据体液容量和渗透压的变化，可将水、钠代谢紊乱可分为两大类：水、钠在体内减少（脱水），以及水、钠在体内增多（水中毒、水肿和盐中毒）。

一、脱水

脱水（dehydration）是指体液容量明显减少。根据脱水后细胞外液渗透压的变化特点，可将其分为高渗性脱水、低渗性脱水和等渗性脱水三种类型。

> **考点**：脱水的概念。

（一）高渗性脱水

高渗性脱水（hypertonic dehydration）是指以失水多于失钠、血清钠离子浓度＞ 150 mmol/L、血浆渗透压＞ 310 mOsm/（kg・H_2O）为主要特征的病理变化过程。患者体液容量减少（细胞内液、外液均减少，细胞内液减少更明显），又称低容量性高钠血症或失水性脱水。

1. 病因与发病机制

（1）水的摄入不足：①水源断绝，如沙漠迷路，海上淡水匮乏；②饮水困难，见于进食困难、昏迷或频繁呕吐及极度虚弱的患者；③渴感障碍，中枢神经系统损害，如下丘脑病变或某些脑血管意外而致口渴中枢损伤的患者、年老体弱者等，因丧失渴感而造成摄入水不足。

（2）失水过多：① 经皮肤丢失，如大量出汗、大面积烧伤行暴露疗法等；②经肺丢失，如高热和代谢性酸中毒等引起过度通气，使不显性蒸发加强，导致机体丢失纯水；③经胃肠道丢失，如长时间频繁呕吐和腹泻；④经肾丢失，如中枢性尿崩症时因抗利尿激素（ADH）产生和释放减少，或肾性尿崩症时因肾远曲小管和集合管上皮细胞对 ADH 的反应性降低，导致肾排出大量水分；⑤反复应用高渗溶液，如甘露醇、山梨醇、尿素、高渗葡萄糖溶液等，可引起渗透性利尿而导致排水量超过排钠量。

临床上，高渗性脱水的原因常是综合性的，如婴幼儿腹泻引起的高渗性脱水，除与患儿丢失肠液、摄入水不足有关之外，还与发热、出汗和呼吸增快等因素有关。

2. 对机体的影响及临床表现

（1）口渴：细胞外液渗透压增高，刺激口渴中枢（渴感障碍者除外），患者早期即有明显渴感，从而主动饮水，这有利于血浆渗透压的下降。

（2）尿液变化：①尿量减少，细胞外液渗透压增高可刺激下丘脑渗透压感受器，使 ADH

释放增多，从而促使肾小管对水的重吸收增加，患者表现为尿量减少，尿比重增高；②尿钠变化，尿钠浓度先升高后降低低，早期或轻症患者，由于血容量减少不明显，醛固酮分泌无明显增多，故尿液中仍有钠排出，其浓度还可因水的重吸收增多而增高；晚期和重症病例，可因血容量减少、醛固酮分泌增加，使肾小管重吸收钠增多，尿钠减少。

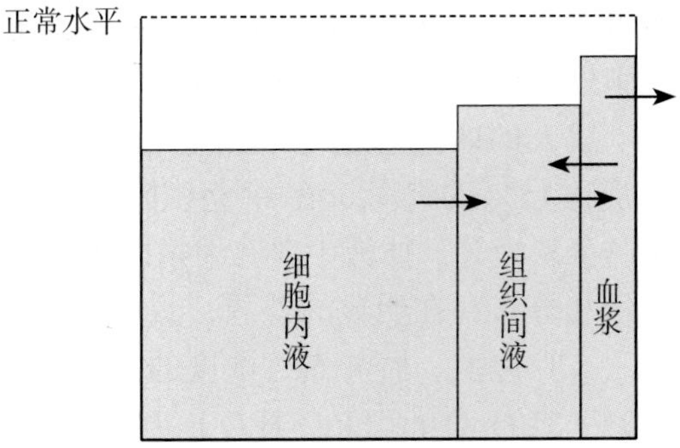

图 13-1　高渗性脱水时体液容量变化示意图

（3）细胞内液向细胞外液转移：细胞外液处于高渗状态，可导致细胞内液水分向细胞外转移（图 13-1）。在高渗性脱水早期或轻度脱水时，这种变化可部分补充细胞外液容量的减少，故细胞外液减少不明显，血容量也无明显减少，而使细胞脱水明显。

（4）中枢神经系统功能紊乱：细胞外液高渗可导致脑细胞脱水，从而引起中枢神经系统功能紊乱，如肌肉抽搐、烦躁、谵语、幻觉、嗜睡、昏迷，甚至死亡。脑细胞因脱水而致脑体积缩小，使硬脑膜与脑实质之间的血管受到牵拉，进一步发展可引起血管破裂，发生脑内出血或蛛网膜下腔出血。

（5）脱水热：脱水严重者，由于汗腺细胞脱水，皮肤蒸发水分减少，散热受到影响，可导致体温升高。这种高渗性脱水所引起的体温升高，称为脱水热。

3. 防治的病理生理学基础

（1）防治原发病，消除病因。

（2）补充液体：轻症患者单纯饮水即可。对不能饮水的患者，可静脉滴注 5% 葡萄糖溶液，以补充丧失的水分。待患者脱水症状得到基本纠正，尿量增加，尿比重和血清钠离子浓度降低后，还需补充适量的含钠溶液，以免发生细胞外液低渗。

（二）低渗性脱水

低渗性脱水（hypotonic dehydration）是指以失钠多于失水、血清钠离子浓度＜ 130 mmol/L、血浆渗透压＜ 280 mOsm/（kg · H_2O）为主要特征的病理变化过程。因为是以体液容量减少（细胞外液显著减少，细胞内液稍增多），故又称低容量性低钠血症。

1. 病因与发病机制

（1）经胃肠道失液：是临床常见原因，如反复呕吐、腹泻和胃肠道引流等导致体液丢失，只补充了水分而未补钠盐。

（2）经皮肤失液：见于剧烈运动、高热等因素引起大量出汗以及大面积烧伤导致血浆大量丢失而只补充了水分等。

（3）肾性失钠过多：①长期连续使用利尿药，如呋塞米、噻嗪类利尿药等，可抑制髓袢升支对钠的重吸收，导致大量含钠液体丧失；②急性肾功能不全的多尿期，由于肾小管内溶质浓度增高，故渗透性利尿作用导致大量 Na^+、水排出；③肾实质性疾病，如慢性间质性肾疾病使髓质正常结构破坏，导致 Na^+ 的重吸收减少，Na^+ 随尿液排出增加；④肾上腺皮质功能不全，如 Addison 病时，因肾上腺皮质功能减退导致醛固酮分泌不足，使肾小管对 Na^+ 的重吸收减少，引起低渗性脱水。

2. 对机体的影响及临床表现

（1）口渴感不明显：由于细胞外液低渗，抑制口渴中枢，故患者口渴感不明显。

（2）尿液变化：①尿量变化，早期或轻症患者，血浆渗透压降低，可抑制渗透压感受器，导致 ADH 分泌减少，肾小管和集合管重吸收水减少，患者尿量略有增加或变化不明显；严重脱水时，可激活容量感受器，使 ADH 分泌增多，肾重吸收水增多，而使患者尿量减少；②尿钠变化，细胞外液量减少以及血钠浓度的降低，导致醛固酮分泌增多，肾小管重吸收钠增加，使患者尿钠含量减少，尿比重升高。

（3）细胞外液向细胞内液转移：细胞外液低渗，可导致细胞外液的水分向细胞内转移，使得细胞内水肿及细胞外液（血容量）进一步减少（图 13-2）。因此，低渗性脱水时，细胞外液减少较细胞内液更为显著。

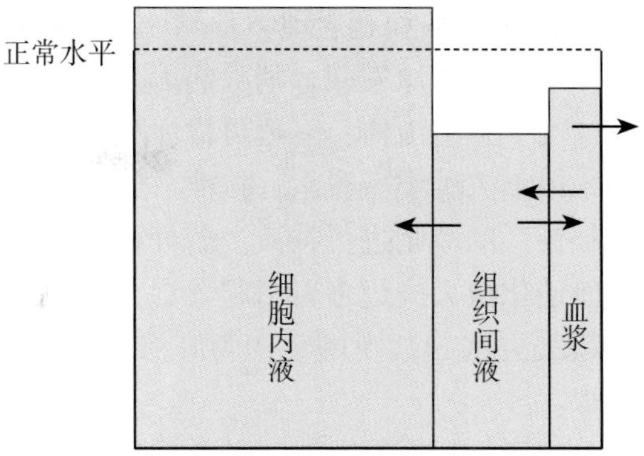

图 13-2　低渗性脱水时体液容量变化示意图

（4）低血容量性休克：其发生机制是：①原发性病因导致体液大量丢失；②早期患者无渴感，不能通过主动饮水来补充血容量；③早期患者尿量不减少，有时甚至会有轻度增多，导致细胞外液量继续丢失；④细胞外液向细胞内液转移，导致细胞外液进一步减少。患者血容量明显减少，导致血压下降，发生休克。临床表现为直立性眩晕、血压下降、心率加快、脉搏细弱和四肢厥冷等。

（5）脱水征：低渗性脱水时，细胞外液显著减少，尤其是组织液，所以患者脱水征表现明显，如皮肤弹性减弱甚至丧失、眼窝和婴儿囟门内陷、体重减轻等。

（6）中枢神经系统功能紊乱：由于细胞外液向细胞内液转移，导致细胞水肿，尤其是脑神经细胞水肿者，可表现为表情淡漠、意识障碍、颅内压增高、嗜睡和昏迷等症状。

3. 防治的病理生理学基础

（1）防治原发病，消除病因。

（2）补充液体：轻症患者补充生理盐水后即可恢复，对重症低渗性脱水患者可给予高渗盐溶液。

（3）对已经发生休克者，应积极行抗休克治疗。

（三）等渗性脱水

等渗性脱水（isotonic dehydration）是指以水、钠等比例丢失、血清钠离子浓度在 130 ~ 150 mmol/L、血浆渗透压在 280 ~ 310 mOsm/（kg · H_2O）为主要特征的病理变化过程。因体液容量减少（细胞内液、外液均减少），所以又称正常血钠性体液容量减少。

1. 病因与发病机制　任何等渗体液大量丢失造成细胞外液减少，短时间内均可导致等渗性脱水。等渗性脱水是外科常见的脱水类型。

（1）小肠液丢失：是最常见的原因。小肠炎症所致的腹泻、呕吐、小肠瘘、麻痹性小肠梗阻等均可使等渗液体丢失。

（2）严重创伤或大面积烧伤：创伤性失血、创面大量血浆渗出，可导致等渗液体大量丢失。

（3）大量胸腔积液或腹腔积液形成或抽放过多时，可导致等渗液体大量丢失。

2. 对机体的影响及临床表现

（1）细胞外液明显减少：由于丢失等渗溶液，细胞内、外渗透压无明显变化，故细胞内液变化不明显，主要丢失细胞外液。

（2）尿液的变化：血容量减少，可引起 ADH 和醛固酮分泌增多，使肾小管对钠、水的重吸收增加，细胞外液容量得到一定的补充，但患者出现尿量减少、尿钠减少、尿比重升高。

（3）脱水征和休克：细胞外液明显减少时，患者可有脱水征，严重时可出现血压下降甚至休克，但其发生率和程度均低于低渗性脱水。

3. 防治的病理生理学基础

（1）防治原发病，消除病因。

（2）补充液体：一般可输注平衡盐溶液或偏低渗的氯化钠溶液，以尽快补充血容量。

以上三种类型脱水，按照“定量、定性、定速”和“先盐后糖、先快后慢、先浓后淡、见尿补钾”的原则进行补液。若处理不及时或处理不当，则三者可以相互转化。例如，呕吐、腹泻使消化液丢失过多可引起等渗性脱水；若等渗性脱水不予以及时治疗，导致机体经皮肤和肺继续丢失水分，则可转变为高渗性脱水；如只补充水分而不补充钠盐，则又可转变为低渗性脱水。

临床上，区别上述三种类型的脱水（表 13-1）对治疗方案的选择具有决定性作用。

表 13-1 三种类型脱水的比较

	高渗性脱水	低渗性脱水	等渗性脱水
原因	失水＞失钠	失水＜失钠	失水＝失钠
	水摄入不足或丢失过多	含钠体液丢失而单纯补水	水和钠等比例丢失
血清 Na^+ 浓度	大于 150 mmol/L	小于 130 mmol/L	130 ~ 150 mmol/L
血浆渗透压	大于 310 mOsm/（kg · H_2O）	小于 280 mOsm/（kg · H_2O）	280 ~ 310 mOsm/（kg · H_2O）
特点	细胞外液高渗	细胞外液低渗	细胞外液等渗
	以细胞内液丢失为主	以细胞外液丢失为主	以细胞外液丢失为主
主要临床表现	口渴感明显、尿少、脑细胞脱水、脱水征早期不明显	脱水征明显、易发生休克，脑细胞水肿，早期尿量可正常	口渴、尿少、脱水
尿钠	有	减少或无	减少
治疗原则	以补水为主，适当补钠	补充生理盐水或高渗盐溶液	补充偏低渗盐溶液或平衡盐溶液

➢ **考点：**三种类型脱水的区别。

二、水肿

水肿（edema）是指过多的液体在组织间隙或体腔内积聚。其中，过多的液体积聚在体腔内，称为积水或积液，如脑积水、心包积液、腹腔积液等。

（一）分类

1. 按发病原因分类　可分为心源性水肿、肝性水肿、肾性水肿、淋巴水肿、炎性水肿、营养不良性水肿等。

2. 按发生部位分类　可分为皮下水肿、脑水肿、肺水肿、喉头水肿等。

3. 按水肿波及的范围分类　可分为局部性水肿和全身性水肿。局部性水肿常见于器官组织的局部炎症、静脉阻塞及淋巴管阻塞等；全身性水肿多见于充血性心力衰竭、肾病综合征、肝病以及营养不良等。

（二）发生机制

生理情况下，人体的组织间液处于不断的交换与更新之中，组织间液量却相对恒定。组织间液量恒定的维持，有赖于血管内、外液体交换平衡和体内、外液体交换平衡。如果这两种平衡被打破，使组织液生成大于回流和（或）水、钠潴留，即可导致水肿发生。

1. 血管内、外液体交换平衡失调——组织液生成大于回流 正常状态下，组织液与血浆通过毛细血管壁不断进行交换，使组织液的生成与回流保持动态平衡（图 13-3）。促进液体滤过的因素与促进重吸收的因素之差，称为有效滤过压（effective filtration pressure，EEP）。有效滤过压 =（毛细血管血压 + 组织液胶体渗透压）–（血浆胶体渗透压 + 组织液静水压），是组织液生成的动力。

此动态平衡受到有效流体静压、有效胶体渗透压和淋巴回流三个因素的影响。上述各因素如同时或相继发生改变，都可能使组织液的生成大于回流，成为水肿发生的重要机制。

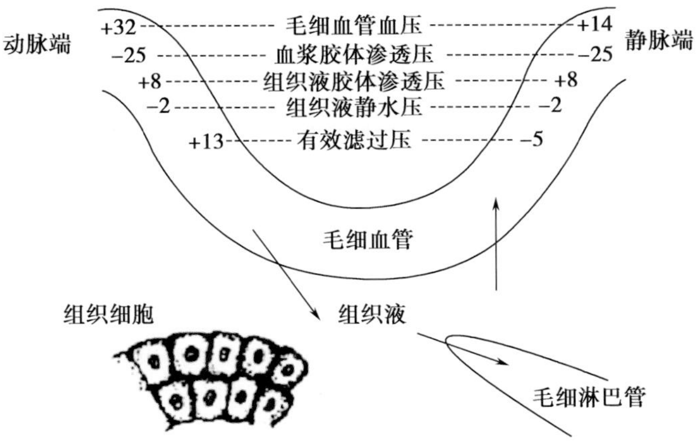

图 13-3 组织液生成与回流示意图（单位：mmHg）

注："+"代表促使血浆由毛细血管内向血管外滤过的因素；
"—"代表促使液体从血管外被重吸收入毛细血管内的因素

（1）毛细血管流体静压增高：毛细血管血压增高可导致有效滤过压增高，组织液生成增多。若超过淋巴回流的代偿能力，就可导致水肿的发生。毛细血管血压增高的原因主要是静脉压增高，多见于：①左心衰竭引起肺静脉压升高，导致肺水肿；②右心衰竭引起体循环静脉压升高，导致全身性水肿；③肝硬化致门静脉高压，使得腹腔器官血液回流受阻，引起腹腔积液；静脉血管内血栓形成、肿瘤压迫血管等可阻碍静脉回流，引起局部水肿。此外，动脉充血也可引起毛细血管血压增高，成为炎性水肿发生的重要原因之一。

（2）血浆胶体渗透压降低：主要取决于血浆白蛋白的含量。当血浆白蛋白减少时，可引起血浆胶体渗透压降低，有效滤过压增高，使组织液生成增加。当组织液的生成超过淋巴回流的代偿能力时，即可发生水肿。引起血浆白蛋白减少的原因主要有：①蛋白质摄入不足，见于禁食及胃肠道消化、吸收功能障碍等；②蛋白质合成障碍，见于严重营养不良和肝硬化等；③蛋白质丢失过多，常见于肾病综合征，大量蛋白质随尿液丢失等；④蛋白质分解代谢增强，见于慢性消耗性疾病，如慢性感染、恶性肿瘤等。另外，大量输入晶体液可导致稀释性血浆胶体渗透压降低。

（3）微血管壁通透性增加：当毛细血管壁通透性增高时，血浆蛋白滤出增多，使血浆胶体渗透压降低而组织液胶体渗透压增高，促使血浆滤出增多、重吸收减少，从而发生水肿。常见于：①炎症，炎症时产生的组胺、激肽等炎症介质，使毛细血管壁通透性增高；②组织缺血、缺氧，可产生大量的酸性代谢产物、氧自由基，可损伤毛细血管壁；③烧伤、冻伤、中毒等，可直接损伤毛细血管壁。

（4）淋巴回流受阻：在某些病理条件下，淋巴回流受阻，富含蛋白质的水肿液在组织间隙中积聚，形成淋巴水肿。例如，恶性肿瘤侵入淋巴管、丝虫病、摘除淋巴结等导致局部淋巴管阻塞，可引起相应部位水肿。长期组织间隙蛋白质积聚，导致蛋白质刺激结缔组织增生、肥厚，可形成“象皮肿”。

2. 体内、外液体交换平衡失调——钠、水潴留 正常情况下，人体钠、水的摄入量和排出量处于动态平衡，从而维持体液总量的相对恒定。肾是调节钠、水含量的重要器官。若肾小球滤过率降低和（或）肾小管重吸收钠、水增加而导致球 - 管失衡，就会引起水、钠潴留和全身性水肿。

（1）肾小球滤过率（glomerular filtration rate，GFR）降低：影响 GFR 的主要因素是肾小球有效滤过压、滤过膜面积以及肾血流量。

1）肾小球滤过膜面积减小导致滤过率降低：见于广泛的肾小球病变，如急性肾小球肾炎时，由于炎性渗出和内皮细胞肿胀，导致 GFR 明显降低；慢性肾小球肾炎时，肾单位严重破坏，肾小球总滤过膜面积明显减小，GFR 降低。

2）肾血流量减少：多见于充血性心力衰竭、休克、肾病综合征、肝硬化腹腔积液和营养不良等情况，有效循环血量明显减少时，肾血流量随之减少，加之继发的交感 - 肾上腺髓质系统、肾素 - 血管紧张素系统兴奋，使入球小动脉收缩，肾血流量进一步减少，导致 GFR 降低，引起钠、水潴留。

（2）肾小管重吸收增强

1）近端小管重吸收钠、水增多：心房钠尿肽（atrial natriuretic peptide，ANP）能抑制近端小管重吸收钠，抑制醛固酮的释放，具有促进排水、排钠的作用。当有效循环血量减少时，心房的牵张感受器兴奋性降低，使 ANP 分泌减少，近端小管重吸收钠、水增加，使肾排钠、排水减少。

2）肾小管髓袢重吸收钠、水增多：有效循环血量减少可引起交感 - 肾上腺髓质系统兴奋和肾素 - 血管紧张素系统被激活，导致肾血管收缩。由于皮质肾单位的入球小动脉对儿茶酚胺比较敏感，因而皮质肾单位血流量显著减少，血液流经近髓肾单位增加，使肾小球滤过分数增加，这种变化称为肾血流重新分布。由于近髓肾单位的髓袢细而长，深入髓质高渗区，故髓袢对钠、水的重吸收增多。

3）远端小管和集合管重吸收钠、水增多：远端小管和集合管重吸收钠、水主要受醛固酮（aldosterone）和抗利尿激素（antidiuretic hormone，ADH）的调节。醛固酮的作用是促进远端小管和集合管重吸收钠；ADH 可促进远端小管和集合管对水的重吸收。当有效循环血量减少时，一方面肾素 - 血管紧张素 - 醛固酮系统（renin-angiotensin-aldosterone system，RAAS）被激活，血液中醛固酮浓度增高；另一方面左心房壁和胸腔大血管的容量感受器受刺激减弱，反射性地引起 ADH 分泌增加。另外，当 RAAS 激活时，血管紧张素 Ⅱ 分泌增多，可致下丘脑 - 神经垂体产生和释放 ADH 增加。此外，肝功能严重受损时，肝对醛固酮和 ADH 的灭活减少，也可引起血浆中醛固酮和 ADH 浓度增高，从而增加钠、水潴留。

总之，水肿发生的机制是一个复杂的过程，有许多因素参与。临床常见的水肿，通常是由多种因素同时或先后发挥作用所致。因此，在临床实践中必须正确认识不同水肿的发生机制，才能制订合适的治疗方案。

➢ **考点：**水肿的发生机制。

（三）常见的水肿及其发生机制

1. 心源性水肿（cardiac edema） 通常是指由于心力衰竭引起的水肿，如左心力衰竭引起的肺水肿，右心力衰竭引起的全身性水肿。

（1）发生机制：主要有水、钠潴留和毛细血管血压升高两方面（图 13-4）。

1）钠、水潴留：心力衰竭时，心排血量下降，有效循环血量减少，肾血流量减少，血管收缩，可导致肾小球滤过率降低；有效循环血量减少，醛固酮和抗利尿激素分泌增多，促进远端小管和集合管对钠、水的重吸收加强；肝淤血导致肝对醛固酮和抗利尿激素的灭活功能下降，也可导致两者在血浆中的浓度增高。

2）体静脉压及毛细血管血压升高：心力衰竭时，心排血量下降，血液淤滞在心腔内，导致心腔内压力增高，静脉回流受阻。血液淤滞在静脉系统，使静脉压和毛细血管血压升高。另外，钠、水潴留使血容量增多也可导致静脉压和毛细血管血压升高。

3）其他因素：慢性心力衰竭患者，由于胃肠道及肝淤血，导致蛋白质摄入减少，消化、吸收及合成功能发生障碍。同时，钠、水潴留，引起血浆被稀释，导致血浆胶体渗透压降低。体静脉压升高，可导致淋巴回流受阻等。

（2）临床表现：皮下组织水肿是心源性水肿的重要体征。由于重力效应，与心脏水平垂直距离越远的部位，外周静脉压与毛细血管血压越高。因此，心源性水肿首先出现在机体的低垂部位，能走动的患者，一般始见于足、踝和胫前区；长期卧床者则以骶部水肿明显。严重时，水肿可波及全身，如累及胃肠道、肝、肾，亦可出现胸腔积液、腹腔积液、心包积液等。

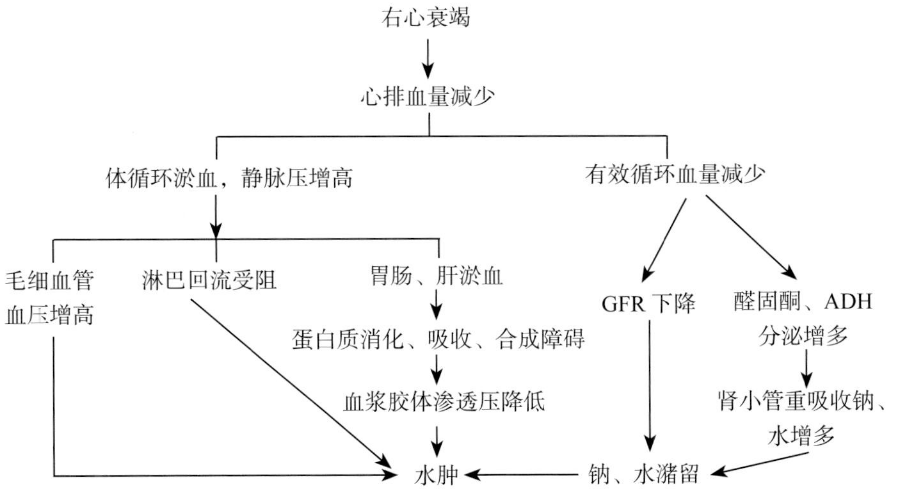

图 13-4　心源性水肿发生机制示意图

2. 肾性水肿（renal edema）是由肾原发性疾病引起的全身性水肿，分为肾病性水肿和肾炎性水肿。

（1）发生机制（图 13-5）

1）肾病性水肿：低蛋白血症引起的血浆胶体渗透压下降是肾病性水肿发病的中心环节，发生原因是血浆蛋白大量随尿液丢失，超过蛋白质合成的能力，导致血浆胶体渗透压下降，血浆滤出增多，使有效循环血量减少，进而激活肾素 - 血管紧张素 - 醛固酮系统和下丘脑 - 神经垂体系统，引起醛固酮和抗利尿激素的分泌和释放增多，使肾小管对钠、水的重吸收增加；有效循环血量下降，使心房钠尿肽分泌减少，导致近端小管对钠、水的重吸收增加，亦可引起水、钠潴留；钠、水潴留又可稀释血浆蛋白，使水肿持续并进一步发展。

2）肾炎性水肿：肾炎时，可使肾小球毛细血管明显变窄或阻塞，导致通过肾小球的血流量减少，滤过膜面积减小，肾小球滤过率明显降低；肾小球滤过率降低使流经致密斑的钠量减少，近球细胞分泌肾素增加，RAAS 激活，导致肾小管重吸收钠、水增加。

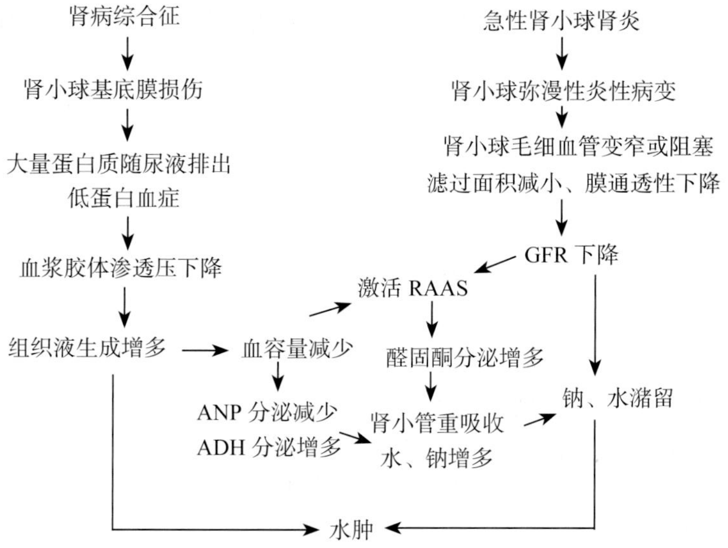

图 13-5　肾性水肿的发生机制示意图

（2）临床表现：肾性水肿首先发生于眼睑或面部等组织疏松的部位，以晨起最为明显。病情严重者，水肿可扩展到全身。

3. 肝性水肿　原发于肝病的体液异常积聚。

（1）发生机制（图 13-6）

1）肝静脉回流障碍：肝硬化时，由于假小叶形成和纤维组织增生，使肝血窦及肝静脉分支受压、扭曲或闭塞，引起肝静脉压和肝窦内压增高，导致过多的液体滤出。当液体滤出量超过淋巴回流时，滤出的液体便从肝表面、肝门流入腹腔，形成腹腔积液（图 13-6）。

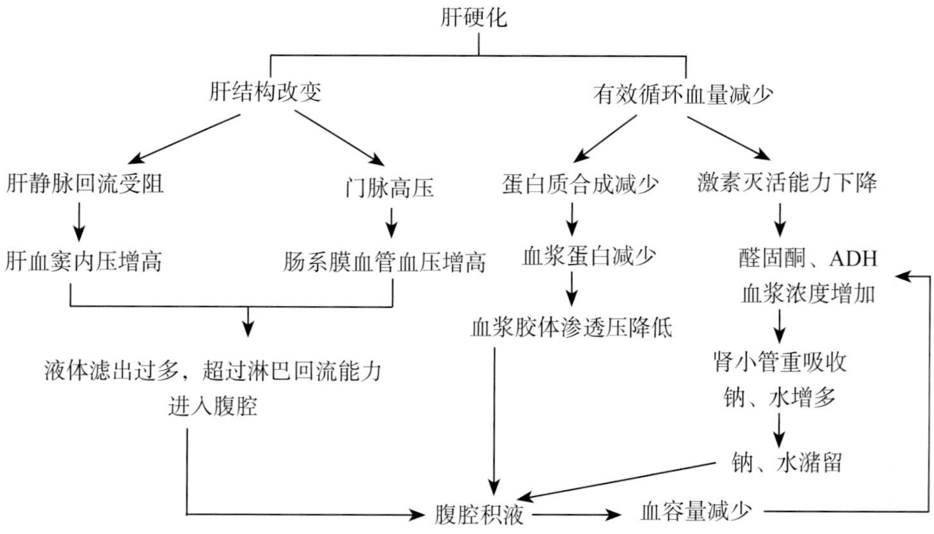

图 13-6　肝性水肿的发生机制示意图

2）门静脉高压：肝硬化导致门静脉高压时，肠系膜区的毛细血管血压随之升高，液体滤出明显增多，当超过淋巴回流的代偿能力时，即可引起肠壁水肿并漏入腹腔，参与腹腔积液的形成。

3）低蛋白血症：肝硬化时，肝合成蛋白质减少。同时，门静脉高压使胃肠道淤血，导致消化、吸收功能障碍，引起低蛋白血症，造成血浆胶体渗透压下降。

4）钠、水潴留：大量腹腔积液形成，使有效循环血量减少，导致醛固酮和抗利尿激素分泌增加。此外，因肝功能障碍使得其对醛固酮和抗利尿激素的灭活减少，引起肾小管对钠、水的重吸收增加，造成水、钠潴留。水、钠潴留又加剧门静脉高压，并使肝窦内压继续升高，造成肝性腹腔积液并持续加重。

（2）临床表现：患者以腹腔积液为主要表现，下肢及皮下水肿不明显，严重者可伴胸腔积液。

4. 肺水肿（pulmonary edema） 是指肺组织间隙和（或）肺泡腔内有过量液体积聚的病理现象。

（1）发生机制

1）肺毛细血管血压升高：凡能使肺静脉血液回流受阻而引起肺静脉压升高的因素，均可致肺毛细血管流体静压升高，使组织液生成增多。当组织液的生成超过淋巴回流的代偿能力时，即可发生肺水肿，常见的原因有左心衰竭、二尖瓣狭窄等。

2）肺泡毛细血管壁通透性增高：肺部感染、吸入有害气体等因素可以直接损伤毛细血管壁，也可通过炎症介质导致血管壁通透性增高。

3）肺血容量急剧增加：当患者存在心功能不全或急性肾功能不全时，短时间内大量输液，可引起毛细血管血压升高与血浆胶体渗透压降低。

4）肺淋巴回流受阻：硅沉着病、肺癌等，可引起肺淋巴回流受阻，发生肺水肿。

（2）临床表现：发生急性肺水肿时，患者出现呼吸困难、端坐呼吸、阵发性咳嗽、咳粉红色或白色泡沫痰。慢性肺水肿时，因水肿液常积聚在肺间质，故临床症状和体征往往不明显，患者偶尔会急性发作。

5. 脑水肿（brain edema） 是指过多液体在脑组织中积聚，引起脑容积增大、重量增加。

（1）分类与发生机制：根据脑水肿发生机制的不同，可将其分为三种类型。

1）血管源性脑水肿：临床常见，多见于化脓性脑膜炎、脑外伤、脑出血等疾病患者。其发生机制是毛细血管壁通透性增高，使富含蛋白质的液体进入脑组织间隙，出现以白质区为主的脑水肿。

2）细胞中毒性脑水肿：见于各种原因引起的脑缺氧、内源性中毒（尿毒症、糖尿病）、水中毒及某些代谢抑制物中毒（如二硝基酚中毒）等患者。其发生机制是：①在缺氧和代谢毒性产物的作用下，脑细胞 ATP 产生减少，细胞膜钠泵功能障碍，引起脑细胞内钠、水积聚而发生水肿；②氧自由基损伤脑细胞膜及亚细胞膜的结构和功能；③水中毒时，细胞外液为低渗，水进入脑细胞内，引起脑细胞水肿。

3）间质性脑水肿：主要由于脑脊液循环障碍引起，多见于肿瘤、炎症性疾病等患者。其发生机制是肿瘤、炎症或胶质增生阻塞大脑导水管或脑室孔道，使脑脊液循环障碍而出现阻塞性脑积水；过多液体在脑室内积聚，使脑室内压升高，脑脊液溢入脑室周围白质，引起脑室周围白质水肿。

（2）临床表现：患者的临床表现取决于水肿发生的速度和严重程度。轻度脑水肿者可无明显临床表现；重度脑水肿时以颅内压增高为主要表现，患者可出现剧烈头痛、头晕、呕吐、心动过缓、血压升高、视神经盘水肿、意识障碍等；严重时可发生脑疝，导致患者死亡。

（四）水肿的临床表现及其对机体的影响

1. 水肿的临床表现

（1）水肿的皮肤表现：皮下水肿是全身或局部水肿的一个重要体征。明显皮下水肿时，可见水肿区皮肤苍白、肿胀，皮肤皱褶浅平，温度较低，弹性较差，手指按压可有凹陷，故称为凹陷性水肿或显性水肿（图 13-7）。在这种水肿发生之前，患者已有组织液的生成增多，其量可达原体重的10%，但此时按压并无凹陷，故称为隐性水肿。由于增加的组织液被组织间隙的凝胶基质吸附，当液体积聚量超过凝胶的吸附能力时，即产生具有移动性的游离液体。用手指按压该部位皮肤，游离的液体从按压点向周围扩散，便形成皮肤凹陷。

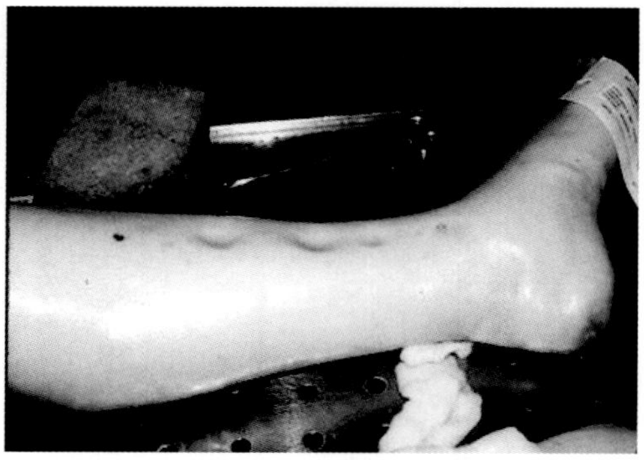

图 13-7 凹陷性水肿

（2）水肿液的性状：水肿液是从血浆滤出的，故含有血浆的全部晶体成分。根据蛋白质含量的不同，可将水肿液分为渗出液（exudate）和漏出液（transudate）。

1）渗出液：是由毛细血管壁通透性增加引起的，其中，蛋白质含量可高达30 ~ 50 g/L，比重大于1.018，细胞数常多于500×10^6/L。渗出液多出现在炎症反应病灶中，如病毒性心肌炎引起的心包积液。

2）漏出液：是在毛细血管通透性正常的情况下，血浆和组织间液之间的液体交换失衡所致。蛋白质含量低于25 g/L，比重低于1.015，细胞数常少于100×10^6/L。漏出液多见于心源性水肿、肝硬化腹腔积液等。

（3）全身性水肿的分布特点

1）心源性水肿：水肿首先出现在身体下垂部位。毛细血管流体静压受重力影响。重力使远心部位的毛细血管流体静压增高更为显著，组织间隙的游离水也易向下垂部位流动。

2）肾性水肿：水肿首先出现在眼睑和颜面部。一般组织结构疏松、皮肤伸展度大的部位易容纳液体。因此，肾性水肿由于不受重力的影响而先发生在组织疏松的眼睑部。

3）肝性水肿：水肿液为腹腔积液。肝硬化或肿瘤等造成肝内组织结构破坏或重建，使肝静脉回流受阻，进而使肝静脉压和毛细血管流体静压增高，引起腹腔积液。

2. 水肿对机体的影响

（1）有利方面：在特定条件下，水肿对机体有一定的有利作用，如在血容量明显增多时，大量液体及时转移到组织间隙，可防止循环系统压力急剧上升，减轻心脏负荷；避免因血容量过度增多，容量（前）负荷增加对心功能产生的不利影响。另外，炎性水肿还具有稀释毒素、输送抗体等作用。

（2）不利方面：水肿给机体造成的不利影响更为明显，影响的大小主要取决于水肿的发生部位、速度、程度及持续时间。局部水肿时，组织间隙液体积聚增多可使细胞与毛细血管之间的距离增大，使细胞出现营养物质交换障碍，而重要器官的水肿（如脑水肿）可以引起颅内压增高，严重时可引发脑疝；严重的喉头水肿可导致患者窒息而死亡等。

（五）防治的病理生理学基础

1. 一般治疗　适当限制钠盐、水的摄入，以免加重水肿。另外，还应注意休息。

2. 防治原发病　消除引起水肿的原因，如充血性心力衰竭、肝硬化等。

3. 对症治疗　对心源性水肿患者，应以防治心力衰竭为主，除应用强心药物外，还需使用利尿药和适当限制钠盐摄入。断肢再植术后，应在肿胀的再植肢体上沿皮褶做多处切口，以减轻肢体水肿，争取其存活。对肾性水肿患者，应使用不同药物加强利尿，同时注意维持Na^+及其他电解质平衡和酸碱平衡。另外，还应注意避免压疮的发生和感染。

第二节　钾代谢紊乱

钾是机体内重要的无机阳离子之一，具有调节体液渗透压和酸碱平衡、维持细胞膜静息电位以及参与细胞新陈代谢等生理功能。正常成人体内，细胞内钾离子浓度比细胞外高 25 ~ 30 倍，约 98% 在细胞内液，是细胞内最主要的阳离子。总钾量的 2% 左右在细胞外液，正常血清钾离子浓度为 3.5 ~ 5.5 mmol/L。多种原因可引起钾摄取与排出平衡失调，导致钾代谢紊乱，引起低钾血症和高钾血症。

一、低钾血症

低钾血症（hypokalemia）是指血清钾离子浓度低于 3.5 mmol/L。多数情况下，低钾血症是由于机体总钾量丢失。少数患者发生低钾血症时，机体总钾量不减少，而是因 K^+ 由细胞外液向细胞内转移所致，称为机体钾正常性低钾血症。低钾血症是临床上较为常见的病理过程。

（一）病因与发病机制

1. 钾摄入不足　见于长期不能进食患者，如消化道梗阻、昏迷及手术后长期禁食等，长期输液未予补钾者，由于钾来源不足，而肾脏又不断排钾，故可引起低钾血症。

2. 钾丢失过多

（1）经胃肠道失钾：是小儿失钾最重要的原因。消化液含钾量高于血浆，故消化液丢失者必将丧失大量钾，主要见于频繁呕吐、腹泻、胃肠减压等。同时，大量丧失消化液可导致血容量减少，引起醛固酮分泌增加，促使肾排钾增多。

（2）经肾失钾：是成人失钾最主要的原因。常见因素有：①长期用髓袢利尿药，如呋塞米、噻嗪类等排钾利尿药；②肾上腺皮质激素分泌过多，原发性或继发性醛固酮增多症者，醛固酮分泌过多，肾排 K^+ 保 Na^+ 增多；库欣综合征者，糖皮质激素分泌增多，糖皮质激素具有弱醛固酮作用，故患者也可出现低钾血症；③肾疾病，碱中毒时，肾小管上皮细胞调节性排 H^+ 减少，使得 Na^+-K^+ 交换增多，随尿液排钾增多。

（3）经皮肤失钾：汗液中钾离子浓度较低。但在高温环境中进行重体力劳动时，大量出汗亦可导致钾的丧失。

3. 钾分布异常　细胞外液的钾离子进入细胞内，使得细胞外液钾离子浓度降低，但钾离子总量不变。

（1）碱中毒：碱中毒时，H^+ 调节性向细胞外转移，为缓解体液的离子平衡，钾离子从细胞外进入细胞内。

（2）过量胰岛素或细胞对胰岛素的敏感性增加：胰岛素可促进细胞摄取葡萄糖合成糖原。糖原合成需要 K^+ 参与，故钾离子随葡萄糖进入细胞内。

（3）β-肾上腺素受体激活：如肾上腺素、沙丁胺醇、盐酸克伦特罗（$β_2$-肾上腺素受体激动药）等，可激活 Na^+-K^+-ATP 酶，引起细胞外钾离子泵入细胞内增多，从而引发低钾血症。

（4）某些毒物中毒：如钡中毒、粗制棉籽油中毒（主要毒物为棉酚），因特异性地阻断 K^+ 从细胞内流出孔道，而致细胞外低钾。

（5）低钾性周期性麻痹：是一种遗传性疾病，发作时细胞外液钾离子进入细胞内，血浆钾离子急剧减少。病情发作时，患者血清钾离子浓度常低于 1.8 mmol/L，表现为阵发性肌无力。其导致低钾血症的机制尚不清楚。

（二）对机体的影响

血清钾离子浓度降低的速度、程度和持续时间决定着低钾血症对机体的影响程度。通常，血清钾离子浓度降低速度越快，或血清钾离子浓度越低，则对机体的影响越大，但这不包括慢性失钾者。

1. 对神经 - 肌肉的影响　低钾血症时，神经 - 肌肉兴奋性降低。低钾血症时，细胞外液 K^+ 浓度降低，细胞内液 K^+ 浓度变化不明显，细胞内液与外液 K^+ 浓度比值增大，使得细胞内 K^+ 外流增加，静息膜电位（E_m）负值增大，导致静息膜电位和阈电位（Et）之间的距离（E_m-E_t）增大，以致神经 - 肌肉兴奋性降低（图 13-8），为超极化阻滞。

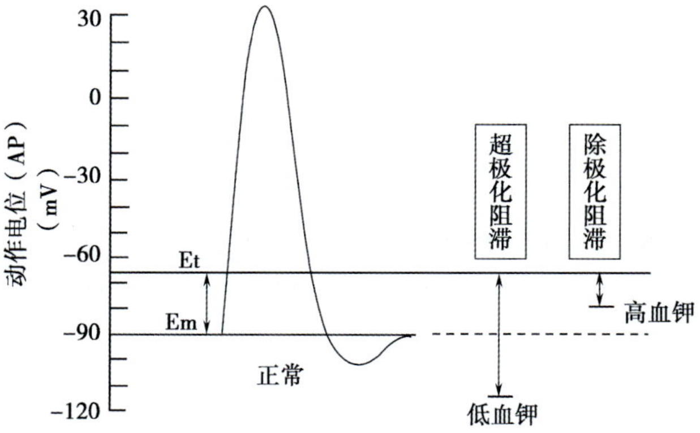

图 13-8　血钾对神经 - 肌肉兴奋性的影响

AP：动作电位（action potential）；*Et*：阈电位；*Em*：静息膜电位

轻者 $[K^+] < 3.0$ mmol/L，患者可出现四肢无力、肌张力降低，腱反射减弱，以下肢肌肉为甚；严重者 $[K^+] < 2.5$ mmol/L，可累及躯干和上肢肌肉，表现为软瘫，患者不能翻身，甚至引起呼吸肌麻痹，后者是导致低钾血症死亡的主要原因。对平滑肌的影响表现为，肠蠕动减弱、肠鸣音减少、腹胀，严重时可出现麻痹性肠梗阻。

2. 对心脏的影响　低钾血症可引起各种心律失常，如窦性心动过速、期前收缩、房室传导阻滞等。严重时，患者甚至可发生心室颤动。其发生机制与低钾血症导致心肌电生理发生异常变化有关（图 13-9）。

（1）心肌兴奋性增高：低钾血症引起细胞外［K^+］降低，可使心肌细胞膜对 K^+ 的通透性降低，导致细胞内 K^+ 外流减少，静息膜电位绝对值降低、兴奋所需的阈刺激变小，心肌兴奋性增高。

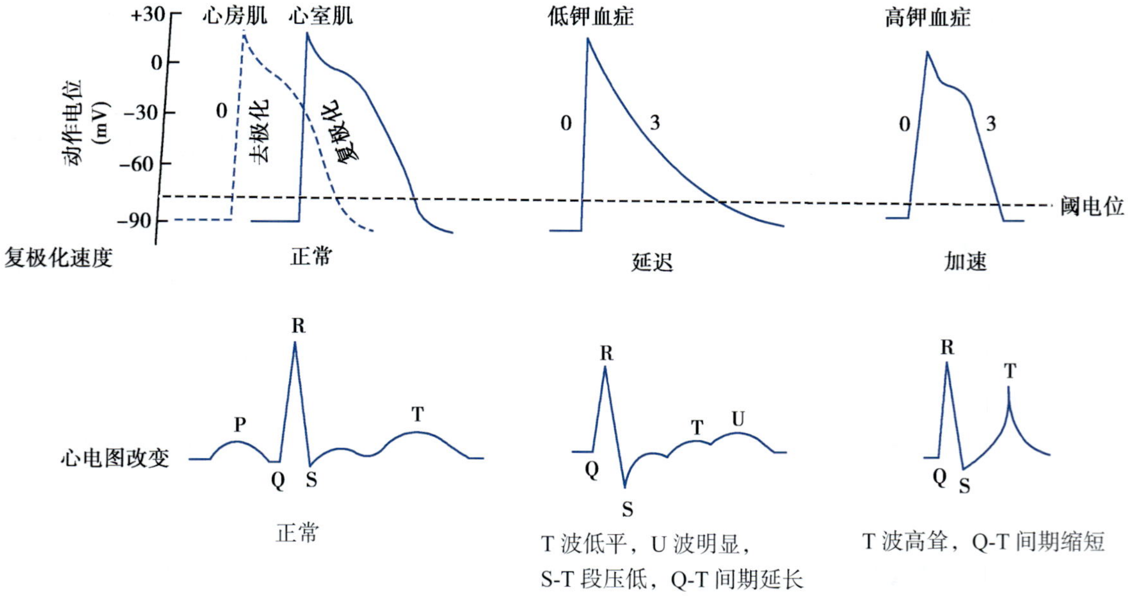

图 13-9　细胞外液钾离子浓度对心肌细胞动作电位和心电图的影响

（2）心肌自律性增高：细胞外［K^+］降低时，心肌细胞膜对 K^+ 的通透性降低，4 期 K^+ 外流减少，Na^+ 内流相对加速，故 4 期自动去极化加快，心肌自律性增高。

（3）心肌传导性降低：心肌细胞 *Em* 上移和 *Em-Et* 间距减小，造成动作电位 0 期去极化幅度减小，速度减慢，心肌传导性降低。

（4）心肌收缩性的变化：低钾血症时，心肌细胞膜对 Ca^{2+} 的通透性增加，Ca^{2+} 内流加速，细胞内 Ca^{2+} 升高，心肌收缩力增强。重度低钾血症时，心肌细胞内缺钾，其组织结构因代谢活动障碍而被破坏，以致心肌收缩性降低。

（5）心电图的变化：P-R 间期延长，QRS 波群增宽（表示传导性降低），ST 段压低（表示 2 期 Ca^{2+} 内流加速）；T 波低平、增宽，U 波明显，Q-T 间期延长（表示 3 期 K^+ 外流减慢）及期前收缩（表示自律性增高）等特征。

3. 对肾的影响　肾的尿浓缩功能发生障碍，患者可出现多尿、夜尿和低比重尿等。其机制是：①肾长期缺钾，使集合管和远曲小管上皮细胞损害，对 ADH 反应性降低，造成病变的肾小管重吸收 Na^+、水减少。②低钾时髓袢升支对 NaCl 的重吸收不足，导致髓质渗透压梯度的形成发生障碍，从而引起夜尿、多尿和低比重尿。

4. 对酸碱平衡的影响　低钾血症可引起碱中毒。低钾血症时，因细胞内、外 K^+-H^+ 交换，K^+ 移出到细胞外、H^+ 进入细胞内增多，引起碱中毒。同时，肾小管上皮细胞内 [K^+] 降低，[H^+] 增高，因重吸收 Na^+，Na^+-H^+ 交换增多，使尿液呈酸性，称为反常性酸性尿。

➢ **考点：**低钾血症对机体的影响。

（三）防治的病理生理学基础

1. 积极治疗原发病，去除病因。尽快恢复饮食和肾功能。

2. 补钾　轻度低钾血症者，应尽早恢复进食富含钾的食物。重度低钾血症者，首选口服补钾。若患者病情严重或不能口服，则可采用静脉滴注补钾，但必须掌握补钾原则：“补钾不过量、浓度不过高、速度不过快、无尿不补钾”。例如，见尿补钾：每日尿量需大于 500 ml；静脉滴注补钾时应注意慢速、限量、低浓度。细胞内缺钾时，患者恢复缓慢，需补钾 4 ~ 6 天后细胞内、外的钾离子浓度才能达到平衡，严重者需补钾 10 ~ 15 天。

3. 纠正水、其他电解质紊乱及酸碱平衡失调。

知识链接

含钾丰富的食物

粮食中，以荞麦、玉米、红薯、大豆等的钾元素含量较高。水果中，以香蕉的钾元素含量最多。橘子、柠檬、杏、梅、油桃等水果的含钾量也较多。蔬菜中，以菠菜、苋菜、香菜、油菜、甘蓝、芹菜、大葱、青蒜、莴笋、土豆、山药、鲜豌豆、毛豆等的钾元素含量较高。海藻类的钾元素含量较多，如每 100 g 紫菜中含钾 1640 mg，是含钠的 175 倍；海带中的钾含量是钠含量的 22 倍；羊栖菜中的钾含量是钠含量的 3.1 倍。因此，紫菜汤、紫菜蒸鱼、紫菜肉丸、凉拌海带丝、海带炖肉等都是夏季补钾菜肴的上品。其他食物，如瘦肉、乳制品、蛋类、马铃薯、茶叶、葵花子、谷物、葡萄干等，含钾量也较多。

钾离子主要存在细胞内，组织破坏后被溶解析出，因此，钾离子在果汁、蔬菜汤、肉汁中的含量相对较高，缺钾的人可以多饮用上述含钾丰富的食物熬制的美味浓汤。

二、高钾血症

高钾血症（hyperkalemia）是指血清钾离子浓度高于 5.5 mmol/L。高钾血症时，极少伴有细胞内钾含量的增高，且体内总钾量可增多，也可不增多。因此，可出现机体内钾正常性高钾血症及机体内增多性高钾血症。

（一）病因与发病机制

1. 钾摄入过多　见于静脉输入钾盐过多、过快，输入大量库存血等。

2. 肾排钾减少　是引起高钾血症的最主要原因。常见于：

（1）肾衰竭：急性肾衰竭少尿期或慢性肾衰竭晚期，因肾小球滤过率降低或肾小管排钾功能出现障碍，使得钾在体内潴留。

（2）肾上腺皮质功能不全：如肾上腺皮质功能减退（Addison 病），使醛固酮分泌明显减少，肾小管保钠、排钾功能减弱，可引起血 K^+ 浓度增高。

（3）长期应用保钾利尿药：螺内酯（安体舒通）和氨苯蝶啶可抑制肾小管对醛固酮的反应，故长期大量应用可引起高钾血症。

3. 钾离子分布异常　细胞内钾离子转移到细胞外液。

（1）酸中毒：细胞外液 H^+ 浓度升高，H^+ 进入细胞内，为维持电荷平衡，细胞内 K^+ 转到细胞外，导致血清钾离子浓度升高。

（2）细胞损伤：如溶血、严重创伤时，组织细胞大量损伤破裂，细胞内的 K^+ 大量释放出来，导致血清 K^+ 浓度升高而引起高钾血症。

（3）组织缺氧：细胞 ATP 生成减少，细胞膜钠泵功能障碍，使 Na^+-K^+ 交换减少，细胞外 K^+ 增多。

（4）高钾性周期性麻痹：为常染色体显性遗传病，常在饥饿、感染、情绪不佳、剧烈运动等情况下发病，发作时患者血钾增高，出现骨骼肌麻痹无力，一定时间后可自行恢复。其原因可能与钠离子通道基因突变有关。

（二）对机体的影响

1. 对心脏的影响　高钾血症可引起各种心律失常，严重时可引发心室颤动甚至心搏骤停。其发生主要与心脏传导性降低有关，是患者最主要的死因。

（1）心肌兴奋性先升高后降低：当细胞外［K^+］轻度增高时，心肌细胞 *Em* 绝对值减小，*Em-Et* 间距缩小，心肌兴奋性增高。当细胞外［K^+］明显增高时，心肌细胞 *Em* 绝对值过小（已接近 *Et*），*Em-Et* 间距几乎消失，快 Na^+ 通道处于备用状态的数量明显减少甚至全部失活，心肌兴奋性随之降低甚至丧失。

（2）心肌自律性降低：细胞外 [K^+] 增高，导致心肌细胞膜对 K^+ 通透性增大，4 期 K^+ 外流增强，Na^+ 内流相对减弱，自动去极化变慢，引起心肌自律性降低。

（3）心肌传导性降低：高钾血症时，心肌细胞 *Em* 绝对值减小，0 期去极化幅度变小，速度减慢，导致心肌传导性降低。

（4）心肌收缩性降低：细胞外 [K^+] 增高可干扰 Ca^{2+} 内流，使心肌细胞内 Ca^{2+} 浓度降低，兴奋 - 收缩耦联障碍，导致心肌收缩性降低。

ECG 特征主要有：P-R 间期延长，R 波变低，QRS 波群增宽（表示心肌传导性降低）；T 波高耸，Q-T 间期缩短（表示 3 期 K^+ 外流加速，复极化速度加快，有效不应期缩短）；P 波低平、增宽或消失（表示心房肌细胞动作电位降低）。

无论是对骨骼肌还是心脏，血钾升高的速度越快，其影响就越严重。

2. 对神经、肌肉的影响　血清钾离子浓度轻度增高时，细胞外 [K^+] 升高，细胞内 [K^+] 变化不明显，使得细胞内 [K^+]/ 细胞外 [K^+] 比值降低，*Em* 绝对值减小（即上移），*Em-Et* 间距变小，故神经 - 肌肉兴奋性增高。患者可出现轻度肌束震颤，手、足部感觉异常及刺痛等。重度高钾血症时，$[K^+]$ 明显升高，细胞内 $[K^+]$/ 细胞外 $[K^+]$ 比值显著降低，*Em* 过小，接近 *Et*，可致快 Na^+ 通道失活，去极化阻滞而使肌肉兴奋性降低，患者出现肌肉软弱、无力，甚至迟缓性麻痹。

3. 对酸碱平衡的影响　高钾血症可引起酸中毒。血清钾离子浓度升高时，细胞内、外 K^+-H^+ 交换增多，细胞外 K^+ 移入细胞内增多，细胞内 H^+ 移入细胞外增多，引起细胞外液代谢性酸中毒，同时，肾小管上皮细胞内 $[K^+]$ 增高，以致肾小管 K^+-Na^+ 交换增强，H^+-Na^+ 交换减弱，导致 H^+ 随尿液排出减少，尿液呈碱性，称为反常性碱性尿。

（三）防治的病理生理学基础

1. 积极治疗原发病，去除引起高钾的原因。

2. 降低血钾　①葡萄糖和胰岛素同时静脉注射可促使钾离子进入细胞内。②可口服阳离子交换树脂经肠道排钾，严重者经腹膜透析和血液透析（人工肾）排钾。

3. 拮抗高 K^+ 浓度对心肌的毒性作用　静脉输入钙剂（如葡萄糖酸钙）和钠剂（如乳酸钠或 $NaHCO_3$ 溶液），发挥 Ca^{2+}、Na^+ 对 K^+ 的拮抗效应，可减轻或消除高 K^+ 浓度对心肌的毒性作用。

4. 纠正其他电解质代谢紊乱及酸碱平衡紊乱失调 。

➢ **考点：**高钾血症的常见原因及对机体的影响。

（程相朝）

自测题

一、选择题

1. 正常成年男性体液含量约占体重的
   A. 40%　　B. 50%
   C. 40% ~ 50%　　D. 60%
   E. 70%
2. 血浆中含量最多的阳离子是
   A. Na^+　　B. K^+
   C. Mg^{2+}　　D. Ca^{2+}
   E. H^+
3. 血浆中含量最多的阴离子是
   A. HCO_3^-　　B. HPO_4^{2-}
   C. SO_4^{2-}　　D. Cl^-
   E. 蛋白质阴离子
4. 决定细胞外液渗透压的主要因素是
   A. 蛋白质　　B. 球蛋白
   C. K^+　　D. Na^+
   E. Ca^{2+}

5. 高渗性脱水是指

A. 失水＞失钠，细胞外液渗透压＞310 mmol/L [310 mOsm/（kg · H_2O）]，血清 [Na^+] ＞150 mmol/L 的病理变化过程

B. 失水＞失钠，细胞外液渗透压＞280 mmol/L [280 mOsm/（kg · H_2O）]，血清 [Na^+] ＞135 mmol/L 的病理变化过程

C. 失钠＞失水，细胞外液渗透压＜310 mmol/L [310 mOsm/（kg · H_2O）]，血清 [Na^+] ＜135 mmol/L 的病理变化过程

D. 失钠＞失水，细胞外液渗透压＜280 mmol/L [280 mOsm/（kg · H_2O）]，血清 [Na^+] ＜145 mmol/L 的病理变化过程

E. 失钠＜失水，细胞外液渗透压=280 mmol/L [280 mOsm/（kg · H_2O）]，血清 [Na^+]=135 mmol/L 的病理变化过程

6. 下列水及电解质代谢紊乱早期易发生休克的是

A. 低渗性脱水　B. 高渗性脱水　C. 水中毒　D. 低钾血症　E. 高钾血症

7. 水肿首先出现于身体低垂部位，可能是

A. 肾炎性水肿　B. 肾病性水肿　C. 心源性水肿　D. 肝性水肿　E. 肺水肿

8. 易引起肺水肿的病因是

A. 肺源性心脏病　B. 肺梗死　C. 肺气肿　D. 二尖瓣狭窄　E. 三尖瓣狭窄

9. 水肿时引起水、钠潴留的基本机制是

A. 毛细血管有效流体静压增高　B. 有效胶体渗透压降低　C. 淋巴回流障碍　D. 毛细血管壁通透性增高　E. 肾小球 - 肾小管失平衡

10. 大面积肌肉挤压伤患者易出现

A. 低钾血症　B. 低镁血症　C. 低钠血症　D. 高钠血症　E. 高钾血症

11. 急性轻度高钾血症对神经、肌肉的影响是

A. 兴奋性增高，肌肉软弱无力　B. 兴奋性降低，肌肉迟缓性麻痹　C. 兴奋性增高，肌肉迟缓性麻痹　D. 兴奋性降低，肌肉软弱无力　E. 兴奋性增高，感觉异常，肌肉疼痛，肌束震颤

12. 钾代谢障碍与酸碱平衡紊乱常相互影响，下述正确的是

A. 低钾血症常引起代谢性酸中毒　B. 高钾血症常引起代谢性碱中毒　C. 代谢性碱中毒常引起高钾血症　D. 代谢性酸中毒常引起低钾血症　E. 混合性酸中毒常引起高钾血症

二、名词解释

1. 脱水　2. 水肿　3. 低钾血症　4. 高钾血症

三、问答题

1. 比较三种类型脱水的特征、原因、临床表现及处理原则。
2. 简述高钾血症和低钾血症对心肌电生理的影响及其机制。

第十四章
数字资源

第十四章

酸碱平衡紊乱

思政之光

学习目标

通过本章内容的学习，学生应能够：

识记：

说出各种单纯性酸碱平衡紊乱的概念。

理解：

解释各种酸碱平衡紊乱的代偿调节特点、原因及其对机体的影响。

运用：

1. 根据实验室检查和临床表现初步分析患者的酸碱平衡紊乱类型。
2. 通过分析酸碱平衡紊乱的病因，能辩证认识酸碱平衡，求真务实。

案例 14-1

患者，男性，41 岁，呕吐，不能进食 4 天。患者既往有胃溃疡，服用抗酸药物治疗。体格检查：患者呈重病容，血压 100/60 mmHg，心率 90 次 / 分，皮肤干燥、弹性差，腱反射减弱。心电图示：T 波低平，ST 段压低。

实验室检查：$[Na^+]$ 145 mmol/L，$[Cl^-]$ 192 mmol/L，$[K^+]$ 2.6 mmol/L，$[HCO_3^-]$ 34 mmol/L。

诊断为幽门梗阻，抽出 3 L 胃内容物。

思考题：

1. 该患者发生了哪种类型的酸碱平衡紊乱？
2. 患者出现此种酸碱平衡紊乱的诊断依据是什么？
3. 如何与患者沟通治疗要点及配合措施？

机体内环境适宜的酸碱度 pH 为 7.35 ~ 7.45。pH 值的恒定决定了内环境的稳态。生理情况下，机体在代谢过程中不断产生酸性或碱性物质，并经常摄取酸性或碱性食物，但通过体内血浆缓冲能力以及肾、肺和细胞的调节，体液 pH 可始终保持相对稳定的过程，称为酸碱平衡（acid-base balance）。有些疾病（如休克、糖尿病、尿毒症、某些肾小管疾病、严重腹泻等）可引起体内酸碱负荷过度、严重不足或酸碱调节机制障碍，使体液 pH 偏离正常范围，引起酸碱平衡紊乱（acid-base disturbance）。临床上，及时发现和正确处理酸碱平衡紊乱，常是许多疾病治疗成功的关键。

第一节　酸碱平衡及其调节

一、体液中酸碱物质的来源

酸性物质主要通过体内代谢产生，碱性物质主要来自于食物。

1. 酸性物质的来源

（1）挥发性酸（volatile acid）：糖、脂肪和蛋白质分解代谢、氧化的最终代谢产物 CO_2 与 H_2O 在碳酸酐酶（carbonic anhydrase，CA）催化作用下生成碳酸（H_2CO_3）。因 H_2CO_3 可分解为 CO_2 经肺呼出，故称为挥发性酸。成人静息状态下每天可产生 300 ~ 400 L CO_2，相当于 15 mol H^+，是体内酸性物质的主要来源。运动和代谢率增加时，CO_2 生成量还会增加。

（2）非挥发性酸（involatile acid）：又称固定酸（fixed acid），是指只能经肾随尿液排出的酸性物质。固定酸主要来源于蛋白质的分解，如含硫氨基酸分解产生硫酸；核蛋白和磷脂水解生成磷酸；嘌呤类化合物氧化分解产生尿酸；以及糖、脂肪代谢过程中产生的有机酸，如乳酸、β-羟丁酸和乙酰乙酸等。正常成人每天由固定酸释放出的 H^+ 为 50 ~ 100 mmol。固定酸偶尔来源于摄入的酸性物质，如氯化铵、水杨酸等酸性药物。

2. 碱性物质的来源　主要来源于蔬菜和水果中的有机酸盐，如苹果酸盐、柠檬酸盐和草酸盐等。在体内代谢过程中，有机酸盐可生成碱性盐。其次，碱性物质还可来源于机体在代谢过程中所产生的碱性物质，如 HCO_3^-、氨基酸脱氨基所产生的氨等。

二、机体对酸碱平衡的调节

机体不断生成和摄入酸性、碱性物质，但血液的 pH 值并无显著变化，这主要是通过体内血液缓冲系统，细胞内、外离子交换，肺及肾等对酸碱平衡的有效调节来维持的。

1. 血液缓冲系统　主要包括 5 个缓冲对，其组成和分布见表 14-1。

表 14-1　血液缓冲系统的组成

缓冲体系	缓冲体系的组成	所占比例
HCO_3^-缓冲对	HCO_3^-/H_2CO_3	53%
Hb 缓冲对	Hb^-/HHb	30%
磷酸盐缓冲对	$HPO_4^{2-}/H_2PO_4^-$	5%
血浆蛋白缓冲对	Pr^-/HPr	7%
氧合血红蛋白缓冲对	$HbO_2^-/HHbO_2$	5%

（1）碳酸氢盐缓冲系统：①缓冲能力强，约占全血缓冲碱的 53%；②缓冲潜力大，可通过肺排出 CO_2 和肾重吸收 HCO_3^- 来维持其含量的相对稳定；③只能缓冲固定酸或碱，不能缓冲挥发性酸；④可影响和决定血液 pH 值。碳酸氢盐与碳酸的比值和 pH 值之间的关系，可用 $pH=pKa+1g\,[HCO_3^-]/[H_2CO_3]$ 来表示。p*Ka* 为碳酸电离常数的负对数，其值为 6.1。正常血浆 HCO_3^- 浓度平均为 24 mmol/L，H_2CO_3 浓度平均为 1.2 mmol/L，二者之比为 20/1。代入上式，则正常血液酸碱度为：

$$pH=6.1+1g\ 24/1.2=6.1+1g\ 20=6.1+1.3=7.40$$

由上式可见，细胞外液的 pH 值主要取决于 $[HCO_3^-]/[H_2CO_3]$ 的比值。任何一方的浓度发生改变时，只要另一方相应增减，维持原来的比值，pH 值就能保持在正常范围。

（2）血液缓冲系统的作用：血液缓冲系统作用最为迅速，可通过接受 H^+ 或释放 H^+，将强酸或强碱转变成为弱酸或弱碱，使体液 pH 值趋于稳定。血液缓冲系统的调节特点是：调节迅速，但维持时间短暂。

2. 肺对酸碱平衡的调节　肺通过呼吸运动的频率和幅度来改变 CO_2 的排出量，从而调节血浆 H_2CO_3 浓度，以维持机体的酸碱平衡。当动脉血二氧化碳分压（$PaCO_2$）和（或）H^+ 升高时，可刺激中枢和外周化学感受器，兴奋呼吸中枢，使呼吸加深、加快，CO_2 呼出增多，血液中 $PaCO_2$ 降低，H_2CO_3 减少；反之，呼吸就变浅、变慢，使 CO_2 呼出减少，血浆 H_2CO_3 含量增加，以维持血浆［HCO_3^-］/［H_2CO_3］的比值接近 20/1，使血液的 pH 值保持相对恒定。肺的调节作用效果显著、作用迅速，30 分钟左右即可达高峰，但不能缓冲固定酸。

3. 肾对酸碱平衡的调节作用　肾主要通过调节固定酸和 HCO_3^- 的量，来维持血浆 pH 值的相对恒定。其主要作用机制是：肾小管上皮细胞在不断分泌 H^+ 的同时，将肾小球滤过的 $NaHCO_3$ 重吸收入血，防止细胞外液 $NaHCO_3$ 的丢失。如仍不足以维持细胞外液 $NaHCO_3$ 浓度，则通过磷酸盐的酸化和泌 NH_4^+，并生成新的 $NaHCO_3$，以补充机体的消耗，从而维持血液 HCO_3^- 浓度的相对恒定。如果体内 HCO_3^- 含量过高，则肾可减少 $NaHCO_3$ 的生成和重吸收，使血浆 HCO_3^- 浓度降低。

肾的调节作用发挥缓慢，12 ~ 24 小时才能发挥作用，但效果明显且作用持久，因此，这种作用只对慢性酸碱平衡紊乱有效，对代谢性和呼吸性酸碱平衡紊乱均可发挥作用。

4. 细胞内、外离子交换对酸碱平衡的调节作用　细胞内、外可通过 H^+-K^+、H^+-Na^+、K^+-Na^+、$C1^-$-HCO_3^- 等离子交换对酸碱平衡进行调节，红细胞、肌细胞和骨组织均能发挥这种作用。如酸中毒时，细胞外液 H^+ 浓度增高，H^+ 顺浓度差进入细胞内，细胞内 K^+ 则移出细胞外，以维持细胞内、外阳离子平衡，所以调节过程中会导致血清 K^+ 浓度升高；碱中毒时则相反，可导致血清 K^+ 浓度降低。细胞内、外离子交换的缓冲作用在 3 ~ 4 小时后发挥，缓冲能力较强，但常可导致血钾异常。

总之，机体通过以上调节作用共同维持体内的酸碱平衡，以保证体液酸碱度的相对恒定。当酸碱负荷过重，超过机体调节能力或调节机制障碍而不足以维持机体酸碱平衡时，就会出现酸碱平衡紊乱。

> **考点**：血液缓冲对主要包括哪些？

第二节　酸碱平衡紊乱的分类及检测指标

一、酸碱平衡紊乱的分类

1. 根据 pH 值分类　pH 值小于 7.35 为酸中毒；pH 值大于 7.45 为碱中毒。

2. 根据血浆 HCO_3^- 和 H_2CO_3 含量分类　HCO_3^- 主要受代谢的影响，所以 HCO_3^- 浓度原发性降低或升高，称为代谢性酸中毒或代谢性碱中毒。H_2CO_3 主要受呼吸的影响，所以 H_2CO_3 浓度原发性升高或降低，称为呼吸性酸中毒或呼吸性碱中毒。

3. 根据发生紊乱时机体 pH 值是否正常分类　pH 值在正常范围内称为代偿性酸碱平衡紊乱；pH 值不在正常范围内称为失代偿性酸碱平衡紊乱。临床上多发生失代偿性酸碱平衡紊乱。

4. 临床分类　可分为单纯型酸碱平衡紊乱和混合型酸碱平衡紊乱。

二、常用指标

1. pH 值　pH 值与 H^+ 浓度均是评价溶液酸碱度的常用指标，pH 值为 H^+ 浓度的负对数值。

正常人动脉血 pH 正常值为 7.35 ~ 7.45，其大小取决于［HCO_3^-］/［H_2CO_3］的比值。若两者绝对值发生变化，但只要比值在 20 : 1，pH 值即可维持在正常范围内。

2. 动脉血 CO_2 分压（$PaCO_2$） $PaCO_2$ 是指物理溶解于动脉血中的 CO_2 分子所产生的张力。正常值为 33 ~ 46 mmHg，平均值为 40 mmHg。$PaCO_2$ 受到肺的调节，是反映呼吸性酸碱平衡紊乱的重要指标。

临床上，$PaCO_2$ > 46 mmHg 时，表示 CO_2 潴留，见于呼吸性酸中毒或代偿后的代谢性碱中毒；$PaCO_2$ < 33 mmHg，表示 CO_2 呼出过多，见于呼吸性碱中毒或代偿后的代谢性酸中毒。

3. 标准碳酸氢盐（standard bicarbonate，SB）和实际碳酸氢盐（actual bicarbonate，AB） ①SB 是指全血在标准条件下，即温度为 38℃，血氧饱和度为 100%，$PaCO_2$ 为 40 mmHg 时，所测得的血浆 HCO_3^- 浓度。因为已排除呼吸因素的影响，故 SB 是反映代谢性因素的指标。正常值为 22 ~ 27 mmol/L，平均值为 24 mmol/L。SB 在代谢性酸中毒时降低，代谢性碱中毒时升高。在慢性呼吸性酸中毒或碱中毒时，由于肾的代偿调节，SB 也可继发性升高或降低。②AB 是指隔绝空气的血液标本，在实际条件下测得的血浆 HCO_3^- 浓度。AB 受呼吸和代谢两方面因素的影响，AB 与 SB 的差值反映呼吸因素对酸碱平衡的影响。正常人 AB=SB。如果 SB 正常，AB > SB 表明有 CO_2 潴留，见于呼吸性酸中毒；AB < SB 表明有 CO_2 呼出过多，见于呼吸性碱中毒；若两者数值均低，提示为代谢性酸中毒；若两者数值均高，提示为代谢性碱中毒。

4. 缓冲碱（buffer base，BB） 是指在标准条件下，血液中一切具有缓冲作用的负离子碱的总和，包括 HCO_3^-、Pr^- 和 Hb^- 等。正常值为 45 ~ 52 mmol/L，平均值为 48 mmol/L。BB 是反映代谢性因素的指标。代谢性酸中毒时 BB 降低，代谢性碱中毒时 BB 增高。但在慢性呼吸性酸碱平衡紊乱时，由于肾的代偿调节，BB 可发生继发性升高或降低。

5. 碱剩余（base excess，BE） 是指在标准条件下，用酸或碱将全血标本滴定至 pH=7.40 时所消耗的酸或碱的量（mmol/L）。若用酸滴定至 pH=7.40，说明受检血样碱过多，BE 用正值表示。若用碱滴定至 pH=7.40，说明受检血样酸过多，BE 用负值表示。BE 的正常值为 0 ± 3 mmol/L。BE 受代谢性因素的影响。BE 负值增大，提示为代谢性酸中毒；BE 正值增大，提示为代谢性碱中毒。

6. 阴离子间隙（anion gap，AG） 是指血浆中的未测定阴离子（undetermined anion，UA）与未测定阳离子（undetermined cation，UC）的差值，即 AG=UA−UC。UA 主要包括 Pr^-、HPO_4^{2-}、SO_4^{2-} 和有机酸阴离子等。UC 主要包括 K^+、Ca^{2+} 和 Mg^{2+} 等。AG 是一个计算值，常根据体液电荷平衡原则，用可测定阳离子（Na^+，占全部阳离子的 90%）与可测定阴离子（HCO_3^- 和 Cl^-，占全部阴离子的 85%）之差计算得出。根据体液电荷平衡原则，如下式：

$Na^+ + UC = Cl^- + HCO_3^- + UA$，$AG = UA - UC = Na^+ - (Cl^- + HCO_3^-) = 140 - (104 + 24) = 12$ mmol/L。

AG 的正常值范围为 12 ± 2 mmol/L。AG 实质上是反映血浆固定酸的指标，AG 增高提示有代谢性酸中毒。目前多以 AG > 16 mmol/L 作为判断是否有 AG 增高型代谢性酸中毒的界限。AG 的测定对区分不同类型的代谢性酸中毒和诊断某些混合型酸碱平衡紊乱有重要意义。而 AG 降低在判断酸碱平衡紊乱方面则意义不大。

➢ **考点：**酸碱平衡的检测指标。

第三节　单纯型酸碱平衡紊乱

根据机体原发性改变，可将单纯型酸碱平衡紊乱分为四种类型：代谢性酸中毒、呼吸性酸中毒、代谢性碱中毒和呼吸性碱中毒。

一、代谢性酸中毒

代谢性酸中毒（metabolic acidosis）是指以血浆 HCO_3^- 原发性减少为特征的酸碱平衡紊乱，是临床上最常见的一类酸碱平衡紊乱。根据 AG 的变化情况，又可分为 AG 增大型（血氯正常型）代谢性酸中毒和 AG 正常型（高血氯型）代谢性酸中毒两类。

（一）病因与发病机制

1. AG 增大型代谢性酸中毒　是指酸性阴离子浓度的原发性增多导致的酸中毒类型，伴随 HCO_3^- 浓度的继发性降低。其特点是固定酸增多，血浆 HCO_3^- 减少，Cl^- 含量正常，AG 增高。常见原因为：

（1）固定酸生成过多：①乳酸酸中毒，如休克、心力衰竭、低氧血症、严重贫血、肺水肿等，因组织细胞缺氧，糖酵解增强，乳酸生成增多，造成乳酸酸中毒。②酮症酸中毒，常见于糖尿病、严重饥饿、酒精中毒等。因葡萄糖利用减少，机体供能不足，此时动用大量脂肪，生成大量酮体（β-羟丁酸、乙酰乙酸等）。酮体为酸性物质，可引发酮症酸中毒。

（2）肾排泄固定酸减少：多见于急、慢性肾功能不全，由于肾小球滤过率降低，使体内的酸性代谢产物（如硫酸、磷酸等固定酸）不能经肾排出，从而导致酸中毒。

（3）不含氯的固定酸摄入过多：如服用过量阿司匹林，可使血浆中有机酸阴离子增加。此外，对胃的刺激，可使患者进食减少而导致体内酮体产生增多，造成酸中毒。

2. AG 正常型代谢性酸中毒　是指血浆 HCO_3^- 浓度降低，而同时伴有 Cl^- 浓度代偿性增高的代谢性酸中毒，又称高血氯型代谢性酸中毒。此型酸中毒的特点是血浆［HCO_3^-］降低，AG 正常，血 [Cl^-] 增高。常见原因为：

（1）经消化道丢失 HCO_3^-：肠液、胰液和胆汁中的碳酸氢盐浓度均高于血浆，严重腹泻、小肠和胆道瘘管、肠吸引术等均可引起 HCO_3^- 大量丢失，使血浆和原尿中的 HCO_3^- 减少，肾小管重吸收 Cl^- 增加，造成 AG 正常型代谢性酸中毒。

（2）经肾丢失 HCO_3^-：轻度或中度肾衰竭、肾小管性酸中毒、碳酸酐酶抑制剂抑制肾小管上皮细胞的碳酸酐酶活性，使细胞内 H_2CO_3 形成减少等原因，均可使肾小管的泌 H^+ 和重吸收 HCO_3^- 能力降低；Cl^- 的重吸收增多，使血 Cl^- 浓度增高。经肾丢失 HCO_3^-，大量 HCO_3^- 随尿液排出，使尿液呈碱性。

（3）高钾血症：因 K^+ 与细胞内 H^+ 交换，H^+ 移出细胞，致代谢性酸中毒，此时体内 H^+ 总量并未增加。在远端小管，上皮细胞内 H^+ 减少，导致 H^+-Na^+ 交换受抑制，H^+ 排出减少，使尿液呈碱性，为反常性碱性尿。

（4）含氯盐类药物摄入过多：见于长期或大量服用氯化铵、盐酸精氨酸等药物。此类药物在代谢过程中生成 H^+ 和 Cl^-，引起血 Cl^- 浓度增高。大量输入生理盐水，除可造成 HCO_3^- 稀释外，也可因生理盐水中 Cl^- 浓度高于血浆而引起 AG 正常型代谢性酸中毒。

（二）机体的代偿调节

1. 血液缓冲系统的调节　代谢性酸中毒时，血液中增加的 H^+ 可立即受到血液缓冲系统的缓冲，血液中的 HCO_3^- 和非碳酸氢盐缓冲碱不断被消耗，所生成的 CO_2 经肺呼出。

2. 肺的调节作用　血液中 H^+ 浓度增高或 pH 值降低，可反射性地引起呼吸中枢兴奋，在数分钟内使呼吸加深、加快，肺通气量明显增加，排出 CO_2，使 $PaCO_2$ 代偿性降低。

3. 肾的调节作用　代谢性酸中毒时，肾小管上皮细胞泌 H^+、产 NH_3、生成 HCO_3^- 作用增强，排 NH_4^+、重吸收 HCO_3^- 增多。通过排酸、保碱来发挥代偿作用。肾代偿作用发挥较慢，3 ～ 5 天才能发挥最大效应。若为肾功能障碍引起的酸中毒，则肾不能发挥代偿调节作用。

4. 细胞内、外离子交换对酸碱平衡的调节　酸中毒 2 ～ 4 小时后，细胞外液 H^+ 与细胞内

K^+进行交换，达到细胞缓冲酸的作用，而同时可并发高钾血症。

（三）常用指标的变化

血浆pH值正常，提示为代偿性代谢性酸中毒；pH值下降，提示为失代偿性代谢性酸中毒。原发性改变是HCO_3^-降低，AB、SB、BB值均降低，BE负值加大；通过呼吸代偿，$PaCO_2$继发性下降，AB $<$ SB，pH值下降或正常。

（四）对机体的影响

急性代谢性酸中毒主要引起心血管、中枢神经系统功能障碍，慢性代谢性酸中毒还可引起骨骼系统改变。

1. 心血管系统变化

（1）心律失常：代谢性酸中毒时，可出现心脏传导阻滞，甚至心室纤颤及心脏停搏等严重心律失常。这与代谢性酸中毒导致血钾增高有关。

（2）心肌收缩性减弱：H^+使心肌细胞能量代谢障碍，ATP减少，心肌收缩性减弱。H^+可抑制心肌细胞外的Ca^{2+}内流以及肌质网对Ca^{2+}的释放，同时H^+还可竞争性抑制Ca^{2+}与肌钙蛋白结合，影响心肌的兴奋-收缩耦联，使心肌收缩性减弱。

（3）血管对儿茶酚胺的反应性降低：H^+增多时，可降低外周血管，尤其是毛细血管前括约肌对儿茶酚胺的反应性，致使毛细血管床大量扩张，血管容量不断扩大，回心血量减少，血压下降，严重时可发生休克。

2. 中枢神经系统变化　代谢性酸中毒时，H^+增多，可抑制生物氧化酶类的活性，使氧化磷酸化过程减弱，ATP生成减少，脑组织能量供应不足。同时，酸中毒还可使脑内谷氨酸脱羧酶活性增高，抑制性神经递质 γ-氨基丁酸生成增多。因而患者表现为抑制状态，如反应迟钝、嗜睡等，严重者可出现昏迷。

3. 骨骼系统变化　慢性肾衰竭伴酸中毒时，骨骼钙盐分解增多，以缓冲酸中毒H^+浓度的增高。此外，酸中毒还可干扰维生素D_3的活化，使肠道对钙吸收减少。这些因素不仅影响小儿骨骼发育，导致生长发育迟缓，引起儿童肾性佝偻病，在成人还可导致骨质疏松、骨软化症等。

4. 高钾血症　H^+-K^+交换增强，使细胞外液钾离子增多而导致高钾血症。同时，高钾性酸中毒时，肾小管上皮缺H^+，尿液中排H^+减少，尿液呈碱性，故称为反常性碱性尿。

（五）防治的病理生理学基础

1. 防治原发病　去除引起代谢性酸中毒的原因是治疗酸中毒的基本原则和措施。

2. 适当补液　纠正水、电解质紊乱，恢复有效循环血量，以维持肾功能和呼吸功能的正常。

3. 碱性药物的应用　对严重的代谢性酸中毒患者，可给予一定的碱性药物进行治疗。临床治疗常选用$NaHCO_3$，因其可直接补充血浆HCO_3^-，作用迅速，故临床治疗时常用。

➢ **考点：**代谢性酸中毒的代偿调节特点、原因及对机体的影响。

二、呼吸性酸中毒

呼吸性酸中毒（respiratory acidosis）是指以血浆中H_2CO_3原发性增多、pH值降低为特征的酸碱平衡紊乱。根据病程快慢可将其分为急性呼吸性酸中毒和慢性呼吸性酸中毒两类。

（一）病因与发病机制

1. CO_2排出减少　以外呼吸通气障碍所致的CO_2排出受阻最为常见。主要原因有：

（1）呼吸中枢抑制：呼吸中枢抑制可导致肺通气不足甚至呼吸停止，使CO_2在体内潴留，见于颅脑损伤、脑炎、脑血管意外、麻醉药或镇静药使用过量。

（2）呼吸肌麻痹：呼吸运动失去动力，导致 CO_2 排出困难，见于脊髓灰质炎、脊神经根炎、重症肌无力、有机磷中毒、重度低钾血症或家族性周期性麻痹等。

（3）胸廓病变：胸廓活动受限，致使肺泡扩张受限，从而影响肺泡通气功能，使得 CO_2 在体内潴留，见于胸部创伤、大量胸膜腔积液或严重气胸、胸廓畸形等。

（4）呼吸道阻塞：呼吸道严重阻塞，常引起急性 CO_2 潴留，见于喉头痉挛或水肿、溺水、异物堵塞气管等。

（5）肺部疾患：广泛肺组织病变时，由于肺泡通气量减少，使 CO_2 排出障碍，见于肺炎、肺气肿、肺水肿、支气管哮喘和呼吸窘迫综合征等。

2. CO_2 吸入过多　因通风不良，导致吸入气 CO_2 浓度过高，见于坑道、山洞内作业及矿井塌陷等意外事故。

（二）机体的代偿调节

呼吸性酸中毒由肺通气功能障碍所致，故而肺难以发挥有效代偿调节作用。HCO_3^- 对 H_2CO_3 亦无缓冲能力，只能依靠细胞和肾的调节。

1. 细胞内、外离子交换和细胞内缓冲作用　是急性呼吸性酸中毒时的主要代偿调节方式。急性呼吸性酸中毒是指 24 小时内 $PaCO_2$ 急剧升高。

（1）H^+-K^+ 交换：CO_2 在体内潴留，使血浆 H_2CO_3 浓度不断升高。H_2CO_3 解离为 H^+ 和 HCO_3^-，使血浆 HCO_3^- 相应增多，有代偿意义；H^+ 则与细胞内的 K^+ 进行交换，进入细胞的 H^+ 可被细胞内的 Pr^- 缓冲，而 K^+ 转移至细胞外液，可使血清 K^+ 浓度升高。

（2）红细胞的缓冲作用：血浆 CO_2 可迅速弥散进入红细胞，在碳酸酐酶催化作用下与 H_2O 生成 H_2CO_3，H_2CO_3 进一步解离为 H^+ 和 HCO_3^-。H^+ 主要被 Hb^- 和 HbO_2^- 所缓冲，HCO_3^- 则与血浆中的 Cl^- 进行交换，使血浆 HCO_3^- 浓度有所增高，Cl^- 浓度则降低。

离子交换和细胞内缓冲作用十分有限，不足以维持［HCO_3^-］/［H_2CO_3］的正常比值。因此，急性呼吸性酸中毒往往是失代偿性的，需要依靠肾的代偿调节。

2. 肾的代偿调节作用　是慢性呼吸性酸中毒的主要代偿调节方式。慢性呼吸性酸中毒是指 $PaCO_2$ 升高超过 24 小时，肾小管上皮细胞中的碳酸酐酶和谷氨酰胺酶活性增强，肾小管泌 H^+、泌 NH_4^+ 和重吸收 HCO_3^- 明显增多。结果，酸性物质随尿液排出体外，血浆 HCO_3^- 代偿性增加。

（三）常用指标的变化

1. 急性呼吸性酸中毒　$PaCO_2$ 原发性升高，AB 值继发性轻度增高，SB、BB、BE 变化不大，AB ＞ SB，pH 值降低。

2. 慢性呼吸性酸中毒　$PaCO_2$ 原发性升高，AB、SB、BB 值均继发性明显增高，BE 正值增大，AB ＞ SB，pH 值可正常，严重时可降低。

（四）对机体的影响

呼吸性酸中毒对机体的影响与代谢性酸中毒相似，也可引起外周血管扩张、室性心律失常、心肌收缩性减弱和血钾升高等。但是，呼吸性酸中毒尤其是急性呼吸性酸中毒对中枢神经系统的影响更为突出。初期患者可表现为头痛、烦躁不安、焦虑、疲乏无力等，进一步可发展为精神错乱、震颤、谵妄或嗜睡，CO_2 分压达到 80 mmHg 时可出现“CO_2 麻醉”，表现为昏迷。这是因为呼吸性酸中毒时 CO_2 直接扩张脑血管，引起脑血流量增加和颅内压增高。同时，CO_2 为脂溶性，易通过血 - 脑屏障，而 HCO_3^- 为水溶性，不易通过血 - 脑屏障，使得呼吸性酸中毒时，脑脊液 pH 值下降比血液更为明显，对中枢神经系统功能的影响较代谢性酸中毒更显著。

（五）防治的病理生理学基础

1. 治疗原发病　去除呼吸道梗阻，使之通畅或解痉，使用呼吸中枢兴奋药或人工呼吸机。

对 COPD 患者采用抗感染、解痉、祛痰等方法治疗。

2. 改善肺泡通气功能　是防治呼吸性酸中毒的关键性措施。对排出 CO_2 过多者，必要时可做气管内插管进行人工通气，使 $PaCO_2$ 逐步下降。

3. 正确使用碱性药物　呼吸性酸中毒时应慎用碱性药物。应用碱性药物后，$HCO_3^- + H^+ \rightleftharpoons H_2CO_3 \rightleftharpoons CO_2\uparrow + H_2O$，尤其是在通气尚未改善前，可造成更严重的 CO_2 潴留，因此一般应通气改善后慎重应用。

➢ **考点：** 呼吸性酸中毒的原因。

三、代谢性碱中毒

代谢性碱中毒（metabolic alkalosis）是指以血浆 HCO_3^- 浓度原发性增高为特征的酸碱平衡紊乱。

（一）病因与发病机制

1. H^+ 丢失过多

（1）经胃肠道丢失 H^+：常见于剧烈呕吐、胃管引流等，使富含盐酸的胃液大量丢失，导致肠液、胰液的 HCO_3^- 得不到 H^+ 的中和而被吸收入血，使血浆 HCO_3^- 浓度升高。胃液丢失时，往往伴有 Cl^- 和 K^+ 的丢失，引起低氯和低钾性碱中毒。

（2）经肾丢失 H^+：①大量应用呋塞米、依他尼酸等利尿药，可抑制髓袢升支粗段对 Na^+ 和 Cl^- 的重吸收，使流经远端小管液中的 Na^+ 及 Cl^- 增加，为加强对 Na^+ 的重吸收，H^+-Na^+、K^+-Na^+ 交换增加，排 H^+ 增多，使肾小管重吸收 HCO_3^- 相应增多，故血浆 HCO_3^- 浓度增高，而 Cl^- 随尿液排出，发生低氯性碱中毒。②肾上腺皮质激素分泌过多（如库欣综合征），可导致醛固酮原发性增多，通过保 Na^+，促进 H^+-Na^+、K^+-Na^+ 交换，使排 H^+、排 K^+ 增多，导致低钾性碱中毒。

2. 碱性物质摄入过多　可见于：①消化性溃疡患者服用过量 $NaHCO_3$；②纠酸补碱时，滴注 $NaHCO_3$ 过多；③大量输入库存血，因其内含有较多的抗凝血药柠檬酸盐，经机体代谢后生成过多 HCO_3^-，尤其是肾功能受损时可导致代谢性碱中毒。

3. 低钾血症　低钾血症时，细胞内、外 H^+-K^+ 交换增多，H^+ 移入细胞内。此时，肾小管细胞内 H^+ 增多，促使 H^+-Na^+ 交换增多，H^+ 排出增多，HCO_3^- 重吸收随之增多，最终导致低钾性代谢性碱中毒。而此时尿液中排酸增多而呈酸性，故称为反常性酸性尿。

（二）机体的代偿调节

1. 血浆缓冲系统的作用　代谢性碱中毒时，血浆缓冲系统中的弱酸可释放少量 H^+ 进行代偿，其缓冲能力较弱。

2. 肺的代偿调节　代谢性碱中毒时，血浆 H^+ 浓度降低可抑制呼吸中枢，使呼吸变浅、变慢，导致 $PaCO_2$ 和血浆 H_2CO_3 浓度继发性上升，$[HCO_3^-]/[H_2CO_3]$ 比值接近 20/1。

3. 细胞内、外离子交换　碱中毒时，细胞外液 H^+ 浓度降低，为补充细胞外 H^+ 的不足，细胞内 H^+ 外移。同时，细胞外 K^+ 进入细胞内，肾小管上皮细胞排 H^+ 减少，H^+-Na^+ 交换减少，而 K^+-Na^+ 交换增加，故肾排 K^+ 增加而导致低钾血症。因此，碱中毒时，患者常伴有低钾血症。

4. 肾的代偿调节　血浆 H^+ 浓度降低，看抑制肾小管上皮细胞内碳酸酐酶和谷氨酰胺酶的活性，使肾小管上皮细胞泌 H^+、排 NH_4^+ 和重吸收 HCO_3^- 减少。HCO_3^- 浓度降低，使尿液呈碱性。肾的最大代偿调节需要 12 ~ 24 小时才能发挥作用，故仅对慢性代谢性碱中毒起主要代偿作用。

（三）常用指标的变化

血浆 pH 值正常或升高，分为代偿性代谢性碱中毒或失代偿性代谢性碱中毒。HCO_3^- 原发性增多，AB、SB、BB 值均增高，BE 正值增大，通过呼吸代偿，$PaCO_2$ 继发性升高，AB > SB，血 K^+ 浓度降低。

（四）对机体的影响

1. 中枢神经系统兴奋　因血浆 pH 值下降，脑组织内 γ- 氨基丁酸转氨酶活性增高，谷氨酸脱羧酶活性降低，导致 γ- 氨基丁酸生成减少，对中枢神经系统的抑制作用减弱。患者常出现烦躁不安、精神错乱、谵妄、意识障碍等中枢神经系统兴奋的表现。

2. 神经、肌肉应激性增高　正常情况下，血浆钙是以游离钙与结合钙两种形式存在的，pH 可影响两者之间的相互转变。Ca^{2+} 能稳定细胞膜电位，对神经、肌肉的应激性有抑制作用。急性代谢性碱中毒时，血清总钙量可无变化，但游离钙浓度降低，造成神经、肌肉应激性增高。患者可出现面部和肢体肌肉抽动、腱反射亢进、手足搐搦等症状。

3. 碱中毒时，细胞内 H^+ 逸出，而细胞外 K^+ 进入细胞内。同时，肾小管上皮细胞在 H^+ 减少时，H^+-Na^+ 交换减弱，K^+-Na^+ 交换加强，使肾排 K^+ 增多而导致血钾降低。低钾性碱中毒时，因肾小管上皮细胞缺钾而使 K^+-Na^+ 交换减少，H^+-Na^+ 交换增加，使尿液中 H^+ 增多，为反常性酸性尿。

4. 血红蛋白氧解离曲线左移　碱中毒使氧解离曲线左移，Hb 与 O_2 的亲和力增强（Bohr 效应），使 HbO_2 中的 O_2 不易解离释放，引起组织供氧不足。

（五）防治的病理生理学基础

1. 治疗原发病，积极去除引起代谢性碱中毒的病因和维持因素。

2. 输入生理盐水　生理盐水中含氯比血浆高，可提高血 Cl^- 浓度。血 Cl^- 浓度增高可促使过多的 HCO_3^- 经肾排出，从而起到缓解代谢性碱中毒的作用。

3. 给予含氯药物　对于严重的代谢性碱中毒患者，给予少量含氯酸性或弱酸性药物，如 NH_4Cl、稀盐酸等，可以起到中和碱的作用。

4. 纠正水、电解质代谢紊乱　对于盐皮质激素过多引起的碱中毒，可选用螺内酯以拮抗醛固酮对肾小管的作用；对由低钾血症导致的碱中毒，需补钾才可纠正；对全身性水肿患者，应尽量少用髓袢类利尿药或噻嗪类利尿药，可选用碳酸酐酶抑制剂（如乙酰唑胺），既可达到治疗碱中毒的目的，又可减轻水肿。

> **考点：**代谢性碱中毒的原因及其对机体的影响。

四、呼吸性碱中毒

呼吸性碱中毒（respiratory alkalosis）是指肺通气过度引起 CO_2 排出过多，导致以血浆 H_2CO_3 浓度原发性降低、pH 值呈上升趋势为特征的酸碱平衡紊乱。

（一）病因与发病机制

临床上导致呼吸性碱中毒的原因，常见的有：①低氧血症（肺水肿、肺炎、呼吸窘迫综合征、肺梗死、高原缺氧等），可兴奋呼吸中枢；②精神障碍（癔症）、中枢神经系统疾病（脑炎、脑外伤、脑肿瘤）、药物（水杨酸类药）等，可刺激呼吸中枢；③机体代谢旺盛，见于甲状腺功能亢进症、高热等患者；④呼吸机使用不当（通气量过大）等。以上这些因素均可因导致肺通气过度而使 CO_2 呼出过多，引起呼吸性碱中毒。

（二）机体的代偿调节

呼吸性碱中毒时，肺的代偿调节作用不明显。

1. 细胞内、外离子交换和细胞内缓冲作用 是急性呼吸性碱中毒的主要代偿调节方式。机体的代偿调节表现为：①血浆 H_2CO_3 浓度迅速降低，HCO_3^- 浓度相对升高，数分钟后，H^+ 即可从细胞内移出，并与细胞外的 HCO_3^- 结合，使血浆 H_2CO_3 浓度有所回升，细胞外 K^+ 进入细胞内，故血钾降低。②血浆中部分 HCO_3^- 可通过 HCO_3^--Cl^- 交换而进入红细胞。进入红细胞的 HCO_3^- 与 H^+ 结合，进一步形成 CO_2。CO_2 由红细胞进入血浆，与 H_2O 形成 H_2CO_3，使血浆 H_2CO_3 浓度有所回升。由于这种缓冲作用是有限的，所以急性呼吸性碱中毒往往是失代偿性的。

2. 肾的调节作用 肾的代偿调节较为缓慢，故仅在慢性呼吸性碱中毒时才能充分发挥调节作用，表现为肾小管上皮细胞代偿性泌 H^+、泌 NH_4^+ 减少，HCO_3^- 的重吸收减少，使尿液呈碱性。

（三）常用指标的变化

1. 急性呼吸性碱中毒 $PaCO_2$ 原发性降低，AB 值降低，SB、BB、BE 值变化不大，AB < SB，pH 值升高。

2. 慢性呼吸性碱中毒 $PaCO_2$ 原发性降低，AB 值明显降低，SB、BB 值降低，BE 负值增大，AB < SB，pH 值正常或升高。

（四）对机体的影响

呼吸性碱中毒对机体的影响与代谢性碱中毒相似，但呼吸性碱中毒患者更易出现眩晕、四肢及口周感觉异常，如麻木、针刺感等，严重者可出现肌束震颤、全身抽搐，甚至发生惊厥等，抽搐与血浆游离 Ca^{2+} 浓度降低有关。这与中枢神经系统功能障碍和碱中毒对脑细胞的损伤及 CO_2 含量减少引起脑血管收缩，导致血流量减少和缺氧有关。此外，呼吸性碱中毒因细胞内外 H^+-K^+ 交换和肾排钾增加，也可导致低钾血症。

（五）防治的病理生理学基础

1. 积极治疗原发病和去除诱因 针对病因选择性使用解热镇痛药、抗甲状腺功能亢进症治疗。对精神性通气过度者可酌用镇静药。对低张性缺氧患者予以吸氧。大多数患者呼吸性碱中毒可自行缓解。

2. 吸入 CO_2 如果呼吸性碱中毒症状较重或一时难以解除病因，可使患者吸入含 5%CO_2 的混合气体，或用纸袋罩于患者口鼻使其再吸入呼出的气体，以提高血浆 H_2CO_3 浓度。

3. 对症治疗 对精神性通气过度患者可用镇静药；对抽搐者可静脉内缓慢注射钙剂。

各种单纯型酸碱平衡紊乱常用评价指标及离子浓度变化见表 14-2。

表 14-2 各种单纯型酸碱平衡紊乱常用指标血气参数变化表

类型	pH	$PaCO_2$	SB	AB	BB	BE	K^+ 浓度	Cl^- 浓度
代谢性酸中毒	↓（-）	↓	↓	↓	↓	↓	↑	↑（-）
急性呼吸性酸中毒	↓	↑	↑（-）	↑（-）	（-）	（-）	↑	↓
慢性呼吸性酸中毒	↓（-）	↑	↑	↑	↑	↑	↓	↑
代谢性碱中毒	↑（-）	↑	↑	↑	↑	↑	↓	↓
急性呼吸性碱中毒	↑	↓	↓（-）	↓（-）	（-）	（-）	↓	↑
慢性呼吸性碱中毒	↑（-）	↓	↓	↓	↓	↓	↑	↓

➤ **考点：**呼吸性碱中毒的原因。

第四节 混合型酸碱平衡紊乱

混合型酸碱平衡紊乱（mixed acid-base disturbance）是指患者体内同时有两种或两种以上的单纯型酸碱平衡紊乱存在。它们可以有不同的组合形式，通常将酸中毒或碱中毒合并存在，使 pH 值向同一方向移动的情况，称为酸碱相加性混合型酸碱平衡紊乱；而将酸中毒与碱中毒合并存在，使 pH 值向相反方向移动的情况，称为酸碱相消性混合型酸碱平衡紊乱。但同一个患者不可能同时发生 CO_2 过多和过少，故呼吸性酸中毒和呼吸性碱中毒不可能同时发生。

需要指出的是，无论是单纯型还是混合型酸碱平衡紊乱，都不是一成不变的。随着疾病的发展，治疗措施的影响，原有的酸碱平衡紊乱可被纠正，也可能转变或合并其他类型的酸碱平衡紊乱。因此，在诊断和治疗酸碱平衡紊乱时，一定要密切结合患者的病史，动态观察血 pH、HCO_3^- 和 $PaCO_2$ 的动态变化，综合分析病情，及时进行正确诊断，予以适当治疗。

（程相朝）

自测题

一、选择题

1. 肺源性心脏病患者血气分析结果显示 pH 7.25，$PaCO_2$ 60 mmHg，其酸碱平衡紊乱最可能是

A. 呼吸性碱中毒
B. 呼吸性酸中毒
C. 呼吸性酸中毒合并代谢性酸中毒
D. 呼吸性酸中毒合并代谢性碱中毒
E. 呼吸性酸中毒合并代谢性酸中毒及代谢性碱中毒

2. 血浆中含量最多、缓冲能力最强的缓冲体系是

A. HCO_3^-/H_2CO_3　　B. Hb^-/HHb
C. $HPO_4^{2-}/H_2PO_4^-$　　D. Pr^-/HPr
E. $HbO_2^-/HHbO_2$

3. 患者，女性，20 岁，因十二指肠溃疡所致幽门梗阻引起反复呕吐 15 天入院，测得血钾离子浓度为 3 mmol/L，动脉血 pH 7.5，首选补液的种类应为

A. 乳酸、氯化钾溶液　　B. 氯化钾溶液
C. 等渗盐溶液　　D. 葡萄糖氯化钠溶液
E. 葡萄糖氯化钠溶液、氯化钾溶液

（4 ~ 6 题共用答案）

A. 呼吸性酸中毒　　B. 代谢性酸中毒
C. 呼吸性碱中毒　　D. 代谢性碱中毒
E. 呼吸性酸中毒合并代谢性碱中毒

4. 幽门梗阻患者可发生
5. 重度肺气肿患者可发生
6. 外科临床上最常见的酸碱平衡紊乱是

（7 ~ 8 题共用答案）

A. $[HCO_3^-]$ 增高　　B. $[HCO_3^-]$ 降低

C. $[H_2CO_3]$ 增高　　D. $[H_2CO_3]$ 降低

E. $PaCO_2$ 增高

7. 代谢性酸中毒原发性改变为
8. 代谢性碱中毒原发性改变为

二、名词解释

1. 阴离子间隙　2. 代谢性酸中毒　3. 呼吸性酸中毒

三、问答题

1. 代谢性酸中毒和呼吸性酸中毒的病因有哪些？治疗原则有何不同？
2. 血钾浓度与酸碱平衡紊乱有何关系？

第十五章
数字资源

第十五章

缺 氧

思政之光

学习目标

通过本章内容的学习，学生应能够：

识记：

1. 说出缺氧、常用血氧指标的概念及主要影响因素。
2. 列举四种类型缺氧的原因、血氧变化特点以及机体功能和代谢变化。

理解：

解释氧中毒的病因与发病机制。

运用：

1. 根据血氧指标对患者的缺氧程度进行初步判断。
2. 通过学习血液性缺氧时机体的功能和代谢变化，认识一氧化碳中毒的危害，提高安全意识，对平安中国有深入认识。

缺氧（hypoxia）是指组织供氧不足或利用障碍，导致组织、细胞的代谢、功能和形态结构发生异常变化。氧是正常生命活动不可缺少的物质，其获得和利用是一个复杂的过程，包括通过外呼吸获得氧、血液携带氧、循环运输氧和组织利用氧四个阶段。正常成年人静息状态下需氧量约为 250 ml/min，剧烈活动时将会增加 8 ～ 9 倍，而人体内的储备氧约为 1500 ml，一旦发生呼吸、心搏停止，数分钟内就可能死于严重缺氧。缺氧是临床上多种疾病（慢性阻塞性肺疾病、急性呼吸窘迫综合征、缺血性脑卒中、失血性休克、氰化物中毒、CO 中毒等）共有的基本病理过程，是组织细胞损伤最常见的原因之一，也是许多疾病导致患者死亡的直接原因。

案例 15-1

患儿，女，10 个月，咳喘 4 天，近 1 天加重。体格检查：呼吸 68 次 / 分，口唇发绀，心率 170 次 / 分，心音低钝，双肺散在密集的细湿啰音。

思考题：

1. 判断患儿发生了什么类型的缺氧？
2. 引起缺氧的原因是什么？

第一节　常用的血氧指标

1. 血氧分压（partial pressure of oxygen，PO_2） 是指物理状态下溶解于血浆内的氧分子所产生的张力。动脉血氧分压（arterial partial pressure of oxygen，PaO_2）正常值约为 100 mmHg（13.3 kPa），静脉血氧分压（PvO_2）约为 40 mmHg（5.33 kPa）。PaO_2 取决于吸入气氧分压和外呼吸功能状态；PvO_2 取决于 PaO_2 和内呼吸功能状态。

2. 血氧容量（oxygen capacity，CO_2 max） 是指在 38℃、氧分压为 150 mmHg（20.0 kPa）、二氧化碳分压为 40 mmHg（5.33 kPa）的条件下，在体外 100 ml 血液中的 Hb 充分饱和时的最大携氧量。正常值约为 20 ml/dl，它取决于血液中 Hb 的质和量，反映血液携氧的能力。

3. 血氧含量（oxygen content，CO_2） 是指 100 ml 血液实际所含的氧量。正常动脉血氧含量为 19 ml/dl，静脉血氧含量为 14 ml/dl，主要取决于血液氧分压的高低以及血红蛋白的质和量（血氧容量的大小）。

4. 动脉血氧含量与静脉血氧含量的差值称为动静脉血氧含量差（CaO_2–CvO_2），反映组织细胞的摄氧能力，正常值约为 5 ml/dl。当 Hb 含量减少，Hb 与氧的亲和力异常增加，组织氧化代谢减慢或动静脉分流时，动静脉血氧含量差减小，反之则增大。

5. 血氧饱和度（oxygen saturation，SO_2） 是指 Hb 实际结合的氧与最大结合的氧的百分比。SO_2=（氧含量–溶解的氧）/ 血氧容量 ×100%。动脉血氧饱和度（arterial oxygen saturation，SaO_2）为 95% ~ 98%，静脉血氧饱和度（oxygen saturation in venous blood，SvO_2）为 70% ~ 75%。血氧饱和度主要取决于血氧分压的高低，两者之间的关系可用氧解离曲线（cxygen dissociation curve）表示。

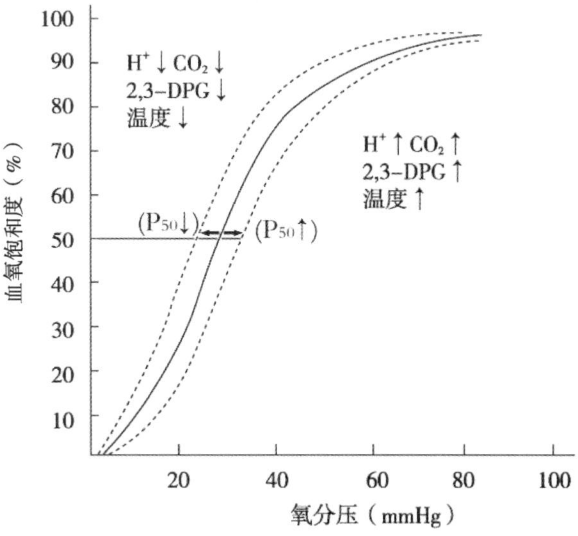

图 15-1　氧解离曲线

氧解离曲线是指 PO_2 与 SO_2 之间的关系曲线，通常呈“S”形，反映 Hb 与 O_2 的亲和力。当血浆 pH 降低，PCO_2 增高，2,3-二磷酸甘油酸（2,3-DPG）增多，血液温度升高时，可在 PO_2 相同的情况下，使 Hb 与 O_2 的亲和力下降，SO_2 减小，氧解离曲线右移。反之，则出现氧解离曲线左移（图 15-1）。衡量 Hb 与 O_2 亲和力的指标为 P_{50}，它是血氧饱和度为 50% 时的氧分压，正常值为 26 ~ 27 mmHg。当 P_{50} 值增大时，氧解离曲线右移；P_{50} 值减小时，氧解离曲线左移。

➢ **考点：**常用的血氧指标。

知识链接

氧解离曲线对临床诊断的重要意义

氧分压只能通过血气分析这样的有创检查获得。但是氧饱和度可以通过无创的方式（脉搏氧饱和度仪）测得。当脉搏氧饱和度仪提示氧饱和度低于 90% 时，即说明氧分压低于 60 mmHg。因此，临床上无须进行血气分析，也可诊断呼吸衰竭。

当氧分压高于 60 mmHg 时，氧分压的升高或降低对氧饱和度的影响极小。但是当氧分压低于 60 mmHg 时，氧分压的轻微变化，却能导致氧饱和度的剧烈波动。因此，在评估氧分压高低或评估肺通气与换气功能时，氧饱和度存在很大的误差，其最有价值的信息在于 90% 这个临界值。

第二节　缺氧的类型、病因与发病机制

根据缺氧的原因及血氧变化的特点不同，可将缺氧分为低张性缺氧、血液性缺氧、循环性缺氧和组织性缺氧四种类型。

一、低张性缺氧

低张性缺氧（hypotonic hypoxia）是由于各种原因使动脉血氧分压降低，血氧含量减少，而导致组织供氧不足，又称乏氧性缺氧（hypoxic hypoxia）。

（一）病因与发病机制

1. 吸入气体中氧分压过低

（1）常见于海拔在 3000 ~ 4000 m 以上的高原或高空。海拔越高，大气压越低，氧分压也越低。吸入气氧分压过低可导致肺泡气氧分压降低，使弥散进入血液的氧减少，从而引起组织缺氧。在海拔为 3000 m 处，人体就可发生高原反应。

（2）在通风不良的坑道和矿井内作业，或吸入含有一定量的惰性气体或麻醉药过度稀释的空气时，均会因为吸入气氧分压过低而发生缺氧。此型缺氧亦称为大气性缺氧。

2. 外呼吸功能障碍　各种原因引起的肺通气功能障碍或换气功能障碍导致 PaO_2 降低，引起机体缺氧，又称呼吸性缺氧。常见于慢性支气管炎、肺气肿、肺炎、呼吸中枢抑制、气胸等疾病。

3. 静脉血分流入动脉　多见于某些先天性心脏病（如房间隔或室间隔缺损伴有肺动脉狭窄或肺动脉高压，或法洛四联症等），未经氧合的静脉血掺入到左心的动脉血中，导致 PaO_2 降低而引起缺氧。

（二）血氧变化特点

1. 动脉血的变化　患者动脉血氧分压、血氧含量和氧饱和度均降低，但动脉血氧容量一般正常。氧摄入不足使动脉血氧分压降低，这是低张性缺氧的基本特征。血液中与血红蛋白结合的氧不足，可使血氧含量降低。动脉血氧分压在 60 mmHg 以上时，氧饱和度的变化幅度很小，但当其降至 60 mmHg 以下时，动脉血氧含量和氧饱和度则显著降低，引起组织缺氧。急性低张性缺氧患者，血红蛋白无明显变化，故血氧容量一般正常；但慢性缺氧者可因红细胞和血红蛋白代偿性增多而使血氧容量增加。

2. 动静脉血氧含量差减小或正常　驱使氧从血液向组织弥散的动力是二者之间的氧分压差。当动脉血氧含量明显降低时，氧弥散的驱动力减小，动静脉血氧含量差减小；但在慢性缺氧时，组织对氧的利用可代偿性增强，动静脉血氧含量差可正常。

3. 皮肤、黏膜颜色改变　正常毛细血管中去氧血红蛋白的平均浓度为 26 g/L。如果毛细血管中去氧血红蛋白平均浓度大于 50 g/L，则可使皮肤和黏膜呈青紫色，称为发绀（cyanosis）。低张性缺氧时，由于动脉血氧含量降低，使氧合血红蛋白浓度降低，去氧血红蛋白浓度则增高，可导致患者出现发绀。血红蛋白正常者，发绀与缺氧同时存在，且可根据发绀的程度大致估计缺氧的程度。但当血红蛋白过多或过少时，发绀与缺氧常不一致。重度贫血患者，血红蛋白浓度可降至 50 g/L 以下，出现严重缺氧，但不会出现发绀。红细胞增多症患者，有发绀，但可无缺氧。

二、血液性缺氧

血液性缺氧（hemic hypoxia）是指由于血红蛋白含量减少或性质发生改变，使血液携氧能力降低，或与血红蛋白结合的氧不易释放以致血氧含量降低所引起的缺氧。因动脉血氧分压和

氧饱和度均正常，故又称等张性缺氧（isotonic hypoxemia）。

（一）病因与发病机制

1. 贫血 见于各种原因引起的严重贫血。血红蛋白是体内携带氧的主要载体。严重贫血可使血红蛋白携氧能力下降，从而导致组织缺氧。

2. 一氧化碳中毒 CO与Hb的亲和力是氧的210倍。当发生CO中毒时，血液中的CO与Hb结合形成碳氧血红蛋白（carboxyhemoglobin，HbCO）而使Hb丧失携氧能力，血氧含量和血氧容量均降低。此外，CO还能抑制红细胞内糖酵解，使2,3-DPG生成减少，氧解离曲线左移。HbO_2中的O_2不易释放，从而加重组织缺氧。血液中的HbCO增至10% ~ 20%时，患者可出现头痛、乏力、眩晕、恶心和呕吐等症状，其皮肤、黏膜呈HbCO的樱桃红色；当HbCO增至50%时，患者可迅速出现痉挛、呼吸困难、昏迷，甚至死亡。

3. 高铁血红蛋白血症 正常血红蛋白由2对珠蛋白组成四聚体，每个珠蛋白（亚基）结合1个血红素，其亚铁离子可逆地结合1个氧分子，形成氧合血红蛋白。生理情况下，血液中只有少部分氧合血红蛋白被氧化成高铁血红蛋白，所生成的高铁血红蛋白又不断地被血液中的还原剂（如NADH、维生素C、还原型谷胱甘肽等）还原为二价铁的血红蛋白，使高铁血红蛋白只占血红蛋白总量1% ~ 2%。亚硝酸盐、过氯酸盐及磺胺衍生物等可使血红素中的二价铁离子氧化成三价铁离子，形成高铁血红蛋白。高铁血红蛋白中的三价铁离子因与羟基结合牢固而丧失携带氧的能力。另外，4个血红蛋白中有1 ~ 2个二价铁离子被氧化成三价铁离子，其余血红蛋白虽然能结合氧，但不易与氧解离。高铁血红蛋白量超过血红蛋白总量的10%时，机体就可出现缺氧表现；高铁血红蛋白量达到30% ~ 50%，则可发生严重缺氧，表现为全身青紫、头痛、精神恍惚、意识不清，甚至昏迷。最常见于亚硝酸盐中毒，如食用大量含硝酸盐的腌菜或剩菜后，硝酸盐在肠道细菌作用下还原为亚硝酸盐，大量吸收入血后，可导致高铁血红蛋白血症，使患者皮肤、黏膜出现类似发绀表现，称为肠源性发绀。

4. 血红蛋白与氧的亲和力异常增高 如输入大量库存血，因血液储存期间红细胞内的2,3-DPG含量减少，使氧解离曲线左移；碱中毒亦可使氧解离曲线左移。此外，发生某些血红蛋白病时，由于肽链中发生氨基酸替代，使血红蛋白与氧的亲和力异常增高，从而导致组织缺氧。

（二）血氧变化特点

1. 动脉血变化 血液性缺氧时，因吸入气氧分压和外呼吸功能正常，所以动脉血氧分压和动脉血氧饱和度正常。由于患者血红蛋白的数量和质量发生变化，使动脉血氧容量和血氧含量降低，血红蛋白与的氧亲和力增强引起的血液性缺氧较为特殊，其动脉血氧容量和血氧含量可不降低。

2. 动静脉血氧含量差减小 血液性缺氧患者的血氧分压虽然正常，但血液携氧量降低，因此，向组织释放少量氧后，血氧分压迅速下降，使毛细血管的血氧分压与组织的氧分压梯度降低，氧向组织弥散的驱动力减小，导致动静脉血氧含量差减小。血红蛋白与氧的亲和力异常增高的患者，氧释放障碍，动静脉血氧含量差亦减小。

3. 皮肤、黏膜颜色变化 单纯贫血时，血红蛋白量显著减少，患者皮肤、黏膜呈苍白色；CO中毒时，因为血液中的碳氧血红蛋白呈鲜红色，致使患者皮肤、黏膜呈樱桃红色。但是严重CO中毒时，外周血管收缩，患者的皮肤、黏膜可呈苍白色；高铁血红蛋白血症患者，因高铁血红蛋白呈咖啡色或青石板色，故患者皮肤、黏膜呈棕褐色（咖啡色）或类似发绀的颜色。

案例 15-2

患者，男性，49 岁，既往身体健康。患者进食大量卤制品后，出现头晕，乏力、呼吸困难等症状。体格检查：心率 145 次 / 分，呼吸 32 次 / 分，口唇、甲床发绀。双肺呼吸音清，未闻及干、湿啰音。双侧瞳孔等大、等圆。血气分析结果显示：CO_2 max 12 ml/dl，CaO_2 11.4 ml/dl，PaO_2 100 mmHg。

思考题：

1. 患者发生了什么类型的缺氧？
2. 引起缺氧的病因与发病机制是什么？

三、循环性缺氧

循环性缺氧（circulatory hypoxia）是指因组织血流量减少而导致组织供氧量不足所引起的缺氧，又称低血流性缺氧或低动力性缺氧（hypokinetic hypoxia）。在循环性缺氧中，因动脉血灌流不足引起的缺氧，称为缺血性缺氧（ischemic hypoxia）；因静脉血回流障碍引起的缺氧，称为淤血性缺氧（congestive hypoxia）。

（一）病因与发病机制

1. 全身性血液循环障碍　见于休克和心力衰竭。因心排血量减少、微循环障碍，导致有效循环血量降低，组织灌流量不足，引起全身循环性缺氧。

2. 局部性血循环障碍　见于血栓形成和栓塞、血管痉挛或受压等。因静脉回流受阻而致局部组织缺血性或淤血性缺氧。

（二）血氧变化特点

1. 动脉血变化　患者动脉血氧分压、血氧容量、血氧含量及血氧饱和度均正常。循环性缺氧是因组织血流量减少所致，吸入气、外呼吸功能和血红蛋白均正常，因此上述指标正常。

2. 动静脉血氧含量差增大　由于循环障碍，血液流经组织毛细血管的时间延长，细胞从单位容量血液内摄取的氧增多。同时，由于血液淤滞，CO_2 含量增高、酸性代谢产物蓄积等致氧解离曲线右移，氧释放增加，使得动静脉血氧含量差增大。

3. 皮肤、黏膜颜色变化　缺血性缺氧时，组织器官颜色苍白。淤血性缺氧时，血液淤积在毛细血管床，形成更多的去氧血红蛋白，患者易出现发绀。

四、组织性缺氧

组织性缺氧（histogenous hypoxia）是指因组织细胞利用氧障碍而引起的缺氧，又称氧利用障碍性缺氧。

（一）病因与发病机制

1. 组织中毒　一些化学物质（如氰化物、硫化物、砷化物等）可导致组织缺氧。当氰化物（如 HCN、KCN 和 NaCN 等）进入机体时，可迅速与氧化型细胞色素氧化酶的 Fe^{3+} 结合，生成氰化高铁细胞色素氧化酶，使呼吸链中断，导致组织不能利用氧。0.06 g HCN 即可致人死亡。硫化物、砷化物和甲醇等中毒也是通过抑制细胞色素氧化酶而抑制细胞氧化过程的。

2. 呼吸酶合成减少　维生素 B_1 是丙酮酸脱氢酶的辅酶，维生素 B_1 缺乏的患者可因细胞丙酮酸氧化脱羧和有氧氧化障碍而出现脚气病。维生素 B_2（核黄素）是黄素酶的组成成分、维生素 PP（烟酰胺）是辅酶Ⅰ和辅酶Ⅱ的组成成分，均参与氧化还原反应。当这些维生素严重缺乏时，可影响氧化磷酸化过程。

3. 线粒体损伤 大量放射线照射、重症感染等，可使细胞线粒体受损，导致其结构被破坏，引起功能障碍，使 ATP 生成减少，从而影响细胞的氧化过程。

（二）血氧变化特点

1. 动脉血变化 组织性缺氧是由于对氧的利用障碍，故动脉血氧分压、血氧容量、动脉血氧含量及血氧饱和度均正常。

2. 动静脉血氧含量差减小 由于组织利用氧障碍，静脉血氧分压、血氧含量和血氧饱和度都高于正常，故动静脉血氧含量差减小。

3. 皮肤、黏膜颜色变化 由于组织利用氧障碍，毛细血管中氧合血红蛋白增加，患者皮肤呈玫瑰红色。

尽管缺氧分为上述四种类型，但临床常见的缺氧多为两种或多种缺氧混合存在，如失血性休克患者，既有循环性缺氧，又可因大量失血及复苏过程中大量输液而使血液被过度稀释，从而引起血液性缺氧；若并发肺功能障碍，则患者又可出现低张性缺氧。各型缺氧的血氧变化特点见表 15-1。

表 15-1 各型缺氧的血氧变化特点

缺氧类型	动脉血氧分压	动脉血氧饱和度	血氧容量	动脉血氧含量	动静脉血氧含量差
低张性缺氧	↓	↓	—或↓	↓	↓或—
血液性缺氧	—	—	↓	↓	↓
循环性缺氧	—	—	—	—	↑
组织性缺氧	—	—	—	—	↓

注：↓表示降低，↑表示升高，—表示正常

➢ **考点：**缺氧的类型以及各型缺氧的血氧变化特点。

第三节 缺氧时机体的代谢与功能变化

缺氧可对机体各器官系统产生广泛的、非特异性的影响，其发生的程度、速度、持续时间的长短和机体的功能及代谢状况，决定着缺氧对机体影响的大小。轻度缺氧时主要出现代偿性反应，急性重度缺氧则可导致细胞代谢和功能障碍，甚至细胞死亡。急性缺氧时，机体往往来不及充分发挥代偿调节作用，以损伤表现为主；而慢性缺氧时，机体的代偿性反应和缺氧损伤共同存在。代谢率高或活动增强者对缺氧的耐受性差；而低温或适度锻炼可增强机体对缺氧的耐受性。各种类型的缺氧所引起的变化既相似，又有所不同。下面以低张性缺氧为例，说明缺氧对机体的影响。

一、呼吸系统的变化

1. 代偿性反应 缺氧时，主要代偿表现为呼吸加深、加快，肺泡通气量增加。其代偿意义在于：当 PaO_2 降至 8 kPa（60 mmHg）以下时，可直接刺激颈动脉体和主动脉体外周化学感受器，冲动经窦神经和迷走神经传入延髓，反射性地兴奋呼吸中枢，使呼吸加深、加快，肺泡通气量增多，PaO_2 随之增高。呼吸运动增强时，胸廓活动幅度增大，使胸膜腔内负压增大，有利于静脉回流。同时，心排血量和肺血流量增加，有利于血液摄取和运输更多的氧，以缓解缺氧对机体的损伤作用。通常，急性缺氧最重要的代偿性反应是肺通气量增加。单纯血液性缺氧和组织性缺氧时，因 PaO_2 基本正常，所以患者呼吸运动变化不大。循环性缺氧（如心力衰竭所致的肺淤血与肺水肿）可使肺循环障碍，患者可出现呼吸运动增强。

缺氧持续的时间也可影响呼吸运动。肺泡气氧分压维持在 60 mmHg 以上时，肺通气量变化不大；肺泡气氧分压低于 60 mmHg 时，肺通气量随肺泡气氧分压降低而显著增加。居住在低海拔地区的人刚抵达高原时，缺氧可使肺通气量即刻增加，较居住在海平面者增高 65%，4 ~ 7 天后达到高峰，可高达原来的 6 ~ 7 倍；久居高原后，其肺通气量又逐渐下降，仅较原来高 15% 左右。这是因为初入高原，缺氧通过刺激颈动脉体和主动脉体的外周化学感受器，反射性地引起呼吸中枢兴奋，使肺通气量增加，导致呼吸加深、加快，使 CO_2 排出过多而致低碳酸血症和呼吸性碱中毒，抑制呼吸中枢，限制肺通气量的明显增加。数日后，由于肾代偿性排出 HCO_3^-，脑脊液中的 HCO_3^- 也逐渐通过血 - 脑屏障进入血液，使脑组织中的 pH 值逐渐恢复正常，以消除对呼吸中枢的抑制，外周化学感受器兴奋呼吸的作用得以充分发挥，肺通气量显著增加。久居高原后，外周化学感受器对低氧的敏感性降低，肺通气反应逐渐减弱，这也是一种慢性适应性反应。

2. 失代偿性反应　少数人快速抵达海拔在 2500 m 以上的高原，1 ~ 4 天内可发生高原肺水肿。重度缺氧引起 PaO_2 低于 30 mmHg 时，缺氧对呼吸中枢的直接抑制作用超过缺氧对外周化学感受器的兴奋作用，使呼吸变浅、变慢，肺泡通气量减少，形成中枢性呼吸衰竭。患者表现为呼吸抑制，呼吸节律和频率不规则，出现周期性呼吸甚至呼吸停止。

知识链接

高原肺水肿

高原性肺水肿是指从平原迅速抵达海拔在 2500 m 以上的高原后，因缺氧而发生的一种特发性疾病，临床表现为头痛、胸闷、呼吸困难、发绀、咳粉红色泡沫痰或白色泡沫痰，肺部听诊有湿啰音。发病高峰期一般在抵达高原后 48 ~ 72 小时，以夜间发病多见，起病急，进展快。如救治不及时，则可危及患者生命。其发生机制为：①缺氧导致肺动脉不均匀收缩，肺毛细血管流体静压增高，使液体漏出增多；②缺氧可直接引起肺泡毛细血管内皮细胞受损，使其通透性增高，导致液体漏出；③缺氧使交感 – 肾上腺髓质系统兴奋性增高，外周血管收缩，回心血量增加，肺循环血液量因此而增加，导致液体漏出。

二、循环系统的变化

1. 代偿性反应

（1）心排血量增加：心排血量增加可使全身组织的供氧量提高，对急性缺氧具有一定的代偿意义。心排血量增加的机制：①心率加快，心率加快可能是由于通气增加导致肺膨胀对肺牵张感受器的刺激，反射性抑制迷走神经对心脏的效应而引起。但呼吸运动过深反而通过反射使心率减慢，外周血管扩张和血压下降。②心肌收缩性增强，缺氧可引起交感神经兴奋、儿茶酚胺释放增多，作用于心脏 β - 肾上腺素受体，使心肌收缩性增强。③静脉回流量增加，胸廓呼吸运动及心脏活动增强，导致静脉回流量增加及心排血量增多。

（2）血流重分布：急性缺氧时，皮肤、腹腔内脏交感神经兴奋，缩血管作用占优势，导致血管收缩；而心、脑血管主要受局部组织代谢产物的扩血管作用，故血管扩张，血流量增加。血流重分布对于保证生命器官的氧供具有重要意义。

（3）肺血管收缩：肺泡气 PO_2 降低时，可造成细、小动脉收缩，使相应的肺泡血流量减少，这样有利于局部肺组织维持适当的通气血流比例，使流经该区域肺泡的血液被充分动脉化，以保持较高的 PaO_2。缺氧导致肺血管收缩的机制是：①交感神经作用，受缺氧刺激而兴奋的交感神经，直接作用肺血管的 α 受体，引起血管收缩。②体液因素作用，缺氧可促使一些肺组织细胞（肺泡巨噬细胞、肥大细胞、血管内皮细胞等）生成并释放多种血管活性物质。当缩血管物质（白三烯、TXA_2、AGT-Ⅱ等）的作用强于舒血管物质（PGI_2、NO、组胺等）的作用时，即可致肺血管收缩。③缺氧对血管平滑肌的直接作用，受缺氧的影响，血管平滑肌细胞 K^+ 通道关闭，K^+ 外流减少，膜电位下降。同时 Ca^{2+} 通道开放，Ca^{2+} 内流增多，结果造成肺血管收缩。

（4）毛细血管增生：慢性缺氧可引起毛细血管增生，尤其是心脏、脑和骨骼肌的毛细血管增生更显著。毛细血管密度增加有利于氧向细胞的弥散，增加对细胞的供氧量。

2. 失代偿性反应

（1）肺动脉高压：慢性缺氧可使肺血管持续收缩，还可引起肺血管壁平滑肌细胞和成纤维细胞肥大和增生，导致无肌型微动脉肌化。小动脉中层平滑肌增厚，管腔狭窄，血管硬化，顺应性降低，导致肺循环阻力增加，引起持续的缺氧性肺动脉高压，加重心脏负担，从而造成右心肥大甚至右心衰竭。缺氧性肺动脉高压是引起肺源性心脏病和高原性心脏病的中心环节。

急性缺氧引起的肺动脉高压在缺氧解除后能够迅速恢复正常，而慢性缺氧患者的肺动脉高压在解除缺氧后只能部分恢复。

（2）心肌舒缩功能降低：严重缺氧可损伤心肌收缩和舒张功能，使心肌能量代谢障碍和心肌收缩蛋白丧失，甚至可引起心肌细胞变性、坏死、凋亡。

（3）心律失常：严重缺氧可引起窦性心动过缓、期前收缩，甚至引发心室颤动。重度心肌受损还可导致完全性房室传导阻滞。心动过缓可能为严重的 PaO_2 降低对颈动脉体化学感受器的刺激，反射性地兴奋迷走神经所致。此外，持久的缺氧也往往显示副交感优势而使心率变慢。期前收缩和心室颤动的发生与心肌细胞内 K^+ 减少、Na^+ 增加而使静息膜电位降低、心肌兴奋性增高、传导性降低有关。缺氧部位的心肌静息膜电位降低，使其与相邻较完好的心肌之间形成电位差，从而产生“损伤电流”，可成为异位激动的起源，产生异位心律，严重的心肌受损可导致完全性房室传导阻滞。

（4）回心血量减少：缺氧时，细胞代谢产生大量乳酸和腺苷等扩血管物质，使外周血管床增大，导致血液在外周淤积；严重缺氧可抑制呼吸中枢，导致胸廓运动减弱，回心血量减少，心排血量降低，使组织细胞供氧量减少。

三、血液系统的变化

1. 代偿性反应　血液系统实现对缺氧的代偿调节主要通过增加红细胞数量和使氧解离曲线右移。

（1）红细胞和血红蛋白增多：常见于慢性缺氧。其发生机制是：流经肾的低氧血流可使肾小管旁间质细胞内的缺氧诱导因子 -1（hypoxia inducible factor-1，HIF-1）蛋白含量增加、活性增强，使得促红细胞生成素（erythropoietin，EPO）合成及释放增多。如从平原移居至高原（海拔在 3000 m 以上）的男性居民红细胞计数可高达 6×10^{12}/L，Hb 可达 210 g/L。但红细胞过度增多也可产生一些负面效应，如血液黏度增高、心脏后负荷加重等不良反应。

（2）氧解离曲线右移：缺氧时，红细胞内糖酵解增强，中间产物 2,3- 二磷酸甘油酸（2,3-DPG）生成增多，可使氧解离曲线右移，血红蛋白与氧的亲和力降低，有利于血液向组织供氧。

氧解离曲线右移的机制：① 2,3-DPG 增多，有利于 2,3-DPG 与还原型血红蛋白结合，使其空间结构稳定，难以与 O_2 结合。②经红细胞内糖酵解过程生成的 2,3-DPG，是一种不能透过红细胞膜的有机酸，其含量越多，红细胞内 pH 值则越低。缺氧时红细胞中生成 2,3-DPG 增多的原因是：①低张性缺氧者氧合血红蛋白（HbO_2）减少，去氧血红蛋白（Hb）增多，前者中央孔穴小，不能结合 2,3-DPG；后者中央孔穴较大，可结合 2,3-DPG（图 15-2）。因此，当去氧血红蛋白增多，红细胞内游离的 2,3-DPG 减少时，2,3-DPG 对二磷酸甘油酸变位酶及磷酸果糖激酶的抑制作用减弱，从而使糖酵解增强及 2,3-DPG 生成增多；②低张性缺氧时出现的代偿性肺过度通气所致呼吸性碱中毒，以及由于去氧血红蛋白稍偏碱性，致使 pH 升高。pH 升高能激活磷酸果糖激酶，使糖酵解增强，导致 2,3-DPG 合成增加和分解减少。

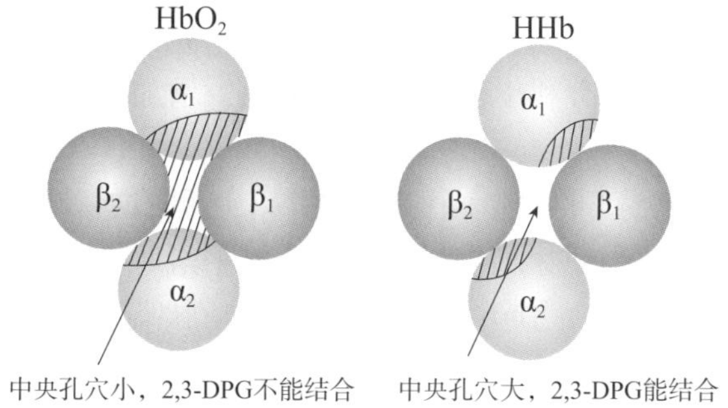

图 15-2　2,3-DPG 结合于血红蛋白分子的中央空穴示意图

2. 失代偿性反应　如果血液中红细胞过度增多，则可引起血液黏度明显增大，使血流阻力增大，心脏后负荷加重，易引发心力衰竭。在吸入气氧分压明显降低的情况下，红细胞中过多的 2,3-DPG 可阻碍血红蛋白与氧的结合，使动脉血氧含量过低，对组织细胞氧的供应将会严重不足。

四、中枢神经系统的变化

脑对缺氧十分敏感，脑重量仅为体重的 2%，而脑血流量约占心排血量的 15%，脑耗氧量占总耗氧量的 23%。临床上，脑完全缺氧 5 ~ 8 分钟后，即可导致不可逆的损伤。

1. 急性缺氧　患者表现为头痛、乏力、动作不协调、思维能力减退、多语好动、烦躁或欣快、判断能力和自主能力减弱、情绪激动和精神错乱等。

2. 慢性缺氧　患者精神症状较为缓和，可表现出精力不集中、容易疲劳、轻度精神抑郁等。

3. 严重缺氧　中枢神经系统功能抑制，患者表现为表情淡漠、反应迟钝、嗜睡、意识丧失，甚至死亡。中枢神经系统功能障碍的发生机制，主要与缺氧引起脑能量生成不足、脑水肿及脑细胞损伤有关。

4. 高原脑水肿　是由于快速进入高海拔地区，以及久居高原者在某些因素（如过度劳累、上呼吸道感染、剧烈运动、精神刺激等）的诱发下，导致机体对高原低压性缺氧环境不适应，因脑缺氧而引起的严重脑功能障碍。临床表现以剧烈头痛、呕吐、共济失调、进行性意识障碍为特征，属于急性高原病中最严重的一种。若治疗不当，常危及生命。国内以往多称其为高山（原）昏迷、高山性脑病、急性高原脑病和高原脑缺氧综合征等。

五、组织细胞的变化

1. 代偿性反应

（1）细胞利用氧的能力增强：慢性缺氧时，细胞内线粒体的数量和膜的表面积均增加，呼吸链中的酶（如琥珀酸脱氢酶、细胞色素氧化酶）可增加，使细胞内呼吸功能增强。

（2）无氧酵解增强：严重缺氧时，ATP 生成减少，ATP/ADP 比值下降，以致磷酸果糖激酶活性增强，促使糖酵解过程加强，在一定的程度上可补偿能量的不足。

（3）肌红蛋白增加：慢性缺氧可使肌肉中肌红蛋白含量增多。肌红蛋白增加可自血液中摄取更多的氧，具有储存氧的作用。另外，肌红蛋白增多还可加快氧在组织中的弥散。当氧分压进一步降低时，肌红蛋白可释放出大量的氧，供细胞利用。

（4）低代谢状态：缺氧可使细胞的耗能过程减弱，如糖原、蛋白质合成减少，离子泵功能降低，使细胞呈低代谢状态，从而有利于机体在缺氧环境中生存。

肺通气及心脏活动的增强可在缺氧时立即发生，这些代偿功能活动本身需要消耗能量和氧。而红细胞增多和组织利用氧能力增强虽然需要的时间较长，但可提高血液的携氧能力，从而有利于组织细胞更充分地利用氧，增强机体对缺氧的耐受性。

2. 失代偿性反应

（1）细胞膜的变化：缺氧时由于 ATP 生成减少，细胞膜通透性增高，细胞内渗透压增高，可发生细胞水肿，还可导致细胞功能障碍。严重缺氧时，细胞膜对 Ca^{2+} 的通透性增高，使 Ca^{2+} 内流增多。同时，由于 ATP 减少影响 Ca^{2+} 的外流和摄取，使胞质 Ca^{2+} 浓度增高。Ca^{2+} 可抑制线粒体的呼吸功能，激活磷脂酶，使膜磷脂分解。此外，Ca^{2+} 还可激活蛋白酶，促使黄嘌呤脱氢酶转变为黄嘌呤氧化酶，从而增加氧自由基的形成，加重细胞损伤。

（2）线粒体的变化：慢性缺氧可使线粒体数量增多，膜表面积增大，有利于氧的弥散，起一定代偿作用。但严重缺氧可引起线粒体变形、肿胀、嵴断裂，甚至外膜破裂，基质外溢，加之线粒体内 Ca^{2+} 聚集，使 ATP 产生进一步减少。

（3）溶酶体的变化：缺氧可导致酸中毒，膜磷脂分解，使溶酶体膜的稳定性降低，通透性增高，严重时溶酶体膜可以破裂，溶酶体内蛋白水解酶逸出，从而引起细胞自溶。溶酶体酶进入血液循环可破坏多种组织，造成广泛的细胞损伤。

第四节 影响机体缺氧耐受性的因素

机体对缺氧的耐受性与患者年龄、机体的功能状态、营养、锻炼、气候等许多因素有关，可以归纳为机体的代谢耗氧率与机体的代偿能力。

1. 机体的代谢耗氧率 导致机体对缺氧耐受性降低的原因有：①基础代谢率增高，如发热、甲状腺功能亢进等，由于耗氧量大，导致代谢率增高。②耗氧量增加，见于寒冷、情绪激动和体力活动等。当体温降低，中枢神经系统被抑制时，可通过降低代谢耗氧率来提高机体对缺氧的耐受性。低温麻醉就是根据这一原理被广泛应用于心脏外科领域的，以延长手术所必需阻断血流的时间。

2. 机体的代偿能力 机体对缺氧的代偿性反应具有使组织细胞供氧量增加和提高组织细胞利用氧能力的重要抗损伤作用，它们存在着显著的个体差异。例如，老年人因心、肺功能储备降低，骨髓造血干细胞减少、外周血红细胞数量减少，以及某些呼吸酶活性降低等而对缺氧的耐受性降低。此外，机体对缺氧的代偿能力可通过体育锻炼来增强，这种状况与体育锻炼使心、肺功能增强和氧化酶活性提高有关。轻度的缺氧刺激可调动机体的代偿能力。如登山者若采取缓慢的阶梯式上升要比快速上升者能更好地适应气压的改变。慢性贫血患者血红蛋白即使很低，仍能维持正常活动，而急性失血使血红蛋白减少到同等程度就可能引起严重的代谢、功能障碍。

第五节 缺氧治疗的病理生理学基础

1. 去除引起机体缺氧的原因　是治疗缺氧的前提和关键，如改善肺的通气和换气功能；对先天性心脏病患者，应及时进行手术治疗；对急性组织中毒性缺氧的患者，应及时解毒；对高原脑水肿者，应尽快使其脱离高原缺氧环境。

2. 氧疗　对于各类缺氧的治疗，均应消除引起缺氧的原因，还可给患者吸氧，但氧疗的效果因缺氧的类型而异。低张性缺氧时，可通过吸氧加以矫正，因此，氧疗的效果最好。吸氧可提高肺泡气氧分压，使 PaO_2 及 SaO_2 增高，血氧含量增多，因而使组织的供氧增加。但由静脉血分流入动脉引起的低张性缺氧，因分流的血液未经肺泡直接掺入动脉血，故吸氧对改善缺氧的作用不大。血液性缺氧时，PaO_2 和 SaO_2 正常，可结合氧的血红蛋白已达 95% 左右的饱和度，故吸氧虽然可明显提高 PaO_2，而 SaO_2 的增加却很有限，但吸氧可增加血浆内溶解的氧。通常在海平面吸入空气时，100 ml 血液中血浆内溶解的氧仅为 0.3 ml/dl；吸入纯氧时，溶解的氧可达 1.7 ml/dl；吸入 3 个大气压的纯氧（高压氧）时，溶解的氧可增至 6 ml/dl。而通常组织在 100 ml 血液中的摄氧量平均约为 5 ml。吸入高浓度氧或高压氧使血浆中溶解的氧量增加能改善对组织的供氧。一氧化碳中毒者吸入纯氧特别是高压氧，可使血氧分压升高，氧可与 CO 竞争与血红蛋白的结合，从而加速碳氧血红蛋白（HbCO）的解离，促进 CO 排出，故氧疗效果较好。组织性缺氧时，患者供氧一般无障碍，而是组织利用氧的能力降低，通过氧疗提高血浆与组织之间的氧分压梯度，以促进氧的弥散，可能有一定的治疗作用，但组织性缺氧主要的问题是细胞对氧的利用障碍，氧疗效果不如其他类型的缺氧明显。

3. 氧中毒（oxygen intoxication）是指因吸入气氧分压过高（$>$ 0.5 个大气压）或吸入高浓度氧过久所致的一种临床综合征，其发生主要取决于氧分压，而不是氧浓度。当吸入气氧分压过高时，因肺泡气氧分压及动脉血氧分压随之增高，可使血液与组织细胞间的氧分压差增大，使氧的弥散加速，组织细胞因获得过多氧而发生中毒。长时间、高流量吸入纯氧，或者在高压环境下（高压舱、潜水），都较容易发生氧中毒，在临床工作中要加以重视。氧中毒的发生与活性氧的毒性密切相关。正常情况下，进入组织细胞的氧有少部分在代谢过程中可产生活性氧且不断被清除。当供氧过多时，活性氧的产生增多，超过自身的清除能力，即可引起组织细胞损伤。

（萧　赪）

自测题

一、选择题

1. 下列可使亚铁血红蛋白变成高铁血红蛋白，失去结合氧的能力而导致缺氧发生的是

   A. 硫酸盐　　B. 尿素

   C. 亚硝酸盐　　D. 肌酐

   E. 乳酸

2. 血液性缺氧时，下列表现描述正确的是

   A. 血氧容量正常、血氧含量降低　　B. 血氧容量降低、血氧含量正常

   C. 血氧容量和血氧含量一般均正常　　D. 血氧容量和血氧含量一般均降低

E. 血氧容量增加、血氧含量降低

3. 正常人进入高原或在通风不良的矿井中发生缺氧的原因是

A. 吸入气氧分压降低
B. 肺气体交换障碍
C. 循环血量减少
D. 血液携氧能力降低
E. 组织血流量减少

4. 对缺氧最敏感的器官是

A. 心脏
B. 大脑
C. 肺
D. 肾
E. 胃肠道

5. 循环性缺氧可由下列何种原因引起

A. 大气供氧不足
B. 血液中红细胞数量减少
C. 组织供血量减少
D. 血液中红细胞数量正常，但血红蛋白减少
E. 肺泡弥散到循环血液中的氧量减少

二、名词解释

1. 缺氧 2. 血氧容量 3. 血氧含量

三、问答题

1. 试述氰化物中毒引起缺氧的机制。
2. 简述低张性缺氧时呼吸系统代偿反应的发生机制和意义。

第十六章
数字资源

思政之光

第十六章

发　热

学习目标

通过本章内容的学习，学生应能够：

识记：

1. 说出发热的概念及原因。
2. 列出发热时机体的代谢与功能变化。

理解：

解释发热的发生机制。

运用：

判断患者是否发热，以及对发热患者进行一般处理。理解正确对待体温异常情况的严谨性和创新性的科学思维。

案例 16-1

患儿，男，5 岁，因发热、咽痛 5 天，惊厥半小时入院。4 天前，患儿出现畏寒、“鸡皮疙瘩”和寒战，皮肤苍白，当晚出现发热、烦躁，不能入睡，哭诉头痛、咽痛。次日，患儿嗜睡，偶有恶心、呕吐。入院前半小时，患儿突发惊厥而被急送入院。患儿尿少，尿液颜色黄。

体格检查：患儿体温 40.3℃，脉搏 115 次 / 分，血压 102/62 mmHg。患儿疲乏、嗜睡，呈重病容。面部发红，口唇干燥，咽部明显充血，双侧扁桃体肿大（Ⅱ度），颈软。心率 115 次 / 分，心律齐。双肺呼吸音粗糙。

入院后立即行物理降温、输液等治疗。1 小时后患儿大量出汗，体温降至 38.2 ℃。住院 4 天后，患儿痊愈出院。

思考题：

1. 该患儿体温表现出哪几个期的变化特点？
2. 各期有何临床症状？

第一节　概　述

机体具有相对恒定的体温，以适应正常生命活动的需要。在体温调节中枢的调控下，体温可保持相对恒定。体温调节的高级中枢位于视前区下丘脑前部（preoptic anterior hypothalamus，POAH），而延髓和脊髓等部位对体温信息有一定程度的整合功能，是体温调节的次级中枢。

另外，大脑皮质也参与体温的行为性调节。

发热（fever）是指在致热原作用下，使体温调定点上移而引起的调节性体温升高，超过正常体温 0.5℃ 即为发热。正常体温口测法为 36.3 ～ 37.2℃，肛测法为 36.5 ～ 37.7℃，腋测法为 36.0 ～ 37.0℃，每昼夜体温波动不超过 1℃。正常体温正常范围为 36.3 ～ 37.2℃。体温升高超出正常范围，37.5 ～ 38℃为低热；38.1 ～ 39℃为中热；39.1 ～ 41℃为高热；超过 41℃为超高热。

非调节性体温升高是指体温调定点并未发生上移，而是由于体温调节障碍（如体温调节中枢损伤）、散热障碍（皮肤鱼鳞病和环境高温所致中暑等）及产热器官功能增强（甲状腺功能亢进时）等，体温调节中枢不能将体温控制在与调定点相适应的水平，是被动性体温升高，故把这类体温升高称为过热。

除上述病理性体温升高以外，某些生理情况下也能出现体温升高，如剧烈运动、月经前期、心理应激等，由于它们属于生理性反应，故称为生理性体温升高。体温升高的类型如图 16-1 所示。

- 体温升高
  - 生理性体温升高
  - 病理性体温升高
    - 发热（调节性体温升高，与体温调定点上移相适应）
    - 过热（被动性体温升高，超过体温调定点）

图 16-1　体温升高的分类

➢ **考点：**发热的概念。

第二节　发热的病因与发生机制

一、发热激活物

发热是由发热激活物作用于机体，激活内生致热原细胞产生和释放内生致热原（endogenous pyrogen，EP），再经后续环节而引起体温升高。发热激活物又称 EP 诱导物，包括外源性热原和某些体内产物。

（一）外源性热原

来自体外的致热物质称为外源性热原。

1. 细菌

（1）革兰氏阳性菌：是常见的发热原因，主要有葡萄球菌、链球菌、肺炎链球菌、白喉棒状杆菌和枯草杆菌等。致热方式主要有三种：①菌体被细胞吞噬，实验证明，给家兔静脉注射活的或加热后灭活的葡萄球菌均能引起发热，且家兔血液中 EP 含量增加，表明细菌颗粒被吞噬后可诱生 EP。②外毒素，如葡萄球菌产生及释放的肠毒素，链球菌产生的致热外毒素 A、B、C（SPE-A、B、C）和白喉棒状杆菌释放的白喉毒素等，都有显著的致热性。③肽聚糖，是革兰氏阳性菌细胞壁的骨架，对于激活炎症反应具有与革兰氏阴性菌细胞壁的 LPS 相似的性质，亦具有致热性。

（2）革兰氏阴性菌：如大肠埃希菌、伤寒沙门菌、淋病奈瑟球菌、脑膜炎奈瑟菌、志贺菌属等。其致热性除菌体和细胞壁中所含有的肽聚糖外，最突出的还有其细胞壁中所含的脂多糖（LPS），即内毒素（endotoxin，ET）的主要成分。内毒素是最常见的外源性热原，耐热性高（干热 160℃，2 小时才能灭活），一般方法难以将其清除，是血液制品和输液过程中的主要污染物。内毒素刺激 EP 细胞产生和释放 EP，是其主要致热方式。

（3）分枝杆菌：典型菌群为结核分枝杆菌。其菌体及细胞壁中所含的肽聚糖、多糖和蛋白质都具有致热作用。

2. 病毒　常见的有流感病毒、麻疹病毒、腮腺炎病毒、风疹病毒、流行性乙型脑炎病毒、汉坦病毒、柯萨奇病毒、SARS 病毒和新型冠状病毒。流感病毒、SARS 病毒和新型冠状病毒感染最主要的症状就是发热。病毒的致热因素是病毒体及其所含的血细胞凝集素。

3. 真菌　常见的有白念珠菌、组织胞质菌、球孢子菌和新型隐球菌等。真菌的致热因素是菌体及菌体内所含的荚膜多糖和蛋白质。

4. 螺旋体　常见的有钩端螺旋体、回归热螺旋体和梅毒螺旋体等。螺旋体的代谢裂解产物入血后即可引起发热。

5. 疟原虫　疟原虫感染人体后，其子孢子进入红细胞并发育成裂殖子，当红细胞破裂时，大量裂殖子及其代谢产物（疟色素等）释放入血，可引起高热。

（二）体内产物

1. 抗原 - 抗体复合物　是产内生致热原的激活物。

2. 类固醇　体内某些类固醇代谢产物对人体有致热性。例如，睾酮的中间代谢产物（本胆烷醇酮）有致热作用。

3. 体内组织大量破坏　如大手术后、心肌梗死、严重外伤等导致机体组织细胞大量破坏，可引起发热，严重者可持续数天。

4. 致炎物质和渗出物（非感染性致炎刺激物）　有些致炎物质（如硅酸盐、尿酸结晶等），在体内不仅可引起炎症反应，还可激活产内生致热原的细胞，引起无菌性发热。炎性渗出物中同样含有激活物。

➢ **考点：**发热激活物的概念。

二、内生致热原

内生致热原是指产 EP 细胞在发热激活物的作用下，产生和释放的能引起体温升高的物质。

（一）内生致热原的种类

1. 白细胞介素 -1（interleukin-1，IL-1）　IL-1 是由单核细胞、巨噬细胞、内皮细胞、成纤维细胞、星状细胞、角质细胞及肿瘤细胞等细胞，在发热激活物的作用下产生的多肽类物质。它有两种亚型，即酸性的 IL-1α 和中性的 IL-1β。IL-1 不耐热，70℃，30 分钟即可灭活。IL-1 受体广泛分布于脑内，但密度最大的区域位于最靠近体温调节中枢的下丘脑外侧。用微电泳法将提纯的 IL-1 导入大鼠的 POAH，能引起热敏神经元的放电频率下降、冷敏神经元放电频率增加，这些反应可被水杨酸钠（解热药）阻断。给鼠、家兔等动物静脉内注射 IL-1 均可引起典型的发热反应。在内毒素引起发热的动物，循环血内也有大量 IL-1 出现。

2. 肿瘤坏死因子（tumor necrosis factor，TNF）　是重要的 EP 之一。多种外源性热原（如葡萄球菌、链球菌、内毒素等）都可诱导巨噬细胞、淋巴细胞等产生和释放 TNF。它有两种亚型，即 TNF-α 和 TNF-β。TNF 不耐热，70℃，30 分钟即可灭活。给家兔、大鼠等动物静脉内注射 TNF 可引起明显的发热反应，给动物脑室内注射 TNF 同样可以引起明显的发热反应，并且伴有脑室内前列腺素 E 含量升高。另外，TNF 在体内和体外都能刺激 IL-1 的产生，IL-1 也可诱导 TNF 的产生。

3. 干扰素（interferon，IFN）　是细胞对病毒感染的反应产物，能抑制病毒合成。目前临床上常用重组 IFN 来抗病毒，治疗病毒性肝炎。另外，发现被注入 IFN 的患者也可出现发热，其热型是单峰热，可能是由于 IFN 直接作用于体温中枢所致。它有多种亚型，与发热有关的是 IFN-α 和 IFN-γ。IFN 不耐热，60℃，40 分钟即可灭活。提纯和人工重组的 IFN 对人和动物都具有一定的致热效应，同时还可引起脑内或组织中前列腺素 E 含量升高。IFN 所引起的发热反应有剂量依赖性，可被前列腺素合成抑制剂阻断。与 IL-1 和 TNF 不同的是，IFN 反复注射可导致产生耐受性。

4. 其他 白细胞介素 -2（interleukin-2，IL-2）、白细胞介素 -6（IL-6）、白细胞介素 -8（IL-8）、巨噬细胞炎症蛋白 -1（macrophage inflammatory protein-1，MIP-1）、睫状神经营养因子（ciliary neurotrophic factor，CNTF）、内皮素（endothelin）等，也被认为与发热有一定的关系。

（二）内生致热原的产生和释放

内生致热原的产生和释放是一个复杂的细胞信息传递和基因表达调控的过程，包括产 EP 细胞的激活、EP 的产生和释放。

产 EP 细胞是指能够产生和释放 EP 的细胞，包括单核细胞、巨噬细胞、内皮细胞、淋巴细胞、星状细胞以及肿瘤细胞等。当这些细胞与发热激活物如脂多糖（lipopolysaccharide，LPS）结合后，即被激活，从而启动 EP 的合成。LPS 激活细胞是在上皮细胞和内皮细胞首先通过 LPS 与血清脂多糖结合蛋白（lipopolysaccharide binding protein，LBP）结合，形成复合物，然后 LBP 将 LPS 转移给可溶性 CD14（sCD14），形成 LPS-sCD14 复合物，再作用于上皮细胞和内皮细胞上的受体，使细胞活化。而在单核 - 巨噬细胞，LPS 与 LBP 形成复合物后，再与细胞表面的 CD14（mCD14）结合，形成三重复合物，从而启动细胞内激活程序。较大剂量的 LPS 也可不通过 CD14 途径直接激活单核 - 巨噬细胞而产生 EP。

➢ **考点：** 内生致热原的概念。

三、发热时的体温调节机制

（一）体温调节中枢

体温调节中枢位于 POAH，该区含有温度敏感神经元，对来自外周和深部的温度信息起整合作用，该区损伤可导致体温调节障碍。而另外一些部位，如中杏仁核（medial amygdaloid nucleus，MAN）、腹侧隔区（ventral septal area，VSA）和弓状核，则对发热时的体温产生负向影响。因此，发热体温调节中枢可能由两部分组成，一个是正调节中枢，主要包括 POAH 等；另一个是负调节中枢，主要包括 VSA、MAN 等。当外周致热信号通过这些途径传入中枢后，启动体温正、负调节机制，一方面通过正调节机制使体温上升，另一方面通过负调节机制限制体温升高。正、负调节相互作用的结果决定调定点上移的水平及发热的幅度和时程。因此，发热体温调节中枢是由正、负调节中枢构成的复杂的功能系统。

（二）致热信号传入中枢的途径

血液循环中产生的 EP 都是大分子蛋白质，不易透过血 - 脑屏障，主要通过以下三种方式进入中枢：

1. 通过血 - 脑屏障转运入脑 这是一种较直接的信号传递方式。在病理情况下，当血 - 脑屏障受损时，EP 可直接透过血 - 脑屏障转运入脑。另外，EP 也可能从脉络丛部位渗入或者易化扩散入脑，通过脑脊液循环分布到 POAH。但这些推测还缺乏有力的证据，需待进一步证实。

2. 通过下丘脑终板血管器作用于体温调节中枢 终板血管器（organum vasculosum of lamina terminalis，OVLT）位于上隐窝上方，紧靠 POAH，是血 - 脑屏障的薄弱部位。该处存在有孔毛细血管，对大分子物质有较高的通透性，EP 可能由此入脑。但也有人认为，EP 并不直接进入脑内，而是被分布在此处的相关细胞（巨噬细胞、神经胶质细胞等）膜受体识别并结合，产生新的物质（发热介质等），将致热原的信息传入 POAH。

3. 通过迷走神经传递发热信号　细胞因子可刺激肝巨噬细胞周围的迷走神经将信息传入中枢，切除膈下迷走神经（或切断迷走神经肝支）后，腹腔内注射 IL-1 或 LPS 就不再引起发热。因为肝迷走神经节旁神经上有 IL-1 受体，肝 Kupffer 细胞又是产生这类因子的主要细胞。因此，是否存在肝产生的化学信号激活迷走神经，从而将发热信号传入中枢的机制，还有待进一步研究。

（三）发热中枢调节介质

EP 进入脑内，仍然不是引起体温调定点上升的最终物质。EP 可能是首先作用于体温调节中枢，引起发热中枢介质的释放，继而引起调定点的改变。发热中枢介质可分为两类：正调节介质和负调节介质。

1. 正调节介质

（1）前列腺素 E（prostaglandin E，PGE）：其致热敏感点在 POAH。EP 诱导的发热期间，动物脑脊液中 PGE 水平明显升高。PGE 合成抑制剂，如阿司匹林、布洛芬等都具有解热作用，并且在降低体温的同时，也可使脑脊液中的 PGE 浓度降低。

（2）Na^+/Ca^{2+} 比值：给多种动物脑室内灌注 NaCl 可引起发热，灌注 $CaCl_2$ 则使体温很快下降，在引起体温下降的同时，发现脑脊液（cerebrospinal fluid，CSF）中 cAMP 下降，表明 Na^+/Ca^{2+} 比值改变在发热机制中可能起重要的中介作用。用降钙剂 EGTA 灌注家兔侧脑室也可引起体温升高，脑脊液中 cAMP 含量明显升高；预先灌注 $CaCl_2$ 可阻止 EGTA 的致热作用，同时也可抑制脑脊液中 cAMP 的增高。因此指出：EP →下丘脑 Na^+/Ca^{2+} ↑→ cAMP ↑→调定点上移可能是多种致热原引起发热的重要途径。

（3）环腺苷酸（cyclic adenylic acid，cAMP）：cAMP 是中枢发热介质。主要依据是：①将外源性 cAMP 注入动物脑室内，可迅速引起发热；②给家兔静脉注射 ET 或 EP 引起发热时，可见 CSF 中 cAMP 明显增高，而环境高温引起的体温升高，则不伴有 CSF 中 cAMP 的升高；③注射磷酸二酯酶（可分解 cAMP 为 5′- 腺苷酸及磷酸）抑制物茶碱，在升高脑内 cAMP 浓度的同时，可增强 Ep 性发热。而注射磷酸二酯酶激活物时，cAMP 降低，同时 Ep 性发热减弱；④ ET 引起双峰热时，CSF 及下丘脑组织中的 cAMP 含量也与体温呈同步的双峰变化。

（4）促肾上腺皮质激素释放激素（corticotropin releasing hormone，CRH）：主要分布于室旁核和杏仁核。大量研究表明：CRH 是一种发热体温中枢正调节介质。IL-1、IL-6 等均可刺激离体和在体下丘脑释放 CRH，将 CRH 中枢注入可引起动物脑部温度和结肠温度明显升高。用 CRH 单克隆抗体中和 CRH 或用 CRH 受体拮抗药阻断 CRH 的作用，可完全抑制 IL-1β、IL-6 等 EP 的致热性。但也有人注意到，TNFα 和 IL-1α 性发热并不依赖于 CRH。同时，在发热的动物脑室内给予 CRH 可使已升高的体温下降。因此，目前倾向于认为，CRH 可能是一种双向调节介质。

（5）一氧化氮（nitric oxide，NO）：作为一种新型的神经递质，广泛分布于中枢神经系统。在大脑皮质、小脑、海马、下丘脑视上核、室旁核、OVLT 和 POAH 等部位均含有一氧化氮合酶（nitric oxide synthase，NOS）。NO 导致发热的机制可能涉及三个方面：①通过作用于 POAH、OVLT 等部位，介导发热时的体温上升；②通过刺激棕色脂肪组织的代谢活动。导致产热增加；③抑制发热时负调节介质的合成与释放。

2. 负调节介质　临床和实验研究均表明，发热（非过热）时，体温升高很少超过 41℃，通常达不到 42℃，这种发热时体温上升的程度被限制在一定范围内的现象称为热限（febrile

ceiling）。这就意味着体内必然存在自我限制发热的因素，主要包括精氨酸升压素、促黑素细胞激素及其他一些发现于尿液中的发热抑制物等。

（1）精氨酸升压素（arginine vasopressin，AVP）：是由下丘脑神经元合成的神经垂体肽类激素，也是一种与多种中枢神经系统功能（如心血管中枢和学习记忆功能）有关的神经递质。其解热作用主要有几方面：①脑内微量注射 AVP 或经其他途径注射具有解热作用。②在不同的环境温度中，AVP 的解热作用对体温调节的效应器产生不同的影响：在 25℃环境温度中，AVP 的解热效应主要表现为加强散热，而在 4℃环境温度中，则主要表现为减少产热。这说明 AVP 是通过中枢机制来影响体温的（有人认为是影响调定点）。AVP 拮抗药或受体阻断药能阻断 AVP 的解热作用或加强致热原的发热效应。

（2）促黑素细胞激素（α-melanocyte -stimulating hormone，α-MSH）：是由腺垂体分泌的多肽激素，由 13 个氨基酸组成。其有解热或降温作用：①脑室内或静脉内注射 α-MSH 都有解热作用；②在 EP 性发热期间，脑室中隔区 α-MSH 含量升高，而且将 α-MSH 注射于此区可使发热减弱，说明其作用位点可能在此处；③α-MSH 的解热作用与增强散热有关：在使用 α-MSH 解热时，兔耳皮肤温度增高，说明散热加强（兔主要依靠调整耳部皮肤血流量来控制散热）；④内源性 α-MSH 能够限制发热的幅度和持续时间：将 α-MSH 抗血清预先给家兔注射（以阻断内源性 α-MSH 的作用），再注射 IL-1 致热，其发热幅度明显增大，持续时间显著延长。

（3）膜联蛋白Ⅰ（annexinⅠ）：又称脂皮质蛋白 - Ⅰ，在体内分布广泛，但主要存在于脑、肺等器官中。研究发现，糖皮质激素发挥解热作用依赖于脑内脂皮质蛋白 - Ⅰ的释放。研究观察显示，向大鼠中枢内注射脂皮质蛋白 - Ⅰ，可明显抑制 IL-1β、IL-6、IL-8、CRH 诱导的发热反应。研究表明，脂皮质蛋白 - Ⅰ可能是一种发热体温调节中枢的负调节介质。

（四）体温调节的方式

体温在偏离某一临界温度（37℃）时，将会导致明显的产热和散热改变，从而使体温恢复到临界温度，这一临界温度即称为调定点。"调定点学说"认为，体温调节类似于恒温器的调节，在体温调节中枢内有一个调定点，体温调节系统围绕着这个调定点来调控体温。当体温偏离调定点时，可由反馈系统（温度感受器）将偏差信息输送到控制系统，后者将这些信息进行整合分析，与调定点比较，然后通过对效应器（产热和散热）的调控使体核温度维持在与调定点相适应的水平。

调定点的正常设定值在 37℃左右。发热时，来自体、内外的发热激活物作用于产 EP 细胞，引起 EP 的产生和释放，EP 再经血液循环到达颅内，在 POAH 或 OVLT 附近，引起中枢发热介质的释放，后者相继作用于相应的神经元，使调定点上移。由于调定点高于体核温度，使得体温调节中枢对产热和散热进行调整，从而使体温升高到与调定点相适应的水平。在体温上升的同时，负调节中枢也被激活，产生负调节介质，进而限制调定点的上移和体温的上升。正、负调节相互作用的结果决定体温上升的水平（图 16-2）。也正因为如此，发热时体温很少超过 41℃，从而避免了高热引起脑细胞损伤。这是机体的自我保护功能和稳态调节机制，具有极其重要的生物学意义。发热持续一定时间后，随着激活物被控制或消失，EP 及增多的介质被清除或降解，调定点迅速或逐渐恢复到正常水平，体温也相应被调控并降至正常。

➢ **考点：**发热的发病机制。

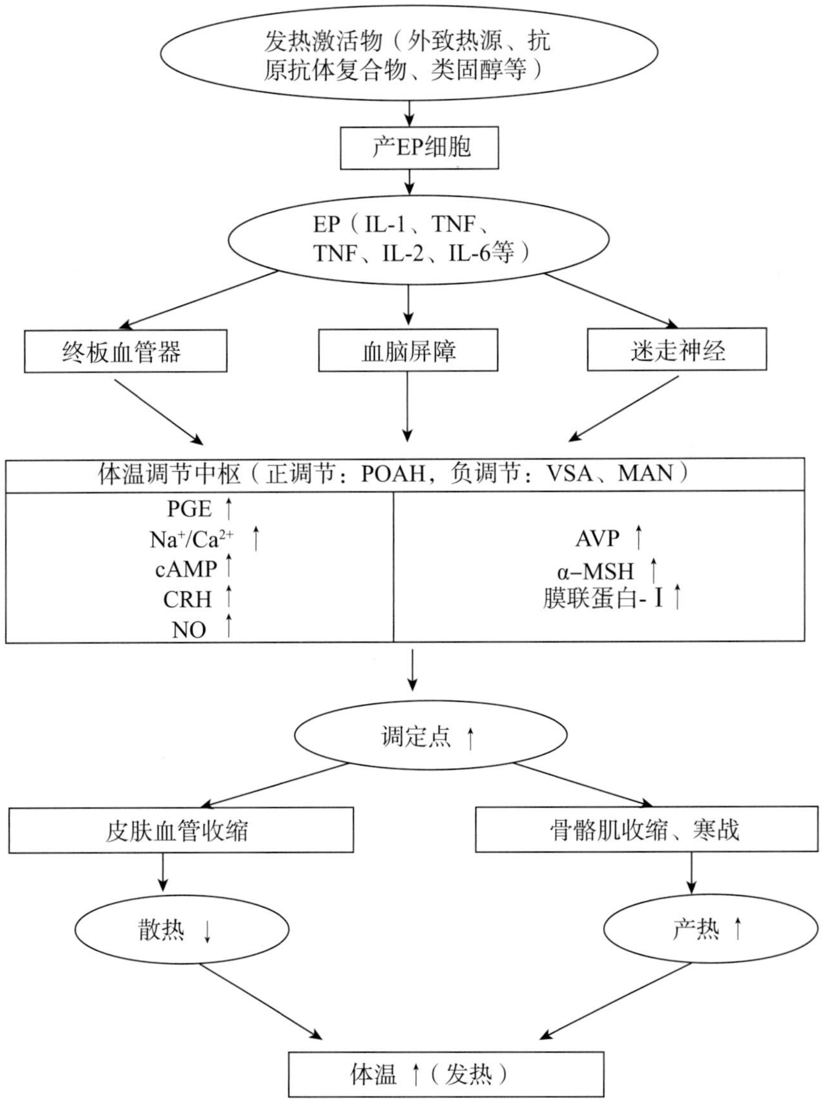

图 16-2 发热的发病机制示意图

第三节 发热的时相及热代谢特点

发热分为三个时相：体温上升期、高热持续期、体温下降期（图 16-3）。

一、体温上升期

发热的第一时相是体温开始迅速或逐渐上升，快者几小时或一昼夜就达到高峰，有的则需几天达到高峰，称为体温上升期。在发热的开始阶段，由于正调节机制占优势，故调定点上移、此时，原来的正常体温变成了“冷刺激”，中枢对“冷”信息起反应，发出指令经交感神经到达散热中枢，引起皮肤血管收缩和血流减少，导致皮肤温度降低，散热随之减少。同时，指令到达产热器官，引起寒战和物质代谢加强，产热随而增加。

1. 热代谢特点　产热增加，散热减少，产热大于散热，体温开始升高。

2. 临床表现　患者出现畏寒、皮肤苍白，严重者可出现寒战和“鸡皮疙瘩”等现象。皮肤温度降低刺激冷感受器，后者将信息传入中枢而引起畏寒。皮肤血管收缩和血流减少可引起

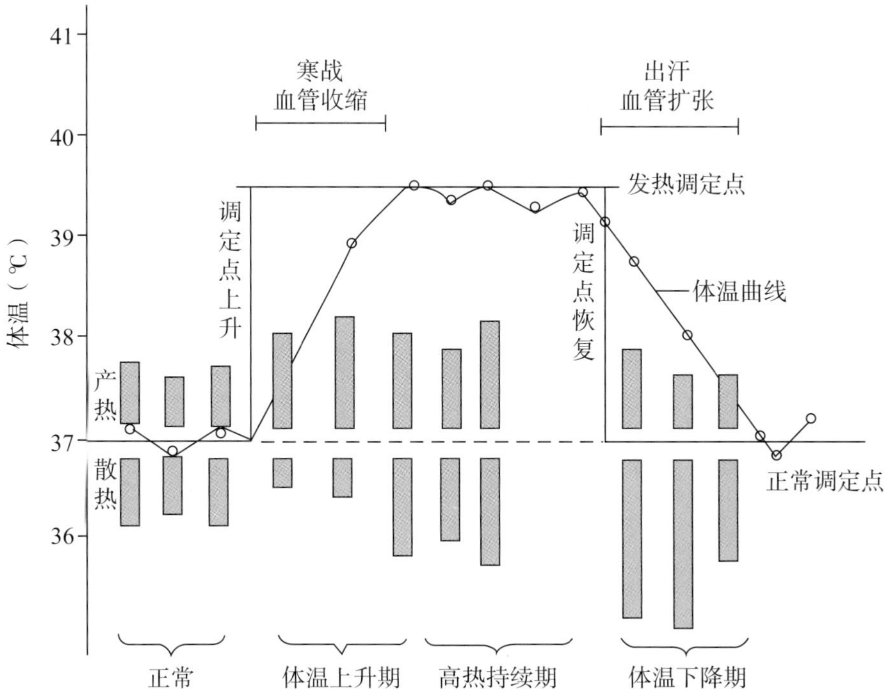

图 16-3　发热的分期和体温调节变化

皮肤苍白。因交感神经传出冲动引起立毛肌收缩，皮肤可出现“鸡皮疙瘩”。骨骼肌不随意的节律性收缩，引起寒战。

二、高热持续期（高峰期）

当体温升高到调定点的新水平时，便不再继续上升，而是在这个与新调定点相适应的高水平上波动，所以称为高温持续期，也称高峰期或稽留期。此期持续时间因病因不同而异，从几小时（如疟疾）、几天（如大叶性肺炎）到 1 周以上（如伤寒）。由于此期体温已与调定点相适应，所以寒战停止并开始出现散热反应。此时体温调节中枢以与正常生理调节机制相同的方式来调节产热和散热，所不同的是在一个较高的水平上进行调节。

1. 热代谢特点　产热与散热在高水平保持相对平衡。

2. 临床表现　因出现散热反应，皮肤血管扩张、血流量增加，皮肤温度上升，所以患者不再感到寒冷，反而由于皮温高于正常温度而有酷热的感觉，皮肤的“鸡皮疙瘩”也消失。此外，皮肤温度的升高使皮肤水分的蒸发增加，因而皮肤和口唇比较干燥。

三、体温下降期（退热期）

经历了高温持续期后，由于激活物、EP 及发热介质的消除，体温调节中枢的调定点回到正常水平。这时由于体核温度高于调定点水平，从下丘脑发出降温指令，所以导致皮肤血管进一步扩张，还有大量出汗，散热增强，产热减少，体温开始下降，逐渐恢复到与正常调定点相适应的水平。

1. 热代谢特点　产热减少，散热增加，散热大于产热，体温开始下降。

2. 临床表现　此期由于高血液温度及皮肤温度感受器传来的热信号对发汗中枢的刺激，使汗腺分泌增加，引起大量出汗，严重者可致脱水。体温下降期可持续几小时或一昼夜（骤降），甚至几天（逐渐降低）。

➢ **考点：**发热的分期。

知识链接

发热的分型

根据体温曲线不同，可将发热分为五种：

1. 稽留热　体温持续在39.1 ~ 40 ℃甚至更高水平，24小时内波动范围不超过1 ℃，常见于大叶性肺炎、伤寒等。

2. 弛张热　体温在39 ℃以上持续高热，24小时内波动超过1 ℃，可达2 ~ 3 ℃，见于风湿热、败血症等。

3. 间歇热　体温骤然升高至39 ℃以上，持续数小时后又迅速降至正常水平，每日或者隔日反复一次，见于疟疾、急性肾盂肾炎等。

4. 回归热　也称波浪热，是指体温急骤上升至39 ℃或以上，持续数天后又骤然下降至正常水平，持续数天后又逐渐升高，常见于回归热等。

5. 不规则热　发热的体温曲线变化不规则，可见于小叶性肺炎等。

第四节　发热时机体的代谢与功能变化

发热时，除原发病所引起的各种改变外，体温升高、EP以及体温调节效应还可引起一系列机体代谢和功能变化。

一、物质代谢的变化

体温升高时，物质代谢加快。一般体温每升高1℃，基础代谢率提高13%，所以发热患者的物质消耗明显增多。如果持久发热，营养物质没有得到相应的补充，患者就会消耗自身的物质，导致消瘦和体重减轻。

1. 糖代谢　发热时，由于产热的需要，能量消耗增加，因而对糖的需求量增加，肝糖原和肌糖原分解及糖异生作用加强，可引起血糖增高，患者出现糖尿。由于葡萄糖分解加强，氧的供应相对不足，使无氧糖酵解增强，血液中乳酸增加，可导致代谢性酸中毒等。

2. 脂肪代谢　发热时，因能量消耗的需要，脂肪分解明显加强。由于糖原贮备不足，加之发热患者食欲较差，营养摄入不足，机体动员贮备脂肪参与代谢。另外，交感 - 肾上腺髓质系统兴奋性增高，脂解激素分泌增加，也促进脂肪加速分解。因此，患者长期发热可导致消瘦等。

3. 蛋白质代谢　发热时，患者蛋白质分解加强，尿素氮比正常人增高2 ~ 3倍。此时如果未能及时补充足够的蛋白质，将产生负氮平衡，导致机体抵抗力下降，组织修复能力减弱等。

4. 水、电解质代谢　体温上升期和高温持续期，患者尿量明显减少，可致水、钠离子和氯离子在体内潴留。体温下降期，因尿量恢复及大量出汗，加之皮肤和呼吸道水分丢失，如不注意及时补充，则可引起脱水。因此，高热患者退热期应及时补充水分和适量的电解质。

5. 维生素代谢　发热时，由于患者食欲缺乏和消化液分泌减少，可导致维生素摄入和吸收减少，又因机体代谢增强而使消耗增多，所以患者往往出现维生素C和B族维生素的缺乏。对于长期发热患者，应适当补充维生素。

综上所述，发热尤其是长期发热患者，由于糖、脂肪和蛋白质分解代谢加强，各种维生素的消耗也增多，所以应注意及时补充。

➢ **考点：**体温每升高 1℃，基础代谢率提高 13%。

二、机体功能变化

1. 中枢神经系统功能变化　发热使神经系统兴奋性增高，特别是高热（40 ~ 41℃）时，患者可能出现烦躁、谵妄、幻觉。小儿由于中枢神经系统尚未发育成熟而引起抽搐（高热惊厥），多发生于 6 个月 ~ 3 岁幼儿，通常 24 小时内出现。常有家族史，高热惊厥反复发作的患儿发生癫痫的危险性增加。有些高热患者神经系统可处于抑制状态，出现淡漠、嗜睡等，可能与 IL-1 的作用有关。

2. 循环系统功能变化　发热时，心率加快，体温每上升 1℃，心率约增加 18 次 / 分，儿童可增加得更快，由于血温升高刺激窦房结及交感神经 - 肾上腺髓质系统活动增强所致。另外，代谢加强，耗 O_2 量和 CO_2 生成量增加也是影响因素之一。在一定限度内（150 次 / 分）心率加快可增加心排血量，但如果超过此限度，心排血量反而下降。因此，发热患者应当安静休息，尽量减少体力活动和情绪激动，以免心率过快。心率过快和心肌收缩性加强（交感神经和肾上腺素的作用）还会增加心脏负担，在心肌劳损或心脏有潜在病灶的人容易诱发心力衰竭，应特别注意。在寒战期间，心率加快和外周血管的收缩，可使血压轻度升高；高温持续期和退热期因外周血管舒张，血压可轻度下降。少数患者可因大汗而致休克，甚至循环衰竭，应及时预防。

➢ **考点：**体温每升高 1℃，心率平均每分钟约增加 18 次。

3. 消化系统功能变化　发热时，交感神经兴奋性增高，消化液分泌减少，各种消化酶活性降低，胃肠道蠕动减慢，导致消化、吸收功能出现异常，患者表现为食欲减退、口腔黏膜干燥、腹胀、便秘等临床征象。

4. 呼吸系统功能变化　发热时，患者可出现呼吸加快、加深。这与体温升高、CO_2 产生增多、耗氧量增加等因素对呼吸中枢的刺激有关。呼吸加快，有利于散热，但呼吸过快，使 CO_2 排出过多，则可引起呼吸性碱中毒。

5. 免疫系统功能变化　内生致热原本身是一些免疫调控因子，可刺激 T 淋巴细胞、B 淋巴细胞增殖和分化，增强吞噬细胞的杀菌活性；TNF 具有抗肿瘤活性，可增强吞噬细胞的活性，促进 B 淋巴细胞分化，并诱导其他细胞因子生成。一定程度的体温升高也可使吞噬细胞的吞噬活性增强。发热时，免疫功能总体是增强的，但持续高热则可造成免疫系统功能紊乱。

➢ **考点：**发热时机体的代谢和功能变化。

案例 16-2

患者，女性，35 岁，妊娠晚期因大叶性肺炎入院，既往有心肌炎病史。患者发热，体温达 39 ℃ 2 小时，心率 120 次 / 分。

思考题：

1. 讨论该患者发热的机制。

2. 对该患者是否需要采取解热措施？可采取哪些方法？

第五节　发热的生物学意义及防治的病理生理学基础

一、生物学意义

1. 对机体有利的方面　发热时，一定程度的发热有利于机体抗感染、清除对机体有害的致病因素。例如，感染水痘的儿童服用对乙酰氨基酚降温后，结痂时间延长；感染鼻病毒的成年人服用阿司匹林或对乙酰氨基酚解热后，鼻部症状和病毒清除的时间延长。从发生机制来看，内生致热原都是一些具有免疫调节功能的细胞因子，它们可强化机体的特异性与非特异性免疫反应以及体液与细胞的免疫反应。另外，发热是疾病的重要信号，对疾病的防治有着不可估量的意义。

2. 对机体不利的方面　发热时，机体处于一种明显的分解代谢旺盛的状态，持续高热必定引起机体能量物质过度消耗，脏器功能负荷加重。在原有疾病的基础上，发热甚至可能诱发相关脏器功能不全。高热可引起一些代谢旺盛的组织、细胞发生病理形态改变，如颗粒变性、线粒体肿胀、内质网扩张等。发热可导致胎儿发育障碍，是一个重要的致畸因素，因此，孕妇应尽量避免发热。发热持续时间过长或体温升高过高可导致脱水、谵妄和高热惊厥等危重情况。发热对机体不利的影响是体温升高本身和发热激活物、内生致热原及发热性中枢介质对机体综合作用的结果。

因此，在讨论发热的生物学意义时，不能仅限于体温升高本身，还应考虑发热激活物和 EP 对其他靶细胞的生物学效应。发热对机体是有利还是有弊，应视情况具体分析。一定程度的发热，可使吞噬细胞系统功能加强，增强抵御致炎因子的能力；但过高、过久的发热则对机体不利，如导致心脏负荷过重、脱水、胎儿发育障碍等，严重者可导致器官功能障碍。

知识链接

发热对肿瘤细胞的抑制作用

发热时产 EP 产生的大量细胞因子（IL-1、TNF、IFN 等）除可引起发热外，还具有一定程度的抑制或杀灭肿瘤细胞的作用。另外，肿瘤细胞长期处于相对缺氧状态，比正常细胞对高热更敏感。当体温上升到 41℃左右时，正常细胞尚可耐受，肿瘤细胞则难以耐受，生长受到抑制，部分细胞甚至死亡。因此，目前发热疗法已被用于肿瘤的综合治疗，尤其是对放疗和化疗已产生抵抗的肿瘤，发热疗法仍可发挥一定作用。

二、防治的病理生理学基础

（一）治疗原发病

对于已确定发热原因的患者，应积极治疗其原发病，特别是传染性发热，一旦感染被控制，则患者可以自行退热。

（二）一般性发热处理

对于不过高的发热（体温< 40℃）又不伴有其他严重疾病者，可不急于解热。因为发热除可增强机体的某些防御功能外，还是疾病的信号，体温曲线的变化可以反映病情和转归。特别是对于某些有潜在病灶的病例，除发热以外，其他临床征象不明显（如结核病早期）。若过早予以解热，则会掩盖病情，延误原发病的诊断和治疗。因此，对于一般发热的病例，主要应

针对物质代谢的加强和大汗、脱水等情况，予以补充足够的营养物质、维生素和水，同时检测心血管功能，防止休克的发生。

（三）必须及时解热的病例

对于发热能够加重病情或促进疾病的发生、发展，或威胁生命的病例，应及时解热。

1. 高热患者 尤其是体温达到41℃以上者，中枢神经细胞和心脏可能受到较大的影响。已有实验证明，正常动物在极度高热的情况下，可出现心力衰竭。高热引起昏迷、谵妄等中枢神经系统症状也是常见的。因此，对于高热患者，无论其有无明显的原发病，都应尽早解热。尤其是小儿高热，容易诱发惊厥，更应及早预防。

2. 心脏病患者 发热时心率加快，血液循环加快，使心脏负担加重，易诱发心力衰竭。因此，对心脏病患者及有潜在心肌损害者，也须及早解热。

3. 妊娠期妇女 妊娠妇女如有发热，也应及时予以解热。因为已有临床研究表明，妊娠早期妇女发热或人工过热（洗桑拿浴）有致畸的危险。妊娠中、晚期，循环血量增多，心脏负担加重，发热可进一步增加心脏负担，有诱发心力衰竭的危险。

三、常用解热措施

（一）药物解热

1. 解热镇痛药 水杨酸类。其解热机制可能是：①作用于 POAH 附近，使中枢神经元的功能复原；②阻断 PGE 合成；③可能还以其他方式发挥作用。

2. 类固醇激素 以糖皮质激素为代表，主要机制可能是：①抑制 EP 的合成和释放；②抑制免疫反应和炎症反应；③引起中枢效应。

3. 清热解毒的中药 也有一定解热作用，可适当选用。

（二）物理降温

在高热或病情危急时，可采用物理方法降温。如用冰帽或冰袋冷敷头部、四肢大血管处用乙醇擦浴以促进散热等。也可将患者置于较低的环境温度中，加强空气流通，以增加对流散热。

（唐小二）

自测题

一、选择题

1. 发热是一种重要的

A. 临床症状　　B. 病理过程

C. 独立疾病　　D. 综合征

E. 体征

2. 体温调节的高级中枢位于

A. 脊髓　　B. 中脑

C. 脑桥　　D. 延髓

E. 视前区下丘脑前部

3. 发热时体温升高超过正常值

A. 0.1℃　　B. 0.2℃

C. 0.5℃
D. 0.8℃
E. 1.0℃

4. 下述情况的体温升高属于过热的是
A. 酷热时中暑
B. 妇女月经前期
C. 剧烈运动
D. 中毒性休克
E. 流行性出血热

5. 下列情况可使体温调节中枢的调定点上移的是
A. 甲状腺功能亢进
B. 先天性汗腺缺陷
C. 夏季高温中暑
D. 妇女月经前期
E. 流行性脑膜炎

6. 下述情况属于发热的是
A. 甲状腺功能亢进引起的体温升高
B. 先天性汗腺缺乏引起的体温升高
C. 环境高温引起的体温升高
D. 妊娠期出现的体温升高
E. 抗原 - 抗体复合物引起的体温升高

7. 临床上输液反应导致的发热，其产生的重要原因是
A. 变态反应
B. 药物不良反应
C. 外毒素污染
D. 内毒素污染
E. 内生致热原污染

8. 下列对 IL-1 的描述错误的是
A. 主要由中性粒细胞合成和释放
B. 是分子量为 17 000 的多肽类物质
C. 有明显的致热性
D. 不耐热，70℃ 30 min 即可灭活
E. 可引起中枢发热介质的释放

9. 干扰素是
A. 具有抗病毒、抗肿瘤作用的蛋白质
B. 具有抗病毒作用的蛋白质
C. 具有抗肿瘤作用的蛋白质
D. 是病毒感染后产生的抗体
E. 是由病毒本身合成的蛋白质

10. 下列物质不是内生致热原的是
A. IL-1
B. IFN
C. TNF
D. PGE
E. MIP-1

11. 下列物质属于发热中枢正调节介质的是
A. 精氨酸升压素
B. 促黑素细胞激素
C. 脂皮质蛋白 - I
D. 巨噬细胞炎症蛋白 -1
E. 一氧化氮

12. 下列物质属于发热中枢负调节介质的是
A. 前列腺素 E
B. Na^{+}/Ca^{2+}
C. 环腺苷酸
D. 促肾上腺皮质激素释放激素

E. 精氨酸升压素

13. 小儿热惊厥产生的机制是
A. 中枢神经系统尚未发育成熟
B. 先天性体温调节中枢疾病
C. 大脑皮质处于兴奋状态，皮质下中枢兴奋性减弱
D. 大脑皮质处于兴奋状态，皮质下中枢兴奋性增强
E. 大脑皮质处于抑制状态，皮质下中枢亦受抑制

14. 体温每升高 1℃，心率平均每分钟约增加
A. 5 次　B. 10 次
C. 18 次　D. 20 次
E. 25 次

15. 体温每升高 1℃，基础代谢率可提高
A. 3%　B. 5%
C. 10%　D. 13%
E. 15%

16. 发热患者最常见出现的酸碱失调类型是
A. 代谢性酸中毒　B. 呼吸性酸中毒
C. 混合性酸中毒　D. 代谢性碱中毒
E. 混合性碱中毒

二、名词解释

1. 发热　2. 过热　3. 发热激活物　4. 内生致热原

三、问答题

1. 体温升高是否等于发热？为什么？
2. 发热过程可分哪三个时相？每个时相的热代谢有何特点？
3. 根据发热的病因和发病机制，简述对发热患者可采取的治疗措施。

第十七章
数字资源

思政之光

第十七章

休　克

学习目标

通过本章内容的学习，学生应能够：

识记：

1. 解释休克、MODS 的概念，休克各期微循环的变化特点。
2. 说出休克的病因及分类、休克时机体功能和代谢的变化。

理解：

1. 描述 MODS 的病因与发病经过、发病机制。
2. 描述休克、MODS 防治的病理生理学基础。

运用：

举例说出休克－多器官功能障碍内容，结合新冠肺炎疫情，树立正确的专业价值观和职业道德。

案例 17-1

患者，男性，48 岁，左腹部被汽车撞伤 3 小时急诊入院。体格检查：体温 38.1℃，脉搏 121 次／分，呼吸 28 次／分，血压 75/52 mmHg。患者神志淡漠，腹部有移动性浊音，腹腔穿刺抽出不凝血。行剖腹探查见脾破裂，腹腔内积血约 2500 ml。术中患者血压持续降低，给予快速输液及输全血 2000 ml。术后输入 5% 碳酸氢钠溶液，患者血压回升到 90/60 mmHg。次日患者病情稳定。

思考题：

1. 该患者入院时处于休克的哪个阶段？
2. 术后输入 5% 碳酸氢钠溶液的原因是什么？

休克（shock）是指由各种强烈致病因素作用于机体引起的急性循环功能障碍，以致有效循环血量急剧减少，组织器官微循环血液灌流量严重不足，导致重要器官功能、代谢发生严重障碍的全身性病理过程。

➢ **考点：**休克的概念。

第一节 休克的病因和分类

一、休克的病因

1. 失血与失液 ①失血：见于外伤、胃溃疡出血、食管下段静脉曲张破裂出血及产后大出血等。若快速失血量超过总血量的20%，则可引起失血性休克。若失血量超过总血量的50%，则往往导致患者死亡。②失液：如剧烈呕吐、腹泻、肠梗阻、大汗淋漓等导致失液。体液丢失可引起有效循环血量锐减，从而而导致失液性休克。

2. 烧伤 大面积烧伤时由于伴有血浆大量丢失，可引起循环血量减少，引起烧伤性休克，其发生早期与疼痛及低血容量有关。晚期，可能因继发感染而发展为感染性休克。

3. 创伤 严重创伤（如严重挤压伤、骨折等）可因剧烈疼痛、大量失血和失液而引起创伤性休克。

4. 感染 严重感染，特别是革兰氏阴性细菌感染常可引起感染性休克，常伴有毒血症和败血症。由于细菌内毒素在休克发生中起重要作用，故又称内毒素性休克或中毒性休克。

5. 过敏 过敏体质的人在注射某些药物（如青霉素）、血清制剂或疫苗后，可发生过敏性休克。

6. 心脏和大血管病变 大面积急性心肌梗死、急性心肌炎及严重的心律失常等心脏病变和心脏压塞、肺栓塞、张力性气胸等由于阻碍血液回流，均可导致心排血量明显减少，有效循环血量和血液灌流量下降，引起心源性休克。

7. 神经刺激 剧烈疼痛、镇静药使用过量、高位脊髓麻醉意外或损伤等，可使血管平滑肌舒张，外周阻力降低，回心血量减少、血压下降，从而引起神经源性休克。

二、休克的分类

1. 按病因分类 可分为低血容量性休克、创伤性休克、烧伤性休克、感染性休克、过敏性休克、心源性休克和神经源性休克等。按病因分类有助于及时去除病因，在临床上应用广泛。

2. 按休克发生的始动环节分类 尽管导致休克的原因很多，但大多数休克发生的始动环节都有其共同的基础，即机体通过血容量减少、血管床容积增大和心排血量急剧降低这三个始动环节使有效循环血量减少而引起休克（图17-1）。

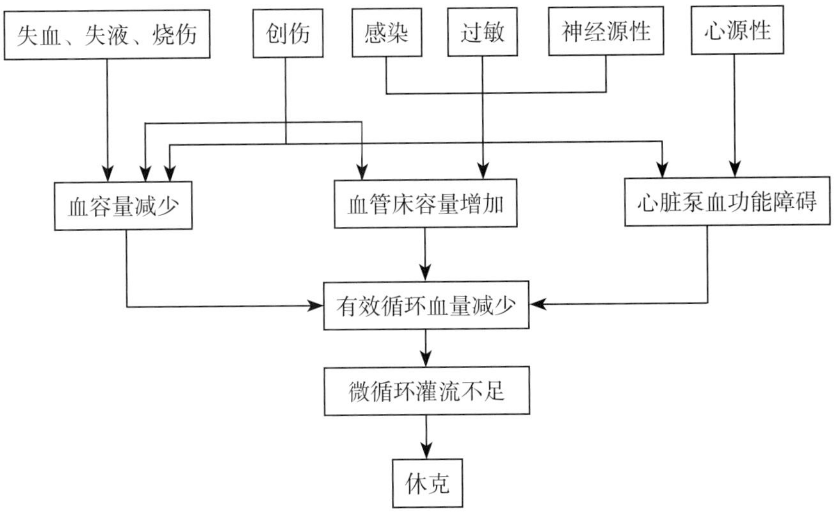

图17-1 休克发生的始动环节示意图

（1）低血容量性休克（hypovolemic shock）：由于血容量减少而引起的休克称为低血容量性休克，见于失血、失液、烧伤、创伤等。大量体液丧失使血容量急剧减少，静脉回流不足，心排血量减少，血压下降，微循环灌流量减少。低血容量性休克患者典型的临床表现为“三低一高”：即中心静脉压、心排血量、动脉血压降低，总外周阻力增高。

（2）血管源性休克（vasogenic shock）：在某些病因作用下，一些血管活性物质大量释放，导致外周小血管扩张，血管床容积增大，大量血液淤积于扩张的小血管内，使有效循环血量减少而引起的休克，称为血管源性休克，见于过敏性休克、感染性休克及神经源性休克。

（3）心源性休克：由于心脏泵血功能减弱，使心排血量急剧减少，导致有效循环血量下降而引起的休克，称为心源性休克，见于各种原因引起的急性心力衰竭。

3. 按休克时血流动力学特点分类

（1）低排高阻型休克：其血流动力学特点是心排血量降低，总外周阻力增高。因心排血量少，故又称低动力型休克。患者血压降低可不明显，但脉压明显缩小，皮肤血管收缩，血流量减少，使皮肤温度降低，又称“冷休克”，见于心源性休克、低血容量性休克、感染性休克等，临床较为多见。

（2）高排低阻型休克：其血流动力学特点是心排血量增多，总外周阻力降低。因心排血量多，故又称高动力型休克。由于患者皮肤血管扩张，血流量增多，脉压增大，使皮肤温度升高，又称“暖休克”，见于感染性休克的早期。

（3）低排低阻型休克：其血流动力学特点是心排血量降低，总外周阻力也降低，收缩压、舒张压和平均动脉压均明显降低，实际上是失代偿的表现，常见于各型休克的晚期。

➢ **考点**：几种常见类型休克的特点。

第二节　休克的发展过程与发病机制

尽管休克的原因和始动环节不同，但在多数休克的发展过程中，微循环障碍依然认为是休克发生的共同环节。以典型的失血性休克为例，休克的发展过程以微循环的改变大致可分为以下三期，微循环结构如图 17-2 所示。

知识链接

微　循　环

微循环（microcirculation）是指微动脉和微静脉之间的血液循环，是血液与组织细胞进行物质交换的场所。典型的微循环一般由微动脉、后微动脉、毛细血管前括约肌、真毛细血管、通血毛细血管、动静脉短路和微静脉等共同组成。

一、微循环缺血缺氧期

微循环缺血缺氧期，又称休克早期或休克代偿期。

1. 微循环的变化特点　微动脉、后微动脉、毛细血管前括约肌及微静脉均持续收缩，尤其是前阻力血管收缩更明显，使毛细血管前阻力增大，大量真毛细血管关闭，血液通过开放的动静脉短路回流。此期微循环灌流的特点是：微循环缺血、缺氧，血液灌流量减少，呈“少灌少流，灌少于流”的状态（图 17-3）。

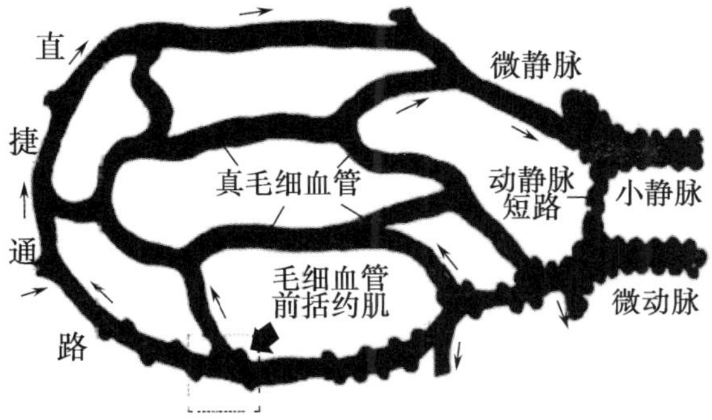

图 17-2 正常微循环的结构

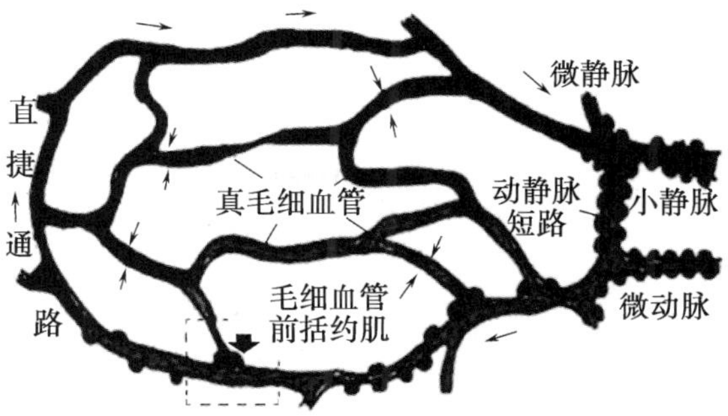

图 17-3 微循环缺血缺氧期微循环变化示意图

2. 微循环变化的发生机制 微循环的变化主要是由于交感 - 肾上腺髓质系统强烈兴奋以及缩血管物质的增多所致。失血引起血容量急剧减少，导致交感 - 肾上腺髓质系统强烈兴奋，儿茶酚胺（catecholamine，CA）大量释放入血，使 α 受体丰富的皮肤、内脏和肾小血管强烈收缩，毛细血管前阻力明显增加，微循环血液灌流量急剧减少。而 β 受体被刺激后则使动静脉短路开放，血液绕过真毛细血管网直接进入微静脉，使微循环血液灌流量减少，导致组织缺血、缺氧。

此外，肾素 - 血管紧张素 - 醛固酮系统活性增强，血管紧张素Ⅱ（angiotensin Ⅱ，Ang Ⅱ）等体液因子增多，也促使全身小血管（心、脑除外）强烈收缩。

3. 微循环变化的代偿意义 微循环的变化一方面引起皮肤、腹腔内脏和肾等器官局部组织缺血、缺氧；另一方面对于保证重要器官（如心脏、脑等）的血液供应则具有一定的代偿意义。

（1）维持动脉血压：①回心血量增加，由于交感神经兴奋和儿茶酚胺增多，皮肤及肝、脾等容量血管中的微小血管收缩，可短暂、快速地增加回心血量，这种代偿性反应起到“自身输血”的作用，是休克时增加回心血量的“第一道防线”。另外，微动脉、后微动脉和毛细血管比微静脉对儿茶酚胺的敏感性更高，导致毛细血管前阻力比后阻力更大，导致毛细血管流体静压下降，使组织液回流进入血管，使血容量得到补充，起到“自身输液”的作用，是休克时增加回心血量的“第二道防线”。②心排血量增多，由于交感 - 肾上腺髓质系统兴奋，使心率加快、心肌收缩性增强，心排血量增多。③外周阻力增高，由于交感神经兴奋和儿茶酚胺增多，全身小动脉痉挛收缩，可使外周阻力增高。

在回心血量增加、心排血量增加及外周阻力增高的共同作用下，血压的下降程度减小，使血压维持正常甚至轻微升高，以保证心、脑等器官的血液供应。

（2）血液重新分布：不同脏器的血管对儿茶酚胺敏感性不同，皮肤、内脏、骨骼肌、肾等血管的 α 受体密度高，对儿茶酚胺的敏感性较高，收缩更明显；而冠状动脉和脑动脉因 α 受体密度低而血管口径无明显改变，其中冠状动脉可因 β 受体的作用而出现扩张反应，使心脏、脑的血流量正常或增加，保证了心脏、脑的血液供应。其微循环变化的代偿意义主要是保证心、脑等重要器官的血液供应。

4. 临床表现 此期患者主要的临床表现是：面色苍白、四肢湿冷、尿量减少、脉搏细速等，由皮肤和内脏微血管收缩而引起；由于心、脑的血液灌流量仍可保持正常，所以患者神志一般是清楚，因应激状态可有烦躁不安；心率加快，血压可通过代偿性反应维持正常；外周阻力升高，舒张压升高，脉压常减小。因组织器官血液灌流量减少，组织缺血、缺氧可发生在血压明显下降之前，所以脉压减小更具有诊断意义（图 17-4）。

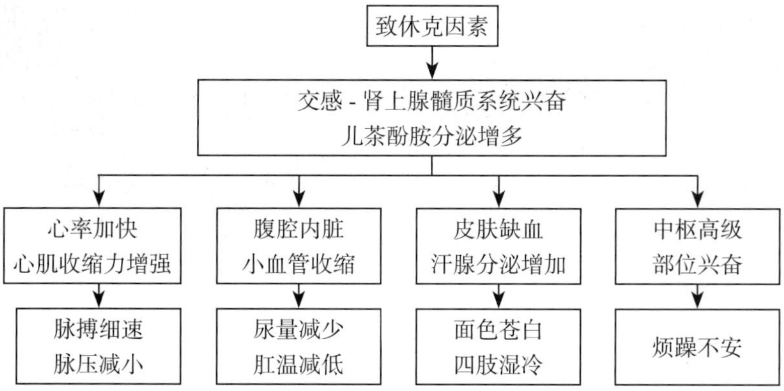

图 17-4　微循环缺血缺氧期主要临床表现

若此期能及时消除病因，补充足够血容量，改善组织血液灌流量，恢复循环血量，则可使患者脱离危险；若此期患者未得到及时治疗，则休克可进入微循环淤血缺氧期。

➢ **考点**：解释“自身输血”和“自身输液”。

二、微循环淤血缺氧期

微循环淤血缺氧期，又称休克中期或休克失代偿期。

1. 微循环的变化特点　微动脉、后微动脉、毛细血管前括约肌等前阻力血管扩张，真毛细血管网大量开放。血流缓慢，红细胞和血小板聚集，白细胞滚动、贴壁、嵌塞，血液黏度增加，导致微循环淤血，缺氧更为严重。此期微循环灌流的特点是：微循环淤血、缺氧，呈“多灌少流，灌多于流”的状态，回心血量减少，有效循环血量急剧下降（图 17-5）。

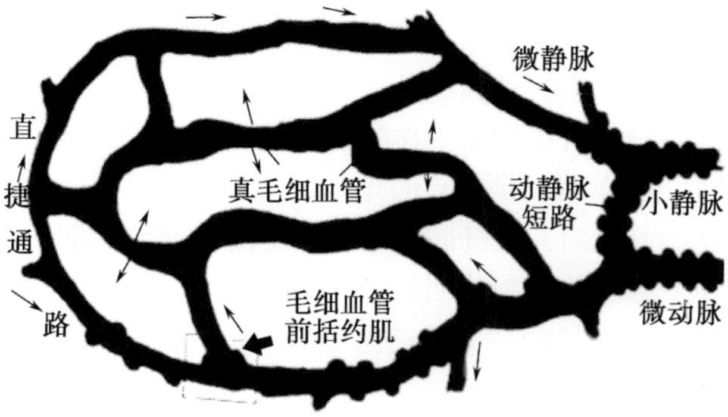

图 17-5　微循环淤血缺氧期微循环变化示意图

2. 微循环变化的发生机制

（1）酸中毒：休克早期，微循环持续缺血、缺氧，使无氧糖酵解增强，乳酸等酸性产物堆积而引起酸中毒。休克中期，交感 - 肾上腺髓质系统更加兴奋，其他缩血管物质也可能进一步增多。但在酸性环境中，微动脉和毛细血管前括约肌对酸性产物的耐受性较差，对儿茶酚胺的缩血管反应性降低，前阻力血管表现为扩张，毛细血管大量开放，血管容量明显增加。因血流动力学发生改变，血液黏度增加、血流缓慢而引起流出道狭窄，微循环前阻力低于后阻力，呈现“灌多于流”、淤血缺氧的状态。

（2）局部扩血管代谢产物增多：持续缺血、缺氧，酸中毒刺激肥大细胞释放组胺，以及无氧代谢产生的代谢产物（如激肽、腺苷等）增多，可使小血管扩张，毛细血管通透性增高，血浆外渗，导致血容量减少。

（3）血流动力学改变：因微循环淤血、缺氧，毛细血管通透性增高，组织液生成增多，使血液浓缩，红细胞和血小板聚集，白细胞滚动、贴壁、嵌塞，血液黏度增加。这些因素进一步引起血流缓慢，加重血液淤滞。

（4）毒素等的作用：休克中期，肠源性细菌产生的内毒素经肠黏膜吸收入血。内毒素可通过激活激肽系统、补体系统等途径引起血管平滑肌舒张、血流动力学发生改变而导致持续性低血压。

（5）其他体液因子的作用：休克时形成的多种体液因子参与本期的微循环障碍。一氧化氮可舒张血管平滑肌，引起血管扩张和低反应性。血栓素 A_2（TXA_2）可促进血小板聚集和微血栓形成。肿瘤坏死因子、白介素 -1、血小板活化因子等可促使白细胞黏附于微静脉，使毛细血管后阻力增加，阻碍微循环血液的流出。

综上所述，微循环淤血是缺血、缺氧、酸中毒及多种体液因子共同作用所导致的，主要表现为微血管反应性低下，丧失参与重要生命器官血流调节的能力，患者由代偿期进入失代偿期。

3. 微循环变化的失代偿意义　休克中期对机体的影响主要表现为有效循环血量急剧减少，血压进行性下降，机体出现失代偿表现。

（1）有效循环血量急剧减少：①“自身输血”停止，进入微循环淤血缺氧期，微动脉、后微动脉、毛细血管前括约肌等前阻力血管扩张，真毛细血管网大量开放。血流动力学的改变使流出道阻力增加，大量血液淤积在毛细血管内，不仅“自身输血”停止，且血管容量明显增加，回心血量、有效循环血量减少。②“自身输液”停止，进入微循环淤血缺氧期，毛细血管后阻力大于前阻力，使血管内流体静压升高，不仅导致“自身输液”停止，而且使组织液生成增多。此外，酸性代谢产物及溶酶体水解产物使组织间隙胶原蛋白的亲水性增加，组织间水分封闭在组织间隙，导致组织间水肿，进一步使有效循环血量减少。因而快速补充循环血量是治疗该期休克的关键措施之一。

（2）血压进行性下降：由于血管床大量开放，血管容量增加，回心血量急剧减少，导致血压进行性下降，表现为收缩压、舒张压均下降，尤其以收缩压降低明显，脉压缩小。最终导致心、脑血管的血流量严重减少。

4. 临床表现　此期患者主要的临床表现有：血压进行性下降，脉压缩小，因微循环淤血回心血量减少，心排血量减少导致，因脑血液供应不足，患者表现为神志淡漠、意识模糊甚至昏迷；心脏血液供应不足表现为心肌收缩性下降，心脏搏动无力，心音低钝，心率加快；因皮肤淤血，患者可出现发绀或花斑现象；肾缺血可导致少尿或无尿（图 17-6）。

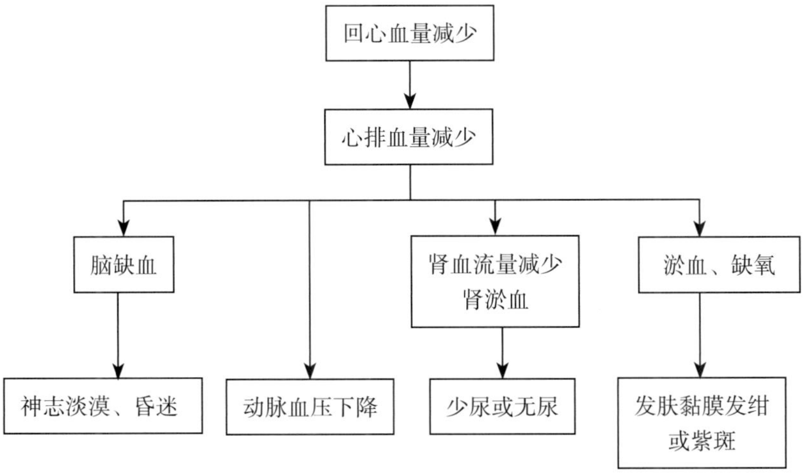

图 17-6　微循环淤血缺氧期的主要临床表现

此期若能够补充足够血容量，改善组织血液灌流量，纠正酸中毒等，则仍可使患者脱离危险；若此期治疗不当，则休克可进入微循环衰竭期。

三、微循环衰竭期

微循环衰竭期，又称休克晚期或休克难治期、DIC 期。

1. 微循环的变化特点　微血管麻痹性扩张，真毛细血管内血液淤滞。微循环呈“不灌不流”的状态，患者出现 DIC 和重要器官功能障碍与衰竭（图 17-7）。

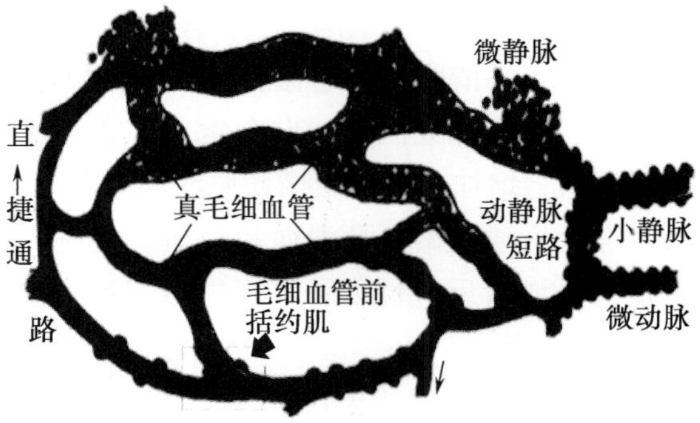

图 17-7　微循环衰竭期微循环变化示意图

2. 微循环变化的发生机制

（1）微循环衰竭：在严重缺氧和酸中毒的作用下，微血管对血管活性物质失去反应，导致血管平滑肌麻痹，微血管扩张，使得微循环淤滞更加严重。微循环表现为“不灌不流”，处于衰竭状态。

（2）合并 DIC：①血流动力学变化，由于血液进一步浓缩，血流速度缓慢，血液黏度增加，使血液处于高凝状态，促进 DIC 的发生。②内源性凝血系统被激活，缺氧、酸中毒和内毒素损伤血管内皮细胞，使内皮下胶原纤维暴露，从而激活内源性凝血系统。③外源性凝血系统被激活，烧伤、创伤性休克可由于组织大量破坏，使组织因子释放入血。此外，内毒素还可促使中性粒细胞合成、释放组织因子，从而激活外源性凝血系统。④单核 - 吞噬细胞系统功能下降，血液灌流量减少，使单核 - 吞噬细胞系统功能下降；感染性休克时，内毒素还可封闭单核 - 吞噬细胞系统，使其清除激活的凝血因子、纤维蛋白的能力减弱，从而促进 DIC 的发生。⑤血栓素 A_2 与前列环素 I_2 失平衡，血栓素 A_2（TXA_2）主要在血小板内合成，休克时可刺激血小板产生 TXA_2 增多。TXA_2 可促进血小板聚集和小血管收缩。前列环素（prostacyclin，PGI_2）是由血管内皮细胞产生的，休克时血管内皮细胞受损，导致 PGI_2 产生减少。PGI_2 可抑制血小板聚集，并有扩张血管的作用。TXA_2 与 PGI_2 在生理状态下处于动态平衡。休克时，TXA_2 产生增多而 PGI_2 生成减少，可导致血小板聚集并引起小血管收缩，有助于 DIC 的发生。

3. 微循环变化的失代偿意义　休克后一旦发生 DIC，微循环障碍将进一步加重，形成恶性循环。大量微血栓形成，使回心血量进一步减少；DIC 导致的出血使循环血量进一步减少；凝血与纤溶过程的产物，如纤维蛋白降解产物（fibrin split product，FDP），可使血管通透性增高；微血栓可使心脏等重要器官发生梗死，导致心脏及其他重要器官衰竭。以上多因素共同作用，使得微循环障碍进一步恶化。因此，休克晚期治疗极为困难。

4. 临床表现　此期患者主要的临床表现包括：①循环衰竭，血压进行性下降，升压药难以使其恢复；脉搏细速，中心静脉压低，静脉萎陷，血管充盈缓慢；毛细血管无复流，即使大量输血、补液，使血压回升，仍不能恢复毛细血管血流。②重要器官功能障碍甚至衰竭等，微血栓形成，微循环血液灌流严重不足，细胞受损，甚至死亡。重要器官（如心、脑、肺、肾等脏器）发生功能障碍或衰竭。

在休克的发展过程中，微循环三期变化可归纳为：“早、缩、缺”—“中、扩、淤”—“晚、衰、凝”。

应当指出，并非所有休克患者都一定发生 DIC，也不是所有的休克必须从缺血缺氧期开始，发展到淤血缺氧期，最后再到微循环衰竭期。例如，低血容量性休克，常从缺血缺氧期开始，逐步发展，若抢救及时，患者可转危为安，并不发生 DIC；过敏性休克，常从淤血缺氧期开始；而严重的感染性休克、创伤性休克，则可直接进入微循环衰竭期，患者发生 DIC 和多器官功能障碍综合征。

第三节　机体的代谢和主要器官功能变化

一、机体的代谢变化

休克时，由于微循环灌流障碍，机体代谢障碍，能量生成减少，神经 - 内分泌功能紊乱，可导致细胞损伤等。

1. 代谢障碍　①能量代谢障碍：严重的组织缺氧，可使细胞的有氧氧化受到抑制，无氧糖酵解增强，ATP 生成显著减少，蛋白质和酶合成减少，不能维持细胞的正常结构和功能。②代谢性酸中毒：休克时，微循环障碍及组织缺氧，使无氧糖酵解增强，乳酸生成增多。同时，由于肝功能受损，乳酸的转化和利用降低，以及肾功能受损不能将乳酸排出等，可导致代谢性酸中毒。

> **考点**：休克时可引起哪些代谢障碍?

2. 细胞损伤　休克时，细胞损伤除可继发于微循环紊乱外，也可由休克的原始动因直接损伤细胞所致，因此提出了休克发生的细胞机制，认为细胞损伤也是器官功能障碍的基础。

（1）细胞膜损伤：休克时，细胞膜是最早发生损伤的部位。主要表现为细胞膜离子泵功能障碍、细胞膜通透性增加、膜受体功能障碍。其结果是细胞内、外离子分布异常，即 Na^+ 内流增加、K^+ 外流增加、Ca^{2+} 内流增加，跨膜电位下降，以及细胞水肿等。因此，在治疗休克的过程中必须注意保护细胞膜。

（2）线粒体损伤：休克时，发生线粒体肿胀、致密结构和嵴消失等形态改变，钙盐沉积，最后使线粒体崩解破坏。线粒体是能量产生的重要部位，线粒体受损可导致氧化磷酸化障碍，ATP 生成减少，进一步影响细胞功能，最终导致细胞死亡。

（3）溶酶体损伤：休克时，缺血、缺氧、酸中毒引起溶酶体破裂，释放溶酶体酶，引起细胞自溶；基底膜损伤，使血管通透性增高；激肽系统、补体系统被激活，促进炎症介质的释放；心肌抑制因子（myocardial depressant factor，MDF）形成，使心肌收缩性下降，引起腹腔小血管收缩，抑制单核 - 吞噬细胞系统功能。因此，溶酶体膜的损伤、溶酶体酶的大量释放，对休克的发生、发展与恶化起着重要作用（图 17-8）。

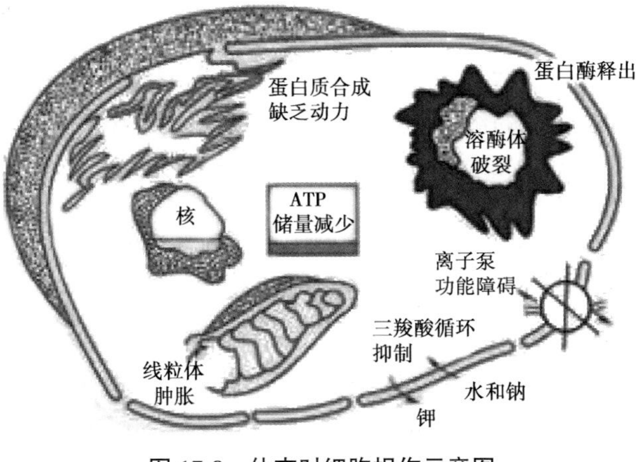

图 17-8　休克时细胞损伤示意图

二、主要器官的功能变化

1. 肺功能变化　休克早期，呼吸中枢兴奋，使呼吸加快，甚至发生通气过度，可引起低碳酸血症和呼吸性碱中毒。若病情进展，则可致呼吸功能障碍加重，引起休克肺或急性呼吸窘迫综合征（acute respiratory distress syndrome，ARDS）。其病理变化有肺淤血、水肿、出血，血栓形成，以及局灶性肺不张和肺泡透明膜形成等（透明膜是指覆盖在肺泡膜表面由毛细血管逸出的蛋白质和细胞碎片等凝成的一层膜状物）。主要临床表现为进行性呼吸困难、进行性低氧血症、发绀等。

2. 肾功能变化　由于休克时血液重新分布的特点，肾是最早且最易受到损伤的器官，常出现急性肾衰竭，称为休克肾（shock kidney）。临床表现为少尿、无尿、高钾血症、代谢性酸中毒、氮质血症等。休克早期因交感 - 肾上腺髓质系统强烈兴奋，导致肾血管收缩，肾血流量不足，肾小球滤过率下降；同时，因醛固酮、抗利尿激素水平增加，使肾小管重吸收增加，患者出现少尿、无尿。此时若及时恢复有效循环血量，使肾血流量得以恢复，肾功能即可恢复，称为功能性肾衰竭。而休克中、晚期，由于肾持续性缺血，以及肾毒素（药物、肌红蛋白、血红蛋白）的作用，使肾小管出现缺血性坏死。此时即使恢复肾血流量，也难以在短时间内使肾功能恢复，称为器质性肾衰竭。

3. 心脏功能变化　除心源性休克外，其他类型休克早期，由于交感 - 肾上腺髓质系统强烈兴奋，心功能代偿作用增强，表现为心率加快、心肌收缩性增强。随着休克的发展，多种有害因素作用于心脏，使心功能下降，心排血量减少，重者可出现心力衰竭。其发生机制为：①休克时血压下降及心率加快引起心室舒张期缩短，可使冠状动脉灌流量减少，心肌供血不足。交感 - 肾上腺髓质系统兴奋引起心率加快和心肌收缩性增强，使心肌耗氧量增加，更加重心肌缺氧，进而导致心力衰竭。②酸中毒、高钾血症、低血钙等影响心律和心肌收缩性。③心肌抑制因子使心肌收缩性减弱。④心肌内 DIC 可引起心肌缺血和坏死。⑤细菌毒素，特别是革兰氏阴性细菌产生的内毒素可引起心功能抑制。

4. 脑功能障碍　休克早期，脑供血无明显改变，患者因应激可表现为烦躁不安；休克中、晚期，血压进行性下降，DIC 的出现可导致脑组织严重缺血。缺氧，患者出现神志淡漠甚至昏迷。严重者因缺血、缺氧使脑血管通透性增高而可出现脑水肿和颅内压增高，甚至形成脑疝，导致患者死亡。

5. 消化道和肝功能障碍　①消化道功能障碍：休克时，胃肠因缺血、淤血及 DIC 形成，使消化液分泌减少及胃肠道蠕动减弱，消化功能出现明显障碍；严重者可致胃肠黏膜糜烂和应激性溃疡。另外，由于肠道黏膜屏障功能的削弱，致使肠道内细菌产生的内毒素甚至细菌大量入血而使休克恶化。②肝功能障碍：休克时，肝缺血、淤血，可导致肝功能障碍，主要表现为黄疸和凝血功能障碍，肝性脑病的发生率并不高。由于不能将乳酸转化为葡萄糖，可加重酸中毒。另外，肝的解毒能力降低，来自肠道的内毒素可直接损伤肝细胞，从而促进休克的发展。

6. 免疫系统功能变化　休克时，机体防御反应的最显著的特点是非特异性炎症反应亢进，而特异性的细胞免疫功能减低。部分患者由于过度表达一些抗炎介质，使免疫系统处于全面抑制状态。体内中性粒细胞的吞噬和杀菌功能低下；单核 - 巨噬细胞系统功能受抑制，杀菌功能降低；外周血淋巴细胞数量减少，B 淋巴细胞分泌抗体的能力减弱，适应性免疫（特异性免疫）功能减低。总之，炎症反应失控，感染容易扩散，引起菌血症和败血症，甚至死亡。

7. 多器官功能障碍综合征（multiple organ dysfunction syndrome，MODS） 是指在严重创伤、感染和休克时，原本无器官功能障碍的患者同时或在短时间内相继出现两个或两个以上器官系统的功能障碍，以致机体内环境的稳定必须依靠临床干预才能维持的临床综合征。多器官衰竭（multiple organ failure，MOF）是指器官已经达到衰竭的程度。晚期，患者常因多器官衰竭而死亡。

➢ **考点：** 列举休克时各器官功能障碍的表现。

第四节　休克防治的病理生理学基础

休克的防治应在去除病因的前提下采取综合措施，以保证生命器官的血液灌流、防治细胞损伤和最大限度地保护各器官系统的功能。

1. 积极治疗原发疾病 去除休克的原始动因，包括止血，镇痛，输血，输液，控制感染，正确、及时使用抗生素，防治败血症等。

2. 改善微循环 ①补充血容量：各种休克都存在有效循环血量绝对或相对不足，从而导致微循环灌流量减少。除心源性休克外，补充血容量是提高心排血量和改善组织血液灌流的基本措施。临床上输液的原则是“需多少，补多少”。应动态观察患者静脉充盈程度、尿量、血压和脉搏等，有条件者应动态监测肺动脉楔压和中心静脉压，避免输液过多、过快而导致肺水肿。②合理应用血管活性药：血管活性药包括血管收缩药和血管扩张药。选用血管活性药的目的是提高微循环灌流量，不能单纯追求升高血压而长时间大量使用血管收缩药，以致血液灌流量明显下降。一般情况下，休克早期在充分扩容的基础上宜选择性地扩张微血管，以缓解微血管因过度代偿而出现强烈收缩；休克后期可选用血管收缩药，特别是对肌型小静脉或微静脉起轻度选择性收缩作用，以防止容量血管过度扩张。对血管容量扩大所致的休克（如过敏性休克和神经源性休克）患者，则首选血管收缩药，以升高动脉血压，保证重要器官的血液灌流。

3. 纠正酸碱平衡紊乱 休克时，缺血、缺氧必然导致酸中毒，引起高钾血症，还可影响血管活性药物的疗效，也会影响心肌收缩性。临床上应根据酸中毒的程度及时补碱，纠正酸中毒。

4. 防治细胞损伤和器官功能障碍 对细胞功能的保护应予足够重视。改善微循环是防治细胞损伤的措施之一。临床应用糖皮质激素治疗败血症及败血症休克有一定疗效，可能与糖皮质激素抑制细胞因子的合成和表达有关。此外，还可用细胞膜稳定剂、能量合剂、自由基清除剂等保护细胞功能，防治细胞损伤。

治疗时应注意针对性地采取强心、利尿、给氧、人工辅助呼吸等相应措施，尽可能地减少体内重要器官的损伤。

第五节 多器官功能障碍综合征

多器官功能障碍综合征（multiple organ dysfunction syndrome，MODS）是指由于休克、严重感染、创伤或大手术等，使患者在短时间内同时或相继发生两个或两个以上器官或系统功能障碍或衰竭，从而影响机体内环境稳定的临床综合征，又称多系统器官功能衰竭（multiple system organ failure，MSOF）或多器官功能衰竭（MOF）。MODS 涵盖早期的多器官功能障碍到晚期的多器官衰竭的连续性过程，其特点是具有继发性、进行性。通常，患者肺最先受累，其次为肾、肝、心血管、中枢实际系统、胃肠道、免疫系统和凝血系统功能障碍。MODS 是休克危重患者死亡的重要原因之一。

一、病因与发病过程

1. 病因 引起多器官功能障碍的病因很多，也可有多个因素同时或相继发挥作用。临床上常分为以下两大类：

（1）感染性因素：为主要病因，约占 70%，尤其是脓毒症、腹腔脓肿、急性坏死性胰腺炎、胃肠道功能紊乱、肠道感染和肺部感染等较为常见。引起感染的病原菌主要是大肠埃希菌和铜绿假单胞菌。当然，不同年龄患者感染原因也有不同。但在临床上约半数的 MODS 患者并无明确的感染灶。

（2）非感染性因素：①组织损伤，严重创伤、大手术、大面积深部烧伤及病理产科等。②休克，尤其是创伤性休克和感染性休克。凡导致组织灌注不良、缺血、缺氧的情况均可引起 MODS。③心搏、呼吸骤停，可造成各脏器缺血、缺氧，而复苏后又可引起再灌注损伤，诱发 MODS。④诊疗失误，使用高浓度氧持续吸入可使肺泡表面活性物质破坏，肺血管内皮细胞损伤；应用血液透析和床旁超滤吸附，可引起血小板减少和出血；抗休克过程中使用大剂量去甲肾上腺素等血管收缩药，继而造成组织灌注不良，缺血、缺氧；手术后输液过多，引起心、肺负荷过重，使微循环中细小凝集块出现，凝血因子消耗，微循环障碍等，均可引起 MODS。⑤高龄，老年多器官功能障碍综合征患者器官功能处于临界状态，许多不严重的应激因素即可导致 MODS。如心脏、肝、肾的慢性疾病，糖尿病，免疫功能低下等。

2. 发病过程　各种病因作用于机体到发展成 MODS，是一个规律性的发展过程。有的患者可迅速发生 MODS，有的患者则病程较为缓和。根据 MODS 发病的形式，可将其分为两种临床类型。

（1）单相速发型：是指由原始病因直接引起两个或两个以上器官功能障碍。例如，患者在休克复苏后 12 ~ 36 小时内发生呼吸衰竭，继之发生肝、肾或凝血等器官或系统功能障碍。病变的进程只有一个发病高峰（一次打击），即只有一个时相，故称其为单相速发型，又称原发性 MOF。

（2）双相迟发型：是指患者在原始病因作用后，经治疗病情得到缓解，并且相对稳定，但在数天后继发严重感染，相继出现 MSOF。在病情的发展过程中有两个发病高峰（机体遭受二次打击），即有两个时相，故称为双相迟发型，又称继发性 MSOF。临床上典型的 MODS 多属于此型，病情凶险，可迅速造成多个器官功能衰竭，具有致死性。

二、发病机制

MODS 的发病机制非常复杂，目前认为与以下几种学说有密切的关系。

1. 炎症失控学说　无论是感染性疾病（如严重感染、重症肺炎、重症急性胰腺炎后期），还是非感染性疾病（如创伤、烧伤、休克、重症急性胰腺炎早期），均可导致 MODS。MODS 是机体炎症反应失控的结果。

研究表明，感染或创伤引起的毒素释放和组织损伤并不是导致器官功能衰竭的直接原因，细菌和（或）毒素以及组织损伤所诱导的全身炎症反应才是导致器官功能衰竭的根本原因。但是机体受细菌毒素、损伤刺激后，不仅释放炎症介质引起全身炎症反应综合征，而且同时释放大量内源性抗炎介质。后者可能是导致机体免疫功能损害的主要原因。

（1）全身炎症反应综合征（systemic inflammatory response syndrome，SIRS）：是指由于严重感染、创伤、休克或缺血等作用于机体而引起失控的自我持续放大和自我破坏的一种全身炎症反应的临床综合征。如果机体受到严重侵袭后具备以下两项或两项以上，SIRS 的诊断即可成立：①体温 $>$ 38℃或 $<$ 36℃。②心率 $>$ 90 次 / 分。③呼吸 $>$ 20 次 / 分或过度通气，$PaCO_2 <$ 32 mmHg（4.3 kPa）。④白细胞计数 $> 12 \times 10^9/L$，或 $< 4.0 \times 10^9/L$，或幼稚粒细胞 $>$ 10%。但需要指出，这一诊断较为宽松，仅供临床参考。

（2）代偿性抗炎症反应综合征（compensatory anti-inflammatory response syndrome，CARS）：是指感染或创伤时机体产生可引起免疫功能降低和对感染易感性增加的内源性抗炎反应。CARS 与 SIRS 两者往往是不平衡的。如两者保持平衡，则内环境就可得以维持，不会引起器官功能损伤。一旦发生 SIRS 和 CARS 失衡，即可引起内环境失去稳定性，导致组织器官损伤，发生 MODS。

当机体遭受感染、细菌和毒素及创伤打击时，刺激机体巨噬细胞、单核细胞、中性粒细胞等释放细胞因子和炎性介质，如肿瘤坏死因子（TNF）、白介素（IL-1、2、4、6、8）、血小板活化因子（PAF）、花生四烯酸、白三烯、磷脂酶 A_2（PLA_2）、血栓素 A_2、β - 内啡呔和血管通透性增高因子等，可使机体发生血管内皮细胞炎症反应，血管通透性增加，凝血与纤溶系统失衡，心肌抑制，血管张力失控，导致全身内环境紊乱，引起器官功能障碍。

2. 微循环障碍与缺血 - 再灌注损伤学说　各种休克微循环障碍若持续发展，均可造成组织器官血管内皮细胞和器官实质细胞缺血、缺氧和出现功能障碍。微血管的白细胞黏附导致广泛微血栓形成，组织缺氧，能量代谢障碍，溶酶体酶活性升高，造成细胞坏死。20 世纪 80 年代，比较强调损伤过程中氧自由基和炎症介质的作用，目前随着分子生物学和细胞生物学水平的深入研究，提出在缺血 - 再灌注过程中，内皮细胞和白细胞相互作用引起器官实质细胞损伤的观点，从而使缺血 - 再灌注损伤学说得到发展和完善，即血管内皮细胞可通过多种凝血因子和炎症介质，与多形核白细胞相互作用，产生黏附连锁反应，导致器官微循环障碍和实质器官损伤，包括组织氧代谢障碍、氧自由基损伤，以及白细胞和内皮细胞的相互作用。

3. 肠源性感染学说　严重创伤、休克、缺血 - 再灌注损伤、外科手术应激等，均可导致肠黏膜屏障功能破坏，从而导致肠道的细菌和毒素发生移位，为炎症反应提供了丰富的和不竭的刺激物质，导致炎症反应持续发展，最终导致细菌损伤和器官功能障碍。肠道是机体最大的细菌和毒素库，由于禁食、抗酸药不合理应用等，导致肠道菌群失调，使其黏膜屏障功能破坏，动力丧失，有可能成为 MODS 患者菌血症的来源。临床和实验研究证实：①约 1/3 菌血症患者死于 MODS 而未发现明确感染灶。②肠道对缺血 - 再灌注损伤最为敏感，易因此发生功能障碍。③应用肠道营养制剂、益生菌微生态制剂保持肠黏膜完整性，可降低感染发生率。该学说已逐渐受到临床重视。

近年来有关细菌移位和肠黏膜屏障功能衰竭的研究有很大的进展，但迄今尚无临床资料说明预防肠道黏膜屏障功能衰竭是否能防止 MODS 发生，肠道是否为 MODS 的始动器官，还有待进一步研究。

4. 其他学说

（1）自由基学说：通过补充血容量等措施使休克得到控制后，血流动力学可得到改善，但血液对器官产生再灌注损伤，随之而来的是细胞线粒体内呼吸链受损，氧自由基释放。中性粒细胞被激活后发生呼吸爆发“瀑布样”效应，产生大量氧自由基。此外，“再灌注”时，次黄嘌呤在黄嘌呤氧化酶作用下分解为尿酸，在此过程中生成大量氧自由基，损伤组织细胞。

（2）“二次打击”学说：Deitch 等提出“二次打击”学说，初步阐明了 MODS 从原发打击到器官衰竭的病理过程，这基本符合其临床演变规律。但在 MODS 的演变过程中应注意：①过度的炎性反应与免疫功能低下。②高动力循环与内脏缺血。③持续高代谢与氧利用障碍。

该学说把创伤、休克等早期致伤因素视为第一次打击，在受到该次打击时，虽然各种免疫细胞及其多种炎症介质也参与了早期的炎症反应，但其参与的程度是有限的，而炎症细胞被激活，处于一种“激发状态”。此后如果病情进展或再次出现病因，则构成第二次打击。此期打击的突出特点是炎症反应和应激反应具有放大效应，即使打击的强度小于第一次打击，也能促使处于激发状态的炎症细胞发生更为剧烈的反应，从而超量释放细胞和体液免疫反应介质。如此还可以导致“二级”“三级”，甚至更多级别的新的介质产生，从而形成“瀑布样”效应。这种失控的炎症反应不断发展，最终导致组织细胞损伤和器官功能障碍。

三、防治的病理生理学基础

在救治 MODS 患者方面，应去除病因，控制感染，制止触发因子，最大限度地保护各器官系统的功能；有效抗休克，改善微循环，阻断可能存在的恶性循环，及早治疗任何一个首发的器官功能衰竭，以阻断病理连锁反应；采用各种支持疗法，维持机体内环境平衡，尽可能改善患者的全身营养状况，增强免疫力，防止并发症，运用各种监测技术，客观评估病情，监测并治疗重要器官病变。

1. 一般支持疗法　患者应缩短禁食时间，尽可能鼓励经口进食，以维持和保护肠黏膜屏障功能。对一般患者，应予以营养支持，确保其热量平衡；对危重患者，则应予以代谢支持，确保正氮平衡。针对机体出现的高代谢状态，应增加患者蛋白质和氨基酸摄入量，提高缬氨酸等支链氨基酸的比例。

2. 及早防治病因　控制感染灶，及时清创，防止和治疗败血症，及时、正确地使用抗生素。

3. 预防 DIC 及缺血 - 再灌注损伤　必要时可酌情使用细胞保护剂、小分子抗氧化剂及自由基清除剂。如患者发生急性心力衰竭，除暂停和减少补液外，还应采取强心、利尿等措施，并适当降低心脏的前、后负荷；如患者出现休克肺，则应予以正压给氧，改善呼吸功能；如患者出现肾衰竭，则应尽早利尿和进行透析，以防止出现多器官衰竭。

4. 阻断炎症介质的有害作用　适当应用炎症介质的阻断剂与拮抗剂理论上具有重要意义，如使用肾上腺皮质激素（地塞米松等）、TNF-α 单克隆抗体等，但实际应用的效果还有待进一步研究。

目前对于 MODS 尚无特效的治疗方法，关键在于及早去除或控制诱发 MODS 的病因，防止炎症失控、避免二次打击，以及主意对器官功能的监测与保护。

（丁　楠）

自测题

一、选择题

1. 关于休克初期微循环的变化错误的是
   - A. 微动脉收缩
   - B. 后微动脉收缩
   - C. 毛细血管前括约肌收缩
   - D. 动 - 静脉吻合支收缩
   - E. 微静脉收缩
2. 关于休克患者的主要临床表现错误的是
   - A. 烦躁不安或神志淡漠，甚至昏迷
   - B. 呼吸急促、脉搏细速
   - C. 少尿或无尿
   - D. 血压均下降
   - E. 面色苍白
3. 休克早期（微循环缺血缺氧期）组织微循环灌流的特点是
   - A. 多灌少流，灌多于流
   - B. 不灌不流，灌少于流
   - C. 少灌少流，灌少于流
   - D. 少灌少流，灌多于流
   - E. 多灌多流，灌少于流
4. 失血性休克时最易受损的器官是
   - A. 心
   - B. 脑
   - C. 肝
   - D. 肺
   - E. 肾
5. 休克时最常出现的酸碱平衡紊乱是
   - A. 代谢性碱中毒
   - B. AG 增高型代谢性酸中毒
   - C. 呼吸性酸中毒
   - D. AG 正常型代谢性酸中毒
   - E. 呼吸性碱中毒

二、名词解释

1. 休克　2. 自身输血　3. 自身输液

三、问答题

1. 简述休克淤血缺氧期微循环及组织灌流变化的特点。
2. 休克时可引起哪些代谢障碍?
3. 休克时各重要器官有哪些变化?

第十八章
数字资源

第十八章

弥散性血管内凝血

思政之光

学习目标

通过本章内容的学习，学生应能够：

识记：

1. 说出弥散性血管内凝血的概念。
2. 说出弥散性血管内凝血防治的病理生理学基础。

理解：

1. 分析弥散性血管内凝血的诱发因素。
2. 解释弥散性血管内凝血的分期及主要特点。

运用：

1. 探讨弥散性血管内凝血的病因和发病机制。
2. 分析弥散性血管内凝血低凝期输入新鲜血浆和血小板可以拯救生命，倡导大学生积极无偿献血。

案例 18-1

患者，女性，28 岁，因胎盘早剥急诊入院。患者妊娠 8 个多月，入院时昏迷，牙关紧闭，手足强直，球结膜有出血斑，身体多处有瘀点、瘀斑，伴消化道出血，血尿。血压 10.64/6.65 kPa（80/50 mmHg），脉搏 96 次 / 分，脉搏细速，少尿。

实验室检查：Hb 70 g/L，RBC 2.7×10^{12}，外周血可见裂体细胞；血小板 85×10^{9}/L，纤维蛋白原 1.78 g/L，凝血酶原时间为 20.9 s，鱼精蛋白副凝试验（3F 试验）呈阳性。尿蛋白（+++），RBC（+++）。4 h 后查血小板 75×10^{9}/L，纤维蛋白原 1.6 g/L。

思考题：

试分析该患者发生弥散性血管内凝血的依据、发病机制、诱发因素和临床表现。

弥散性血管内凝血（disseminated intravascular coagulation，DIC）是指在某些致病因子作用下，大量促凝物质释放入血，凝血因子和血小板被激活，使凝血酶增多，微循环中形成广泛微血栓，继而因凝血因子和血小板大量消耗，引起继发性纤维蛋白溶解功能增强，机体出现以止血和凝血功能障碍为特征的病理生理过程。此过程的早期是由于凝血因子和血小板被激活，使血液凝固性增高，凝血因子和血小板出现消耗性增加，继而导致血液凝固性降低，引起全身出血及微循环衰竭。临床上，患者可出现出血、休克、器官功能障碍和微血管病性溶血性贫血等临床综合征。

弥散性血管内凝血并不是一种独立的疾病，是许多疾病发展的中间环节，是临床各科常见的基本病理过程。弥散性血管内凝血起病急骤，早期不易诊断，且治疗复杂，一旦发生，将使原发病的病情进一步恶化，患者病死率高达 50% ~ 60%。

第一节 弥散性血管内凝血的病因与发病机制

正常机体存在凝血、抗凝血和纤维蛋白溶解系统（简称纤溶系统），三者之间保持内稳态平衡。血液凝固是一系列酶促反应过程，需要多种凝血因子的参与，凝血过程分为内源性凝血途径和外源性凝血两条途径，二者互相激活、密切相关。凝血过程可分为三个基本环节：①凝血酶原复合物的形成；②凝血酶激活；③纤维蛋白形成。血液凝固后形成的血栓溶解主要依赖于纤溶系统。纤溶可分为纤溶酶原的激活与纤维蛋白的降解两个过程。

一、病因

引起弥散性血管内凝血的疾病很多（表 18-1），其中最常见的是感染性疾病。

表 18-1 DIC 的常见病因

病因类型	常见疾病
感染性疾病	革兰氏阴性菌或阳性菌感染、败血症等； 病毒性肝炎、流行性出血热、病毒性心肌炎等
肿瘤性疾病	消化系统及泌尿、生殖系统等恶性肿瘤、白血病等
妇产科疾病	流产、子痫及先兆子痫、胎盘早剥、羊水栓塞、死胎、剖宫产术等
创伤及手术	严重软组织创伤、挤压综合征、大面积烧伤，以及肝、脑、肺等脏器大手术、器官移植术等

二、发病机制

1. 组织因子释放，外源性凝血系统激活，启动凝血过程　严重创伤、烧伤、外科大手术、产科意外等导致的组织损伤，恶性肿瘤组织或实质脏器坏死，白血病放疗、化疗后所致的白血病细胞大量破坏等情况，均可释放大量组织因子入血，激活外源性凝血系统，启动凝血过程。同时，F Ⅶ 可激活 F Ⅸ、F Ⅹ、F Ⅻ等，扩大凝血反应，促进 DIC 的发生。

2. 血管内皮细胞损伤，凝血、抗凝血机制失调　严重感染、内毒素、缺氧、酸中毒、抗原-抗体复合物等原因，均可损伤血管内皮细胞。其产生机制是：①损伤的血管内皮细胞释放组织因子，启动外源性凝血系统；②胶原纤维暴露后，可激活 F Ⅻ，启动内源性凝血系统，并可激活纤溶、激肽和补体系统，促进 DIC 的发生；③血管内皮细胞受损，可引起血小板黏附、活化和聚集功能增强，产生放大效应，促进 DIC 的发生。④血管内皮细胞的抗凝血作用减弱；⑤血管内皮细胞产生组织型纤溶酶原激活物减少，纤溶酶原激活物抑制物 -1 增多，使纤溶活性降低。

3. 血细胞大量破坏，血小板被激活

（1）红细胞大量破坏：异型输血、疟疾和阵发性睡眠性血红蛋白症等，使血液中红细胞大量破坏，可释放大量 ADP 等促凝物质，促进血小板黏附、聚集，导致凝血；红细胞膜磷脂也有促凝血作用，导致凝血酶生成，促进 DIC 的发生。

（2）白细胞破坏：正常中性粒细胞和单核细胞内含有较丰富的促凝物质。在内毒素、IL-1、TNF-α 等刺激下，白细胞可合成和释放组织因子，启动外源性凝血系统。另外，急性早幼粒细胞白血病患者在化疗或放疗后，出现白细胞大量破坏，可释放大量组织因子样物质，激活外源性凝血系统，促进 DIC 的发生。

（3）血小板被激活：在 DIC 的发生、发展过程中，血小板多起继发性作用，只有在少数情况下，可能起原发性作用，如血栓性血小板减少性紫癜。

4. 促凝物质进入血液　某些蛋白酶入血，如急性坏死性胰腺炎时，大量胰蛋白酶进入血液循环，激活凝血酶原转变为凝血酶，促进血液凝固和 DIC 的发生。某些蜂毒或蛇毒能直接激活 F Ⅹ、凝血酶原，或直接使纤维蛋白酶原转变为纤维蛋白。某些肿瘤细胞也可分泌促凝物质，激活 F Ⅹ等。此外，内毒素也可损伤血管内皮细胞，并刺激血管内皮细胞表达组织因子，促进 DIC 的发生（图 18-1）。

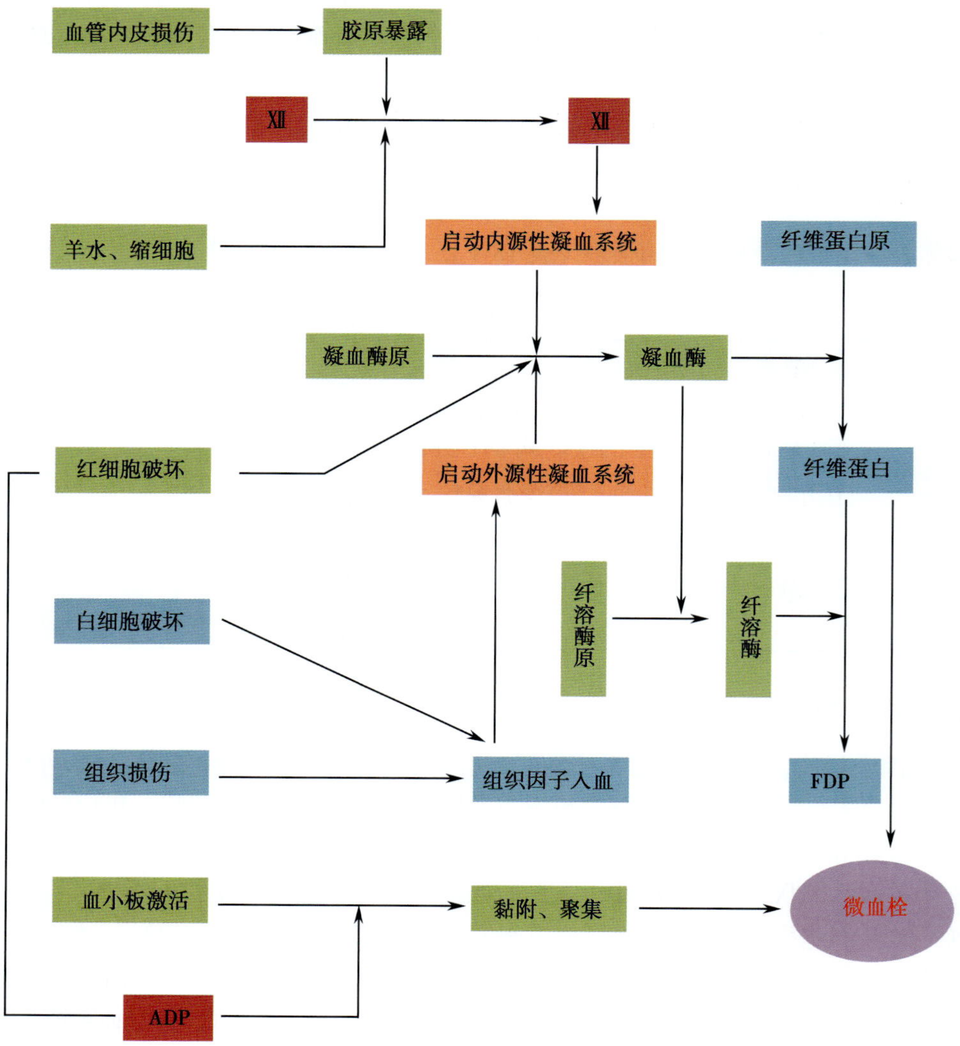

图 18-1　DIC 的发生机制模式图

➢ **考点**：DIC 的病因与发病机制。

第二节　影响弥散性血管内凝血发生、发展的因素

一、单核 - 吞噬细胞系统功能障碍

单核 - 吞噬细胞系统具有吞噬功能，可将血液中的凝血酶、纤维蛋白原及其他促凝物质、纤溶酶、纤维蛋白降解产物和内毒素等进行吞噬、清除。当该系统吞噬功能严重障碍，或由于

吞噬大量细菌、内毒素或坏死组织而使其功能受“封闭”时，可促进 DIC 的发生，常见于感染性休克、创伤长期大量使用糖皮质激素或严重的酮症酸中毒等。

二、肝功能严重障碍

肝细胞既能合成凝血酶原、纤维蛋白原，以及凝血因子Ⅴ、Ⅶ、Ⅸ、Ⅹ等凝血物质，也可灭活 FⅨa、FⅩa、FⅫa 等凝血因子。另外，蛋白 C、抗凝血酶Ⅲ的抗凝物质和纤溶酶原的纤溶物质等均在肝内合成。正常肝功能对维持正常的凝血与抗凝血机制起重要作用。肝功能严重障碍时（如肝硬化、急性重型肝炎等），可使凝血、抗凝血及纤溶系统之间的内稳态失衡。病毒、某些药物等既可损伤肝细胞，引起肝功能障碍，又可激活凝血因子；同时，肝细胞大量坏死时可释放组织因子，启动凝血系统，促进 DIC 的发生。

三、血液高凝状态

在某些生理或病理情况下，血液中的凝血因子及血小板含量或活性升高，可同时伴有抗凝血系统活性降低，此现象称为血液高凝状态。孕妇从妊娠第 3 周开始，其血液中血小板和一些凝血因子（Ⅰ、Ⅱ、Ⅴ、Ⅶ、Ⅸ、Ⅹ等）数量逐渐增多，妊娠末期达到最高水平，而抗凝血酶Ⅲ和纤溶酶原激活物却相应减少。同时，来自胎盘的纤溶酶原激活物抑制物也增多，使孕妇血液处于高凝状态，到妊娠末期最为明显。因此，当发生胎盘早剥、死胎、羊水栓塞等产科意外时，因促凝物质释放入血和血液处于高凝状态，较易发生 DIC。

酸中毒可直接损伤血管内皮细胞，启动凝血系统，引起 DIC 的发生。此外，由于血液 pH 降低，使凝血因子的酶活性升高、肝素的抗凝活性减弱、血小板聚集性加强，也可使血液处于高凝状态，易引起 DIC 的发生。

四、微循环障碍

休克等原因导致微循环障碍时，因缺氧、酸中毒而致毛细血管内皮细胞损伤，启动凝血系统。同时，因血流淤滞，血细胞聚集，血液甚至可呈淤泥状，这些均有利于 DIC 的发生。低血容量时，由于肝、肾血液灌流量减少，使其清除凝血物质及纤溶产物的功能降低，也可促进 DIC 的发生。休克患者一旦发生 DIC，微循环障碍将进一步加重，形成恶性循环。

其他原因，如临床上不恰当地应用纤溶抑制剂（6- 氨基己酸或对羧基苄胺），可过度抑制机体的纤溶功能，容易造成 DIC。

➢ **考点：**列举 DIC 的影响因素。

知识链接

产后出血并发 DIC

胎儿在娩出后阴道出血量达到或者大于 500 ml 即称为产后出血。产后出血的原因主要有产后宫缩乏力、软产道损伤、胎盘问题和凝血功能障碍四个方面。当凝血功能出现异常时，阴道出血多表现为出血不止。由于产妇血液呈高凝状态（怀孕后血液系统的变化为高凝状态，体内凝血因子增多），所以一旦发生凝血异常，就会很快发生 DIC。临床上治疗很棘手的，患者死亡率较高，有时甚至需要将子宫切除才能止血。

第三节 弥散性血管内凝血的分期和分型

一、分期

根据 DIC 的发生、发展过程，可将典型的 DIC 分为高凝期、消耗性低凝期和继发性纤溶亢进期三期（表 18-2）。

表 18-2 DIC 的分期与特点

	高凝期	消耗性低凝期	继发性纤溶亢进期
发生机制	凝血系统被激活；凝血酶↑	凝血因子和血小板被大量消耗；继发性激活纤溶系统	激活纤溶系统；纤溶酶↑→纤溶亢进；纤维蛋白降解产物（FDP）形成
血液状况	血液呈高凝状态	血液呈消耗性低凝状态	血液呈低凝状态
临床特点	大量微血栓形成；无明显临床症状	有程度不等的出血症状	有明显出血症状、发生休克和器官功能障碍
实验室检查	凝血和复钙时间缩短；血小板黏附性增强	血浆纤维蛋白原减少；出血、凝血时间延长；血小板计数↓	凝血酶原时间延长＞25 s，3P 试验呈阳性；优球蛋白溶解时间缩短；血小板计数↓

二、分型

（一）按发生速度分型

1. 急性型　以严重感染、休克、异型输血、羊水栓塞、急性移植排斥反应等较为常见。患者可在数小时或 1 ～ 2 天内发病，主要临床表现为出血和休克，病情恶化快，分期不明显。实验室检查可见明显异常。

2. 亚急性型　常见于恶性肿瘤转移、死胎等，患者可在数天内逐渐发生 DIC，临床表现介于急性型和慢性型之间。

3. 慢性型　常见于恶性肿瘤、慢性溶血性贫血和胶原病等，发病缓慢，病程较长，患者临床表现不明显，常以某些实验室检查异常或某脏器功能不全为主要表现，有的只在尸检时才被发现。慢性型 DIC 在一定条件下可转为急性型 DIC。

（二）按代偿情况分型

1. 失代偿型　以急性 DIC 常见。由于凝血因子和血小板消耗过度，机体一时难以充分代偿，以致患者出现明显的出血和休克等症状，实验室检查具有血小板、纤维蛋白原明显减少的特征。

2. 代偿型　以轻度 DIC 多见。此时凝血因子和血小板的消耗与代偿处于动态平衡状态，患者出现不明显或仅有轻度出血或血栓形成症状，实验室检查无明显异常，使得临床诊断较为困难，可转为失代偿型。

3. 过度代偿型　主要见于慢性 DIC 和 DIC 恢复期。由于代偿功能较好，凝血因子和血小板代偿性生成迅速，甚至超过消耗，导致出血或血栓形成症状不明显，实验室检查可见纤维蛋白原等短暂性升高。若病因性质和强度发生改变，则可转变为失代偿型。

第四节　弥散性血管内凝血的临床表现

弥散性血管内凝血的临床表现主要为出血、休克、多脏器功能障碍和贫血。其中最常见的临床表现是出血。急性 DIC 时以前三种症状为多见。

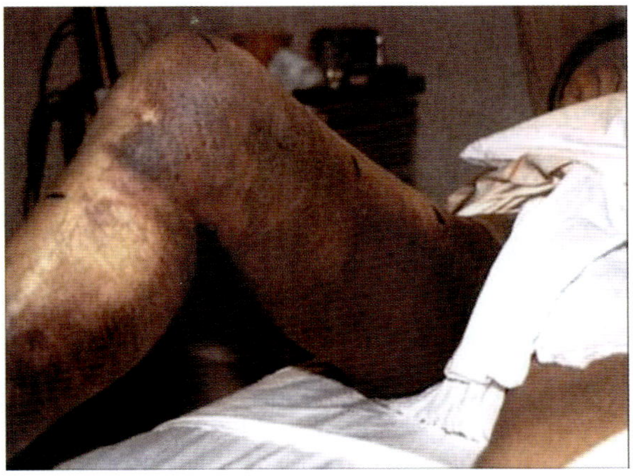

图 18-2　腹主动脉瘤术后大出血

一、出血

1. 出血的表现　出血是 DIC 最初及最常见的临床表现。有 70% ~ 80% 的 DIC 患者有不同程度的出血。临床表现为皮肤瘀点、紫癜、瘀斑（18-2）、牙龈出血、鼻出血、咯血、呕血、便血、血尿及阴道出血等。严重者可有多部位大量出血，轻者仅有伤口或注射部位渗血不止等。

2. 出血的特点　①多部位同时出血，且无法用原发性疾病进行解释；②出血常比较突然，可同时伴有 DIC 的其他临床表现；③用一般止血药治疗无效。

3. 出血的机制　可能与下述因素有关（图 18-3）。

（1）凝血物质被消耗而减少：由于广泛微血栓形成，大量凝血因子和血小板被消耗，如果肝和骨髓的代偿功能不足以补充所消耗的凝血物质，则血液转为低凝状态而引起出血。

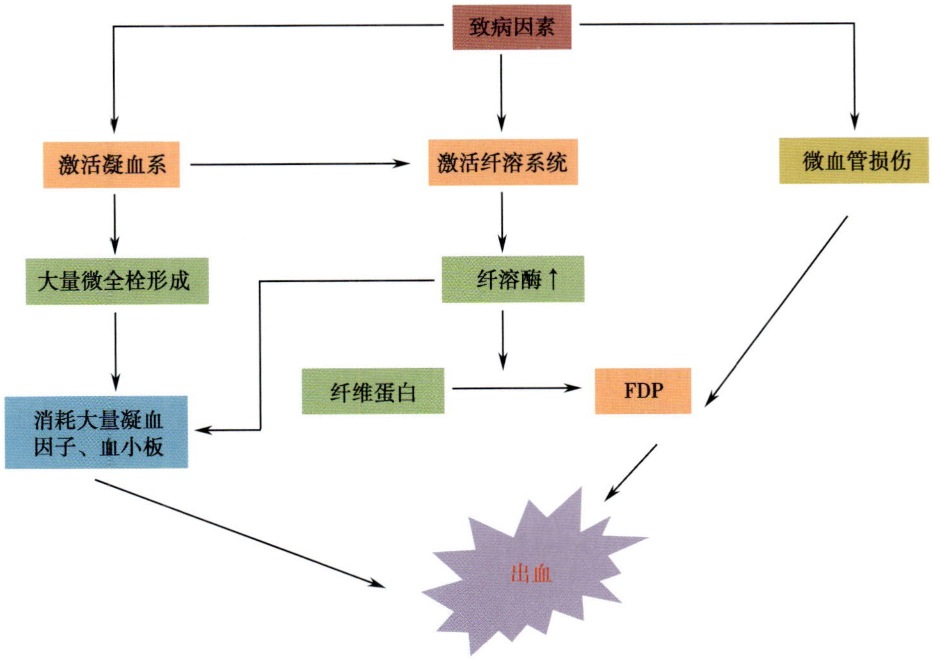

图 18-3　DIC 时出血的发生机制

（2）纤溶系统激活：由于纤溶系统激活，导致大量纤溶酶生成。纤溶酶不仅可使纤维蛋白降解，而且可水解各种凝血因子，导致凝血过程障碍而引起出血。

（3）纤维蛋白（原）降解产物形成：由于继发性纤溶亢进，纤维蛋白（原）在纤溶酶的作用下降解形成各种多肽片段，统称为纤维蛋白（原）降解产物（FgDP/FDP）。FgDP/FDP 具有强大的抗凝作用，使机体止血、凝血功能明显降低，是 DIC 时引起出血的重要机制。

（4）微血管损伤：在 DIC 发生、发展过程中，各种原始病因和继发性的缺氧、酸中毒、细胞因子及自由基等多种因素引起微血管管壁损伤，导致微血管通透性增高而出血。

二、休克

急性 DIC 患者常伴有休克。休克和 DIC 可互为因果，形成恶性循环。DIC 引起休克的机制如图 18-4 所示。

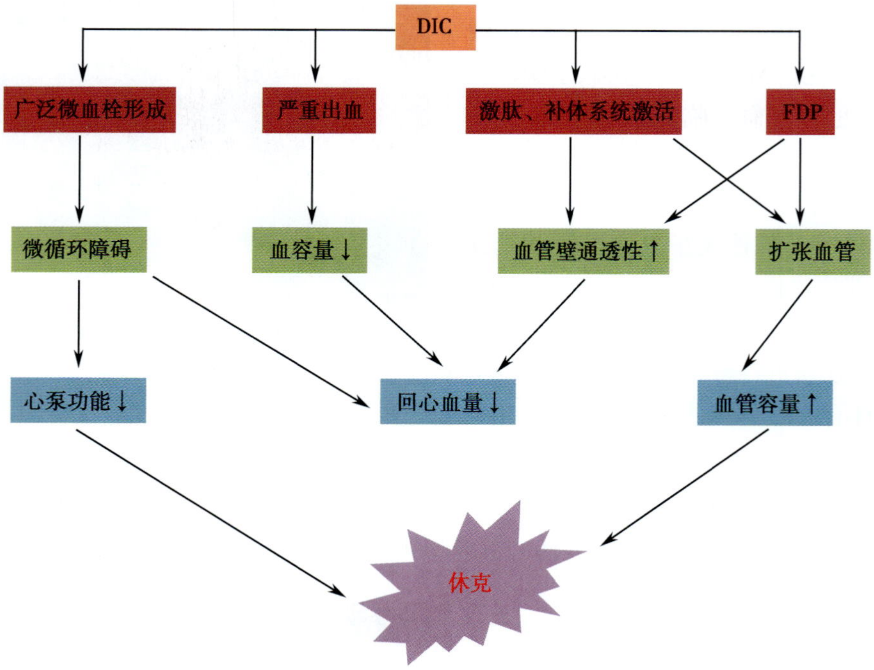

图 18-4　DIC 时休克的发生机制

1. 严重出血　可使血容量明显减少。

2. 回心血量不断减少　①广泛微血栓形成，阻塞微血管；②激活激肽系统、补体系统和纤溶系统，产生血管活性介质（如激肽和组胺），引起微血管扩张及微血管通透性增高，导致血浆外渗；③ FDP 的某些成分可增强激肽和组胺的作用，加剧回心血量减少。

3. 心功能降低　①心内微血栓形成，可引起心肌缺血，心肌收缩性减弱，使心排血量减少；②肺内微血栓形成可导致肺动脉高压，增加右心后负荷；③DIC 时组织器官缺血、缺氧可引起代谢性酸中毒，酸中毒可使心肌舒缩功能发生障碍。

以上因素可使血容量和回心血量减少、血管容量增加、心脏泵功能下降，最终导致休克的发生。

三、器官功能障碍

DIC 时，微血栓阻塞微循环，造成器官缺血、局灶性坏死，引起缺血性器官功能障碍。微血栓严重或阻塞时间较长可造成器官功能不全甚至衰竭。轻者表现为个别器官功能不全，重者则可形成多器官功能衰竭（MODS）。MODS 是 DIC 患者的主要死亡原因。

肾是最易受累的器官。由于微血栓形成可引起双侧肾皮质和肾小管坏死，所以患者可出现少尿或无尿、血尿、蛋白尿等症状及急性肾衰竭。肺内微血栓形成可使患者出现呼吸困难、肺出血及呼吸衰竭。胃肠道出现 DIC，可表现为恶心、呕吐、腹泻及消化道出血。肝受累时，患者可出现黄疸、肝功能不全。肾上腺皮质受累时，可引起肾上腺皮质出血性坏死，出现沃 - 弗综合征

（Waterhouse-Friderichsen syndrome），又称出血性肾上腺综合征。累及垂体时，使垂体缺血、坏死，患者可出现希恩综合征（Sheehan syndrome），表现为消瘦、乏力、脱发、畏寒、闭经、乳房萎缩等。累及神经系统时，患者可出现神志不清、嗜睡、昏迷等意识障碍及各种精神神经症状。

四、微血管病性溶血性贫血

DIC 患者可伴有微血管病性溶血性贫血（microangiopathic hemolytic anemia）。患者外周血涂片中可见一些特殊的形态各异的红细胞，其外形呈盔形、星形或新月形等，称为裂体细胞或红细胞碎片（图 18-5）。外周裂体细胞大于 2% 对 DIC 有辅助诊断意义。

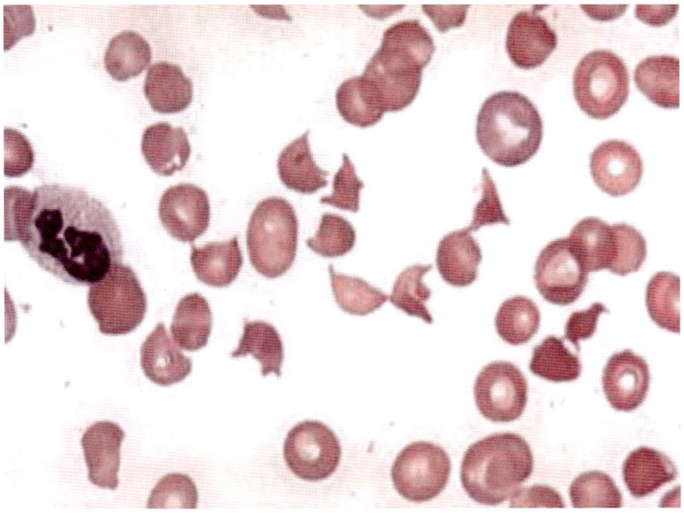

图 18-5　微血管病性溶血性贫血患者血涂片中的裂体细胞

DIC 是产生红细胞碎片的主要原因：DIC 早期，血液发生凝固，纤维蛋白丝在微血管腔内形成细网、当红细胞流过网孔时，可被黏着、滞留或挂在纤维蛋白丝上，在血流不断冲击、挤压下，引起红细胞的机械性损伤，形成裂体细胞（图 18-6）。红细胞碎片脆性高，易发生溶血。

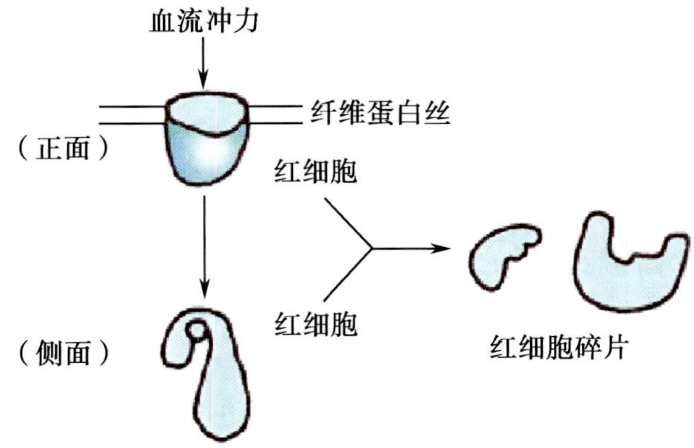

图 18-6　红细胞碎片形成机制模式图

➢ **考点：**DIC 时机体的功能与代谢改变。

第五节 弥散性血管内凝血防治的病理生理学基础

1. 积极防治原发病　积极预防和迅速去除导致 DIC 的致病因素，是防治 DIC 的根本措施。例如，及时、有效地控制原发感染病灶，及时去除死胎或滞留胎盘等。某些轻度 DIC，只要及时去除病因，患者病情即可迅速恢复。

2. 改善微循环障碍　采取扩充血容量、解除血管痉挛、溶栓和防止新的微血栓形成等措施，及早疏通被微血栓阻塞的微循环，增加血液灌流量，对于 DIC 的防治具有重要作用。

3. 重建凝血、抗凝血与纤溶系统间的动态平衡　①合理应用抗凝疗法：即在 DIC 的高凝期和消耗性低凝期，适当应用肝素、AT-Ⅲ及其他新型抗凝血药，以及时阻断血液高凝状态的恶性循环。②补充支持疗法：紧密配合抗凝治疗，及时应用新鲜全血或血浆、浓缩血小板血浆或凝血因子制剂，力求尽快建立凝血、抗凝血与纤溶系统间的新动态平衡，提高 DIC 患者的治愈率。

4. 密切观察患者的病情变化　密切观察患者原发性疾病的病情、出血部位和出血量，以及有无微循环障碍，如少尿、血压下降、黄疸、溶血、呼吸衰竭、循环衰竭等症状。同时，应重点观察实验室检查结果，如血小板计数、凝血酶原时间、血浆纤维蛋白含量、3P 试验等。

5. 保护、维持重要器官功能　可通过应用人工心肺机、血液透析等办法，保护和维持心、肺、脑、肾等重要器官功能。

（唐忠辉）

自测题

一、选择题

1. DIC 最重要的特征是
   A. 微血栓大量形成
   B. 凝血物质大量消耗
   C. 纤维蛋白溶解过程亢进
   D. 凝血功能异常
   E. 出血和溶血
2. DIC 时凝血功能异常表现为
   A. 血液凝固性增高
   B. 血液凝固性降低
   C. 血液凝固性先增高后降低
   D. 血液凝固性先降低后增高
   E. 主要是纤溶活性的改变
3. DIC 时血液凝固障碍的根本原因是
   A. 溶血性贫血
   B. 纤溶过度亢进
   C. 纤溶活性增强
   D. 凝血物质大量消耗
   E. 血液凝固性增高
4. 属于 DIC 诱因的是
   A. 胎盘早剥
   B. 单核吞噬细胞系统功能障碍
   C. 病毒性心肌炎
   D. 恶性肿瘤
   E. 实质性器官坏死

5. 红细胞大量破坏时
   A. 大量组织因子入血引起 DIC
   B. 激活凝血因子Ⅻ引起 DIC
   C. ADP 大量释放，血小板黏附、聚集，引起 DIC
   D. 肝功能障碍引起 DIC
   E. 直接使凝血酶原变为凝血酶
6. DIC 的发展过程可分为
   A. 低凝期和高凝期
   B. 高凝期和低凝期
   C. 高凝期、低凝期和纤溶亢进期
   D. 低凝期、高凝期和纤溶亢进期
   E. 低凝期和纤溶亢进期
7. DIC 出血最主要的因素是
   A. 肝合成凝血因子障碍
   B. 血管通透性增高
   C. 多器官功能障碍
   D. 凝血因子大量消耗
   E. 微血管病性溶血性贫血
8. 急性 DIC 患者，减少最显著的凝血因子是
   A. 凝血因子Ⅳ
   B. 纤维蛋白原
   C. 凝血酶原
   D. 凝血因子Ⅻ
   E. 凝血因子Ⅹ
9. 微血管病性溶血性贫血的机制是
   A. 微血管内大量微血栓形成
   B. 由于 DIC 时产生的毒性物质所致
   C. DIC 造成微循环淤滞，缺血、缺氧
   D. 交感神经兴奋，自由基产生
   E. 纤维蛋白丝在微血管内形成细网
10. DIC 引起的贫血属于
   A. 溶血性贫血
   B. 失血性贫血
   C. 中毒性贫血
   D. 再生障碍性贫血
   E. 缺铁性贫血
11. 血浆鱼精蛋白副凝试验检测的是
   A. 纤维蛋白原含量
   B. 纤维蛋白单体含量
   C. 纤维蛋白降解产物
   D. 凝血酶原
   E. 纤溶酶
12. 下列**不是** DIC 时发生休克的机制的是
   A. FDP 形成
   B. 补体激活
   C. 出血
   D. 儿茶酚胺增多
   E. 回心血量减少

二、名词解释

1. 弥散性血管内凝血（DIC）　2. 微血管病性溶血性贫血　3. 裂体细胞
4. 沃 - 弗综合征　5. 希恩综合征　6. 纤维蛋白（原）降解产物（FDP）

三、问答题

1. 简述 DIC 时出血特点及发生机制。
2. 产科意外时为何易发生 DIC?
3. 试述休克与 DIC 的相互关系。

第十九章
数字资源

第十九章

应 激

思政之光

学习目标

通过本章内容的学习，学生应能够：

识记：

1. 说出应激和应激源的概念。
2. 列举应激的神经 – 内分泌反应、应激的细胞反应。
3. 说出应激性溃疡的概念和发病机制。

理解：

1. 分析应激时的机体代谢与功能变化，以及应激与心理、精神障碍的联系。
2. 解释应激防治的病理生理学基础。

运用：

解释新冠肺炎作为急性应激源，对身心健康产生的不同程度的影响。科学对待新冠肺炎，做好常态化防控，增强制度自信，激发爱国热情和学习动力。

案例 19-1

患者，男性，30 岁，建筑工人，因胸腹部挤压伤 1 小时入院。体格检查：患者表情淡漠，脉搏 98 次 / 分，脉搏细弱；血压 104/60 mmHg；心律齐，未闻及杂音。B 超显示肝破裂。

经过肝修补术后，第 5 天患者心率突然增快，上腹部疼痛，腹胀。次日上午患者排出柏油样黑便约 1000 ml，但血红蛋白浓度由 110 g/L 下降到 70 g/L，诊断为消化道溃疡出血。立即用止血药并输血 800 ml，但患者血红蛋白仍然下降至 50 g/L，心率 132 次 / 分，精神萎靡，脉搏细弱，出汗，呈休克状态。遂即行手术探查胃和肠管，均有大量积血，胃后壁近幽门处有 3 个 1 cm×2 cm 的溃疡，表浅，伴有出血。十二指肠降部内侧壁有 1.5 cm×2 cm 的深溃疡，并有大量鲜血随之涌出，出血来自胰十二指肠上动脉，该动脉壁被溃疡侵蚀后可因破裂而大出血。行“8”字缝合，大出血即停止，血红蛋白逐渐回升。术后 22 天，患者痊愈出院。

思考题：

1. 患者的应激源是什么？这是良性刺激还是劣性刺激？
2. 与应激相关疾病的主要发病机制是什么？

第一节 概 述

一、应激的概念

应激（stress）是指机体在受到各种强烈因素（即应激源）刺激时，所出现的全身性非特异性适应反应，或称应激反应（stress response）。

应激是一种全身性的适应性防御反应，是机体适应、保护机制的一个重要组成部分，是生命过程中普遍存在的现象。适度的应激有利于动员机体身心，以便更好地完成任务或避开可能发生的危险。但过于强烈和（或）过于持久的应激所引起的各种适应、代偿反应不足以克服应激时产生的非特异性损伤，容易导致应激性疾病。

二、应激源

应激源（stressor）是指能引起应激反应的各种刺激因素。应激源大致可分为三类：

1. 外环境因素 ①物理性因素，如寒冷、高热、射线、噪声、强光、电击、创伤等。②化学性因素，如酸、碱、中毒等。③生物性因素，如细菌、病毒、寄生虫等各种病原微生物感染等。

2. 内环境因素 如休克、贫血、器官衰竭及酸碱平衡紊乱等自稳态失衡。

3. 心理、社会因素 如紧张的工作、不良的人际关系、丧失亲人等重大打击，以及恐惧、愤怒、焦虑等。大量事实说明，心理、社会因素是现代社会生活中的重要应激源。另外，由于遗传素质、人格特点、神经类型等各方面存在差异，不同个体对同样的应激源具有不同的敏感性及耐受性，因而强度相同的应激源对不同个体可引起不同程度的应激反应。

三、应激的分类

1. 按应激的性质分类 ①躯体性应激：由机体内、外环境应激源刺激引起的应激。②心理性应激：由心理、社会应激源刺激引起的应激。

2. 按应激的强度分类 ①生理性应激，适度、持续时间不长的应激可增强机体的适应能力，对机体有利，又称良性应激（benign stress）。②病理性应激，是指应激源的作用过于强烈和（或）作用时间过于持久，所引起的各种适应性、代偿性反应不足以克服应激时产生的非特异性损伤，甚至导致应激性疾病，对机体有害，也称为劣性应激（malignant stress）。

3. 按应激的持续时间分类 ①急性应激：一般可持续数分钟到数天。②慢性应激：可持续数天到数月。

> **考点：**应激、应激源的概念，以及常见的应激源。

第二节 应激反应的基本表现

一、应激时的神经 – 内分泌反应

如果机体受到强烈刺激，应激时的神经 - 内分泌反应主要体现在蓝斑（locus ceruleus, LC）- 交感 - 肾上腺髓质系统和下丘脑 - 垂体 - 肾上腺皮质轴（hypothalamic-pituitary-adrenal cortex axis，HPA）的强烈兴奋，以适应强烈刺激，提高机体的抗病能力。应激时的神经 - 内分泌反应，是疾病时全身性非特异反应的生理学基础。多数应激反应的生理、生化改变与外部表现皆与这两个系统的强烈兴奋有关（图 19-1）。

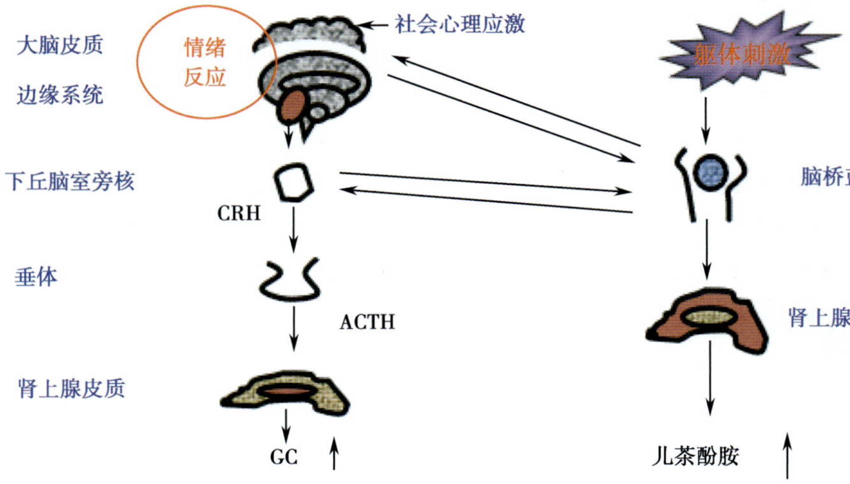

图 19-1 应激时的神经 - 内分泌反应

（一）蓝斑（LC）- 交感 - 肾上腺髓质系统

1. 基本组成 蓝斑是中枢神经系统对应激最敏感的部位，位于脑桥，主要对交感 - 肾上腺髓质系统起中枢整合作用。上行神经纤维主要投射到边缘系统，是应激时情绪变化、学习记忆及行为改变的结构基础；下行神经纤维主要至脊髓侧角，调节交感神经张力及肾上腺髓质中儿茶酚胺的分泌。

2. 应激时的基本效应

（1）中枢效应：该系统的主要中枢效应是引起兴奋、警觉、焦虑等情绪反应，这与相应脑区中去甲肾上腺素的释放有关。

（2）外周效应：该系统的主要外周效应表现为血浆中儿茶酚胺（肾上腺素、去甲肾上腺素、多巴胺）浓度迅速升高。交感神经兴奋主要释放去甲肾上腺素，肾上腺髓质兴奋主要释放肾上腺素。交感 - 肾上腺髓质系统的强烈兴奋主要参与调控机体对应激的急性反应。

3. 对机体的影响 既有有利方面，又有不利方面的影响。

（1）有利的影响：①交感神经兴奋和儿茶酚胺的释放，可使心率加快、心肌收缩性增强、心排血量增加、血压升高。②使血液重分布，由于外周血管中 α 受体分布的密度不同，对儿茶酚胺的敏感性不同，皮肤、肾、腹腔内脏等血管收缩，脑血管口径无明显变化，冠状血管、骨骼肌血管则扩张，从而保证心脏、脑和骨骼肌的血液供应，这对于调节和维持各器官的功能，保证骨骼肌在应对紧急情况时的加强活动，具有很重要的意义。③儿茶酚胺可使支气管扩张，有利于增加肺泡通气量，满足应激时机体对氧的需求。④促进糖原、脂肪分解，满足应激时对能量的需求。⑤儿茶酚胺对许多激素的分泌有促进作用，可促使 ACTH、生长激素、肾素、甲状腺激素及促红细胞生成素的分泌，以唤起机体应激时的各种生理变化。

（2）不利的影响：①外周小血管收缩，微循环灌流量少，导致组织缺血。②儿茶酚胺促使血小板聚集，小血管内的血小板聚集可引起组织缺血。③造成过多的能量消耗。④增加心肌耗氧量。

应激一般主要引起交感神经兴奋，但有时也可引起副交感神经兴奋占优势。例如，突然的情绪刺激，有时可引起心率减慢和血压下降就是一个例子。

（二）下丘脑－垂体－肾上腺皮质轴（HPA）

1. 基本组成　下丘脑-垂体-肾上腺皮质轴（HPA）主要由下丘脑的室旁核、腺垂体及肾上腺皮质组成。室旁核作为该神经-内分泌轴的中枢位点，上行神经纤维主要与边缘系统的杏仁复合体、海马结构及边缘皮质有广泛的往返联系。下行神经纤维则通过下丘脑分泌促肾上腺皮质激素释放激素（corticotropin releasing hormone，CRH）控制腺垂体分泌促肾上腺皮质激素（adrenocorticotropic hormone，ACTH），从而控制肾上腺皮质分泌糖皮质激素（glucocorticoid，GC）。

2. 应激时的基本效应

（1）中枢效应：HPA 兴奋释放的中枢介质为 CRH 和 ACTH，特别是 CRH，可能是应激时最核心的神经-内分泌反应。CRH 的功能是：①促进 ACTH 的分泌，进而增加 GC 的分泌，这是 CRH 最主要的功能，是 HPA 激活的关键环节。②调控应激时的情绪行为反应。目前认为，适量的 CRH 增多可促进适应反应，使机体兴奋或有愉快感，但大量 CRH 增多，特别是慢性应激时 CRH 的持续增加则可造成机体适应机制障碍，使患者出现焦虑、抑郁、食欲及性欲减退等。③促进内啡肽的释放。④促进蓝斑-去甲肾上腺素能神经元的活性，与蓝斑-交感-肾上腺髓质系统形成交互影响。

（2）外周效应：HPA 兴奋释放的外周介质是 GC。GC 分泌增多是应激反应最重要的一个表现，对机体抵抗有害刺激起着极为重要的作用。动物实验表明，去除肾上腺后，动物可以在适宜条件下生存，但如受到强烈刺激，则容易发生器官衰竭、死亡。如对摘除肾上腺的动物注射糖皮质激素，则可使动物恢复抗损害的能力。大量临床观察也证明，肾上腺皮质功能过低的患者，对应激源的抵抗力明显降低。

3. 糖皮质激素分泌增多对机体的影响

（1）有利的作用：①促进蛋白质分解和糖异生，从而可以补充肝糖原的储备；GC 还能抑制组织对葡萄糖的利用，从而提高血糖水平。②可提高心血管对儿茶酚胺的敏感性。肾上腺皮质功能不足时，血管平滑肌对去甲肾上腺素变得极不敏感，因而易发生血压下降，循环衰竭。③稳定溶酶体膜，GC 具有防止或减少溶酶体酶外漏的作用，由此可避免或减轻水解酶对细胞及其他组织器官的损害。④抑制炎症介质的生成、释放和激活，生理浓度的糖皮质激素对许多化学介质的生成、释放和激活具有抑制作用，包括如前列腺素（PGs）、白三烯（LTs）、血栓素（Tx）、缓激肽、5-羟色胺、纤溶酶原激活物、胶原酶和淋巴因子等，因而使机体可以不发生过于强烈的炎症反应和超敏反应等。

（2）不利的影响：慢性应激时，GC 的持续增加也可对机体产生一系列不利影响。①免疫反应受抑制，导致机体免疫力下降，易发生感染。②生长发育迟缓。③性腺轴受抑制，引起性功能减退、月经不规律等。④甲状腺轴受抑制，抑制促甲状腺素释放激素及促甲状腺激素的分泌，并阻碍 T_4 在外周转化为活性更强的 T_3。⑤导致患者发生行为改变，抑郁症、异食癖及自杀倾向等。

4. 其他激素反应　应激还可引起其他的神经-内分泌改变，如引起 β-内啡肽、胰高血糖素的升高等。

➢ **考点：**应激时的神经－内分泌反应。

二、应激时的细胞反应

细胞对多种应激源，特别是非心理性应激源的反应可表现为一系列细胞内信号转导和相关基因的激活，表达相关的、具有保护作用的一些蛋白质，如热休克蛋白、急性期反应蛋白、某些酶或细胞因子等，成为机体在细胞、蛋白质和基因水平的应激表现。

1. 热休克蛋白（heat shock protein，HSP） 是指应激时新合成或合成增加的一组蛋白质，主要在细胞内发挥功能，属于非分泌型蛋白质。因其最初是从经受热应激（从25℃移到30℃，30 min）的果蝇唾液腺中被发现的，故取名为热休克蛋白，但随后发现多种对机体有害的应激因素也可诱导热休克蛋白的生成，故又名热激蛋白。

HSP在细胞内含量很高，约占细胞总蛋白质含量的5%。近年研究表明，HSP的生成，不仅见于果蝇，而且普遍存在于从细菌到人类的整个生物界（包括植物和动物）。绝大部分生物细胞生成的HSP分子量都在80 ~ 110 kD、68 ~ 74 kD和18 ~ 30 kD。不同分子量的HSP，在细胞内的分布也有所不同，例如，在酵母菌中发现的分子量为89 kD的HSP是一种可溶性的细胞质蛋白质，而分子量为68 kD、70 kD、110 kD的HSP则主要分布于细胞核或核仁区域。

HSP在生物界中的一个重要特点是在其进化过程中的高度保守性。例如，从大肠埃希菌、酵母、果蝇和人体分离的分子量为70 kD的HSP，如果对其进行全氨基酸序列分析，就可发现它们具有80%以上的相似性。HSP在进化过程中的高度保守性，说明它们具有普遍存在的重要生理功能。

HSP包括结构性HSP和诱生性HSP。结构性HSP正常情况下存在于细胞内，是细胞的结构蛋白，其基本功能是帮助新生的蛋白质进行正确的折叠、移位、维持以及降解，因此被称为“分子伴侣”（molecular chaperone）。诱生性HSP在应激时可以诱导生成或合成增加，其基本功能与应激时受损蛋白质的修复或移除有关，可以保护细胞免受严重损伤，加速修复。

HSP的N端为一具有ATP酶活性的高度保守序列，C端为一相对可变的基质识别序列。C端的基质识别序列可以与受损蛋白质的疏水结构区相结合（未受损蛋白质疏水结构区不暴露），并释放出游离的热休克转录因子（heat shock transcription factor，HSTF），游离HSTF聚合形成三聚体。因此，在热应激或其他应激源作用下，使细胞的蛋白质变性或新生蛋白质折叠出现错误，暴露其疏水区。这样，HSP与受损蛋白质的疏水区相结合的同时，即可消耗ATP和促进受损蛋白质恢复正确折叠。在HSP修复受损蛋白质的同时，HSTF单体被释放出来，形成HSTF三聚体，并聚集于细胞核内。该三聚体HSTF可与热休克基因5′端的诱导型启动子（热休克元件）相互作用，启动热休克基因的转录，诱导HSP的合成。

应激时，HSP的生成增多，以修复被损伤的蛋白，使细胞维持正常的生理功能，从而提高细胞对应激源的耐受性。

当然，HSP也可以通过与HSTF单体结合，从而抑制HSTF三聚体的形成，抑制HSP的进一步生成。

2. 急性期蛋白（acute phase protein，AP） 炎症、感染、组织损伤时，血浆中某些蛋白质浓度迅速升高，这些蛋白质称为急性期蛋白，这一现象称为急性期反应。急性期反应是一种启动迅速的机体非特异性防御反应。最早发现的急性期蛋白是C-反应蛋白（C-reactive protein），它能与肺炎链球菌的荚膜成分C-多糖体起反应，故起名为C-反应蛋白。另外，有少数蛋白质在急性期反应时减少，称为负性急性期反应蛋白，如白蛋白、前白蛋白、运铁蛋白等。

急性期蛋白主要在肝内合成，单核细胞、内皮细胞和成纤维细胞也可以少量合成。正常情况下，血液中急性期反应蛋白含量很少，但在炎症、感染、发热时则明显增加。

发生急性期反应时，血浆中浓度增高的急性期蛋白种类繁多，其功能也相当广泛。

（1）抑制蛋白酶的作用：创伤、感染等引起应激时，体内蛋白水解酶增多，过多的蛋白水解酶可引起组织损伤。急性期蛋白中有蛋白酶抑制物，例如α_1抗胰蛋白酶、α_1抗糜蛋白酶、C_1酯酶抑制因子、α_2抗纤溶酶等。应激时，这些酶的消耗增加，同时合成也增加，以保证蛋白酶抑制物能得到必要的补充。

（2）激活凝血系统和纤溶系统：血纤蛋白原在凝血酶作用下形成的纤维蛋白在炎症区组织

间隙构成网状物或血凝块，有利于阻止病原体及其毒性产物的扩散；继而纤溶系统激活又可溶解这些血凝块而使组织间隙恢复原状。然而，凝血和纤溶系统的过度激活却有可能导致 DIC 而给机体造成严重的后果。

（3）清除异物和坏死组织：某些急性期蛋白具有迅速的非特异性的清除异物和坏死组织的作用。例如，C- 反应蛋白容易与细菌细胞壁结合，起抗体样调理作用，又可激活补体的经典途经，促进吞噬细胞的功能。这就使得与 C- 反应蛋白结合的细菌迅速地被清除。在各种炎症、感染、组织损伤等情况下都可见 C- 反应蛋白迅速升高，且其升高的程度与炎症、组织损伤的程度呈正相关。因此，临床上常用 C- 反应蛋白作为炎症性疾病活动性的指标。

（4）清除自由基：如铜蓝蛋白能活化超氧化物歧化酶（superoxide dismutase，SOD），故有清除氧自由基的作用。

（5）其他：如血清淀粉样 A 蛋白，可促进损伤细胞的修复和补体成分的增多，从而增强机体的抗感染能力。

➢ **考点：** 简述应激时 HSP、AP 发生的变化及功能。

三、应激时机体的功能和代谢变化

（一）应激时机体的功能变化

1. 中枢神经系统的变化　中枢神经系统是应激反应的调控中枢，明显受到应激反应的影响。机体对各种应激源的反应常包括生理反应和心理反应两部分。心理反应主要通过大脑边缘系统机型调控。HPA 的适度兴奋有助于维持良好的认识学习能力和良好的情绪，HPA 的过度兴奋或不足都可以引起中枢神经系统功能障碍，使患者出现抑郁、厌食，甚至自杀倾向。应激时中枢神经系统的多巴胺能神经元、5-HT 能神经元、γ- 氨基丁酸能神经元，以及脑内阿片肽能神经元等都有相应的变化，并参与应激时神经精神反应的发生，其过度反应也参与了一般适应综合征中情绪、行为障碍的发生。

2. 心血管系统的变化　应激时由于交感 - 肾上腺髓质系统兴奋，儿茶酚胺分泌增多，心血管系统的主要变化表现为心率加快、心肌收缩性增强、总外周阻力增高以及血液重分布等。这些改变有利于提高心排血量、升高血压，保证心脏、脑和骨骼肌的血液供应，因而有十分重要的防御功能和代偿意义。但同时，应激也有使皮肤、腹腔内脏和肾缺血、缺氧及心肌耗氧量增加等不利影响，而且当应激源的作用特别强烈和（或）作用时间过于持久时，可引起休克。应激特别是情绪性应激时，可发生心律失常，这可能与交感神经兴奋时心肌细胞的钙离子内流增加有关。此外，应激也可引起心肌坏死等。

3. 消化系统的变化　应激时，消化系统功能变化的典型表现是食欲减退，严重时甚至可出现神经性厌食。但各种应激源所致消化系统的变化并不一致，常见的是由应激引起消化道溃疡，称为应激性溃疡（stress ulcer）。经内镜检查发现，烧伤、严重创伤和败血症患者应激性溃疡的发生率高达 80% ～ 100%。但也有部分患者可出现食欲增加，这可能与内啡肽和单胺类介质在下丘脑水平升高有关。应激时胃酸分泌可升高、降低或正常，但胃黏液蛋白分泌常降低。

4. 免疫系统的变化　应激时，患者主要表现为免疫功能降低，这主要是由于神经 - 内分泌激素对免疫反应的调节作用（与 GC、生长激素、盐皮质激素分泌增加有一定的关系）。当然，免疫系统也参与神经 - 内分泌反应的负向调节。急性应激时，外周血吞噬细胞数量增多、活性增强，急性期蛋白升高。但是应激时，由于 GC 和儿茶酚胺明显增加，并通过分布在巨噬细胞和 T 淋巴细胞、B 淋巴细胞中的激素受体介导，影响免疫功能，其中作用最明显的是

GC。在生理浓度下，GC 对免疫功能的许多环节都有抑制作用。如抑制白细胞的趋化、抑制巨噬细胞对抗原的吞噬和处理，阻碍淋巴细胞 DNA 的合成及有丝分裂，破坏淋巴细胞，使外周血淋巴细胞数减少，并损伤浆细胞，从而抑制细胞免疫反应和体液免疫反应。

研究表明，心理应激（如孤独、抑郁、亲属死亡等）可使淋巴细胞对丝裂原的反应性减弱，使 NK 细胞活性降低，甚至诱发自身免疫病；而积极的心理状态则可延长癌症和艾滋病患者的存活时间。

5. 血液系统的变化　急性应激时，非特异性抗感染能力增强，外周血白细胞数量增多，血小板数量增多、黏附性增强，血液凝固性和纤溶活性暂时增强，全血和血浆黏度增高，红细胞沉降率加快。这些改变既有抗感染、抗损伤出血的有利作用；也有促进血栓形成、DIC 发生的不利影响。

慢性应激时，特别是在各种慢性疾病状态下，患者常出现类似缺铁性贫血的表现，这可能与单核 - 巨噬细胞系统对红细胞的破坏加速有关。但它与缺铁性贫血又不同，机体骨髓中的铁（含铁血黄素）含量正常甚至增高，补铁治疗无效，红细胞寿命常缩短至 80 天左右。

6. 泌尿、生殖系统的变化　应激时，泌尿系统的主要变化是尿少，尿比重升高，水、钠排出减少。引起这些变化的主要机制包括：

（1）应激时交感神经兴奋，肾素 - 血管紧张素系统增强，肾入球小动脉明显收缩，肾血流量减少，肾小球滤过率降低。

（2）应激时醛固酮分泌增多，肾小管对钠、水的重吸收增加，钠、水排出减少，尿钠浓度降低。

（3）应激时抗利尿激素分泌增加，从而使肾远曲小管和集合管对水的通透性增高，使水的重吸收增加，故尿量少而尿比重升高。肾泌尿功能变化的防御意义在于减少水、钠的排出，有利于维持循环血量。但肾缺血导致的肾泌尿功能障碍，却可导致内环境的紊乱。

对生殖系统的影响主要表现在应激可抑制下丘脑促性腺释放激素及垂体黄体生成素的释放，从而引起性功能减退、月经紊乱或闭经，使哺乳期妇女乳汁分泌减少。

（二）应激时机体的代谢变化

应激时物质代谢的特点是代谢率升高，分解增加，合成减少。具体表现在以下几方面（图 19-2）。

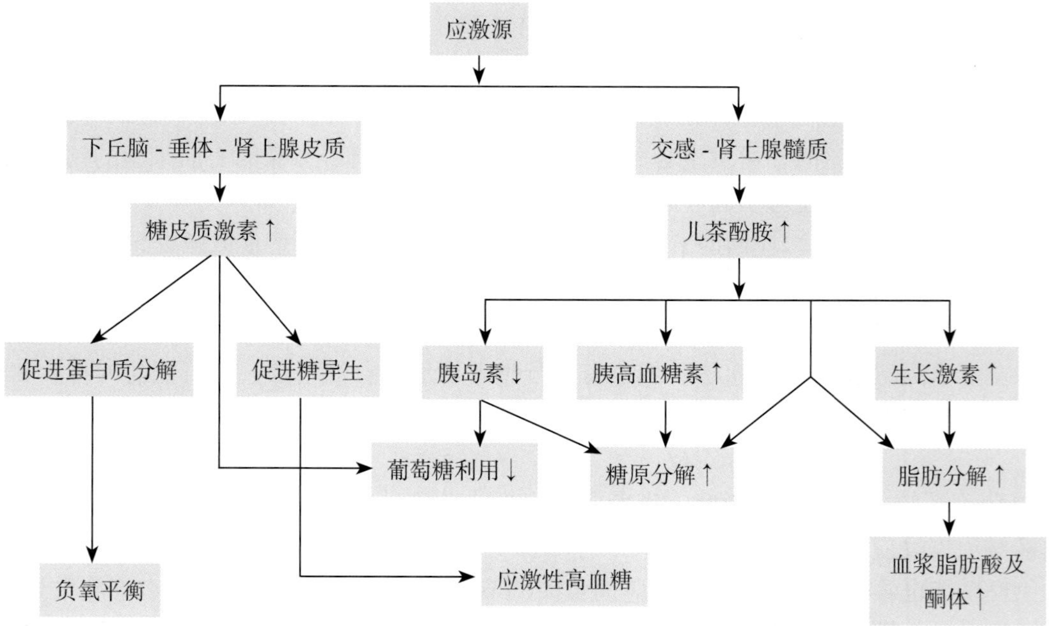

图 19-2　应激时糖、脂肪及蛋白质代谢的变化

1. 高代谢　严重应激时，由于CA、GC分泌增加，机体脂肪动员明显加强，外周肌肉组织分解旺盛，使代谢率升高十分显著。当机体处于分解代谢状态时，可造成物质代谢的负平衡。因此，患者可出现消瘦、虚弱、抵抗力下降等。

2. 糖代谢的变化　应激时，由于胰岛素相对不足和机体对葡萄糖的利用减少，以及儿茶酚胺、胰高血糖素、生长激素、肾上腺皮质激素等促进糖原分解和糖原异生，患者可出现应激性高血糖症或应激性糖尿。

3. 脂肪代谢的变化　应激时，由于肾上腺素、去甲肾上腺素、胰高血糖素等脂解激素增多，脂肪动员和分解加强，因而血中游离脂肪酸和酮体有不同程度的增加。同时，组织对脂肪酸的利用增加。严重创伤后，机体所消耗的能量有75% ~ 95%来自脂肪的氧化。

4. 蛋白质代谢的变化　应激时，蛋白质分解加强，合成减弱，尿氮排出增加，出现负氮平衡。

上述这些代谢变化的防御意义在于，为机体应对“紧急情况”提供足够的能量。但如持续时间过长，则可因消耗过多而致患者出现消瘦和体重减轻。负氮平衡还可使患者发生贫血、创面愈合迟缓和抵抗力降低等不良后果。

➢ **考点：**应激时机体的功能和代谢变化特点。

第三节　应激与疾病

许多疾病或病理过程都伴有应激反应。习惯上常将应激直接引起的疾病，称为应激性疾病，如应激性溃疡。在应激状态下加重或加速发生、发展的疾病称为应激相关疾病，如原发性高血压、动脉硬化、冠心病、自身免疫性疾病、糖尿病等。

一、应激性溃疡

应激性溃疡是指患者在遭受各类严重创伤及大手术、脑血管意外或其他严重心理应激情况下，出现胃、十二指肠黏膜的急性损伤，主要表现为黏膜糜烂、浅表溃疡、出血等，少数溃疡可较深或发生穿孔。当溃疡侵犯大血管时，可导致消化道大出血。临床研究发现，严重创伤和严重疾病时，应激性溃疡发病率较高，估计为75% ~ 100%。如应激源逐步解除，则溃疡可在数天内愈合，而且不留瘢痕。如严重创伤、休克及败血症患者并发应激性溃疡大出血，则其死亡率可明显升高。应激性溃疡的发病机制包括以下几方面（图19-3）。

1. 黏膜缺血　应激时由于交感-肾上腺髓质系统兴奋，使胃和十二指肠黏膜的小血管发生强烈收缩，黏膜的血液灌流显著减少。黏膜缺血、缺氧，使黏膜上皮细胞能量不足，不能产生足够的碳酸氢盐和黏液，导致由黏膜上皮细胞之间的紧密连接和覆盖于黏膜表面的碳酸氢盐-黏液层所构成的胃黏膜屏障遭到破坏，胃腔内的 H^+ 即顺浓度差（胃腔与胃黏膜细胞的 [H^+] 之比为 $1.6\times10^6:1$）进入黏膜。同时，由于黏膜缺血，又不能将侵入黏膜的 H^+ 随血流运走，因而 H^+ 就在黏膜内积聚，从而导致黏膜损伤。

2. 糖皮质激素的作用　应激时，糖皮质激素分泌增多，使蛋白质的分解大于合成，胃上皮细胞更新减慢、再生能力降低，导致胃黏膜对 H^+ 的屏障作用被削弱，使已经发生的缺损也不易被修复。

3. 胃黏膜合成前列腺素减少　胃黏膜上皮细胞不断地合成和释放前列腺素（PGs）。PGs有保护胃黏膜上皮细胞的作用。据报道，应激后胃黏膜PGs含量减少，而且在临床上应用大剂量前列腺素，可以预防某些应激性溃疡的发生。前列腺素保护胃黏膜的机制尚未阐明。

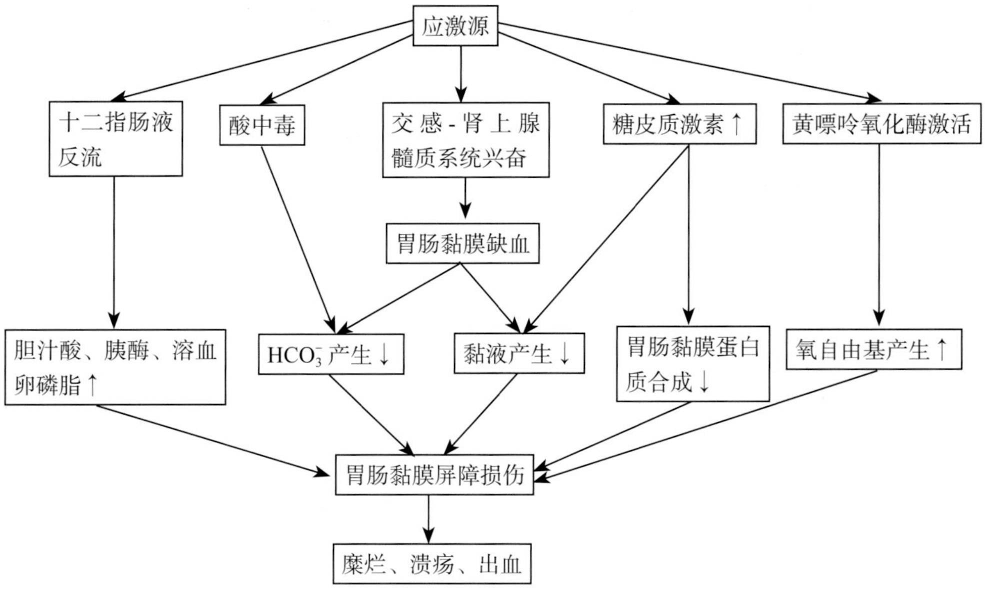

图 19-3　应激性溃疡的发病机制

➢ **考点：**应激性溃疡的概念及发病机制。

二、心身疾病

（一）应激与心血管疾病

应激可诱发或加重多种心血管疾病，如原发性高血压、动脉粥样硬化、心肌梗死、严重心律失常等。

1. 原发性高血压　主要由遗传因素和环境因素引起，不良的心理性应激源（如工作紧张、焦虑、噪声）是环境因素中的主导因素。其诱发和加重高血压的机制是：①交感-肾上腺髓质系统兴奋，使儿茶酚胺释放增多，引起外周细、小动脉收缩，外周阻力增加。②肾素-血管紧张素-醛固酮系统兴奋。③糖皮质激素分泌增加，使血管平滑肌对儿茶酚胺敏感性增加。此外，情绪心理应激还有可能通过某些通路使高血压患者的遗传易感因素被激活。

2. 动脉粥样硬化　各种应激源，特别是社会性应激源和心理性应激源可直接或间接地促进动脉粥样硬化的发生。如应激可使血压升高，导致内皮损伤，使脂质易透过内膜，加快血小板的黏附、凝集。应激时分泌增加的各种激素可使脂肪分解加强，血脂水平升高。这些变化都能促进脂质沉积及动脉粥样硬化斑块的形成，进而促进动脉粥样硬化的发生。

3. 心肌梗死与猝死　实验和临床研究均发现，应激可诱发心律失常和心室颤动，在冠状动脉有病变的基础上更易诱发，且可导致心肌梗死和猝死。其机制主要是由于儿茶酚胺的作用引起。①交感-肾上腺髓质系统激活，β 受体兴奋，使心室颤动的阈值降低。②心肌电生理活动异常。③通过 α 受体引起冠状动脉收缩，同时可致血液黏度、凝固性升高，促进血管粥样病变处血栓形成，从而诱发急性心肌缺血、心肌梗死。

在急性心血管事件的发生中，心理应激已被认定是一个触发器，成为触发急性心肌梗死、心源性猝死（常因致死性心律失常所致）的重要诱因。

（二）应激与免疫功能障碍

免疫系统是应激反应的一个重要组成部分。免疫细胞具有大多数神经-内分泌激素的受体，受神经 - 内分泌系统的调控，同时又作为应激反应的感受器官，感受应激源，释放各种激素和细胞因子，对神经 - 内分泌系统进行反馈，或直接刺激靶器官产生效应。

应激所导致的免疫功能障碍主要表现为两个方面：自身免疫病和免疫抑制。

1. 自身免疫病　近年来发现类风湿性关节炎、系统性红斑狼疮都与严重的心理应激诱发有关，如哮喘患者可因心理应激而发作，愤怒、惊吓，甚至在公众面前讲话都会成为哮喘发作的诱因。但应激在自身免疫病和超敏反应性疾病发生、发展过程中的具体作用机制尚未阐明。

2. 免疫抑制　临床研究发现，慢性应激可导致免疫功能低下，如患者抗感染能力下降，容易发生上呼吸道感染等。遭受严重精神创伤后一段时间内有明显的免疫功能低下，其主要机制可能是由于 HPA 的持续兴奋、糖皮质激素释放过多所致。持续应激时，患者的胸腺、淋巴结皆有萎缩现象。

（三）应激与内分泌功能障碍

应激可引起神经 - 内分泌系统功能的广泛变化，而持续应激则与多种内分泌功能紊乱有关。如慢性应激可使儿童生长发育延迟、青春期延迟，并常伴有行为异常，如抑郁、异食癖等，称为心理社会性侏儒。此外，慢性应激时下丘脑 - 垂体 - 甲状腺轴被 HPA 抑制，生长抑素和 GC 都抑制甲状腺素的分泌，且 GC 还可抑制甲状腺素（T_4）在外周转化为活性更高的 T_3，使甲状腺功能低下。上述因素皆可导致儿童生长发育障碍。在解除应激状态后，儿童血浆中生长激素浓度会很快回升，生长发育亦随之加速。慢性应激也会对下丘脑 - 垂体 - 性腺轴产生抑制，如过度训练的运动员、芭蕾舞演员，可出现性欲减退、月经紊乱或停经。急性应激有时也可引起下丘脑 - 垂体 - 性腺轴的明显紊乱，如某些突发的生活事件、精神打击（如丧失亲人）等，可使 30 多岁的妇女突然绝经或哺乳期妇女突然断乳（表 19-1）。

➢ **考点：**常见的心身疾病。

表 19-1　常见的心身疾病

系统	疾病
心血管系统	冠心病、动脉粥样硬化、高血压、阵发性心动过速、偏头痛、雷诺病等
呼吸系统	支气管哮喘、过度换气综合征、过敏性鼻炎、花粉症等
消化系统	消化性溃疡、溃疡性结肠炎、结肠过敏、神经性厌食症、神经性呕吐、幽门痉挛等
泌尿生殖系统	月经失调、性欲低下、阳痿、神经性多尿、经前期紧张症等
内分泌系统	糖尿病、甲状腺功能亢进、肥胖症等
皮肤	神经性皮炎、瘙痒症、斑秃、过敏性皮炎、慢性荨麻疹、银屑病等
运动系统	类风湿性关节炎、痉挛性斜颈、紧张性头痛等
神经系统	痛觉过敏、自主神经功能失调等
其他	恶性肿瘤、妊娠毒血症等

三、应激与心理、精神障碍

应激不仅可引起躯体疾病，而且许多功能性疾病的发生也与之有关。某些应激源，特别是社会性应激源和心理性应激源可直接导致精神疾患或加重病情，或加快病程。

1. 应激对认知功能的影响 一定程度的应激，特别是良性应激，可使机体保持一定的唤起状态，对环境变化产生积极反应，提高认知、判断和应对能力。但持续的劣性应激则可引起海马结构与功能异常，导致认知能力下降，因为海马是学习与记忆的重要脑区。对学龄儿童的研究表明，长时间的噪声环境可使儿童的认知、学习能力下降，特别是与声音相关的学习、认知功能损害。

2. 应激对情绪及行为的影响 适度的心理性应激可导致积极的心理反应，但过度和长时间刺激所致的严重心理应激或慢性心理应激则可导致不同程度的精神障碍，表现为焦虑、紧张、害怕、孤独、易怒、不合群、沮丧等。动物实验证明，慢性精神、心理应激可引起中枢兴奋性递质的大量释放，导致海马区锥体细胞的萎缩和死亡，从而导致记忆力降低，出现焦虑、抑制及愤怒等情绪反应。愤怒的情绪易导致攻击性行为，焦虑使人变得冷漠，抑郁可导致自杀等消极行为的发生。应激的社会行为反应很复杂，但总体看来，应激常改变人们相互间的社会行为方式。如在激烈对抗的体育竞技项目中，常可以见到运动员的失控行为；在地震等自然灾害面前，人们的互助行为可能会增强等。

知识链接

战场心理应激反应

在伊拉克战争之初，美国101空降师在科威特北部的营地遭人袭击，事后调查是一名美军中士投掷了3颗手榴弹，造成一名士兵被炸死，另有15人受伤。在初期的进攻受挫后，美英联军方面曾宣布伊拉克战争无限期延长。得知这一消息，很多美英士兵出现了异常情绪反应。美军“小鹰”号航空母舰上甚至有一名士兵跳海自杀，不过后来获救。随舰心理医生透露，曾有多名士兵向他表露过想要自杀的念头。伊拉克战争中的这两个例子都反映了战争中越来越凸显的战场心理应激反应的问题。有军事专家预言，在今后的战争中，决定胜负的一个重要因素就是该部队处理军事应激反应方面的能力。

3. 急性心因性反应 是指由于急剧而强烈的心理社会应激源作用后，在数分钟至数小时内所引起的功能性精神障碍。患者可表现为伴有情感迟钝的精神运动性抑制，如不言不语、对周围事物漠不关心、呆若木鸡。也可表现为伴有恐惧的精神运动性兴奋，如兴奋、恐惧、紧张或叫喊、无目的地外跑，甚至痉挛发作。以上状态持续时间较短，一般在数天或一周内缓解。

4. 创伤后应激障碍 是指受到严重而剧烈的精神打击（如恶性交通事故、残酷战争、凶杀场面、被强暴或劫持等）而引起的延迟出现或长期持续存在的精神障碍，一般在遭受打击后数周至数月发病，又称延迟性心因性反应。其主要表现为：①反复出现创伤性体验，做噩梦，易触景生情而产生强烈的心理痛苦和生理反应；②易出现惊恐反应，如心悸、出汗，易惊醒，不敢看电视、电影，不与周围人接触等。大多患者预后较好，可恢复，少数呈慢性经过，病程可达数年之久。

➢ **考点：**举例说明应激对心理、精神的影响。

第四节 应激性损伤防治的病理生理学基础

1. 消除应激源 避免应激源过于强烈或过于持久地作用于人体，例如，避免不良情绪和有害的精神刺激，避免过度而持久的精神紧张，避免各种意外的躯体性严重伤害。

2. 及时处理伴有病理性应激的疾病或病理过程，如烧伤、创伤、感染、休克等，以尽量防止或减轻对人体的不利影响。

3. 支持治疗 采取一些针对应激本身所造成损害的措施，例如在严重创伤后加强不经胃肠道的营养补充，其目的之一就是补充应激时因高代谢率和蛋白质分解加强所造成的机体能量消耗。

4. 糖皮质激素的应用 急性肾上腺皮质功能不全（如肾上腺出血、坏死）或慢性肾上腺皮质功能不全患者受到应激源刺激时，不能产生应激反应；或者由于应激时糖皮质激素受体明显减少，病情危急，故应及时大量补充糖皮质激素。

5. 综合治疗 对焦虑、恐惧不安者，可使用抗焦虑药；对抑郁症状突出者，可选用丙咪嗪、阿米替林等抗抑郁药；对有妄想、幻觉、兴奋激动者可应用抗精神病药，如氯丙嗪、氟哌啶醇等，症状消失后继续服药数周再停药。通过心理辅导，帮助患者摆脱痛苦，认识疾病，面对现实，配合治疗，提高适应能力。此外，针灸、理疗、音乐疗法等也是行之有效的方法。

知识链接

危机干预

危机干预（crisis intervention）就是从心理上解决迫在眉睫的危机，使患者症状得到立刻缓解和持久的消失，使其心理功能恢复到危机前水平，并获得新的应对技能，以预防将来心理危机的发生。

对 SARS 患者进行心理疏导、认知疗法、放松行为训练、家庭参与治疗等心理干预，可使患者的生活质量明显提高，对促进康复有较好的作用。

（魏 昕 张婷婷）

自测题

一、选择题

1. 应激是指
   A. 机体对刺激的特异性反应　　B. 机体对刺激的功能性反应
   C. 机体对刺激的非特异性反应　　D. 机体对刺激的生化、代谢反应
   E. 机体对刺激的保护性反应
2. 在一般适应综合征的警觉期起主要作用的激素是
   A. CRH　　B. 儿茶酚胺
   C. 胰岛素　　D. 糖皮质激素
   E. β-内啡肽

3. 在一般适应综合征的抵抗期起主要作用的激素是
   A. 肾上腺素 B. 去甲肾上腺素
   C. 胰岛素 D. 糖皮质激素
   E. β-内啡肽
4. 下述有关热休克蛋白的描述最准确的是
   A. 烧伤时分解的组织蛋白 B. 烧伤时产生的保护性蛋白
   C. 发热时产生的一种可致休克的蛋白 D. 细胞内的一种“分子伴侣”
   E. 一种急性期蛋白
5. C-反应蛋白是一种
   A. 热休克蛋白 B. 急性期蛋白
   C. 酶 D. 转录因子
   E. 核蛋白
6. 中枢神经系统在应激反应中
   A. 是重要的调控中心
   B. 只在心理应激反应中起作用
   C. 只是应激反应的一个靶器官，并无主要作用
   D. 常处于兴奋状态
   E. 并无作用，不参与应激反应，因为应激反应是一种局部反应
7. 免疫系统
   A. 通常被应激反应抑制
   B. 通常被应激反应激活
   C. 能感知某些应激源，启动应激反应，是应激反应的重要组成成分
   D. 不参与应激反应
   E. 是保护性应激反应的中心环节
8. 应激性溃疡是一种
   A. 消化性溃疡
   B. 外伤后的一种皮肤表浅溃疡
   C. 重病、重伤情况下出现的胃、十二指肠黏膜的表浅溃疡
   D. 心理应激时出现的口腔溃疡
   E. 癌性溃疡
9. 应激性溃疡的发生主要是因为
   A. 幽门螺杆菌感染 B. 胃酸过多
   C. 胃蛋白酶分泌过多，消化自身胃黏膜 D. 胃黏膜缺血和 H^+ 反向扩散
   E. 胆汁逆流
10. 心血管系统的应激反应常表现为
   A. 心率减慢、心排血量减少
   B. 心率加快、心排血量增加
   C. 心率和心排血量皆无明显变化，但总外周阻力明显升高
   D. 心率和心排血量皆无明显变化，但总外周阻力明显降低
   E. 冠状动脉血流量下降、心肌缺血

二、名词解释

1. 应激　2. 应激源

三、问答题

1. 为什么说应激是一种“非特异性全身反应”？
2. 简述蓝斑 - 交感 - 肾上腺髓质系统的基本组成及主要效应。
3. 简述下丘脑 - 垂体 - 肾上腺皮质轴的基本组成及主要效应。
4. 简述热休克蛋白的基本功能。
5. 简述急性期蛋白的基本功能。

第二十章
数字资源

第二十章

心功能不全

思政之光

学习目标

通过本章内容的学习，学生应能够：

识记：

1. 说出心力衰竭和心功能不全的概念。
2. 说出心功能不全时机体的功能与代谢变化。

理解：

1. 解释心功能不全发生的病因与诱因。
2. 解释心功能不全的发病机制。
3. 列举心功能不全时机体的代偿性反应。

运用：

1. 根据患者的症状及相关实验室检查判断是否存在心功能不全，并且初步分析心功能不全患者的病情进展情况。
2. 通过角色扮演急性心力衰竭患者的临床表现，感同身受，敬佑生命，争取时间，永不放弃。

心脏是推动血液循环的动力器官。心脏的泵血功能包括收缩期射血和舒张期充盈，通过舒缩活动推动血液循环到达全身各组织器官，以满足细胞的代谢需要。生理条件下，心脏的泵血功能能够适应机体不同水平的代谢需求，表现为心排血量可随机体代谢率的增高而增加。

心功能不全（cardiac insufficienc）是指在各种因素作用下，心脏的收缩和（或）舒张功能障碍，使心排血量绝对或相对减少，以致不能满足机体代谢需要的病理过程。心力衰竭（heart failure）是指由于各种因素引起心肌收缩能力下降，使心排血量减少，以致不能满足机体代谢需要的病理过程。部分患者由于水、钠潴留和血容量增加，出现静脉淤血，组织水肿及心腔扩大的表现，称为充血性心力衰竭（congestive heart failure）。

心功能不全是指心脏泵血功能下降的全过程，包括了完全代偿阶段和失代偿阶段。心功能不全与心力衰竭本质上是相同的，只是在程度上有所区别，心力衰竭一般是指心功能不全的晚期，病情发展至较为严重的阶段，即心功能不全的失代偿阶段，患者有明显心力衰竭的临床症状，而心功能不全则是指病情从轻到重的全过程，在临床实践中两者往往通用。

案例 20-1

患者，女性，65 岁，因活动后胸闷、气促 3 年，夜间阵发性呼吸困难 1 个月入院。患者有高血压病史 10 年，近 3 年来活动后出现胸闷、气促，休息或含服硝酸甘油后可缓解症状，症状进行性加重，不伴胸痛。患者长期服用地高辛、氢氯噻嗪、复方利血平片治疗。近 1 个月来患者症状加重，出现夜间阵发性呼吸困难，下肢水肿。

体格检查：BP170/100 mmHg，P 98 次 / 分，颈静脉怒张，双肺底可闻及湿啰音。抬举性心尖搏动，位于第五肋间左锁骨中线，心界向左扩大。双下肢凹陷性水肿，其余无异常。

辅助检查：血常规示白细胞计数 7.5×10^9/L，血红蛋白 115 g/L。血生化、电解质、尿常规检查结果正常。心电图示左心室肥大、劳损。胸部 X 线检查示肺淤血。心脏彩超示左心室肥厚。

思考题：

1. 该患者出现了什么病理过程？有哪些表现？

2. 导致该疾病发生的原因有哪些？

第一节　心功能不全的病因、诱因与分类

一、病因

心功能不全是多种循环系统及非循环系统疾病发展到终末阶段的共同结果，其发生主要是通过心肌舒缩功能障碍或心脏负荷过重两个始动环节致使心脏的泵血功能降低。

1. 心肌舒缩功能障碍　因心肌本身的结构或代谢性损害引起受累心肌舒缩功能降低，这是最常见的原因。

（1）心肌病变：常见于心肌炎、心肌病、心肌梗死等直接造成心肌细胞变性、坏死和纤维化，从而导致心肌收缩和舒张功能障碍。

（2）心肌代谢障碍：如糖尿病、冠心病、肺源性心脏病、严重贫血等疾病，因心肌缺血、缺氧、维生素 B_1 缺乏，使得心肌能量代谢障碍，久而久之也可合并结构异常，导致心肌舒缩功能障碍。

2. 心脏负荷过重　是心力衰竭的常见原因。心脏负荷可分为前负荷和后负荷两种。前负荷（preload）又称容量负荷，是指心脏在收缩之前所承受的负荷，相当于心室舒张末期的容量或压力。后负荷（afterload）又称压力负荷，是指心室射血时所克服的阻力。心室长期工作负荷过重，使得心肌发生适应性改变，以承受增高的工作负荷，维持相对正常的心排血量，但这种长期的适应性代偿改变最终会导致心肌舒缩功能降低。

（1）压力负荷（后负荷）过重：如高血压、主动脉瓣狭窄等，可导致左心室后负荷过重；肺动脉高压、肺动脉狭窄等，可导致右心室后负荷过重。

（2）容量负荷（前负荷）过重：如主动脉瓣或二尖瓣关闭不全，可导致左心室前负荷过重；房（室）间隔缺损、肺动脉瓣或三尖瓣关闭不全，可导致右心室前负荷过重。甲状腺功能亢进症、严重贫血、动 - 静脉瘘等使循环血量增多或血液循环速度加快（高动力循环状态），也可使容量负荷过重，因而也可引起心力衰竭。

二、诱因

凡是能增加心脏负荷，使心肌耗氧增加和（或）供氧（供血）减少的因素皆可能成为心功能不全的诱因。

1. 感染　是心力衰竭最常见的诱因，特别是呼吸道感染。感染时致病微生物及其产物可以直接损伤心肌。感染导致发热时，交感神经兴奋，代谢活动增强，可使心率加快、心肌耗氧量增加。呼吸道感染可减少有效通气量，加重心肌耗氧，同时，缺氧可使肺小血管收缩，导致肺循环阻力增加，右心室后负荷加重。

2. 心律失常　尤其是快速型心律失常（如室上性心动过速、心房颤动、心房扑动等），可诱发和加重心功能不全。心率加快使得心肌耗氧量增加，亦可使新式舒张期缩短，既减少了冠状动脉供血，使心肌供氧减少，又引起心室充盈不足，心排血量降低。

缓慢型心律失常（如重度房室传导阻滞等），当每搏输出量的增加不能弥补心率减慢造成的心排血量降低时，就可诱发心力衰竭的发生。

3. 水、电解质代谢和酸碱平衡紊乱　见于酸中毒、静脉输入液体过多或过快、高钾和低钾血症等。

4. 妊娠和分娩　妊娠期血容量增多，使心脏负荷加重；特别是分娩时宫缩阵痛、精神紧张，交感神经兴奋引起外周血管收缩，加之腹内压增高，使心脏后负荷增加；交感神经兴奋还可引起静脉血管收缩，回心血量增加，使心脏前负荷增加，可诱发心力衰竭。

5. 其他　如劳累、情绪激动、天气变化、洋地黄中毒、甲状腺功能亢进症或贫血等。

心功能不全的进展多呈慢性过程，认识并防止诱因，可以延缓或阻止心功能的恶化，也是治疗心力衰竭的重要措施。

➢ **考点：**心力衰竭的病因与诱因。

三、分类

按照心肌受损的部位、发生速度、病变程度和心肌舒缩特性，心功能不全有多种分类方法。

1. 根据心脏的受损部位分类

（1）左心衰竭：成年患者中以左心衰竭常见，见于高血压、冠心病、主动脉瓣狭窄及关闭不全、二尖瓣关闭不全等。临床上以心排血量减少和肺循环淤血、肺水肿为特征。

（2）右心衰竭：常见于肺部疾患引起肺循环阻力增加，如缺氧引起肺小血管收缩和慢性阻塞性肺疾病；也可见于肺大血管阻力增加，如肺动脉高压、肺动脉狭窄等。临床上以体循环淤血、静脉压升高、下肢甚至全身水肿为特征。

（3）全心衰竭：左、右心室同时或先后发生衰竭，见于病变同时侵犯左、右心室，如心肌炎、心肌病等。由于长期左心衰竭导致肺循环阻力增加，久而久之即合并右心衰竭，在临床上较常见。

2. 根据心肌收缩与舒张功能障碍分类

（1）收缩性心力衰竭：是指因心肌收缩功能障碍致泵血量减少而引起的心力衰竭，常见于冠心病和心肌病等。临床标志是左室射血分数减少。

（2）舒张性心力衰竭：是指在心室收缩功能正常的情况下，心室顺应性降低、心肌舒张功能受损、充盈受限而引起的心力衰竭，常见于高血压伴左心室肥厚、主动脉瓣狭窄、肥厚型心肌病及缩窄性心包炎等。由于心室舒张和充盈能力减弱，需要使充盈压高于正常水平才能确保心室达到正常的充盈量，升高的充盈压逆传到静脉系统，故患者表现为肺循环或体循环淤血的临床综合征。近年来，舒张性心力衰竭已引起临床的高度重视。

在心功能不全的早期，患者的心脏受损可能以单纯的收缩或舒张功能减退为主。当心脏损伤发展到一定阶段，心肌收缩和舒张功能障碍常同时并存。

3. 根据心排血量的高低分类

（1）低输出量性心力衰竭：发生此类心力衰竭时，患者的心排血量低于正常群体的平均水平，常见于冠心病、高血压、心肌病及心脏瓣膜病等。由于外周血管阻力增加，患者可有血管收缩，四肢发冷、苍白，脉压减小和动静脉血氧含量差增大的表现。

（2）高输出量性心力衰竭：主要见于严重贫血、妊娠、甲状腺功能亢进症、动 - 静脉瘘及维生素 B_1 缺乏症（脚气病）等。上述疾病时，因血容量增加或血液循环速度加快，静脉回心血量增加，代偿阶段心排血量明显高于正常，处于高动力循环状态。由于心脏容量负荷长期过重，可导致供氧相对不足，能量消耗过多。上述疾病患者一旦发生心力衰竭，其心排血量较心力衰竭前（代偿阶段）有所下降，不能满足上述病因造成的机体高水平代谢的需求，使组织供氧量不足，但患者的心排血量仍高于或不低于正常群体的平均水平。

此外，根据心力衰竭的发生速度，可将其分为急性心力衰竭和慢性心力衰竭。临床上为了更好地判断患者的病情轻重和指导治疗，常根据心力衰竭的严重程度进行分类。纽约心脏病学会（New York Heart Association，NYHA）提出，根据症状的严重程度将慢性心功能不全分为四级：Ⅰ级，无心力衰竭的症状，体力活动不受限；Ⅱ级，静息时无症状，体力活动轻度受限；Ⅲ级，静息时无症状，轻度活动即感不适，体力活动明显受限；Ⅳ级，静息时也出现症状，任何活动均严重受限。

知识链接

心功能不全的分期

美国心脏病学会/美国心脏学会（American College of Cardiology/American Heart Association，ACC/AHA）发布的慢性心力衰竭诊疗指南，将心力衰竭患者分为四期。这种新的心力衰竭分期法是对 NYHA 分级的补充，更加强调心功能不全早期预防的重要性，有利于在心脏病易患期阻断心脏损伤的发展。

A 期：是指将来可能发生心力衰竭的高危人群，如冠心病和高血压患者，但目前尚无心脏结构性损伤或心力衰竭症状。

B 期：有结构性心脏损伤，如既往有心肌梗死、心脏瓣膜病，但无心力衰竭的症状，相当于 NYHA 心功能Ⅰ级。

C 期：已有器质性心脏病，既往或目前有心力衰竭的临床表现，包括 NYHA 心功能Ⅱ级、Ⅲ级和部分Ⅳ级。

D 期：难治性终末期心力衰竭，有进行性器质性心脏病，虽经积极的内科治疗，但患者仍表现出心力衰竭的症状。

第二节　心功能不全的发病机制

心功能不全的发病机制较为复杂，认为心功能不全的发生、发展是多种机制共同作用的结果。不同原因所致的心功能不全，其作用机制不同，但神经 - 体液调节失衡在其中起着关键作用，心室重塑是心力衰竭发生、发展的分子基础，最终的结果是导致心肌舒缩功能障碍（图 20-1）。

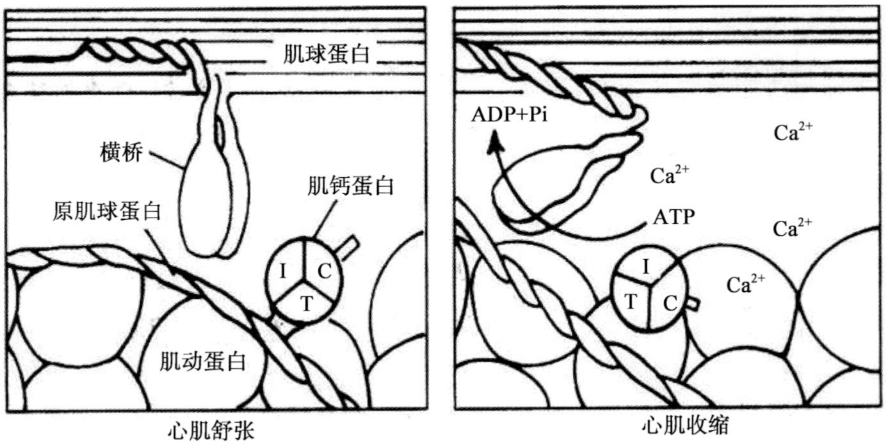

图 20-1　心肌舒缩的分子生物学基础

一、心肌舒缩的分子基础

心肌组织由许多心肌细胞相互联结而成。心肌细胞内有成束的肌原纤维，沿心肌细胞纵轴平行排列。肌原纤维由多个肌节连接而成，心肌收缩与舒张的实质是肌节的缩短与伸长。

1. 收缩蛋白　心肌舒缩的基本单位是肌节，主要由粗肌丝和细肌丝组成。粗肌丝的主要成分是肌球蛋白（myosin），其分子量约为 500 000 kD，全长约 150 nm，一端为杆状的尾部，另一端为粗大的头部，二者之间是能弯曲的颈部。头部具有 ATP 酶活性，可分解 ATP，提供肌丝滑动所需要的能量；头部还含有与肌动蛋白（actin）之间形成横桥的位点，在粗、细肌丝之间的滑行中起重要作用。细肌丝的主要成分是肌动蛋白，分子量约为 47 000 kD ，呈球状，串联形成双螺旋状的细肌丝纤维。肌动蛋白上有特殊的位点，可与肌球蛋白形成可逆性结合。肌动蛋白和肌球蛋白是心肌舒缩活动的物质基础，称为收缩蛋白。

2. 调节蛋白　主要由细肌丝上的原肌球蛋白（tropomyosin）和肌钙蛋白（troponin）组成。原肌球蛋白呈杆状，含有两条多肽链，头尾串联并形成螺旋状细长纤维嵌在肌动蛋白的双螺旋沟槽内。肌钙蛋白有三个亚基：与原肌球蛋白结合的肌钙蛋白 T（TnT）、调节肌动球蛋白 ATP 酶活性的肌钙蛋白 I（TnI）和与钙离子结合的肌钙蛋白 C（TnC）。调节蛋白本身不起收缩作用，但能调节肌动蛋白与肌球蛋白的联结，而使心肌纤维发生收缩和舒张。

3. 心肌的兴奋 - 收缩耦联　Ca^{2+} 为心肌兴奋 - 收缩耦联活动中的重要调节物质。当心肌兴奋时，细胞膜电位的变化可以激活细胞膜上的 L 型钙离子通道开放，使 Ca^{2+} 顺浓度梯度，从细胞外转移到心肌细胞的胞质中，进一步激活肌质网内储存的 Ca^{2+} 释放入胞质，因此胞质内 Ca^{2+} 浓度升高。此时，肌钙蛋白与 Ca^{2+} 结合，改变原肌球蛋白的位置，使原肌球蛋白旋转到肌动蛋白的双螺旋沟槽内，从而使肌动蛋白的作用位点暴露而与肌球蛋白头部相接触，形成横桥。胞质内 Ca^{2+} 浓度升高可激活肌球蛋白头部的 Ca^{2+}-Mg^{2+}- ATP 酶，水解 ATP 释放能量，引发心肌收缩，形成一次兴奋 - 收缩耦联。

4. 心肌的舒张　心肌细胞复极化时，大部分 Ca^{2+} 由肌质网 Ca^{2+}-ATP 酶催化摄取并储存在肌质网内。小部分由细胞膜 Na^{+}- Ca^{2+} 交换蛋白和细胞膜 Ca^{2+}-ATP 酶催化转运至细胞外，使胞质内 Ca^{2+} 浓度降低，Ca^{2+} 与肌钙蛋白解离，原肌球蛋白从肌动蛋白的双螺旋沟槽内转移出来并恢复原来的位置，肌动蛋白上的作用位点又被掩盖，横桥解除，从而使心肌舒张。

二、心肌收缩功能降低

心肌收缩性是血液循环的基本动力，是决定心排血量最关键的因素。大多数心力衰竭都是由于心肌收缩功能降低所致。心肌收缩性减弱的基本机制包括心肌结构破坏、心肌能量代谢障碍和心肌兴奋 - 收缩耦联障碍。

1. 心肌结构破坏　心肌结构正常与否直接决定着心肌收缩性的强弱。各种原因造成心肌纤维变性、死亡、纤维化等，可使与心肌收缩相关的蛋白质被大量破坏，引起心肌的收缩性减弱而发生心力衰竭。心肌细胞死亡可分坏死与凋亡两种形式。

（1）心肌细胞坏死：当心肌细胞受到严重的缺血、缺氧、感染等损伤时，可发生坏死。坏死细胞由于溶酶体肿胀、破裂，大量蛋白水解酶释放而引起细胞自溶，与收缩相关的蛋白质也被破坏，使心肌收缩功能降低。临床上，引起心肌细胞坏死最常见的原因是急性心肌梗死。一般而言，如果梗死面积超过左心室面积的 23% ，即可引起急性心力衰竭。

（2）心肌细胞凋亡：近年研究证实，在心力衰竭患者（如急性心肌梗死、扩张型心肌病）的心脏中有细胞凋亡现象存在，而且凋亡是造成老年人心脏心肌细胞数量减少的主要原因。在心力衰竭发生、发展过程中出现的许多病理因素，如氧自由基生成过多、压力和容量负荷过重、神经 - 内分泌系统失调、某些细胞因子（如 TNF、IL-1、IL-6、干扰素等）产生增多，以及缺血、缺氧等，都可诱导心肌细胞凋亡。一般而言，早期或轻度缺血以细胞凋亡为主；晚期或重度缺血以细胞坏死为主；心肌梗死灶中央以细胞坏死为主，周边以细胞凋亡为主。凋亡引起心肌细胞数量减少在心力衰竭发病过程中起重要作用，阻断诱导心肌细胞凋亡的信号和（或）阻断将这些信号与细胞死亡程序连接起来的通道将有助于抑制凋亡，有维持或改善心功能，为心力衰竭的防治开拓新的思路。

2. 心肌能量代谢障碍　心肌收缩是主动耗能过程。心肌细胞利用脂肪酸、葡萄糖等物质，经线粒体有氧氧化产生能量，并以 ATP 和磷酸肌酸（creatine phosphate，CP）的形式贮存，其中 ATP 能被直接利用。心肌细胞必须不断合成 ATP，以维持正常的泵血功能和细胞活力。心肌的能量代谢包括能量的产生、储存和利用三个环节。因此，心肌能量代谢的任何环节发生障碍，均可导致心肌收缩性减弱。

（1）能量生成障碍：当心肌能量生成不足或有氧代谢过程发生障碍时，可导致心肌收缩性减弱。冠心病引起的心肌缺血、缺氧是造成心肌能量生成不足的最常见原因，休克、重度贫血等也可使心肌缺血、缺氧，引起心肌能量生成障碍。心肌肥大时，一方面，肥大的心肌内线粒体含量相对不足，而且肥大心肌的线粒体氧化磷酸化水平降低；另一方面，肥大心肌的毛细血管数量增加不足，这些均可导致肥大的心肌能量生成减少。此外，维生素 B_1 缺乏可导致丙酮酸氧化脱羧障碍，也使心肌细胞有氧氧化出现障碍，导致 ATP 生成减少。

（2）能量储备减少：当心肌能产生足够的 ATP 时，在肌酸激酶（creatine kinase，CK）催化下，ATP 与肌酸之间发生高能磷酸键转移而生成磷酸肌酸，可迅速将线粒体中产生的高能磷酸键以能量贮存的形式转移至胞质。随着心肌肥大的发展和心肌损伤的加重，能量生成减少而耗能增加，尤其是肌酸激酶同工酶发生转换，导致肌酸激酶活性降低，使储能形式的磷酸肌酸含量减少。当心肌细胞坏死时，细胞膜完整性被破坏，肌酸激酶释放入血，使血清肌酸激酶活性增强，可用于评价心肌细胞的损伤程度。

（3）能量利用障碍：心肌对能量的利用是指把 ATP 储存的化学能转化成为心肌收缩的机械做功的过程。这一转变过程是通过位于肌球蛋白头部的 Ca^{2+}-Mg^{2+}-ATP 酶水解 ATP 实现的，因此，Ca^{2+}-Mg^{2+}-ATP 酶活性是决定心肌对 ATP 进行有效利用和心肌收缩速率的重要因素。若长期心脏负荷过重而引起心肌过度肥大，则肥大心肌的肌球蛋白头部 Ca^{2+}-Mg^{2+}-ATP 酶肽链结构发生变异，使其活性降低，从而导致 ATP 水解发生障碍。此时，即使 ATP 含量正常，心肌也不能正常利用 ATP 中的化学能并将其转变为机械能，从而使肥大的心肌转向衰竭。

3. 心肌兴奋 - 收缩耦联障碍　心肌兴奋是电活动，而收缩则为机械活动，将两者耦联在一起的是 Ca^{2+}。因此，任何影响 Ca^{2+} 转运、分布、结合的因素均可引发心肌兴奋 - 收缩耦联障碍。

（1）肌质网 Ca^{2+} 处理障碍：在衰竭和肥大的心肌中，肌质网 Ca^{2+}-ATP 酶的活性降低，致使在心肌复极化时，肌质网摄取和储存的 Ca^{2+} 量均减少，故心肌兴奋时，肌质网向胞质中释放的 Ca^{2+} 减少。肌质网通过摄取、储存和释放三个环节维持胞质 Ca^{2+} 的动态平衡，从而调节心肌的舒缩功能。心力衰竭时，肌质网 Ca^{2+} 处理障碍可表现为：①肌质网摄取 Ca^{2+} 减少：心肌缺血、缺氧，ATP 供应不足，肌质网钙泵活性减弱，肌质网从胞质中摄取 Ca^{2+} 的能力下降，从而使心肌舒张时胞质内 Ca^{2+} 浓度处在高于舒张阈值（10^{-7} mol/L）的水平，导致收缩后的心肌不能充分舒张而影响心室充盈。②肌质网贮存 Ca^{2+} 减少：正常情况下，通过钙泵被摄入肌质网的 Ca^{2+} 与钙贮存蛋白（calcium store proteins）结合，以结合钙的形式被贮存在肌质网的钙池内。心力衰竭时，肌质网摄取 Ca^{2+} 减少，使 Ca^{2+} 的贮存量减少。同时，线粒体对 Ca^{2+} 摄取量增多，但线粒体在心肌收缩时向胞质释放 Ca^{2+} 的速率却非常缓慢。肌质网对 Ca^{2+} 摄取减少及 Ca^{2+} 在线粒体内的异常分布，导致心肌收缩时释放到胞质中的 Ca^{2+} 减少，从而使心肌收缩性减弱。③肌质网 Ca^{2+} 释放量减少：心力衰竭时，多种因素使肌质网 Ca^{2+} 释放量减少，如肌质网雷诺丁受体（ryanodine receptor，RyR）减少；酸中毒时 Ca^{2+} 与钙贮存蛋白紧密结合，不易解离，均使肌质网 Ca^{2+} 释放量减少。

（2）Ca^{2+} 内流障碍：心肌收缩时，胞质中的 Ca^{2+} 除大部分来自肌质网外，还有少部分 Ca^{2+} 是从细胞外经过 L 型钙离子通道或以 Na^{+}-Ca^{2+} 交换的方式进入细胞内的。Ca^{2+} 内流在心肌收缩活动中起重要作用，不仅可直接升高胞质内的 Ca^{2+} 浓度，而且还可诱发肌质网释放 Ca^{2+}。在酸中毒、高钾血症、心肌过度肥大等多种病理情况下，Ca^{2+} 内流受阻，细胞内 Ca^{2+} 浓度降低，使心肌兴奋 - 收缩耦联发生障碍。

（3）肌钙蛋白与 Ca^{2+} 结合障碍：Ca^{2+} 与肌钙蛋白结合是兴奋 - 收缩耦联的关键，这不仅要求胞质内的 Ca^{2+} 浓度迅速上升到足以启动收缩的阈值（10^{-5} mol/L），而且要求肌钙蛋白活性正常，能迅速与 Ca^{2+} 结合。凡是影响 Ca^{2+} 与肌钙蛋白结合的因素，均可导致兴奋 - 收缩耦联障碍。如心肌缺血、缺氧导致 ATP 生成不足和酸中毒，ATP 不足可使肌质网钙泵运转 Ca^{2+} 能力下降，酸中毒时 H^{+} 与肌钙蛋白亲和力比 Ca^{2+} 大，H^{+} 占据了肌钙蛋白上的 Ca^{2+} 结合位点，这些因素均可导致 Ca^{2+} 与肌钙蛋白结合障碍，从而引起心肌收缩功能障碍。

三、心肌舒张功能障碍

心室舒张功能正常是保证心室血液充盈的基本因素。心脏收缩后，如果没有正常的舒张，导致心室充盈不足，则心排血量必然减少，而且还可使冠状动脉的灌流量减少。因此，心脏的收缩与舒张对维持正常的血液循环同等重要。心室舒张功能障碍可能与下列因素有关：

1. Ca^{2+} 复位延缓　心肌细胞舒张的先决条件是胞质内 Ca^{2+} 浓度迅速下降并脱离肌钙蛋白。心室舒张的速率主要取决于肌质网钙泵摄取 Ca^{2+} 的速率及肌膜上的钙泵驱动 Ca^{2+} 外流的速率，是一个主动耗能的过程。心力衰竭时，由于 ATP 供能不足、Ca^{2+}-ATP 酶活性下降，使心肌细胞胞质内的 Ca^{2+} 在收缩后不能迅速下降到与肌钙蛋白脱离的水平，从而引起心肌不能充分舒张，导致心室舒张迟缓。

2. 肌球 - 肌动蛋白复合体解离障碍　正常的心肌舒张过程需要肌球 - 肌动蛋白复合体解离，这也是一个主动耗能的过程，必须在 ATP 的参与下，肌球 - 肌动蛋白复合体解离，心肌才能舒张。因此，任何原因造成的心肌能量缺乏，均可导致心肌舒张功能障碍而引发心力衰竭。

3. 心室舒张势能降低　心室舒张势能来自心室的收缩，心室收缩性越好，越能促进心室的舒张，舒张势能也越高。因此，凡能使心肌收缩性减弱的病因，均可通过降低心室舒张势能而影响心室的舒张。

4. 心室顺应性降低　心室顺应性是指心室在单位压力变化下所产生的容积改变（dV/dP），其倒数 dP/dV 即为心室僵硬度，常以舒张末期压力为纵轴，舒张末期容积为横轴的心室压力 - 容积曲线表示（图 20-2）。当心室顺应性降低（心室僵硬度增大）时，曲线左移，意味着心室舒张末期容量稍有增加，心室内压明显增大，从而导致心室充盈不足，进而引起静脉系统淤血。心肌肥大引起的心室增厚、心肌炎、心肌纤维化及心包压塞等，均可使心室顺应性降低而导致心室舒张功能障碍。

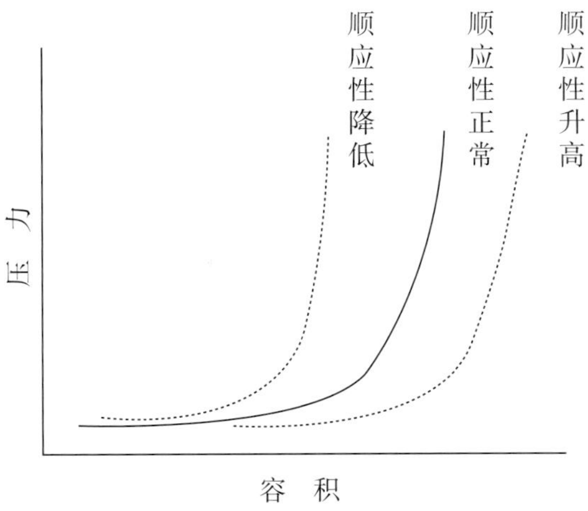

图 20-2　心室压力 - 容积曲线

➢ **考点：**心力衰竭时心肌舒缩功能障碍的机制。

四、心脏各部分舒缩活动不协调

正常心脏各部分（如左心 - 右心之间、心房 - 心室之间及心室本身各区域）的舒缩活动处于高度协调状态是维持心功能稳定的重要因素。各种类型的心律失常均可破坏心脏各部舒缩活动的协调性，引起心泵功能紊乱，致使心排血量下降而引发心力衰竭。某些病变（如心肌梗死）由于心脏各部分严重程度不同以及病变区与非病变区之间均存在心功能差异，必然导致舒缩活动不协调，从而使心排血量降低。

第三节　心功能不全时机体的代偿性反应

心脏泵血功能受损时，心排血量减少可以通过多种信息传递途径，引起内源性神经 - 体液调节机制激活。此时，机体可出现一系列相互联系、彼此协调的代偿活动，以维持心排血量。神经 - 体液调节机制激活是心功能减退时调节心内与心外代偿与适应性反应的基本机制，但也是导致心力衰竭发生与发展的关键因素。

一、神经 – 体液调节机制激活

1. 交感神经系统激活　心功能不全时，心排血量减少，可激活交感 - 肾上腺髓质系统，表现为交感神经活性升高，使血浆儿茶酚胺浓度明显升高，引起心肌收缩性增强，心率加快，心排血量增加。另外，交感神经系统激活还可通过对外周血管的调节在血流动力学稳态中起着极为重要的支持作用。例如，腹腔内脏等阻力血管收缩，有助于维持动脉血压，保证重要器官的血流灌注。但长期过度地激活交感神经，使外周血管阻力增加，则会加重心脏后负荷，使心功能不全进一步恶化。

2. 肾素 - 血管紧张素 - 醛固酮系统（RAAS）激活　心力衰竭时，由于交感神经兴奋、肾血流量降低等均可激活肾素 - 血管紧张素 - 醛同酮系统。血管紧张素Ⅱ（angiotensin Ⅱ，Ang Ⅱ）增加可以通过直接的缩血管作用及与去甲肾上腺素的协同作用对血流动力学稳态产生明显影响，以维持周围血管血压，保证心脏、脑等重要脏器的血液供应。Ang Ⅱ还可直接促进心肌和非心肌细胞肥大或增殖，是导致心室重塑的主要因素。同时，醛固酮的分泌增多，可促使水、钠潴留，导致总体液量及心脏前负荷增加，对心力衰竭起到代偿作用。

二、心脏本身的代偿性反应

心脏本身的代偿性反应包括心率加快、心脏紧张源性扩张、心肌收缩性增强和心室重塑。其中，心率加快、心脏紧张源性扩张和心肌收缩性增强属于功能性调整，可以在短时间内被动员起来；而心室重塑是伴有明显形态结构变化的综合性代偿反应，是心脏在长期负荷过重状态下的主要代偿方式。

1. 心率加快　是一种快速代偿性反应，贯穿于心功能不全发生和发展的全过程。心力衰竭使心排血量或血压下降时，反射性地引起交感神经兴奋，使心率加快，在一定限度内能增加心排血量。启动这种代偿性反应的机制主要是：

（1）压力感受器的调控：当心排血量减少引起动脉血压下降时，颈动脉窦和主动脉弓的压力感受器所受的刺激减弱，传入冲动减少，对心交感中枢的抑制作用减轻，交感中枢紧张性增高，因而由心交感神经传到心脏的冲动增加，引起心率加快。

（2）容量感受器的调控：心力衰竭时，心脏泵血减少，使心腔内剩余血量增加，心室舒张末期容积和压力升高，可刺激位于心房和心室的容量感受器，经迷走神经传入纤维至中枢，使迷走神经抑制，交感神经兴奋。

（3）化学感受器的调控：如果心力衰竭合并缺氧，则可刺激主动脉体和颈动脉体化学感受器，反射性地兴奋引起心率加快。

心率加快的代偿作用也有一定的局限性。若心率过快（成人＞180 次 / 分），则可使心肌耗氧量增加、心脏舒张期缩短，致使心脏充盈不足、冠状动脉血流量减少，心排血量反而降低，从而加重心力衰竭。临床上常用心率作为判断心力衰竭程度的指标之一。

2. 心脏紧张源性扩张　是指伴有心肌收缩性增强的心腔扩张。静脉回心血量可以在一定程度上调控心肌收缩能力。按照 Frank-Starling 定律，肌节长度在 1.7 ～ 2.2 μm 的范围内时，心肌收缩能力随心脏前负荷（心肌纤维初长度）的增加而增强。当肌节长度达到 2.2 μm 时，粗、细肌丝处于最佳重叠状态，形成有效横桥的数量最多，产生的收缩力最大，这个肌节长度称为最适初长度（optimal initial length，Lmax）。心功能不全时，由于心泵功能减弱，心排血量减少，故心室舒张末期容积增加，心肌初长度增大，如肌节长度不超过 2.2 μm，则这种紧张源性扩张也可使心肌收缩性有所增强而起到代偿作用。这是心脏对容量负荷加重时一种重要的代偿方式。如果肌节过度拉长，使心腔明显扩大，则使心肌收缩性减弱，称为肌源性扩张，肌源性扩张则失去代偿意义。此外，心脏扩张，使心肌耗氧量增多，也是引起失代偿的重要因素。

3. 心肌收缩特性　是指不依赖于心脏前负荷与后负荷变化的心肌本身的收缩特性，其主要受神经 - 体液因素的调节。心功能受损时，由于交感 - 肾上腺髓质系统兴奋，儿茶酚胺分泌增加，可激活 β - 肾上腺素受体，导致心肌胞质内 Ca^{2+} 浓度升高而发挥正性肌力作用。

4. 心室重塑　心室重塑是心肌损伤或负荷增加时，通过改变心室结构、代谢和功能而发生的慢性综合性代偿适应性反应。心肌细胞的结构性适应不仅有量的增加，即心肌肥大，而且伴有质的变化，即细胞表型防守改变，其功能与代谢均有别于正常心肌细胞。

（1）心肌肥大：心肌肥大是指心肌细胞体积增大，是心脏长期负荷过重状态下逐渐形成的较持久的代偿方式。心肌肥大有两种表现形式：向心性肥大（concentric hypertrophy）和离心性肥大（eccentric hypertrophy）。

1）向心性肥大：是指心脏在长期过度的压力负荷作用下，收缩期室壁张力持续增加，心肌肌节呈并联性增生，心肌纤维增粗。其特征是心室壁显著增厚，而心腔容积正常或减小，使心室壁厚度与心腔半径之比增大，常见于高血压性心脏病及主动脉瓣狭窄。

2）离心性肥大：是指心脏在长期过度的容量负荷作用下，舒张期室壁张力持续增加，心肌肌节呈串联性增生，心肌纤维增长，心腔容积增大，离心性肥大的特征是心腔容积显著增大与心室壁轻度增厚并存，心室壁厚度与心腔半径之比基本保持正常，常见于二尖瓣或主动脉瓣关闭不全。

3）心肌肥大的意义：心肌肥大可增强心肌收缩能力，有助于维持心排血量，使心脏在较长一段时间内能满足组织对心排血量的需求而不致发生心功能不全。但是，肥大的心肌具有不平衡生长的特点，即心肌重量的增加与心功能的增强不呈比例，故心肌过度肥大超过某种限度（成人心脏重量≥500 g 或左心室重量≥200 g）时，则由代偿状态转为衰竭。其发生机制是：①心肌内交感神经末梢分布的密度下降，去甲肾上腺素含量减少；②心肌内毛细血管数量不能相应增加，心肌微循环灌流不良；③心肌细胞内线粒体数量不能按比例增加，导致能量生成不足；④肥大心肌的肌球蛋白 ATP 酶活性下降，使心肌能量利用障碍；⑤心肌细胞可发生凋亡，使心肌细胞数量减少。

（2）心肌细胞表型改变：是指由于心肌所合成的蛋白质的种类发生变化所引起的心肌细胞"质"的改变。在引起心肌肥大的机械信号和化学信号刺激下，可使在成年心肌细胞中处于静止状态的胎儿期基因被激活，合成胎儿型蛋白质增加；或是某些功能基因的表达受到抑制，发生同工型蛋白质之间的转换，引起细胞表型发生改变。表型发生改变的心肌细胞在细胞膜、线粒体、肌质网、肌原纤维及细胞骨架等方面均与正常心肌有差异，从而导致其代谢与功能发生变化。表型发生改变的心肌细胞分泌活动增强，还可以通过分泌细胞因子和局部激素，进一步促进细胞生长、增殖及凋亡，从而改变心肌的舒缩能力。

三、心脏外的代偿性反应

心功能减退时，除心脏本身发生功能和结构的代偿性反应外，机体还会启动心外的多种代偿机制，以适应心排血量的降低。

1. 血容量增加　慢性心功能不全时，血容量增加是其主要的代偿方式之一。其机制与体液因素作用下的水、钠潴留有关：①肾小球滤过率降低，心功能不全时，有效循环血量减少，使肾血液灌流量减少。同时，交感 - 肾上腺髓质系统兴奋，使肾动脉收缩，导致肾小球滤过率降低。肾血流量减少可刺激球旁细胞分泌肾素，使肾素 - 血管紧张素 - 醛固酮系统激活。血管紧张素Ⅱ可引起肾动脉强烈收缩，使肾小球滤过率降低。②肾小管对钠、水的重吸收增加，心功能不全时，由于肾素 - 血管紧张素 - 醛固酮系统激活，使醛固酮及抗利尿激素（ADH）增多，可促进远曲小管和集合管对钠、水的重吸收。同时，心力衰竭时，前列腺素 E_2（扩血管物质）和心房钠尿肽（排钠利尿物质）合成、分泌减少。缩血管保钠物质增多和扩血管排钠物质减少，从而导致钠、水潴溜。

血容量增加虽然具有提高心排血量和维持动脉血压的代偿意义，但也具有引起心源性水肿的潜在危险，并且可导致心脏前负荷及心肌耗氧量增加。

2. 血流重新分布　心排血量不足时，交感 - 肾上腺髓质系统兴奋，使外周血管选择性收缩，引起全身血流重新分布，主要表现为皮肤、肾与内脏器官的血流量减少。其中，肾血流量减少最显著，而心脏、脑血流量不变或相对增加，有利于保障心脏、脑等重要器官的供血。但周围器官长期供血不足可导致器官功能紊乱，如导致肝、肾功能不全。同时，外周血管长期收缩可导致心脏后负荷增大。然而这种代偿能力也是有一定限度的，并且只有在急性或轻度、中度心力衰竭时才有代偿意义。

3. 红细胞增多　心功能不全时，体循环淤血和血流速度减慢可引起循环性缺氧，缺氧刺激肾小球旁器合成、分泌促红细胞生成素，促进骨髓造血功能，使红细胞和血红蛋白含量增加，以提高血液携氧能力，改善机体缺氧。但红细胞过多时，可引起血液黏度增大，加重心脏负荷。

4. 组织利用氧的能力增强　心功能不全时，细胞中线粒体的数量增多，与呼吸链有关的细胞色素氧化酶活性增强，这些变化有助于细胞内呼吸功能的改善，使组织利用氧的能力增强。

➤ **考点：**心力衰竭时机体的代偿性反应。

第四节　心功能不全时机体的功能变化及病理临床联系

心功能不全患者机体可出现一系列功能变化及临床表现，主要以心排血量不足、肺循环或体循环静脉淤血为特征，表现为相应的综合征。

一、心排血量减少

1. 心功能的变化　心功能降低是心力衰竭时最根本的变化，主要表现为心脏泵血功能低下。心功能各项指标都有明显的变化，如心排血量减少、心脏指数降低、射血分数降低及心力储备降低等。

（1）心力储备降低：心力储备（cardiac reserve，CR）是指心排血量随机体代谢需要而增多的能力，这反映心脏的代偿能力。心力储备降低是心力衰竭最早出现的改变。

（2）心排血量减少：心排血量（cardiac output，CO）是反映心脏泵血功能的综合指标，正常人 CO 为 3.5 ~ 5.5 L/min。低心排血量性心力衰竭时，CO 可低于 3.5 L/min。

（3）心脏指数降低：心脏指数（cardiac index，CI）是指单位体表面积的心排血量，正常值为 2.5 ~ 3.5 L/（min · m^2）。心力衰竭时，CI 可低于 2.5 L/（min · m^2）。少数高心排血量性心力衰竭患者，CI 大于 3.5 L/（min · m^2），但由于组织代谢率增高、血流加快等原因，CI 仍相对较低。

（4）射血分数降低：射血分数（ejection fraction，EF）是指每搏输出量与心室舒张末期容积的比值，正常值为 0.56 ~ 0.78，它是反映心室收缩功能的常用指标。心力衰竭时，由于心肌收缩性减弱，每搏输出量减少，心室收缩末期剩余血较多，故心室舒张末期容积也增大. 因而 EF 降低。射血分数受心室压力和容量负荷的影响。

（5）肺毛细血管楔压（pulmonary capillary wedge pressure，PCWP）和中心静脉压（central venous pressure，CVP）增高：PCWP 可用于估计左心房压和左心室舒张末压。左心衰竭时，由于肺循环淤血、水肿，肺毛细血管楔压升高。CVP 可反映右心房压，并可用于估计右心室舒张末压。右心衰竭时，中心静脉压升高，但若伴有心源性休克，则患者回心血量减少，中心静脉压可不升高，甚至降低。

2. 动脉血压的变化　心力衰竭对血压的影响因心力衰竭的类型而不同。当急性心肌梗死等原因引起急性心力衰竭时，由于心排血量急剧减少，机体来不及代偿，动脉血压可明显降低，严重者可导致心源性休克。慢性心力衰竭时，由于交感 - 肾上腺髓质系统兴奋，外周血管广泛收缩、阻力增大，心率加快以及血容量增多等代偿性反应，动脉血压通常可维持在正常范围。

3. 心率加快　由于交感神经系统兴奋，患者在心力衰竭早期即有明显的心率加快。心肌收缩性降低可使每搏量减少，机体更大程度地依赖心率加快来维持心排血量。因此，心悸常是心力衰竭患者最早出现和最明显的症状。

4. 器官血流重新分布　心力衰竭时，由于神经-体液调节系统激活，血浆中儿茶酚胺、Ang Ⅱ和醛固酮含量增高，皮肤、骨骼肌、肾及腹腔内脏等器官血流量显著减少，心脏、脑血流量早期可维持在正常水平，出现器官血流重新分布的现象。

（1）皮肤、骨骼肌、腹腔内脏等器官的血管床因含 α 肾上腺素受体较多，所以收缩较为明显，血流量可显著减少，患者表现为皮肤苍白、皮肤温度降低。若合并缺氧，则可出现发绀、运动耐力降低、易疲劳等症状。

（2）肾：心力衰竭时，肾血流量减少，致使肾小球滤过率降低、肾小管重吸收增加，导致水、钠潴留，临床表现为少尿、氮质血症等。

（3）心力衰竭较轻阶段，脑血管收缩不明显，血流量可维持在正常水平；但是随着心排血量的进一步减少，脑血流量也会减少，脑供血不足引起头晕、头痛、失眠、记忆力减退、烦躁不安等表现。部分患者在变化体位时可出现头晕、晕厥等直立性低血压的表现。

二、静脉淤血

在慢性心功能不全早期，机体可通过一系列代偿性反应维持心脏的泵血功能。然而随着心功能不全逐渐进展，心肌收缩性降低，神经-体液调节机制过度激活，通过血容量增加和容量血管收缩导致前负荷增加，不仅不能使心排血量有效增加，反而可导致充盈压显著升高而造成静脉淤血。根据静脉淤血的主要部位，可将其分为体循环淤血和肺循环淤血。

1. 体循环淤血　常见于右心衰竭及全心衰竭，主要表现为体循环静脉系统过度充盈、静脉压升高、内脏充血和水肿等。

（1）静脉淤血和静脉压升高：右心衰竭时，因水、钠潴留及右心室舒张末压升高，使上、下腔静脉回流受阻，可引起体循环静脉淤血和静脉压升高，导致全身性水肿。临床上表现为颈静脉怒张、肝颈静脉反流征呈阳性（按压肝后，颈静脉异常充盈）等，严重者可发生心源性水肿。

（2）肝大及肝功能损害：右心衰竭时，由于体循环淤血，使肝淤血、肿大，局部有压痛，并有上腹部不适感；长期肝淤血可引起肝脂肪变性、坏死，出现转氨酶水平升高及黄疸。长期右心衰竭，还可造成心源性肝硬化。

（3）胃肠道功能改变：胃肠道淤血可导致消化功能障碍，表现为消化不良、食欲缺乏以及胃肠道刺激症状，如恶心、呕吐、腹泻等。

（4）水肿：是右心衰竭及全心衰竭的主要临床表现之一，称为心源性水肿。受重力影响，心源性水肿在体位低的下肢表现最为明显，严重者还可以伴发腹腔积液和胸腔积液等全身性水肿。其发生主要与毛细血管压增高及水、钠潴留有关。此外，胃肠道淤血引起的消化与吸收功能障碍、肝淤血造成的肝功能损伤，可导致低蛋白血症，也是引发心源性水肿的因素。

2. 肺循环淤血　主要见于左心衰竭。左心衰竭时，肺静脉回流受阻，引起肺淤血和肺静脉压升高，导致肺水肿，临床表现为呼吸困难、两肺湿啰音、咳粉红色泡沫痰甚至咯血等症状。

（1）呼吸困难的发生机制：①肺顺应性降低，要吸入相同量的空气，就必须加大胸廓运动的幅度，从而使患者感到呼吸费力。②肺毛细血管压增高和间质水肿使肺间质压力增高，刺激肺毛细血管旁 J 受体，引起反射性呼吸浅快。③支气管黏膜充血、肿胀而使管腔狭窄，气道阻力增加，可使患者感到呼吸费力。

（2）临床上呼吸困难的表现形式：

1）劳力性呼吸困难：轻度心力衰竭患者，仅在体力活动时出现呼吸困难，休息后呼吸困难消失，称为劳力性呼吸困难。劳力性呼吸困难是左心衰竭最早出现的表现之一。其发生机制是：①体力活动时，回心血量增多，心脏负荷增加，从而加重肺淤血。②心率加快，使心脏舒张期缩短，左心室充盈减少，由肺回流到左心室的血量减少，进而加重肺淤血。③体力活动时，机体需氧量增加，但因左心衰竭不能相应地提高心排血量，因此导致机体缺氧进一步加重，刺激呼吸中枢，可使呼吸加深、加快，使患者出现呼吸困难。

2）端坐呼吸：是指重症心力衰竭患者，安静时也感到呼吸困难，甚至不能取平卧位，故必须采取端坐位或半卧位，以减轻呼吸困难的程度。其发生机制是：①端坐位时，受重力作用，机体下肢血液回流减少，可减轻肺淤血和水肿。②膈肌下降，使胸腔容积增大，可改善肺活量，减轻缺氧。③下肢水肿液吸收减少，使血容量降低，减轻肺淤血。

3）夜间阵发性呼吸困难：左心衰竭时，患者常在入睡后突然感到胸闷而被惊醒，并立即坐起喘气和咳嗽，称为夜间阵发性呼吸困难。其发生机制是：①平卧位时，下肢静脉回流增多，而且下肢水肿液回流入血增多，加重肺淤血、水肿。②入睡后，迷走神经兴奋性升高，使支气管收缩，导致气道阻力增大。③熟睡时，神经反射敏感性降低，只有当肺淤血比较严重时，动脉血氧分压降到一定水平后，才能刺激呼吸中枢，引起突然发作的呼吸困难。此时，患者出现极度呼吸困难、发绀、咳嗽、咳粉红色泡沫痰，听诊满肺湿性啰音。

➢ **考点：**心排血量减少的各项指标变化；静脉淤血的临床表现；三种呼吸困难的概念及产生机制。

第五节　心功能不全防治的病理生理学基础

心功能不全是一种进行性的病变，随着对心功能不全这一疾病认识的不断深入，治疗方式已从过去的短期血流动力学/药理学措施转变为长期的、修复性策略。治疗目标是不仅要改善症状，而且更重要的是防止和延缓心肌重塑的发展，从而降低心功能不全患者的死亡率和住院率，提高患者的生活质量和延长寿命。

1. 防治原发病及消除诱因　针对心力衰竭的病因治疗，是防治心力衰竭的关键。例如，用药物控制严重的高血压；做冠状动脉旁路移植术，解除冠状动脉阻塞；行二尖瓣分离或置换术，解决二尖瓣狭窄或关闭不全等。此外，大多数心功能不全的患者由代偿阶段迅速发展到失代偿阶段都与诱因（如感染、劳累）有关。所以，消除诱因，可减轻心脏负荷，有利于控制病情。

2. 改善心肌的舒缩功能

（1）加强心肌收缩功能：选用正性肌力药（如强心苷类药物）可加强心肌收缩性，使心排血量增加，同时可降低心室舒张末压，使静脉淤血得到缓解。因此，强心苷类药物适用于心肌收缩功能减弱且心腔明显扩大、心率过快的心力衰竭患者。但是，应用强心苷类药物虽然可改善心功能不全患者的临床表现，但不能降低患者的病死率，应将其与利尿药、ACEI 和 β 肾上腺素受体阻断药联合应用。

（2）改善心肌舒张功能和顺应性：治疗舒张性心力衰竭，目前尚无明确治疗方案，一般采用针对原发病或伴随疾病的治疗。钙拮抗药可以降低胞质内 Ca^{2+} 浓度，有时用于心室舒张不全和顺应性降低的心力衰竭患者，但并无充分的循证医学证据证明其有效性。

3. 减轻心脏负荷

（1）调整心脏前负荷：对有淤血和液体潴留的心功能不全患者，应适当限制钠盐的摄入。利尿药可通过抑制肾小管对钠、水重的吸收而降低血容量，不仅可通过降低前负荷以减轻水肿及淤血症状，也可改善患者的泵血功能和运动耐量。目前，利尿药、ACEI 和 β 肾上腺素受体阻断药是治疗心功能不全的主要药物。静脉血管扩张药（如硝酸甘油等），可减少回心血量，减轻心脏前负荷。

（2）降低心脏后负荷：选用合适的药物（如 ACEI 等）降低外周阻力，不仅可降低心脏后负荷，减少心肌耗氧量，而且可因使射血时间延长及射血速度加快，在每搏做功不变的情况下使心排血量增加。动脉血管扩张药（如肼屈嗪）亦可降低心脏后负荷，使平均动脉压及心肌耗氧量降低，从而增加心排血量。

4. 改善心肌的能量代谢　严重心力衰竭特别是左心衰竭时，可因血流速度减慢和肺换气功能障碍而引起缺氧。对于有呼吸困难并出现低氧血症的患者，吸氧可提高氧分压，增加血浆内溶解的氧量，改善组织供氧。心肌能量药物（如能量合剂、葡萄糖、氯化钾、肌苷等）可能具有改善心肌代谢的作用，有学者认为心肌能量药物够维持心肌细胞内环境稳定，减少氧自由基产生，增加能量供给，但是这些药物对于心力衰竭的有效性和作用机制，以及长期应用的安全性等，还有待进一步验证。

此外，对于有严重血流动力学障碍的瓣膜狭窄或反流的患者，可考虑做瓣膜置换术或修补术。对难治性的严重心力衰竭患者，可考虑采用人工心脏或心脏移植。

知识链接

心力衰竭的整体治疗

心力衰竭的整体治疗包括运动训练、多学科管理方案和姑息性治疗。

1. 运动训练　患者应有规律地进行有氧运动，以改善心功能和症状（Ⅰ类，A 级）。运动训练和体育锻炼可改善运动耐量、提高健康相关生活质量和降低心力衰竭患者住院率。

2. 多学科管理方案　是将心脏专科医生、心理医生、营养科医生、运动科医生、康复师、基层医生（城市社区和农村基层医疗机构）、护士、患者及其家人的共同努力结合在一起，对患者进行整体（包括身心、运动、营养、社会和精神方面）治疗，以显著提高防治效果，改善预后。

3. 姑息性治疗　是指经常评估患者生理、心理以及精神方面的需求，着重于缓解心力衰竭和其他并存疾病的症状。进一步的治疗计划包括适时停止 ICD 功能，考虑死亡和复苏处理取向，旨在使患者充分得到临终关怀，有尊严、无痛苦和安详地走向生命的终点。

（张婷婷）

自测题

一、选择题

1. 下述不是心力衰竭病因的是
   A. 心脏负荷增加　　B. 感染
   C. 弥漫性心肌病变　　D. 心肌缺血、缺氧
   E. 严重的心律失常

2. 慢性心力衰竭时，机体最有效的代偿方式是
   A. 心率加快
   B. 心肌肥大
   C. 心室扩张，心收缩性增强
   D. 血液红细胞增多
   E. 水、钠潴留，使血容量增多
3. 下述不会导致心脏压力负荷增加的是
   A. 主动脉瓣狭窄
   B. 肺动脉瓣狭窄
   C. 二尖瓣关闭不全
   D. 高血压
   E. 主动脉瓣狭窄
4. 心力衰竭时，机体不可能出现的变化是
   A. 通过肌源性扩张加强心肌收缩性
   B. 交感神经兴奋，使心率加快
   C. 肾素 - 血管紧张素 - 醛固酮系统激活，使血容量增加
   D. 组织摄氧和利用氧的能力增强
   E. 动脉压和静脉压可保持正常
5. 左心衰竭时发生呼吸困难的主要机制是
   A. 肺动脉高压
   B. 肺淤血、肺水肿
   C. 深睡眠时迷走神经兴奋性增高
   D. 平卧位使静脉回流加速
   E. 平卧位使胸腔容积减小

二、名词解释

1. 心力衰竭　2. 向心性肥大　3. 劳力性呼吸困难

三、问答题

1. 心功能不全时心脏代偿反应有哪些？
2. 简述心肌收缩功能障碍的发生机制。
3. 左心衰竭患者有哪些类型的呼吸困难？简述夜间阵发性呼吸困难的发生机制。

第二十一章

呼吸功能不全

第二十一章
数字资源

思政之光

学习目标

通过本章内容的学习，学生应能够：

识记：

1. 说出 ARDS、呼吸功能不全的概念及分类，呼吸功能不全时机体的代谢和功能变化。
2. 列举呼吸功能不全的病因与发病机制。

理解：

解释呼吸功能不全防治的病理生理学基础。

运用：

评估呼吸功能不全患者，结合我国医务人员在新冠肺炎疫情时期勇担使命、闻召而动，积极投入疫情防控工作的现实背景，增强民族自豪感、社会责任感和保家卫国情怀。

知识链接

呼吸是机体摄取氧并排出二氧化碳，以维持体内血气平衡和内环境稳定，保证新陈代谢和其他活动正常进行的过程。其全过程包括三个相互联系的环节：①外呼吸，是指外界环境与血液在肺部实现的气体交换。包括肺通气和肺换气两个过程，前者是指肺泡与外界环境之间进行的气体交换，后者是指肺泡与血液之间进行的气体交换。②气体在血液中运输，肺摄取的 O_2 通过血液流动被送达组织细胞，并供其利用。与此同时，细胞产生的 CO_2 被及时运输到肺，然后排出体外。③内呼吸，即组织换气，是指血液或组织液与组织细胞之间进行的气体交换，即细胞从毛细血管血液或从组织液中获取 O_2 用于氧化代谢，同时细胞代谢过程中产生的 CO_2 进入血液中的过程。

案例 21-1

患者，女性，55 岁，因“气促 2 天，加重伴意识不清 2 小时”入院。

体格检查：患者气促、意识不清，时有咳嗽，偶有白色黏液痰。口唇发绀，双肺呼吸音粗，呼吸呈叹息样，可闻及大量痰鸣音及哮鸣音。

实验室检查：WBC 11.8×10^9/L，中性粒细胞比例 82.41%，PaO_2 45.5 mmHg，PCO_2 65.3 mmHg，pH 7.18。胸部 X 线检查示：双肺多发阴影。

患者目前病情危重，陷入昏迷状态。

思考题：

1. 该患者发生了哪一型呼吸衰竭？其发生呼吸衰竭的机制是什么？
2. 对于该患者应当如何处理？

肺的主要生理功能是通过外呼吸功能给机体提供氧气和排出二氧化碳，与外界进行气体交换，从而维持机体血气平衡和内环境稳定。呼吸功能不全（respiratory insufficiency）是各种原因引起的外呼吸功能障碍，以致不能进行有效的气体交换，导致缺氧或伴有二氧化碳潴留，引起一系列功能和代谢紊乱综合征。呼吸衰竭（respiratory failure）是指当外呼吸功能发生严重障碍，以致在海平面水平、静息状态下不能维持足够的气体交换，导致动脉血氧分压（PaO_2）低于60 mmHg（8 kPa）和（或）伴有二氧化碳分压（$PaCO_2$）高于50 mmHg（6.67 kPa），出现一系列病理生理改变和临床表现的综合征。它是呼吸功能不全的晚期失代偿阶段。本章主要介绍呼吸衰竭。

> **考点：** 呼吸功能不全的概念。

第一节　呼吸功能不全的病因与分类

一、病因

呼吸功能不全由外呼吸功能障碍引起，包括中枢神经、运动神经、肌肉、胸廓、胸膜、肺和气道的病变，凡能严重阻碍肺通气和肺换气功能实现的致病因素均可导致呼吸功能不全（图 21-1）。

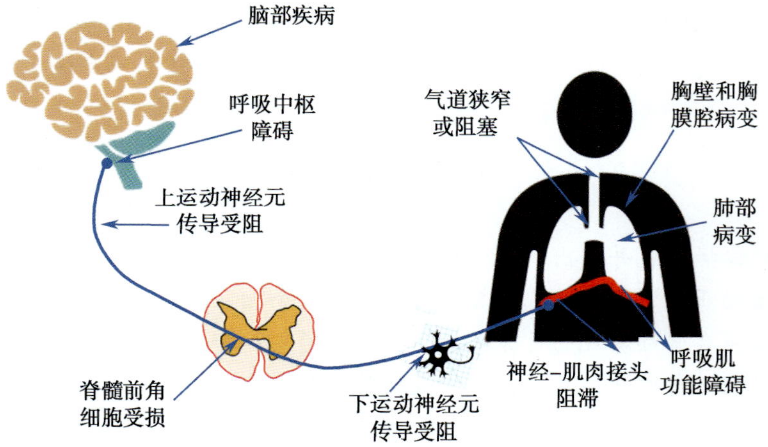

图 21-1　呼吸功能不全的原因与发病环节

1. 呼吸道阻塞性病变　支气管炎症、痉挛、异物、肿瘤等阻塞气道，引起通气不足，气体分布不匀导致通气 / 血流比值失调，发生缺氧和二氧化碳潴留。

2. 肺组织病变　肺炎、重度肺结核、肺气肿、弥散性肺纤维化、成人呼吸窘迫综合征等肺组织病变，可引起肺容量、通气量、有效弥散面积减少，通气 / 血流比值失调导致肺动脉样分流，引起缺氧和（或）二氧化碳潴留。

3. 肺血管疾病　肺动脉栓塞、肺梗死等肺血管疾病，引起通气 / 血流比值失调或部分静脉血流入肺静脉，发生缺氧。

4. 胸廓、胸膜病变　如胸廓外伤、手术创伤、气胸和胸腔积液等，影响胸廓活动和肺扩张，导致通气减少、吸入气体不足影响换气功能。

5. 神经中枢及其传导系统和呼吸肌疾患　脑血管病变、脑炎、脑外伤、药物中毒等直接或间接抑制呼吸中枢；脊髓灰质炎以及多发性神经炎所致的肌肉 - 神经接头阻滞影响传导功能；重症肌无力等损害呼吸动力引起通气不足。

二、分类

1. 按动脉血气分析分类　①低氧血症型呼吸衰竭（hypoxemic respiratory failure）：又称Ⅰ型呼吸衰竭，患者仅有低氧血症，缺 O_2 而无 CO_2 潴留（即 $PaO_2 < 60$ mmHg，$PaCO_2$ 降低或正常），见于换气功能障碍的病例，如急性呼吸窘迫综合征患者。②高碳酸血症型呼吸衰竭（hypercapnic respiratory failure）：又称Ⅱ型呼吸衰竭，患者有低氧血症伴高碳酸血症，缺 O_2，伴 CO_2 潴留（即 $PaO_2 < 60$ mmHg，$PaCO_2 > 50$ mmHg），见于肺泡通气不足，如慢性阻塞性肺疾病。

2. 按发病部位分类　①中枢性呼吸衰竭：是指中枢神经系统内产生和调节呼吸运动的神经细胞群，分布在脑桥、延髓和脊髓等各个部位，它们在呼吸节律的产生和调节中起不同作用，这些部位发生病变造成的呼吸衰竭称为中枢性呼吸衰竭。②外周性呼吸衰竭：支配呼吸肌的外周神经及神经 - 肌肉接头的损伤，以及外周呼吸器官（胸廓、胸膜、呼吸道、肺）的病变造成的呼吸衰竭称为外周性呼吸衰竭。

3. 按发生病程分类　①急性呼吸衰竭：发病较急，一般在数分钟到数小时内发生，无明显代偿性反应。②慢性呼吸衰竭：发病较慢，在数天或更长的时间内发生呼吸衰竭，患者可出现明显的代偿性反应，如 pH 值降低和 HCO_3^- 代偿性升高（Ⅱ型呼吸衰竭）、血红蛋白代偿性增加（Ⅰ型呼吸衰竭）等。

4. 按发病机制分类　①通气性呼吸衰竭：是指肺泡气与外界气体交换过程的障碍，常引起Ⅱ型呼吸衰竭。②换气性呼吸衰竭：是指肺泡气与血液之间的气体交换过程的障碍，常引起Ⅰ型呼吸衰竭。但在临床上，单纯的通气性或换气性呼吸衰竭并不多见，很多原发性疾病可对通气和换气功能同时或相继产生影响（图 21-2）。

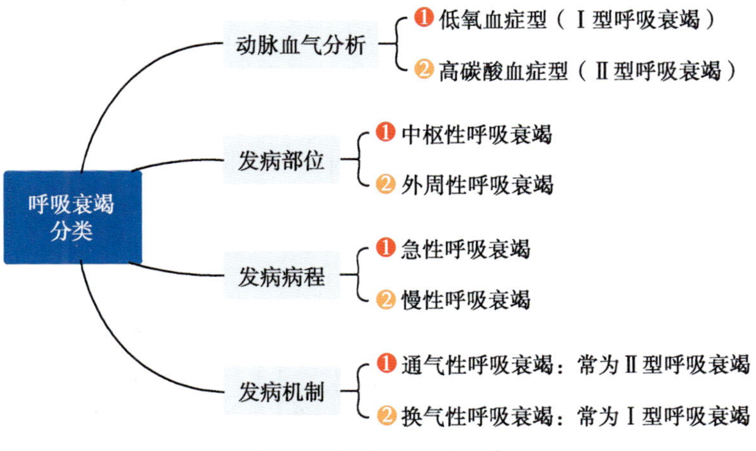

图 21-2　呼吸衰竭的分类

第二节　呼吸功能不全的发病机制

呼吸功能不全由肺通气功能障碍或（和）肺换气功能障碍所致。而肺换气功能障碍又包括弥散障碍、肺泡通气血流比例失调和解剖分流增加。

一、肺通气功能障碍

肺通气是在呼吸中枢的调控下，通过呼吸肌的收缩和松弛，使胸廓和肺有节律地扩大和缩小，以完成肺与外界进行气体交换的过程。正常成人在静息状态下的有效肺泡通气量约为 4 L/min。

当肺通气功能障碍使肺总通气量下降或无效腔通气量增加，进而使有效肺泡通气量不足时，即可发生呼吸衰竭。肺通气功能障碍包括限制性通气不足和阻塞性通气不足。

1. 限制性通气不足（restrictive hypoventilation） 是指吸气时肺泡扩张受限，引起肺泡通气的不足。平静呼吸时吸气运动是主要由于吸气肌（膈肌和肋间外肌）收缩完成的主动过程，呼气则是肺泡弹性回缩以及肋骨、胸骨借重力作用复位的被动过程，前者较后者更易发生障碍。

（1）呼吸肌活动障碍：凡是能引起中枢性呼吸衰竭的疾病都会造成呼吸肌活动障碍。另外，支配呼吸肌的神经、神经 - 肌肉接头的病变以及呼吸肌本身的异常均可导致吸气肌收缩减弱或活动受限。呼吸中枢或周围神经的器质性病变包括：脑外伤、脑炎等。过量使用镇静药、麻醉药、催眠药引起的呼吸中枢抑制；呼吸肌本身的病变，如营养不良所致呼吸肌萎缩、重症肌无力；低钾血症所致呼吸肌无力等。这些原因均可导致呼吸肌收缩功能障碍，引起限制性通气不足。

（2）胸廓和肺的顺应性降低：胸廓顺应性可因胸廓畸形、肥胖、胸膜增厚、肋骨骨折而降低；肺的顺应性则因肺部炎症、肺纤维化、肺泡表面活性物质减少、肺不张等原因而降低，致使肺泡扩张受限，通气量减少。

（3）胸腔积液和气胸：胸腔大量积液或张力性气胸时，如果压迫肺，则可使肺扩张受限。

2. 阻塞性通气不足（obstructive hypoventilation） 是由于呼吸道阻塞或狭窄，使气道阻力增加所引起的通气不足。气道阻力是气体进出气道时，气体分子之间、气体与气道内壁之间发生摩擦而产生的。影响气道阻力的因素有气道内径、长度和形态，以及气流速度和形式等，其中最重要的是气道内径。如管腔被异物、渗出物阻塞，使管壁肿胀、痉挛或纤维化，肺组织弹性降低，使之对气道壁的牵拉作用减弱等，均可使气道内径变小而气流阻力增加，从而引起阻塞性通气不足。气道阻塞可分为中央性气道阻塞与外周性气道阻塞。

（1）中央性气道阻塞：是指气管分叉处以上的气道阻塞。胸外和胸内的中央气道阻塞在吸气与呼气时气道变化的特征是不同的。若阻塞位于中央气道的胸外段（喉头水肿、炎症、肿瘤压迫等），则吸气时气道内压低于大气压，导致气道阻塞加重；呼气时则因气道内压大于大气压而使气道阻塞减轻，故患者表现为吸气性呼吸困难。若阻塞位于中央气道的胸内段，则吸气时由于胸膜腔内压降低而使气道内压大于胸膜腔内压（胸膜腔内压为负压），气道扩张，使阻塞减轻；呼气时由于胸膜腔内压上升大于气道内压而压迫气管，使气道阻塞加重，患者表现为呼气性呼吸困难（图 21-3）。

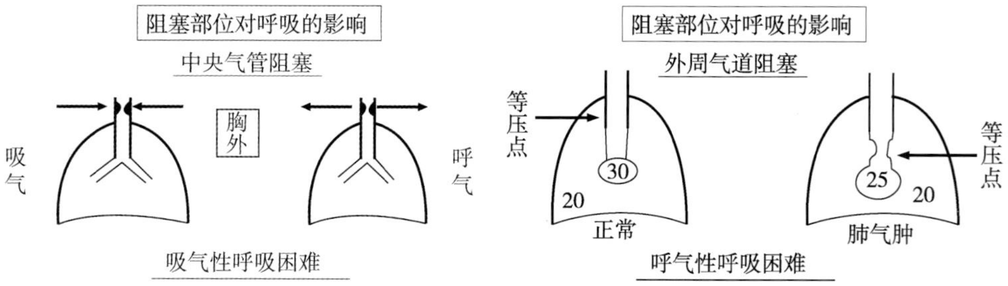

图 21-3　不同部位气道阻塞所致呼气及吸气时气道阻力的变化

（2）外周性气道阻塞：外周气道是指内径小于 2 mm 的细支气管，其结构特点是无软骨支撑且管壁薄，与周围肺泡结构紧密相连，所以外周性气道的管径在呼吸运动中可随肺泡的扩张及回缩而发生相应的变化。吸气时，胸膜腔内压降低，随着肺泡的扩张，细支气管受到周围弹性组织的牵拉，其口径可变大，管道伸长。呼气时则相反，小气道缩短、变窄，气道阻力增加，当气流通过狭窄部位时，气道内压降低明显，甚至低于胸膜腔内压，因而压迫小气道，患者常出现呼气性呼吸困难。常见于慢性支气管炎、支气管哮喘和阻塞性肺气肿等疾病。

肺泡通气障碍时，肺泡通气量减少，导致 O_2 吸入减少，CO_2 排出也受阻，故 PaO_2 下降，而 $PaCO_2$ 升高，常发生Ⅱ型呼吸衰竭。

二、肺换气功能障碍

肺换气是指经肺通气进入肺泡的新鲜空气与血液进行气体交换，氧气从肺泡顺浓度差扩散到静脉血，而静脉血中的二氧化碳，则向肺泡扩散。这样，使得静脉血中的氧分压逐渐升高，二氧化碳分压逐渐降低，最后接近于肺泡气的氧分压和二氧化碳分压。肺换气功能障碍是指肺泡气与血液之间的气体交换过程出现的障碍，包括肺泡气体弥散障碍、肺泡通气血流比例失调和肺解剖分流增加。

1. 弥散障碍（diffusion defect）　是指由于肺泡膜面积减小或肺泡膜异常增厚以及弥散时间缩短所引起的气体交换障碍。其主要机制为：

（1）肺泡膜面积减小：正常成人约有 3 亿个肺泡，肺泡膜总面积为 60 ~ 100 m^2。静息时参与换气的肺泡膜面积为 35 ~ 40 m^2，运动时因肺毛细血管开放数量和开放程度增加，所以参与换气的肺泡膜面积可增大到 60 m^2。由于储备量大，故只有当肺泡面积减小一半以上时，才会发生换气障碍。肺泡面积减小见于肺实变、肺不张、肺叶切除后或肺气肿等。

（2）肺泡膜厚度增加：肺泡与毛细血管之间的气体交换是通过肺泡膜来实现的。肺泡膜由肺泡上皮细胞、毛细血管内皮及两者共有的基膜构成，其厚度不到 1 μm，正常时气体交换很快。气体的弥散速率与肺泡膜的厚度呈反比。当发生间质性肺炎、肺水肿、肺泡表面透明膜形成及肺纤维化时，都可使肺泡膜厚度增加，弥散距离增大，弥散速度减慢，使患者出现呼吸衰竭。

（3）弥散时间缩短：静息时，血液流经肺泡毛细血管的时间约为 0.75 s，由于弥散距离很短，只需 0.25 s，血液氧分压就可升至肺泡气氧分压水平。由于 CO_2 弥散速度比 O_2 快 1 倍，故血液中的 CO_2 能较快地弥散入肺泡。如果患者肺泡通气量正常，则弥散障碍只引起 PaO_2 降低，而没有 $PaCO_2$ 升高。在压力负荷增加使心排血量增加和肺血流加快，血液和肺泡接触时间过于缩短的情况下，患者可因气体交换不充分而发生低氧血症。

以弥散障碍为主发生呼吸衰竭时，CO_2 易代偿，而 O_2 则难以代偿，故患者常出现Ⅰ型呼吸衰竭。

2. 肺泡通气血流比例失调　正常成人在静息状态下，肺泡通气量（V）约为 4 L/min，肺血流量（Q）约为 5L/min，两者的比例（V/Q）约为 0.8（图 21-4A）。当肺发生病变时，肺的各部分通气与血流的分布不均匀，部分肺泡通气血流比例失调，使患者不能进行有效的换气，引起呼吸衰竭（图 21-4B）。

（1）部分肺泡通气不足导致 V/Q 比例降低：肺泡通气量减少，而血流未减少，导致部分未经氧合或未经充分氧合的静脉血通过肺泡毛细血管或短路流入到动脉血中，这种情况类似动静脉短路，故称为功能性分流（functional shunt），又称静脉血掺杂（venous admixture）。支气管哮喘、慢性支气管炎、阻塞性肺气肿、肺纤维化、肺萎缩和肺水肿等均可引起病变部位肺泡通气不足，但流经该部位的毛细血管血流量并未减少，甚至还可由于炎症充血等原因而使血流量增加，导致 V/Q 比例降低（图 21-4C）。

（2）部分肺泡血流不足导致 V/Q 比例增高：是指肺泡通气正常而血流量减少，肺泡通气不能充分被利用，又称无效腔样通气（dead space like ventilation）。肺动脉栓塞、弥散性血管内凝血、肺动脉炎、肺血管收缩等均可使部分肺泡血流量减少，而肺泡通气量无变化，导致 V/Q 比例增高（图 21-4D）。正常的生理无效腔约占潮气量的 30%，肺疾病时功能性无效腔可显著增大，占潮气量的 60% ~ 70%，从而导致呼吸衰竭。

总之，无论是功能性分流，还是无效腔样通气，均可导致 PaO_2 降低，而 $PaCO_2$ 的高低则

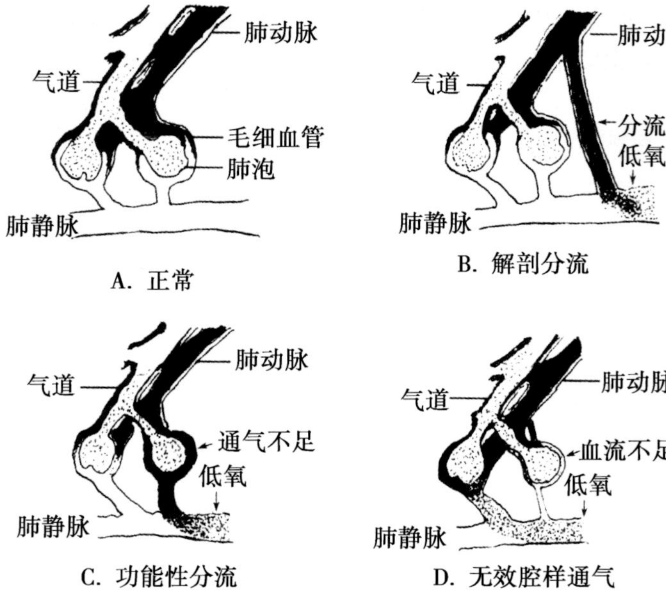

图 21-4 肺泡通气血流比例失调模式图

取决于 PaO_2 降低时反射性地引起肺组织代偿通气的程度。如果代偿性通气程度强，CO_2 排出过多，则 $PaCO_2$ 可低于正常，属于Ⅰ型呼吸衰竭。如果肺组织病变广泛，代偿不足，则会因气体交换障碍而引起 $PaCO_2$ 升高，属于Ⅱ型呼吸衰竭。

3. 肺解剖分流增加　生理情况下，肺内存在解剖分流（anatomical shunt），即一部分静脉血经支气管静脉和极少的肺内动静脉短路直接流入肺静脉。这些解剖分流的血流量仅占心排血量的 2% ~ 3%。解剖分流的血液未经气体交换过程，故称为真性分流（true shunt）（图 21-4B）。肺的严重病变（如肺不张、肺实变和肺气肿等），可导致部分肺泡完全闭塞或被渗出物完全填充，使病变部位的肺泡完全无通气但仍有血流，流进这些肺泡的血液完全以静脉血的状态掺入动脉血，类似解剖分流。真性分流时，吸入纯 O_2 并不能显著提高 PaO_2。而功能性分流时，吸入纯 O_2 可提高 PaO_2，使低氧血症得到显著改善，用这种方法可鉴定功能性分流和真性分流（图 21-5）。

➤ **考点：** 呼吸功能不全的发病机制。

必须指出，单纯通气障碍或换气障碍所致呼吸衰竭较少见。呼吸衰竭往往是多种因素同时

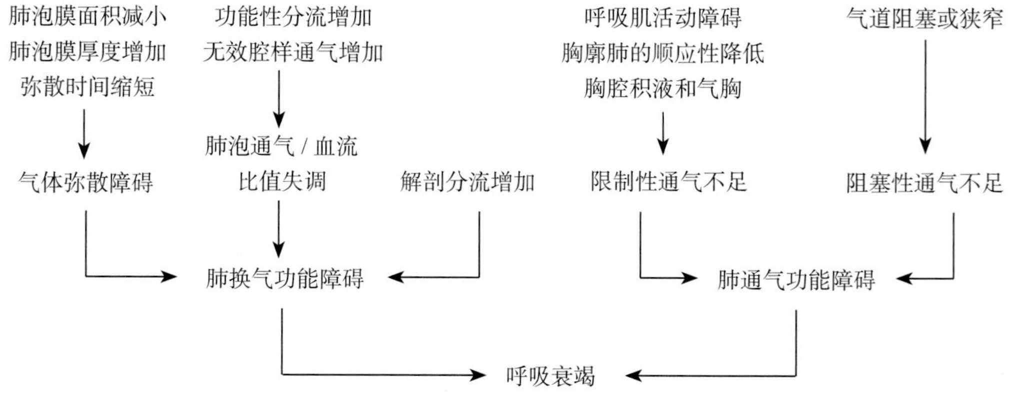

图 21-5 呼吸衰竭的发病机制

存在或相继发生作用。如慢性阻塞性肺气肿所导致的呼吸衰竭，虽然阻塞性通气功能障碍的重要因素，但肺泡弥散面积减小、肺泡壁毛细血管床减少等亦可使换气功能障碍。急性呼吸窘迫综合征（ARDS）是由不同病因引起的具有明显特征性的急性肺损伤，其损伤特点为弥散性肺泡损伤，特征性病理改变包括肺泡上皮、血管内皮损伤，肺泡膜通透性增加，大量中性粒细胞浸润，肺泡内透明膜形成，以低氧血症和呼吸窘迫为主要临床表现。ARDS 转变为呼吸衰竭的原因既有由肺不张引起的静脉血掺杂、微血栓形成和肺血管收缩引起的无效腔样通气，还有由肺水肿引起的气体弥散障碍。因此，对不同疾病引起呼吸衰竭的机制必须进行具体分析（图 21-6）。

➢ **考点：**ARDS 患者呼吸衰竭的发病机制。

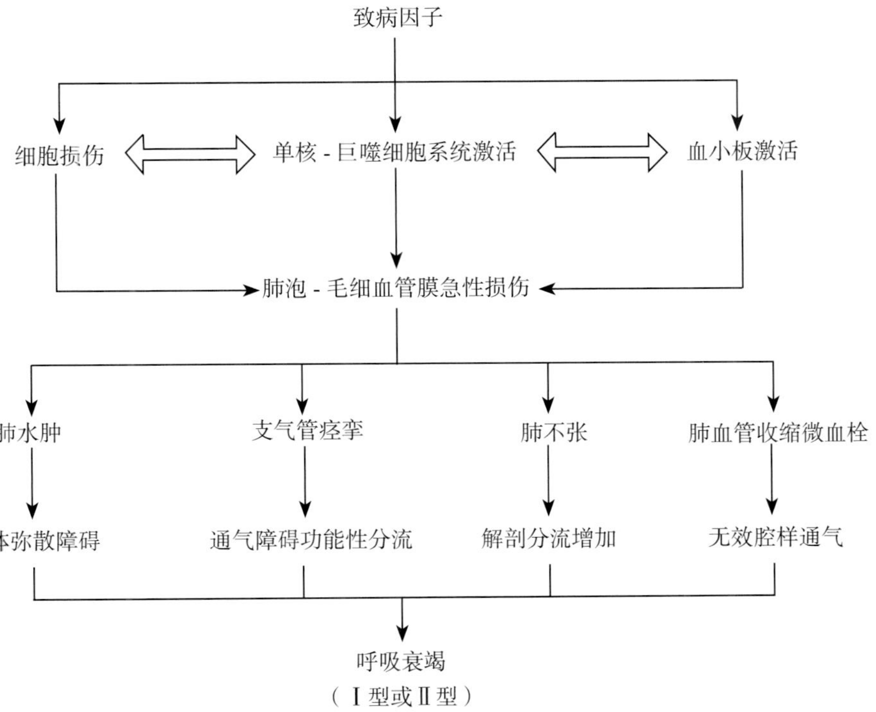

图 21-6　ARDS 患者呼吸衰竭的发病机制

第三节　呼吸功能不全时机体的代谢及功能变化

呼吸功能不全所致的低氧血症和高碳酸血症，可导致全身各系统代谢和功能发生改变，甚至使组织结构发生变化。首先是引起一系列代偿适应性反应，以改善组织的供氧，调节酸碱平衡和适应改变了的内环境。若代偿功能失调，则表现为各系统器官出现严重的功能和代谢紊乱。

一、酸碱平衡及电解质代谢紊乱

呼吸功能不全可引起单纯性酸碱平衡紊乱或混合性酸碱平衡紊乱，在临床上，呼吸衰竭患者多出现混合性酸碱平衡紊乱。

1. 代谢性酸中毒　各种类型的呼吸衰竭都有低氧血症。严重缺氧时，组织无氧糖酵解增强，乳酸等酸性代谢产物增多，可引起代谢性酸中毒。呼吸衰竭时，患者可能出现功能性肾功能不全，肾的排酸、保碱能力降低。另外，一些引起呼吸衰竭的原发病或病理过程，如严重的感染、休克等本身也可导致代谢性酸中毒。发生代谢性酸中毒时，血浆电解质也可发生变化：①血清 K^+ 浓度增高，酸中毒时，细胞内 K^+ 外移及肾小管排 K^+ 减少，从而引起血 K^+ 浓度增高。②血清 Cl^- 浓度增高：代谢性酸中毒时血浆 HCO_3^- 减少，肾排出 Cl^- 减少，血清 Cl^- 浓度常增高。

2. 呼吸性酸中毒　主要见于Ⅱ型呼吸衰竭。由于 CO_2 排出受阻，血浆中 H_2CO_3 原发性增加，可引起高碳酸血症。此时，血液中的电解质表现为高血钾和低血氯。血清 Cl^- 浓度降低的原因：高碳酸血症时，红细胞中 HCO_3^- 增多，与细胞外 Cl^- 交换，使 Cl^- 移入细胞内；酸中毒时，肾小管上皮细胞产生 NH_3 增多，$NaHCO_3$ 重吸收增多，形成较多的 NH_4Cl 和 $NaCl$，并随尿液排出，均造成血清 Cl^- 浓度降低。呼吸性酸中毒合并代谢性酸中毒时，血 Cl^- 浓度可正常。

3. 代谢性碱中毒　常见于慢性高碳酸血症型呼吸衰竭患者，在治疗过程中，如果过多、过快地排出 CO_2，如人工呼吸机使用不当，而体内代偿性增加的 HCO_3^- 来不及排出，则可发生代谢性碱中毒。另外，如果呼吸衰竭患者并发消化道功能障碍引起严重的呕吐，或并发肺源性心脏病后应用过多的利尿药，通过消化道和肾丢失 H^+，也可引起代谢性碱中毒。

4. 呼吸性碱中毒　Ⅰ型呼吸衰竭时，如果存在代偿性通气过度，使 CO_2 排出过多，则 $PaCO_2$ 明显下降，可引起呼吸性碱中毒。此时血清 K^+ 浓度可降低，而血清 Cl^- 浓度则可增高。

二、呼吸系统的变化

呼吸衰竭患者最先出现的症状往往是呼吸困难，主要表现为呼吸频率和节律的改变，其呼吸运动的变化除受到 PaO_2 降低和 $PaCO_2$ 升高引起的反射活动的影响外，还受到原发疾疾的影响。因此，患者实际的呼吸活动需要根据诸多因素综合而定。

1. 低氧血症和高碳酸血症的影响　外呼吸功能障碍造成的低氧血症和高碳酸血症又可影响呼吸功能。PaO_2 降低可刺激颈动脉体与主动脉体化学感受器，反射性地增强呼吸运动。严重缺氧对呼吸中枢有直接抑制作用，当 PaO_2 低于 30 mmHg（4 kPa）时，此作用可大于反射性兴奋作用而使呼吸抑制。$PaCO_2$ 升高主要作用于中枢化学感受器，可使呼吸中枢兴奋，引起呼吸加深、加快。当 $PaCO_2$ 超过 80 mmHg（10.7 kPa）时，反而可抑制呼吸中枢，产生二氧化碳麻醉。此时，呼吸中枢兴奋的维持主要依赖 PaO_2 降低对主动脉体和颈动脉体化学感受器的刺激，如果此时给予高浓度氧吸入，反而可使呼吸抑制。因此，在这种情况下，只能吸入30% 浓度的氧。

2. 原发病的影响　引起呼吸衰竭的原发病本身可以导致呼吸运动的改变，如中枢性呼吸衰竭时，患者呼吸浅而慢，并随着呼吸中枢的功能状态和受损的水平出现潮式呼吸、间停呼吸、抽泣样呼吸、叹息样呼吸等形式的呼吸节律紊乱。阻塞性通气功能障碍时，由于气流受阻，呼吸可以减慢、加深，并且由于阻塞部位的不同，患者可表现为吸气性呼吸困难或呼气性呼吸困难。肺顺应性降低引起的限制性通气功能障碍性疾病中，因牵张感受器或肺毛细血管旁感受器受刺激而反射性地引起呼吸运动变浅、变快。若是呼吸肌疲劳引起的病变，使呼吸肌收缩力下降，呼吸变浅、变快，使患者呈点头或提肩呼吸，呼吸浅则进一步导致肺泡通气量减少，从而加重呼吸衰竭。

三、循环系统的变化

呼吸衰竭早期，轻度的 PaO_2 降低和 $PaCO_2$ 升高，通过交感神经和心血管运动中枢的兴奋作用，使心率加快、心肌收缩性增强，外周血管收缩。同时，呼吸运动加强，可增加静脉回心血量，导致心排血量增加。此外，由于交感神经兴奋，可引起皮肤和腹腔器官的血管收缩，导致血流量减少；而脑血管与冠状血管由于主要受局部代谢产物（如腺苷等物质）的扩血管作用而扩张，血流量增加。这种血流重新分布有利于维持动脉血压，保证心脏、脑的血液供给有一定的代偿作用。严重的缺氧和二氧化碳潴留可直接抑制心血管中枢，直接抑制心脏活动，导致心率减慢、心肌收缩性降低、血压下降以及心律失常等严重后果。

呼吸衰竭可引起肺动脉高压，使右心扩张、肥大，伴或不伴右心衰竭，称为肺源性心脏病。其发生机制较为复杂：①肺泡缺氧、高碳酸血症和呼吸性酸中毒可导致肺血管收缩、痉挛，使肺动脉压升高，增加右心后负荷；②肺血管收缩与肺血管的重构，慢性缺氧可使肺血管收缩，血管壁张力增高可直接刺激管壁增生，导致肺血管壁增厚和硬化，管腔变窄，由此形成持久而稳定的慢性肺动脉高压；③血容量增多和血液黏度增加：慢性缺氧引起的代偿性红细胞增多症可使血液的黏稠度增高，也会增加肺血流阻力，促进肺动脉高压；④某些肺部病变（如肺小动脉炎、肺毛细血管床大量破坏、肺栓塞等）也可成为肺动脉高压的原因；⑤缺氧和酸中毒可降低心肌舒缩功能；⑥呼吸困难时，用力呼气可使胸膜腔内压异常增高，导致心脏受压，影响心脏的舒缩功能。用力吸气则可致胸膜腔内压异常降低，从而增加右心收缩的负荷，促使右心衰竭。

肺源性心脏病患者心功能失代偿时，有半数肺动脉楔压增高，说明左心功能不全，其中可能有部分病例合并冠心病；急性呼吸窘迫综合征的死亡病例中也有半数发生左心衰竭，这些都支持肺部疾病可累及左心。

四、中枢神经系统的变化

中枢神经系统对缺氧及 CO_2 潴留是非常敏感的。缺氧可引起脑细胞功能障碍，脑毛细血管通透性增加，进而导致脑水肿，最终引起脑细胞死亡。缺氧对中枢神经系统影响的程度与缺氧发生的急缓和缺氧的程度有关。急性缺氧可引起患者烦躁不安，全身抽搐，可在短时内死亡。通常，完全停止供氧 4 ~ 5 分钟，即可引起不可逆的脑损害；逐渐出现的缺氧，症状出现较轻微和缓慢。轻度缺氧患者表现为注意力不集中；中度缺氧患者表现为疲劳、淡漠、嗜睡等皮质功能抑制症状及欣快、多语等皮质下中枢兴奋症状；重度缺氧患者可出现谵妄、昏迷等临床表现。CO_2 潴留对中枢神经系统有明显的危害，当 $PaCO_2 > 80$ mmHg（10.7 kPa）时，可引起头痛、头晕、烦躁不安、言语不清、精神错乱、扑翼样震颤、嗜睡、昏迷等，临床上称为“二氧化碳麻醉”。当 $PaCO_2$ 达到正常范围的 3 倍即 120 mmHg（16 kPa）时，患者不可避免地发生昏迷。

由呼吸衰竭引起的中枢神经功能障碍，称为肺性脑病。其发病机制认为是由于酸中毒、缺氧及 CO_2 潴留三者共同作用，对脑血管和脑细胞具有损伤作用，最终导致脑水肿、颅内压增高和脑细胞功能障碍。其根本发生机制是：

（1）脑充血、水肿和颅内压增高：CO_2 潴留可扩张脑血管，增加脑血流量；酸中毒和缺氧还可损伤血管内皮，使其通透性增高，导致脑间质水肿；脑水肿可引起颅内压增高，严重者可发生脑疝。

（2）脑细胞功能障碍：神经细胞内酸中毒一方面可增加脑谷氨酸脱羧酶活性，使抑制性神经递质 γ-氨基丁酸生成增多，导致中枢抑制；另一方面可增强磷脂酶活性，使溶酶体酶释放，引起神经细胞和组织损伤。因此，酸中毒不仅可加重高碳酸血症时中枢神经系统的功能和代谢障碍，也成为肺性脑病以及缺氧、休克等病理情况下难以恢复的原因，是抢救治疗中应注意的重要问题。

（3）肺性脑病合并碱中毒：碱中毒通常是由于肺性脑病治疗过程中一些措施不当所致。例如，应用利尿药过量或利尿过快可致低钾、低氯性碱中毒。此外，使用呼吸机造成的通气过度也可导致呼吸性碱中毒。碱中毒可使氧解离曲线左移，加重脑组织缺氧。另外，碱中毒还可抑制呼吸中枢而造成呼吸运动减弱，从而进一步加重脑组织的缺氧和CO_2潴留。因此，合并碱中毒的肺性脑病患者，病死率比合并酸中毒的患者高出2倍，需要引起重视。

五、肾功能的变化

呼吸衰竭患者可伴发肾衰竭。轻症患者可出现蛋白尿，尿液中可见红细胞、白细胞及管型等。病情严重时，患者可表现少尿、氮质血症和代谢性酸中毒等。此时，肾结构往往无明显改变，称为功能性肾衰竭。若及时治疗，使患者呼吸功能好转，则肾功能可以恢复。肾衰竭的机制是：缺氧、CO_2潴留反射性地通过交感神经使肾血管收缩，肾血流量严重减少。若发生心力衰竭，则可加重肾淤血，导致弥散性血管内凝血。另外，肾衰竭还可与水、电解质代谢紊乱等有关。合并肾功能不全时，由于肾对酸碱平衡的调节能力下降，可加重呼吸衰竭的酸碱和电解质代谢紊乱，加重肺水肿。

六、胃肠道的变化

严重缺氧可使胃壁血管收缩，降低胃黏膜的屏障作用；CO_2潴留可增强胃壁细胞碳酸酐酶的活性，使胃酸分泌增多，故呼吸衰竭时患者常出现胃黏膜充血、水肿、糜烂、渗血或应激性溃疡，导致上消化道出血。患者可表现消化不良、食欲缺乏、上腹闷痛，严重者可伴有柏油样便或呕血。合并心力衰竭可导致胃肠道淤血及DIC的发生。消化系统功能障碍可造成肠道黏膜屏障功能下降，肠道正常菌群移位，进入血流，甚至发生败血症或内毒素血症、休克等，这是呼吸衰竭患者病情加重，发展为多器官功能障碍的重要机制，应当予以高度重视。

第四节　呼吸功能不全防治的病理生理学基础

1. 防治原发病　积极治疗原发病是防治呼吸衰竭的关键。应当注意防治胸廓、肺部疾患，提高呼吸中枢兴奋性、积极抗感染治疗，并及时去除引起呼吸衰竭的原因和诱因。可针对引起呼吸衰竭的各个环节合理地使用相应的药物，包括使用抗生素治疗气道炎症，使用支气管扩张药解除支气管痉挛，降低气道阻力，使用化痰药加速痰液的咳出。对于患有支气管哮喘的患者，使用糖皮质激素等，以上这些药物都可以通过雾化吸入的方式给予。对原发性中枢性呼吸衰竭患者可以使用呼吸中枢兴奋药等。

2. 提高PaO_2　可提高吸入氧浓度，提高PaO_2和血氧饱和度（SaO_2），是增加可利用氧的方法。任何类型的呼吸衰竭均有低氧血症，故氧疗是提高呼吸衰竭患者PaO_2的重要措施，应尽快将PaO_2提高到50 mmHg（6.7 kPa）以上。

Ⅰ型呼吸衰竭患者只有缺氧而无CO_2潴留，因此可吸入较高浓度的氧，但一般不超过50%，使PaO_2提高到60 mmHg或SaO_2在90%以上。Ⅱ型呼吸衰竭患者表现为缺氧伴CO_2潴留，应予以低流量（1 ~ 2 L/min）、低浓度（< 30%）持续给氧，使PaO_2上升到60 mmHg（8 kPa）即可。这是因为Ⅱ型呼吸衰竭时，呼吸中枢对CO_2的刺激已不敏感，主要依靠缺氧刺激主动脉体和颈动脉窦化学感受器，通过反射以维持呼吸。如果吸入高流量、高浓度氧，可使缺氧骤然解除，但可导致呼吸变浅或暂停，使肺泡通气量降低，从而加重CO_2潴留和呼吸性酸中毒，对呼吸中枢产生抑制和麻醉效应，患者有出现呼吸暂停的危险，值得警惕。给氧过程中，如果患者呼吸困难缓解，心率减慢、发绀减轻，表示给氧有效。若患者出现呼吸过缓或意识障碍加深，则须警惕CO_2潴留加重，应给予呼吸兴奋剂或人工辅助呼吸。

3. 降低 $PaCO_2$　尽快纠正缺氧，增加肺通气量，方法包括：①解除呼吸道阻塞，保持呼吸道通畅，如使用抗生素治疗气道炎症，使用平喘药扩张支气管；②使用呼吸兴奋剂，以增强呼吸功能；③人工辅助通气，应注意及时、恰当地使用人工呼吸机。对于 ARDS 患者，主张早期应用呼气末正压通气。④补充营养，防止呼吸肌疲劳。

4. 改善内环境及重要器官的功能　及时纠正酸碱平衡紊乱和水、电解质代谢紊乱，保护心脏、脑、肾等重要器官的功能等，预防与治疗并发症。

知识链接

体外膜肺氧合（ECMO）与呼吸衰竭

体外膜肺氧合（extracorporeal membrane oxygenation，ECMO）是一种通过氧合器及血泵将血液在体外进行氧合并回输，部分替代心肺功能的支持技术，常应用于常规生命支持无效的各种急性呼吸或循环衰竭的治疗。ECMO 作为一种高级的心肺功能支持技术，为常规机械通气治疗无效的急性可逆性呼吸或循环衰竭及待移植患者的治疗赢得了时间。

（张可丽）

自测题

一、选择题

1. 呼吸衰竭通常是
   A. 外呼吸功能严重障碍的后果　　B. 内呼吸功能严重障碍的后果
   C. 内、外呼吸功能严重障碍的后果　　D. 血液不能携氧的后果
   E. 组织细胞不能利用氧的后果
2. 严重Ⅱ型呼吸衰竭患者宜低浓度氧疗，这是由于
   A. PaO_2 低于 60 mmHg（1 mmHg=0.133 kPa）时，对化学感受器作用才明显
   B. PaO_2 为 30 mmHg 时肺通气量最大
   C. $PaCO_2$ 超过 80 mmHg 时呼吸运动主要靠低氧刺激
   D. 缺氧对呼吸中枢的抑制作用大于反射性兴奋作用
   E. 低浓度氧疗能增强呼吸功能
3. 呼吸衰竭导致胃溃疡、胃出血的基本机制，描述错误的是
   A. 胃黏膜屏障作用降低　　B. 减弱胃壁细胞碳酸酐酶活性
   C. 胃酸分泌增多　　D. 使胃壁血管收缩
   E. 合并 DIC
4. 关于急性呼吸窘迫综合征的病理生理特征，错误的是
   A. 严重 CO_2 潴留　　B. 肺顺应性降低
   C. 无效腔样通气　　D. 大量功能性肺分流
   E. 严重低氧血症

5. 呼吸衰竭发展到心力衰竭的机制，错误的是
   A. 胸膜腔内压升高，压迫左心
   B. 低氧血症
   C. 左心室顺应性降低
   D. 肺动脉压降低
   E. 酸中毒
6. 呼吸衰竭易并发功能性肾衰竭，主要是由于
   A. 产生广泛肾小球器质性损伤
   B. 酸中毒导致血清 K^+ 浓度增高
   C. 肺通气过度，使血氧含量升高
   D. 肾血流量严重减少
   E. 易产生急性肾小管坏死
7. 无效腔样通气是指
   A. 部分肺泡通气不足
   B. 部分肺泡血流不足
   C. 肺泡完全不通气但仍有血流
   D. 部分肺泡血流不足而通气正常
   E. 部分肺泡通气不足而血流正常
8. 造成阻塞性通气功能障碍的原因是
   A. 呼吸肌活动障碍
   B. 胸廓顺应性降低
   C. 肺顺应性降低
   D. COPD
   E. 弥散障碍
9. 造成限制性通气功能障碍的原因是
   A. 呼吸肌麻痹
   B. 气道阻力增高
   C. 肺泡面积减小
   D. 肺泡壁厚度增加
   E. 肺内 V/Q 比例失调
10. 符合Ⅱ型呼吸衰竭的动脉血气标准是
   A. PaO_2 为 50 mmHg，$PaCO_2$ 为 40 mmHg
   B. PaO_2 为 55 mmHg，$PaCO_2$ 为 60 mmHg
   C. PaO_2 为 65 mmHg，$PaCO_2$ 为 40 mmHg
   D. PaO_2 为 70 mmHg，$PaCO_2$ 为 40 mmHg
   E. PaO_2 为 70 mmHg，$PaCO_2$ 为 45 mmHg

二、名词解释

1. 呼吸衰竭　2. ARDS　3. 二氧化碳麻醉

三、问答题

1. 呼吸衰竭患者分别在何时会出现吸气性呼吸困难和呼气性呼吸困难?
2. Ⅰ型呼吸衰竭与Ⅱ型呼吸衰竭的治疗方案为何不同?

第二十二章

肝功能不全

第二十二章
数字资源

思政之光

学习目标

通过本章内容的学习，学生应能够：

识记：

1. 说出肝功能不全、肝性脑病、肝肾综合征的概念。
2. 列举肝性脑病的病因、分类及诱发因素。

理解：

1. 解释肝功能不全对机体的影响。
2. 解释肝性脑病的氨中毒学说、假性神经递质学说及血浆氨基酸失衡学说。
3. 简述肝肾综合征的发病机制。

运用：

1. 对肝病患者进行健康教育，做到早期预防，避免肝功能进一步恶化。
2. 培养批判性思维，学以致用，能联系生活实际讲解抗生素和酒精的肝毒性作用。

肝是人体最大的腺体，参与体内的消化、代谢、排泄、解毒以及免疫等多种生理过程。来自胃肠道吸收的物质，几乎全部进入肝，在肝内经合成、分解、转化、贮存等处理后进入血液循环。

案例 22-1

患者，男性，55 岁，呕血、黑便 2 天，神志不清 6 小时。患者既往有乙型病毒性肝炎病史 12 年。体格检查：患者呈慢性病容，神志不清，对光反射迟钝，颈软。前胸部可见多枚蜘蛛痣，双肺未闻及啰音，心律齐。腹部隆起，脾左肋下 4 cm，移动性浊音（+），双下肢水肿。血常规：白细胞计数 2.16×10^9/L，血红蛋白 53 g/L，血小板 23×10^9/L。血生化：谷丙转氨酶 115 U/L，胆红素 66 μmol/L，白蛋白 28 g/L，血尿素氮 8.9 mmol/L，血肌酐 77 μmol/L，K^+ 4.2 mmol/L，Na^+ 138 mmol/L。

思考题：

1. 考虑诊断该患者为什么疾病？结合病理知识，简述该疾病是如何发生的。

2. 为防止该疾病的发生，患者应注意些什么？

第一节 概 述

肝功能不全（hepatic insufficiency）是指各种病因造成肝细胞严重损伤，引起肝的形态结构破坏，并使其代谢、解毒、分泌、合成、免疫等功能出现障碍，机体出现黄疸、出血、感染及肝性脑病等一系列临床综合征。严重肝功能损害到晚期阶段，称为肝功能衰竭（hepatic failure），简称肝衰竭，临床上以肝肾综合征和肝性脑病为主要表现。肝性脑病是肝功能不全的最严重并发症，也是患者最常见的死亡原因，临床表现为一系列神经精神症状。其发病机制包括氨中毒、假性神经递质、氨基酸失衡及 γ- 氨基丁酸等多种学说。

一、病因

1. 生物因素　肝炎病毒最常见，目前已经发现 7 种肝炎病毒（包括甲型、乙型、丙型、丁型、戊型、己型、庚型肝炎病毒）可引起病毒性肝炎。其中，乙型肝炎病毒引起的乙型病毒性肝炎发病率较高、危害较大。除肝炎病毒外，还有某些细菌、阿米巴滋养体可引起肝脓肿；某些寄生虫，如华支睾吸虫（肝吸虫）、血吸虫等也可累及肝，造成肝损害。

2. 药物及肝毒性物质　肝在药物或毒性物质代谢中起着十分重要的作用。药物或毒性物质进入体内以后，一般经肝代谢或解毒，主要与肝细胞内 P450 酶系及一些基团（如葡萄糖醛酸、硫酸脂甲基、巯基、甘氨酸、谷氨酸等）结合而被解毒。如果毒性物质过量或解毒功能丧失，则药物或毒性物质可与蛋白质等结合，引起脂质过氧化、蛋白质硫代氧化等，最终导致肝细胞受损、死亡。

酒精（乙醇）的代谢与分解主要在肝内进行，进入体内的乙醇在肝细胞线粒体内进行一系列氧化代谢反应后产生乙醛。乙醇本身及其代谢产物乙醛对肝细胞都具有损害作用，可引起脂肪肝，甚至发展为肝硬化。

此外，还有随食物摄入的黄曲霉素、亚硝酸盐和毒蕈等，也会导致肝病的发生和发展。

3. 免疫因素　机体的免疫功能状态对肝病的发生、发展起着非常重要的作用。肝病可以引起免疫反应异常，而严重免疫抑制状态又可诱发感染 HBV 或 HCV 的患者出现肝功能衰竭。

4. 遗传代谢因素　遗传代谢障碍性肝病的种类较多，按物质代谢类别可将其分为糖代谢病、脂类代谢病、氨基酸代谢病、金属元素代谢病、肝卟啉代谢病、胆红素代谢病及血浆循环蛋白酶代谢病等，它们能引起肝炎、脂肪肝和肝硬化。

5. 营养因素　单纯营养缺乏导致的肝病罕见，但可促进肝病的发生、发展。如饥饿时，肝糖原、谷胱甘肽等减少，可使肝的解毒功能降低。

二、分类

临床上根据病情经过，可将肝功能不全分为急性肝功能不全和慢性肝功能不全两种类型：

1. 急性肝功能不全　起病急骤，呈进行性发展，病情进展迅速，发病数小时后患者可出现黄疸，很快进入昏迷状态，有明显的出血倾向，并常伴发肾衰竭。例如，病毒及药物等所致的急性重症肝炎等。

2. 慢性肝功能不全　病程较长，病情进展缓慢，呈迁延性过程。临床上患者常因上消化道出血、感染、碱中毒、服用镇静药等诱因的作用使病情突然恶化，进而发生昏迷，多见于各种类型肝硬化、肝癌晚期等。

三、肝功能障碍对机体的影响

1. 物质代谢障碍　肝功能不全时，物质代谢的变化是多方面的，包括蛋白质、脂质、糖类、维生素等物质代谢障碍。

（1）糖代谢障碍：肝细胞发生功能障碍可导致低血糖。其机制是：①肝细胞大量死亡，使肝糖原贮备明显减少；②受损肝细胞内质网葡萄糖 -6- 磷酸酶活性降低，使肝糖原转化为葡萄糖的过程出现障碍；③肝细胞灭活胰岛素的功能降低，使血液中胰岛素含量增加，出现低血糖。

（2）蛋白质代谢障碍：肝功能受损可致血浆氨基酸比例失衡。近 31 种血浆蛋白在肝细胞内合成，尤其是白蛋白。当肝细胞受损时，血浆白蛋白合成减少，表现为低蛋白血症，一方面使血浆胶体渗透压下降，导致肝性水肿；另一方面使白蛋白的物质运输功能受到影响。另外，纤维蛋白原和凝血酶原等凝血物质减少，是肝病患者出血倾向的重要原因。

（3）脂肪代谢障碍：肝功能障碍时，可因磷脂和脂蛋白生成减少致肝内脂肪输出障碍而引起脂肪肝；胆汁分泌减少可阻碍脂类物质的消化和吸收；肝胆系统疾病可引起胆固醇的形成、酯化及排泄障碍，导致血浆胆固醇升高。

（4）维生素代谢障碍：肝病时，可引起多种维生素的吸收、储存和代谢障碍，导致患者维生素类缺乏。

2. 水、电解质代谢紊乱

（1）肝性腹腔积液：是临床较为常见的肝病晚期症状。

（2）低钾血症：疾病晚期，由于醛固酮的生成增多，灭活减少，可导致肾排钾增多，引起低钾血症的发生。

（3）低钠血症：水、钠潴留是引起稀释性低钠血症的重要原因，与抗利尿激素的分泌增多和灭活障碍有关。低钠血症时，由于细胞外液渗透压降低，使水进入细胞内，导致细胞内水肿，特别是脑细胞水肿，可导致中枢神经系统功能障碍。

3. 凝血功能障碍　肝功能障碍可致机体凝血与抗凝血系统平衡紊乱，出现凝血功能障碍。临床上多表现为肝病患者自发性出血，如皮下瘀斑、鼻出血等，严重者可诱发 DIC。

4. 生物转化功能障碍

（1）胆汁分泌和排泄障碍：胆汁分泌、排泄障碍既是肝功能不全的原因，也是其后果。胆红素及胆汁酸的摄取、运输、排泄等过程均由肝细胞来完成。当肝细胞受损后，可引起高胆红素血症和肝细胞内胆汁淤积。

（2）解毒功能降低：肝是人体重要的解毒器官。机体代谢过程中产生的有毒物质，如蛋白质代谢产生的氨，在肝内可转变成无毒的尿素；大肠吸收的有毒物质（如氨、胺类、吲哚、酚类等）以及直接来自体外的毒性物质，随血液进入肝后，在肝细胞中经生物转化作用，变成无毒或毒性较低的物质，随尿液或胆汁排出体外，这些变化称为解毒功能。当肝功能不全时，肝解毒功能降低，毒性物质进入体循环并蓄积，引起机体中毒。

（3）对激素的灭活作用降低：许多激素（如雌激素、抗利尿激素、醛固酮等）的分解代谢和灭活是在肝内进行的。肝受损后，对雌激素的灭活作用减弱，患者出现月经失调、男性患者女性化及小动脉扩张（蜘蛛痣、肝掌）等；肝对抗利尿激素及醛固酮的灭活作用减弱，可致水、钠潴留。

5. 免疫功能障碍　肝巨噬细胞（即 Kupffer 细胞）负责吞噬、清除来自肠道的异物、病毒、细菌及毒素等。同时，还能清除衰老、破碎的红细胞以及监视、杀伤肿瘤细胞，参与机体的免疫防御功能。肝功能不全时，Kupffer 细胞出现功能障碍，易发生肠道细菌移位及感染，严重者甚至导致肠源性内毒素血症的发生。

第二节　肝性脑病

肝性脑病（hepatic encephalopathy，HE）是指在严重肝病时，由于大量毒性代谢产物在体内蓄积，经血液循环入脑，临床上出现一系列严重的神经精神综合征。患者主要表现人格改变、行为失常、意识障碍等，晚期可出现不可逆性肝性脑病，甚至死亡。肝性脑病的分期方法很多，临床上，按神经精神症状的轻重将其分为四期：

一期（前驱期）：患者出现轻微的神经精神症状，可表现为轻度知觉障碍、欣快或焦虑、注意力集中时间缩短等，有轻微扑翼样震颤。

二期（昏迷前期）：较一期症状加重，出现嗜睡、神志淡漠、时间及空间轻度感知障碍、言语不清、明显的人格障碍及行为异常，明显的扑翼样震颤。

三期（昏睡期）：有明显的精神错乱、时间感知及空间定向障碍、健忘、言语混乱等，患者可昏睡，但能被唤醒。

四期（昏迷期）：患者昏迷且不能被唤醒，对疼痛刺激无反应，无扑翼样震颤。

➢ **考点：**肝性脑病的概念。

一、病因与分类

肝性脑病多因严重肝功能障碍所致，以晚期肝硬化最常见。另外，急性或亚急性重型肝炎、肝癌晚期、严重胆道疾病以及门 - 静脉 - 体静脉分流术后等，也可导致肝性脑病的发生。肝性脑病的分类方法有几种：

1. 根据发生速度分类　可分为急性和慢性：①急性肝性脑病，起病急，病程进展迅速，患者可很快出现躁动、谵妄甚至昏迷，多见于重型肝炎及严重急性肝中毒。②慢性肝性脑病，起病较缓，病程较长，发作时往往有明显的诱因（如上消化道出血），常见于各型肝硬化或门静脉 - 体静脉分流术后。

2. 根据病因与发病机制分类　可分为内源性和外源性：①内源性肝性脑病，是指肝细胞广泛受损或坏死，肝解毒功能下降，使肝内的毒性物质未被解毒而进入体循环，由此引起的肝性脑病。常见于重型肝炎或严重急性肝中毒等伴有广泛肝细胞坏死的严重肝病，发病多无诱因，预后极差。②外源性肝性脑病，是指肠源性毒物绕过肝或通过门静脉 - 体静脉分流直接进入体循环而引起的肝性脑病，见于门脉性肝硬化、晚期血吸虫病性肝硬化以及门静脉 - 体静脉吻合术后的患者。其特点是：起病较缓慢，病程较长，常在一定诱因（如进食多量蛋白质或消化道出血等）作用下发生，可反复发作。内源性、外源性肝性脑病的比较见表 22-1。

表 22-1　内源性、外源性肝性脑病的比较

	内源性肝性脑病	外源性肝性脑病
原发病	急性重型肝炎	肝硬化、肝癌等
毒性物质进入途径	经肝进入体循环	绕过肝进入体循环
诱因	常无	常有
发病特点	起病急，病程短，常伴有大量肝细胞坏死	起病缓慢、病程长
肝功能	差	较好
血氨水平	升高或正常	升高
预后	差	较好，可复发

二、发病机制

肝性脑病主要是由于脑细胞的代谢和功能障碍所致的中枢神经系统功能障碍，是多种发病因素综合作用的结果。普遍接受的肝性脑病发病机制有氨中毒学说、假性神经递质学说、血浆

氨基酸失衡学说和 γ- 氨基丁酸学说等。

（一）氨中毒学说

临床上有约 80% 的肝性脑病患者血液及脑脊液内氨水平升高。肝硬化患者摄入过多的蛋白质或口服较多的含氮药物时，血氨水平升高，可诱发肝性脑病。动物实验也证明，给予大剂量铵盐引起高血氨后，可诱发与人类肝性脑病相似的表现。临床采用降血氨疗法或限制蛋白质饮食后，患者病情常可好转，表明肝性脑病的发生与氨代谢紊乱有密切关系。生理情况下，人体内血氨（NH_3）含量甚微，低于 59 μmol/L。血氨的生成与清除始终保持着动态平衡，若氨的生成增多而清除不足，则血氨水平会升高，过量的氨通过血 - 脑屏障进入脑内，作为神经毒素，可诱发肝性脑病。

1. 正常时氨的来源　体内氨的来源有三个途径：①肠道内形成的氨，这是血氨的主要来源。食入的蛋白质分解为氨基酸后，在肠道细菌释放的氨基酸氧化酶作用下分解产氨；经尿素的肠 - 肝循环弥散入肠腔的尿素，在细菌产生的尿素酶作用下也可产生氨。正常情况下，肠道每天产氨量约为 4 g。②肾小管产氨，肾可产生少量氨。存在于肾小管上皮细胞内的谷氨酰胺酶可分解谷氨酰胺为谷氨酸和氨，这部分氨扩散到肾小管与 H^+ 结合形成 NH_4^+ 而被排出，少部分氨弥散入血。③组织、器官代谢产氨，如肌肉、肺、脑、肾等组织、器官中的氨基酸经脱氨基作用或腺苷酸分解而产生少量氨。

2. 氨的清除　血氨正常的去路主要有两条：

（1）氨的主要清除途径是在肝内经鸟氨酸循环合成尿素而解毒。鸟氨酸循环有以下特点：①这一酶促反应随底物（鸟氨酸、瓜氨酸、精氨酸）浓度的增高而加快；②氨经鸟氨酸循环生成尿素的过程中要消耗大量的能量，即 2 分子氨经鸟氨酸循环生成 1 分子尿素，消耗 4 分子 ATP。肝是清除血氨的主要场所。

（2）部分氨可合成谷氨酰胺和门冬酰胺，也可合成其他非必需氨基酸。

3. 血氨增高的原因　肝性脑病时，血氨水平增高主要是由于氨生成过多或清除不足所致。

（1）氨清除不足：这是血氨升高的主要原因。肝功能严重障碍时，由于肝细胞能量代谢障碍，ATP 供给不足。同时，肝内鸟氨酸循环的酶系统严重受损，以及鸟氨酸循环的各种底物缺失等，使得氨合成尿素减少，导致血氨升高。此外，肝功能障碍时，由于门静脉压升高，门静脉 - 体静脉侧支循环形成，来自肠道的氨通过侧支循环绕过肝，直接进入体循环，使血氨清除障碍，引起血氨升高。

（2）氨的产生增多：肝功能障碍时，有许多使氨产生过多的因素。①严重肝功能障碍时，由于门静脉高压，胃肠黏膜淤血、水肿，或因胆汁分泌减少等，使消化、吸收功能减弱，引起肠道内含氮物质经细菌分解产氨增多。②肝硬化晚期常合并肾功能不全，尿素排出减少，弥散入肠腔增多，在肠道内细菌尿素酶的作用下，分解生成氨增多，吸收入血后，可使血氨水平升高，引起氮质血症。③肝性脑病患者昏迷前常出现烦躁不安和抽搐，引起肌肉中腺苷酸分解代谢加强，使氨生成增加。④肝功能不全患者如合并上消化道出血，则血液蛋白质在肠道内细菌作用下可产生大量氨。临床上对这类患者除给予口服新霉素以减少细菌作用外，还必须及时排出滞留在肠道中的血液，否则患者血氨不易下降。

此外，肠道中氨的吸收情况也影响血氨的水平。肠道中氨的吸收与肠道的 pH 值有密切关系。实验证明，当结肠内环境 pH 值降至 5.0 时，不仅不再从肠腔吸收氨，反而可向肠道内排氨，此情况称为酸透析。因此，临床上常应用乳果糖治疗肝性脑病，就是因为乳果糖被结肠内的细菌将其分解为乳酸和醋酸，可使肠腔内 pH 值明显降低，从而达到酸透析的效果。

4. 氨对大脑的毒性作用　氨进入脑内与很多因素有关。氨在血液中主要以铵离子（NH_4^+）的形式存在，NH_3 属弱碱性，在血液中仅为 1%，二者保持着动态平衡。当血液中 pH 值升高时，则 NH_3 会增多。NH_3 为脂溶性物质，容易透过血 - 脑屏障进入脑内，而 NH_4^+ 则难以通过。

此外，血 - 脑屏障的通透性也直接影响进入脑内的氨量。

血氨升高对中枢神经系统功能的影响比较复杂，就目前所知，对脑细胞代谢可产生以下影响：

（1）干扰脑细胞的能量代谢：正常时脑细胞需要的能量较多，其能量主要来自葡萄糖的氧化。氨干扰脑细胞的能量代谢主要是通过干扰葡萄糖生物氧化的正常进行。脑内的氨升高时，可引起下列一系列生化过程紊乱：①氨可抑制丙酮酸脱羧酶活性，阻碍丙酮酸的氧化脱羧过程，影响乙酰辅酶 A 的生成，并使柠檬酸生成不足，导致三羧酸循环难以进行，使 ATP 生成减少（图 22-1 ①）。②脑内的氨可与 α- 酮戊二酸结合形成谷氨酸，导致 α- 酮戊二酸被大量消耗。α- 酮戊二酸是三羧酸循环的中间反应物，当 α- 酮戊二酸减少后，三羧酸循环速度减慢，使 ATP 生成减少，能量供应不足（图 22-1 ②）。③在谷氨酸形成过程中，大量还原型辅酶Ⅰ（NADH）被消耗（图 22-1 ③），可阻碍呼吸链中的递氢过程，使 ATP 生成减少。④谷氨酸与氨合成谷氨酰胺时，消耗大量 ATP（图 22-1 ④）。通过以上途径，进入脑内的氨使 ATP 生成减少且消耗增多，造成脑的能量供应不足，从而使中枢神经系统的兴奋性难以维持，导致患者出现意识障碍，甚至昏迷。

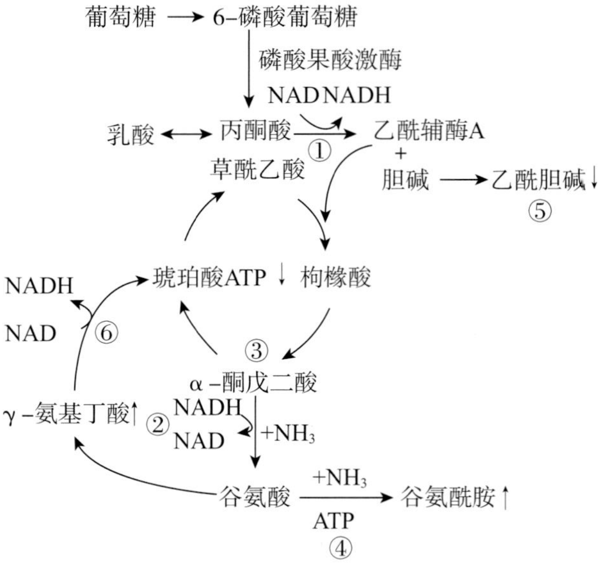

图 22-1　氨对脑组织的毒性作用示意图

（2）使脑内神经递质发生改变：正常情况下，脑内兴奋性神经递质与抑制性神经递质保持着平衡。脑内氨量增多可引起兴奋性神经递质减少，而抑制性神经递质增多，破坏了神经递质间的平衡，造成中枢神经系统功能紊乱。其发生机制是：①谷氨酸是脑内兴奋性神经递质，氨与脑内的谷氨酸结合形成谷氨酰胺，使脑内兴奋性神经递质减少，而抑制性神经递质谷氨酰胺则增多（图 22-1 ④）。②氨对 γ- 氨基丁酸转氨酶有抑制作用，使 γ- 氨基丁酸不能转化为琥珀酸而进入三羧酸循环，导致抑制性神经递质 γ- 氨基丁酸在脑内蓄积（图 22-1 ⑥）。③高浓度氨可抑制丙酮酸的氧化脱羧过程，使乙酰辅酶 A 生成减少，从而影响乙酰胆碱的合成。乙酰胆碱是中枢兴奋性神经递质，其含量减少可导致脑功能抑制（图 22-1 ⑤）。

（3）对神经元细胞膜的抑制作用：氨可直接抑制神经元细胞膜的传导功能。其机制为：细胞膜上对铵离子的选择通透性强于钾离子，铵离子可与 K^+ 竞争进入细胞内，引起细胞内缺钾。另外，氨还可抑制神经元细胞膜上 Na^+-K^+-ATP 酶的活性，影响 Na^+、K^+ 在神经元细胞膜内、外的正常分布，直接影响细胞膜电位、细胞的兴奋与传导等。

（二）假性神经递质学说

1. 假性神经递质及其生成　肝功能障碍时，肝内酶系统受损，单胺氧化酶缺乏，使肝不能有效地将苯乙胺、酪胺等胺类清除。如果门静脉 - 体静脉分流形成，则部分门静脉血可绕过肝而直接进入腔静脉，使体循环中的苯乙胺和酪胺含量明显增加。尤其是伴有门静脉高压时，可导致肠道淤血和消化、吸收功能障碍，肠内蛋白质腐败分解过程增强，产胺增加，导致大量苯乙胺、酪胺在血液中蓄积，并通过血 - 脑屏障进入中枢神经系统。苯乙胺和酪胺在脑内经 β- 羟化酶作用，生成苯乙醇胺和羟苯乙醇胺（图 22-2）。这两种物质的化学结构与正常神经递质多巴胺和去甲肾上腺素（图 22-3）非常相似，但生理效应远不如正常神经递质，故称其

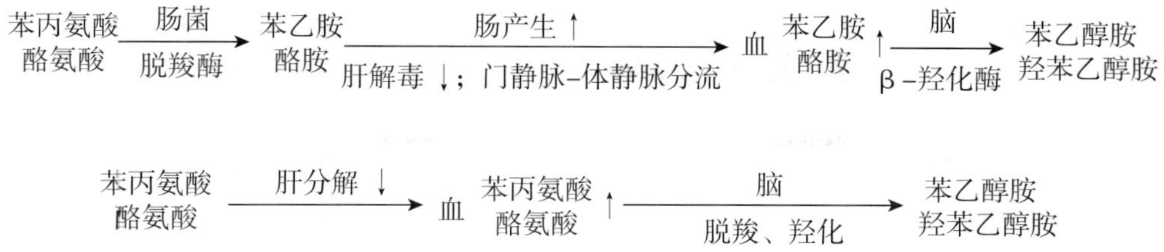

图 22-2　假性神经递质生成

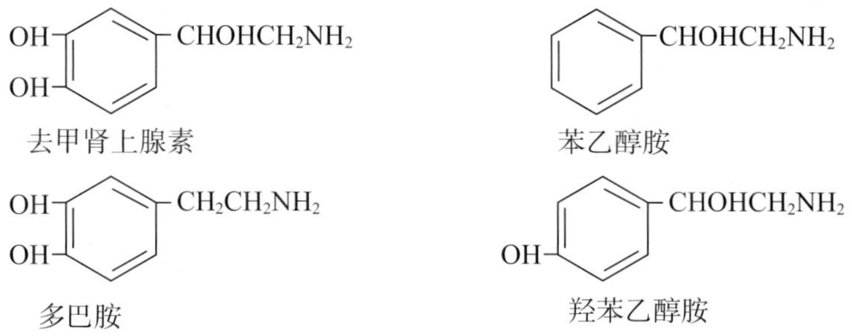

图 22-3　正常神经递质及假性神经递质的结构

为假性神经递质。一旦假性神经递质增多，竞争性地取代正常神经递质，就可使神经突触部位的神经冲动传导发生障碍，以致产生相应的临床症状。

2. 对中枢神经系统的影响

（1）对脑干网状结构的影响：脑干网状结构中的脑干网状上行激动系统，主要功能是保持清醒状态或维持唤醒功能，去甲肾上腺素和多巴胺为脑干网状结构中的主要神经递质。当假性神经递质增多后，可竞争性地取代正常神经递质，导致脑干网状上行激动系统功能减弱，使大脑皮质由兴奋状态转入抑制状态，机体不能保持清醒状态而出现朦胧状态、嗜睡，甚至昏迷。

（2）对大脑基底核的影响：大脑基底核包括大脑皮质基底部的尾状核、壳核、苍白球，它们是锥体外系的中心，主要功能是调节肌肉张力、协调肌群运动、保持身体姿势，主要神经递质是抑制性递质多巴胺和兴奋性递质乙酰胆碱。当多巴胺被假性神经递质取代后，乙酰胆碱的兴奋性即占优势，使患者出现不自主运动、扑翼样震颤等。

临床上对一些肝性脑病患者采用左旋多巴治疗，可明显改善病情。左旋多巴可进入脑内，在脑内转变成多巴胺和去甲肾上腺素，使正常神经递质增多，并与假性神经递质竞争，使神经传导功能恢复，有助于维持清醒状态。

（三）血浆氨基酸失衡学说

肝性脑病发生前与发生过程中，患者血浆内假性神经递质和（或）抑制性神经递质增多。这种增多与血浆氨基酸含量异常变化有关。主要表现为：芳香族氨基酸（aromatic amino acid，AAA）（如苯丙氨酸、酪氨酸、色氨酸）增多，支链氨基酸（branched-chain amino acid，BCAA）（如缬氨酸、亮氨酸、异亮氨酸）减少。支链氨基酸与芳香族氨基酸的比值可由正常的 3 ～ 3.5 下降至 0.6 ～ 1.2。如果采用中性氨基酸混合液治疗肝性脑病，使患者血浆中支链氨基酸与芳香族氨基酸的比值矫正到 3 ～ 3.5，患者中枢神经系统的异常情况即可得到改善。

1. 血浆氨基酸失衡的原因　血浆中芳香族氨基酸增多，支链氨基酸减少的主要原因是严重肝功能障碍时，血浆中胰岛素浓度升高。正常情况下，支链氨基酸的分解代谢主要在骨骼肌和肾等组织中进行。肝功能不全时，肝对激素的灭活能力降低，使血浆中胰岛素和胰高血糖素浓度升高。胰岛素不仅有降低血糖的作用，而且能增加肌肉对支链氨基酸的摄取和分解，使血浆中支链氨基酸浓度降低；而胰高血糖素可使蛋白质分解代谢增强，产生大量芳香族氨基酸。

2. 血浆氨基酸失衡与肝性脑病　生理情况下，芳香族氨基酸与支链氨基酸都是呈电中性的氨基酸，它们由同一载体转运而透过血-脑屏障。在透过血-脑屏障时，它们之间发生竞争。当芳香族氨基酸增多，支链氨基酸减少时，芳香氨基酸竞争性进入脑组织增加，其中主要是苯丙氨酸和酪氨酸。

当进入脑内的苯丙氨酸、酪氨酸过多时，苯丙氨酸可抑制酪氨酸羟化酶的活性，使正常神经递质多巴胺与去甲肾上腺素生成减少。同时，增多的苯丙氨酸可在芳香族氨基酸脱羧酶和 β-羟化酶的作用下生成苯乙醇胺。同样，进入脑内的酪氨酸也可经上述途径生成羟苯乙醇胺。所以，血浆中氨基酸的失衡可使脑内产生大量假性神经递质，从而导致肝性脑病。氨基酸失衡学说，实际上是假性神经递质学说的补充与发展。

（四）γ-氨基丁酸（GABA）学说

γ-氨基丁酸属于抑制性神经递质，GABA 能神经元活动改变与肝性脑病的发生和发展密切相关。当突触前神经元兴奋时，GABA 从贮存囊泡释放到突触间隙，与突触后膜上的 GABA 受体结合，细胞膜对 Cl^- 通透性增高，由于细胞外 Cl^- 浓度比细胞内高，因而，Cl^- 由细胞外进入细胞内，产生超极化，从而发挥突触后抑制作用。当肝功能障碍时，血中 GABA 含量明显增加，血-脑屏障通透性增强，血中 GABA 即可通过通透性增强的血-脑屏障进入脑内，使中枢神经系统功能抑制，引起肝性脑病。

（五）其他神经递质在肝性脑病中的作用

肝功能严重障碍时，由于脂肪酸分解代谢下降，或因门静脉-体静脉分流，或因血浆白蛋白降低，使血中短链脂肪酸增多，从而抑制脑细胞能量代谢，影响神经冲动的传导。此外，肝解毒功能降低时，血中酚、吲哚等物质增加，与肝性脑病的发生也可能有一定关系。

总之，肝性脑病的发病机制极为复杂，是多种因素综合作用的结果，每一种学说都不能独立解释其所有发病机制。随着研究的深入，揭示多种因素间的内在联系与相互作用，更有利于临床上采取综合性治疗措施，提高肝性脑病的治愈率。

➢ **考点：**氨中毒学说、假性神经递质学说及血浆氨基酸失衡学说。

三、诱发因素

诱发肝性脑病的因素有很多，尤其是慢性肝性脑病的病例，特别是肝硬化患者常有明显的诱因。

1. 氮的负荷增加　这是诱发肝性脑病最常见的原因。肝硬化患者由于上消化道出血、进食过量蛋白质、输入过多库存血等导致外源性氮负荷过重，可因血氨升高而诱发肝性脑病。而感染、碱中毒、氮质血症、便秘等因素可导致内源性氮负荷过重，也可诱发肝性脑病。

2. 血-脑屏障通透性增强　正常情况下，一些神经毒素不能通过血-脑屏障，而实验证明，缺血、缺氧、感染、大量饮酒后，硫醇、胺盐、脂肪酸等可导致血-脑屏障通透性增高，增强氨的弥散效果，从而而诱发肝性脑病。

3. 脑的敏感性增强　严重肝功能障碍时，由于体内毒性物质的作用，患者脑组织对药物或氨等毒性物质的敏感性增高，因此，使用止痛药、镇静药、麻醉药等药物不当时，易诱发肝性脑病。

总之，对于严重肝病患者，临床治疗时应尽量避免以上诱发因素，防止肝性脑病的发生。

➢ **考点：**肝性脑病的诱因。

四、防治的病理生理学基础

鉴于肝性脑病的发病机制较为复杂，其发病是多因素综合作用的结果，临床上多采用针对性、综合性治疗措施，原则上是病因治疗与防止诱因相结合，提高治疗成功率，降低患者病死率。

1. 积极治疗原发病　首先应针对原发病（如肝炎、肝硬化等）进行治疗。

2. 防止或消除诱因　在肝性脑病的发生过程中，诱发因素具有重要作用。避免诱发因素的作用可有效防止肝性脑病的发生。

（1）减少氮负荷：严格限制蛋白质摄入量（一般每天不超过 40 g），同时应输注葡萄糖溶液作为主要供能物质，并供给充足的维生素，以减少组织蛋白质的分解。

（2）严禁摄入粗糙、质硬的食物，防止上消化道大出血。

（3）保持排便通畅，以减少肠道有毒物质的吸收，必要时可通过导泻或灌肠疗法，以清洁肠道。

（4）注意水、电解质代谢和酸碱平衡，及时防治各种碱中毒。

（5）慎用催眠药、麻醉药、镇静药。如病情需要，则仅用最低量，并警惕其药物蓄积导致中毒。

3. 降低血氨　①临床上常用精氨酸、谷氨酸等药物降低血氨。②口服或鼻饲非吸收性抗生素（如新霉素），可抑制肠道菌群过度生长，使氨生成减少。③口服乳果糖，可降低肠道 pH 值，抑制肠道细菌的产氨作用，使氨的生成和吸收减少。④纠正水、电解质代谢和酸碱平衡紊乱，特别是要注意纠正碱中毒。

4. 其他治疗　应用支链氨基酸混合液，可纠正氨基酸代谢失衡。给予左旋多巴，可促进患者清醒。此外，临床上也可采取保护脑细胞功能、维持呼吸道通畅、防止脑水肿等措施，促进患者整体病情的恢复。

5. 肝移植　由于肝性脑病的发病机制较为复杂，故应结合患者的具体情况，必要时采取一些综合性治疗措施，才能取得满意的疗效。

第三节　肝肾综合征

肝肾综合征（hepatorenal syndrome，HRS）是指在严重肝病时，继发于肝衰竭基础上的功能性肾衰竭，临床上，患者病情呈进行性发展。肝肾综合征是一种严重肝病伴有的特异性急性肾衰竭，其最显著的特点是这种急性肾衰竭是功能性的。一般认为这种急性肾衰竭在病理学方面无急性肾小管坏死或其他明显的形态学异常。其特征为自发性少尿或无尿、氮质血症、稀释性低钠血症和尿钠减少，但肾却无明显病理改变。肝肾综合征是重症肝病的严重并发症，其发生率占失代偿性肝硬化的 50% ~ 70%。一旦发生肝肾综合征，则治疗极为困难，患者存活率很低（$< 5\%$）。

一、病因与发病机制

肝肾综合征可见于各种类型的肝硬化、重型肝炎、暴发性肝衰竭、肝癌等患者。多数肝肾综合征患者表现为功能性肾衰竭，如果肝病病情得到及时改善，则肾功能可恢复。但如果持续时间较长，或由于并发消化道出血而引起休克等，则可因缺血、缺氧等原因而引起急性肾小管坏死，使患者出现器质性肾衰竭。

肝肾综合征的主要发病机制是肾血流量减少及肾小球滤过率降低引起的急性功能性肾衰竭。对肝功能衰竭患者行肾血管造影，可见叶间动脉和弓形动脉呈串珠状或扭曲状，但患者死后，肾动脉造影则发现上述变化消失，说明患者死前有强烈的肾血管收缩。研究证实，引起肾血流量减少及肾小球滤过率降低的关键因素是肾血管的收缩。

1. 肾交感神经张力增高　①肝硬化晚期大量腹腔积液形成或放腹腔积液、消化道大出血、大量利尿药应用等均可使有效循环血量减少；②肝硬化晚期，由于周围血管扩张以及门静脉高压所致的大量血液淤滞在外周血管床，也可是有效循环血量减少。有效循环血量减少，交感-肾上腺髓质系统兴奋，儿茶酚胺增多，使肾动脉收缩，肾血流量减少，肾小球滤过率降低，发生肾衰竭。

2. 肾素-血管紧张素-醛固酮系统（RAAS）激活　肾血流量减少可使肾素释放增加，而肝功能衰竭则可使肾素的灭活减少。RAAS 激活导致肾血管收缩，肾小球滤过率降低，醛固酮分泌增多而灭活减少，使水、钠潴留，在 HRS 的发展过程中起着一定的作用。

此外，研究表明，激肽系统活动异常，前列腺素、白三烯等代谢紊乱以及内皮素水平增高等亦参与 HRS 的发生和发展。而内毒素水平增高可能导致 HRS 的快速进展。

二、对肝衰竭的影响

1. 氮质血症　有更多的尿素透入肠腔，使氨生成增多。

2. 芳香族氨基酸代谢产物（如假性神经递质羟苯乙醇胺）经肾排出减少，而在体内潴留。

3. 代谢性酸中毒、血钾升高、血钠降低，都可加重中枢神经系统功能障碍。因此，肝肾综合征使肝功能和肾功能损害都会进一步加重。

（张婷婷）

自测题

一、选择题

1. 内源性肝性脑病常见于
   A. 门脉性肝硬化　　B. 晚期血吸虫病
   C. 肝细胞广泛坏死　　D. 肝胆疾病
   E. 门静脉-体静脉吻合术后
2. 正常人体内血氨的主要来源是
   A. 血液中的尿素进入肠腔分解产氨　　B. 肾小管上皮细胞产氨
   C. 蛋白质食物在肠道内分解产氨　　D. 人体组织蛋白分解产氨
   E. 肌肉活动产氨
3. 假性神经递质羟苯乙醇胺与下列哪种神经递质的化学结构相似
   A. 5-羟色胺　　B. 乙酰胆碱
   C. 去甲肾上腺素　　D. γ-氨基丁酸
   E. 谷氨酰胺
4. 假性神经递质的毒性作用是
   A. 对抗乙酰胆碱　　B. 干扰去甲肾上腺素和多巴胺的功能
   C. 阻碍三羧酸循环　　D. 抑制糖酵解
   E. 引起碱中毒

5. 肝功能障碍患者不会出现的物质代谢变化是
   A. 低血糖症　　B. 低蛋白血症
   C. 低钙血症　　D. 低钾血症
   E. 低钠血症

二、名词解释

1. 肝功能不全
2. 肝性脑病
3. 假性神经递质

三、问答题

1. 肝功能不全时，常见的病因有哪些？
2. 比较内源性和外源性肝性脑病。
3. 肝性脑病时血氨升高的原因及对脑细胞的毒性作用有哪些？

第二十三章
数字资源

第二十三章

肾功能不全

思政之光

学习目标

通过本章内容的学习，学生应能够：

识记：

1. 说出肾功能不全、急性肾衰竭、慢性肾衰竭和尿毒症的概念。
2. 列举急性肾衰竭的发展过程及其功能、代谢变化。

理解：

1. 解释慢性肾衰竭的功能、代谢变化。
2. 分析急性和慢性肾衰竭的病因、发病机制和防治的病理生理学基础。

运用：

解释肾脏移植的科学性和必要性，传播人道、博爱和奉献精神。

知识链接

肾的生理功能

肾是人体重要生命器官，具有多种生理功能：①排泄功能：通过尿液生成，排除体内代谢产物、药物和毒物；②调节功能：调节体内水、电解质和酸碱平衡以及维持血压；③内分泌功能：分泌多种生物活性物质，如肾素、促红细胞生成素、1,25-$(OH)_2D_3$ 和前列腺素，并灭活甲状旁腺激素和促胃液素等。

肾功能不全（renal insufficiency）指各种原因引起肾功能障碍时，代谢产物和毒性物质不能充分排出而蓄积在体内，出现水、电解质代谢和酸碱平衡紊乱以及肾内分泌功能障碍的病理过程。肾功能不全与肾衰竭（renal failure）只是程度上的差别，并无本质上的区别，前者是指肾功能障碍由轻到重发展的全过程，后者则是前者的晚期阶段。肾衰竭根据发病急缓和病程长短可分为急性肾衰竭和慢性肾衰竭两类，两者发展到最严重阶段均会出现内源性毒性物质蓄积而引起一系列自身中毒症状，即尿毒症（uremia）。

➢ **考点：**肾功能不全的概念。

第一节　急性肾衰竭

案例 23-1

患者，女性，35 岁，听信偏方“生鱼胆能清火明目”，遂口服重约 5 kg 鲤鱼的鱼胆 1 枚，然后出现恶心、呕吐、腹痛、腹泻，伴腰痛 5 天，黄疸 2 天入院。体格检查：患者皮肤、巩膜黄染。心、肺无异常发现，腹软，肝肋下 2 cm，有压痛。实验室检查：血钾 5.0 mmol/L，血糖 6.7 mmol/L，血尿素氮（BUN）18.4 mmol/L，血肌酐（Cr）158.6 mol/L。诊断：鱼胆中毒，急性肾衰竭。

思考题：

1. 分析该患者产生少尿或无尿的机制。
2. 对于该患者应当如何处理？

急性肾衰竭（acute renal failure，ARF）是指各种原因引起的肾功能急剧下降，以致机体内环境严重紊乱的病理过程。临床表现有水中毒、氮质血症、高钾血症和代谢性酸中毒等，多数患者伴有少尿或无尿。急性肾衰竭病情凶险，临床上比较常见，但若能早期诊断、及时积极治疗，多数是可以逆转的。因此，采取有效的治疗措施，对降低急性肾衰竭的病死率具有重要意义。

➢ **考点：**急性肾衰竭的概念。

一、病因与分类

肾行使正常功能需具备三个条件：肾必须有充足的血液灌注量，肾本身的功能良好，形成的尿液能顺利排出体外。任何严重损害以上三个条件的因素均可引起急性肾衰竭。根据发病原因，可将急性肾衰竭分为肾前性、肾性、肾后性三类。

1. 肾前性肾衰竭　是指各种原因引起的有效循环血量减少和肾血管强烈收缩，导致肾血流量急剧减少而引起的急性肾衰竭，常见于大量失血、严重创伤、脱水、感染和急性心力衰竭等引起的休克。此时，肾没有器质性改变，病因去除后，肾功能可迅速恢复正常，故又称功能性肾衰竭。但若肾缺血持续时间过久，则会引起肾发生器质性改变，转为肾性急性肾衰竭。肾前性肾衰竭最常见，病死率也高。早期预防和治疗可以降低病死率。

2. 肾性急性肾衰竭　由于肾实质器质性病变引起的急性肾衰竭，又称器质性急性肾衰竭。

（1）急性肾小管坏死：引起急性肾小管坏死的原因有①肾缺血，如肾前性急性肾衰竭的各种因素未能及时去除，造成严重而持久的肾缺血。②肾毒性物质，包括重金属（砷、铅、汞等）、抗生素（新霉素、卡那霉素等）、某些有机化合物（甲苯、甲醇、四氯化碳等）、造影剂、细菌内毒素、生物毒素（蛇毒、毒蕈等）等外源性肾毒性物质经肾排泄时可直接引起肾小管上皮细胞变性、坏死，包括异型输血导致溶血所释放的大量血红蛋白，挤压综合征、创伤、病毒性心肌炎等产生的大量肌红蛋白等内源性肾性物质在经肾排泄时形成管型，阻塞肾小管管腔，并可直接损伤肾小管。

（2）肾疾病：如急性肾小球肾炎、急进性高血压、急性肾盂肾炎、肾动脉硬化及栓塞等引起的肾实质损害。

3. 肾后性肾衰竭　是指由肾盂到尿道口堵塞引起的肾衰竭，常见于双侧输尿管结石、前列腺肥大、前列腺癌、盆腔肿瘤等。病程多为可逆性，及时解除病因可使肾功能很快恢复。

➢ **考点：**急性肾衰竭的病因分类。

二、发病机制

不同病因引起的急性肾衰竭发病机制不同，但发生机制的中心环节都是肾小球滤过率（GFR）降低（图 23-1）。

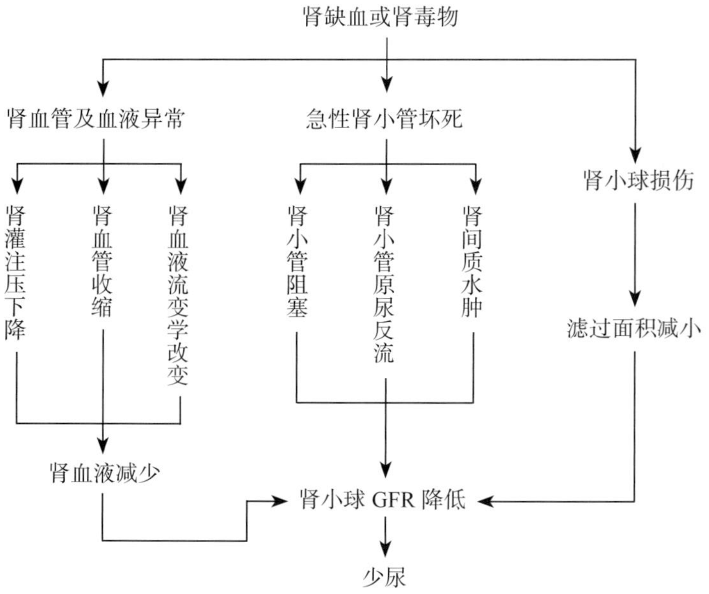

图 23-1　急性肾衰竭少尿的发生机制

1. 肾血流量减少

（1）肾灌注压降低：肾血流量有自身调节功能，当血压在 80 ~ 160 mmHg 时，肾血管的自身调节作用可使肾血流量和 GFR 保持稳定。当动脉血压为 50 ~ 70 mmHg 或更低时，肾血管失去自身调节，血管平滑肌收缩，阻力增加，导致肾血流量减少，GFR 降低。

（2）肾血管收缩：急性肾衰竭初期，肾血管造影可见肾血管床持续收缩，肾血流量减少至正常的 1/2 以下，尤以肾皮质血流量减少最为显著。肾血管收缩的机制有多种因素参与：①休克、创伤或肾中毒引起急性肾衰竭时，引起交感 - 肾上腺髓质系统兴奋，儿茶酚胺增加。肾皮质外 1/3 的皮质肾单位，其入球小动脉对儿茶酚胺的敏感性高，因而急性肾衰竭时以皮质外层血流量减少最为明显。②肾缺血时，肾灌注压降低，入球小动脉管壁张力下降，刺激球旁细胞分泌肾素。肾缺血或肾中毒时，近曲小管及髓袢升支粗段受损，其对 Na^+ 和 Cl^- 的主动重吸收能力下降，因而远曲小管中的 Na^+ 浓度升高，刺激致密斑，从而使肾素 - 血管紧张素 - 醛固酮系统被激活，血管紧张素Ⅱ增加，引起肾血管收缩，导致 GFR 降低。③肾缺血或肾中毒时，肾髓质间质细胞合成扩血管的前列腺素类减少，缩血管的血栓素 A_2 相对增加，导致肾血管收缩。

（3）肾血流动力学改变：肾血流动力学改变可直接影响肾的微循环状态，加重肾缺血，促进急性肾衰竭的发展及维持。①血液黏度增高：急性肾衰竭时，血液中纤维蛋白原增多、红细胞变形能力下降，并发生聚集、破裂，血红蛋白释出及血小板聚集等，均可引起血液黏度升高，影响肾小球毛细血管床的微循环状态，使 GFR 降低。②白细胞的作用：急性肾衰竭时，白细胞的变形能力下降，黏附于血管壁的能力增强，造成微血管阻塞，血流阻力增加，微循环灌流量减少。③微血管改变：急性肾衰竭时，血管内皮细胞肿胀，使肾微血管管腔缩小、白细胞附着于微血管，以及肾微血管自身调节功能丧失，均可造成肾微血管痉挛、管壁增厚，进一步加剧肾缺血。

2. 肾小球损伤　急性肾小球肾炎等疾病，可使肾小球滤过膜受损，滤过面积减小，导致 GFR 下降。

3. 肾小管阻塞　肾缺血、肾毒性物质、异型输血、挤压综合征等引起急性肾衰竭时，坏死的小管上皮、血红蛋白、肌红蛋白等形成的管型阻塞肾小管。多发性骨髓瘤患者产生的本周蛋白、磺胺类等药物结晶、尿酸盐结晶等均可沉积在肾小管管腔内，造成肾小管阻塞。阻塞的肾小管腔内压力增高，导致肾小球有效滤过压下降，GFR 下降。

4. 肾小管原尿反流　急性肾小管坏死引起急性肾衰竭时，肾小管上皮细胞变性、坏死，基底膜断裂，尿液可经肾小管壁反流入肾间质，使间质水肿。间质水肿又压迫肾小管，造成肾小管阻塞加重，使肾小球囊内压升高，GFR 进一步下降。急性肾小球肾炎等肾小球损伤引起的急性肾衰竭，免疫复合物沉积于肾小球毛细血管壁，使肾小球滤过膜通透性降低，导致 GFR 下降。肾后性急性肾衰竭时，尿路梗阻引起肾小球囊内压升高，当囊内压和血浆胶体渗透压之和超过肾小球毛细血管血压时，肾小球有效滤过压可降为零。此外，尿路梗阻还可引起肾间质水肿，压迫肾皮质和血管，引起肾缺血和肾萎缩。尿液引流不畅可引起继发感染，进一步加重肾损伤。

➢ **考点：**急性肾衰竭少尿的发生机制。

三、机体的功能和代谢变化

根据患者尿量的变化，可将急性肾衰竭分为少尿型急性肾衰竭和非少尿型急性肾衰竭，以少尿型多见。

（一）少尿型急性肾衰竭

少尿型急性肾衰竭较常见，可分为少尿期、多尿期和恢复期。

1. 少尿期　此期是病程中最危险的阶段。患者少尿甚至无尿，代谢产物和毒物蓄积，伴有水、电解质代谢和酸碱平衡紊乱。此期可持续数天至数周，持续时间越长，预后越差。

（1）尿液的变化：①少尿或无尿，患者尿量迅速减少，表现为少尿（尿量少于 400 ml/24 h）或无尿（尿量少于 100 ml/14 h）。其原因与持续性肾缺血、GFR 降低和肾小管受损等有关。②低比重尿，尿比重常固定在 1.010 ～ 1.020，多由于肾小管上皮细胞坏死，对水的重吸收功能降低，尿浓缩功能障碍所致；③尿钠增多，尿钠含量＞ 40 mmol/L（正常＜ 20 mmol/L），肾小管对钠的重吸收障碍，导致尿钠含量增高；④血尿、蛋白尿、管型尿，由于肾小球滤过功能障碍和肾小管上皮细胞坏死、脱落，可出现血尿、蛋白尿。尿沉渣检查可见透明管型、颗粒管型和细胞管型。

功能性急性肾衰竭患者，其少尿主要是由于 GFR 显著降低所致，而肾小管功能未受损；器质性急性肾衰竭患者则同时有肾小球和肾小管功能障碍。两者不仅少尿的发生机制不同，而且尿液的成分也有所区别（表 23-1）。鉴别功能性与器质性急性肾衰竭，对于指导临床治疗及判断预后均有重要意义。

表 23-1 功能性与器质性 ARF 尿变化的不同特点

项目	低血容量性肾衰竭（功能性急性肾衰竭）	急性肾小管坏死（器质性急性肾衰竭）
尿常规	轻微异常	显著异常、有蛋白尿、颗粒管型、红细胞、白细胞及变性的上皮细胞
尿比重	> 1.020	< 1.015
尿渗透压（mOsm/L）	> 400	< 350
尿钠（mmol/L）	< 20	> 30
尿 / 血肌酐比值	> 40 : 1	< 10 : 1
甘露醇利尿效应	佳	差

（2）水中毒：发生原因包括以下几方面。①肾排水减少；②体内分解代谢增强，引起内生水增多；③饮水过多或输液过多、过快等，可导致体内水潴留。水潴留可引起稀释性低钠血症和细胞水肿，严重时患者可出现肺水肿、脑水肿和心力衰竭等。因此，此期应严格控制补液量和补液速度，量出为入，防止水中毒的发生和发展。

➢ **考点：**急性肾衰竭少尿期水中毒的发生机制。

（3）高钾血症：主要原因包括以下几方面。①少尿使肾排钾减少；②组织损伤、缺氧、酸中毒等使细胞内的钾离子外逸；③摄入含钾高的食物、药物或输入库存血等。高钾血症可引起心律失常，严重时可导致心室颤动和心搏骤停，是急性肾衰竭患者较常见而危险的变化，常为少尿期的致死原因。

➢ **考点：**急性肾衰竭少尿期高钾血症的危害。

（4）代谢性酸中毒：发生原因包括以下几方面。① GFR 下降，排酸减少；②肾小管受损，排酸保碱能力下降；③分解代谢增强，产酸增加。急性肾衰竭导致的代谢性酸中毒具进行性、不易纠正的特点。酸中毒可使心肌收缩性减弱，降低心肌和外周血管对儿茶酚胺的反应性，使心排血量减少，外周血管扩张，血压下降。严重的酸中毒可抑制中枢神经系统，导致意识障碍。酸中毒还可加重高钾血症。

（5）氮质血症（azotemia）：是指当肾功能障碍或体内蛋白质分解代谢增强时，尿素、尿酸和肌酐等非蛋白氮在体内蓄积，使血液中非蛋白氮含量增加。其发生机制是：①尿量减少，含氮代谢产物排出减少；②感染、中毒、组织严重损伤等可引起蛋白质分解代谢增加。严重时患者可出现尿毒症。

知识链接

肾功能生化指标

成人正常尿量为 1000 ~ 2000 ml/24 h。成人尿常规正常范围：pH 多在 6.0 ~ 6.5；尿比重为 1.015 ~ 1.025；蛋白质（PRO）阴性（0 ~ 80 mg/24 h 尿）；白细胞（WBC）阴性（< 5 个 / HP）；红细胞（RBC）阴性（< 3 个 /HP）。尿钠量：正常成人为 70 ~ 90 mmol/24 h。成人尿肌酐水平为 7 ~ 8 mmol/d，内生肌酐（肌肉代谢产物）清

除率为 Ccr 80 ~ 120 ml/（min · 1.73 m^2）。血肌酐 Scr：男性 44 ~ 132 μmol/L，女性 70 ~ 106 μmol/L。尿素（BU，体内氨基酸分解代谢的终产物）为 1.78 ~ 7.14 mmol/L，血尿素氮（BUN）为 3.56 ~ 14.28 mmol/L。血尿酸（核蛋白和核酸中嘌呤的代谢产物）：男性为 150 ~ 416 μmol/L，女性为 89 ~ 357 μmol/L。

2. 多尿期　如果每日尿量超过 2500 ml，即进入多尿期，随后尿量逐渐增加，可达 3000 ml 以上。进入此期后，标志着病情开始好转。发生机制：①肾缺血改善，GFR 增加；②新生肾小管上皮细胞重吸收功能低下；③潴留在体内的尿素等代谢产物经肾小球大量滤出而引起渗透性利尿；④肾小管阻塞解除和间质水肿消退；⑤排出少尿期蓄积在体内的多余水分。

在多尿早期，由于肾功能尚未完全恢复，氮质血症、高钾血症、代谢性酸中毒等不能立即改善；之后，患者由于多尿可出现脱水、低钾血症、低钠血症等。因此，此期仍应注意调节水、电解质平衡。多尿期持续 1 ~ 2 周即转入恢复期。

3. 恢复期　一般在发病后 1 个月左右进入恢复期，患者尿量逐渐恢复正常，血中非蛋白氮下降，水、电解质代谢及酸碱平衡紊乱得到纠正。但肾小管功能恢复仍需半年至 1 年，少数病变严重者可发展为慢性肾衰竭。

（二）非少尿型急性肾衰竭

非少尿型急性肾衰竭时，肾损伤较轻，GFR 降低程度不严重，肾小管损伤也较轻，但尿浓缩功能下降。临床特点：①尿量不减少，每天为 400 ~ 1000 ml；②尿钠含量较低，尿比重也较低；③氮质血症；④多无高钾血症。此型患者临床症状较轻，病程较短，并发症少，预后较好。

少尿型和非少尿型急性肾衰竭可以相互转化，少尿型经治疗后可转化为非少尿型；非少尿型则可因漏诊或治疗不当而转化为少尿型，表示病情恶化，预后不佳。

四、防治的病理生理学基础

1. 积极治疗原发病，消除导致或加重急性肾衰竭的因素。

2. 供给足够的热量，以保证机体代谢需要，但应限制蛋白质摄入量，控制氮质血症。

3. 纠正水、电解质代谢及酸碱平衡紊乱 少尿期要严格控制输液量，处理高钾血症，及时纠正代谢性酸中毒等；多尿期要及时补充水分和电解质。

4. 积极控制感染。

5. 采用透析疗法。

知识链接

干细胞治疗急性肾衰竭的可行性

2004 年 Oliver 等首次提出肾组织干细胞存在于肾乳头尖部的干细胞龛中，并证实其参与受损肾小管上皮细胞的再生修复。胡跃世等通过实验尝试，从大鼠肾乳头组织中分离培养出肾组织干细胞，探讨其治疗急性肾损伤的效果及可行性。实验结果表明，经肾组织干细胞治疗后，大鼠肾功能得到显著和改善。利用肾组织干细胞治疗能有效改善急性肾衰竭大鼠的肾功能，促进上皮细胞再生，达到良好的组织修复效果。

第二节 慢性肾衰竭

慢性肾衰竭（chronic renal failure，CRF）是指各种肾疾病引起肾单位进行性破坏，残存的肾单位不能充分排出代谢废物和维持内环境稳定，可使体内逐渐出现代谢废物潴留和水、电解质代谢与酸碱平衡紊乱，以及肾内分泌功能障碍，并伴有一系列临床症状的病理过程。慢性肾衰竭呈渐进性发展，病程迁延，病情复杂，患者常以尿毒症为结局而死亡。

➢ **考点：**慢性肾衰竭的概念。

一、病因

凡能造成肾实质进行性破坏的疾病，均可引起慢性肾衰竭。

1. 肾病变　慢性肾小球肾炎、慢性肾盂肾炎、肾结核、肾肿瘤、红斑狼疮等。
2. 肾血管病变　高血压性肾动脉硬化、糖尿病性肾小动脉硬化症等。
3. 尿路慢性梗阻　尿路结石、前列腺肥大等。

既往认为，慢性肾小球肾炎最常见，占 50% ~ 60%。近年资料表明，糖尿病肾病和高血压是进行性肾病的主要原因。

二、病变发展过程

由于肾具有很强的代偿储备能力，所以慢性肾衰竭是一个缓慢而渐进的过程，可分为以下四期（表 23-2）。

表 23-2　CRF 的发展阶段与临床表现

分期	内生肌酐清除率	氮质血症	临床表现
肾储备功能期（代偿期）	降低正常值的 30% 以上	无	肾排泄和调节功能可维持内环境的稳定，临床上患者无或仅有轻度症状，如乏力、轻度贫血等
肾功能不全期	降至正常值的 25% ~ 30%	轻度、中度	可有酸中毒；由于肾浓缩功能减退而出现多尿、夜尿；轻度贫血、消化道不适等症状
肾衰竭期	降至正常值的 20% ~ 25%	较重	夜尿多；出现严重贫血；明显代谢性酸中毒、高磷血症、低钙血症、高氯血症和低钠血症等；出现部分尿毒症的中毒症状，有恶心、呕吐、腹泻等
尿毒症期	降至正常值的 20% 以下	严重	出现肾毒性脑病、多器官功能障碍、全身性严重中毒症状；甲状旁腺功能亢进症；有明显水、电解质代谢与酸碱平衡紊乱

三、发病机制

慢性肾衰竭的发病机制目前尚不明确，主要有以下几种学说。

1. 健存肾单位学说　肾病使很多肾单位不断受损而丧失功能，残存的部分肾单位轻度受损或仍维持正常，残存肾单位称为健存肾单位。在代偿期，健存肾单位发生代偿性肥大，通过增强滤过、重吸收和内分泌功能来维持内环境稳定。随着病情的发展，健存肾单位逐渐减少，即使加倍工作也无法代偿时，机体内环境即发生紊乱，出现慢性肾衰竭的临床表现。因此，健存肾单位的多少是决定慢性肾衰竭发展进程的重要因素。

2. 矫枉失衡学说　当肾损害引起肾单位逐渐减少时，体内某些代谢产物蓄积，机体通过代偿性反应以促进其排泄，从而维持内环境的稳定，但机体在发生这一代偿性反应时又引起其他生理功能、代谢的改变，加重病情的发展。例如，慢性肾衰竭时，GFR 降低，肾排磷减少，使血磷升高，血钙降低，刺激甲状旁腺素（PTH）分泌增多，抑制肾对磷的重吸收，使血磷恢复正常。但 PTH 长期分泌增多可影响机体其他系统的功能，如 PTH 的溶骨作用增强可引起肾性骨营养不良，PTH 增多还可导致软组织坏死、皮肤瘙痒与神经传导障碍等。

3. 肾小球过度滤过学说　多数肾单位被破坏后，健存肾单位发生代偿性肥大和功能增强，出现过度滤过。肾长期负荷过重，引起这些肾单位的肾小球硬化而失去功能，最后出现肾衰竭。肾小球过度滤过是慢性肾功能不全发展至尿毒症的重要原因。

4. 肾小管 - 间质损伤　慢性肾衰竭时，残存肾单位的肾小管，尤其是近曲小管发生代谢亢进，使细胞内钙离子含量增多，自由基生成增多，导致肾小管和间质细胞受损，表现为间质纤维化和肾小管萎缩。间质纤维化和肾小管萎缩可导致球后毛细血管床阻塞，使毛细血管血流量减少，GFR 降低。此外，肾小管萎缩还可导致无肾小管的肾小球形成，以致血流不经滤过而直接经静脉回流，使 GFR 进一步下降。肾小管 - 间质损害的严重程度与慢性肾衰竭的进展和预后有关。

四、机体的功能和代谢变化

1. 尿的变化

（1）尿量的变化：特点是从多尿、夜尿发展为少尿、无尿。

1）多尿：是最常见的症状。患者每天尿量在 2000 ml 以上。多尿的机制是：①多数肾单位破坏，流经健存肾单位的血流量增加，GFR 增高，原尿生成增多且流速增快，肾小管来不及充分重吸收；②原尿中的溶质增多，产生渗透性利尿；③肾小管上皮细胞和肾间质损害，尿浓缩功能降低。

2）夜尿：患者早期即可出现夜间排尿增多，夜间尿量和白天尿量接近，甚至超过白天尿量（正常人白天尿量约占每日总尿量的 2/3，夜间尿量占 1/3）。其机制可能是：①平卧后肾血流量增加，导致原尿生成增多；②肾小管功能受损，对水的重吸收减少。

3）少尿：慢性肾衰竭晚期，残存的肾单位极度减少，尽管每个健存肾单位的原尿量仍然较多，但每日终尿量减少，最终发展为少尿或无尿。

（2）尿液成分的变化：患者尿液中可出现蛋白尿、红细胞、白细胞和管型等。肾病可造成肾小球滤过膜通透性增高或肾小管损伤，导致蛋白质滤过增多或重吸收减少，患者出现轻度至中度蛋白尿。肾小球损伤严重者，血液中的红细胞、白细胞可经肾小球滤过，患者尿液中出现红细胞、白细胞。蛋白质、红细胞和白细胞可在肾小管中形成相应的管型。

（3）尿渗透压的变化：慢性肾衰竭早期，由于尿浓缩能力减退而稀释功能正常，患者可出现低渗尿。随着病情加重，肾浓缩和稀释功能均发生障碍，尿渗透压接近血浆晶体渗透压，尿比重固定在 1.008 ~ 1.012，称为等渗尿。

2. 水、电解质及酸碱平衡紊乱

（1）水代谢紊乱：随着慢性肾衰竭的进展，健存肾单位的数量逐渐减少，使肾小管对尿液的浓缩和稀释功能逐渐丧失，肾对水的代谢调节能力减弱。当水摄入增加时，肾因无法排出多余的水分而出现水潴留，甚至发生水中毒；当水摄入减少或因各种原因失水时，肾不能浓缩尿液来保留水分，则可发生脱水。

（2）钠代谢紊乱：发生机制是 ①流经健存肾单位的血流量和滤过的原尿量增加，原尿流速加快，使肾小管重吸收减少；②伴有氮质血症时，尿液中的溶质（如尿素）增多，产生渗透性利尿，使近曲小管对水的重吸收减少，同时随尿液排出大量的钠。肾对钠的调节功能减弱，限制钠盐摄入时易出现低钠血症。而过多补充钠盐又可造成水、钠潴留，导致高血压，甚至引发心力衰竭。

（3）钾代谢紊乱：慢性肾衰竭早期，由于尿量不减少，血钾可维持正常。出现持续性多尿、呕吐、腹泻以及长期应用排钾利尿药等可导致低钾血症。慢性肾衰竭晚期，由于 GFR 极度下降，出现少尿或无尿，使钾排出减少而出现高钾血症。在酸中毒、感染和应用保钾利尿药等情况下，更容易促进高钾血症的发生。

（4）钙、磷代谢紊乱

1）高磷血症：慢性肾衰竭早期，虽然患者 GFR 下降，但血磷升高并不明显。因为 GFR 降低使肾排磷减少，故血磷暂时升高。由于钙磷浓度的乘积为一常数，血磷升高可导致血液中游离钙减少，后者刺激 PTH 分泌增多。PTH 可抑制肾对磷的重吸收，使磷排出减少，因此使血磷恢复正常。肾衰竭晚期，健存肾单位明显减少，PTH 增多也无法使磷充分排出，从而导致血磷升高。另外，PTH 增多还可促进溶骨，使骨磷释放增多，血磷不断上升，从而形成恶性循环。

2）低钙血症：血液中钙磷浓度的乘积是一个常数，血磷升高可导致血钙降低；血磷升高，使肠道磷酸根分泌增加，与钙离子结合形成磷酸钙，影响肠道钙的吸收；肾实质破坏，可使 1,25-（OH）$_2$ D3 的合成减少，从而影响肠道对钙的吸收；慢性肾衰竭患者体内的肾毒性物质可损伤肠黏膜，影响钙的吸收。

（5）代谢性酸中毒：慢性肾衰竭晚期，GFR 明显下降，酸性代谢产物滤过减少；肾小管泌氢、产氨能力下降；继发性 PTH 分泌增多，抑制近端小管上皮细胞碳酸酐酶活性，使近端小管排 H^+ 和重吸收 HCO_3^- 减少。

➢ **考点：**慢性肾功能不全时的水、电解质代谢紊乱表现。

3. 氮质血症　慢性肾衰竭晚期，健存肾单位极度减少，GFR 下降，含氮的代谢终末产物（如尿素、肌酐、尿酸等）不能充分排出，导致血液中非蛋白氮含量增加，使患者出现氮质血症。

临床上常将血尿素氮（blood urea nitrogen，BUN）和血肌酐浓度作为判断氮质血症的指标。BUN 浓度与 GFR 的变化相关，但当蛋白质摄入增多，或因感染、使用肾上腺皮质激素、胃肠道出血等使体内蛋白质分解增强时，BUN 浓度也会升高。血肌酐浓度与蛋白质摄入无关，仅与肌肉中磷酸肌酸自身分解产生的肌酐量及肾排泄肌酐的功能有关。当 GFR ≥正常值的 40% 时，由于健存肾单位的代偿作用，BUN 和血肌酐浓度的变化均不明显。因此，BUN 和血肌酐浓度都不是反映肾功能的灵敏指标。临床上常采用内生肌酐清除率（尿肌酐浓度 × 每分钟尿量 / 血肌酐浓度）来判断病情的严重程度，因为它能灵敏地反映 GFR 的变化，与肾功能密切相关，是较有临床意义的一个指标。

4. 肾性高血压　因肾实质病变而引起的血压升高称为肾性高血压。慢性肾衰竭引起高血压的机制包括以下几方面。

（1）水、钠潴留：慢性肾衰竭时，肾排出钠、水减少，造成水、钠潴留，引起血容量增加和心排血量增多，导致血压升高，称为钠依赖性高血压。如限制钠、水摄入，促进尿钠排出，则可有效降低血压。

（2）肾素 - 血管紧张素 - 醛固酮系统的活性增强：某些肾病（如肾小球肾炎、肾动脉硬化等）可使肾小球血流量减少，刺激致密斑释放肾素，使血液中血管紧张素Ⅱ含量升高。血管紧张素Ⅱ可引起小动脉收缩，使外周阻力增加，导致高血压。另外，血管紧张素Ⅱ还可促进醛固酮分泌增多，导致水、钠潴留，进一步加重高血压。这种情况称为肾素依赖性高血压，使用血管紧张素转换酶抑制药和血管紧张素受体拮抗药有较好疗效。

（3）肾降压物质生成减少：肾实质破坏，生成前列腺素 E_2、前列腺素 A_2 和激肽等扩血管物质减少，引起血压升高。

5. 肾性骨营养不良　慢性肾衰竭时，由于钙、磷代谢障碍，继发性甲状旁腺功能亢进，维生素 D_3 活化障碍以及代谢性酸中毒等引起的骨病，称为肾性骨营养不良，又称肾性骨病，包括儿童的肾性佝偻病和成人的骨质软化、纤维囊性骨炎和骨质疏松等。其发病机制包括以下几方面。

（1）钙、磷代谢障碍和继发性甲状旁腺功能亢进症：慢性肾衰竭患者血磷升高、血钙降低，可刺激甲状旁腺分泌大量 PTH，PTH 增高可引起骨质脱钙，导致骨质疏松。另外，低钙血症还可导致骨质钙化障碍。

（2）维生素 D_3 活化障碍：慢性肾衰竭时，肾实质大量破坏，将 25（-OH）D_3 活化成 1,25-（OH）$_2$ D_3 的能力下降，使 1,25-（OH）$_2$ D_3 的合成减少，导致肠道对钙的吸收减少，出现胶原蛋白合成减少、低钙血症和骨质钙化障碍，引起儿童肾性佝偻病和成人骨质软化。

（3）代谢性酸中毒：代谢性酸中毒时，机体动员骨盐进行缓冲，可促进骨盐溶解，导致骨质脱钙。另外，代谢性酸中毒也可影响 1,25（-OH）$_2$ D_3 的合成，抑制肠道对钙的吸收。

6. 肾性贫血　慢性肾衰竭时，常伴有贫血，且贫血程度与肾功能损害程度往往一致。其发病机制是：①肾实质破坏，分泌促红细胞生成素减少，使骨髓干细胞形成红细胞受到抑制，导致红细胞生成减少。②体内蓄积的毒性物质可抑制骨髓造血功能。③体内毒性物质蓄积可使红细胞破坏增多，引起溶血。④毒性物质可引起肠道对铁和蛋白质等造血原料的吸收和利用障碍。⑤毒性物质可引起出血。

7. 出血　约 20% 的慢性肾衰竭患者伴有出血现象，表现为皮下瘀点、瘀斑和黏膜出血，如鼻出血、胃肠道出血等。其机制可能是体内蓄积的毒性物质抑制血小板功能所致。

第三节　尿毒症

尿毒症是指急、慢性肾衰竭的最严重阶段，代谢终产物和内源性毒性物质在体内蓄积，除造成水、电解质代谢和酸碱平衡紊乱以及内分泌功能失调外，还可引起一系列自身中毒症状。

一、发病机制

尿毒症的发病机制极其复杂，是多因素综合作用的结果。研究发现，在尿毒症患者血浆中有 200 余种代谢产物或毒性物质，其中许多可引起尿毒症的症状，称为尿毒症毒素。

1. 尿毒症毒素的来源　①正常代谢产物的蓄积：如尿素、胍类和多胺等。②外源性毒性物质的蓄积：如铝的蓄积等。③毒性物质经代谢转变为新的毒性物质。④超生理剂量的生理活性物质蓄积。

2. 常见的尿毒症毒素

（1）胍类化合物：近年来认为胍类化合物是引起尿毒症症状的主要毒性物质。胍类化合物是体内精氨酸的代谢产物。正常情况下，精氨酸主要在肝内通过鸟氨酸循环不断生成尿素、胍乙酸和肌酐。尿毒症时，精氨酸代谢异常而产生甲基胍和胍基琥珀酸。甲基胍是毒性最强的小分子物质，可引起呕吐、腹泻、瘙痒、消化道溃疡、心律失常、贫血、出血和意识障碍等。胍基琥珀酸可抑制脑组织内转酮酶的活性，影响脑细胞的功能，还可抑制血小板的功能，导致出血。

（2）PTH：几乎所有尿毒症患者都有 PTH 分泌亢进。PTH 分泌增多可引起尿毒症的大部分症状和体征，如引起肾性骨营养不良、皮肤瘙痒、贫血和中枢与周围神经损伤等。

（3）尿素：可引起头痛、恶心、呕吐、糖耐量减低和出血倾向等。近年研究认为，尿素的毒性作用与其代谢产物氰酸盐有关。氰酸盐可使蛋白质发生氨基甲酰化，从而影响组织和器官的功能。

（4）胺类：胺类包括多胺、脂肪族胺、芳香族胺等。不同的胺可引起不同的临床表现。多胺可引起厌食、恶心、呕吐、蛋白尿，抑制红细胞生成、促进红细胞溶解，抑制 Na^+-K^+-ATP 酶活性，增加毛细血管的通透性，促进肺水肿、脑水肿、心包积液等的发生。脂肪族胺可引起肌肉痉挛、扑翼样震颤及溶血。芳香族胺对脑组织氧化过程及多巴胺羧化酶活性等有抑制作用。

（5）中分子物质：分子量为 500 ~ 5000 kD 的一类物质称为中分子物质。其化学结构不明，细菌裂解产物及正常的代谢产物中都有中分子物质。中分子物质浓度升高可引起周围神经病变、红细胞生成减少、血小板功能受损及细胞免疫功能下降。

二、机体的功能和代谢变化

除导致水、电解质代谢和酸碱平衡紊乱以及内分泌失调进一步加重外，尿毒症还引起各系统功能、代谢障碍。

1. 神经系统的变化　神经系统症状是尿毒症的主要表现。

（1）中枢神经系统病变：表现为头晕、头痛、记忆力减退、烦躁不安等，严重者可出现嗜睡和昏迷，称为尿毒症脑病。病理改变为脑实质水肿、出血，神经细胞变性，胶质细胞增生。这些变化可能与毒性物质潴留引起神经细胞变性，以及肾性高血压导致脑血管痉挛而引起脑缺血、缺氧有关。

（2）周围神经系统病变：患者可出现下肢麻木、疼痛、无力，甚至麻痹。病理改变为神经脱髓鞘和轴索变性。其原因可能是患者体内胍基琥珀酸增多，抑制转酮酶活性，导致髓鞘变性。

2. 消化系统的变化　消化系统症状是最早出现和最突出的表现。患者可出现厌食、恶心、呕吐、腹泻、口腔溃疡、胃溃疡和消化道出血等。其发生机制可能是：尿毒症时血液中尿素增多，从肠道排出尿素增多，经尿素酶分解生成大量的氨，氨刺激消化道黏膜，引起炎症和溃疡的发生。尿毒症时，促胃液素灭活减少，使胃酸分泌增多，也可促进溃疡的形成。恶心、呕吐也与中枢神经系统功能障碍有关。

3. 心血管系统的变化　心力衰竭和心律失常是尿毒症患者的重要死亡原因。肾性高血压、酸中毒、高钾血症，以及水、钠潴留等均可引起心力衰竭和心律失常。尿素、尿酸等可刺激心包膜，引起纤维蛋白性心包炎。另外，继发性甲状旁腺功能亢进症也对尿毒症患者心肌病变的发展起重要作用。

4. 呼吸系统的变化　代谢性酸中毒使呼吸加深、加快，严重时可引起潮式呼吸或深大呼吸。由于尿素经唾液酶分解成氨，所以患者呼出气体有氨味。病情严重时，患者可因心力衰竭和水、钠潴留而发生肺水肿。尿素刺激可引起纤维蛋白性胸膜炎和尿毒症肺炎，磷酸钙在肺组织内沉积可致肺钙化。

5. 免疫系统的变化　患者常出现免疫系统功能障碍，主要是细胞免疫功能障碍。患者常发生严重的感染，是造成患者死亡的主要原因之一。其机制可能是：尿毒症毒素可抑制免疫系统，引起淋巴细胞分化和成熟减慢，中性粒细胞数量减少，且吞噬和杀菌能力减弱，甚至导致免疫缺陷。

6. 皮肤的变化　患者常出现皮肤瘙痒、干燥、脱屑等。瘙痒可能与毒性物质刺激皮肤神经末梢及甲状旁腺功能亢进所致。尿素随汗液排出，在汗腺开口处可形成白色尿素结晶，称为尿素霜。

7. 代谢紊乱

（1）糖代谢障碍：约半数患者伴有葡萄糖耐量减低，可能是在毒性物质作用下，胰岛素分泌减少，生长激素分泌增多，胰岛素与靶细胞结合障碍等所致。

（2）蛋白质代谢障碍：患者常出现低蛋白血症、负氮平衡。原因是患者厌食、呕吐、腹泻等使蛋白质摄入减少，蛋白质随尿液丢失，毒性物质促进组织蛋白质分解等。

（3）脂肪代谢障碍：患者可出现高脂血症。可能由于胰岛素拮抗物使肝合成三酰甘油（甘油三酯）增加，而周围组织对三酰甘油清除减少所致。

三、防治的病理生理学基础

1. 积极治疗原发病，改善肾功能，防止肾实质的进一步损害。

2. 消除加重肾负荷的因素，防止肾功能进一步恶化。如控制感染，纠正水、电解质代谢和酸碱平衡紊乱，控制高血压、高血糖，避免使用肾毒性药物等。

3. 饮食控制与营养　蛋白质摄入量及成分的控制很重要，要求患者摄入优质低蛋白质、低磷饮食，高热量、高必需氨基酸饮食，摄入适量矿物质。

4. 腹膜透析和血液透析（人工肾）可延长患者生命。成功的肾移植是目前治疗尿毒症最有效的方法。

（张可丽）

自测题

一、选择题

1. 肾功能不全是指
   A. 持续少尿或无尿的病理过程
   B. 引起氮质血症的各种疾病
   C. 尿液中出现蛋白质、管型、红细胞和白细胞的病理过程
   D. 各种肾实质疾病引起的病理过程
   E. 因肾功能障碍而导致代谢产物蓄积，水、电解质代谢和酸碱平衡紊乱，以及内分泌功能紊乱的综合征
2. 引起肾前性急性肾衰竭的病因是
   A. 急性肾炎　B. 肾结石
   C. 大出血　D. 汞中毒
   E. 尿路梗阻
3. 引起肾后性急性肾衰竭的病因是
   A. 急性肾小球肾炎　B. 汞中毒
   C. 肾盂肾炎　D. 输尿管结石
   E. 肾癌
4. 急性肾性肾衰竭的常见病因**不包括**
   A. 持续肾缺血
   B. 急性肾中毒
   C. 血红蛋白和肌红蛋白使肾小管阻塞
   D. 急性肾实质性疾病

E. 慢性肾小球肾炎

5. 大量使用磺胺类药物可引起
   A. 肾前性急性肾衰竭 B. 肾性急性肾衰竭
   C. 肾后性急性肾衰竭 D. 慢性肾衰竭
   E. 尿崩症
6. 慢性肾小球肾炎晚期可引起
   A. 肾前性急性肾衰竭 B. 肾性急性肾衰竭
   C. 肾后性急性肾衰竭 D. 慢性肾衰竭
   E. 尿崩症
7. 急性肾衰竭发病的中心环节是
   A. GFR 降低 B. 肾小球囊内压增高
   C. 血浆胶体渗透压降低 D. 体内儿茶酚胺增加
   E. 肾素 - 血管紧张素系统激活
8. 急性肾小管坏死时少尿的发病机制，错误的是
   A. 肾缺血 B. 肾小管阻塞
   C. 肾小管原尿反流 D. 肾小球 GFR ↓
   E. 肾小球 GFR ↑
9. 与肾性高血压的发生不相关的是
   A. RAS 激活 B. 水、钠潴留
   C. 扩血管物质分泌减少 D. 扩血管物质分泌增多
   E. 缩血管物质分泌增多
10. 急性肾衰竭少尿期患者最危险的变化是
   A. 水中毒 B. 高钾血症
   C. 少尿 D. 代谢性酸中毒
   E. 氮质血症

二、名词解释

1. 肾功能不全 2. 急性肾衰竭 3. 慢性肾衰竭

三、问答题

1. 简述急性肾衰竭患者少尿的发生机制。
2. 急性肾衰竭患者少尿期常见的致死原因是什么？简述其发生机制。
3. 为什么慢性肾衰竭患者易发生贫血？

第二十四章

细胞凋亡与疾病

第二十四章
数字资源

思政之光

学习目标

通过本章内容的学习，学生应能够：

识记：

1. 说出细胞凋亡的概念。
2. 列举细胞凋亡的生物学特征

理解：

1. 解释细胞凋亡的过程与调控。
2. 分析细胞凋亡的发生机制。

运用：

1. 根据显微镜下表现区别细胞坏死和细胞凋亡。
2. 初步分析细胞凋亡与疾病的相关性，培养大局意识、团队合作意识和奉献精神。

细胞是组成人体的基本单位，细胞的增殖、分化和凋亡贯穿人体生命的全过程。正常情况下，细胞通过分裂、增殖，使细胞数量增加；通过分化形成在形态、结构和功能上各不相同的细胞，组成不同的组织与器官；通过凋亡确保胚胎进行正常发育和维持内环境相对稳定。因此，细胞增殖、分化和凋亡都是主动而有序的生命过程，任何一个环节出现调控障碍均可导致疾病。

案例 24-1

患儿，男，5 个月，反复抽搐 10 天入院。患儿于入院前反复出现双眼凝视、牙关紧闭，口唇发绀，伴四肢阵挛性抽搐，2 ~ 3 min 症状缓解后可入睡，无发热等症状。患儿无窒息史，无癫痫家族史。体格检查：患儿精神反应差，呼吸急促，面色发青，口周发绀；前囟平坦，颈软；心、肺功能无异常，肝、脾未触及，四肢肌张力低，病理反射未引出。实验室检查：肝、肾功能正常；血糖 1.8 mmol/L，钙 2.42 mmol/L，镁 0.9 mmol/L，磷 1.42 mmol/L，钾 4.3 mmol/L，钠 135 mmol/L，氯 103 mmol/L，胰岛素 15 mU/L、C- 肽 1.5 mmol/L、总游离脂肪酸 1078 μmol/L、尿酮体呈阴性。给予 10% 葡萄糖溶液静脉滴注后，患儿症状缓解，但 2 ~ 3 h 血糖又降低，血糖波动范围较大。影像学检查：腹部 B 超未见异常，CT 显示大脑发育不全，胰腺结构异常。诊断为婴儿高胰岛素血症。患儿出院 1 月后因抢救不及时而死亡。尸检病理学检查结果显示：胰腺结构紊乱，弥漫性胰岛 β 细胞增生，但部分细胞可见凋亡小体。免疫组织化学染色 Ki-67（细胞增殖标记）阳性染色细胞数量增加（高于正常的 4.4%），TUNEL 阳性染色细胞数量增加（高于正常的 1.4%）。

思考题：

分析此病例 Ki-67 和 TUNEL 阳性染色细胞数量变化的意义。

第一节　细胞凋亡的概念与生物学特征

一、细胞凋亡的概念

凋亡源于希腊语，原意是枯萎的树叶或花瓣自然凋落。细胞凋亡（apoptosis，APO）是指由体内、外因素触发细胞内预存程序而导致的细胞死亡过程，因此又称程序性细胞死亡（programmed cell death，PCD）。但严格来说，细胞凋亡和程序性细胞死亡是有区别的，前者强调形态学变化，后者注重细胞功能改变，目前一般统称为细胞凋亡。细胞凋亡的生物学意义在于：

（1）清除多余的、失去功能价值的细胞，确保机体正常发育、生长：机体在生长发育过程中，通过凋亡可清除多余的、失去功能价值的细胞。例如，人体胚胎肢芽发育过程中的指（趾）间组织，通过细胞凋亡机制被清除而形成指（趾）间隙。

（2）清除受损、突变或衰老的细胞，维持机体内环境稳定：受损后不能修复的细胞通过凋亡而被清除；突变、衰老的细胞发生凋亡，有利于内环境的稳定。通过凋亡机制，清除针对自身抗原的 T 淋巴细胞，可维持免疫系统功能的稳定。

（3）发挥积极的防御作用：细胞凋亡参与机体的防御作用，如当机体受到病毒感染时，被病毒感染的细胞通过凋亡使 DNA 降解，整合于其中的病毒 DNA 也随之破坏，可阻止病毒复制。通过个别细胞的凋亡清除感染，是机体重要防御机制之一。

细胞凋亡概念的提出，使人们对疾病发病机制的认识有了新的视角，即凋亡失调也可引起疾病。该凋亡的细胞（如肿瘤细胞、自身反应性淋巴细胞）未发生凋亡（凋亡不足），是导致肿瘤、自身免疫性疾病等的主要发病机制之一；不该凋亡的细胞（如神经细胞、心肌细胞等）死亡（凋亡过度），是阿尔茨海默病（Alzheimer disease，AD）、心血管疾病的重要发病机制。凋亡失调是威胁人类健康的许多疾病的发病机制之一，因此，人们可以借助抑制剂或诱导剂调控凋亡过程，开辟疾病防治的新途径。

➢ **考点：**细胞凋亡的概念。

二、细胞凋亡的生物学特征

（一）形态学特征

细胞凋亡通常表现为散在的单个细胞或小团细胞的死亡。凋亡的细胞表现为核固缩、胞质浓缩，致使细胞皱缩，体积缩小，最后细胞骨架解体形成碎片。凋亡的细胞碎片或凋亡小体迅速被其周围的巨噬细胞等吞噬、消化。

1. 细胞核的变化　以细胞核的变化最显著，可出现核固缩，染色质凝聚，并集中分布在核膜的边缘，呈新月形或马蹄形分布，称为边集，最后解离形成核碎片。

2. 细胞质的变化　由于细胞脱水，导致胞质浓缩，细胞体积缩小。细胞器也可出现不同程度的改变，如线粒体增殖、空泡化，内质网腔扩大等。内质网不断扩张，可与胞膜融合，形成膜表面的芽状突起，称为出芽（budding）。溶酶体相对完整，细胞内容物也无外漏，故凋亡过程不发生局部炎症反应。

3. 细胞膜的变化　细胞膜表面微绒毛消失，与周围细胞逐渐脱离接触，继而迅速发生空泡化。

4. 形成凋亡小体　凋亡有细胞膜皱缩内陷，分割并包裹胞质，并在其根部绞窄、脱落，形成大小不一的空泡状小体，称为凋亡小体（apoptotic body）。凋亡小体具有完整的膜结构，内含胞质成分或核碎片。凋亡小体是凋亡细胞特征性的形态学改变（图 24-1）。

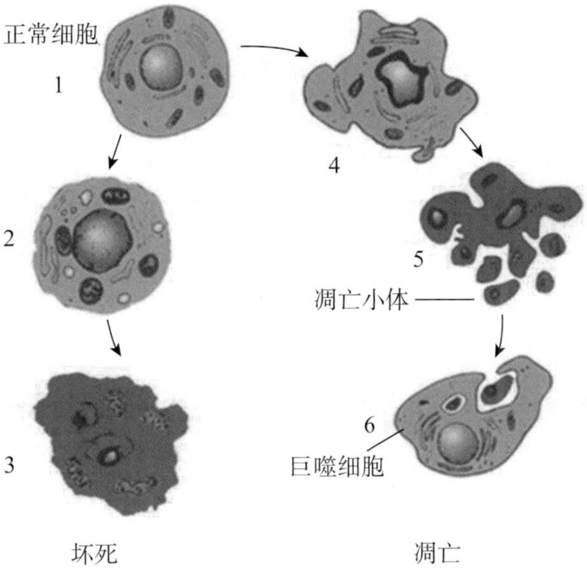

图 24-1　细胞坏死与细胞凋亡形态变化比较示意图

（二）生物化学特征

细胞凋亡时，生化改变比较复杂，其中染色质 DNA 的特征性片断化断裂和蛋白质降解尤为重要。

1. 内源性核酸内切酶的激活与 DNA 的片断化　正常情况下，内源性核酸内切酶以无活性的形式存在于细胞核内，Ca^{2+} 和 Mg^{2+} 能激活此酶的活性，Zn^{2+} 则显著抑制其活性，但在某些细胞内也存在着非依赖二价金属离子的核酸内切酶。形成梯状条带的内源性核酸内切酶有多种，常见的有核酸内切酶Ⅰ（endogenous nuclease，endonucleases，DNase Ⅰ）、核酸内切酶Ⅱ（DNase Ⅱ）、Nuc-18 等，以 DNase Ⅰ最为多见。在细胞内、外凋亡诱导因素刺激下，这些酶经过一系列胞内信号转导途径而被激活，执行染色质 DNA 的切割任务，导致细胞凋亡。

典型的细胞凋亡以细胞核固缩、染色质 DNA 的特征性片段化断裂为主要特征。细胞凋亡出现 DNA 双链断裂的部位在核小体连接部，此处易受内源性核酸内切酶的攻击而发生断裂。DNA 链上每隔 200 个核苷酸就有 1 个核小体。当核酸内切酶在核小体连接部切开 DNA 时，即可形成 180 ~ 200 bp 或其整倍数的片断。这些片段在琼脂糖凝胶电泳中可呈特征性的阶梯状条带，该条带是凋亡细胞 DNA 片断化的结果，是判断细胞凋亡的客观指标之一。

2. 凋亡蛋白酶的激活与蛋白质降解　细胞凋亡发生、发展的不同阶段，都是由多种蛋白酶控制的，是蛋白酶级联切割的过程。胱天蛋白酶（caspase）又称凋亡蛋白酶（apoptosis protease）是含半胱氨酸的天门冬氨酸特异蛋白酶，它是一组对底物天门冬氨酸部位有特异水解作用、活性中心含半胱氨酸的蛋白酶。目前已发现该蛋白酶家族共有 13 个（caspase 1 ~ 13）成员，其中起凋亡启动子作用的有 caspase 8、caspase 9 进而 caspase 10，起凋亡效应子作用的有 caspase 3、caspase 6 和 caspase 7。效应 caspase 能分解细胞蛋白质，起凋亡执行器的作用。caspases 平时以无活性的酶原形式存在，其激活的途径有两条：①受体激活途径，即死亡信号（如 TNF-α 等）通过与细胞表面的相应受体结合而激活 caspases；②线粒体激活途径，在死亡信号作用下，线粒体膜受损，释放细胞色素 C 进入胞质，与凋亡激活因子、ATP、caspase 9 等形成复合物，最后使 caspase 3 激活。

caspase 的主要作用是：①灭活细胞凋亡的抑制物（如 BCL-2）；②蛋白水解酶的作用：caspase 可水解细胞的蛋白质结构，使细胞骨架解体，促使凋亡小体形成；③参与凋亡级联反应：在凋亡级联反应中水解相关活性蛋白，从而使该蛋白获得或丧失某种生物学功能，如 caspase 9 可使 caspase 3 酶原激活形成具有分解蛋白质活性的 caspase 3。

从细胞的生物学来看，细胞坏死与细胞凋亡有区别（表 24-1）。

表 24-1 细胞坏死与细胞凋亡的比较

	细胞坏死	细胞凋亡
性质	病理性细胞死亡	生理性或病理性细胞死亡
诱导因素	严重损伤	生理性或轻微损伤
形态特点	细胞肿胀、核固缩、碎裂、溶解，质膜破裂，细胞器及溶酶体破坏，成群细胞死亡	细胞皱缩、核固缩、质膜完整，细胞器及溶酶体完整，单个或小团细胞死亡
细胞内容物	外溢，有局部炎症反应	不外溢，无局部炎症反应
凋亡小体	无，细胞自溶	胞膜皱缩内陷，形成多个凋亡小体
基因调控	无，被动而无序的随机降解	有，主动而有序的降解
DNA 降解	无规则，电脉冲不呈梯状分布，呈碎片状	有规则，电脉冲呈梯状分布（180 ~ 200 bp 的倍数）
蛋白质合成	无	可有

➢ **考点：** 细胞凋亡与细胞坏死的区别。

第二节 细胞凋亡的过程与调控

一、细胞凋亡的过程

从细胞受到凋亡诱导因素的作用到发生凋亡，大致可以分为 4 个阶段。

（一）凋亡信号转导

凋亡诱导因素通过各种受体作用于细胞后，使之产生一系列复杂的生化反应，形成与细胞凋亡有关的第二信使物质，如 cAMP、Ca^{2+}、神经酰胺等，然后通过细胞内的信号转导途径激活后续凋亡程序。

（二）凋亡基因激活

调控凋亡的基因接收由信号转导途径传来的死亡信号后，按照预定程序启动，并合成执行凋亡所需的各种酶类及相关物质。

（三）细胞凋亡的执行

细胞凋亡主要由激活的核酸内切酶和凋亡蛋白酶执行，前者可彻底破坏细胞生命活动所必需的全部指令，后者则导致细胞结构的全面解体。

（四）凋亡细胞的清除

已凋亡的细胞可被邻近的吞噬细胞或其他细胞吞噬、分解。

➢ **考点：**细胞凋亡的过程。

二、细胞凋亡的调控

（一）细胞凋亡相关因素

影响细胞凋亡的因素很多，概括起来包括诱导性因素和抑制性因素两大类。

1. 诱导性因素　细胞凋亡是一个程序化的过程，这个程序虽已预设于活细胞中，正常情况下并不“随意”启动。除少数情况下细胞凋亡可自发产生外，多数情况下是由于细胞受到凋亡诱导因素作用才会启动程序，使细胞凋亡。常见诱导因素有：①生物因素，细菌、病毒等病原微生物及其毒素可诱导细胞凋亡。如 HIV 感染时，可引起大量 CD_4^+ T 细胞凋亡，致机体免疫功能降低，易发生各种机会性感染及恶性肿瘤。②理化因素，高温、电离辐射、强酸、强碱、乙醇、细胞毒性抗癌药等均可导致细胞凋亡。如放射线可使机体产生大量氧自由基，使细胞处于氧化应激状态而损害 DNA，引起细胞凋亡。③免疫因素，免疫细胞在生长、分化及执行防御、自稳态、监视功能过程中，其免疫分子参与免疫细胞或靶细胞的凋亡。如细胞毒性 T 细胞（cytotoxic T lymphocyte，CTL）识别病毒或细菌感染的细胞后，可分泌颗粒酶（granzyme），引起靶细胞凋亡。④激素和生长因子失衡，激素和生长因子是细胞生长不可缺少的因素，激素和生长因子过多或缺乏均可导致细胞凋亡。如强烈应激时，机体可大量分泌糖皮质激素，诱导淋巴细胞凋亡；转化生长因子 -β_1 可诱导肝细胞凋亡。⑤氧化应激及其相关因素等。

大多数情况下，来自细胞外的凋亡诱导因素作用于细胞后可转化为细胞凋亡信号，并通过细胞内不同的信号转导途径激活细胞死亡程序，导致细胞凋亡。细胞凋亡信号的转导机制成为目前生命科学研究的热点之一。

2. 抑制性因素　对细胞凋亡起抑制作用的因素主要有 ①细胞因子，已知 IL-2、神经生长因子等细胞生长因子具有抑制凋亡的作用。从细胞培养液中去除这些因子后，依赖它们的细胞就会凋亡；反之，在培养液中加入相应生长因子，由于可促进细胞内存活基因表达，细胞凋亡则受抑制。②激素，ACTH、睾酮、雌激素等可抑制靶细胞凋亡。如腺垂体功能低下或被摘除者，ACTH 分泌减少或消失，肾上腺皮质细胞可发生凋亡，引起肾上腺皮质萎缩，此时只要给予生理维持量的 ACTH，即可抑制肾上腺皮质细胞的凋亡。睾酮、雌激素对相应靶细胞均有类似作用。③其他，某些二价金属阳离子（如 Zn^{2+}）、药物（如苯巴比妥、半胱氨酸蛋白酶抑制剂）、病毒（如 EB 病毒、牛痘病毒等）和中性氨基酸也具有抑制细胞凋亡的作用。

（二）凋亡相关基因

细胞凋亡是由基因控制的。凋亡诱导因素通过信号传导通路激活凋亡基因，细胞即按程序逐步走向死亡。同时，细胞内也存在抑制凋亡的基因，正常情况下二者处于协调的对立统一状态，以确定细胞生死有序。涉及凋亡过程调控的基因很多，根据功能不同，可将其分为三类。

1. 抑制凋亡的基因　这类基因有 *Bcl-2*、*EIB*、*IAP* 等，其中 *Bcl-2* 是研究得最早的与凋亡有关的基因。

Bcl-2 是 B 细胞淋巴瘤 / 白血病 -2（B cell lymphoma/leukemia-2，Bcl-2）基因的缩写，是首先被确认有抑制凋亡作用的基因。该基因于 1984 年由 Tsujimoto 等从 B 细胞淋巴瘤染色体易位 t（14；18）（g32；g21）断裂点克隆发现的。Bcl-2 蛋白是一种膜整合蛋白，人的 Bcl-2 蛋白由 229 个氨基酸组成，广泛存在于造血细胞、上皮细胞、淋巴细胞、神经细胞及多种瘤细胞内，主要分布在这些细胞的线粒体、内质网、核膜等处。研究表明，*Bcl-2* 可抑制多种凋亡诱导因素（如电离辐射、化学药物等）所引起的细胞凋亡。临床研究发现，当淋巴细胞白血病

患者外周血淋巴细胞有 20% 以上呈 *Bcl-2* 阳性时，其预后不佳，因为 *Bcl-2* 的过高表达，可导致肿瘤细胞对放射线、抗癌药物的耐受性增强，使肿瘤细胞不易凋亡。

Bcl-2 抑制细胞凋亡的机制不十分清楚，目前认为 *Bcl-2* 抑制凋亡的可能机制是：①直接抗氧化，认为 Bcl-2 是抗氧化剂，可抑制细胞内源性氧族的产生而抑制细胞凋亡；②抑制线粒体释放促凋亡蛋白；③抑制促凋亡调节蛋白 *Bax*、*Bak* 的细胞毒作用；④抑制凋亡蛋白酶（caspase）的激活；⑤维持细胞钙稳态。

2. 促进凋亡的基因　这类基因有 *p53*、*ICE*、*Fas*、*Bax* 等。野生型 *p53* 是一个抑癌基因，具有促进细胞凋亡的功能。因为野生型 *p53* 基因编码的 p53 蛋白是一种 DNA 结合蛋白，该蛋白在细胞周期的 G_1 期发挥监视的功能，负责监视染色体 DNA 是否有损伤。若发现有损伤的 DNA，即可启动 DNA 修复机制进行修复。若修复失败，则启动细胞凋亡机制诱导细胞凋亡。p53 蛋白就是通过这种机制将恶性肿瘤细胞或衰老的细胞清除，因此，p53 有"分子警察"之称。值得注意的是，*p53* 基因发生突变后反而可抑制细胞凋亡，这是由于突变型 *p53* 基因缺失或异常，对细胞的监视作用丧失，使带有 DNA 损伤的细胞进入 S 期，导致这些细胞发生突变和染色体畸变，最后引起细胞癌变。

3. 双向调控基因　这类基因有 *c-myc*、*Bcl-x* 等。*c-myc* 是一个具有多重功能的癌基因，既能诱导细胞增殖，又能诱导细胞凋亡，具有双向调节作用。其调节方向取决于细胞接受何种信号以及细胞所处的生长环境。例如，当 *c-myc* 基因表达后且有血清生长因子存在时，细胞进入增殖状态；当生长因子缺乏时，*c-myc* 的表达则可导致细胞凋亡。

➢ **考点：**与细胞凋亡相关的基因。

三、细胞凋亡的发生机制

目前认为细胞凋亡的发生机制包括以下几个方面。

（一）氧化损伤

细胞生存的环境要求体内氧化与还原反应处于动态平衡，而氧自由基［如超氧阴离子（$O_2^{\bar{\cdot}}$）、过氧化氢（H_2O_2）、羟自由基（·OH）及单线态氧（$^1O_2$）等］可破坏这一平衡，造成生物大分子（核酸、蛋白质、脂质）的氧化损伤，形成严重的氧化应激状态，诱导细胞凋亡。电离辐射、紫外线照射均能诱导细胞凋亡，可能是由于它们生产了 H_2O_2、·OH 等氧自由基，导致氧化应激而引起细胞凋亡。氧化应激诱导细胞凋亡的依据有：①氧自由基能导致细胞凋亡；②使用抗氧化剂（如维生素 E、胡萝卜素等）可以阻断具备氧化应激机制的各种凋亡诱导因素，从而避免细胞凋亡。

目前认为，氧化应激引起细胞凋亡的机制是：①激活凋亡相关基因，氧自由基使 DNA 损伤可导致 *p53* 基因激活，导致 DNA 严重损伤的细胞发生凋亡。另外，氧化应激可活化核转录因子 NF-kb、AP-1，加速细胞凋亡相关基因的表达，诱导细胞凋亡。②破坏细胞膜结构，氧自由基可攻击细胞膜上的不饱和脂肪酸，引起脂质过氧化，直接造成细胞膜损伤，导致细胞凋亡。细胞膜结构的破坏，使 Ca^{2+} 内流增加，也可诱导细胞凋亡。③激活核酸内切酶，氧化应激可激活 Ca^{2+}/Mg^{2+} 依赖的核酸内切酶，导致细胞凋亡。④促进能量消耗，氧自由基引起 DNA 损伤，可活化 ADP 核酸转移酶，引起 NAD 快速耗竭，使 ATP 大量消耗，导致细胞凋亡。

（二）钙稳态失衡

细胞内 Ca^{2+} 浓度升高可激活 Ca^{2+}/Mg^{2+} 依赖的核酸内切酶、钙蛋白酶、磷脂酶、谷氨酰胺转移酶和核转录因子等，这些酶及核转录因子均可诱发细胞凋亡。例如，激活核酸内切酶，可降解 DNA 链；激活谷氨酰胺转移酶，可催化细胞内肽链间的酰基转移，在肽链间形成共价键，使细胞骨架蛋白分子间发生广泛交联，促使凋亡小体形成。另外，Ca^{2+} 在 ATP 的配合下还可使 DNA 链舒展，暴露出核小体之间连接区内的酶切位点，有利于核酸内切酶切割 DNA。由此可见，细胞内 Ca^{2+} 浓度升高在细胞凋亡过程中起重要作用。

（三）线粒体损伤

细胞凋亡期间，尽管线粒体结构基本正常，但其功能已发生损伤：线粒体膜通透性增高，跨膜电位下降，能量合成减少。线粒体功能损伤在细胞凋亡过程中也起关键作用。目前认为，线粒体损伤启动细胞凋亡的机制是由于线粒体功能受损，导致 ATP 不足，进而引起跨膜电位下降、氧自由基产生、胞内 pH 值下降及 Ca^{2+} 浓度升高等方面的改变，这些改变均可导致细胞凋亡的发生。

氧化应激、钙稳态失衡、线粒体损伤三者常互相联系、互为因果，形成恶性循环。随着对细胞凋亡研究的深入，细胞凋亡的发生机制将得到进一步阐明。

第三节　细胞凋亡与疾病

正常情况下，细胞的增殖与凋亡维持组织中细胞的总数处于动态平衡，一旦细胞增殖异常或凋亡异常，即可引起疾病。本节仅讨论细胞凋亡异常与某些疾病的关系。

一、细胞凋亡不足

细胞凋亡不足，使应死亡而未死亡的细胞增多，导致病变细胞增多，组织体积增大，器官功能异常。

（一）肿瘤

目前普遍认为肿瘤的发生主要是细胞增殖和分化的异常。这表明，细胞凋亡不足与肿瘤发生有密切关系。肿瘤的发生是细胞增殖、分化和凋亡平衡失调的综合结果。细胞凋亡不足，使肿瘤细胞存活期延长，存活细胞多于死亡细胞，使肿瘤细胞数量不断增多，肿瘤体积不断增大。研究表明，在很多肿瘤细胞中有肿瘤抑制基因 *p53* 的缺失或突变。野生型 *p53* 是一个抑癌基因，它主要通过诱导肿瘤细胞凋亡而发挥抑癌作用。当 *p53* 基因缺失或突变后，细胞凋亡过程减弱，使机体肿瘤的发生率明显增高。研究发现，非小细胞肺癌患者 *p53* 基因突变率为 50% 以上，小细胞肺癌患者该基因突变率可高达 80%。在很多肿瘤细胞中还发现有 *Bcl-2* 基因过度表达，提示这些肿瘤也与细胞凋亡减弱有关。

根据上述观点，有人提出了肿瘤治疗的新思路，即设法在肿瘤组织中诱导细胞凋亡，增大肿瘤细胞凋亡 / 增殖的比值。临床上对恶性肿瘤采取的化疗、放疗均有诱发肿瘤细胞凋亡的作用。

（二）自身免疫性疾病

自身免疫性疾病是指机体对自身抗原发生免疫应答而导致自身组织损伤和功能障碍的一类疾病。正常情况下，免疫系统在发育过程中已将针对自身抗原的免疫细胞清除，其中清除方式之一就是导致细胞凋亡。如果凋亡不足，不能有效消除自身免疫性细胞，则导致自身免疫病。例如，系统性红斑狼疮患者的外周血单核细胞 *Fas* 基因有缺失突变，不能有效地消除自身免疫性 T 细胞克隆，使大量自身免疫性淋巴细胞进入外周淋巴组织，产生抗自身组织的抗体，导致多器官损害。胰岛素依赖型糖尿病、类风湿性关节炎、多发性硬化症及慢性甲状腺炎等均是由于针对自身抗原的淋巴细胞凋亡不足，进而攻击自身组织所致。临床上治疗自身免疫性疾病常用的糖皮质激素，其主要机制之一就是诱导自身免疫性 T 淋巴细胞发生凋亡。

➢ **考点：**细胞凋亡不足与肿瘤发生之间的关系。

二、细胞凋亡过度

在疾病发生、发展过程中，很多致病因素不仅可导致细胞坏死，也可诱发细胞凋亡。细胞凋亡过度是某些疾病发生与演变的细胞学基础。

（一）心血管疾病

人类血管内皮细胞、平滑肌细胞和心肌细胞普遍存在凋亡现象。探讨凋亡在心血管疾病中的作用是心血管细胞分子生物学研究的一个重要方面。

1. 缺血性心脏病　以往认为急性心肌梗死和缺血 - 再灌注损伤引起的心肌细胞死亡是坏死。近年的研究证实，急性心肌梗死的梗死灶及其周边区细胞不仅有坏死，也有凋亡。一般来说，缺血早期以及轻度缺血或慢性缺血时，以细胞凋亡为主；缺血晚期或重度缺血时，以细胞坏死为主。梗死灶的中央以细胞坏死为主，周边区以细胞凋亡为主。细胞凋亡常先于细胞坏死，细胞凋亡与细胞坏死共同促使梗死面积向周围扩展。陈旧性心肌梗死的病灶与正常心肌的交界处同样也存在细胞凋亡。缺血 - 再灌注损伤与细胞凋亡也密切相关。

上述原因引起细胞凋亡的机制可能与氧化应激、抑制凋亡基因 / 促进凋亡基因表达失衡等有关。

2. 心力衰竭　慢性充血性心力衰竭时，心肌细胞有凋亡的形态学特征。在压力负荷过重引起的心力衰竭动物模型上发现，左心肥大的同时，存在心肌细胞数量减少，经分析发现是由于心肌细胞凋亡所致。心力衰竭时，心肌细胞凋亡可能与多种因素有关，如氧化应激、压力或容量负荷过重、缺血、缺氧及细胞因子（如 TNF）等均可诱导心肌细胞凋亡。其中，细胞因子特别是 TNF 受到更多关注，这是因为在心力衰竭患者血液中有高水平的 TNF-α，衰竭的心脏过度表达 TNF-α。TNF-α 以及其他细胞因子对心肌有负性变力作用，并可加重心力衰竭。

心肌细胞凋亡在心力衰竭的病理生理变化过程中起一定作用，阻断诱导心肌细胞凋亡的信号或阻断这些信号与死亡程序之间的有关通道将有助于抑制凋亡，为临床预防和控制心力衰竭提供新的思路。

（二）神经元退行性疾病

神经细胞在出生后不再发生分裂和增殖，因此，神经细胞一旦损伤，即很难修复，容易发生细胞凋亡。许多神经性疾病是以特定神经元的慢性进行性丧失为特征的，如阿尔茨海默病（Alzheimer disease，AD）、帕金森病（Parkinson disease）、肌萎缩侧索硬化等，这些疾病患者神经细胞的死亡均属于凋亡。阿尔茨海默病造成神经元丧失的主要机制是细胞凋亡。由于大量神经元凋亡，致使大脑皮质广泛萎缩，脑回变窄，脑沟变宽，脑室扩大，使患者出现痴呆的临床表现。阿尔茨海默病患者神经元凋亡的机制可能是有关诱导因素（如氧自由基）作用于神经元，引起 Ca^{2+} 内流增加，然后激活与 β 淀粉样蛋白合成有关的基因，使神经元内 β 淀粉样蛋白含量增加，从而导致神经元凋亡。因此，临床上使用尼莫地平（钙拮抗药）、维生素 E（抗氧化剂）等抑制细胞内 Ca^{2+} 浓度的上升或清除氧自由基，以延缓神经元凋亡，改善阿尔茨海默病患者病情。

（三）感染性疾病

细胞凋亡对于防御病原微生物的感染有重要意义，这是因为宿主细胞利用凋亡来清除病原微生物，防止其扩散。任何事物都有两面性，感染所致的细胞凋亡是某些疾病（如艾滋病）主要的发病机制。

1. 病毒感染　由 HIV 引起 AIDS 的发病机制主要是宿主 CD_4^+ T 细胞被选择性破坏，导致 CD_4^+ T 细胞显著减少。此外，HIV 也可诱导其他免疫细胞（如 B 细胞、CD_8^+ 淋巴细胞、巨噬细胞）凋亡，因而造成机体免疫功能严重缺陷，使患者容易继发各种感染及恶性肿瘤而死亡。病毒性肝炎的组织学改变除细胞坏死外，也提示有细胞凋亡，如出现凋亡小体、嗜酸性小体等。近年来发现，许多病毒均能诱导感染细胞凋亡，如流感病毒、麻疹病毒、巨细胞病毒等。

2. 细菌与寄生虫感染　某些致病菌既可引起宿主细胞坏死，又可引起细胞凋亡。例如，福氏志贺菌可杀死巨噬细胞的机制是诱导细胞凋亡；百日咳杆菌可引起上皮细胞和巨噬细胞凋亡；幽门螺杆菌也可引起相应细胞凋亡。某些细菌毒素（如白喉外毒素）可诱发细胞凋亡，细菌内毒素可诱发小鼠胸腺细胞发生凋亡。某些寄生虫（如疟原虫）感染诱导的细胞凋亡在疾病发病机制中也起重要作用，如引起 CD^+ 淋巴细胞的凋亡，诱导宿主的免疫抑制等。

➢ **考点：**阿尔茨海默病的防治。

三、细胞凋亡不足与过度凋亡并存

人体组织器官由不同种类的细胞构成，由于细胞类型的差异，对致病因素的反应也有所不同。因此，同一组织或器官，有些细胞表现为凋亡不足，有些细胞则表现为凋亡过度，即同一组织或器官可出现细胞凋亡不足与凋亡过度并存的现象。例如，动脉粥样硬化时，其血管内皮细胞发生凋亡过度，而血管平滑肌细胞则凋亡不足。内皮细胞凋亡，使血管内皮防止脂质沉积的屏障作用减弱，加速粥样斑块的形成。由于凋亡活跃斑块处的细胞凋亡活跃，易于造成斑块脱落而导致严重后果。内皮细胞凋亡后，可以启动凝血机制，在病变局部形成血栓，加重血管腔狭窄。在动脉粥样硬化过程中，血管平滑肌细胞增殖幅度明显升高，为了维持平滑肌细胞数量的动态平衡，细胞凋亡的幅度也会升高，但细胞增殖始终占主导地位，即增殖细胞＞凋亡细胞，加之病变处非细胞成分增多，因而导致血管壁增厚、变硬。

心律失常也与细胞凋亡不足或凋亡过度有关。例如，房室交界区 P 细胞凋亡不足，残留的 P 细胞可能是产生异位节律的根源。病态窦房结综合征、房室传导阻滞等可能与细胞凋亡过度有关。

细胞凋亡的研究，为疾病防治提供了新的思路，目前人们正在根据凋亡发生的各个环节，探索针对性的疾病防治方法，如利用凋亡诱导因素治疗一些细胞凋亡不足所致的疾病，临床上用放疗、化疗、局部高温等诱导肿瘤细胞凋亡；用神经生长因子治疗阿尔茨海默病（老年性痴呆），以防止神经元凋亡。利用细胞凋亡的酶学机制治疗某些疾病也有一定疗效。如前所述，核酸内切酶的激活需要 Ca^{2+} 和 Mg^{2+} 参与，使用钙拮抗药可降低细胞内、外 Ca^{2+} 浓度，减缓细胞凋亡。Zn^{2+} 对核酸内切酶的活性有抑制作用，使用含锌药物可治疗某些与细胞凋亡过度有关的疾病。如果能利用细胞凋亡的相关基因研究成果，开展基因治疗，无疑将使许多疾病的治疗取得突破性进展。

第四节　细胞凋亡在疾病防治中的意义

对细胞凋亡的深入研究，为疾病防治开辟了新的思路。

一、合理利用凋亡诱导因素

凋亡诱导因素是凋亡的始动环节，研究者正尝试将这类因素直接用于治疗一些因细胞凋亡不足而引起的疾病。例如，低剂量照射、使用外源性 TNF、高热或高温、某些生长因子或激素的撤除，雄激素受体阻断药或雄激素抑制剂等，可诱导细胞凋亡。

二、干预凋亡信号转导

Fas/FasL 信号系统是重要的凋亡信号转导系统之一。理论上，凡是能调节和抑制 Fas 和

FasL的因素均可用于凋亡有关疾病的治疗。如可利用多柔比星（阿霉素）刺激肿瘤细胞表达Fas/ FasL，从而导致肿瘤细胞凋亡。可通过活化caspase系统或活化死亡受体启动caspase系统，促使细胞凋亡。

三、调节凋亡相关基因

运用分子生物学手段，人为地控制凋亡相关基因的表达，以控制凋亡过程，可达到防治疾病的目的。如利用载体（如腺病毒、逆转录病毒或脂质体）系统将细胞抑癌基因（如*p53*基因）导入肿瘤细胞内，可诱导肿瘤细胞凋亡。利用反义寡核苷酸序列特异地与凋亡相关基因互补，可治疗相应凋亡基因表达异常引起的疾病。如利用反义*Bcl-2*寡核苷酸，可抑制具有原癌基因*Bcl-2*表达的B细胞淋巴瘤的生长。

四、控制凋亡相关的酶

在凋亡执行期，核酸内切酶和caspase在凋亡小体形成过程中起关键作用，因此若能抑制它们的活性，则细胞凋亡过程必然受阻；反之，细胞凋亡过程则加速。通过caspase抑制剂抑制细胞凋亡，已用于神经元退行性疾病的治疗，并可能在将来用于AIDS以及移植排斥等疾病的治疗。核酸内切酶的激活需要Ca^{2+}和Mg^{2+}的参与，降低细胞内、外的Ca^{2+}浓度，细胞凋亡过程即可受到阻遏或延迟。相反，利用Ca^{2+}载体提升细胞内Ca^{2+}水平，则可加速细胞凋亡的发生。因此，在防治缺血-再灌注损伤时使用钙拮抗药，可抑制细胞凋亡的发生。Zn^{2+}对核酸内切酶的活性有抑制作用，体外实验证实，当Zn^{2+}浓度达到50 mmol/L时，可完全抑制该酶的活性。因此使用含锌药物可用于治疗某些与细胞凋亡过度有关的疾病，如阿尔茨海默病、AIDS等。

五、防止线粒体跨膜电位的下降

线粒体功能失调在细胞凋亡的发病过程中起着关键作用，因此，维持线粒体跨膜电位，阻止线粒体通透性转换孔（mitochondrial permeability transition pore，MPTP）开放，可防止细胞凋亡的发生。如免疫抑制剂环孢菌素A具有阻抑线粒体跨膜电位下降的作用；将表达*Bcl-2*的基因质粒显微注入细胞中，可阻止线粒体膜电位的下降和线粒体膜通透性转换孔的开放，抑制线粒体释放促凋亡蛋白质细胞色素C等，从而防止细胞凋亡。

知识链接

细胞凋亡的检测方法

细胞凋亡的形态学检测包括：光学显微镜、倒置显微镜、荧光显微镜、共聚焦激光扫描显微镜、透射电子显微镜观察；磷脂酰丝氨酸外翻分析（annexin V法）；线粒体膜电位的检测；DNA片断化检测；TUNEL法；caspase 3活性的检测；凋亡相关蛋白TFAR19的表达和细胞定位分析。

（魏　昕　张婷婷）

自测题

一、选择题

1. 关于细胞凋亡的描述错误的是
   A. 严重损伤因素所致细胞死亡　　B. 细胞的程序性死亡
   C. 细胞主动的自杀过程　　D. 普遍存在的生命现象
   E. 基本的细胞学事件或过程
2. 下列哪项不属于细胞凋亡的范畴
   A. 人胚胎肢芽发育过程中指（趾）间组织的消除
   B. 皮肤、黏膜上皮更新过程中衰老细胞的清除
   C. 谷氨酸诱导的神经元损伤
   D. 沸水引起的皮肤、黏膜烫伤
   E. 子宫内膜在周期性增生之后由于激素撤退而脱落
3. 下列为细胞凋亡的主要执行者的是
   A. caspase　　B. 内源性核酸外切酶
   C. 过氧化氢酶　　D. 端粒酶
   E. 超氧化物歧化酶
4. 细胞凋亡不足引起的疾病是
   A. 白血病　　B. 帕金森病
   C. 糖尿病肾病　　D. 心力衰竭
   E. 艾滋病
5. 细胞凋亡过度引起的疾病是
   A. 原发性肝癌　　B. 系统性红斑狼疮
   C. 前列腺癌　　D. 老年性痴呆
   E. 胰岛素依赖型糖尿病
6. 下列哪种疾病的发病，既有细胞凋亡不足，又有细胞凋亡过度
   A. 肿瘤　　B. 阿尔茨海默病
   C. 脑缺血　　D. 艾滋病
   E. 动脉粥样硬化
7. 下列哪项不是心肌缺血与缺血 - 再灌注损伤的细胞凋亡特点
   A. 缺血早期以细胞凋亡为主，晚期以细胞坏死为主
   B. 在梗死灶的中央以坏死为主，梗死灶的周边以细胞凋亡为主
   C. 轻度缺血时以细胞凋亡为主，重度缺血时以细胞坏死为主
   D. 急性缺血时以细胞凋亡为主，慢性缺血时以细胞坏死为主
   E. 在一定时间范围内，缺血 - 再灌注损伤发生的细胞凋亡比同一时间的单纯缺血严重
8. 心肌缺血造成的细胞死亡形式，下列说法正确的是
   A. 是坏死，有办法加以干预　　B. 是凋亡，有办法加以干预
   C. 是坏死，没有办法加以干预　　D. 是凋亡，没有办法加以干预
   E. 不仅有坏死，而且有凋亡

9. 关于肿瘤，下列说法**错误**的是
   A. 肿瘤是细胞增殖过度导致的疾病
   B. 肿瘤是细胞分化异常导致的疾病
   C. 肿瘤是细胞凋亡不足导致的疾病
   D. *Bcl-2* 高表达提示肿瘤的预后良好
   E. *p53* 基因突变 / 缺失时，肿瘤的发生率明显增高
10. 关于细胞凋亡与坏死的区别，下列**错误**的是
   A. 细胞凋亡是一个被动过程，细胞坏死则是一个主动过程
   B. 凋亡时 DNA 片段化，电泳呈梯状条带；坏死时 DNA 降解，电泳呈均一片状
   C. 细胞凋亡时，细胞膜及细胞器相对完整；细胞坏死时，细胞结构全面溶解
   D. 细胞凋亡过程中有新蛋白的合成；细胞坏死过程中没有新蛋白的合成
   E. 细胞凋亡时局部无炎症反应；细胞坏死时局部有炎症反应

二、名词解释

1. 细胞凋亡
2. 凋亡小体
3. 凋亡蛋白酶

三、问答题

1. 列表比较细胞凋亡与细胞坏死的区别。
2. 简述细胞凋亡相关基因的调控。
3. 简述细胞凋亡不足与肿瘤发生、发展的关系。

自测题参考答案

第一章　细胞和组织的适应、损伤与修复

一、选择题

1.B　2.C　3.A　4.B　5.D　6.C　7.E　8.B　9.E　10.D　11.E　12.D　13.E　14.A　15.D　16.D　17.E　18.E

二、名词解释

1. 化生：是指一种分化成熟的细胞类型转化为另一种分化成熟的细胞类型的过程。

2. 变性：是指由于细胞物质代谢障碍，在细胞或细胞间质内出现异常物质或原有正常物质含量显著增多的一类形态学改变。

3. 窦道：是指组织坏死后向体表或自然管道穿破，形成只有一个开口的深在性盲管。

4. 再生：细胞、组织损伤后，由缺损周围同种细胞的分裂、增殖进行修复，称为再生。

5. 肉芽组织：是由新生薄壁的毛细血管和增生的成纤维细胞构成的一种幼稚纤维结缔组织。

三、问答题

1. 试述肉芽组织的结构特点及其功能。

答：肉眼观：肉芽组织呈鲜红色、颗粒状，柔软、湿润，形似鲜嫩的肉芽，触之易出血，但无痛觉。镜下观：可见大量增生的毛细血管，大多垂直于创面生长，并在近创缘表面处互相吻合形成弓状突起。在新生的毛细血管间有大量新生的成纤维细胞。此外，在肉芽组织中还伴有大量渗出液和数量不等的炎症细胞。

其功能是：①抗感染及保护创面；②填补创口及其他组织缺损；③机化或包裹坏死组织、血栓、炎性渗出物及其他异物。

2. 比较干酪样坏死与凝固性坏死的区别。

答：干酪样坏死是凝固性坏死的一种特殊类型，凝固性坏死的病变特点是坏死灶内的细胞结构消失，但仍可见组织轮廓和细胞外形，坏死区周围可见充血、出血和炎症反应带，坏死灶与正常组织分界清楚。干酪样坏死镜下观，坏死组织呈一片红染，无结构的颗粒状物质，看不见组织轮廓。

3. 试述创伤愈合的类型及其特点。

答：根据创伤程度及有无感染，创伤愈合可分为以下三种类型：一期愈合、二期愈合和痂下愈合。

（1）一期愈合：见于组织缺损少、创缘整齐、无感染、经黏合或缝合后创面对合严密的伤口。炎症反应轻微，一般通过肉芽组织修复，愈合后留下一条线状瘢痕。

（2）二期愈合：见于组织缺损较大、创缘不整、哆开、无法整齐对合，或伴有感染的伤口。①由于坏死组织多，或由于感染，继续引起局部组织变性、坏死，炎症反应明显。只有等到感染被控制，坏死组织被清除以后，再生才能开始。②伤口大，伤口收缩明显，从伤口底部及边缘长出多量的肉芽组织将伤口填平。③愈合的时间较长，形成的瘢痕较大。

（3）痂下愈合：见于较浅表并有少量出血或血浆渗出的皮肤创伤，如皮肤擦伤。创口表面的血液、渗出物及坏死组织干燥后形成黑褐色硬痂覆盖于创面上，创伤在痂下愈合。

第二章　局部血液循环障碍

一、选择题

1.A　2.C　3.E　4.A　5.E　6.A　7.E　8.D　9.A　10.E　11.B　12.A　13.C　14.B　15.B

二、名词解释

1. 心力衰竭细胞 ：慢性肺淤血时，肺泡腔内的红细胞被巨噬细胞吞噬后，血红蛋白转变成含铁血黄素，这种含有含铁血黄素的巨噬细胞称为心力衰竭细胞，简称心衰细胞。

2. 槟榔肝 ：长期慢性肝淤血时，肝小叶中央区严重淤血呈暗红色，而肝小叶周边区因脂肪变性而呈黄色，致使在肝的切面上出现红（淤血区）、黄（肝脂肪变性区）相间的状似槟榔切面的条纹，称为槟榔肝。

3. 血栓形成：在活体的心脏或血管内，血液发生凝固或血液中的某些有形成分凝集形成固体质块的过程，称为血栓形成。

4. 血栓机化：机化发生在血栓形成后的 1 ～ 2 天，由血管壁向血栓内长入新生的肉芽组织并取代血栓的过程，称为血栓机化。

三、问答题

1. 列出血栓形成的条件，简述血栓的类型及其构成。

答：血栓形成必须具备的条件：心脏、血管内皮细胞损伤、血流状态改变、血液凝固性增强。血栓大致有四种类型：①白色血栓，构成延续性血栓的头部，主要由血小板组成。②混合血栓，构成延续性血栓的体部。③红色血栓，构成延续性血栓的尾部，纤维蛋白网内充满红细胞和白细胞。④透明血栓，主要由纤维蛋白构成，见于弥散性血管内凝血。

2. 血栓的结局有哪些？血栓形成对机体有什么影响？

答：血栓的结局有：溶解、吸收；软化、脱落；机化与再通；钙化；

大多数情况下，血栓形成会对机体造成不利的影响：①阻塞血管，当血栓阻塞动脉，又无有效侧支循环时，可引起局部组织或器官缺血性坏死。血栓阻塞静脉，可引起局部淤血、水肿、出血。②栓塞，血栓部分或全部脱落成为栓子，随血流运行可引起栓塞。③心瓣膜变形：心脏瓣膜上反复形成血栓，机化后可使瓣膜增厚、变硬、粘连。④广泛出血和休克，弥散性血管内凝血时，微循环内广泛微血栓形成，可消耗大量血小板和凝血因子，导致血液处于低凝状态，引起患者广泛出血，甚至休克。

3. 简述慢性肺淤血的镜下病理变化特点。

答：肺泡壁毛细血管扩张、充血，肺泡腔内可出现漏出液和漏出的红细胞，以及有含铁血黄素的巨噬细胞。长期严重慢性肺淤血，肺间质纤维组织增生及网状纤维胶原化，可导致大量含铁血黄素沉积，肺质地变硬，并呈棕褐色，形成肺褐色硬化。

4. 为什么静脉血栓比动脉血栓更易形成？

答：静脉容易形成血栓的原因有：①静脉血流缓慢，有时可出现短暂停滞；②静脉壁薄，容易受压；③静脉内有静脉瓣，血流速度缓慢，而且容易形成涡流，因而静脉血栓形成常以瓣膜囊为起始点；④静脉内血液黏性有所增加等。心脏和动脉内的血流快，不易形成血栓，但在二尖瓣狭窄时的左心房、动脉瘤内和血管分支处，局部血流缓慢且有涡流形成，则易形成血栓。

第三章 炎 症

一、选择题

1.C 2.C 3.E 4.A 5.B 6.A 7.C 8.A

二、名词解释

1. 炎症：是指具有血管系统的活体组织，在致炎因子引起的损伤下，发生的以防御反应为主的基本病理过程。

2. 炎症介质：在致炎因子的作用下，由局部组织或血浆产生和释放，参与或诱导炎症反应的化学活性物质。

3. 脓肿：是指器官或组织内局限性化脓性炎症，常因组织发生坏死、溶解，形成充满脓液的脓腔。

4. 肉芽肿性炎：肉芽肿是由巨噬细胞及其演化细胞（如上皮样细胞和多核巨细胞），呈局限性浸润、增生，形成境界清楚的结节性病灶，病灶较小，直径一般为 0.5 ~ 2 mm。以肉芽肿形成为基本特征的炎症称为肉芽肿性炎。

三、问答题

1. 简述炎症时纤维蛋白渗出的利与弊。

答：①纤维蛋白渗出对机体的有利作用：渗出的纤维蛋白交织成网，可限制病原体的扩散，使病变局限；有利于吞噬细胞发挥吞噬作用；炎症后期纤维蛋白网还可成为修复的支架；并有利于成纤维细胞产生胶原纤维。②纤维蛋白渗出对机体的不利影响：如果纤维蛋白没有被完全溶解吸收，则会发生机化，造成组织粘连、硬化等。

2. 简述急性炎症与慢性炎症的主要不同点。

答：急性炎症起病急骤，持续时间短，仅为数天到 1 个月，以渗出病变为其特征，炎症细胞浸润以中性粒细胞为主。慢性炎症持续时间较长，常为数月至数年，常以增生病变为主，其炎症细胞浸润则以巨噬细胞和淋巴细胞为主。

第四章 肿 瘤

一、选择题

1.E 2.D 3.E 4.D 5.C 6.D 7.C 8.C 9.A 10.D 11.B 12.E

二、名词解释

1. 肿瘤：肿瘤是机体在各种致瘤因素作用下，局部组织的细胞在基因水平上失去对其生长的正常调控，导致克隆性异常增生而形成的新生物。

2. 异型性：肿瘤组织无论在细胞形态上，还是组织结构上都与其起源的正常组织有不同程度的差异，这种差异称为异型性。

3. 癌前病变：某些具有癌变潜在可能性的疾病（或病变），若长期存在，可发生相关恶性肿瘤的风险较大。

4. 上皮内瘤变：用于描述上皮从非典型增生到原位癌这一连续的过程，将轻度和中度非典型性增生分别称为上皮内瘤变Ⅰ级和上皮内瘤变Ⅱ级，重度非典型增生和原位癌称为上皮内瘤变Ⅲ级。

三、问答题

1. 简述恶性肿瘤的异型性。

答：恶性肿瘤异型性明显，组织结构极度紊乱，与起源组织相差甚远。肿瘤细胞表现为：①细胞的多形性，细胞大小、形态不一致；②细胞核的多形性，核大，可出现双核、多核，核分裂象增多，并出现病理性核分裂象。③胞质多呈嗜碱性。

2. 常见的肿瘤扩散方式有哪几种?

答：①直接蔓延。②转移，包括淋巴道转移、血行转移和种植性转移。

第五章 心血管系统疾病

一、选择题

1.C 2.E 3.A 4.B 5.C 6.D 7.C 8.E 9.D 10.B 11.B 12.E 13.C 14.D 15.E 16.D 17.D 18.A 19.C 20.B 21.C 22.C

二、名词解释

1. 冠心病：是因冠状动脉狭窄所致心肌缺血而引起冠状动脉粥样硬化性心脏病，也称缺血性心脏病。

2. 心绞痛：心绞痛是冠状动脉供血不足和（或）心肌耗氧量骤增致使心肌急性、暂时性缺血、缺氧所引起的临床综合征。

3. 心肌梗死：心肌梗死是指急性、持续性缺血、缺氧所引起的心肌坏死，临床上多有剧烈、持久的胸骨后疼痛，可达数小时至数天，休息及服用硝酸酯类药物不能完全缓解，可伴白细胞增高、发热、红细胞沉降率加快，血清心肌酶活性增高及进行性心电图变化，可并发心律失常、休克或心力衰竭。

三、问答题

1. 分析风湿性心内膜炎的病变特点及其对机体的影响。

答：风湿性心内膜炎病变主要侵犯心脏瓣膜，其中二尖瓣最常受累，其次为二尖瓣和主动脉瓣同时受累，其余瓣膜极少受累。初期瓣膜肿胀，瓣膜出现黏液样变性和纤维蛋白样坏死，有浆液渗出和炎症细胞浸润。病变瓣膜表面、尤其是闭锁缘上，形成串珠状单行排列、直径为 1 ~ 2mm 的疣状赘生物。这些赘生物约为粟粒大小，呈灰白色半透明，附着牢固、不易脱落。

镜下观，瓣膜内出现黏液样变性和纤维蛋白样坏死。赘生物是由血小板和纤维蛋白构成的白色血栓，基底部有少量炎症细胞浸润，周围可出现少量风湿细胞、成纤维细胞，典型的风湿小体少见。

疾病后期，病变反复发作，赘生物被机化，纤维组织增生，导致瓣膜增厚、变硬、卷曲、短缩，瓣膜之间互相粘连，腱索增粗、短缩，最后形成慢性心瓣膜病。

2. 简述急性、亚急性感染性心内膜炎的异同。

答：相同点：两者均在心瓣膜上形成污秽的带菌血栓，严重者瓣膜可形成溃疡或穿孔。

不同点如下表：

急性和亚急性感染性心内膜炎的区别

	急性感染性心内膜炎	亚急性感染性心内膜炎
细菌毒力	强（化脓菌）	弱（大多为草绿色链球菌）
血栓大小	大	小
血栓累及瓣膜	多累及正常的心瓣膜	大多累及已有病变的心瓣膜
血栓脱落及影响	栓塞，引起相应组织梗死	栓塞造成脏器梗死
病程	短	相对长
影响	死亡率高，可导致急性心脏瓣膜病	治愈率高，也可产生慢性心脏瓣膜病

3. 分析区域性心肌梗死的结局、合并症，及其对机体的影响。

答：

（1）本型心肌梗死如果范围较小，可由瘢痕组织修复，对机体影响不太大。

（2）如果梗死范围大于 40%，则会引起心源性休克。

（3）室壁瘤形成：多见于梗死愈合期，在心室内压增高的情况下，心壁可向外呈瘤样膨出，结果可造成心功能不全或附壁血栓形成。

（4）附壁血栓形成：在室壁瘤的内侧或梗死区内膜处，可形成层状或片状的血栓（附壁血栓）。血栓可机化或部分脱落，造成动脉性栓塞，引起相应组织的梗死。

（5）心外膜炎：心肌梗死波及心外膜时，可造成纤维蛋白性心外膜炎。

（6）心脏破裂：常发生在心肌梗死后 1 ~ 2 周，此时梗死区渗出的中性白细胞释出大量水解酶，加之心肌本身的坏死、溶解，在心室内压突然增高的情况下，可使心脏破裂，引起心包填充或室间隔、乳头肌断裂，造成急性左心衰竭而死亡。

4. 晚期良性高血压可使肾发生何种病理变化？其形态变化如何？对机体的主要影响是什么？

答：可导致颗粒性固缩肾。肉眼观，双侧肾体积缩小，质硬，重量减轻，肾表面呈细粒状，肾切面皮质变薄。镜下观，肾小球入球小动脉玻璃样变性，管腔狭窄。部分肾小球萎缩、纤维化，伴玻璃样变性，肾小管也同时变性、扩张，肾单位数目减少。小叶间动脉及弓形动脉内膜纤维组织增生、管壁变厚，管腔狭窄。部分肾小球呈代偿性肥大，肾小管呈代偿性扩张。肾间质纤维化及淋巴细胞浸润。本病变最终可使患者出现肾衰竭。临床出现尿毒症的表现。

5. 可能有哪些病理原因会造成患者左心室肥大？是如何造成的？

答：可有四种原因造成左心室肥大。

（1）高血压：患者长期血管外周阻力增加，为克服这一阻力，左心室需要要加强收缩，以维持心脏正常排血量，久而久之，左心室就发生代偿性肥大。

（2）主动脉瓣狭窄：当主动脉狭窄时，左心室血液不能排尽，同时舒张期时左心室又接受左心房的血液，导致左心室血液量增多，久而久之，可引起左心室发生代偿性肥大。

（3）主动脉瓣关闭不全：心脏舒张期时，主动脉血液可反流入左心室，加之左心室还接受正常左心房的血液，因此致使左心室血液量增多，同样，久而久之，可引起左心房发生代偿性肥大。

（4）二尖瓣关闭不全：心脏在收缩期时，二尖瓣应关闭。当二尖瓣关闭不全时，左心室血液进入主动脉的同时，就有一部分血液反流入左心房，这样左心房血液量增加。久而久之，左心房会发生代偿性肥大。心脏在舒张期时，左心室接受左心房内较正常更多的血液，因此，久而久之，左心室也会发生代偿性肥大。

第六章　呼吸系统疾病

一、选择题

1.C　2.D　3.E　4.D　5.D　6.A　7.D　8.C　9.B　10.C　11.A　12.B　13.E　14.C　15.E　16.E　17.B　18.C　19.C　20.A

二、名词解释

1. 慢性支气管炎：慢性支气管炎是指支气管黏膜及其周围组织的慢性非特异性炎症。临床表现为反复咳嗽、咳痰或伴有喘息，上述症状每年发作 3 个月以上，连续 2 年以上者即可诊断为慢性支气管炎。

2. 肺气肿：肺气肿是指末梢肺组织（呼吸性细支气管、肺泡管、肺泡囊和肺泡）因含气量过多并伴有肺泡间隔破坏，肺组织弹性减弱，导致肺体积增大、功能降低的一种病理状态。

3. 肺肉质变：肺泡腔内渗出的中性粒细胞过少，释放的蛋白溶解酶不足，肺泡内的纤维蛋白等渗出物不能完全溶解，而被肉芽组织机化取代，使病变肺组织呈褐色肉质样改变，故称肺肉质变。

4. 小叶性肺炎：是指以细支气管为中心的肺小叶的急性化脓性炎症，主要发生于小儿、老年人、体弱多病或久病卧床者。

5. 慢性肺源性心脏病：肺组织弥漫性纤维化使肺毛细血管床减少，肺小动脉炎致管腔狭窄甚至闭塞及缺氧引起的肺小动脉痉挛等，均可导致肺循环阻力增大，肺动脉压升高，右心室肥厚，最终发展为慢性肺源性心脏病。

三、问答题

1. 慢性支气管炎进展为肺气肿，再出现肺心病的发病机制有哪些？

答：从慢性支气管炎发展到肺气肿的机制：

（1）细支气管阻塞性通气功能障碍：慢性支气管炎使细小支气管管壁结构遭到破坏，纤维化增生引起管壁增厚，管腔狭窄。同时，炎性渗出物及黏液栓导致管腔不完全阻塞，形成“活瓣”。吸气时，细支气管扩张，气道狭窄减轻，气体进入肺泡；呼气时，细支气管壁弹性回缩，合并黏液栓的阻塞，使气道狭窄加重，气体不能充分排出，久而久之即导致末梢肺组织内残余气体量过多而过度充气、膨胀，弹性减退甚至破裂。

（2）呼吸性细支气管管壁和肺泡壁弹性降低：正常时细支气管和肺泡壁上的弹性纤维具有支撑作用，并通过弹性回缩力排出末梢肺组织内的残余气体。炎症细胞释放弹性蛋白酶可破坏大量弹性纤维，使细支气管和肺泡的弹性回缩力减弱。

从肺气肿发展到肺心病的机制：慢性支气管炎并发阻塞性肺气肿可引起阻塞性通气功能障碍和肺毛细血管床减少，动脉血氧分压降低，导致肺小动脉痉挛，肺循环阻力增加。

2. 比较大叶性肺炎与小叶性肺炎的区别。

答：大叶性肺炎与小叶性肺炎的区别

	大叶性肺炎	小叶性肺炎
病因	肺炎球菌	混合感染或毒力弱的肺炎球菌
年龄	青壮年	小儿、老人、体弱者
起始部位	肺泡	细支气管
病变范围	肺大叶	肺小叶
性质	纤维蛋白性炎症	化脓性炎症
肺泡破坏	（-）	（+）
并发症	少	多
病变特点	分为四期，无支气管病变	呈灶状分布，有支气管病变
临床特征	咳铁锈色痰	咳黏液脓性痰
预后	好	差

3. 结合大叶性肺炎各期的病理变化解释临床出现的各种症状和体征。

答：充血水肿期：肺泡壁扩张、充血，肺泡腔内有水肿液、少量红细胞，患者咳白色泡沫痰，或带血丝的泡沫痰。X线检查表现为片状模糊阴影。细菌没有被吞噬，故痰培养呈阳性。

红色肝样变期：肺泡腔内充满大量红细胞和纤维蛋白，患者出现呼吸困难、缺氧，咳铁锈色痰。X线机场表现为大片致密阴影。细菌没有被吞噬，故痰培养呈阳性。

灰色肝样变期：肺泡腔内充满大量中性粒细胞和纤维蛋白，患者咳黏液脓性痰。X线检查表现为大片致密阴影。细菌被吞噬，故痰培养呈阴性。

溶解消散期：肺泡腔内中性粒细胞坏死、崩解，释放蛋白溶解酶，将纤维蛋白溶解，使病灶消散。患者肺部听诊有干、湿啰音，咳嗽、咳痰症状逐渐消失。

第七章 消化系统疾病

一、选择题

1.D 2.E 3.A 4.D 5.E 6.D 7.A 8.D 9.E 10.B 11.D

二、名词解释

1. 消化性溃疡：是指以胃或十二指肠黏膜形成慢性溃疡为特征的一种常见病和多发病。普遍认为其发生与胃液的自我消化作用有关。

2. 假小叶：是指肝细胞结节状再生或原有肝小叶被增生的纤维结缔组织分割包绕成大小不等、呈圆形或卵圆形的肝细胞团，是肝硬化的特征性病变

3. 嗜酸性小体：肝细胞发生嗜酸性坏死时，胞质进一步浓缩，核固缩或消失，最终形成深红色浓染的圆形小体，称为嗜酸性小体。

三、问答题

1. 简述慢性萎缩性胃炎的分型及区别。

答：慢性萎缩性胃炎分为 A 型和 B 型，区别见下表：

	A 型	B 型
病因	不明	幽门螺杆菌
发病机制	自身免疫	细菌侵袭力等
病变好发部位	胃体和胃底部	胃窦部
血中自身抗体	+	–
恶性贫血	有	无
与癌变关系	无	密切

2. 简述消化性溃疡的并发症。

答：消化性溃疡的主要并发症为：出血、穿孔、幽门梗阻和癌变（十二指肠溃疡不发生癌变）。

3. 简述病毒性肝炎的基本病理变化。

答：（1）肝细胞变性和坏死：①细胞水肿；②嗜酸性变；③嗜酸性坏死；④溶解性坏死（点状坏死、碎片状坏死、桥接坏死、大片状坏死）。

（2）炎症细胞浸润，主要是淋巴细胞和巨噬细胞。

（3）间质反应性增生和肝细胞再生：①库普弗细胞增生；②间叶细胞和成纤维细胞增生；③肝细胞再生；④小胆管增生。

第八章　泌尿系统疾病

一、选择题

1.E　2.E　3.B　4.B　5.C　6.A　7.A　8.E　9.D　10.C　11.C　12.C　13.B　14.E　15.C　16A　17.D

二、名词解释

1. 肾病综合征：主要表现为大量蛋白尿、低蛋白血症、高度水肿和高脂血症，即所谓的“三高一低”。

2. 肾盂肾炎：肾盂、肾间质和肾小管的化脓性炎症。

3. 新月体：急进性肾小球肾炎时，肾小球囊壁层上皮细胞增生形成月牙形的新月体。

4. 继发性颗粒性固缩肾：慢性肾小球肾炎时，双侧肾呈对称性体积缩小，质地变硬，表面呈弥漫性细小颗粒状，故称之为继发性颗粒性固缩肾。

5. 膜性肾病：膜性肾小球肾炎的病变特征是肾小球毛细血管基底膜弥漫性增厚，上皮下免疫复合物沉积。由于早期肾小球炎性改变不明显，故又称膜性肾病。

三、问答题

1. 简述肾小球肾炎和肾盂肾炎的异同点。

答：

	肾小球肾炎	肾盂肾炎
病变性质	变态反应性炎	化脓性炎症
病因	与A组乙型溶血性链球菌密切相关，有多种抗原	细菌感染，以上行感染为主，其次为血源性感染
发病机制	原位免疫复合物形成，循环免疫复合物沉积	细菌直接作用
病变特点	弥漫性肾小球损伤，双肾同时受累	肾盂、肾间质、肾小管化脓性炎症，双侧肾不对称性病变
临床表现	急性肾炎综合征或肾病综合征，或慢性肾炎综合征	高热、寒战、腰痛、脓尿、蛋白尿、菌尿
结局	治愈或转为慢性肾小球肾炎，导致肾功能不全	治愈或转为慢性肾盂肾炎，导致肾功能不全

2. 简述急性弥漫性增生性肾小球肾炎的病理变化和病理临床联系。

答：

（1）病理变化：肉眼观，呈“大红肾”“蚤咬肾”。镜下观，肾小球体积增大，主要表现为内皮细胞和系膜细胞明显增生。增生的细胞使毛细血管管腔狭窄、甚至闭塞，引起肾小球缺血，严重者发生纤维蛋白样坏死，血管破裂、出血。肾小管上皮细胞可发生细胞水肿、脂肪变性、玻璃样变性等。肾间质充血、水肿，少量淋巴细胞和中性粒细胞浸润。

（2）病理临床联系：主要表现为急性肾炎综合征。

（1）尿液的变化：肾小球毛细血管损伤、通透性增高，引起血尿、蛋白尿、管型尿。肾小球增生的细胞使毛细血管管腔狭窄、闭塞，从而使肾小球滤过率下降，但此时肾小管重吸收无明显障碍，故而引起少尿甚至无尿，严重者可出现氮质血症。

（2）水肿：水、钠潴留和毛细血管通透性增高可引起水肿。轻者为晨起眼睑水肿，严重时可波及全身。

（3）高血压：主要是由于水、钠潴留，有效血容量增加而引起高血压，通常患者血浆肾素水平不增高。

3. 简述膜性肾小球肾炎电镜下的病理变化发展过程。

答：Ⅰ期，上皮下可见散在小型电子致密物，上皮细胞足突融合消失，基底膜无明显变化。Ⅱ期，上皮下电子致密物较Ⅰ期增多，分布均匀，致密物之间出现新生的基底膜样物质，并形成钉状突起，分隔致密物，使基底膜增厚。银染色显示钉突与基膜垂直相连，形如梳齿，其染色反应与基膜相同。Ⅲ期，基底膜内可见电子致密物，基底膜样物质进一步增多，包绕电子致密物，基底膜进一步增厚。Ⅳ期，上述各期的电子致密物部分溶解、消失，不规则增厚的基底膜呈虫蚀状。之后虫蚀状空隙又由基底膜样物质充填，使基底膜极度增厚。

4. 简述慢性肾小球肾炎的病理变化和病理临床联系。

答：

（1）病理变化：肉眼观，呈继发性颗粒性固缩肾。镜下观，大量肾小球纤维化、玻璃样变性，其所属肾小管萎缩、消失。残存的肾单位常呈代偿性肥大，肾小球体积增大，肾小管扩张。间质纤维组织增生，伴淋巴细胞、浆细胞浸润。由于继发高血压，可致肾小动脉硬化，管壁增厚，管腔狭窄。

（2）病理临床联系：主要表现为慢性肾炎综合征。大量肾单位纤维化、玻璃样变性，功能破坏，血液流经残存肾单位的速度加快，肾小球滤过率增高，而肾小管的重吸收功能有限，使尿液浓缩功能下降，从而导致多尿、夜尿和低比重尿。大量肾单位破坏，严重缺血，激活肾素 - 血管紧张素系统，导致高血压。肾组织破坏，导致促红细胞生成素分泌减少，体内代谢产物堆积抑制骨髓造血，从而引起贫血。大量肾单位破坏，代谢废物在体内堆积，患者可出现氮质血症，最后发展为尿毒症。

第九章　乳腺及生殖系统疾病

一、选择题

1.C　2.B　3.B　4.C　5.D

二、名词解释

1. 宫颈糜烂：宫颈阴道部的鳞状上皮因长期慢性炎症的破坏，坏死、脱落后，由宫颈管内的柱状上皮被覆。局部呈鲜红色，湿润似糜烂状。

2. 宫颈息肉：在某些特殊致炎因子的作用下，宫颈管的局部黏膜上皮、腺体、肉芽组织共同增生，形成单个或多个带蒂的肿物，突出于宫颈口，称为宫颈息肉。

3. 巧克力囊肿：子宫内膜异位如果发生在卵巢，由于反复出血可形成含有咖啡色黏稠液体的囊肿，称为巧克力囊肿。

4. 侵蚀性葡萄胎：是以水疱状绒毛侵入子宫深肌层为特征，滋养层细胞增生并具有明显的异型性，可发生血行转移。

三、问答题

1. 简述宫颈癌的形态类型及其特点。

答：宫颈癌的大体形态类型包括以下三型：①糜烂型，多为原位癌或早期浸润癌，癌组织坏死、脱落，形成糜烂状，局部潮红、粗糙，触之易出血。②内生浸润型：癌组织沿宫颈管壁浸润性生长，使宫颈管壁增厚、变硬。此型患者出现症状较晚，不易早期被发现。③外生菜花型：癌组织向宫颈表面生长，形成菜花状突起，可有溃疡形成。此型最常见，预后较浸润型好。

2. 简述乳腺癌的大体形态及其形态特点。

答：乳腺癌最常见于乳腺外上象限，其次为中央部，多发生于一侧乳腺。早期患者症状不明显，常为无痛性肿块，通常在无意中被发现。病情进一步发展，肿块固定不活动，切面呈灰白色，质硬、无包膜。位于乳头深层的癌，伴有大量纤维组织增生时，纤维组织收缩可导致乳头凹陷。癌细胞侵及并阻塞真皮淋巴管时，可致皮肤淋巴水肿，而毛囊、汗腺处的皮肤因受皮肤附件牵引，可使皮肤呈“橘皮样”外观。晚期乳腺癌可形成巨大肿块，癌组织可穿破皮肤形成溃疡，并可合并出血、感染等。

第十章　内分泌系统疾病

一、选择题

1.A　2.A　3.D　4.E　5.D　6.E　7.A　8.C　9.D　10.D　11.E　12.D

二、名词解释

1. 单纯性甲状腺肿：是由于缺碘导致甲状腺素分泌不足，促甲状腺激素反馈性增加，甲状腺滤泡上皮增生，滤泡上皮分泌的胶质（主要是甲状腺球蛋白）潴留，致使甲状腺体积增大，一般不伴有甲状腺功能亢进。

2. 弥漫性毒性甲状腺肿：是一种甲状腺激素合成和分泌增多导致的甲状腺肿大伴甲状腺功能亢进的一种器官特异性自身免疫性疾病。

3. 糖尿病：是胰岛素相对或绝对不足，或靶细胞对胰岛素敏感性降低，或胰岛素本身缺陷，引起的糖、脂肪、蛋白质等代谢紊乱的一种慢性疾病。

三、问答题

1. 简述弥漫性非毒性甲状腺肿的病因及病理分期。

答：病因：①缺碘是主要原因。饮用水、食物中碘缺乏，或青春期、妊娠期和哺乳期对碘的需求量加大，体内摄入的碘不足，使甲状腺素合成减少，TSH 反馈性分泌增加，甲状腺滤泡上皮增生，代偿性摄碘功能加强。如果长期缺碘，甲状腺球蛋白不能碘化，胶质过度堆积，即引起甲状腺肿大。②致甲状腺肿因子的作用。③高碘。④家族遗传导致甲状腺素合成的相关酶缺乏。⑤此外，还可能与自身免疫有关。

根据弥漫性非毒性甲状腺肿的病变发展过程，可将其分为三个时期：①增生期，又称弥漫性增生性甲状腺肿。甲状腺呈弥漫性对称性中度肿大，小滤泡增多。②胶质贮积期，又称弥漫性胶样甲状腺肿。甲状腺呈弥漫性对称性显著肿大，甲状腺滤泡大小不一，有小滤泡或假乳头形成，大滤泡腔高度扩张，胶质贮积。③结节期反复增生和复旧，导致多个大小不一的结节形成，又称结节性甲状腺肿。甲状腺呈不对称性结节状增大，由纤维组织分隔形成大小不一的结节状病灶。

2. 简述慢性淋巴细胞性甲状腺炎的疾病性质、基本病理变化及主要临床表现。

答：慢性淋巴细胞性甲状腺炎是一种自身免疫性疾病，患者血清中多种抗甲状腺抗体（TgAb、TRAb、TPO-Ab）呈阳性可协助诊断。基本病理变化为甲状腺滤泡变小，胶质减少，大量淋巴细胞、浆细胞浸润，形成有生发中心的淋巴滤泡。间质不同程度纤维化，一些上皮细胞呈嗜酸性细胞转化。典型临床表现为甲状腺弥漫性无痛性肿大，伴甲状腺功能低下。

3. 简述甲状腺癌的主要组织学类型及预后。

答：甲状腺癌主要组织学类型有：①乳头状腺癌，是最常见的类型。癌细胞核大（毛玻璃样核、核重叠）、核形不规则（核内包涵体、核沟），这种特征性的核改变极具诊断价值，常可见砂砾体。癌细胞生长缓慢，淋巴结转移率高，预后好。②滤泡性腺癌，约占 10%，判断有无包膜和血管侵犯是鉴别癌与非癌的关键。患者早期即可发生血行转移，多转移至骨和肺，恶性程度较乳头状癌高。③髓样癌，来源于甲状腺滤泡旁细胞（即 C 细胞）的恶性肿瘤，属于神经内分泌肿瘤（APUD 瘤），占 5% ~ 10%，间质中可见大量淀粉样物沉积（刚果红染色呈阳性），此为本型的特征性病变。90% 的髓样癌可分泌降钙素（CT），患者表现出低钙血症。肿瘤多经淋巴道转移，晚期可血行转移至肝、肺等处，预后较好。④未分化癌，少见，年龄在 60 岁以上女性多见。肿瘤分化差，恶性度高。患者病情发展迅速，早期即可发生周围浸润和全身转移，预后差。

4. 简述糖尿病的分型、基本病理变化、主要临床表现和并发症。

答：糖尿病可分为四种类型：1 型糖尿病、2 型糖尿病、其他特殊类型糖尿病和妊娠糖尿病。

病理变化：①胰岛病变，1 型糖尿病患者可发生非特异性胰岛炎、胰岛 B 细胞数目减少，纤维化；2 型糖尿病患者常见胰岛淀粉样变及纤维化。②血管病变，病变累及所有血管，可有不同程度管壁增厚及玻璃样变性。③肾病变，肾小球呈结节性、弥漫性硬化；肾小管变性、萎缩，间质水肿、纤维化及炎症细胞浸润；肾动脉及细动脉硬化；肾乳头缺血并发感染时，易发生肾乳头坏死。④视网膜病变，早期表现为微血管瘤形成，小静脉扩张、渗出、水肿、出血；

继而出现纤维组织增生、新生血管形成等增生性视网膜病变。⑤神经系统病变，以周围神经病变最常见。

主要临床表现和并发症：临床以持续性高血糖和尿糖为主要特征，表现为多饮、多食、多尿和体重减轻的"三多一少"症状。急性高血糖可致酮症酸中毒和高渗性昏迷。慢性高血糖可引起血管病变、糖尿病肾病、视网膜病变、神经系统病变等并发症，患者可因心肌梗死、脑卒中、肾衰竭、失明、截肢等致残或致死。

第十一章　传染病与寄生虫病

一、选择题

1.C　2.E　3.B　4.B　5.B　6.A　7.C　8.C　9.C　10.C　11.C　12.C　13.E　14.B　15.B　16.B

二、名词解释

1. 结核球：是指有纤维包裹的孤立的球形干酪样坏死灶，直径为2～5 cm，又称肺结核瘤。

2. 伤寒小结：感染伤寒时，一些增生活跃的巨噬细胞胞质内常吞噬有伤寒沙门菌、红细胞和细胞碎片，这种巨噬细胞称伤寒细胞。伤寒细胞可聚集成团，形成小结节，称为伤寒小结或伤寒肉芽肿。伤寒小结是伤寒的特征性病变，具有病理诊断价值。

3. 假膜性炎：急性细菌性痢疾时，在肠道黏膜表面的渗出物中常有大量纤维蛋白，它与坏死组织、炎症细胞、红细胞及细菌一起形成特征性的假膜，是急性细菌性痢疾的特征性病变。其实质是肠黏膜的纤维蛋白性炎症。

三、问答题

1. 简述原发性肺结核的播散途径，以及播散后所引起的各种后果。

答：原发性肺结核的播散途径及其后果有：①淋巴道播散，引起气管、气管旁、纵隔、锁骨上、锁骨下淋巴结结核。有时也可引起颈淋巴结、腹膜后淋巴结、肠系膜淋巴结等部位的结核。②血行播散，引起全身性粟粒性结核、肺粟粒性结核，以及肺外器官结核。③少数患者可经支气管播散，引起同侧或对侧肺叶多数小叶性干酪性肺炎病灶，甚至大叶性干酪性肺炎。

2. 简述结核病的基本病理变化和转归。

答：（1）结核病的基本病变包括：①以渗出为主的病变，表现为浆液或浆液纤维蛋白性炎症，渗出的细胞以单核巨噬细胞为主。②以坏死为主的病变，病灶呈淡黄色、易碎的干酪样坏死。以上三种病变可以相互转化。③以增生为主的病变，形成具有诊断特征的结核结节。形成类上皮细胞、朗汉斯巨细胞围绕中央的干酪样坏死，周围有少量淋巴细胞、成纤维细胞浸润。

（2）转归：

（1）转向愈合：①吸收、消散；②纤维化、纤维包裹及钙化。

（2）转向恶化：①浸润进展；②溶解、播散。

3. 简述流行性乙型脑炎的病理变化。

答：流行性乙型脑炎是以脑实质的病变为主的炎症性疾病。主要病理变化有：①神经细胞变性坏死，出现噬神经细胞现象和“神经细胞卫星现象”。②软化灶形成。③炎症细胞浸润，常见淋巴细胞、单核细胞围绕小血管形成套袖状浸润。④胶质细胞增生，可呈弥漫性增生，亦可呈结节状增生。

第十二章　疾病概论

一、单选题

1.D　2.C　3.C　4.B　5.D　6.C

二、名词解释

1. 健康：健康不仅是没有疾病或病痛，而且是躯体上、精神上和社会适应上处于完好的状态。

2. 疾病：疾病是指在病因和一定条件的作用下，机体稳态调节机制发生紊乱而导致的异常生命活动过程。

3. 亚健康：亚健康是指躯体和心理处于健康与疾病之间的非病、非健康的状态，可以向健康或疾病转化。

4. 死亡：死亡是指机体作为一个整体功能永久停止和生命活动不可逆转的终结，是所有生命的最终归宿。

5. 脑死亡：脑死亡是指包括脑干在内的全脑功能不可逆转的丧失。

三、问答题

1. 简述疾病发生的原因。

答：（1）生物性因素：病原微生物（如细菌、病毒、支原体等）和寄生虫。

（2）物理性因素：主要包括机械力、温度、电流气压等。

（3）化学性因素：如强酸、强碱、一氧化碳、农药和某些药物等。

（4）营养性因素：一切营养物质过多和营养物质不足均可引起疾病。

（5）遗传性因素：包括直接致病和遗传易感性两种形式。

（6）先天性因素：影响胎儿生长发育的有害因素。

（7）免疫性因素：超敏反应性疾病、自身免疫性疾病和免疫缺陷病。

（8）内分泌、神经、精神和社会因素：如长期紧张、忧虑、恐惧等不良情绪和强烈的精神创伤等。

2. 简述疾病规律的损伤与抗损伤反应。

答：致病因素对机体可造成损伤，损伤又可激起机体的各种抗损伤反应。损伤与抗损伤反应贯穿于疾病的全过程，影响着疾病的发展方向和转归。当抗损伤反应占优势时，则疾病趋向好转或痊愈；反之，当损伤反应占优势时，则疾病发生恶化。如发生机械力引起的组织破坏、出血时，循环血量减少和血压下降等属于损伤反应，而血压下降和疼痛引起的交感神经兴奋、血管收缩，可减少出血，属于抗损伤反应。此时，患者心率加快、心收缩力增强，使心排血量增加及血液凝固性增高，有利于止血，属于抗损伤反应。损伤与抗损伤反应具有两重性，并可互相转化。例如，致病微生物可引起发热，一定程度的体温升高可以增强单核 - 巨噬细胞系统的功能，有助于增强机体的抗病能力；但长期发热或体温过高，则可造成机体多个系统的功能及代谢紊乱，由抗损伤反应转变成损伤反应。

3. 简述脑死亡的判定标准。

答：脑死亡的判断标准主要包括：①自主呼吸停止，进行人工呼吸 15 min 以上、停止人工呼吸 8 min 仍无自主呼吸。自主呼吸停止被认为是临床脑死亡的首要指标。②不可逆性深度昏迷，对外界刺激完全无反应。③瞳孔散大或固定、脑干神经反射消失（如瞳孔对光反射、角膜反射、咳嗽反射、吞咽反射等均消失）。④脑血液循环停止（经脑血管造影或颅脑多普勒超声检查呈脑死亡图形）。⑤脑电波包括诱发电位消失。前三项全部具备，后两项至少具备一项，方能确认脑死亡。

第十三章　水、电解质代谢紊乱

一、选择题

1.D　2.A　3.A　4.D　5.A　6.A　7.C　8.D　9.E　10.E　11.E　12.E.

二、名词解释

1. 脱水：脱水是指体液容量明显减少。
2. 水肿：水肿是指过多的液体在组织间隙或体腔内积聚。
3. 低钾血症：血清钾离子浓度低于 3.5 mmol/L，称为低钾血症。
4. 高钾血症：血清钾离子浓度高于 5.5 mmol/L，称为高钾血症。

三、问答题

1. 比较三种类型脱水的特征、原因、临床表现及处理原则。

答：

三种脱水类型的比较

	高渗性脱水	低渗性脱水	等渗性脱水
原因	失水 > 失钠	失水<失钠	失水 = 失钠
	水摄入不足或丢失过多	含钠体液丢失而单纯补水	水和钠等比例丢失
血清钠浓度	大于 150 mmol/L	小于 130 mmol/L	130 ~ 150 mmol/L
血浆渗透压	大于 310 mOsm/（kg · H_2O）	小于 280 mOsm/（kg · H_2O）	280 ~ 310 mOsm/（kg · H_2O）
特点	细胞外液高渗	细胞外液低渗	细胞外液等渗
	细胞内液丢失为主	细胞外液丢失为主	细胞外液丢失为主
主要临床表现	口渴明显、尿少、脑细胞脱水、脱水征早期不明显	脱水征明显、易发生休克　脑细胞水肿、早期尿量可正常	口渴、尿少、脱水
尿钠	有	减少或无	减少
治疗原则	补水为主，　适当补钠	补充生理盐水或高渗盐水	补充偏低渗盐水或平衡盐溶液

2. 简述高钾血症和低钾血症对心肌电生理的影响及其机制。

答：（1）低钾血症可引起各种心律失常（如窦性心动过速、期前收缩、房室传导阻滞等），严重时甚至引发心室颤动。其发生机制：①心肌兴奋性增高，低钾血症引起［K^+］降低，使得心肌细胞膜对 K^+ 的通透性降低，细胞内 K^+ 外流减少，静息膜电位绝对值降低、兴奋所需的阈刺激变小，导致心肌兴奋性升高。②心肌自律性增高：［K^+］降低时，心肌细胞膜对 K^+

的通透性降低，4 期 K^+ 外流减少，Na^+ 内流相对加速，故 4 期自动去极化加快，心肌自律性增高。③心肌传导性降低：心肌细胞 *Em* 上移和 *Em-Et* 间距减小，造成动作电位 0 期去极化幅度减小，速度减慢，心肌传导性降低。④心肌收缩性的变化，低钾血症时，心肌细胞膜对 Ca^{2+} 的通透性增强，使得 Ca^{2+} 内流加速，细胞内 Ca^{2+} 升高，心肌收缩性增强。重度低钾血症时，心肌细胞内缺钾，其组织结构因代谢活动障碍而被破坏，以致心肌收缩性降低。

心电图的变化：P-R 间期延长，QRS 波群增宽（表示传导性降低），ST 段压低（表示 2 期 Ca^{2+} 内流加速）；T 波低平增宽，U 波明显，Q-T 间期延长（表示 3 期 K^+ 外流减慢）及期前收缩（表示自律性增高）等特征。

（2）高钾血症可引起各种心律失常，严重时可引发心室颤动甚至心搏骤停。其发生机制：①心肌兴奋性先升高后降低：当细胞外［K^+］轻度增高时，心肌细胞 *Em* 绝对值减小，*Em-Et* 间距缩小，导致心肌兴奋性增高。当细胞外［K^+］明显增高时，心肌细胞 *Em* 绝对值过小（已接近 *Et*），*Em-Et* 间距几乎消失，快 Na^+ 通道处于备用状态的数量明显减少甚至全部失活，心肌兴奋性随之降低甚至丧失。②心肌自律性降低：细胞外 [K^+] 增高时，心肌细胞膜对 K^+ 的通透性增高，4 期 K^+ 外流增强，Na^+ 内流相对减弱，自动去极化变慢，心肌自律性降低。③心肌传导性降低：高钾血症时，心肌细胞 *Em* 绝对值减小，0 期去极化幅度变小，速度减慢，导致心肌传导性降低。④心肌收缩性降低：细胞外 [K^+] 增高可干扰 Ca^{2+} 内流，使得心肌细胞内 Ca^{2+} 浓度降低，兴奋 - 收缩耦联障碍，导致心肌收缩性降低。

ECG 的特征主要有：P-R 间期延长，R 波变低，QRS 波群增宽（表示心肌传导性降低）；T 波高尖，Q-T 间期缩短（表示 3 期 K^+ 外流加速，复极化速度加快，有效不应期缩短）；P 波低平、增宽或消失（表示心房肌细胞动作电位降低）。

第十四章　酸碱平衡紊乱

一、选择题

1.B　2.A　3.E　4.D　5.A　6.B　7.B　8.A

二、名词解释

1. 阴离子间隙：是指血浆中的未测定阴离子与未测定阳离子的差值，即 AG=UA–UC。AG 的正常值范围为 12 ± 2 mmol/L。

2. 代谢性酸中毒：是以血浆 HCO_3^- 原发性减少为特征的酸碱平衡紊乱，是临床上最常见的一类酸碱平衡紊乱。

3. 呼吸性酸中毒：是指血浆 H_2CO_3 原发性增多、pH 值降低为特征的酸碱平衡紊乱。

三、问答题

1. 代谢性和呼吸性酸中毒的病因有哪些？治疗原则有何不同？

答：代谢性酸中毒的原因是固定酸增多，与代谢因素有关。固定酸的生成增多，而排出减少；呼吸性酸中毒是由于挥发性酸增多，CO_2 吸入太多或者排出过少而引起 CO_2 潴留所致。

代谢性酸中毒的治疗，原则上偏重于纠正水、电解质紊乱，恢复有效循环血量，以维持肾功能和呼吸功能的正常。同时，及时使用碱性药物 $NaHCO_3$，作用迅速。

呼吸性酸中毒的治疗，原则上重点是改善肺泡通气功能，解除呼吸道梗阻，必要时可做气管内插管进行人工通气，通气改善后可酌情使用碱性药物。

2. 血钾浓度与酸碱平衡紊乱有何关系？

答：高钾血症时，部分 K^+ 进入细胞内与 H^+ 进行交换；肾小管上皮细胞分泌的 K^+ 活动增强，K^+-Na^+ 交换增加，H^+-Na^+ 交换减少，结果可导致酸中毒，尿液排 K^+ 增多，排 H^+ 减少，尿液呈碱性。反之，低钾血症时，可导致碱中毒，尿液排 K^+ 减少，排 H^+ 增多，尿液呈酸性。与上述情况相反，酸中毒时，部分 H^+ 进入细胞内与 K^+ 进行交换；肾小管上皮细胞泌 H^+ 活动增强，H^+-Na^+ 交换增加，K^+-Na^+ 交换减少，结果可导致高钾血症，尿液排 H^+ 增多，排 K^+ 减少，尿液呈酸性。反之，碱中毒时，部分 K^+ 进入细胞内与 H^+ 进行交换，肾小管泌 K^+ 活动增强，K^+-Na^+ 交换增加，H^+-Na^+ 交换减少，结果导致低钾血症，尿液排 H^+ 减少，排 K^+ 增高，尿液呈碱性。由此可见，血钾浓度与酸碱平衡紊乱相互影响，互为因果。

第十五章　缺　氧

一、选择题

1. C　2.D　3.A　4.B　5.C

二、名词解释

1. 缺氧：是指当组织得不到充足的氧，或不能充分利用氧时，组织的代谢、功能甚至形态结构均发生异常变化的病理过程。

2. 血氧容量：是指 100 ml 血液中血红蛋白被氧充分饱和时的最大携氧量，取决于血红蛋白的质和量，该项指标反映血液的携带氧的能力（正常值为 20 ml/dl）。

3. 血氧含量：是指 100 ml 血液的实际携氧量，主要取决于氧分压和氧容量（CaO_2 通常为 19 ml/dl，CvO_2 通常为 14 ml/dl）。

三、问答题

1. 试述氰化物中毒引起缺氧的机制。

答：氰化物中毒可导致最典型的组织性缺氧。其发生机制是：各种氰化物（如 HCN、KCN、NaCN、NH_4CN 等）可经消化道、呼吸道或皮肤进入体内，迅速与氧化型细胞色素氧化酶的三价铁离子结合为氰化高铁细胞色素氧化酶，使之不能还原成还原型的细胞色素氧化酶，以致呼吸链中断，组织不能利用氧而引起缺氧。

2. 简述低张性缺氧时呼吸系统代偿反应的发生机制和意义。

答：肺通气量的增加是低张性缺氧最重要的代偿性反应。其发生机制是：当动脉血氧分压低于 8.0 kPa 时，可刺激颈动脉体和主动脉体的化学感受器，反射性地引起呼吸加深、加快，使肺通气量增加。

意义：呼吸加深、加快，可将原来未参与呼吸的肺泡调动起来，以增大呼吸面积，增加氧的弥散，使动脉血氧饱和度增大；可以使更多的新鲜空气进入肺泡，提高肺泡气氧分压，进而增加 PaO_2。可以使胸廓运动增强，胸膜腔内负压增大，回心血量增多，进而增加心排血量及肺血流量，有利于血液摄取和运输更多的氧。

第十六章　发　热

一、选择题

1.B　2.E　3.C　4.A　5.E　6.E　7.D　8.A　9.A　10.D　11.E　12.E　13.A　14.C　15.D　16.A

二、名词解释

1. 发热：是指由于致热原的作用使体温调定点上移而引起的调节性体温升高（超过正常范围 0.5℃）。

2. 过热：是指体温调定点不上移，体温超过调定点的被动性体温升高。

3. 发热激活物：能激活体内产内生致热原细胞使之产生和释放内生致热原的物质。

4. 内生致热原：是指产内生致热原细胞在发热激活物的作用下，产生和释放的能引起体温升高的物质。

三、问答题

1. 体温升高是否等于发热？为什么？

答：体温上升不等于是发热。因为体温升高有生理性体温升高和病理性体温升高之分，而病理性体温升高又包括发热和过热。

2. 发热过程可分哪三个时相？每个时相的热代谢有何特点？

答：体温上升期：产热＞散热；高温持续期：产热≈散热；体温下降期：散热＞产热。

3. 根据发热的病因和发病机制，简述对发热患者可采取的治疗措施。

答：（1）病因治疗，去除或阻断发热激活物的作用。

（2）对原因不明的发热患者，一般不急于解热，

（3）特殊情况：如体温过高、心脏病患者、妊娠期妇女等，应及时采用适当的退热措施。退热措施有：①阻断 EP 的合成与释放；②阻断发热中枢正调节介质的合成；③增加物理性散热；④补充营养物质的消耗，维持内环境稳态。

第十七章　休　克

一、选择题

1.D　2.D　3.C　4.E　5.B

二、名词解释

1. 休克：是指各种强烈致病因素作用于机体而引起的急性循环功能障碍，以致有效循环血量急剧减少，组织器官微循环血液灌流量严重不足，导致重要器官功能、代谢发生严重障碍的全身性病理过程。

2. 自身输血：是休克初期机体的代偿作用，由于交感神经兴奋和儿茶酚胺增多，皮肤及肝、脾等容量血管中的微小血管收缩，可短暂、快速地增加回心血量。

3. 自身输液：是休克初期机体的代偿作用，微动脉、后微动脉和毛细血管比微静脉对儿茶酚胺更敏感，导致毛细血管前阻力比后阻力更大，毛细血管流体静压下降，使组织液回流进

入血管，从而补充血容量。

三、问答题

1. 简述休克淤血缺氧期微循环及组织灌流变化的特点。

答：微循环的变化特点：微动脉、后微动脉、毛细血管前括约肌等前阻力血管舒张，真毛细血管网大量开放。

微循环灌流的特点：微循环淤血、缺氧，呈“多灌少流，灌多于流”的状态，回心血量减少，有效循环血量急剧下降。

2. 休克时可引起哪些代谢障碍？

答：

（1）能量代谢障碍：严重的组织缺氧，使细胞的有氧氧化受到抑制，无氧酵解增强，ATP生成显著减少，蛋白质和酶合成减少，不能维持细胞的正常结构和功能。

（2）代谢性酸中毒：休克时的微循环障碍及组织缺氧，使葡萄糖无氧酵解增强，乳酸生成增多。同时，由于肝功能受损，乳酸的转化和利用减弱；肾功能受损不能将乳酸排出等，导致代谢性酸中毒。

3. 休克时各重要器官的变化有哪些？

答：

（1）肺功能变化：休克早期，呼吸中枢兴奋使呼吸加快，甚至通气过度，可引起低碳酸血症和呼吸性碱中毒。随着病情进展，呼吸功能障碍加重，可导致休克肺。

（2）肾功能变化：由于休克时血液重新分布的特点，肾是最早且最易受到损伤的器官，常出现急性肾衰竭，称为休克肾。

（3）心脏功能变化：除心源性休克外，休克早期由于交感 - 肾上腺髓质系统强烈兴奋，心功能代偿作用增强，表现为心率加快、心肌收缩力增强。随着休克的发展，多种有害因素作用于心脏，使心功能下降，心排血量减少，重者可出现心力衰竭。

（4）脑功能障碍：休克早期，脑供血无明显改变，患者因应激而表现为烦躁不安；休克中、晚期，血压进行性下降，DIC 的出现导致脑组织严重缺血、缺氧，患者出现神志淡漠，甚至昏迷。严重者因缺血、缺氧使脑血管壁通透性增高，可出现脑水肿和颅内压增高，甚至形成脑疝，导致患者死亡。

（5）消化道和肝功能障碍。

（6）免疫系统功能变化：休克时，机体防御反应的最大特点是非特异性炎症反应亢进，而特异性的细胞免疫功能减低。部分患者由于过度表达一些抗炎介质，使免疫系统处于全面抑制状态。体内的中性粒细胞的吞噬和杀菌功能低下；单核 - 巨噬细胞功能受抑制，杀菌功能降低；外周血淋巴细胞数减少，B 淋巴细胞分泌抗体的能力减弱，适应性免疫（特异性免疫）功能减低。总之，炎症反应失控，感染容易扩散，引起菌血症和败血症，甚至死亡。

第十八章　弥散性血管内凝血

一、选择题

1.D　2.C　3.D　4.B　5.C　6.C　7.D　8.B　9. E　10.A　11.C　12.D

二、名词解释

1. 弥散性血管内凝血（DIC）：是指在某些致病因子作用下，大量促凝物质释放入血，凝血因子和血小板被激活，机体出现以止血和凝血功能障碍为主要特征的病理生理过程。

2. 微血管病性溶血性贫血：是DIC所伴发的一种特殊类型的贫血。其溶血的原因是黏附和滞留在微血管纤维蛋白网的红细胞因受到血流的冲击而发生机械性损伤，结果是出现形态各异的红细胞——裂体细胞。这种细胞脆性大，易发生溶血。

3. 裂体细胞：患者外周血涂片中可见一些特殊的形态各异的红细胞，其外形呈盔形、星形或新月形等，统称为裂体细胞。

4. 沃-弗综合征：肾上腺皮质受累可引起急性肾上腺皮质坏死和出血，造成急性肾上腺皮质功能衰竭，称为沃-弗综合征。

5. 希恩综合征：垂体缺血性坏死，患者可出现希恩综合征，表现为消瘦、乏力、脱发、畏寒、闭经及乳房萎缩等。

6. 纤维蛋白（原）降解产物（FDP）：由于继发性纤溶亢进，纤维蛋白（原）在纤溶酶作用下降解形成各种多肽片段，统称为纤维蛋白（原）降解产物（FDP）。

三、问答题

1. 简述DIC时出血的特点及发生机制。

答：DIC出血的特点是：①多部位出血；②出血严重，难以用常规的止血方法控制住。

其发生机制是：①血小板和凝血因子大量消耗；②继发性纤溶亢进；③FPD的形成

2. 产科意外时为何易发生DIC?

答：妊娠3周后.孕妇血液中血小板和Ⅰ、Ⅱ、Ⅴ、Ⅶ、Ⅸ、Ⅹ、Ⅻ等凝血因子增多，抗凝血酶Ⅲ、纤溶酶原激活物等降低，使血液处于高凝状态，到妊娠末期最为明显。另外，产科意外（死胎、胎盘早剥等）时，也易发生DIC。

3. 试述休克与DIC的相互关系。

答：休克与DIC的关系十分密切，可互为因果关系。

（1）DIC导致休克或低血压的机制有：①广泛血栓形成而回心血量不足，导致有效循环血量下降；②广泛出血而血容量减少，导致有效循环血量下降；③心肌损伤而心排血量减少，导致有效循环血量下降；④激活激肽系统和补体系统，使外周阻力显著降低。

（2）休克导致DIC的机制有：①休克时缺血或淤血所致的严重缺氧，可引起血管内皮细胞和组织细胞损伤，分别激活内源性和外源性凝血系统；②休克使微循环淤血，血浆外渗，血液黏度增高，流速减慢；③休克引发的酸中毒又使血液处于高凝状态；④肠道及肝缺血所造成的内毒素血症，进一步导致单核-巨噬细胞系统功能“封闭”和出现肝功能严重障碍。

第十九章　应　激

一、选择题

1.C　2.B　3.D　4.D　5.B　6.A　7.C　8.C　9.D　10.B

二、名词解释

1. 应激：是指机体在受到各种强烈因素（即应激原）刺激时所出现的全身性非特异性适应反应，或称应激反应。

2. 应激源：凡能引起应激反应的各种刺激因素均称为应激源。

三、问答题

1. 为什么说应激是一种“非特异性全身反应”？

答：将应激定义为一种“非特异性全身反应”是因为：①引起应激的刺激（应激源）是非特异的，并不需要特定刺激；②应激反应是非特异的，各种不同的应激源所引起的应激反应大致相似；③应激反应广泛，几乎涉及全身各个系统，从分子水平到整体水平都有表现。

2. 简述蓝斑-交感-肾上腺髓质系统的基本组成及主要效应。

答：蓝斑-交感-肾上腺髓质系统的基本组成单元为脑干（蓝斑）的去甲肾上腺素能神经元及交感-肾上腺髓质系统。蓝斑为该系统的中枢位点。应激时的主要中枢效应与应激时的兴奋、警觉有关，并可引起紧张、焦虑等情绪反应。外周效应主要是引起血浆肾上腺素、去甲肾上腺素浓度迅速升高，参与调控机体对应激的急性反应。介导一系列的代谢和心血管代偿机制，以克服应激源对机体的威胁或对内环境的干扰。

3. 简述下丘脑-垂体-肾上腺皮质轴的基本组成及主要效应。

答：下丘脑-垂体-肾上腺皮质轴的基本组成单元为下丘脑的室旁核、腺垂体和肾上腺皮质，室旁核为该神经内分泌轴的中枢位点。其中枢介质为CRH和ACTH。CRH最主要的功能是刺激ACTH的分泌，进而增加糖皮质激素的分泌。CRH的另一个重要功能是调控应激时的情绪行为反应，适量的CRH增多可促进适应，使机体兴奋或有愉快感；但大量的CRH增加，特别是慢性应激时的持续增加，则可造成适应机制障碍，使患者出现焦虑、抑郁、食欲、性欲减退等。应激时糖皮质激素增加对机体有广泛的保护作用。糖皮质激素升高是应激时血糖增高的重要机制，可促进糖异生，并对儿茶酚胺、胰高血糖素等的脂肪动员起容许作用；糖皮质激素对许多炎症介质、细胞因子的生成、释放和激活具有抑制作用，并可稳定溶酶体膜，减少这些因子和溶酶体酶对细胞的损伤；另外，糖皮质激素还是维持循环系统对儿茶酚胺正常反应性的必需因素。

4. 简述热休克蛋白的基本功能。

答：热休克蛋白的基本功能是帮助新生蛋白质进行正确折叠、移位，维持受损蛋白质的修复、移除、降解。其基本结构为N端的一个具有ATP酶活性的高度保守序列和C端的一个相对可变的基质识别序列。后者倾向于与蛋白质的疏水结构区相结合，而这些结构区在天然蛋白质中通常被折叠隐藏于内部而无法接近。尚未折叠的新生肽链的疏水结构区暴露在外，多种应激源（如炎症、感染等）常可引起蛋白质结构的损伤，亦暴露出与热休克蛋白的结合部位，即热休克蛋白与尚未折叠的新生肽链或因有害因素破坏了其折叠结构的受损肽链相结合，并依靠其N端的ATP酶活性，促成这些肽链的正确折叠（或再折叠）、移位、修复或降解。另外，热休克蛋白还可增强机体对多种应激源的耐受能力，如热休克蛋白合成的增加可使机体对热、内毒素、病毒感染、心肌缺血等多种应激源的抵抗能力增强。

5. 简述急性期蛋白的基本功能。

答：急性期蛋白的基本功能包括：①抑制蛋白酶，创伤、感染时，体内蛋白水解酶增多，急性期蛋白中的蛋白酶抑制剂可避免蛋白水解酶对组织的过度损伤，如α_1蛋白酶抑制剂、α_1抗糜蛋白酶等；②清除异物和坏死组织，以急性期蛋白中的C-反应蛋白的作用最明显，它可与细菌细胞壁结合，起抗体样调理作用；激活补体经典途径；促进吞噬细胞的功能；抑制血小板的磷脂酶，减少其炎症介质的释放等。在各种炎症、感染、组织损伤等情况下都可见C-反应蛋白的迅速升高，且其升高程度常与炎症、组织损伤的程度呈正相关，因此临床上常将C-反应蛋白作为炎症类疾病活动性的指标；③抗感染、抗损伤，C反应蛋白、补体成分的增多可加强机体的抗感染能力；凝血蛋白类的增加可增强机体的抗出血能力；铜蓝蛋白具抗氧化损伤的作用等；④结合、运输功能，结合珠蛋白、铜蓝蛋白、血红素结合蛋白等可与相应的物质结合，避免过多的游离Cu^{2+}、血红素等对机体的损伤，并可调节它们的体内代谢过程和生理功能。

第二十章　心功能不全

一、选择题

1.B　2.B　3.C　4.E　5.B

二、名词解释

1. 心力衰竭：在各种致病因素作用下，心脏的收缩和（或）舒张功能发生障碍，使心排血量绝对或相对减少，以致不能满足组织代谢需要的病理过程或综合征，称为心力衰竭。

2. 向心性肥大：是指心脏在长期过度的压力负荷作用下，心室壁显著增厚而心腔容积正常或减小，常见于高血压性心脏病及主动脉瓣狭窄。

3. 劳力性呼吸困难：轻度心力衰竭患者，仅在体力活动时出现呼吸困难，休息后呼吸困难消失，称为劳力性呼吸困难。劳力性呼吸困难是左心衰竭最早出现的表现之一。

三、问答题

1. 心功能不全时心脏的代偿反应有哪些？

答：心功能不全时心脏的代偿反应有心率加快、心脏紧张源性扩张、心肌收缩性增强和心肌肥大。

2. 简述心肌收缩功能障碍的发生机制。

答：①心肌结构破坏：心肌细胞的坏死和凋亡可导致心肌收缩功能障碍；②心肌能量代谢障碍：心肌的收缩是主动耗能的过程，心肌能量的产生、储存和利用三个环节中任何环节发生障碍，均可导致心肌收缩性减弱；③任何影响 Ca^{2+} 转运、分布、结合的因素均可引发心肌兴奋 - 收缩耦联障碍。

3. 左心衰竭患者有哪些类型的呼吸困难？简述夜间阵发性呼吸困难的发生机制。

答：左心衰竭患者可出现劳力性呼吸困难、端坐呼吸和夜间阵发性呼吸困难。夜间阵发性呼吸困难的发生机制是：①平卧位时下肢静脉回流增多，而且下肢水肿液回流入血增多，加重肺淤血、水肿；②入睡后迷走神经兴奋性升高，使支气管收缩，气道阻力增大；③熟睡时神经反射敏感性降低，只有当肺淤血比较严重时，动脉血氧分压降到一定水平后，才能刺激呼吸中枢，引起突然发作的呼吸困难。

第二十一章　呼吸功能不全

一、选择题

1.A　2.C　3.B　4.A　5.D　6.D　7.D　8.D　9.A　10.B

二、名词解释

1. 呼吸衰竭：是指外呼吸功能发生严重障碍，以致在静息状态下不能维持足够的气体交换导致动脉血氧分压（PaO_2）低于 60 mmHg（8 kPa）和（或）伴有二氧化碳分压（$PaCO_2$）高于 50 mmHg（6.67 kPa），并出现一系列病理生理改变和临床表现的综合征。

2. ARDS：即急性呼吸窘迫综合征，是由不同病因引起的具有明显特征性的急性肺损伤，其损伤特点为弥散性肺泡损伤，特征性病理改变包括肺泡上皮、血管内皮损伤，肺泡膜通透性增高，大量中性粒细胞浸润，肺泡内透明膜形成，是以低氧血症和呼吸窘迫为主要临床表现的临床综合征。

3. 二氧化碳麻醉：CO_2 潴留对中枢神经系统有明显的危害，当 $PaCO_2 > 80mmHg$（10.7kPa）时，可引起头痛、头晕、烦躁不安、言语不清、精神错乱、扑翼样震颤、嗜睡、昏迷等，临床上称为二氧化碳麻醉。

三、问答题

1. 呼吸衰竭患者分别在何时会出现吸气性呼吸困难和呼气性呼吸困难?

答：若阻塞位于中央气道的胸外段（喉头水肿、炎症、肿瘤压迫等），则吸气时气道内压低于大气压，导致气道阻塞加重；呼气时，因气道内压大于大气压而使阻塞减轻，故患者表现为吸气性呼吸困难。若阻塞位于中央气道的胸内段，吸气时由于胸膜腔内压降低，使气道内压大于胸膜腔内压（胸膜腔内压为负压），气道扩张，使阻塞减轻；呼气时，由于胸膜腔内压上升大于气道内压而压迫气管，使气道阻塞加重，故患者表现为呼气性呼吸困难。

2. Ⅰ型呼吸衰竭与Ⅱ型呼吸衰的治疗方案为何不同?

答：Ⅰ型呼吸衰竭患者只有缺氧而无 CO_2 潴留，可吸入较高浓度的氧，但一般不超过50%，使 PaO_2 提高到 60 mmHg 或 SaO_2 在 90% 以上。Ⅱ型呼吸衰竭患者有缺氧伴 CO_2 潴留，应低流量（1 ～ 2 L/min）、低浓度（< 30%）持续给氧，使 PaO_2 上升到 60 mmHg（8 kPa）即可。这是因为Ⅱ型呼吸衰竭时，呼吸中枢对 CO_2 的刺激已不敏感，主要依靠缺氧刺激主动脉体和颈动脉窦的化学感受器，通过反射以维持呼吸。如果吸入高流量、高浓度氧，使缺氧骤然解除，则会引发呼吸变浅或暂停，使肺泡通气量降低，从而加重 CO_2 潴留和呼吸性酸中毒，可对呼吸中枢产生抑制和麻醉效应，患者有出现呼吸暂停的危险，须警惕。

第二十二章　肝功能不全

一、单项选择题

1.C　2.A　3.C　4.B　5.C

二、名词解释

1. 肝功能不全：各种病因造成肝细胞严重损伤，引起肝脏形态结构破坏，并使其代谢、解毒、分泌、合成、免疫等功能障碍，机体出现黄疸、出血、感染、肾功能障碍及肝性脑病等一系列临床综合征，称为肝功能不全，严重肝功能损害到晚期阶段，称为肝功能衰竭。

2. 肝性脑病：指在严重肝病时，由于大量毒性代谢产物在体内堆积，经血循环入脑，临床上出现一系列严重的神经精神综合征。肝性脑病早期表现为可逆性的，主要包括人格改变、智力减退、意识障碍等，晚期发生不可逆性肝性脑病，甚至死亡。

3. 假性神经递质：苯乙醇胺和羟苯乙醇胺的化学结构与正常神经递质多巴胺和去甲肾上腺素非常相似，但生理效应远不如正常神经递质，故称此胺类为假性神经递质。

三、问答题

1. 肝功能不全时，常见的病因有哪些?

答：肝功能不全的原因：①肝炎病毒最常见，还可见于细菌、阿米巴滋养体、某些寄生虫如华支睾吸虫（肝吸虫）、血吸虫等；②药物及肝毒性物质作用，如药物、毒物、酒精等；③免疫抑制状态；④遗传代谢因素；⑤营养缺乏等。

2. 比较内源性和外源性肝性脑病。

答：

内源性、外源性肝性脑病的比较

	内源性肝性脑病	外源性肝性脑病
原发病	急性重型肝炎	肝硬化、肝癌等
毒物进入入体途径	经过肝进入体循环	绕过肝进入体循环
诱因	常无	常有
发病特点	起病急，病程短，常伴有大量肝细胞坏死	起病缓慢、病程长
肝功能	差	较好
血氨水平	升高或正常	升高
预后	差	较好，可复发

3. 肝性脑病时血氨升高的原因及对脑细胞的毒性作用有哪些？

答：血氨升高的原因：氨生成过多或清除不足。

（1）氨清除不足：是血氨升高的主要原因。肝功能严重障碍时，由于供能不足，肝内鸟氨酸循环的酶系统严重受损，使得氨合成尿素减少，导致血氨升高。此外，由于门静脉-体静脉侧支循环形成，来自肠道的氨可通过侧支循环绕过肝，直接进入体循环，使血氨清除障碍，引起血氨升高。

（2）氨的产生增多：如门静脉高压，胃肠黏膜淤血、水肿，消化、吸收功能减弱，引起肠道内含氮物质经细菌分解产氨增多；肾功能不全时，尿素排出减少，使血氨水平升高；肝性脑病患者常出现烦躁不安和抽搐，引起肌肉中腺苷酸分解代谢加强，使氨生成增多；肝功能不全患者如合并上消化道出血，则血液蛋白质在肠道内细菌作用下可产生大量氨。

氨对大脑的毒性作用：①干扰脑细胞的能量代谢；②使脑内神经递质发生改变；③对神经元细胞膜的抑制作用。

第二十三章　肾功能不全

一、选择题

1.E　2.C　3.D　4.E　5.B　6.D　7.A　8.E　9.D　10.B

二、名词解释

1. 肾功能不全：是指各种原因引起肾功能障碍时，代谢产物和毒性物质不能充分排出而蓄积在体内，出现水、电解质代谢和酸碱平衡紊乱以及内分泌功能障碍的病理过程。

2. 急性肾衰竭：是指各种原因引起的肾功能急剧下降，以致机体内环境严重紊乱的病理过程。临床表现有水中毒、氮质血症、高钾血症和代谢性酸中毒等，多数患者伴有少尿或无尿。

3. 慢性肾衰竭：是指各种肾实质性疾病引起肾单位进行性破坏，残存的肾单位不能充分排出代谢废物和维持内环境稳定，体内逐渐出现代谢产物蓄积和水、电解质代谢与酸碱平衡紊乱以及内分泌功能障碍，并伴有一系列临床症状的病理过程。

三、问答题

1. 简述急性肾衰竭患者少尿的发生机制。

答：

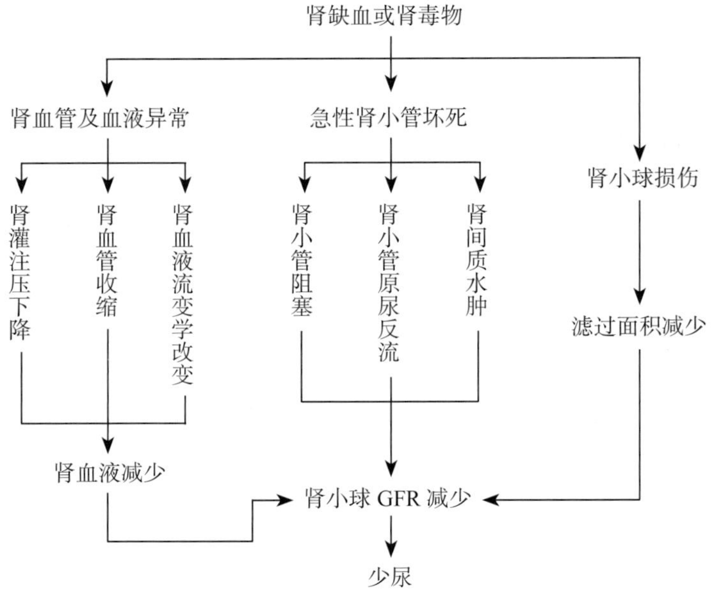

2. 急性肾衰竭患者少尿期常见的致死原因是什么？简述其发生机制。

答：急性肾衰竭少尿期常见的致死原因是高钾血症，其机制包括：

（1）尿量减少，导致钾排出减少。

（2）组织损伤和激素水平变化等导致分解代谢增强，使细胞内钾离子外逸。

（3）酸中毒时，由于 H^+-K^+ 交换增加，使细胞内钾离子向细胞外转移。

（4）输入库存血或食入含钾量高的食物或药物等。

高钾血症可引起心脏传导阻滞和心律失常，严重时可导致心室颤动或心搏骤停。

3. 为什么慢性肾衰竭患者易发生贫血？

答：肾性贫血的发生机制包括：

（1）主要原因是由于肾产生促红细胞生成素生成减少。

（2）体内蓄积的毒性物质可抑制骨髓造血功能。

（3）毒性物质可使红细胞脆性增加，使机体易于溶血。

（4）肾毒性物质可引起肠道对铁和蛋白质等造血原料的消化、吸收障碍。

（5）出血可使贫血加重。

第二十四章　细胞凋亡与疾病

一、选择题

1. A 2.D 3.A 4.A 5.D 6.E 7.D 8.E 9.D 10.A

二、名词解释

1. 细胞凋亡：是指由体内、外因素触发细胞内预存的死亡程序而导致的细胞死亡过程，是程序性细胞死亡的形式之一。

2. 凋亡小体：是指细胞凋亡时，胞膜皱缩内陷、分割并包裹胞质或核碎片所形成的空泡状小体，它是凋亡细胞特征性的形态学改变。

3. 凋亡蛋白酶：是含半胱氨酸的天门冬氨酸特异蛋白酶，它是一组对底物天门冬氨酸部位有特异水解作用、活性中心含半胱氨酸的蛋白酶。目前已发现该蛋白酶家族共有 13 个，其中起凋亡启动子作用的有 caspase8、caspase9 和 caspase10，起凋亡效应子作用的有 caspase3、

caspase6 和 caspase7。

三、问答题

1. 列表比较细胞凋亡与细胞坏死的区别。

答：

细胞凋亡与细胞坏死的区别

	坏死	凋亡
性质	病理性，非特异性	生理性或病理性，特异性
诱导因素	强烈刺激，随机发生	较弱刺激，非随机发生
生化特点	被动过程，无新蛋白质合成，不耗能	主动过程，有新蛋白质合成，需要耗能
形态变化	细胞结构全面溶解、破坏，细胞肿胀	细胞膜及细胞器相对完整，细胞皱缩，核固缩
DNA 电泳	弥散性降解，电泳呈均一 DNA 片状	DNA 片段化（180 ~ 200 bp），电泳呈梯状条带
炎症反应	溶酶体破裂，局部发生炎症反应	溶酶体相对完整，局部无炎症反应
凋亡小体	无	有
基因调控	无	有

2. 简述细胞凋亡相关基因的调控。

答：（1）*Bcl-2* 家族：该家族成员分为三类，即①抗凋亡成员，如 *Bcl-2* 和 *Bcl-XL*，可使细胞免受凋亡；②促凋亡成员，如 *Bax* 和 *Bak*；③ *BH3-only* 死亡蛋白。促凋亡和抗凋亡成员间的相互作用决定了细胞死亡的阈值。*Bcl-2* 抗凋亡的主要机制是：①直接抗氧化；②抑制线粒体释放促凋亡蛋白质；③抑制促凋亡性调节蛋白 *Bax* 和 *Bak* 的细胞毒作用；④抑制凋亡蛋白酶的激活；⑤维持细胞钙稳态。

（2）*p53* 野生型：*p53* 在细胞周期的 G1 期发挥检查点的功能，监视 DNA 损伤并启动修复机制。如果修复失败，则诱导细胞凋亡。

（3）*C-myc*：*C-myc* 是一种癌基因，具有双向调节作用，既能诱导细胞增殖，也能诱导细胞凋亡。

3. 简述细胞凋亡不足与肿瘤发生、发展的关系。

答：（1）细胞凋亡不足与肿瘤的发生密切相关，如 *Bcl-2* 基因高表达、*p53* 基因突变或缺失，可导致细胞凋亡不足，使肿瘤的发生率明显增高。

（2）细胞凋亡不足可加速肿瘤的发展，如发生癌前病变和肿瘤时，细胞增殖与凋亡失衡，使细胞净增长率提高。

（3）细胞凋亡不足与肿瘤的浸润和转移有关：当环境发生改变，不适宜细胞生长时，肿瘤细胞尤其是转移性肿瘤细胞失去对存活因子的依赖性，可移行到远离起源组织的地方定居存活，形成转移灶。

中英文专业词汇索引

E

F

G

H

J

K

L

M

N

P

Q

R

S

T

W

X

Y

Z

主要参考文献

1. 步宏，李一雷 . 病理学 . 9 版 . 北京：人民卫生出版社，2018.
2. 王建枝，钱睿哲 . 病理生理学 . 9 版 . 北京：人民卫生出版社，2018.
3. 刘彤华 . 诊断病理学 . 北京：人民卫生出版社，2000.
4. 李玉林 . 病理学 .8 版 . 北京：人民卫生出版社，2013.
5. 王建枝，殷莲华 . 病理生理学 . 8 版 . 北京：人民卫生出版社，2013.
6. 唐忠辉，陈秀娇 . 北京：北京大学医学出版社，2014.
7. 万学红，卢雪峰 . 诊断学 . 9 版 . 北京：人民卫生出版社，2018.
8. 步宏 . 病理学与病理生理学 . 3 版 . 北京：人民卫生出版社，2012.
9. 和瑞芝 . 病理学 . 5 版 . 北京：人民卫生出版社，2008.
10. 丁运良 . 病理学 . 2 版 . 北京：人民卫生出版社，2011.
11. 谢幸 . 妇产科学 . 9 版 . 北京：人民卫生出版社，2018.
12. 周春燕，药立波 . 生物化学与分子生物学 . 9 版 . 北京：人民卫生出版社，2018.
13. 王庭槐 . 生理学 . 9 版 . 北京：人民卫生出版社，2018.